中医男科临床治疗学

第3版

主编 冷方南 戚广崇 黄海波 孙自学

科学出版社
北京

内 容 简 介

《中医男科临床治疗学》系全国中医理论整理研究会组织全国范围的中医男性学科专业工作者集体编写的一部学术著作，反映了中医男性学科专业当前的治疗水平和研究状况。第3版对大部分内容进行了修订，个别章节内容全部更换。

全书分为导论篇、病证治疗篇和男性疾病现代研究篇。导论篇扼要论述了男科学范畴和源流，以及男性生理和病机特点，简述了男科病治则与治法，介绍了男科病护理要点。病证治疗篇为本书的编写重点，分为性功能障碍疾病、精液病、生殖器官疾病、不育与绝育、男科杂病、男科肿瘤、男科老年病、性病、男科急症等门类，共包括59个病种，每一种病均按概述、诊断与鉴别诊断、临床分证3项内容编写。临床分证项指出按何种辨证方法，分为若干证候类型。每一证候类型分概念、临床表现、辨证分析、诊断要求、论治法则、方剂选要、中成药选介、针灸疗法、推拿疗法、气功疗法、饮食疗法、验案选粹、辨治按语、文献选录等项论述。男性疾病现代研究篇包括性功能障碍、精液病、前列腺炎与增生、生殖器官疾病、男性乳房发育症及不育症等研究状况。附录部分编录了求嗣专论、男子美容保健术、男性强壮保健中成药选粹、方剂汇编等内容。本书内容丰富，科学性与实用性强，可供中医医疗、教学、科研人员，中医学术爱好者及广大男性读者学习参考。

图书在版编目(CIP)数据

中医男科临床治疗学 / 冷方南等主编. —3版. —北京：科学出版社，2022.11

ISBN 978-7-03-073425-9

Ⅰ.①中… Ⅱ.①冷… Ⅲ.①中医男科学 Ⅳ.①R277.57

中国版本图书馆CIP数据核字(2022)第189981号

责任编辑：于 哲 / 责任校对：张 娟
责任印制：赵 博 / 封面设计：龙 岩

科学出版社 出版
北京东黄城根北街16号
邮政编码：100717
http://www.sciencep.com
三河市春园印刷有限公司 印刷
科学出版社发行 各地新华书店经销
*
2022年11月第 一 版 开本：787×1092 1/16
2022年11月第一次印刷 印张：45 1/2
字数：1 350 000

定价：298.00元

(如有印装质量问题，我社负责调换)

《中医男科临床治疗学》（第3版）

主编单位

全国中医理论整理研究会

参加单位

（排名不分先后）

大连大学附属中山医院
广州中医药大学
广州军区总医院
上海中医药大学附属岳阳中西医结合医院
上海科学技术出版社
山西省中医药研究院
山东中医药大学附属医院
中国中医科学院广安门医院
中国中医科学院研究生院
中山大学附属第二医院
中华中医药学会
内蒙古呼市中蒙医院
北京中医药大学
北京中医药大学东直门医院
北京市中医医院
北京世纪坛医院
北京圣育中医院
辽宁中医药大学
辽宁中医药大学第一附属医院
甘肃省中医院
长春中医药大学
江西医学院上饶分院附属医院
齐齐哈尔市中医院
扬州市第一人民医院
佛山市振兴中医研究会
河北省中医药学会
河北省中医药研究院
河北省唐县中医院
河南中医学院
河南中医学院第三附属医院
河南省中医院
杭州市不孕不育专科医院
国防科委五一四医院
美国加州执照针灸医师公会
南京中医药大学附属医院
南昌男科医院
首都医科大学中医学院
重庆三峡中心医院
贵阳中医学院
泰国中医药联合总会
浙江温岭市中医院
浙江新昌县中医院
浙江省宁波市医学科学研究所
海南省中医院
淮安市楚州中医院
湖南中医药大学
湖南中医药大学第一附属医院
湖南省沅陵中医男性病医院
黑龙江中医研究院
潮山市人民医院
遵义医学院附属医院

《中医男科临床治疗学》（原版）

主编单位

全国中医理论整理研究会

参加单位

九江市卫生局
甘肃中医学院附属医院
广州中医学院
长春中医学院
广州军区总医院
包头市医学科学技术情报站编辑室
山西省中医研究所
齐齐哈尔市中医院
山东中医学院附属医院
江西医学院上饶分院附属医院
上海市卫生局
吉林中医杂志编辑部
上海市北站医院
吉林化学工业公司第一职工医院
上海科学技术出版社
佛山市振兴中医研究会
中国中医研究院广安门医院
国家专利局
中国中医研究院研究生部
国家中医药管理局办公室
中国医药科技出版社
国防科委五一四医院
中国乡村医生刊授学院
杭州市不孕不育专科医院
中华全国中医学会
河南中医学院
内蒙古自治区中蒙医研究所
河北省中医学会
辽宁中医学院
河北省临西县人民医院
辽宁省辽阳市中医院
呼和浩特市中蒙医研究所
辽宁省辽阳市首山农场中医院
南京中医学院附属医院
北京中医学院
贵阳中医学院
北京中医学院东直门医院
铁道部北京铁路总医院
北京中医学院方庄医院
浙江省宁波市医学科学研究所
北京联合大学中医药学院
湖南中医学院
北京现代中医免疫研究所
湖南省沅陵中医男性病医院
四川省万县市中医学校
黑龙江中医研究院
四川中医杂志编辑部
福建省龙岩地区第二医院
甘肃省中医院
潮山市人民医院

《中医男科临床治疗学》编辑委员会

（第3版）

主　编　冷方南　戚广崇　黄海波　孙自学

编　委　（以姓氏笔画为序）

于万贵　马　进　马立川　马龙侪　王　煜
王　磊　王子融　王自立　王怀义　王雨亭
王建忠　王祖龙　王鸿谟　尤艳枫　毛凤仙
石恩权　乔　新　叶杰民　叶盛德　毕焕洲
曲锡萍　吕人奎　刘玉坤　刘明汉　杨菁华
杜晓萍　李　晖　李士杰　李其信　李博鉴
李嘉明　吴大真　囤荣梁　余根铨　邹学正
张　芳　张　萍　张　跃　张大丰　张子久
张龙梅　张宝兴　张敏建　张景祥　张惠新
陈建设　陈耀葵　荣宝山　林宏益　罗丹峰
罗普树　郑邦本　金维新　周　青　周吾圣
孟庆洪　赵树森　赵思兢　赵淑兰　胡发明
郜树义　洪广槐　徐学义　徐新建　聂惠民
郭云龙　郭中良　郭文友　高　瑶　袁少英
黄震洲　常建国　麻仲学　蒋瑞峰　韩志鸿
程畅和　曾汉东　鲍严钟　裴　媛　樊中洲
樊立鹏　潘　明　潘晓明

顾　问　华良才　李德新　李广文　徐福松　杨永元
江　林　卢丙辰

编　办　武　智　刘桂香　王　欢

《中医男科临床治疗学》编辑委员会

（第2版）

主　编　冷方南

副主编　华良才　李德新　李广文　徐福松　杨永元
　　　　黄海波　戚广崇　江　林　孙自学

编　委　（以姓氏笔画为序）

于万贵　马　进　马立川　马龙侪　王　煜
王　磊　王凤岐　王自立　王怀义　王雨亭
王建忠　王祖龙　王鸿谟　尤艳枫　石恩权
卢丙辰　乔　新　叶杰民　叶盛德　毕焕洲
曲锡萍　吕人奎　刘玉坤　刘明汉　杨菁华
李　晖　李士杰　李博鉴　李嘉明　吴大真
余根铨　邹学正　冷　冰　张　萍　张　跃
张大丰　张子久　张宝兴　张敏建　张景祥
张惠新　陈建设　陈耀葵　林宏益　罗丹峰
罗普树　郑邦本　金维新　周　青　周吾圣
孟庆洪　赵树森　赵思兢　赵淑兰　胡发明
郜树义　洪广槐　徐学义　徐新建　聂惠民
郭云龙　郭中良　郭文友　黄振洲　常建国
麻仲学　蒋瑞峰　韩志鸿　程畅和　曾汉东
鲍严钟　裴　媛　樊中洲　潘晓明

顾　问　冯润身　石恩权　程绍恩　沈华舒　翁宗周

编　办　武　智

《中医男科临床治疗学》编辑委员会
（原版）

主　编　冷方南

副主编　华良才　李德新　李　彪　李广文　徐福松

编　委　（以姓氏笔画为序）

王凤岐　王自立　王雨亭　王怀义　王鸿谟
邓中炎　卢丙辰　刘玉坤　刘明汉　叶杰民
汲东昌　华良才　吕人奎　李士杰　李广文
李　彪　李德新　杨永元　杨菁华　冷方南
陈耀葵　吴大真　金维新　张宝兴　郑邦本
林宏益　周吾圣　赵素琴　郭文友　洪广槐
徐学义　徐福松　聂惠民　秦汉琨　鲍严钟
蒋瑞峰

编　写　（以姓氏笔画为序）

于万贵　马龙侪　王凤岐　王世杰　王自立
王雨亭　王怀义　王鸿谟　尤艳枫　邓中炎
石恩权　冯润身　卢丙辰　刘玉坤　刘明汉
叶杰民　汲东昌　华良才　乔　新　吕人奎
李士杰　李广文　李　彪　李德新　李博鉴
冷　冰　冷方南　杨永元　杨菁华　陈耀葵
吴大真　孟庆洪　孟宪益　邹学正　金维新
林宏益　周吾圣　赵素琴　张子久　张宝兴
张景祥　张敏建　郑永峰　洪广槐　郜树义
赵淑兰　赵树森　郭云龙　郭文友　徐学义
徐福松　聂惠民　秦汉琨　黄海波　戚广崇
麻仲学　鲍严钟　蒋瑞峰　樊中洲　潘晓明

顾　问　（以姓氏笔画为序）

冯润身　石恩权　孟宪益　程绍恩

工作人员

任建成　王淑云　王美珍　刘　力　李振琼
张少琼

第3版修订说明

本书为第3版修订，其大框架结构不变。在内容上，对大部分章节进行了修订，个别章节内容全部更换。

本书第1版(原版)、第2版(修订版)编委会中部分副主编因年事已高，承担第3版修订任务存在一定困难，特聘为顾问；第2版增加的副主编戚广崇、黄海波、孙自学在第3版修订任务中承担任务较多，特升为主编。原编委卢丙辰在第3版修订任务中承担任务较多，特聘为顾问。

本书在基础框架结构上没有变化，故原编委不变；在第3版修订工作中因任务需要，增加了11名编委。

冷方南

2022年2月1日春节于北京

序（第2版）

为推动全国范围的中医男科学术发展，促进学科建设，1986年12月全国中医理论整理研究会决定组织全国中医男科领域的学者编著一部以指导“临床治疗”为宗旨的学术著作。学术秘书组从1987年1月着手，起草编写大纲，研究编写体例，于3月完成了草案初稿，经2次讨论、3次修改，于7月修定；并于8月8日向全国29个省、市、自治区的卫生厅中医处、省中医管理局、省中医学会发出关于编著《中医男科临床治疗学》组建编委会的通知，经3个多月的时间，21个省、市、自治区共推荐58名学者参加，于1987年12月11日在京召开了第一次编写会议。

《中医男科临床治疗学》的编写，从1987年12月在京召开第一次编写会议算起的话，至今已超过23个年头了。

本书（中文简体字版）1991年1月由人民卫生出版社出版以后，1992年经编委会授权，人民卫生出版社与中国台湾知音出版社签署协议，在中国台北出版繁体字版精装本。

本书以“中医男科临床治疗”为主题，其著述的内容及编写团队的阵容堪称此前之最。参加本书编写的作者，当今早已都是中医男科学术界的栋梁之才了，有学者在其后的20多年间，出版了个人的男科专著。可以说，本书的出版对推动国内外中医男科学术交流及促进学科发展产生了积极的影响。

2008年5月6日，在新浪博客上，本书副主编戚广崇（现任中华中医药学会男科专业委员会主任委员）发表署名文章《纪念中医男科学术带头人》，缅怀湖南中医药大学李彪教授为中医男科的学术发展和中华中医药学会男科学会男性学专业委员会的建立做出的贡献。李彪教授作为本书副主编之一，在《中医男科临床治疗学》编写、审稿、统定稿等一系列活动，做了很多实际工作，对他因患癌症过早辞世，表示哀痛；并对本书编委北京市中医院院长秦汉琨教授、上海市卫生局中医处长孟宪益教授、广州中医药大学基础理论学院院长邓中炎教授的病逝祭奠追思。

在修订工作中，许多专家学者花费了很多心血，如北京中医药大学聂惠民教授、中国中医科学院广安门医院杨永元主任医师、河南中医学院卢丙辰教授、甘肃省中医院王自立主任医师、辽宁中医药大学李德新教授、首都医科大学中医学院王鸿谟教授、中华中医药学会学术部主任部树义教授、山西省中医药研究院王怀义教授、河南省中医院孙自学主任医师等，特别是呼和浩特市中蒙医院主任医师、本书副主编黄海波教授勇挑重担，对“精液病”的冠名提出和修订做出了很多贡献，他现任中华中医药学会男科专业委员会副主任委员、世界中医药学会联合会男科专业委员会副会长，对男性不育有深入的临床研究，积累了多年的临床经验，创制的气血双补多子嗣育汤、补气生血助精汤、补虚祛凝复育汤、活血化瘀消凝汤、除湿化痰获子汤、健脾化痰液化汤、清热利湿生精汤、雄蚕蛾双补生精汤、滋阴生精复育汤、精子增多复育汤等是多年潜心研究"精液病"的心血结晶，毫无保留地载入了本书。

在男性疾病现代研究篇，对性功能障碍疾病（如阳痿、早泄、遗精滑精、不射精症、阳强）、精液病（如血精症、精液清冷症、精子生成异常症）及生殖器官疾病（如阴茎硬结症、阴冷症、缩阳症、阴囊湿疹、脱囊、睾丸痛等）编写了近代临床研究综述，对启迪治疗思路、拓宽治疗手段颇有裨益。

此次修订，承蒙泰国中医药联合总会翁宗周常务主席、马来西亚槟榔屿中医学院原院长余根铨先生、美国加州执照针灸医师公会沈华舒会长及该会江林先生、李嘉明及张平女士等加盟，为本书修订予以鼎力支持，深表谢忱。

中医药文化是中华文化的瑰宝，经历了历史的沧桑巨变，依然能流传至今，中医男科学就是众多瑰宝中耀眼的一颗，其学术思想散见于诸多光辉古医籍中，清代出书的《傅青主男科》，据考证并非傅山（字青主）所著，系借名伪托之书，但该书（现存的）仍不失为中医男科奠基、创始之作。傅山生于1607年，卒于1684年（《历代人物年里碑传综表》云卒于1690年，即清康熙二十九年），该书应为1690年傅山卒后借名伪托刊印。当代西医学体系"男科"之兴起，不过是20世纪中叶的事，时空穿越3个世纪，西医学体系中男科学的崛起，唤起了中医男科学的振兴，中医药学强大的生命力链接古今，21世纪的中医学子，在中医男科领域与博大精深的中医药宝库完成对话，膜拜之余，羞涩自愧，本书之编写，不过是凤毛麟角，真正的整理研究工作才刚刚开始。男科学术界当端正学风，少些浮躁，多些脚踏实地的潜心研究，为我国中医男科学术建设添砖加瓦。本书之修订，虽做了些努力，但仍嫌不足，冀希医界高明评说。

冷方南

2010年9月22日　中秋佳节　北京

前言（原版）

中医男科是一门古老而年轻的专业，自17世纪90年代，我国已有了《傅青主男科》专著。近年来，国际间“男性学”崛起，国内“中医男科”大为振兴。

为继承、整理、发展中医男科学，促进学科建设，提高中医男科临床治疗水平，全国中医理论整理研究会主持了《中医男科临床治疗学》第一次编写会议。会议于1987年12月11～15日在北京召开，出席会议的代表来自全国21个省、市、自治区共58名医师，其中主任医师7名，副主任医师19名。《中医男科临床治疗学》编委会是根据1987年8月8日“关于编著《中医男科临床治疗学》组建编委会的通知”的精神，由各省卫生厅中医处或省中医管理局、中医学会推荐的男科领域的专家或专业人员组成。会议讨论了编写大纲，通过了编写体例，确定了编写内容，落实了编写任务，学习了中医疾病规范及中医证候规范，为本书编写内容的规范化、标准化奠定了理论基础。审稿会议于1988年8月3～11日在江西省庐山召开，而统定稿会议于1989年1月25日至2月9日在广州召开。

本书在编写时曾提出，必须遵循中医药理论体系，保持发扬中医特色，以临床实践为基础，对中医药学在男科疾病治疗方面丰富多彩的治疗方法和手段，给予系统总结和全面阐述，以及贯彻“百花齐放，百家争鸣”的方针，以科学的精神，冲破数千年来在性知识、性疾病方面的人为神秘观念，使之得以科学的揭示，为保健防病服务。内容方面，本既要有前人的论述，又能反映近代临床实践的经验，体现中医学术不断发展的实际情况，要力求体现“五性”，即系统性、规范性、科学性、实用性、权威性（先进性）。

本书不是一部系统的男性科学著作，编写侧重点是在临床治疗方面，力图把中医药学在治疗男性疾病方面丰富多彩的方法手段，按辨证论治规律总结出来，丰富和发展中医男性科学的治疗理论，提高治疗水平，做出微薄贡献。

本书为集体编著，实行出版社指导下的主编负责制，发挥编委会成员的群体智慧，经过撰写初稿的优选、三审修改后誊清、统稿之后定稿等程序，尽管做了较大努力，但由于水平所限，难免存在失误之处，尚希医界同道和广大读者不吝指正。

冷方南

1989年春节于羊城

凡 例

1. 全书分为导论篇、病证治疗篇、男性疾病现代研究篇。病证治疗篇为本书编写重点。

2. 尽量采用中医病名，从临床实际出发，收载了少量西医病名。中医疾病名称要求按“中医疾病诊断规范”中关于疾病命名原则进行命名。本书所收录病种，除男科专有疾病外，也收载了虽属女性亦有之病，但以男性最为多见者，如血吸虫病、蚕豆病、淋病、梅毒、获得性免疫缺陷综合征等。每一种疾病均分为概述、诊断与鉴别诊断、临床分证 3 项编写。

3. 概述大致分 3 个自然段编写。

(1)用现代语言，简明扼要地描述该病之定义(概念)。描述中医疾病概念时，从下述 5 个方面考虑：①强调正气存内，邪不可干的发病学思想，疾病是正邪斗争，正不抵邪的反映，突出中西医学对疾病认识的不同观点；②疾病是人体内外环境动态平衡失调所表现出来的病理变化的全过程，是由疾病根本矛盾所决定的，这种矛盾贯穿于疾病过程的始终；③每种具体的疾病，均有不同的病因、病机，包括病性、病位和病的传变趋势；④每种疾病具有特殊的临床表现，凭以同相似疾病相鉴别；⑤疾病在进退变化过程中，可以表现出不同的证候，在一定的条件下产生相应的变证。

(2)简述病名的异名、沿革情况和该病之源流。

(3)病因病机特点。

4. 诊断与鉴别诊断：提出诊断本病的要点，指出需同哪些疑似疾病相鉴别。对相类似疾病进行鉴别时，从病机、临床表现、诊断要点、发展转归等方面重点描述，突出临床实用的原则。

5. 临床分证：按目前临床通用的 8 种辨证方法(即八纲辨证、气血津液辨证、脏腑辨证、六经辨证、卫气营血辨证、三焦辨证、病因辨证、经络辨证)，指出按何种辨证方法，该病临床分为多少常见证候类型。

6. 证候名称：按“中医证候规范”关于证候命名的原则进行证候命名。描述证候定义或概念时，注意掌握证候的主症、病机特点等，进行概括。

7. 证候之临床表现：按主症、次症、典型舌脉分列。主症是反映证候主要病机矛盾的症状，是确立证候诊断的主要依据，多为病位症状。次症是反映证候之病性的症状。

8. 辨证分析：重点分析主症产生的病机，体现了围绕主症进行辨证的主导思维。

9. 证候诊断要求：从不同证候的实际情况出发，采用主症某项及次症某项，以及典型舌脉的表述模式，确立证候诊断。组合排列后所得之证候诊断，须严密，既能表述证候在病机演化过程中的动态变化，又不致超越本证范畴，外延不能过宽。

10. 论治法则：根据辨证分析，提出立法。

11. 方剂选要：选择治疗该证候的代表方，按首选方剂、备用方剂分列，同时进行方解，方剂之药物组成详见本书附录D之“方剂汇编”。

12. 中成药选介：尽可能选取对该证候治疗有针对性的中成药。此项主要参考了全国中医理论整理研究会主编之《中国基本中成药》的内容。

13. 针灸、推拿、气功、食疗等分开列题编写，须具备辨证论治特点。

14. 验案选粹：从历代文献中选择属于该病该证候的验案，或作者自己的治验病例，采取摘编方法，力求文字短、内容精、理法方药完备。两个以上验案，用案一、案二形式标列。

15. 辨治按语：需要特别强调的辨治要领，于“按语”中写出，无按语内容，可缺如。

16. 文献选录：选择历代特殊见解，或一家之言，尽量选录对该病该证候有治疗意义的文献。

17. 全书内容论述，概用中医理论（包括术语），除男性疾病现代研究篇的“现代研究进展”外，一般不引用中西医结合内容。

18. 本书规定，“证”代表“证候”，“症”代表“症状”。注意“证”及“症”在本书使用方面的限定范围。

目录

男性疾病现代研究篇

导 论 篇

一、男科学范畴

男科学(andrology)词源于希腊文“雄性”(andros)和“科学”(logy)两词的合称,意思是研究男性的科学。1951 年德国妇科教授 Harald Siebker 首先使用了这个名词。

中医男科临床治疗学是专门研究男性特有疾病的中医药临床治疗学科。其研究范围包括性功能障碍疾病、精液病、生殖器官疾病、不育与绝育、性病、男科肿瘤、男科老年病、男科急症和男科其他杂病。

二、男科学源流

中医男科临床治疗学作为一门独立的学科出现是近 40 年的事,但追溯中国医学发展史,不难看出中医男科学 3000 多年的发展踪迹。

从 1899 年在殷墟发掘的甲骨文及商周著作中发现,商周时代已认识到男女生殖器在结构和功能上存在不同,对某些男科用药已有所认识。《山海经・中山经》:“青要之山……有鸟焉,名曰鴢,其状如凫,青身而朱目赤尾,食之宜子。”《山海经・西山经》:“嶓冢之山……有草焉,其叶如蕙,其本如橘梗,黑华而不实,名曰蓇蓉,食之使人无子。”以上数种药物,究竟为何物,还有待于进一步考察,但据此却可以推知当时已对某些“种子”和“绝育”的药物有一定程度的了解。新疆 1988 年发现的 3000 年前的“生殖岩画”记载了有关男科方面的内容。

关于男科疾病的最早记载,见于 1973 年在马王堆出土的成书于春秋时代的《五十二病方》。该书是我国目前所发现的最早一部医学文献。其中记载了癃闭、疝等一些男科病的病名和治法,所列出的治疗“痒”(癃闭)的药物,如石韦、葵种等,还一直沿用至今。如以阴囊肿大为主的痨疝或疝气,取马尿加工外敷治疗。对癞疝(这全指腹股沟斜疝),提出用布托疝,用瓢壶盛疝,外加叩击,使疝回复的治疗方法,其瓢壶与明代的疝气罩相似,开疝托、疝罩疗法之先河。

战国时期,作为现存最早的中医经典著作《黄帝内经》的问世为中医男科学的形成和发展奠定了坚实的理论基础。该著作也是最早对男性生理、病理及男科疾病有丰富认识的一部古典巨著。《黄帝内经》总结了秦汉以前丰富的医学知识,对男性解剖、生理发育、男科病证及病因病机有极其丰富和系统的认识,这些在《黄帝内经》20 余篇、100 多条原文文献中均有记载。该书以肾为中心,旁及五脏六腑、十二经络,较系统地构建了有关中医男科学的理论框架。

1. 提出了以肾为轴心的男科学说,为中医男科学的发展奠定了理论基础 ①强调肾藏精,肾所藏“先天之精”是男子生殖、发育的根本。《灵枢・决气》曰:“两神相搏,合而成形,常先身生,是谓精。”②强调男子肾精的盛衰与人体生长壮老已发展过程及生殖功能盛衰的密切相关。男子一八至二八,处于生长发育期:肾气盛,发长,齿更,天癸至,具备生殖能力;三八至四八,为壮盛期:肾气平均,真牙生,发长极,筋骨坚,肌肉壮;五八至八八,为衰老期:肾气衰,面焦,发堕,齿槁,筋懈,天癸竭,精少。③认为“肾主命门之火”,是促进生殖、发育的动力;“肾主水”,主持和调节人体的水液代谢,是对泌尿功能的高度概括;“肾司二阴”,其司前阴的功能,则直接主宰外生殖器勃起与排精。正是根据上述理论,“补肾固精法”才成为治疗男子性与生殖功能异常疾病的重要法则之一。

2. 对男性第二性征的认识明确 ①对男子性器官的认识:《黄帝内经》认为,男子的外生殖器官有“茎”(阴茎)和“垂”(睾丸)之分,其功能为繁衍后代。如“茎垂者,身中之机,阴精之候,津液之道也”(《灵枢・刺节真邪》)。“茎”“垂”两者有时又称为“阴”或“阴器”(《灵枢・经筋》)。有时也专指阴茎为"阴""宗筋",而将阴茎不能正常勃起称为"阴痿"(《素问·阴阳应象大论》)。在《黄帝内经》中有称"垂"为"囊"(《素问·热论》),睾丸称为"卵"(《灵枢·始终》)或"睾"(《灵枢·经脉》)。②对男子性特征——排精和胡须的认识:关于排精,《黄帝内经》认为,男子 16 岁左右,性器官已发育成熟,性功能趋于完善,此时能够排精,具有生育能力。男子"二八,肾气盛,天癸至,精气溢泻,阴阳和,故能有子"(《素问·上古天真论》)。胡须是男子显著的性特征之一,《黄帝内经》认为手足阳明、足少阳等诸经脉和冲任二脉的气血充盛,上荣于唇周,故能生胡须。而太监因阉割去势,破坏了睾丸的功能而不长胡须。"宦者去其宗筋,伤其冲脉,血泻不复,皮肤内结,唇口内荣,故须不生"(《灵枢·五音五味》)。而先天睾丸发育不良者,也不长胡须,即"天宦"之人睾丸虽"未尝被伤,不脱于血,然其须不生",是源于"天之所不足也,其冲任不盛,宗筋不成,有气无血,唇口不荣,故须不生"(《灵枢·五音五味》)。这也是对男子先天发育不良引起性特征异常的最早记载。

3. 对男性生殖器与经脉关系的论述更具体 "前阴者,宗筋之所聚,太阴阳明之所合也"(《素问·厥论》)。"阳明者,五脏六腑之海,主润宗筋"(《素问·痿论》)。足厥阴之脉,"循股阴,入毛中,过阴器",足厥阴之别"循胫,上睾,结于茎"(《灵枢·经脉》)。足阳明之筋"其直者,上循伏兔,上结于髀,聚于阴器"。足太阴之筋"上循股阴,结于髀,聚于阴器",足少阴之筋"并太阴之筋而上循阴股,结于阴器"(《灵枢·经筋》)。

4. 对男科病证的认识明晰 《黄帝内经》中提到的男科病证很多,其一是阴茎、阴囊、睾丸的病证,如阴缩(《灵枢·经筋》)、卵上缩(《素问·诊要经终论》)、睾肿(《灵枢·经脉》)、茎痛(《灵枢·五色》)、卵痛(《灵枢·五色》)、阴器纽痛(《灵枢·经筋》)及阴茎阴囊外伤(《灵枢·五音五味》)等。其二是内脏功能失调所致男子生殖、泌尿方面的病症,如精少(《素问·上古天真论》)、精时自下(《灵枢·本神》)、白淫(《素问·痿论》)、出白(《素问·玉机真脏论》)、梦交(《灵枢·淫邪发梦》)、阴痿(《素问·阴阳应象大论》)、阴茎"挺纵不收""挺长"(《灵枢·经脉》)。此外还有阴疡、不育、五迟、早衰等。

5. 对男科病的病因病机认识全面 ①伤于寒、热或湿之邪。寒主收引,伤于寒邪可导致阳痿,伤于热、湿之邪亦可致之。伤于寒,"足厥阴之筋……伤于寒则阴缩入"(《灵枢·经筋》)。伤于热,"足厥阴之筋……伤于热则纵挺不收"(《灵枢·经筋》)。"经筋之病……热则筋弛纵不收,阴痿不用"(《灵枢·经筋》)。伤于湿,"太阴司天,湿气下临,肾气上从……胸中不利,阴痿气大衰,而不起不用"(《素问·五常政要大论》)。男性生殖器官处于人体下部,湿性重浊最易侵袭阴位,所以湿邪容易导致男性生殖器官疾病。"伤于湿者,下先受之"(《灵枢·邪气脏腑病形》)。②七情所伤。"思想无穷,所愿不得,意淫于外,入房太甚,宗筋弛纵,发为筋痿,及为白淫"(《素问·痿论》)。"恐惧而不解则伤精,精伤则骨酸痿厥,精时自下"(《灵枢·本神》)。③房室劳伤。"用力过度,若入房汗出浴则伤肾"(《素问·百病始生》)。"入房太甚,宗筋弛纵"(《素问·痿论》)。"若醉入房中,气竭肝伤"(《素问·腹中论》)。"今时之人不然也,以酒为浆,以妄为常,醉以入房,以欲竭其精,以耗散其真,不知持满,不时御神,务快其心……故半百而衰也"(《素问·上古天真论》)。④肝经受邪。前阴为肝所主,为肝筋之所合。肝经受邪,使肝的功能异常可致阳痿等男科病的发生,为"阳痿从肝论治"提供了理论依据。"肝足厥阴之脉……循股阴,入毛中,过阴器,抵小腹"(《灵枢·经脉》)。"肝者,筋之合也;筋者,聚于阴器"(《灵枢·经脉》)。"足厥阴之筋……阴器不用,伤于内则不起"(《灵枢·经筋》)。⑤年老肾气衰退。"年六十,阴痿,气大衰,九窍不利"(《素问·阴阳应象大论》)。"七八,肝气衰,筋不能动,天癸竭，精少，肾脏衰，形体皆极。八八则齿发去”（《素问·上古天真论》）。⑥先天发育缺陷或阉割去势。其表现不仅有生殖器官异常及性功能障碍，而且会由于冲任不足而影响包括胡须在内的第二性征的发育。“其有天宦者……此天之所不足也，其冲任不盛，宗筋不成，有气无血，唇口不荣，故须不生”（《灵枢·五音五味》）。“宦者去其宗筋，伤其冲脉，血泻不复，皮肤内结，唇口内荣，故须不生”（《灵枢·五音五味》）。

6. 对男科病治疗原则和养生之道的认识深刻，指导性强　《黄帝内经》对男科疾病临床表现、病因病机的认识，为后世男科病的治疗学奠定了基础。其确立的补肾固精法、阳痿从肝论治、淡泊名利、调节情志、避免房室过劳、节欲保精等男科病的治疗原则和养生之道，至今仍有效地指导中医男科临床工作。在摄生方面，反对“以妄为常，醉以入房，以欲竭其精，以耗散其真”等“伤肾”的不良习惯，倡导“恬淡虚无，真气从之，精神内守”等“保精”为主的养生之道。

此外，在当时的诸子百家中，还有专门从事两性阴阳运气，逆流采战之类房中术研究的“房中家”，其人数和著作均不少。仅《汉书·艺文志·方技略》就著录房中八家，即《容成阴道》《务成子阴道》《尧舜阴道》《汤盘庚阴道》《天老杂子阴道》《天一阴道》《黄帝三王养阳方》《三家内房有子方》等，惜已失传。

西汉初年的淳于意是著名的病案学家，《史记》记载他的“诊籍”（病案）25 则，除 10 例死亡者外，其余 15 例中就有 7 例是泌尿系疾病患者。“诊籍”中，有“三角疝”一案，为第一例男科疾病医案。

《难经》是继《黄帝内经》之后的又一重要医籍。该著作对男科理论亦多有阐发。在论及脏腑时，《难经》明确指出肾有 2 枚，左者为肾，右者为命门。男子的命门是贮藏生殖之精的场所。这开创了命门学说之先河，对后世男科学有重要影响。在男科脉诊方面，《难经》认为“男子尺脉恒弱”是正常脉象，并对“男得女脉”的病脉及临床意义进行了阐述。

《神农本草经》是我国现存最早的药物学专著，书中记载了能够用于治疗男科疾病的药物达百余种，涵盖了“阴痿”“男子阴疡病”“癃闭”“无子”“茎中痛”等近 10 种男科病症。因此，《神农本草经》对男科治疗学的贡献是巨大的。

东汉杰出医学家张仲景的《伤寒杂病论》一书，奠定了中医辨证论治的基础，对男科病贡献颇多。

(1)在病因分类方面，提出邪由经络入脏腑为内，邪在皮肤、四肢为外，而将房室所伤、性生活不洁与不节所导致的男科疾病等为第三类，为宋代陈无择创“三因说”奠定了基础。

(2)对失精、精冷无子、阴阳易、劳复、阴痛、阴狐疝、狐蜮病等多种男科疾病，从病名、病因、诊断到治疗进行了精辟的论述，体现了张仲景辨证精深、论治准确的造诣。①张仲景将失精分为两类，因梦而遗者为“梦失精”，无梦而遗者称“精自出”。创有梦为遗，无梦为滑精的先河。提出“失精家……阴头寒……脉得诸芤动微紧”用桂枝加龙骨牡蛎汤或天雄散治疗；“虚劳里急”之“梦失精”用小建中汤治疗。②提出“阳虚精亏，精气清冷”是男子无子的原因之一，“男子脉浮弱而涩为无子，精气清冷”。③首创“阴阳易”病名，认为“阴阳易”是指温热病未愈或新瘥，而行房事所发生的交叉感染，这是对外感热病因密切接触（性交）而发生交叉感染的最早记载，用烧裈散治疗。若内伤杂病未愈或新瘥，而因房事过劳而复发者，称为“劳复”。“阴阳易”“劳复”均是以房事为致病主因，前者有交叉感染，后者为自伤。④伤寒过汗可致“阴疼”，可用禹余粮丸治疗。阴囊“偏有小大，时时上下”者，为“阴狐疝”，与如今的腹股沟疝病证特征描述一致。⑤将湿热、虫毒感染所致外阴、肛门、咽喉及眼溃疡者称狐蜮病，用甘草泻心汤内服，如蚀于外阴可用苦参汤外洗。⑥将房劳所伤，贪于女色导致肾虚有热而成的黄疸称为女劳疸。

(3)认识到男科疾病多虚的特色，对其进行了详细的论述，为后世男虚论奠定了基础，所创男科名方如真武汤、肾气丸等，千百年来，皆历验不衰。

晋代皇甫谧所著的《针灸甲乙经》是中国第一部针灸专著，对许多男科疾病，如㿗疝、茎中痛、窍中热、阴痿、卒阴跳、阴上入腹中(阴缩)、阴下纵、阴挺长(阴器弛纵)、两丸骞痛、阴暴痛、阴暴痒等的针灸疗法，已有详尽记述。重点反映了他在男科疾病的经络辨证和针灸治疗学方面的贡献。他认为外生殖器病证有虚实寒热之分。若热犯肝经，证属盛实，则阴器"挺长"；寒则阴暴痛，睾丸"偏大"；正气不足则外阴"暴痒、气逆、睾肿"，可选肝经的蠡沟穴针刺。对于阴囊水肿、睾丸鞘膜积液的病因病机认识和症状的描述非常准确，认为是"饮食不节，喜怒不时，津液内流而下溢于睾，水道不通，炅不休息，俯仰不便"，行动受限。提出用铍针针刺治疗。"阴疝、痿、茎中痛，两丸骞，卧不可仰卧"者，刺气街穴治疗；若"阴疝，两丸上下，小腹痛"者，选玉枢刺之。王叔和著《脉经》，确立两手"尺脉"在男科脉诊中的重要性，如"尺脉缓，脚弱下肿，小便难，有余沥，宜服滑石散、瞿麦汤，针横骨泻之""尺脉濡，若小便难，宜服瞿麦汤、白鱼散，针关元泻之。"《脉经》将脉学与男科临床病症治疗紧密结合，丰富了男科脉诊理论及其临床应用。葛洪在《肘后救卒方》中记载了许多男科病的简易疗法，如"男子阴疮损烂，煮黄柏洗之"等。这些单方验方切合实用，可为临床借鉴。

南齐褚澄著《褚氏遗书》，已有类似晚婚、优生、节欲、节育的论述，如"合男女必当其年。男虽十六而精通，必三十而娶……皆欲阴阳气完实而后交合，则交而孕，孕而育，育而为子，坚壮强寿""精未通而御女以通其精，则五体有不满之处，异日有难状之疾"。

隋代巢元方等所撰《诸病源候论》，是我国第一部病源病理学专著，全书50卷，67门，1200候，其中涉及泌尿、生殖方面的疾病就有27卷，29门，210候，对男科学的发展贡献卓著，具体如下。

(1)对"肾无实证"持异议，明确指出，肾与膀胱皆有虚实。

(2)指出精冷、精稀、不射精为男性不育之病源，至今对临床仍有指导意义。三者导致不育的原因是：①肾阳不足，精液"冷如冰铁"，因精冷使精子活动能力降低，影响受孕；②频繁"泄精"，或肾虚之"精清如水"，可因精少而不育，这是对精液稀少致不育的最早记载；③虚劳亏损，临事"精不射出"，可因生殖之精不能抵达胞宫而不育。

(3)明确将排精异常细分为遗精、早泄、滑精、尿夹精、血精和不射精6证，并予以阐述。首次发现和记载了"血精"(精囊炎)的病因病机，如血精："肾藏精，精者血之所成也，虚劳则生七伤六极，气血俱损，肾家偏虚不能藏精，故精血俱出。"遗滑精："肾虚为邪所乘，邪客于阴，则梦交接。肾藏精，今肾虚不能制精，因梦感动而泄也。"尿精："肾藏精，其气通于阴，劳伤肾虚不能藏于精，故因小便而精液出。"

(4)细辨性功能障碍及其他男性疾病的病因病机。性功能障碍有阴痿(阳痿)、阳强(阴纵)；其他男科疾病有阴茎、阴囊肿胀、疮疡等。认为阴痿证是"阴阳衰微"所致；强中是"茎长兴不痿"，乃由于过服热药，损伤肾阴，阴虚阳亢而致，可继发于消渴病(《诸病源候论·腰背诸疾》)；风热伤肾则"阴肿"；寒伤肝肾经脉则可出现"阴疝肿缩"。并对阴疮及小便失禁、小便艰涩、小便余沥、尿浊、尿血等泌尿异常证候及疳䘌也进行了详细的病机分析，首次用了"疳"的概念。揭示了"肾劳"(肾结核)者睾丸每伴同样病变(附睾结核)这一客观规律等。

唐代孙思邈所著的《千金要方》《千金翼方》对男科病治疗学的发展做出了突出贡献。

(1)重视男科病的肝肾辨治:肾藏精,主生殖、发育,主前阴的功能活动。孙思邈首先以肾的寒热虚实病机为纲辨治男科病。如阴茎疼痛,若每欲小便即茎头痛,则为肾之实热证,宜煎服榆白皮、滑石、通草、黄芩、车前子等药,以清肾中实火;若由于劳伤太过,肾阴被伤,阴虚火旺而致"茎中痛"者,可用由干地黄、白芍、栀子、石膏、石韦、滑石、通草、黄芩、淡竹叶等中药组成的"栀子汤方"滋阴清热;对诸淋证中伴有的"茎中痛",均以肾之实热论治。对于失精证,则以肾虚精关不固论治为主,并根据兼证而辨证论治。如"梦中泄精"者从调理心肾入手,用清泻心火、益心安神、补肾固精之中药调之;对精随尿出的"尿精"证,则用温补肾阳、摄固精关的韭菜子、龙骨;精泄自出不禁之"滑精"证,宜心肾兼顾,气血双补,补涩并用。对阴痿、阴寒、阴汗等证均以肾虚立论。肝藏血,主筋,外阴为众筋所聚,肝经循绕之地,而血能柔筋,筋脉赖阴血滋润和濡养,所以阴茎、阴囊、睾丸病证又以肝论治。治疗缩阴症,用温经散寒、疏肝理气通络之橘皮通气汤。若见房事过度而致"引卵",用益气暖肝的人参酒方或艾灸足厥阴肝经治疗。

(2)擅长于用外治法治疗男性外阴肿疡及阳痿诸疾:如"丈夫阴下痒湿"用生甘草煎水外洗;阴囊"肿大如斗,核中痛"用雄黄、矾石、甘草煎水外洗;"丈夫阴头痛肿"用鳖甲烧炭存性,研末,用鸡蛋清调匀,外涂患处,疗效显著;对尿路感染引起尿道口化脓"阴中生疮",将黄连、栀子、甘草、蛇床子、黄柏研末,猪胆汁调匀涂于尿道口;若感染较深,就将裹着药粉的薄绢细药条,送入尿道口内;若"阴茎头"生疮,用黄柏煎汁冷渍,再敷以蛇床子、黄连粉,"极效"。治疗阳痿创造了壮阳道方,以蛇床子末与菟丝子汁调匀涂于阴茎;创造阴痿不起方,用蜂房灰夜卧敷阴上,即热起。外治法为后世研究阳痿及其他男科病外用疗法提供了思路。

(3)首先提出阴囊外伤缝合术及导尿术:提出因外伤而致阴囊破损,睾丸脱出之外科急证,要迅速将脱出的睾丸回纳阴囊,用桑白皮缝合线缝合,之后再用刚宰杀的鸡肝捣碎敷在缝合处,以保护创面。此外,还率先将葱管导尿法用于尿潴留急症的治疗,"以葱叶除尖头,内阴茎孔中深三寸,微用口吹之,胞胀,津液大通,便愈"。葱管导尿法开创了导尿术治疗急性尿潴留的先河,比1860年法国人用橡皮管导尿要早1200多年。

(4)专题论述癞病治疗:孙思邈继承了巢元方疝不同于癞的认识,将疝病分散在各有关章节,而对癞病则专题论述,提出:"男癞有肠癞、卵癞、气癞、水癞四种,肠癞、卵癞难差,气癞、水癞针灸易差"。他认为癞是"男阴卵大"或"男阴卵偏大",可用针、药两法治疗。内服"治癞方",由16味中药组成,针刺艾灸另有18法,均在外阴附近取穴。其在针刺验案中提到,取骑坐姿势,身体重力压在阴囊上,并加艾灸刺激,使坠入阴囊的腹腔内容物回复还纳。如果认为这是最早的非手术治疗腹股沟疝的还纳术,并不过喻。

(5)提倡房室保健:孙思邈认为,①男女间房帏之事是人类正常生活不可缺少的部分,"男不可无女,女不可无男"。但在"养性""房中补益"等章节中强调要惜精,不要过度纵欲泄精,以免损伤身体,即"若精妄出,则损神也""不可纵心竭意,以自贼也"。并提出根据年龄的壮老,要严格控制房室次数:"年至四十,须识房中之术""四十者,十六日一泄。五十者,二十日一泄。六十者,闭精勿泄。若体力犹壮者,一月一泄"。②告诫人们哪些情况下不宜行房。强调病后身体尚未复原,不能入房;气候突变,环境恶劣,不能行房;不良情绪状态下不能入房。否则会造成旧病复发或易感外邪,或因内脏功能失调、阴阳气血逆乱而发病。

(6)设立"求子"专篇,提出优生理论:认为不能生育与男女双方均有关,不能仅责女子,并提出了治疗男子不育症的专方,指出"凡人无子,当为夫妻俱有五劳七伤,虚羸百病所致,故有绝嗣之患。夫治之之法,男服七子散,女服紫石门冬丸及坐药荡胞汤,无不有子也"。首创七子散、庆云散等治疗男子不育症的专方。补肾温阳益精七子散“治丈夫风虚目暗，精子衰少，无子，补不足”。现代人用此方治疗精少、精子活力低等不育症疗效较好。其优生理论，对后世影响极大。他认为最佳的媾精时间是夜半，其次是夜半后，此时媾精易成孕，所孕胎儿质较优。他又从年月节律的角度，提出了诸多媾精不利因素的避禁，如“交会者当避丙丁日，及弦望晦朔，大风大雨大雾大寒大暑，雷电霹雳、天地晦冥、日月薄蚀、虹霓地动”。他还认为此时媾精易致“颠痴顽愚，喑症聋聩，挛跛盲眇，多病短寿”。这种按生物节律时间媾精的观点，与现代科学颇多契合。

(7)提出男科病“五劳七伤”理论：孙思邈认为男科病有“五劳七伤”“五劳六绝”“八风十二痹”，其中六绝、八风十二痹没有具体的证候描述。有关五劳七伤的描述：“一曰阴衰，二曰精清，三曰精少，四曰阴消，五曰囊下湿，六曰腰胁苦痛，七曰膝厥痛冷不欲行……小便淋沥，茎中痛，或精自出。有病如此，所谓七伤。一曰志劳，二曰思劳，三曰心劳，四曰忧劳，五曰疲劳，此谓五劳。”同时还认识到肾劳不仅有虚，而且有实。

宋代男科的发展主要表现在方剂和治法的研究方面。《太平圣惠方》、《圣济总录》和《太平惠民和剂局方》是宋代官修的三大著名医书。《太平圣惠方》记载了多种男科疾病的治方，其中遗精滑精方13首，阴痿方10首，少精方7首，阴疮方4首。《圣济总录》收载了治疗白淫方14首，阴疝方9首。本书将疝分为广义和狭义。广义之疝是指以腹部疼痛为主的一些病证；狭义之疝指“阴疝”，即以“阴卵肿大，或发疝痛”为临床表现的一种病证。这对后世医家论疝有诸多启迪。《太平惠民和剂局方》的八正散、五淋散、青娥丸等都是治疗男科疾病之名方。钱乙《小儿药证直诀》的地黄丸为后世治疗肾阴不足诸疾的首选方剂。相传治疗阳痿的名方龟龄集即肇自北宋，该方始名老君益寿散，载于道家典籍《云笈七签》中，到明代，由方士邵士节等加以增删，改名“龟龄集”，献给嘉靖帝，列为御用圣药，后由宫廷辗转传至民间，成为传统名方。日人丹波康赖撰《医心方》，辑录了不少早已散佚的泌尿男科学、性医学等内容。通过研究该书，可以较完整地了解唐以前部分男科病证的论治特点。

金元时期，中医学学术争鸣，形成了以刘完素、张子和、李东垣及朱丹溪四大家为主的寒凉、攻下、补土和滋阴四大派别，对中医男科学产生了一定的影响。

刘完素(1120—1200)是河间学派的开山祖，倡导“火热”论。他认为“六气皆从火化”，火热邪气造成的疾病最多，治疗力主寒凉，善于辛苦寒、清通并用治疗火热病证，代表方剂防风通圣丸，被后世广泛用于治疗淋病、梅毒、软下疳、鱼口横痃、阴囊湿疹等病。

张子和(约1156—1228)力倡攻邪，主张邪去则正安，善用汗吐下法。他认为“养生当论食补，治病当论药攻”。“余虽用补，未尝不以攻药居其先，何也？盖邪未去而不可言补，补之则适足资寇。”诫人不可随意用补，即便用补法，也应先祛邪后补益。这种思想不仅有利于纠正当时局方滥用纯补方法治疗男科病的时弊，而且为男科病的治疗开阔了视野。其将阳痿、遗精归于男子“疝”病范畴，称“遗溺、闭癃、阴痿、脬痹、精滑、白淫，皆男子之疝”。论述了寒、水、筋、血、气、狐、㿗七疝的病证和治法。提出“疝本肝经宜通勿塞”的论点，认为“诸疝皆归肝经”，主张治疝当以治肝为本，宜通勿塞。气疝、狐疝等当疏肝理气，寒疝、水疝宜温肝逐水，血疝宜柔肝活血，㿗疝当散肝祛湿，筋疝宜清肝宁心。认为下疳疮久不愈者，是肝失疏泄、湿热下注所致。其倡导的“以气血通流为贵”，至今仍给后人治疗阳痿、阳强、不育不孕、不射精等疾病以启迪。

李东垣(1180—1251)提出“内伤脾胃，百病由生”的著名观点，认为脾胃内伤，脾气不升，致湿热下注，湿热邪气是外阴疾病的常见病因。对湿热郁阻宗筋，阳气不得宣泄导致阳痿的辨证治疗极有新意。为从脾论治男性不育、阳痿、血精等病证提供了新的思路。所创立的治疗肝经湿热下注的名方柴胡胜湿汤(又名“清魂汤”)被广泛用于治疗阳强、淋病、软下疳、睾丸炎、龟头炎等男科病。此外,李氏对男科理论的最大贡献还表现在,揭示了阴囊随气候变化而伸缩的规律。提出“以平康不病人论之,夏暑大热,囊卵累垂;冬天大寒,急缩收上”。并进一步阐述了这种规律的道理,“冬日阳气在内,阴气在外,人亦应之,故寒在外则皮急,皮急则囊缩。夏日阴气在内,阳气在外,人亦应之,故热在外则皮缓,皮缓则囊垂”。这种认识也符合现代生理学的观点。

朱丹溪(1281—1358)是金元四大家中对男科病诊治贡献最大的医家。创“阳常有余,阴常不足”论,主张滋阴降火,节欲保精以养生。他从动静关系出发,认为阳主动,阴主静,人的生命活动常处于阳动状态,精血阴气最易耗损。人不能避世而无物欲,物欲所感,则心为之动,心动则相火亦动,动则精自走,相火翕然而起,虽不交合,亦暗流而疏泄。所以人的一生,难成而易亏的,厥唯阴气。告诫人们要清心寡欲,保阴养精,不可恣情纵欲。若耽于房事,损伤精血,不仅身体亏虚,亦易造成家庭不和;如以燥热壮阳之药助其纵欲,对身体危害甚大,应加戒慎;人体阴平阳秘,气血阴阳充沛才是健康根本。平时要着意维护阴气,极言滋阴降火的重要性。所制新方大补阴丸,补肾水、降阴火,为治疗阴虚火旺之梦遗、早泄、阳强、不射精、精液不液化、血精、赤白浊等男科病的名方,在临床上每获佳效。此外,他还认为性兴奋是心、肝、肾三脏及君、相火协调作用的结果。精液藏于肾,疏泄在于肝,若君火为性刺激所诱发而炽盛,则引动相火而发生性兴奋,而性欲产生的关键是诸多因素引起心动。所以提出控制性冲动应清君相火,以清心(君火)为主治疗性功能亢进、遗滑精、早泄有较高的临床应用价值。

值得一提的是,元代李鹏飞撰《三元延寿参赞书》,为一部养生典籍。该书提出了著名的性保健箴言——“欲不可绝”“欲不可早”“欲不可纵”“欲不可强”“欲有所忘”“欲有所避”。这对后世养生学、性医学和男科学产生了较大影响。

明代,男科学有了进一步的发展。首先是“肾学说”的理论和实践日臻深化和完善。张景岳集明代以前诸家之大成,对朱丹溪“阳常有余,阴常不足”论提出异议,创立“阳非有余而阴常不足”论。在治疗上,主张阳非有余则应慎用寒凉,阴常不足则应慎用攻伐,而应以补为主的观点。他根据“阴阳互根”的理论,认为人体的阴与阳,既不可须臾相离,更不可须臾相失,应当相互滋生,不可偏颇,提出“善补阳者,必于阴中求阳,则阳得阴助而生化无穷;善补阴者,必于阳中求阴,则阴得阳升而泉源不竭”的独到见解,并以《难经》“损其肾者益其精”(《难经》)及“精不足者补之以味”(《黄帝内经》)的治法为指导,以张仲景之肾气丸与钱乙之地黄丸为元龟,化裁出左归丸补阴精,右归丸补元阳,阴阳双补,以治疗阴阳两虚的男科病证,与王冰“壮水之主以制阳光,益火之源以消阴翳”的理论遥相呼应,从而丰富了中医男科临床治疗的内容。此外,他还在男科病临证方面有很多独到见解。最早提出了“色厥”(房事昏厥)的病名,并对色厥的病因病机、证候表现及治法做了全面的阐述。他在《景岳全书·妇人规》中论述夫妇子嗣和家庭关系时,对男女合阴阳的重要性进行了总结和概括。提出“阴阳之道,合则聚,不合则离;合则成,不合则败”的观点,并总结了男女合阴阳成败的关键在于“十机”,这不仅比历代医家和房中家论述的更完善,而且抛弃了前人论述中夹杂的荒诞不经的东西,对房中保健的认识有了新的重大的提高。对于疝,景岳力批子和、丹溪“疝本属厥阴之一经”之说,提出“疝气之病,有寒证亦有热证”,主张“治疝必先治气”。对于淋证,认为“淋之初病,则无不由乎热剧……但有久服寒凉而不愈者,又有淋久不止……此惟中气下陷及命门不固之证也”,主张升提、补虚,温补命门为其治则。“癃”“淋”在明代前常统而论之，明代始将两病分开。《景岳全书》设“癃闭”专篇，对病因进行了精辟的论述，至今对临床仍有指导作用。对于血精，他认为病位在精宫血海，系房室过度，火扰营血所致。“精道之血，必自精宫血海，而出于命门”。临床分型如下。①三焦火盛者，宜清火凉血；②肾阴不足而精血不固，宜养阴养血，以左归饮之类主之；③肾虚不禁或病久精血滑泄者，宜固涩为主，以秘元煎主之；④心气不定，精神外驰，宜养心安神为主；⑤气虚下陷，不能摄血，宜予归脾汤主之。在古代医籍中他对血精的论述最全面。对于遗精，从 9 个方面论述其病机，并认为该病与心关系密切，“遗精之始，无不病由乎心”即源于心之淫思妄想，“求治则尤当持心为先”，在中医史上首次提出治疗遗精应先给予心理疗法。对于阳痿，主张辨证论治。命门火衰者，用右归丸；血气薄弱者，用左归丸；思虑惊恐过度者，用归脾汤；肝肾湿热者，用滋阴八味丸。

除张景岳之外，明代王节斋在《明医杂著》中记载：“男子阴痿不起……然亦有郁火甚而致痿者”，所谓郁火致痿，实本“热则筋弛纵不收”（《黄帝内经》）之旨。万全撰《万氏家传广嗣纪要》（简称《广嗣纪要》），指出“男子以精为主”，男子求嗣“当益其精而节其欲，使阳道之常健”，突出了“男精女血”在生育过程中的重要性，并认为男女双方求子，还需把握适宜的性交频率和受孕良机。此外，“择配篇”收录了《全丹节要》关于“五不男”的论述，为历代医家所重视。徐春甫在《古今医统大全》中设“前阴十证”，对不少男性性器官的病变进行了系统研究。在“螽斯广育”一卷设“原始要终论”，指出不孕不育不可全部“归咎于妇”，也需重视男方因素，并对男性不育症的病因进行了较为详细的阐述。高濂在《遵生八笺》中阐释了纵欲使五脏俱损的机制，认为“养生之方，首先节欲”。高氏还记载了许多春方、春药的名称、用法、毒副作用和作用机制，部分春方、春药对男性性功能障碍的治疗和新药研发有一定的启发性。武之望作《济阳纲目》，该书共 108 卷，对种子、遗精、赤白浊、淋、悬痈、前阴等涉及男科的多种疾病的证、治均进行了较为详尽的描述。岳甫嘉撰《妙一斋医学正印编》，有《男科证治全编》（已佚）、《种子全编》等 16 种。《男科证治全编》为我国第一部以男科命名的证治专书，惜以佚失，然而功不可没。在《种子全编》中，主张“种子”须从男女双方论治，列男科、女科各一卷，其男科列先天灵气、交合至理、交合有时、养精有道、炼精有诀等，指出男子以戒醉、寡欲、节劳、惩怒、慎味为求嗣之道，反对以小产、不育片面责之妇女。其专论男性不育证治，列男子种子方 30 余篇。书后有成效举略，列验案 8 则，颇见匠心。此外，同时代医家陈司成，对性病学研究尤有成就，所撰《霉疮秘录》为我国第一部论述梅毒的专著，该书从梅毒的传染性和遗传性、早期梅毒的临床表现、预防梅毒的意义、我国梅毒的传染源、治疗梅毒的药物和方法、治疗梅毒不彻底的危害性等诸多方面，进行了阐述，为防治梅毒做出了重大贡献。治疗梅毒的方药中，多用丹砂、雄黄等含砷的药物，是世界上最早应用砷剂治疗梅毒的记载。

清代各家对男科疾病的认识和证治更趋完备。李用粹在《证治汇补》中将癃闭的病因病机进行归纳，并详细阐述了其治法，理法精当，殊堪效法。陈士铎在《辨证录》中记载了性功能障碍、精液异常与不育、排尿异常、男科急症和杂病等丰富的男科病证治内容，其提倡审因论治，尤其重视治“心”。关于男子阴茎的大小，陈氏认为“阳物修伟者，因其肝气之有余；阳物细小者，由于肝气之不足”，这为阴茎发育不良的中医证治提供了思路。在陈氏的另一著作《外经微言》中记载了“男子不能生子者，病有九……精寒也、精薄也、气馁也、痰盛也、精涩也、相火过旺也、精不能射也、气郁也、天厌也”。由此可见，陈氏对男性不育症病因的认识已颇为全面。冯兆张在《冯氏锦囊秘录》中设“小便不通”“小便不禁”“梦遗精清白浊”“阳痿”“疝症”等男科病证篇目，并列举了证治方药。值得一提的是，冯氏对阳痿病因的阐述已非常具体和深刻。傅山所著的《傅青主男科》是我国现存的以“男科”命名的第一部著作，但不是男科病专著。其内容虽以内科杂病为主，但其中不乏对滑精、梦遗、阳强不倒、阳痿不举、肾子痛、疝气、偏坠等多种男科疾病的病因病机、治则方药的论述。此外，吴谦等合编的《医宗金鉴·外科心法要诀》、高锦庭编著的《疡科心得集》、王洪绪编著的《外科全生集》、祁坤编著的《外科大成》等一大批中医外科著作的出版对男科疾病的诊断和治法均有参考价值。

1840～1949 年中医男科学的发展近于停滞状态。但此阶段出现了我国现存最早的阳痿病论治专著——《阳痿论》。该书由清末韩善徵所著，其独到之处在于提出了阳痿发病“因于阳虚者少，因于阴虚者多”的观点，并论述了因痰、因暑、因瘀等所致的特殊性阳痿，不少内容为前人所未发，是研究阳痿病的重要文献。在学术成就方面，中西医汇通派的出现和发展成为此阶段的一大亮点。作为中西医汇通派早期代表人物之一，清末医家唐容川在《血证论·男女异同论》中以气血水精互相转化的观点阐述了两性差异，并提出了“男子以气为主”的观点。张锡纯为清末民国初期中西医汇通派大家，他在《医学衷中参西录》中对淋证、癃闭、遗精等男科病的病因和证治提出了一些独到的见解。清末民国初期，陆清洁编著的《大众万病医药顾问》使包括男科资料在内的中医临床各科资料都得到了很好的收集、整理，其论及男科疾病 10 余种，对每一病均从病源、症状、变证、疗法、调养等诸方面详加阐述。同一时期的《中国医药汇海》论述了阴囊毒、茎中痒等 11 种男子前阴疾病。此外，民国时期李公彦撰著的《花柳易知》、陈存仁和尤学周合编的《遗精广论》、胡安邦编著的《性病治疗大全》等均有一定的文献参考价值。

三、男性生理特点

男性不同于女性，男性具有睾丸、阴茎、前列腺等生殖系统的解剖特点，因此具有生精、藏精、排精及种子四大男性生理功能特点。中医对男性生理特点的认识源于《黄帝内经》的问世，提出了以“肾”为轴心的男科学说，为中医男科学的发展奠定了坚实的理论基础。因此，这里所说的男性生理特点，即指与“肾主生殖”等有关的生理功能而言。

（一）肾藏精

肾藏精是指肾具有封藏和贮存人体之精的功能。肾所藏之精为肾精，称为肾阴，亦即真阴，是人体生命的基本物质。肾精分为先天之精和后天之精。先天之精是肾本脏所藏之精，即男女媾合之精，禀于父母，与生俱来，是构成人体的原始物质，为生命的基础，故称先天之精，同时它又是人体生殖发育之根本，故又称为生殖之精。如《灵枢·本神》曰：“生之来谓之精”；《灵枢·决气》曰：“两神相搏，合而成形，常先身生，是谓精”。男性生殖器官发育成熟及其生殖能力均有赖于肾本脏所藏之精的充盛。人体发育到青春时期，体内便会产生一种物质，称天癸，它是肾精充盛而化生的、具有促进生殖器官成熟和维持生殖能力的精微物质，是生殖繁衍功能成熟的标志。肾气、天癸、生殖之精是男子性能力和生殖能力的三大物质基础。如《素问·上古天真论》曰：“丈夫八岁，肾气实，发长齿更。二八，肾气盛，天癸至，精气溢泻，阴阳和，故能有子。三八，肾气平均，筋骨劲强，故真牙生而长极。四八，筋骨隆盛，肌肉满壮。五八，肾气衰，发堕齿槁。六八，阳气衰竭于上，面焦，发鬓颁白。七八，肝气衰，筋不能动，天癸竭，精少，肾脏衰，形体皆极。八八，则齿发去。肾者主水，受五脏六腑之精而藏之，故五脏盛，乃能泻。今五脏皆衰，筋骨解堕，天癸尽矣。故发鬓白，身体重，行步不正，而无子耳。”可见，男子在 16 岁左右精气充盛，天癸充盈，生殖功能开始成熟，故能排精，此时男女交合，就有生育的可能。而当男子到了56岁左右时,由于肾气衰微,天癸的生成减少,以至耗竭,逐渐出现精少体衰、生殖能力下降并逐渐丧失,因而肾本脏所藏先天之精的充盛与否,与人体的生长发育和生殖能力的强弱有着密切的关系。因此,临床常以固肾保精作为延缓衰老、治疗性功能和生殖功能异常的主要方法。

后天之精是水谷经脾胃运化后所产生的精微物质,灌溉于五脏六腑,故称水谷之精,亦称脏腑之精。脏腑之精充盛,除供给各脏腑本身生理活动所需外,剩余部分则贮存于肾,以备不时之需。后天之精是维持人体生命,滋养人体各部组织器官,促进机体生长发育,并维持机体代谢的基本物质。如《素问·经脉别论》曰:"饮入于胃,游溢精气,上输于脾,脾气散精,上归于肺,通调水道,下输膀胱,水精四布,五经并行,合于四时五脏阴阳,揆度以为常也。"又曰:"食气入胃,散精于肝,淫气于筋。食气入胃,浊气归心,淫精于脉,脉气流经,经气归于肺,肺朝百脉,输精于皮毛,毛脉合精,行气于腑,腑精神明,留于四脏,气归于权衡,权衡以平,气口成寸,以决死生。"

先天之精与后天之精虽来源不同,但却同归于肾,两者相互依存,相互为用。先天之精为后天之精准备了物质基础,后天之精不仅是脏腑功能的物质基础,同时也是先天之精的供养和补充的源泉。平时脏腑的精气充盛时,经脾之运化以敷布于全身,其剩余者则注入并贮藏于肾,又通过肾气的作用与先天之精相结合并转化为肾精。而当机体发育到一定阶段,生殖功能完全发育成熟时,肾之精气又可变为生殖之精。可见,先天之精和后天之精是相互依存的,没有先天之精,就不可能有后天之精,先天之精只有得到后天之精的补充和滋养,才能充分发挥其生理效应;后天之精也只有得到先天之精的活力资助,才能源源不断地化生,两者相辅相成,在肾中密切结合而组成肾中所藏之精气。

(二)肾主命门之火

命门,即生命之门户,生命之根本之意。"命门"一词始见于《黄帝内经》,《难经》赋予命门为"生命之门"的含义,认为它是先天之气蕴藏之所在,人体生化之来源,生命之根本。"火"是指其功能而言。命门之火,简称命火,一般称为肾阳,又称真阳,藏于肾。命门或命火对人体的作用极为重要。可谓之,五脏为人身之本,肾为五脏之本,命门为肾之本,阴精为命门之本。正如张景岳《命门余义》所谓:"命门为精血之海,脾胃为水谷之海,均为五脏六腑之本。"《难经·八难》曰:"诸十二经脉者,皆系于生气之原。所谓生气之原者,谓十二经之根本也,谓肾间动气也,此五脏六腑之本,十二经脉之根,呼吸之门,三焦之原,一名守邪之神。故气者,人之根本也,根绝则茎叶枯矣。"然而,命门的功能主要有4个方面。

(1)命门内寓真火,为人体阳气之根本。多数学者认为命门或命火就是肾阳,是五脏六腑功能活动的根本,对人体的作用极为重要。"命门者,先天之火也……心得命门而神明有主,始可以应物。肝得命门而谋虑,胆得命门而决断,胃得命门而能受纳,脾得命门而能转输,肺得命门而治节,大肠得命门而传导,小肠得命门而布化,肾得命门而作强,三焦得命门而决渎,膀胱得命门而收藏,无不借命门之火以温养之也"(《石室秘录》)。

(2)命门为原气之所系,是人体生命的原动力。"命门者,诸神精之所舍,原气之所系也"(《难经·三十六难》)。

(3)命门藏精舍神,与生殖功能有密切关系。认为命门实为肾藏精,主生殖功能的一部分。"命门者,诸神精之所舍……故男子以藏精,女子以系胞"(《难经·三十六难》)。陈修园在《医学实在易》中认为命门在男为精关。

(4)命门为水火之宅,包括肾阴、肾阳的功能。“命门为元气之根,为水火之宅。五脏之阴气非此不能滋,五脏之阳气非此不能发”(《景岳全书·命门余义》)。“命门之火,谓之元气;命门之水,谓之元精”(《类经附翼·求正录》)。关于命门的位置,有左肾右命门之说、两肾总号命门说、两肾之间为命门说及命门为两肾间动力说等。

命门的功能和位置虽有主火与非火之争,右肾与两肾之间之辨,然而关于命门对人体的作用极其重要及命门功能与肾息息相通是公认的。

命门或命门之火虽极为重要,但必须有肾水(肾精)相济才能发挥作用,因为肾水与命火是人身的真阴、真阳,所以肾水与命火实际上是肾之阴阳的表现形式。在肾中,肾水命火,一阴一阳,相制相合,对人体生长发育、生殖繁衍等生命活动和脏腑功能活动起着重大的作用。张景岳在《类经附翼·真阴论》中说:“命门之火,谓之元气;命门之水,谓之元精。五液充则形体赖而强壮,五气治则营卫赖以和调,此命门之水火,即十二脏之化源。故心赖之,则君主以明;肺赖之,则治节以行;脾胃赖之,济仓廪之富……此虽云肾脏之伎巧,而实皆真阴之用。”古人言命门,无非是强调肾之阴阳的重要性。

(三)肾主水

人体的水液代谢和调节,虽与肺、脾有关,但主要依赖于肾的作用,故《素问·上古天真论》说:“肾者主水”。肾主水是指肾有主持和调节水液代谢的功能。肾主水液的机制是靠肾阳对水液的气化而实现的。

在通常情况下,水谷入胃,其精微部分有赖脾的运化和肺的敷布以充养全身,而其被脏腑组织利用后的水液复赖肺气之肃降,下流而归于肾,故《素问·阴阳应象大论》曰:“水气通于肾”。水入于肾,再通过肾的气化作用分泌清浊。其清者(即有用部分)再度由肾加以吸收则上升至肺,通过肺布散于全身,其浊者(即无用部分)则流入膀胱,作为尿液,排出体外。而在代谢过程中,肾的气化作用贯穿于水液代谢的始终,是调节水液代谢平衡的中心环节。正是由于肾的蒸腾气化,使肺、脾、膀胱等脏腑在水液代谢中发挥各自的生理作用,从而维持人体水液代谢的平衡。

肾对体内水液的贮存、分布与排泄,主要依赖肾气的“开阖”作用。“开”指输出和排泄水液;“阖”指保持体液相对稳定的贮存量。“开”和“阖”必须取决于肾阴、肾阳的功能协调。在正常情况下,由于人体的肾阴、肾阳是相对平衡的,所以肾气的开阖功能协调,则人体水液的代谢和调节才能保持正常。病理上如肾主水功能失调,气化失职,开合失度,合多开少,则尿少、水肿;开多合少,则尿多、尿频。

(四)肾开三窍

肾在上开窍于耳,耳为肾之官。《素问·阴阳应象大论》曰:“肾主耳……在窍为耳。”《灵枢·五阅五使》曰:“耳者,肾之官也。”耳主听觉,有赖于肾气的充养,所以听觉的正常与否,其根本在肾。肾的生理功能健全,肾气充足,则听觉聪明能辨别一切声音,如《灵枢·脉度》说:“肾气通于耳,肾和则耳能闻五音矣。”如果肾的生理功能不健全,肾精不足,则听力下降,甚至耳聋。

肾在下开窍于二阴,即前阴和后阴。前阴指阴器,即外生殖器,后阴指肛门。男子前阴之中有二窍,一为精窍,二为溺窍。二窍之外口为一,通过冲任二脉得肾阴的滋养,在肾的协同作用下,精窍司精室开合,主精液排泄,从而繁衍新生命。凡外生殖器的勃起、排精及大小便的排泄等,均与肾有关系。

男性生殖能力的强弱,全以肾气的盛衰为转移。肾气盛,则精足,生殖能力强,阴茎勃起有力,射精正常;肾气衰,则精不足,生殖能力减弱,或阳痿不举,或举而不坚,或早泄滑精。

肾与二便有关,是因为肾主水,有调节体内水液的功能。肾水与命火相济而产生气化作用,使体内水液能正常输布排泄。如果肾水不足,则命门无制,肾火上炎而出现尿少、大便干燥甚至闭结,如命火不足,则肾水泛滥而出现大便溏、小便反多甚至失禁等。

四、男科病机特点

中医男科疾病在病理变化上,与其他疾病既有相同之处,又有自身的特点。掌握男科疾病的病机特点,有助于认识男科疾病的本质,更好地指导临床治疗。中医男科疾病的病机特点,可分为基本病机特点、六淫病机特点、情志劳伤病机特点、脏腑病机特点、气血病机特点 5 个方面,兹分述如下。

(一)基本病机特点

中医男科的基本病机特点,主要表现为阴阳失调。男科疾病的阴阳失调,是指由于体液被耗或肾功能不足所出现的“阴虚”“阳虚”,它与外感阴邪(如寒、湿等致病因素)、阳邪(如暑、热等致病因素)所引起的“阳盛”“阴盛”有着本质的不同。《类经附翼·真阴论》指出:“阴胜于下者,原非阴盛,以命门之火衰也;阳胜于标者,原非阳盛,以命门之水亏也。水亏其源,则阴虚之病叠出;火衰其本,则阳虚之证迭生。”因而对阴阳失调所致的男科疾病,阳虚阴盛者常用“益火之源,以消阴翳”的治法,阴虚阳盛常用“壮水之主,以制阳光”的治法,其与外感寒热实证的“寒者热之”“热者寒之”的治法迥然有别。

(二)六淫病机特点

六淫作为外感疾病的致病因素,通常称为外邪。随着医疗实践的发展和医学理论的提高,六淫作为外感疾病病因的概念也有所变化,已远远超出了单纯外邪的范畴。如内风、内寒、内热、内燥、内火等,在辨证中都具有与外邪六淫相似的类比特性,都可以纳入男科六淫病机的范畴。在男科六淫病机中,主要有寒凝筋缩和湿热下注两种。

1. 寒凝筋缩　寒为阴邪,易伤阳气,寒邪内侵,下焦肾阳受伤,则温煦失职,宗筋失养,可致阳痿阴冷;寒性凝滞,主收引,寒滞经脉,可致气血凝滞不通,筋脉拘急,则出现睾丸疼痛、囊缩、缩阳、寒疝等症。

2. 湿热下注　湿性黏滞、重浊,若与热相结,随经下注可致多种男科疾病。如湿热下注,宗筋弛纵,可致阳痿;膀胱气化不利,则出现癃闭、淋证;扰动精室,则见梦遗、滑精、精浊;与火搏结,而为绣球风;湿热交蒸,淫毒内盛,蚀于下阴,则为狐惑病、淋病、杨梅疮;湿热内蕴,热毒不清,而成囊痈、子痈等病。

(三)情志劳伤病机特点

情志活动是人体精神活动的外在表现,如精神刺激突然、剧烈或持续时间过长,造成情志的过度兴奋或抑制,常引起五脏气机失调而致病。如喜伤心,心主神明,喜则气缓,神明失主而失精、脱精。怒伤肝,怒则气上,气郁化火,肝失条达,相火失位,每见色厥、色脱、色欲伤;肝失疏泄,气机郁滞则性欲低下,射精不畅或阳事不举,不能射精;肝气郁结,气滞血瘀,可致睾丸坠痛、附睾结块、精索结瘤、前列腺增生。恐伤肾,肾藏精,司二阴开合及排精,恐则气下可致阳痿不举,或举而不坚,精时自下。思伤脾,脾主运化、统血,脾虚不运,气血乏源,不能充养肾精,则精少不育;无以充养宗筋,宗筋弛缓,则阳痿;统血无权,血溢脉外,则尿血、血精;气虚固摄失职,则遗精、泄白。房劳不节,恣情纵欲,肾之精气耗伤,元阴元阳亏损,则可出现阳痿、早泄、遗精、滑精、精液异常、性欲异常等多种男科疾病。

(四)脏腑病机特点

男科疾病脏腑病机特点主要表现于肾肝两脏。肾藏精,主生殖,为先天之本,“受五脏六腑之精而藏之”;司前后二阴开合和排精。肝藏血主疏泄,性喜条达而恶抑郁,其经脉“布胁肋”“抵小腹”“过阴器”,肝与肾乙癸同源,同为相火,肾肝两脏的生理特点,决定了男科脏腑病机的特点。

1. 藏精不足 《类经附翼·真阴论》曰:“水亏其源,则阴虚之病叠出;火衰其本,则阳虚之证迭生。”许多男科疾病,如男性不育症、性功能障碍疾病、精液病等都与藏精不足有关。

(1)精少不育:肾的精气充盛与否,直接影响到人的生殖能力。临床上,不少引起男性不育的原因,如精量异常、精液不液化、精子减少、无精、死精、精子畸形、精子凝结、精子动力异常等,都与肾之精气的衰退有直接关系。

(2)阳事异常:肾之元阳的衰退或相对偏旺,是造成阳事异常的主要原因。男女交媾主要赖于肾中精气的作用。若肾精不足,元阳虚衰,则性欲低下,而出现阳痿、早泄、不射精等症;阴不制阳,相火偏亢,欲火内炽,则可出现强中、阳强不倒、色狂等症。

2. 封藏失职 《素问·六节藏象论》说:“肾者主蛰,封藏之本,精之处也。”精之贮藏与排泄,其主在肾。肾封藏失职,主要源于精室受扰与肾虚失于固藏。

(1)精室受扰:君相火动,或湿热下注,扰动精室,影响封藏功能,致精液不安其宅而外泄。如《类证治裁·遗泄》说:“凡脏腑之精,悉输于肾,而恒扰于火,火动则肾之封藏不固。心为君火,肝肾为相火,君火一动,相火随之,而梦泄焉。”

(2)精关不固:肾气充足,则封藏得固,若肾气亏虚,失其封藏之用,固藏失权,精不安守而外泄,则出现小便带精、滑精、早泄等症。

3. 肝失疏泄 肝司疏泄,肝的疏泄功能正常,则气机条畅,气血调和,经络通利,宗筋得以濡养,精液排泄正常,则用事自如。若肝失疏泄,气机郁滞,经络不通或肝失疏泄,肝不藏血,肝血亏虚,均可导致宗筋失养而阳痿;肝失疏泄,排精失常,则遗精、早泄;肝郁气滞、血行不畅、脉络受阻,则精索静脉曲张、阳强、睾丸及小腹刺痛;肝火亢盛,则阳物易举,甚至强中、阳强不倒等。

(五)气血病机特点

精、气、血是可以相互转化的,精可化气,气可生血,血可化精。男子的生精、种子、排精,以精气为本,以气血为用,气血失调直接影响男子精的生成与排泄。

男科气血病机特点主要表现为气虚气逆、血失常道等方面。

1. 气虚气逆 因素体虚弱、阳气不足、操劳过度、强力举重、久病、重病五脏损伤等原因,均可导致气虚,气虚则固摄失职,导致精血津液耗散,遗泄甚至脱失,而出现遗精、白浊、早泄、遗尿、溲频、血尿、血精等证;气虚日久,精失充养,则可见少精、弱精之证;中气不足,气虚下馅,则少腹下坠而成疝气;或由肾气不固,封藏失职而致滑精;若肝气横逆而上,血随气升而逆乱,此时如房事不节,则可产生房室昏厥;若气逆不畅,则流窜走注于阴囊,可见睾丸肿痛、疝气等症。

2. 血失常道 或因外伤脉络受损,或缘火热迫血妄行,或由瘀血阻滞经络,均可导致血失常道而溢于脉外,出现赤浊、血精等症。

(撰稿:马 进 裴 媛 徐学义 郭文友 审定:李德新 冷方南)

五、男科疾病治则与治法

治则与治法是中医治疗学的基本内涵。治则与治法既有区别又有联系。治则是针对疾病的总的治疗原则;治法则是直接针对病因病机而制定的治疗大法或具体治法。

(一)治则

男科病的治疗原则,既具有中医治疗学的一般原则,又具有男科本身的特色。

1. 治病求本　在中医治疗学中,治病求本的“本”,有广义和狭义之分。狭义的“本”是指病原而言。如梅毒一病,是通过气化传染或精化传染,感受毒疠之气而成,这种毒疠之气便为病之本,所以治疗用汞、砒等清血解毒,祛其毒气而治本。广义的“本”实质上就是病机。如阳痿之病,“火衰者十居七八,火盛者仅有之耳”(《景岳全书·阳痿》),其治疗原则如下。属虚者宜补,属实者宜泻,有火者宜清,无火者宜温。所以治病求本,就是指治疗疾病必须探求疾病发生的根本原因,抓住疾病的本质,并针对疾病的本质进行治疗。治病求本是中医治疗疾病的根本原则和根本大法。

2. 调整阴阳　即不外损其有余、补其不足两端,使阴阳达到相对的平衡状态。损其有余,有温、清、利、吐、汗、下之分。补其不足,有温补、清补之别及滋阴、补阳、阴阳双补之异,根据阳根于阴、阴根于阳的阴阳互根理论,其治宜阴中求阳,阳中求阴。

3. 扶正祛邪　正邪的消长决定疾病的发展与转归。扶正适用于虚证,祛邪适用于实证。在临证时,或扶正,或祛邪,或扶正与祛邪兼施,总以扶正不碍邪、祛邪不伤正为要。应分清正虚与邪实之轻重、缓急,决定扶正与祛邪的主次和先后。如癃闭的治疗,根据“六腑以通为用”的原则,着眼于通,但通之法又有补虚与泻实之分。实者清热利湿,行瘀散结,疏利气机,以通利水道;虚者,补脾肾助气化,气化得行,则小便自通。又如囊痈已溃,用滋阴除湿汤以滋阴除湿清热,实属扶正达邪。

4. 调理气血　男性疾病无不与气血有关。气之与血,两相维附,气为主,血为辅,故欲治血,必先调气。但因气病而及血者,先治其气。因血病而及气者,先治其血。总之应综观全局,燮理阴阳气血,使阴平阳秘,气调血和,其病自愈。

5. 调理脏腑　在治疗脏腑病变时,既要顺应每一脏腑的生理特性,重视调理脏腑的阴阳气血失调,又不能单纯地、孤立地考虑一脏一腑,而应注意调整各脏腑间的关系。既注意局部,又重视整体,通过整体调节以促进局部功能的恢复,使之达到平衡状态。

6. 治贵权变　疾病的不断发展变化,形成了不同的传变、转归趋势。因此,我们必须用发展的观点、动态的观点去观察处理疾病。既要把握疾病发展变化的阶段性,又要重视同一阶段疾病所发生的细微的或显著的变化,依据新的情况,随时易方易药,以期药证相合,取得良好的疗效。

(二)治法

男科病常用的治法较多。除了依据辨证,选择和确定相应的治疗方法,施以内服和外用方药外,还有手术、针灸、推拿、气功、按摩等许多行之有效的方法。本部分着重讨论男科病范畴内按辨证论治经常运用的几种治法。

1. 辛温解表法　如肾囊痈初起,见恶寒、发热、无汗或有汗、头痛鼻塞、肢体酸痛、舌苔薄白、脉浮紧或浮缓等临床表现的表寒证,用之以发表解毒。

常用药物:荆芥、防风、苏叶、生姜、葱白、麻黄、桂枝、羌活、白芷、鹅不食草等。

代表方剂:麻黄汤(《伤寒论》)、桂枝汤(《伤寒论》)、荆防败毒散(《摄生众妙方》)、九味羌活汤(《此事难知》)。

2. *辛凉解表法* 适用于发热重、恶寒轻、汗少、口渴、咽红而痛、舌苔薄黄、脉浮数等为主要表现的男性外科疾病。

常用药物:桑叶、淡豆豉、牛蒡子、菊花、薄荷、葛根、浮萍、西河柳、蔓荆子、柴胡、升麻等。

代表方剂:银翘散(《温病条辨》)、桑菊饮(《温病条辨》)、柴葛解肌汤(《伤寒六书》)。

3. *清热解毒法* 适用于热毒蕴结阴器所致的各种实热证,如囊痈、子痈、卵子瘟、阴茎龟头包皮炎、睾丸炎、输精管炎、前列腺炎、精囊炎、附睾炎、肿瘤、淋病、子疳、梅毒等热毒炽盛期,以及具有焮红、肿胀、发热、疼痛,甚至化脓、溃烂等表现的外科疮痈和内痈等。

常用药物:主要选用寒凉药物,如大青叶、板蓝根、蒲公英、黄芩、黄连、栀子、金银花、连翘、马齿苋、重楼、贯众、红藤、白头翁、紫花地丁、土茯苓等。疮疡解毒选用蒲公英、紫花地丁、金银花、野菊花、马齿苋、重楼、贯众等;梅毒选用黄柏、土茯苓、白鲜皮、白花蛇舌草等;解毒增精选用白花蛇舌草、蒲公英、冬葵子、金银花、连翘、无花果、萹蓄、瞿麦等;抗癌选用白花蛇舌草、草河车、半边莲、蒲公英、鱼腥草、紫草、薏苡仁等。

代表方剂:黄连解毒汤(《外台秘要》)、五味消毒饮(《医宗金鉴》)、清瘟败毒饮(《疫疹一得》)、仙方活命饮(《校注妇人良方》)、如意金黄散(《外科正宗》)、普济消毒饮(《东垣试效方》)。

4. *清热凉血法* 包括清营和凉血两个方面,主要适用于热入营血而出现高热、神昏、谵语、舌红绛,以及血热出血和斑疹等,或具有焮红灼热特征的外科疾病,或获得性免疫缺陷综合征(艾滋病)表现为热陷营血者。

常用药物:主要用苦寒、甘寒和咸寒药物,如犀角(代)、水牛角、生地黄、玄参、牡丹皮、赤芍、紫草、大青叶、板蓝根、金银花等。若热入心包而神志不清者,宜配伍清心、豁痰、开窍之竹叶、石菖蒲、郁金、莲子心、竹叶卷心、连心麦冬、胆南星等;热入营血,热动肝风而痉厥、抽搐者,宜配伍钩藤、全蝎、蜈蚣、羚羊角等镇痉息风。

代表方剂:清营汤(《温病条辨》)、犀角地黄汤(《千金方》)、化斑汤(《温病条辨》)、紫雪丹(《太平惠民和剂局方》)、安宫牛黄丸(《温病条辨》)。

5. *清热除湿法* 适用于各种湿热证而见发热起伏或长期不退、胸脘痞闷、口黏恶心、食欲不振、肢重倦怠、尿赤便溏、苔黄腻,如淋病、梅毒、赤白浊、绣球风、阴臭等病出现湿热证者。

常用方药:根据温热所在之部位和病势轻重,分别选用苦寒燥湿药,如黄连、龙胆草、黄芩、黄柏、秦皮、苦参等;苦温燥湿药,如苍术、厚朴、半夏等;芳香化湿药,如藿香、佩兰、蔻仁、砂仁、石菖蒲等;淡渗利湿药,如滑石、茯苓、薏苡仁、泽泻、猪苓、冬瓜皮、玉米须等。化湿、燥湿、利湿(渗湿)为治湿三大法,三者可同时并用,但要根据湿在上、中、下三焦部位之不同和湿与热之孰轻孰重,酌情选用上述 4 类药物,再根据湿热所在脏腑的特点而适当增减。如肝胆湿热加茵陈、栀子、龙胆草;膀胱湿热加瞿麦、萹蓄、滑石、石韦。皮肤病中的湿热证则宜选用土茯苓、苦参、白鲜皮、蛇床子、地肤子等。

代表方剂:黄连解毒汤(《外台秘要》)、茵陈蒿汤(《金匮要略》)、龙胆泻肝汤(《医方集解》)、甘露消毒丹(《温热经纬》)、茵陈五苓散(《金匮要略》)、八正散(《太平惠民和剂局方》)、萆薢分清饮(《医学心悟》)。

6. *滋阴清热法* 适用于慢性消耗性疾病,阴虚内热或阴虚火旺而见骨蒸、盗汗、潮热、颧红、五心烦热。如阴茎结核、前列腺结核、附睾结核、遗精、获得性免疫缺陷综合征(艾滋病)、早泄、性欲亢进、男子更年期综合征、不育等常见之阴虚火旺证。

常用药物:如青蒿、鳖甲、地骨皮、银柴胡、胡黄连、秦艽、白薇、生地黄、玄参、天冬、龟甲、知母、黄柏等。

代表方剂:青蒿鳖甲汤(《温病条辨》)、清骨散(《证治准绳》)、知柏地黄丸(《症因脉治》)、秦艽鳖甲散(《卫生宝鉴》)、当归六黄汤(《兰室秘藏》)。

7. *清泻脏腑法* 适用于脏腑邪热偏盛的证候,如淋浊、阴部生疮、阴囊红肿、前列腺炎、包皮龟头炎、热淋等表现为心、肝、胃火炽盛者。

常用药物:应根据每一脏腑的特点分别选用不同的清热药。如清心泻火的黄连、竹叶、犀角(代)、麦冬、淡豆豉、甘草梢、莲子心、川木通、连翘等;清肝泻火的龙胆草、栀子、柴胡、夏枯草、板蓝根、大青叶、青黛等;清胃泻火的生石膏、知母、黄连、升麻、栀子、芦根等。

代表方剂:大黄黄连泻心汤(《伤寒论》)、龙胆泻肝汤(《医方集解》)、泻白散(《小儿药证直诀》)、清胃散(《兰室秘藏》)、苇茎汤(《千金方》)、清心莲子饮(《太平惠民和剂局方》)、当归龙荟丸(《黄帝素问宣明论方》)、导赤散(《小儿药证直诀》)。

8. *寒下法* 适用于里实热证,热毒火邪内蕴;或热毒入血,血热妄行;或肝胆实火,膀胱湿热等。

常用药物:大黄、芒硝、番泻叶、枳实、槟榔等。毒热内蕴则配黄芩、黄连、紫草、大青叶、金银花、连翘、玄参、生地黄等;肝胆实火配芦荟、决明子、夏枯草、龙胆草、栀子、黄芩等;膀胱湿热壅滞之淋浊、癃闭,常用大黄配滑石、川木通、萹蓄、萆薢、石韦、冬葵子等。

代表方剂:大承气汤(《伤寒论》)、三黄泻心汤(《杂病源流犀烛》)、内疏黄连汤(《素问病机气宜保命集》)、凉膈散(《太平惠民和剂局方》)、小承气汤(《伤寒论》)、调胃承气汤(《伤寒论》)等。

9. *逐水法* 适用于水饮停聚于内,或胸腹有水气,或腹水胀满,或水饮内停而腑气不通等,凡脉证俱实而正气尚能耐受攻下者。如血吸虫病之臌胀、水疝、悬饮、痰伏胸膈证等。

常用药物:芫花、甘遂、大戟。

代表方剂:十枣汤(《伤寒论》)、控涎丹(《三因极一病证方论》)。

10. *和解表里法* 适用于阳痿或获得性免疫缺陷综合征(艾滋病),症见寒热往来、胸胁苦满、口苦咽干、恶心呕吐、脉弦等。

常用药物:柴胡或青蒿、黄芩、栀子等。若兼胃气不和,恶心呕吐者,可选加半夏、生姜、竹茹;兼气滞不畅,胸脘满闷者,选加枳壳、陈皮;兼有正虚者,配人参、甘草、大枣等;若兼里实热证者,配大黄、芒硝、枳实等。

代表方剂:小柴胡汤(《伤寒论》)、大柴胡汤(《伤寒论》)、蒿芩清胆汤(《重订通俗伤寒论》)。

11. *回阳救逆法* 适用于色厥色脱之阳气衰微或亡阳虚脱之证,凡见四肢厥冷、血压及体温降低、面色苍白、出冷汗、脉微欲绝或脉虚数等症者,皆可用之。

常用药物:可选附子、干姜、肉桂等温阳药与党参、人参、甘草配伍。如系汗多阴伤或素体阴伤者,可加五味子、西洋参、熟地黄、龙骨、牡蛎等敛阴固脱之品。

代表方剂:四逆汤(《伤寒论》)、参附汤(《校注妇人良方》)、白通汤(《伤寒论》)、回阳救急汤(《伤寒六书》)。

12. *温肝散寒法* 适用于寒邪伤肝,肝寒气滞,病势急骤,症见四肢厥冷,小腹拘急疼痛,或痛引睾丸或囊卷阴缩或睾丸坠胀冷痛、阳痿等。如阴囊、睾丸疾病而具有上述表现者。

常用药物：川花椒、吴茱萸、桂枝、附子、细辛、乌药、香附、茴香等。温肝散寒有辛散、温散之别。寒邪伤肝者当用温药辛散，如用桂枝、细辛以辛散；而素体阳虚或肝本身阳虚者又当配人参、当归等益气养血之品，以温养之。

代表方剂：当归四逆汤（《伤寒论》）、暖肝煎（《景岳全书》）、天台乌药散（《医学发明》）。

13. 补气法　凡见身疲乏力、精神不振、气短懒言、语声低微、呼吸气短、自汗、脱肛、精液稀少、精子量少、性欲减退、阳痿、遗精、遗尿、舌胖嫩、脉虚无力等症者，皆可用之。

常用药物：以黄芪、党参、人参、炙甘草等益气药物为主，多与白术、白扁豆、大枣等健脾药配伍使用。中气下陷者，加用升麻、柴胡等益气升提药物。益气生精者，选用黄芪、党参、人参、太子参、茯苓、山药、鹿角胶、韭菜子、鹿茸、紫河车、菟丝子、冬虫夏草等。

代表方剂：四君子汤（《太平惠民和剂局方》）、补中益气汤（《脾胃论》）、举元煎（《景岳全书》）、右归丸（《景岳全书》）、金匮肾气丸（《金匮要略》）。

14. 补血法　适用于男科血虚病证，症见面色萎黄或苍白、唇甲色淡、头晕眼花、心悸、失眠，或手足麻木、精子稀少、不育、舌淡、脉细等。

常用药物：以熟地黄、当归、何首乌、阿胶、龙眼肉、鸡血藤、白芍、枸杞子、楮实子等补血药为主。气能生血，故常配党参、白术、黄芪、人参、西洋参、太子参、山药等以益气生血。精血同源，血虚精亦虚，补血可以生精，故又常配补肾填精如紫河车、龟甲等血肉有情之品，并可加何首乌、熟地黄等补精以生血。此外，根据病情可适当配伍活血、止血、安神等药物。

代表方剂：四物汤（《太平惠民和剂局方》）、归脾汤（《济生方》）、八珍汤（《正体类要》）、当归补血汤（《内外伤辨惑论》）、炙甘草汤（《伤寒论》）。

15. 补阴法　适用于男科阴虚病证，症见形体消瘦、口燥咽干、头晕眼花、腰膝酸软、舌红少苔、脉细数，或阴虚火旺、唇赤颧红、心烦不寐、手足心热、潮热盗汗、遗精、早泄、血精、阳强、性欲亢进、不育、不射精、色欲伤、精液黏稠不化等。

常用药物：养心阴选百合、龙眼肉、柏子仁等。滋肝阴用熟地黄、何首乌、白芍、枸杞子、桑椹、女贞子、墨旱莲、龟甲、鳖甲等。养胃阴用沙参、麦冬、石斛、玉竹、黄精等。养肺阴用沙参、天冬、麦冬、玉竹、百合、黄精等。滋肾阴用天冬、熟地黄、枸杞子、桑椹、紫河车、女贞子、墨旱莲、龟甲、鳖甲等。

代表方剂：天王补心丹（《摄生秘剖》）、沙参麦门冬汤（《温病条辨》）、一贯煎（《柳州医话》）、六味地黄丸（《小儿药证直诀》）、大补阴丸（《丹溪心法》）、益胃汤（《温病条辨》）、左归丸（《景岳全书》）。

16. 补阳法　适用于阳虚证，主要是肾阳虚、命门火衰，症见畏寒肢冷、腰膝酸软冷痛、阳痿、滑精、早泄、精冷、不育，或小便频数而长，或尿后余沥，舌淡，脉沉细两尺尤甚。

常用药物：肾阳不足，常选附子、肉桂、仙茅、淫羊藿、鹿角、肉苁蓉等温补肾阳药。若性功能低下较显著者，多选用仙茅、淫羊藿、巴戟天、胡芦巴等温肾壮阳之品，根据“善补阳者必于阴中求阳”的原理，可适当配滋养阴精的药物。

代表方剂：金匮肾气丸（《金匮要略》）、右归丸（《景岳全书》）、赞育丹（《景岳全书》）、十补丸（《济生方》）。

17. 补精法

（1）益气生精：适用于因脏腑功能衰减而以精少为主要临床特征者。除阳痿、阴冷、不育、精少、精子活动减弱外，尚有神疲乏力、气短懒言、舌淡、脉虚等。

常用药物：如黄芪、党参、太子参、白术、山药、茯苓、鹿角霜、桑螵蛸、巴戟天、淫羊藿、韭菜子、海狗肾等。

代表方剂：四君子汤（《太平惠民和剂局方》）合赞育丹（《景岳全书》）。

(2)补血生精：适用于血虚精亏者。症见精子稀少、不育、面色淡白不华或萎黄、眩晕、口唇爪甲淡白、舌淡、脉细弱等。

常用药物：当归、熟地黄、何首乌、白芍、阿胶、鹿角胶、鸡血藤、枸杞子等。

代表方剂：四物汤（《太平惠民和剂局方》）合左归饮（《景岳全书》）。

(3)补肾填精：适用于肾阴不足且肾阳虚衰而精亏者。偏于肾阳虚者，可见阴冷、阳痿、隐睾、睾丸发育不良、精子稀少或无精、精液清稀、滑精、腰膝酸冷等。偏于肾阴虚者，则见性欲亢进、早泄、精液量少、死精或精子活动力弱、精液黏稠度大、五心烦热等。

常用药物：偏于肾阳虚者，选用附子、肉桂、鹿茸（或鹿角）、巴戟天、仙茅、淫羊藿、胡芦巴、沙苑子、韭菜子、紫河车、锁阳、肉苁蓉、海狗肾、补骨脂等；偏于肾阴虚，选用女贞子、墨旱莲、桑椹、枸杞子、山茱萸等。

代表方剂：偏阳虚者，可用右归丸（《景岳全书》）；偏阴虚者，可用左归丸（《景岳全书》）。

18. *软坚消结法*　适用于痰浊瘀血结聚而形成的痰核、癥积，如硬结、包块、男科肿瘤、泌尿系结石、阴茎硬结症、癞疝、前列腺增生症等。

常用药物：癥积肿块常选用昆布、海藻、夏枯草、牡蛎、鳖甲、生山楂、鸡内金、贝母、山慈菇等以软坚散结。如兼气滞者，选用香附、莪术、枳实、木香等理气消胀。兼瘀血者，选用川芎、赤芍、丹参、桃仁、红花等活血化瘀。肿瘤则选用抗癌药如黄药子、山慈菇、半枝莲、半边莲、山豆根等。结石则选用金钱草、海金沙、鸡内金、芒硝等。泌尿系结石配利水通淋药。

代表方剂：海藻玉壶汤（《外科正宗》）、橘核丸（《济生方》）、鳖甲煎丸（《金匮要略》）等。

19. *消痈排脓法*　适用于痈、疔、疖、流注等外科范围内的男科疾病，如囊痈、阴疮等。

常用药物：当归、川芎、桃仁、牡丹皮、赤芍、乳香、没药。急性或阳证之疮疡多属热证，以金银花、连翘、蒲公英、紫花地丁、黄连、黄芩等清热解毒药为主，配当归、赤芍、乳香、没药、天花粉、白芷、贝母、薏苡仁等。慢性或阴证之疮疡多属寒证，常用桂枝、麻黄、肉桂、细辛、干姜以温阳散寒，配理气化痰药，如白芥子、陈皮等。此外，还可加穿山甲（代）、皂刺透脓，生黄芪托毒等。

代表方剂：仙方活命饮（《校注妇人良方》）、五味消毒饮（《医宗金鉴》）、阳和汤（《外科全生集》）、四妙勇安汤（《验方新编》）。

20. *理气法*　适用于疝气、阳痿、不育、睾丸胀痛、阴缩等病的气滞证。

常用药物：轻者用香附、柴胡、陈皮、苏梗、木香、砂仁、乌药等行气；重者选用青皮、枳实（壳）、厚朴、莪术、槟榔等破气。肝气横逆，选柴胡、香附、郁金、青皮、川楝子以疏肝理气；少腹气滞选乌药、小茴香、橘核、荔枝核等调气消胀；兼见中焦气滞者，用木香、砂仁、陈皮、佛手、枳壳等理气调中；胸膈气滞用瓜蒌、薤白、降香、檀香等宽胸通阳。

代表方剂：柴胡疏肝散（《景岳全书》）、半夏厚朴汤（《金匮要略》）、逍遥散（《太平惠民和剂局方》）、金铃子散（《素问病机气宜保命集》）、瓜蒌薤白半夏汤（《金匮要略》）、暖肝煎（《景岳全书》）、天台乌药散（《圣济总录》）。

21. *活血化瘀法*　适用于一切血行不畅、瘀血内停之病证。在男科病中，用于治疗精液囊肿、阴茎损伤、阴茎硬结症、阴茎癌、睾丸肿瘤、前列腺肿瘤、阴囊血肿、前列腺增生症、慢性前列腺炎、无精子症、不射精症、自慰综合征、精索静脉曲张、输精管阻塞、阳痿、早泄、遗精、性功能紊乱等。

常用药物：瘀血轻者选用活血化瘀药，如当归、川芎、丹参、赤芍、鸡血藤等；瘀血重者选破血化瘀药，如桃仁、红花、三棱、莪术、五灵脂、蒲黄、没药、乳香等。气行则血行，气滞血亦滞，活血多与理气结合，配伍香附、延胡索等，前人曾用一味香附为末治血瘀气滞之证，称为独胜丸。此外，尚需根据瘀血的原因，酌情选药。如因气虚致瘀者，当配党参、黄芪等补气药；寒凝血瘀则配桂枝、炮姜、肉桂、小茴香等温经活血药；瘀血兼热又宜配牡丹皮、赤芍等寒凉清热药；痈肿又当配解毒之品；肢体麻木，半身不遂者，又须配伍通经活络之药，如地龙、穿山甲(代)、路路通等。总之，活血化瘀法常与理气、补气、补血、清热、温经散寒、通经活络、补肾填精等药相配伍。

代表方剂：血府逐瘀汤(《医林改错》)、大黄䗪虫丸(《金匮要略》)、活络效灵丹(《医学衷中参西录》)、补阳还五汤(《医林改错》)、桃红四物汤(《医垒元戎》)、复元活血汤(《医学发明》)。

22. 止血法　适应证为各种出血证，如男科病中的尿血、血精症、血友病等。

常用药物：在选用止血药时，首先要区别药性的温凉。凉血止血药有墨旱莲、侧柏叶、白茅根、棕榈皮、荷叶、大蓟、小蓟、槐花、土大黄、地榆、荠菜、苎麻根等；温经止血药有艾叶、炮姜、灶心土、炮姜炭等。其次要注意出血的部位，如尿血常选用白茅根、大蓟、小蓟；血精症选用阿胶、生地黄炭、金银花炭、杜仲炭、蒲黄炭、三七粉、藕节炭、血余炭等。此外，仙鹤草、墨旱莲、三七适用于各种出血。再次，止血应治本，根据不同的原因，采用凉血止血、滋阴止血、补气摄血、温经止血、化瘀止血法，而分别选用清热泻火、滋阴清热、温阳益气、温经散寒、活血化瘀之药。

代表方剂：凉血止血，可用犀角地黄汤(《千金方》)、十灰散(《十药神书》)；滋阴止血，可用茜根散(《鸡峰普济方》)；补气摄血，可用当归补血汤(《兰室秘藏》)、归脾汤(《校注妇人良方》)；温经止血，可用柏叶汤(《金匮要略》)、阿胶汤(《金匮要略》)；化瘀止血，可用桃红四物汤(《医宗金鉴》)、血府逐瘀汤(《医林改错》)。

23. 清热利湿(清化湿热)法　适用于湿热下注蕴结阴器之淋病、梅毒、狐惑病、脱囊、阴茎睾丸炎、龟头包皮炎、输精管炎、下疳、阳痿、绝育术后诸症等，临床表现多伴有胸闷心烦、口渴不多饮、小便短赤、苔黄腻。

常用药物：薏苡仁、滑石、萆薢、通草、石菖蒲、藿香、佩兰，并配黄连、黄芩、黄柏、栀子等清热药，以及运化中焦之白术、白扁豆、枳壳、厚朴等。

代表方剂：三仁汤(《温病条辨》)、甘露消毒丹(《温热经纬》)、龙胆泻肝汤(《医方集解》)。

24. 利水渗湿法　分淡渗利水和利水通淋。

(1)淡渗利水：适用于癃闭、精浊、白淫等。

常用药物：以猪苓、茯苓、泽泻、薏苡仁、滑石、冬瓜皮、通草、玉米须等为主。配合桂枝等通阳化气，白术等健脾运湿。淡渗药常与化湿药结合，不以利小便为主要目的，故很少单独应用。

代表方剂：五苓散(《伤寒论》)、猪苓汤(《伤寒论》)、四苓散(《丹溪心法》)。

(2)利水通淋：适用于尿频、尿急、尿道灼热疼痛、尿赤之淋浊、癃闭等。

常用药物：木通、车前、通草、萹蓄、石韦、瞿麦、滑石、萆薢、地肤子、白茅根等，多与清热药配合使用，如伴尿血，多与凉血止血药配伍。

代表方剂：八正散(《太平惠民和剂局方》)、小蓟饮子(《济生方》)、萆薢分清饮(《医学心悟》)。

25. 燥湿化痰法　适用于脾虚湿胜，聚湿生痰，因肥胖而不育、阳痿者。兼症可有痰白易咳、胸痞恶心、肢体困倦，或头晕心悸、舌苔滑腻、脉缓或弦等。

常用药物：苍术、厚朴、半夏、陈皮、薏苡仁、茯苓等。

代表方剂：二陈汤(《太平惠民和剂局方》)、平胃散(《太平惠民和剂局方》)、涤痰汤(《济生方》)、导痰汤(《济生方》)、金水六君煎(《景岳全书》)。

26. 清热化痰法　适用于热痰或痰火充斥的癃闭、阳强等病，常用于痰黄稠、面赤烦热、口干渴、脉数，甚或惊悸癫狂等。

常用药物：如桔梗、贝母、瓜蒌、竹茹、海浮石、天竺黄、前胡、竹沥、海藻、昆布、生牡蛎、胆南星、礞石等，常配清热泻火之黄芩、黄连、栀子，即苦寒清热与化痰、涤痰药相伍合用。

代表方剂：温胆汤(《三因极一病证方论》)、清气化痰丸(《医方考》)、礞石滚痰丸(《景岳全书》)、小陷胸汤(《伤寒论》)、柴胡陷胸汤(《重订通俗伤寒论》)、清金降火汤(《古今医鉴》)。

27. 温化寒痰(温化痰饮)法　适用于寒邪为患，阴茎硬结而出现脾肾气虚证者，兼见咳痰稀白或有泡沫、胸膈痞闷、形寒肢冷、舌淡苔白滑、脉弦等。

常用药物：半夏、白术、生牡蛎、天南星、白附子、白芥子、白前、旋覆花、皂角荚等，常配合干姜、细辛、五味子，即辛热药与化痰药同用。

代表方剂：导痰汤(《济生方》)、指迷茯苓丸(《百一选方》)、苓甘五味姜辛汤(《金匮要略》)、三子养亲汤(《韩氏医通》)等。

28. 消痰软坚法　适用于痰结经络而致阴茎结核、阴茎硬结症等。

常用药物：浙贝母、昆布、海藻、山慈菇、夏枯草、牡蛎、黄药子等。配以青皮、枳壳、香附等理气药和赤芍、红花、川芎、当归等活血化瘀药，以加强软坚散结之效。

代表方剂：消瘰丸(《医学心悟》)、海藻玉壶汤(《医宗金鉴》)等。

29. 固表止汗法　适用于房劳过度所致色欲伤之自汗、盗汗症。

常用药物：自汗多气虚，应以益气固表为主，常用黄芪与收敛止汗之品相配伍；盗汗多阴虚，应以滋阴敛汗为主，常与白芍、浮小麦、生龙骨、生牡蛎等收敛止汗之品相配伍。麻黄根、浮小麦、五味子、糯稻根、煅(生)龙骨、生牡蛎等收敛止汗药，无论自汗盗汗，凡虚证汗出者均可选用。

代表方剂：牡蛎散(《太平惠民和剂局方》)、玉屏风散(《世医得效方》)、当归六黄汤(《兰室秘藏》)。

30. 固精缩泉法

(1)固精：适用于肾虚失藏，精关不固，或气虚失于固摄而致之遗精、滑精、早泄等。

常用药物：龙骨、牡蛎、芡实、金樱子、覆盆子、桑螵蛸、海螵蛸、莲须等，若配以补肾固涩药如菟丝子、沙苑子、山茱萸等为固肾涩精法；若配以黄芪、人参、党参、太子参、白术等为益气固精法。

代表方剂：金锁固精丸(《医方集解》)、固精丸(《济生方》)、水陆二仙丹(《证治准绳》)。

(2)缩泉：适用于下焦虚寒，肾虚不固，膀胱失约而致尿频、遗尿、小便清长淋漓不尽者。

常用药物：桑螵蛸、覆盆子、山药、刺猬皮、益智等，并配伍沙苑子、山茱萸、菟丝子、补骨脂等补肾固本药。

代表方剂：缩泉丸(《集验方》)、桑螵蛸散(《校注妇人良方》)。

31. 安神法　常用于男科虚劳、色欲伤等病，以心悸、失眠、心烦等为主要表现者。

常用药物：养血安神多用养血滋阴和宁心安神之品相配伍，如炒酸枣仁、远志、丹参、柏子仁、首乌藤、龙眼肉、当归、五味子、合欢皮、浮小麦、阿胶等。镇惊安神则选用磁石、龙骨、牡蛎、龙齿、珍珠母、朱砂、生铁落等金石介类重镇之药。并根据病情适当选用人参、白术、茯苓、甘草以补心气；生地黄、玄参、阿胶等以滋心阴；黄连、竹茹、知母以清心化痰；桂枝、石菖蒲等以通心阳。

代表方剂：酸枣仁汤(《金匮要略》)、天王补心丹(《摄生秘剖》)、安神定志丸(《医学心悟》)、磁朱丸(《千金要方》)、朱砂安神丸(《内外伤辨惑论》)、归脾汤(《济生方》)。

32. 意念疗法　即心理疗法，又称精神疗法。它是一种应用心理学的理论和技术，治疗情绪、精神障碍及某些躯体疾病的方法。在男科病中，特别是男性性功能障碍，如阳痿、早泄、不能射精等。对于因精神因素或社会心理因素所引起的疾病，仅靠药物疗法是难以取效的，必须采用各种心理疗法，消除焦虑、内疚、抑郁、缺乏自信等情感方面的原因，进行性知识教育，并取得配偶的合作，从根本上消除性功能障碍发生的精神、社会心理学因素，使患者的性功能得到改善。

(撰稿：马 进　裴 媛　李德新　修订：戚广崇　潘 明　袁少英　审定：冷方南)

六、男 科 护 理

男科护理包括医疗护理(从患者医疗需要出发的护理)、精神心理护理和生活康复护理 3 个方面。

(一)医疗护理

1. 用药护理

(1)重视煎药、服药方法及忌口：补养药需用文火慢煎；贝壳类和矿物类药物应打碎先煎，如牡蛎、石决明、生龟甲等；胶类药物宜烊化后用药汁冲服，如阿胶、鹿角胶、饴糖等。有些药物要研成极细粉末后用水调服，如羚羊角、犀角(代)、牛黄、鹿茸、麝香、琥珀等。有些贵重药，为了减少损耗，可以另外单味煎煮，如人参、西洋参、羚羊角片等，煎好后另服或兑入汤药内同服。补益药宜饭前或空腹服，补阴药宜晚上服 1 次，固摄止遗药宜早晚各服 1 次，补肾药宜午晚空腹淡盐水送服，以引药入肾。开胃药宜饭前服，消食导滞药宜饭后服。清热剂、凉血止血收敛之剂宜偏凉服。理气活血化瘀、补益之剂宜温服。

(2)重视服药饮食禁忌：服药饮食禁忌，俗称“忌口”，对药物疗效的发挥有着重要的影响。例如，服人参或人参制品忌食萝卜，服含有生物碱的中药应忌饮茶等。古代医学文献中有常山忌葱，地黄、何首乌忌葱、蒜、萝卜，薄荷忌蟹肉，鳖甲忌苋菜，茯苓忌醋及蜜、反生葱等记载。此外，乌梅不宜与猪肉同食，螃蟹不宜与柿、荆芥同食，鸡肉不宜与胡桃、荞麦同食，鸭肉不宜与大蒜、鳖肉同食等。

2. 饮食护理　男科病证的实证、热证患者，饮食宜清淡。不宜食滋腻、辛辣食物，如酒、葱、蒜、辣椒、肥肉、油炸食品等，对湿热、痰火所致的遗精、阳痿患者尤为禁忌。坏疽性龟头炎、龟头包皮炎、阴茎冠状沟炎、阴茎带状疱疹、阴囊湿疹、股癣等病患者，忌食鱼、虾、蟹、猪头肉、猪蹄、鹅肉、鸡肉、南瓜、芥菜等腥荤发物。药物性阴茎皮炎、包皮过敏水肿等过敏性体质患者，不宜服药时同食鱼、虾、蟹、羊肉等含异体蛋白的食物。虚证可选食猪、牛、羊、鸡、狗肉、蛋类等补养品。但体质偏阴虚者，不宜食羊肉、狗肉、鹿鞭、海虾、雀肉、鲫鱼、韭菜等温热食品，以防助热伤阴。若需用专力补肾填精，可选用甲鱼、乌龟、胎盘、猪、羊脊髓、筋类；用于补肾壮阳的有虾、海参、羊睾、狗肾等食物。

3. 针灸疗法及护理　针灸的止痛、散寒、清热、通经活络、调和气血等作用，在男科疾病的治疗上，具有特定疗效。如运用清心降火益肾、固肾摄精等法治疗遗精病；运用壮阳补肾益阴法治疗阳痿病；用补肾固气、约束膀胱法治疗遗尿；用清肺降气、通利水道法治疗癃闭等。有的病用针灸作为主要治疗手段来单独治疗，有的是以针灸作为辅助治疗，与药物起协同作用。针刺时，要注意观察患者有无头晕、眼花、面色苍白、出汗、恶心等晕针现象，一经发现，应立即报告医师，起针后嘱患者休息 10～15 分钟。施灸时要掌握热力，通常以患者感到灼热和皮肤潮红为度，防止烫伤和烧着患者的衣物。直接施灸时，若出现小水疱，三四天可自行吸收，应嘱患者不要搔抓，以免搔破引起感染。

4. 拔火罐疗法及护理　拔火罐疗法有活血、止痛、消肿、退热等功用，其作用机制是通过局部温热及负压的作用，引起局部组织的充血及轻微而均匀的出血，使该部血流通畅，代谢旺盛，直接改善局部病状。拔罐疗法对于整个机体是一种良性而温和的刺激，在拔罐部位感到轻快的同时，全身情况亦能得到相应的改善。拔罐疗法可作为男科疾病引起的腰脊酸痛、阳痿、早泄、前列腺炎、阴冷、精液病、不育症、缩阳等病证的临床辅助治疗。拔罐工具无论玻璃、瓷、陶、竹等材料均可应用，罐口宜平滑以利于吸着。拔火罐时，要防止烧烫伤。取下火罐时，用手指在火罐周围轻按，使空气进入自然落下，此时应注意当空气再次进入罐内时，可使酒精棉球复燃而致局部皮肤烫伤。拔罐结束后，局部皮肤应保持适当的清洁，不可重力搔抓而使皮肤损害，导致继发感染。

5. 药物外治法　是利用药物和人体的接触直达病处，并且借冷热温度的刺激和摩擦熏熨的帮助等而发挥药物的治疗作用，其效果有时超过了内服药饵治法。

(1)熏蒸法：是利用烟或蒸汽来熏蒸人体肌表的外治法。烟从火生，其温暖之气，可畅达气血，拔引郁毒。蒸汽以其轻清能直透腠理，具有温通经络、疏启汗孔以解毒、除痛、止痒等作用。

(2)汤浴法：《本草纲目》记载，水"其体纯阴，其用纯阳"，加热成汤，则更能宣通行表、发散邪气。

上述两种治法，临床上可配合应用于生殖器官的疾病，如阴臭、绣球风、囊痈等。

(3)湿敷法：是用中药药液浸泡过的纱布湿敷患处的一种外治法。如治阴茎包皮炎、尖锐湿疣、睾丸鞘膜积液等。

(4)敷贴法：是用新鲜的中草药捣烂，或用中药研末加水、醋或酒调匀后敷于体表的一种外治法。如金黄散治急性睾丸炎、附睾炎，用不同中药治疗阳痿、性欲淡漠、遗精、早泄、阴茎异常勃起症、慢性前列腺炎、前列腺增生等。

(5)涂搽法：是用中药药液涂搽患处的一种外治法。如用 20％骨碎补乙醇溶液涂抹疣体治疗传染性软疣等。此外，用不同的药物治疗尖锐湿疣、阴茎包皮水肿、阴囊湿疹等。

(6)塞肛法：是用中药制成栓剂塞入肛内，药物通过直肠黏膜吸收后发挥作用的一种外治法，用于治疗前列腺炎、阳痿等。

(7)脐疗：是运用各种药物或非药物疗法(如灸)直接作用于脐来治疗男科疾病的方法。脐即神阙穴，为任脉穴，与肾气通，而男科疾病与肝肾关系密切，故常用此法。脐疗方法有很多，主要有加热源，或药物加热源，或直接用药物作用于脐上，具有温阳散寒、理气通络的作用，所用药物多为温热辛散之品。

(8)药物离子透入法：为通过电流使电极板下浸有中药药液的纱布垫释放中药离子，直接或通过经络传导，定向导入病变部位及相关穴位，所选药物与内服法基本相同，用于治疗慢性

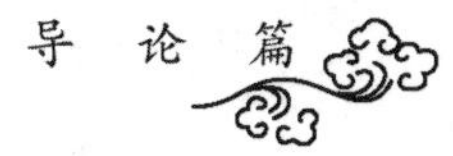

前列腺炎等。

6. 中药直肠滴入法　适用于治疗男科病的前列腺炎、前列腺结核、癃闭、男科肿瘤、白淫、赤白浊、睾丸肿痛、囊痈、子痈等疾病。

灌肠中药亦根据辨证确定治法、方药和剂量。一般灌肠药的剂量较口服量要大，采用浓缩煎剂，药量在150～250ml，温度在38～40℃，每晚直肠内滴入1次。治疗前嘱患者先排尽大便，取左侧卧位，插管采用硬质橡胶粗导管或肛管，但深度需达25～30cm，速度不宜太快，使缓慢注入，以达到保留的目的。

7. 气功导引及护理　气功主要是内养功，即静功和动功，如五禽戏及漫步周天导引法等。在治疗男科某些慢性病上有一定功效。

调整呼吸时，必须在护士指导下进行，静心练习，精神放松，不能强制，初期不能静心时可稍停练习，不要勉强，否则容易出偏差或不良反应。练习前后要测量和记录呼吸、体温、脉搏，一般每日2次。练习场地必须清静，光线柔和，练习前要排便，摘去手表、眼镜，要宽松衣领等。周围环境必须寂静，严禁强烈震响或噪声发生。练习后将室内通风换气，在室内休息片刻，再到室外散步。医师必须经常了解患者情况，热情而诚恳地给患者以鼓励，纠正偏差，坚定练功信心。

（二）精神心理护理

随着现代医学模式由过去的生物医学模式向生物-心理-社会医学模式转变，人们越发重视社会心理因素对疾病的影响。中医药学自古非常重视人体自身及人与外界环境的整体性，把整体观念作为中医药学的2个最基本特点之一予以强调；同时非常重视精神情志心理因素对人们身心健康的影响。

护士在工作中接触患者的机会比医师要多。因此，护理人员在施行精神心理护理方面能起到非常重要的作用。由于男科病特定的病位、病情，加之传统的封建观念的影响，使很多有男性病的患者讳疾忌医，不愿启口或不能全面真实地暴露自己的病状，使得临床医师不能获得准确的病情报告，因而使一些男科疾病不能得到及时、有效、正确的治疗，从而延误病情。特别是一些性功能障碍的患者，情绪、心理、精神障碍往往已成为其主要病因，因此在男科疾病的治疗中，精神心理护理就显得格外突出和重要。为此，需要针对不同男科病证患者的不同心理特点，因人而异，采取相应的心理护理措施，使他们在心理上感到医护人员对他们的关爱和同情，消除他们紧张、恐惧、忧虑的心理状态。这样既可使他们如实地将病情反映给医护人员，以便得到及时正确的治疗；又可使他们增强战胜疾病的信心，并接受医护人员对他们采取的正确措施，配合治疗，从而使他们早日康复。

（三）生活康复护理

生活包括物质生活和精神生活两部分。性生活作为人类生存繁衍的一种自然本能，属精神生活。男科疾病的治疗和生活康复护理，不只是性生活美满的需要，也是保持身体健康、生活幸福、社会安定的需要，更是优生、优育及优化民族素质的需要。

生活康复护理就是对生活环境、生活习惯、饮食、起居、精神等进行调摄护理，它对防治男科疾病具有极其重要的意义。

住院患者生活起居条件的好坏，直接影响治疗效果，所以病室环境应该是阳光充足，空气流通，整洁安静，温度和湿度适宜，陈设和病床力求舒适、安全、实用。医护人员态度要和蔼可亲，使患者在病房里感到温暖，心情愉快，安心休息。

注意调节饮食，顾护脾胃。脾胃损伤：一则运化水谷功能失职，导致气血生化乏源，不能主润宗筋和充养生殖之精；二则运化水液功能失职，变生湿浊而下流，导致阳痿、遗精等病症。饮食宜定时、定量及营养均衡，严禁酗酒，注意饮食宜忌。注意调养精神，调畅气机，做到恬静、乐观、开朗豁达。注意起居有常，劳逸结合。注意节欲保精，房事适度。患者通过以上的调摄护理，并积极配合治疗，争取早日康复。

（撰稿：马 进　裴 媛　吕人奎　王自立
修订：戚广崇　潘 明　审定：李德新　冷方南）

病证治疗篇

第1章　性功能障碍疾病

第一节　阳　痿

【概述】

成年男子阴茎不举，或举而不坚，或坚而不久，夫妇不能进行性交，称为阳痿。本病多为脏腑功能失调所致。《素问·上古天真论》云："二八，肾气盛，天癸至，精气溢泻，阴阳和，故能有子……七八，肝气衰，筋不能动，天癸竭，精少，肾脏衰，形体皆极。"这是男子正常的生理发展过程。"七八"后，虽不举而不为病态。未至衰年而衰，出现阳事不举，则为病态。《灵枢·邪气脏腑病形》称"阴痿"，而张景岳说："阴痿者，阳不举也"(《类经·阴阳类》)，说明"阴痿"即"阳痿"。

导致阳痿的原因颇多，如先天禀赋不足；后天斫丧太过，少年自慰；长期精神紧张，思虑过度，情志郁结，伤及肝脾；以酒为浆，过食辛辣及膏粱厚味，湿聚化热，湿热下注，阻遏阳道，致阳气不布，宗筋弛纵，皆能产生阳痿。本病涉及肾、肝、脾等脏。《景岳全书》曰："火衰者十居七八，而火盛者仅有之耳"，阐明了阳痿的常见病理类型是肾虚。

【诊断与鉴别诊断】

1. 诊断要点　成年男子未过"八八"天癸应尽之数，性交时，阴茎不能勃起，或勃起不坚，或坚而不持久，或已入牝内旋即痿软。

2. 鉴别诊断

(1)与已尽"八八"之数，精气已衰而阳事不举之正常生理现象相区别。

(2)与欲同房之时，阴茎能勃起，未交接即射精，或进入牝内须臾即射精者，射精之后阴茎疲软，遂不能进行正常性交之早泄相区别。两者虽然在症状表现上有明显不同，但两者在病因病机上有相似之处，仅就病情比较，阳痿重而早泄轻，阳痿是一切性功能减退疾病中症情较重的一种，早泄或遗精等日久不愈，有可能进一步发展，导致阳痿的发生。

【临床分证】

本病按脏腑辨证与病因辨证相结合的方法，可概括为肾气虚证、命门火衰证、胃气虚证、心脾气虚证、肝经湿热证、脾胃湿热证、肝气郁结证、寒滞肝脉证、胆虚惊恐伤肾证。

(一)肾气虚证

本证多由劳倦内伤，年高体弱，或禀赋不足，或久病及肾，房劳过度，肾气不充而致肾气亏损，出现以阴茎勃起稀少且勃起硬度极差而不能强举及腰膝酸软等为主要特征的证候。

1. 临床表现

(1)主症:阴茎不能勃起,或勃起而不坚。

(2)次症:①腰膝酸软,神疲乏力;②头晕健忘,耳鸣失聪,短气自汗等症。

(3)典型舌脉:舌质淡,脉弱或虚。

2. 辨证分析 《素问·阴阳应象大论》曰:"年六十,阴痿,气大衰,九窍不利,下虚上实,涕泣俱出矣。"阴茎为外肾,内肾竭,外肾无鼓舞之力,故阴茎不能勃起或勃起而不坚;腰为肾之府,腰府不撑,故腰膝酸软;肾气乃人身之动气,肾气虚则气损,故神倦乏力;精不足则髓海空,故耳鸣、失聪、头晕;精气不足,脉动无力,故弱而虚。

3. 诊断要求 具备主症,并见次症 2 项中的 1 项和舌质淡、脉弱或虚者,可确定该证候诊断。

4. 论治法则 填肾精,益肾气。

5. 方剂选要

(1)首选方剂:加减鹿茸益精丸。此方根据《沈氏尊生书》鹿茸益精丸化裁而成。鹿茸乃血肉之精,系鹿之督脉所发,气旺血充,故能补督脉,益精血,兴男子阳事为君;菟丝子、山茱萸、桑螵蛸、补骨脂、茯苓补益精髓,充实肾气为臣。如此配伍,以补肾精,益肾气。

(2)备用方剂:鹿角胶丸。方中鹿角胶、鹿角霜平补肾气;龟甲、杜仲、虎骨(豹骨代)、牛膝、菟丝子益肾精而壮腰膝健筋骨,合为君药;辅以人参、茯苓、白术健运中土,补益元气,后天滋先天,精血互生;用当归、熟地黄养血化精。

6. 中成药选介

(1)无比山药丸:方中以六味地黄丸去牡丹皮之凉泻,滋补肾阴;赤石脂、杜仲补而兼涩;五味子助山茱萸之酸收摄纳元气;巴戟天、肉苁蓉、菟丝子填精补肾;牛膝补肝肾,强腰膝,又引诸药入肾。全方配伍具有补肾之阴阳,益肾之精气,兼收摄肾气之功。

(2)肾气丸:用五味子煎汤送服。方中以干地黄、山药、山茱萸、泽泻、茯苓、牡丹皮、五味子滋补肾阴;附子、桂枝补肾之阳,使阴阳协调肾气充足。《医宗金鉴》云:"此肾气丸纳桂附于滋阴剂中十倍之一,意不在补火,而在微微生火,即生肾气也。故不曰温肾,而名肾气。"

7. 针灸疗法 主穴:会阴、长强、曲骨。配穴:三阴交、然谷、曲泉。方法:会阴针 1.5 寸,针得气有酸胀麻感;针长强时,针尖向上与骶骨平行刺入,可刺 0.5~1.5 寸,局部多有痛胀,或放散至肛门部,古人在针此穴时,以大痛为度;曲骨直刺 1.5 寸;三穴在得气后向左向右交叉捻转,用补法持续 30 秒后取针。三阴交、然谷、曲泉得气后左右交叉捻转用补法,留针 5 分钟。每次针主穴 3 个,配穴 1~2 个。隔日 1 次,7 次为 1 个疗程。每次并用艾条雀啄灸会阴穴 49 次。

8. 推拿疗法 关元推拿式。方法:①以拇指指端螺纹面置于关元(前正中线脐下 3 横指处),按下时吸气,呼气时还原。重复 5~7 次。②两足分开比肩稍宽,自然放松而立,两手握拳置于两侧。叩紧齿,闭紧嘴,用鼻喷气呼气,左转腰,带动右拳的示指、中指、环指、小指的第 2 节指骨的背部,轻敲关元,左拳拳背轻敲身后的对应部位。还原时吸气。再呼气时,右转腰,两拳互换,同样相对轻敲关元和其对应部位,为 1 次。重复 16 次。熟练后,可渐加重拳敲击力量,以能耐受为度。应注意先轻后重,继而转轻。③以一手之小鱼际揉关元,顺、逆时针方向各 16 次。④两手掌互擦至热,两掌趁热来回横擦关元各 16 次。以上每晚做 1 次,10 次为 1 个疗程。功效:此式能调气机,补肾虚。

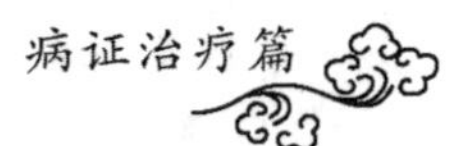

9. *气功疗法* 患者自练引导功。方法：①病者仰卧，衣宽，带松，枕平，肢展，身适，做到心宁、神宁，待入静后神注下丹田。要求内听内视来帮助放松入静。②呼吸要自然，待肢体放松后逐渐加深、变慢变细，并要均匀，达到小腹温热得气为度。③一旦得气，意念加强，调动全身的气机来增强下丹田气感。每次 30 分钟，每天早晚各 1 次。练功后自我按摩小腹，逆时针 36 周，顺时针 38 周。继而双手合掌托握睾丸、阴囊、阳器，搓揉 15 分钟，频率每分钟 100 次，使阴部诸器发热为度。以上每日 1 次，1 周为 1 个疗程。一般 3 周后见效。此式能调和阴阳，强筋壮骨，兴阳。

10. *饮食疗法*

(1)杜仲煨公鸡：取未成熟的黑毛公鸡 1 只，去毛及内脏，洗净，加杜仲 30g，文火煨至肉熟，加调料，吃肉饮汤，分 2～3 日服食，每周 1 只，连服 4 周。能补益精力，强壮腰膝，兴阳。

(2)煨鹿肉：鹿肉 250g，加黄酒、酱油等调料适量，武火煮沸，文火煨烂，分 3～5 次食。有鹿尾、鹿鞭亦可如法食之。此法能益肾气，兴阳事。

(3)川续断杜仲煲猪尾：川续断、杜仲各 15g，布包；猪尾 1～2 具，去毛洗净。加水、姜、料酒、酱油，武火煮沸，文火炖至猪尾烂，加盐少许。食猪尾饮汤，1 次用完。每周 1 次，连用 1 个月。能补肾气而兴阳道。

11. *验案选粹* 某男，43 岁。2 年前担任业务推销员，因四处奔波渐感力不支体，腰膝酸软，稍有不慎即发腰肌劳损，其痛如折，转侧不能，阳事日渐稀少，6 个月前开始无性欲，近 3 个月阴茎举而不坚，不能交媾。辨证：劳倦内伤，筋惫及肾，肾精亏损，肾气不足而致。拟补任脉，针腰痛穴(水沟上 2/3 与下 1/3 交界处)，向右捻转，停，再捻 30 秒后，令其左右活动腰脊，留针 10 分钟，当即腰痛减轻，进加减鹿茸益精丸加仙鹤草，服药月余，性生活恢复正常。(引自：樊中洲医案)

12. *文献选录* 《临证指南医案·阳痿》曰："男子以八为数，年愈六旬而阳事痿者，理所当然也……若夫少壮及中年患此，则有色欲伤及肝肾而致者……非峻补真元不可。盖因阳气既伤，真阴必损，若纯乎刚热燥涩之补，必有偏胜之害，每兼血肉温润之品缓调之。"

(二)命门火衰证

本证是在肾气虚证的基础上，进一步发展而致阴寒内生，命门火衰，出现以阴茎痿而不举、腰酸膝冷、畏寒肢凉为主要特征的证候。

1. *临床表现*

(1)主症：阳痿势重，阴茎痿而不起。

(2)次症：①小便清长，夜尿频多，眩晕，耳鸣；②腰膝酸冷，肢体畏寒等症。

(3)典型舌脉：舌质淡，脉沉细迟等。

2. *辨证分析* 色欲过度则伤肾。精损及阳，致命门火衰；或年事已高，命门火衰；或先天秉弱；肾阳式微。物有阳则动，无阳则静，阳气不至则不动，故痿而软；腰为肾之府，膝为肾之路，肾阳虚衰，故腰酸膝冷，畏寒肢凉；精空不养脑，清空失濡则头晕；肾开窍在耳，命门火衰，清阳不升，故耳鸣不聪；阳虚不化津液，水液直下，小便清长，夜尿频多；舌淡，脉沉细，均属阳虚不能内温所致。

3. *诊断要求* 具备主症，并见次症 2 项中的 1 项和典型舌脉者即可确定该证候诊断。

4. *论治法则* 温补命门之火。

5. *方剂选要*

(1)首选方剂：右归丸(饮)。方中附子、肉桂温肾阳；熟地黄、杜仲、山茱萸滋肾阴，阴中求

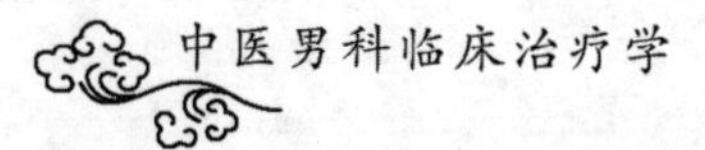

阳;山药、甘草补脾气,以后天补先天;鹿角胶、枸杞子、菟丝子阴阳双补;当归生血,取精血互生之意。本方用于命门火衰之阳痿颇宜。

(2)备用方剂:斑龙丸。鹿角胶、鹿角霜、鹿茸皆血肉有情之品,温壮命门火;配以菟丝子、肉苁蓉、阳起石,益增补肾壮阳之力;当归、黄芪养益气血;柏子仁、酸枣仁、朱砂宁神定魄;熟地黄滋补肾阴,阴中求阳。全方温补命火而不燥,用于阳痿病命门火衰兼见气血不足,血不养心者尤宜。

6. 中成药选介

(1)苁蓉补肾丸:方中以肉苁蓉、山茱萸、鹿茸、巴戟天、菟丝子、川花椒补肾壮阳,益精血;金石斛、茯苓、磁石滋补肝肾,固摄下元;石菖蒲交通心肾;沉香导火归原。诸药配伍,补肾壮阳,益精养血。

(2)龟龄集散:方以人参、鹿茸、海马、枸杞子、锁阳、熟地黄、补骨脂、菟丝子、杜仲、茯苓、淫羊藿等大队名贵之品共伍为一炉以补元气,生精髓;雀脑最能补髓海、壮肾阳;以穿山甲(代)、牛膝开阳道之经络;甘草、天冬以佐之,以防其温之过;公丁香、砂仁调中健脾;以石燕下沉补肾之阳;大青盐取其咸能入肾,作引经之剂。

7. 针灸疗法

(1)主穴:长强、会阴、关元。配穴:肾俞、命门、太溪。方法:针会阴、关元、长强,得气后向右捻转360°停,再捻,如此30秒,取针。针肾俞、太溪、命门得气后留针5分钟。以艾条做雀啄灸,先关元后会阴,各49次,每次主穴全取,配穴取1~2个。隔日1次,10次为1个疗程。

(2)灸关元穴:用陈艾做成中等艾炷,直接灸关元穴,每次10~20壮,每周1次,3次为1个疗程,每疗程终了,停灸1周。治疗12例,治愈7例,显效3例,有效2例。(引自:王凤仪.中国针灸)

8. 推拿疗法

(1)按命门式。方法:①命门穴在第2腰椎(即第14脊椎)棘突下,以中指指端螺纹面置于命门,按下时吸气,呼气时还原。重复5~7次。②用关元推拿式方法②的操作施术于命门与神阙(即脐),重复16次。③两手掌互擦至热,趁热来回横擦命门16次。此式有培补命门之火力,兴阳事。

(2)兜肾囊式。方法:一手兜阴囊(缓缓上托),使两睾丸轻轻上兜分置于两腹股沟下部。另一手掌擦关元穴,再换手同样操作为1次。这样重复81次。功效:固精壮肾,健身强体。古有云:"一擦一兜,左右换手,九九之数,真阳不走。"

9. 气功导引　火炼法(《太极祭炼内法》)。方法:①取正身端坐姿势。②坐定之后平定呼吸。意想两肾中间一点真气须臾如一轮红日,精神意识集中于此,神与火红日轮相会为一。良久,肾水上升,心火下降,水火既济,口腔中津液满口,并缓咽下。渐至神与日轮上升绛宫,日轮发出灿灿流金之火,烧遍全身,自觉全身温暖,遍体温暖适宜。存想良久,意引绛宫之火,过泥丸宫,透出顶门,光灿灿赫赫如日,顿觉通体火光灼灼,无身无我,唯觉一团热流,光彩照耀。③练功约40分钟,缓缓回目下视,导引精神意识向下,安宁良久,自觉口腔中津液满口,分次咽下,休息片刻即可收功。功效:壮元阳,增精力,兴阳事。

10. 饮食疗法

(1)虾米煨羊肉:白羊肉250g(去脂膜,切块),虾仁25g,姜5片。加水煮至肉熟,分3次服完。每周制作1次,连用4周。该法有温肾壮阳之功。

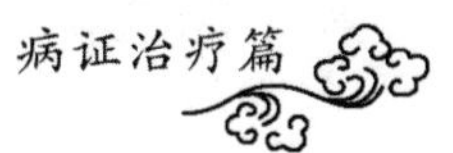

(2)熟附子煨姜炖狗肉:熟附子15～30g,生姜150g,蒜头适量。先将花生油(或植物油)放在锅里,加入蒜瓣稍炒片刻,加适量水,把狗肉、熟附子、煨姜片一起煮,2小时后酌量分餐热食。每周制作1次,连用4周。该法有温肾、益精、兴阳之效。

(3)硫黄鸡食法:用硫黄粉拌饭饲鸡,分量渐增,初饲宜极少,半月或兼旬后,宰鸡炖食之,则硫黄之性变为纯和无燥烈之流弊。此法有补肾阳之功。(冷方南.《中医内科临床治疗学·阳痿》)

(4)韭菜炒虾米:韭菜150g,鲜虾50g,炒熟佐膳,佐饮酒。每周食2～3次,连食4周。该法能补虚益肾、兴阳。

11. 验案选粹

案一:田某,32岁。阴茎举而不坚不能性交2年。腰酸沉,全身畏冷,舌体胖大,薄白苔。曾服六味地黄丸、五子衍宗丸、知柏地黄丸、鸡血藤膏、男宝等治疗无效。有性生活过频史。检查前列腺(－);阴茎血压比值0.79(正常值＞0.65);放射免疫法检查:促卵泡成熟激素2.7U/L(正常值2～5.0),促黄体生成素6.6U/L(正常值2.5～9.8),睾酮65nmoL/L(正常值25±6)。辨治:房劳伤肾,阴损及阳,命门火衰。治以温补肾阳命门之火:山药、山茱萸各10g,淫羊藿15g,桑螵蛸15g,九香虫6g,蜂房12g。进药10剂,即告:阴茎能自动勃起,可勉强性交,五六日1次。又于前方加肉苁蓉15g,白蒺藜20g,服药50剂后,阴茎挺坚,性生活5日1次,持续5分钟。化验精液常规(6天未射精)精子数每毫升0.48亿个,活动率达45%。随访4个月,性生活正常。(引自:樊中洲医案)

案二:王某,29岁,干部。6个月前因脑力劳动过度,开始失眠多梦,记忆力减退,继则出现阳痿不举。开始为间断性,进而乃至完全不能勃起。查体:营养一般,心肺(－),肝脾未触及,双膝腱反射亢进。舌质淡、苔薄白,脉沉细无力。血、尿、便常规均正常,胸部X线检查无异常。诊断:性神经衰弱;中医辨证属命门火衰,发为阳痿。遂取关元穴,用中等大小艾炷灸,每次150壮,2个疗程即可治愈。1年后随访,疗效巩固。按:由于精神因素发病者,灸关元穴疗效较好,有明显手淫史者,疗效较差。病程短者,疗效高,反之则低。其次,疗效与疗程的关系也较明显,其中第2个疗程,治愈率最高,占44%;疗效与年龄关系则不明显。在灸治中,要注意火力适中。(引自:《中国针灸》)

12. 辨治按语　阳痿证属阳虚,但本病多由阴精先伤,后损及阳。阳虚补阳固当重要,但也必须注意配阴。总之,治法忌用凉润辛散,宜甘温益气之品,不可纯用补阳,若补阳太过,反使阳痿势重。此语确有临床指导意义。

13. 文献选录　《神农本草经疏》曰:"阴痿属命门火衰,下焦虚寒,忌下泄、破气、发散、辛寒、苦寒、淡渗、燥、补肾水苦寒药,宜益真阳之气,甘温,咸温,甘热,酸敛。"

(三)胃气虚证

本证多因饥饱失节,饮食不适,病后失调,用药不当,以致胃气受损,或先天禀赋胃弱,出现阳明胃气虚衰,难以充养宗筋,阳事不兴为主要特征的证候。

1. 临床表现

(1)主症:阳事不举,或举而不坚。

(2)次症:①胃脘不适,食后不化,形体消瘦;②纳少口淡乏味,面色萎黄等症。

(3)典型舌脉:舌淡苔白或少苔,脉细弱或虚缓。

2. 辨证分析　阳明多气多血,主润宗筋。今阳明血气不足,无以施于宗筋,则宗筋痿。俗云:"食盛则阳道强,食少则阳道弱。"纳谷不旺,精气必虚,男子外肾,其名为势,若谷气不足,欲求其势之雄壮坚举,不亦难乎。中焦受气取汁,变化而赤是为血,中焦取汁不足,血不养荣则面萎黄而不泽;胃虚腐磨水谷不力,故发胃脘满闷不适或疼痛,或嗳气。脉虚,是反映胃气之虚的表现。

3. 诊断要求　具备主症,并见次症两项中的1项和典型舌脉者即可确立本证候诊断。

4. 论治法则　补益胃气,佐以兴阳。

5. 方剂选要

(1)首选方剂:参苓白术散加淫羊藿、补骨脂。方中党参、白术、茯苓、炙甘草名为四君,健运胃气;山药、白扁豆、莲子、大枣本为常食用之品,同四君为伍,药补食疗相得益彰;砂仁、陈皮理气和胃;桔梗载药上行,使脾散精;淫羊藿、补骨脂补肾助阳道,并釜底增薪,使其先后天互补互促。如此共成健胃益脾兴阳之剂。

(2)备用方剂:黄芪建中汤。方内甘温饴糖与辛温桂枝合用,取辛甘化气生阳之义;芍药、甘草相伍,取其酸甘化阴;姜、枣调和胃气;黄芪补益中气,振兴胃土。方中虽无兴阳之品,却可收到阳痿康复之效。

6. 中成药选介

(1)清宫八仙糕:由人参、茯苓、莲子、薏苡仁、山药等8种药特制加工而成。方中人参,甘苦微温,大补元气,健脾养胃。薏苡仁、茯苓之类益脾阳而利肠,祛湿邪以消肿;山药、莲子之属养脾阴,固肾气以涩精。该方不寒不热,平和温补之方,扶养脾胃为主。每次1包,每日2包。

(2)参芪膏:方中用甘温之党参,扶脾养胃,补中益气;黄芪补气升阳;冰糖甘而补脾。对胃气虚弱之阳痿证,服之有改善体质虚弱之功。

7. 针灸疗法　主穴:长强、中脘、足三里。配穴:胃俞、脾俞、天枢。方法:针长强、中脘、胃俞、脾俞,得气后向左右捻转呈中弱强度,持续1分钟,不留针;艾灸足三里、天枢1～2壮。隔日1次,7次为1个疗程。待饮食增多后,去长强、中脘,增会阴、关元,针法同前,并灸至阴穴。

8. 推拿疗法

(1)上脘推拿式:①以拇指指端螺纹置于上脘(前正中缘脐上5寸),按下时吸气,呼气时还原。重复5～7次。②用推拿关元式方法②的操作施术于上脘和其身后的对应部位,操作16次。③以一手的大鱼际部揉上脘,顺、逆时针方向各16次。④两手掌互擦至热,趁热以两掌一先一后之自上脘向下腹推为1次,重复16次。此式能消腹胀、增食欲、缓解胃痉挛等。(引自:《中国自身保健与美容术》)

(2)揉腹法:方法是轻揉腹部,以脐为中心,双手重叠(劳宫穴相重),对准脐,顺时针由小到大转圈揉36次,逆时针由大到小转揉36次,最后重点在脐。注意在转揉最大圈时,上到剑突下,下到耻骨联合,不要再加大。揉时用力轻缓,手掌触及腹皮,腹皮有感觉即可。功效:疏导腹部气血,健胃和中,引气血下行阳道。

9. 气功导引　龟行气法(《百病中医自我疗养丛书·老年病》)。①姿势:选择空气新鲜、冷暖适宜的地方或室内,端身正坐,以木凳或椅子为好,坐时尾闾着凳或椅子,留出前阴。双臂下垂,手掌自然放于大腿之上,双腿与躯干成直角,大小腿之间成直角。胸膺内含,下颌微内收,口唇轻闭,两目微闭合,或半闭合。②调气:坐定之后,长呼气出,腹肌上提,把身内原有宿气吐尽,然后深吸深呼,反复9次。吸气时腹部鼓胀,呼气时腹皮凹瘪。鼻吸鼻呼,以意引气,使气下沉丹田,上通泥丸。正坐九息之后,缓慢低头俯身,从左到右旋转,同时以鼻呼气,头转至身体正中时呼气定。头继续向右旋转,随即吸气,吸气到丹田气满时,头旋向右侧,如此为一周,又为一息,反复做九周之后,缓缓低头,从右到左旋转,同时以鼻呼气,头转至身体正中时呼气定。头继续向左旋转,随即吸气,吸气到丹田盈满时,头旋向左侧,反复九周。左右各九息之后,逐渐抬头正坐,再进行前俯身呼吸。即是先低头缓缓呼气,并向前引颈,呼完之后吸气,吸时缓缓缩颈抬肩,到丹田盈满时为止,如此为一周,反复 9 次。开始可做 3 次,身体较差者亦只做 3 次。上述旋转、俯身呼吸后,正坐,安定精神,身体放松,意识宁静,静坐 5～10 分钟即可收功。收功后睁开眼睛,起身站立,轻展手臂即可。③注意:呼吸都要缓慢,愈缓愈好,切忌太快,昔谓"真气至柔"。阴虚患者,内热较甚,每息之间,宜呼长吸短;阳虚患者,沉寒于里,每息之间,宜吸长呼短;作为养身防病之呼吸,应呼吸均等。收功静坐时应精神沉静,相对集中,可意守丹田,或印堂,或自然景物亦可。功效:健脾和胃,增强食欲,兴阳道。

10. 饮食疗法

(1)白胡椒煲猪肚:白胡椒 15g 打碎,放入洗净的猪肚内,留少许水分,用线扎口,慢火煲熟。调味后服食猪肚,每日中餐空腹食,分 3～5 日食毕,连用 3～5 具猪肚即显效。该法能健胃醒脾。

(2)北芪杞子炖子鸽:北黄芪 30g,枸杞子 30g,子鸽 1 只。鸽子用水溺死,水烫去毛及内脏,加水,三物同炖至鸽肉熟,调食鸽肉、枸杞子,饮汤,每周 2 次,3 周可见效。该法能补中益气,益肾兴阳。

(3)锅巴羹:粳米锅巴焙焦,研末,陈年火腿骨煅研极细末。此二物等份研匀,以红、白糖各半,淡橘水调羹。另用乌梅 15g,甘草 3g,徐徐咽之。诸物相合能开胃消食,濡润中气,壮筋骨,强腰膝,兴阳。

11. 验案选粹　张某,35 岁。素有纳谷量少,食后胃脘不适,嗳气,偶有作痛,稍食不适,大便溏泄。胃镜示:浅表性胃炎。性欲淡漠,阳事举而不坚,房事之际大汗,并易患上感。面色苍白,体质消瘦。舌淡苔少,脉细无力。检查:阴茎血压比值 0.70(正常值>0.65)。辨证:胃为水谷之海,纳少不化,谷气不充,宗筋不振,故房事时阴茎举而不坚。治宜健胃益气:①山药 15g,党参 12g,白术 9g,茯苓 9g,炙甘草 9g,砂仁 5g,山茱萸 12g,补骨脂 15g,白扁豆 12g,莲子肉 12g,陈皮 9g。水煎服。②淫羊藿 200g,60 度白干酒 750ml,浸 7 日滤出,再加凉开水 250ml,浸 3 日,滤出,挤汁。将 2 次滤挤出的药酒药液混合,入铝锅中煮沸 3 分钟,凉后装瓶,饭后饮 10ml,每日 3 次。服汤剂 60 剂,药酒一料,食量较前增加,阴茎血压比值 0.85。性生活恢复正常。(引自:樊中洲医案)

12. 文献选录　《素问·厥论》曰:"前阴者,宗筋之所聚,太阴、阳明之所合也。"《临证指南医案·阳痿》曰:"又有阳明虚则宗筋纵。盖胃为水谷之海,纳食不旺,精气必虚,况男子外肾,其名为势,若谷气不充,欲求其势之雄壮坚举,不亦难乎?治惟有通补阳明而已。"

(四)心脾亏损证

本证系由素体虚弱,或思虑过度,或病后失养,损伤心脾之气,而出现以心悸、乏力、纳少、性欲淡漠、阴茎举而不坚等为主要特征的证候。

1. 临床表现

(1)主症:性欲淡漠,阳举不坚。

(2)次症:①心悸怔忡,食少腹胀等症;②易惊惕,气短乏力,便溏,纳呆。

(3)典型舌脉:舌淡润,脉虚或结代。

2. *辨证分析*　劳力、思虑过度,脾气损伤,心气血暗耗,脾运失职,致使水谷精微不能化血,心血更亏,血不滋脾终致心脾两虚,以致精血不足,宗筋失养,出现阳痿不举等。

3. *诊断要求*　具备主症,并见次症2项中的1项和典型舌脉者,本证候之诊断即可确立。

4. *论治法则*　补益心脾,佐以兴阳。

5. *方剂选要*

(1)首选方剂:归脾汤加蜂房。本方由四君子汤、当归补血汤加龙眼肉、酸枣仁、远志、木香、生姜、大枣组成。方中以四君子汤补气健脾,脾胃强健,则气血自生;当归补血汤补养气血,使气秘而血充;龙眼肉、酸枣仁、远志养心安神;木香理气醒脾,使补而不滞;姜、枣调和营卫;露蜂房能温肾壮阳。诸药合用,而有益气健脾、补血养心、壮肾益阳之效。

(2)备用方剂:七福饮。方中人参、白术、炙甘草益气;熟地黄、当归补血;酸枣仁、远志安宁心神。诸药配合,共奏益气补血、养心健脾之效。

6. *中成药选介*

(1)人参养荣丸:心主血,脾生血,心脾不足,气血不充。本方为补养气血之专剂,即十全大补汤去川芎加远志、五味子、陈皮组成。十全大补气血双补,去川芎之行血则补血之效益宏;远志、五味子宁心安神;陈皮理气健脾,使补而不滞。

(2)柏子养心丸:用五味异功散煎汤送服。柏子仁养心安神;当归、熟地黄、枸杞子补益精血;玄参、麦冬滋阴;石菖蒲、茯神通心宁神;党参、白术、茯苓、炙甘草、陈皮益脾气之虚,兼理气消胀。两方合成,心脾兼调。用于阳痿病心脾不足证,以心气不足偏重者合宜。

7. *针灸疗法*

(1)主穴:会阴、中都、脾俞。配穴:心俞、肾俞、足三里。方法:针心脾俞穴,得气后不要提插,以防刺穿胸膜,中弱捻转以补之法,肾俞向脊柱斜刺,深达1.5寸得气,效果更好。针足三里提插泻法,最后针中都,再后针会阴,并艾条雀啄灸各49次。每次选主穴2个,但均有会阴穴,配穴2个,隔日1次,10次为1个疗程。

(2)处方:举阳穴(秩边穴与环跳穴连线的中点)。刺灸法:以5寸不锈钢斜针向对侧耻骨联合部位刺入,待阴茎根部有麻胀抽痛的感觉(即为得气)之后,留针30分钟,每隔10分钟行针1次,施以提插捻转手法。隔日针灸1次,12次为1个疗程。治疗258例,治愈87例,有效157例,无效14例,总有效率达94.57%。注意:针刺举阳穴要使针感达到阴茎根部和龟头,气至病所,是关系到预后好坏的关键所在。[引自:任留江. 中国针灸,1991(5):15]

8. *推拿疗法*　脾俞推拿式。方法:①按脾俞穴(在第11胸椎棘突下旁开1.5寸):双手放于背后,自然握曲成拳,以双手示指的掌指关节背部,分置于两脾俞穴处,按下时吸气,呼气时还原。重复5～7次。②用关元推拿式方法②的操作施术于脾俞穴,重复16次。③两手掌互擦至热,两手掌趁热来回横擦脾俞(双)穴。功效:健脾和营。

9. *气功导引*　卯酉周天功(《性命圭旨全书》)。方法:①姿势。正坐,自然坐式,或单盘膝,或双盘膝。上体正直,竖脊含胸,下颏内收,口唇轻闭,眼睑闭合,舌顶上腭,双臂下垂,双手交结,掌心朝内,轻放于下腹部前。②调气调神。调息凝神,意守上丹田(即两眉正中之印堂穴),平息止念,安养精神。练功时,呼气下腹凹瘪,意念与气相合,从右内入丹田,下沉坤腹(脐下腹部),稍停,吸气入下腹鼓圆,神运精气从左上升至乾顶(百会穴周围的头顶部)。左升右降,然后从乾顶下坤腹,如此为一度。反复36次,是为进阳火候。随即气沉坤腹,吸气时入内,

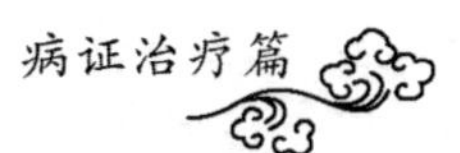

向下导引入腹，腹部鼓圆，神运精气从右上至乾顶。稍停，呼气时腹肌向内导引，腹部瘪凹，神运精气从左降至坤腹，如此为一度，反复行功24次，是为退阴符候。进阳火候与退阴符候各做完一周，即可收功。收功时意念与真气分开，然后咽津搓面，舒展肢节，活动关节。功效：益心脾，壮肾兴阳。

10. 饮食疗法

(1)龙眼山药粥：龙眼肉5枚，怀山药洗净去皮50g，大米50g。早煮粥食，10日为1个疗程，休息5日。一般3个疗程可见效。三物合用，调脾胃、安宁心神，可作为辅助治疗。

(2)党参红枣茶：党参15～30g，大枣5～10枚，陈皮3g。煎汤代茶饮，可连用1周为1个疗程，共2～3个疗程。三物合用能益心脾，补元气。

11. 验案选粹

案一：某男，49岁。前妻已故2年，再婚4个月，无阳事勃起。前妻病重陪床6个月间，从无阳举；妻故去后，夜深读。今夫妻经常反目，又以夜读摆脱烦恼，食不甘味，腰膝酸软，夜寐多梦，舌淡红无苔，两脉细。检查：外阴及生殖器无异常。放射免疫法检查：睾酮42.68nmol/L，促卵泡成熟激素4.4U/L，促黄体生成素8.04U/L，催乳素169.9mU/L。阴茎血压比值0.85。诊断"精神性阳痿"。证候：心脾两虚。用归脾丸，以淫羊藿15g，蜂房9g煎汤引送。忌夜读。连服上方50剂性生活恢复，纳谷增加，继以上方治之获愈。(引自：樊中洲医案摘编)

案二：张某，男，24岁，工人，已婚。半个月来，阴茎不能勃起影响性生活，并伴有心悸气短，不思饮食，精神萎靡，失眠多梦，舌苔薄白，脉沉细缓。诊断：心脾两虚型阳痿。治则：健脾养心，补益心脾。取举阳穴，配心俞、脾俞、关元、肾俞。针1次症见好转，针至第5次阴茎勃起有力，共针2个疗程(12次为1个疗程)，阴茎勃起有力，恢复正常性生活。食欲睡眠等诸症渐消。停针观察6个月，性生活仍正常。(引自：《中国针灸》)

12. 文献选录　《灵枢·经筋》云："足太阴之筋……其直者，络于膝内辅骨，上循阴股，结于髀，聚于阴器。"《素问·阴阳别论》云："二阳之病发心脾，有不得隐曲。"《临证指南医案·阳痿》云："有因思虑烦劳而成者，则心脾肾兼治。"

(五)肝经湿热下注证

本证多由情志不遂，肝气郁结，本经留津液不化反变为湿浊，久蕴化热，阻滞气机而致以阳举不坚为主要特征的证候。

1. 临床表现

(1)主症：阴茎举而不坚。

(2)次症：①阴囊潮湿或痒，溲赤茎痛；②急躁易怒；咽干口苦；③胁肋、少腹、睾丸痛胀等。

(3)典型舌脉：舌苔黄腻，脉弦数。

2. 辨证分析　《素问·五常政大论》曰："太阴司天，湿气下临，肾气上从……阴痿，气大衰而不起不用。"《灵枢·经筋》曰："足厥阴之筋……(其病)阴器不用……伤于热则纵挺不收。"情志不舒，肝气郁滞，本经留津反变为湿浊，气湿久郁化热，阻滞气机，阴器失用而发阴举不坚，交媾不遂。肝气不达则急躁易怒。肝之湿热循经流行，故有胁痛、少腹痛、睾丸痛、腹股沟痛；湿热下注外渗而作阴囊潮湿或痒。舌苔黄腻、脉弦数皆肝之湿热所作。

3. 诊断要求　具备主症，并见次症3项中的1项和典型舌脉者，即可诊断为本证候。

4. 论治法则　清利肝经湿热。

5. 方剂选要

(1)首选方剂:东垣正元汤。方中龙胆草、黄柏苦寒,清热燥湿,龙胆草入肝经,前阴宗筋为肝所主,故龙胆草领入为最能;泽泻利水;升麻、羌活去皮肤风邪,解肌肉间之热;柴胡疏解抑遏;知母、炙甘草防去湿热而伤正气。故本方正合肝经湿热之证。

(2)备用方剂:柴胡胜湿汤。龙胆草、黄柏、柴胡、泽泻清利肝经下焦湿热;防己、茯苓、羌活去湿邪;麻黄根、五味子敛汗;升麻清脾火;甘草和中解毒。诸药共伍,成清热燥湿之剂。

6. 中成药选介

(1)龙胆泻肝丸:方中龙胆草苦寒,泻肝经实火,除下焦湿热;又有黄芩、栀子协助;泽泻、川木通、车前子、生甘草使湿热从小便而去;当归、生地黄养阴血以和脾;柴胡能疏利肝胆之气,为引经之用。各药合用,具有泻肝火、利湿热之作用。

(2)当归龙荟丸:以龙胆草、芦荟、青黛、黄连、黄柏、黄芩、大黄清利肝胆湿热;木香厚肠胃以行气;当归补血以防伤正;麝香走串,搜剔经络之湿浊。

7. 针灸疗法　主穴:曲泉、会阴。配穴:肝俞、阳陵泉、急脉,水分。方法:先针肝俞,捻转泻法1分钟不留针,次针阳陵泉与曲泉,用提插泻法;最后针水分、急脉、会阴,急脉补法宜留针。7次为1个疗程。此能祛湿热兴阳。

8. 推拿疗法　阳陵泉推拿式。方法:①按阳陵泉穴(屈膝,小腿外侧、腓骨小头前下缘凹处):两拇指指端螺纹面分别置于两阳陵泉处,按下时呼气,吸气时还原,重复5～7次;②以两拳的尺侧掌面及小指尺侧部有节奏地敲双阳陵泉,各操作16次;③以两拇指指端螺纹面分揉双阳陵泉,顺、逆时针方向各操作16次;④两手掌互擦至热,随之趁热以两掌分别来回摩擦阳陵泉穴,各操作16次。功效:可利肝胆,清湿热,强筋壮肾。

9. 验案选粹　某男,27岁。素性急躁用事,6个月前因故心绪大为不悦。新婚3个月,初有两次性生活,均举而不坚,每交媾不成甚为苦恼。小溲黄赤,茎中微痛,阴部有湿汗腥臭,每步履稍多则少腹部引及腹股沟胀闷。脉弦,舌根部黄腻,舌质鲜红。检查:阴茎血压比值0.90(正常值＞0.65),邮票试验(一种检查夜间阴茎有无勃起的方法)阳性3次。辨证:阳刚之躯,肝气用事,湿热久郁肝经,真阳不能外露而发阳痿。方拟龙胆草6g,黄柏6g,泽泻15g,羌活3g,升麻6g,柴胡9g,知母15g,萆薢10g,车前草30g,茯苓皮15g,佩兰9g。水煎服。药6剂,情绪急躁大减,下部湿热亦轻,舌苔腻减半。继守上法,并嘱下次争取夫妇共同接受心理疏导治疗。3月23日三诊:又服15剂,阴举较新婚交媾为坚。拟上方加川续断15g,怀牛膝12g,水煎服,并向其妻做疏导说服。患者3个月后来告,夫妻性生活已恢复正常,其妻已孕。(引自:樊中洲医案)

10. 文献选录　《灵枢·经筋》曰:"经筋之病……热则筋弛纵不收,阴痿不用。"《明医杂著》曰:"阴茎属肝之经络。盖肝者木也,如木遇湛露则森立,遇酷热则萎悴。若因肝经湿热而患者,用龙胆泻肝汤以清肝火,导湿热;若因肝经燥热而患者,用六味丸以滋肾水,养肝血而自安。"

(六)脾胃湿热证

本证候系饮食不节,嗜食醇酒厚味,体肥不勤,湿浊内蕴化热,或外感湿热之邪未尽,致脾胃升降失司,而致以性欲淡漠、阳物不举、脘腹闷满等为主要特征的证候。

1. 临床表现

(1)主症:性欲淡漠,阳事不举。

(2)次症:①纳呆呕恶;②口黏口甜;③脘腹闷满,四肢沉重。

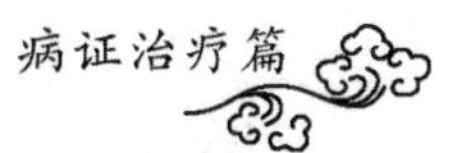

(3)典型舌脉:舌苔黄腻或苔白腻,舌质红;脉滑或滑数。

2. 辨证分析　湿热阻遏,气机失宜,清阳不升,浊阴不降,阳明气血不达宗筋,故性欲淡漠,阴纵不坚,或痿而不起。脾阳被湿所困,四肢沉重,大便不爽;胃气不降则纳呆少食,脘腹闷满,恶呕;湿热熏蒸则口黏口甜,干而不饮,舌苔黄腻;湿热内阻经络,故脉滑数。

3. 诊断要求　具备主症,并见次症3项中的1项和典型舌脉者,即可确立本证候诊断。

4. 论治法则　宣畅中焦,化湿清热。

5. 方剂选要

(1)首选方剂:三仁汤。本方杏仁、白蔻仁、薏苡仁辛苦甘淡,以宣散导浊湿热;半夏、厚朴以除湿消满;通草、滑石、淡竹叶清利湿热,从小便而出。各药合用,疏理气机,上下分消而湿化热清。

(2)备用方剂:黄芩滑石汤。方中以黄芩、滑石、通草、猪苓清热利湿;白蔻仁、大腹皮、茯苓皮理中焦之气机。

6. 中成药选介　甘露消毒丹。方中藿香、茵陈芳化清利;黄芩、木通、连翘清热燥湿;石菖蒲、白蔻仁、薄荷、贝母,射干、滑石宣畅气机,开利湿浊。

7. 针灸疗法　主穴:会阴、长强、曲泉。配穴:中脘、天枢、足三里、神阙。方法:先针足三里与曲泉,用捻转式提插之,泻法,留针5分钟;次针中脘、天枢,手法同前;后针长强与会阴,捻转泻法不留针;灸神阙。隔日1次,7日为1个疗程。忌生冷油腻。

8. 验案选粹　李某,31岁,工人。阴茎勃起不坚1年,3个月以来,无性欲,阴茎无自发勃起,嗜烟,每日20支,食量正常,但饮食无味,每于因“三八”制倒班则加重,二便调。检查:舌苔黄腻,呈灰褐色。放射免疫法检查:促卵泡成熟激素1.9U/L(正常值1.2～5.0);促黄体生成素4.07U/L(正常值2.5～9.8);催乳素206mU/L(正常值110～510);睾酮3.611nmol/L(正常值25±6);阴茎血压指数0.86(正常值＞0.65)。辨证:生活失序饮食无规律,脾胃受损,湿热内蕴。方拟白豆蔻9g,杏仁12g,薏苡仁20g,滑石30g,淡竹叶10g,大腹皮15g,茯苓皮12g,生甘草9g,鲜姜5片。水煎服。服药8剂,服第1剂,当夜睡醒即觉阴茎勃起,此期有性生活2次,纳谷大增。又进8剂,舌苔腻减半,有性欲,能在晚睡前交媾,1周2次。嘱守上方再进16剂。3个月随访,性生活1周已有2次,每次可持续3分钟。(引自:樊中洲医案)

9. 辨治按语　本证与肝经湿热下注证相比较,两者病因同为湿热,下注阴器。然本证为脾胃受损,虽有湿热内蕴,不可擅用苦寒,只宜芳香化湿。而肝经湿热证却以用药不拒苦寒为特点。

10. 文献选录　《素问·生气通天论》曰:“湿热不攘,大筋緛短,小筋弛长,緛短为拘,弛长为痿。”《临证指南医案·阳痿》曰:“更有湿热为患者,宗筋必弛纵而不坚举,治用苦味坚阴,淡渗去湿,湿去热清,而病退矣。”

(七)肝气郁结证

本证为情志不遂,气机郁结,肝失疏泄,以致发生以阳痿伴见胸胁不舒等为主要特征的证候。

1. 临床表现

(1)主症:阳痿,胸闷不舒。

(2)次症:①精神郁郁不乐,善太息;②胸胁胀满,口苦,咽干或咽中有异物感等。

(3)典型舌脉:舌苔薄白,或脉沉。

2. 辨证分析　情志郁结,气机不舒,血不运宗筋,则宗筋失用,而成阳痿;郁而不扬,意志消沉，故性欲淡漠，精神不乐；肝侮肺气，气不肃降，而发胸闷；脉弦乃东方肝木之象。郁久肝气自复，然肝郁及肾，肾郁则精伤，肾气不发，故唯阴茎不举外，他症可不见。

3. 诊断要求　具备主症，并见次症2项中的1项，或阳痿有精神抑郁史者可诊断为本证。

4. 论治法则　疏通肝肾。

5. 方剂选要

(1)首选方剂：病之初者，达郁汤加沙苑子、补骨脂。方中升麻、柴胡疏解肝和阳明之郁；川芎舒气郁，行血中之气滞；香附子理气；橘叶、桑白皮疏肝泄热；白蒺藜通郁兴阳；沙苑子、补骨脂益肾填精。治肝郁之阳痿者，每虑肝肾同源，知肝及肾，亦当实肾，不失机宜。如此肝气得舒，肾气得充。病之久者，用舒肝通肾饮。方中以柴胡、佛手、白芍、陈皮养阴理气，升少阳；沙苑子、菟丝子、枸杞子、蛇床子补养肾精；补骨脂、桑寄生增益筋骨之力。本方养肝益肾兴阳，佐以升少阳，待肾气发动，阳升阴降，则阳道得苏。

(2)备用方剂：四逆散加补骨脂、桑寄生。方内柴胡疏肝解郁为主，顺其条达之势，发其郁遏之气，即所谓“木郁达之”。芍药、甘草柔肝敛阴。补骨脂、桑寄生强肾。

6. 中成药选介　逍遥丸，用枸杞子、补骨脂煎汤引送。方中柴胡疏肝解郁；当归、白芍补血和营，以柔肝；茯苓、白术、甘草、大枣以健脾；煨姜和中；薄荷协理柴胡增强解郁之力；枸杞子、补骨脂益肾助阳。

7. 针灸疗法　主穴：会阴、曲骨。配穴：急脉、中极、行间。方法：先针行间、中极，得气后，用提插或捻转泻法，不留针；次针急脉、会阴、曲骨，得气后可行平补平泻之法，留针期间用手法5分钟，中极亦可用艾灸。隔日1次，10次为1个疗程。

8. 推拿疗法　急脉推拿式：方法同阳陵泉式的操作与顺序，施术于急脉(大腿内侧面上部，当髂前上棘与耻骨结节连线之内侧1/2段的中点稍下方的凹陷处)。此式能疏导肝脉，通外肾兴阳。

9. 气功导引　意守丹田。方法：自然坐好(或站，或卧)，精神集中在丹田(以肚脐为中心的一片)，耳内听丹田，眼内视丹田，鼻对准丹田，使精神意识活动高度集中在丹田，保持脑与丹田之间的协调稳定。每次做10～15分钟，做完轻搓面部36次，活动一下全身。此式疏泄肝郁，交通肝肾，兴阳道。

10. 饮食疗法

(1)穿山甲佛手煲鸡蛋：穿山甲(代)12g，佛手20g，鸡蛋2只加水同煮，蛋熟后去壳，取蛋再煮15分钟，吃蛋饮汤，隔日1次，连用半个月。三物合用，能散郁结，交通肝肾，补精气，鼓阳道。

(2)香附米炖猪尾：香附米20g，猪尾1～2具(去毛洗净)，加水同煮，沸后用文火炖至尾烂，弃香附米，加调味品，饮汤食用。可以连续制作2～3次。香附米行气解郁，猪尾益肾精，起阳道。相伍为用，疏通肝肾。

11. 验案选粹

医案一：一人，二十七八，奇贪鳏居，郁郁不乐，遂成痿证，终年不举。温补之药不绝而病日甚，火升于头，不可俯，清之、降之皆不效，服建中汤，稍安。一日读本草，见蒺藜一名旱草，得火气而生，能通人身真阳，解心经之火郁。因用斤余，炒香，去刺为末，五日效，月余诸证皆愈。(引自：《慎斋遗书·阳痿》)

医案二：刘某，25岁，工人。因交媾3次均不遂而郁郁不乐，卧病在床。因虑既往手淫，祸害今日阳痿，担心将来没有后代，愈发精神不振，精神不集中。一日醉饮，狂呼。家人送至精神病院，予以氯丙嗪、地西泮治疗，仍两目呆滞，逢人便上前搭讪，有时直言不讳，自称有阳痿，夜不能寐，脉弦数。辨证：肝气久郁不发，以呼为泄，肝在声为呼，此乃肝郁之甚。为使解除疑惑不治之心理，先向患者以“能治”好言相慰，坚定其信心，并拟处方：柴胡15g，枳实12g，白芍12g，炙甘草9g，生姜5片。水煎服。另方：朱砂1.2g，大枣30枚，水煮枣至熟，去皮核，与朱砂共捣匀，晚睡前一次服完。当夜入睡。继服上方后，昼有精神，纳谷可，言谈有条理，用手抚摸阴茎能勃起，但不坚。再给予上方，3个月后来告，性生活正常。（引自：樊中洲医案）

12. 辨治按语　肝郁之阳痿，非仅限于肝，肝肾同源，病可及肾，故治肝之初即当顾肾。故在大队疏肝之品中兼益肾气。郁之久者，临床除了阳痿不举外，其他肝郁之症常常不见，但通过询问病史，了解阳痿之初与肝郁（如夫妻不和，或已离异）有因果关系。郁证之补虚须注意：补不可腻滞，用药多选沙苑子、枸杞子、蛇床子等，不用熟地黄、山茱萸；补要轻灵，对肝肾郁之阳痿，用药宜疏导中行补益、补益中寓疏导。

13. 文献选录　《杂病源流犀烛·前阴后阴源流》曰：“失志之人，抑郁伤肝，肝木不能疏达，亦致阴痿不起，宜达郁汤加菖蒲、远志。”《临证指南医案·阳痿》云：“有郁损生阳者，必从胆治，盖经云凡十一脏皆取决于胆，又云少阳为枢，若得胆气展舒，何郁之有。”

(八)寒滞肝脉证

本证系寒邪侵肝经，滞留不去，导致气滞血凝，而以阳痿、少腹胀痛或睾丸抽痛等为主要特征的证候。

1. 临床表现

(1)主症：阳痿势重。

(2)次症：①少腹胀痛，引及双侧腹股沟及睾丸，或痛势拘紧则睾丸阴囊上缩，遇冷加重，得热则缓；②阴囊湿冷，甚则可见睾丸缩小，阴毛脱落，或睾丸、附睾肿硬冷痛。

(3)典型舌脉：舌苔白，脉沉弦或沉迟。

2. 辨证分析　肝经寒凝气滞，肝之气血失宣，宗筋不得濡润，故阴不举；寒主收引，故少腹、腹股沟及两睾抽痛或胀，阴盛于下则阴囊湿冷；经脉常拘挛不弛，气血不至故见睾丸缩小；阴毛失荣则脱落；阴寒凝聚则两睾或附睾冷肿；脉沉主里，迟主寒，弦主痛。

3. 诊断要求　具备主症，并见次症2项中的1项和典型舌脉者可确定本证证候。

4. 论治法则　温经暖肝散寒。

5. 方剂选要

(1)首选方剂：温经汤加山茱萸、九香虫。本方是妇科调经方，用于男科肝经虚寒证疗效较佳。方中吴茱萸、桂枝温经散寒，当归、川芎养血调经，活血祛瘀，均为主要药；阿胶、芍药、麦冬合当归养血；党参益气以生血；牡丹皮活血；半夏、姜、草合党参以补中、健脾、助肝气；山茱萸、九香虫温肾壮阳。合而用之，温经通脉以散肝经之寒，补养气血，益肾以固本。

(2)备用方剂：暖肝煎加山茱萸、九香虫。方中当归、茯苓、枸杞子、山茱萸温补肝肾；肉桂、小茴香温肝肾，散寒邪；乌药、沉香（或木香）、九香虫行气散寒止痛直达下焦。

6. 中成药选介

(1)茴香橘核丸同五子补肾丸合用。方中茴香、乌药、橘核、肉桂温暖肝脉，祛寒；川楝子、荔枝核、延胡索、木香行气止痛；病虽在肝，肝肾同源，故以菟丝子、枸杞子、五味子，覆盆子、车前子益肾助肝，共成温肝肾祛寒止痛之剂。

(2)乌鸡白凤丸，用小茴香、乌药煎汤引送。本方虽为妇科调经之品，但病机属肝肾气血虚者，皆可仿用。方中乌鸡能温益肝肾，滋养血脉；人参、当归、熟地黄补气补血；香附、小茴香、乌药温肝行气，散寒止痛；牡蛎软坚散结。诸药配合具有温暖肝肾、益气生血行瘀、止痛之功。

7. 针灸疗法　主穴：长强、急脉、曲骨。配穴：期门、行间、大赫。方法：针长强、曲骨得气后大幅度捻转泻法，不留针；艾条雀啄灸急脉、期门与大赫各49次；行间先灸，后针刺至微出血妙。7次为1个疗程。

8. 气功导引　托天震地功。方法：调息候气充盈，意念引丹田劲，身慢上起直立，全身放松，目神内敛，自然吸气，头似顶物，同时双手抱球状上举，含胸拔背，劲达双臂。收腹提肛，足趾抓地生根。手指尽力上伸够天，足跟离地，足尖上踮，头略抬，意视左右两手。收腹，使腰腹相贴，紧缩肛和外肾。意念上冲百会，达指尖后，略停几秒，上伸劲守定。再足跟落地，同时双手转动成十指相对，掌心朝天，意念行气慢移丹田沉守。吸气，用暗劲上托，并且身姿随托劲向上尽力伸展，似有上体拉长之状，同时脚尖上踮。接着随呼气足跟猛落地，振颠身体，使振颠劲沿腰背达脑后，顺势同时全身放松，调息。如此做7次。要领：身姿动作要与呼吸配合协调，背后振颠用“自重力”，不要加蛮力。此功能荡盈内气，通达百脉，祛病强身。

9. 饮食疗法　茴香粥。小茴香少许，炒后煎汤去渣，然后加入大米50g煮熟，空腹可食。坚持服用1～2个月。此法能温中暖肝，益气止痛。

10. 验案选粹　某男，48岁。于1年前，阵发性小腹冷痛，继而引至睾丸、阴囊上抽，疼痛难忍，有时发生于步行之时，蹲下用手捂压可缓，伴有性淡漠，阴茎举而不坚，一年仅有3次房事，房事后睾丸发胀，对性生活有恐惧感。舌正常，脉尺弱。检查：左侧附睾丸增大，压之略痛；睾丸(—)；阴茎血压指数0.73(属正常范围)，睾酮27nmol/L(正常)，促卵泡成熟激素2.4U/L(正常)，促黄体生成素5.4U/L(正常)，催乳素2.86mU/L(正常)。B超：左附睾积液，输精管亦有增粗。证属：寒凝肝脉。处方：乌药9g，当归10g，茯苓11g，小茴香9g，荔枝核15g，枸杞子15g，金铃子15g，肉桂3g。服上药12剂，无明显疗效，遂于上方加白芍20g，三棱、莪术各9g，萆薢12g，炙甘草15g，以缓挛急，破坚利水。服6剂，症大减，夜半后阴茎频举。又服上药10剂，症状基本消除，附睾略大于对侧，予以茴香橘核丸善后。(引自：樊中洲医案)

11. 辨治按语　寒凝肝脉，常是阳痿之因，故须早期防治。在就诊于男性门诊的阳痿患者中，有相当部分患者早期均有不同程度的少腹、腹股沟、阴囊睾丸抽胀痛，遇冷加重，房事后症状发作。本证肝肾同虚是其根本，根据“肝肾同源”之生理病理关系，治疗时应祛寒暖肝，并佐以柔肝、益气、补肾。

12. 文献选录　《灵枢・经筋》曰：“足厥阴之筋……(其病)阴器不用，伤于内则不起，伤于寒则阴缩入。”

(九)胆虚惊恐伤肾证

本证系由素体懦弱，胆怯多疑，房事之时因大惊卒恐而致阳道痿软。其后追忆发生惊恐之际的情景，每临交媾疑虑丛生，阳事不举，平时可见闻声而恐，闻音而悸。

1. 临床表现

(1)主症：惊恐之后阳事不举，或每临交媾即虑前恐之鉴，遂发阳痿等症。

(2)次症：①胆怯多疑；②日有闻声而恐、闻音而悸；③梦有惊跳怵惕等症。

(3)典型舌脉：或有舌质淡，或有脉尺弱或结代。

2. 辨证分析　在房事或手淫大兴举阳时，气聚于阴头，因突发外界声响惊吓，神志散失，致血气分离，肾精破散，气乱血无帅而不能运于阴部之宗筋，宗筋失荣，肾精破散而不作强，故阴茎痿软。《素问·举痛论》云："惊则气乱""恐则精却"，此之谓也。大惊卒恐，虽能使阴茎当即痿软不举，但事过境迁不再追忆，或暂不行房、手淫，阳痿可康。若大惊卒恐之后，继之交战而再战不举，即疑之，久忧不释，愈增其痿。惊气入胆，胆气伤，致肝胆不宁故胆怯多虑，"母令子虚"是也。胆气不足，可致心神不宁，故发心悸或梦有惊跳怵惕。

3. 诊断要求　具备主症，并见次症 3 项中的 1 项和典型舌脉者，可确立本证候诊断。

4. 论治法则　壮胆，益肾，宁神。

5. 方剂选要

(1)首选方剂：启阳娱心丹加白芍、佛手。本方中人参补元气，益肝气壮胆略；菟丝子、山药益肾之精；茯神、远志、石菖蒲、生酸枣仁、当归、白芍养血宁神；白术、炙甘草、砂仁、神曲健中焦脾胃，益后天；然惊恐之后每有抑郁不乐，用橘红、佛手、柴胡舒郁气。如此共奏补精气、壮胆略、益气血、舒郁宁神之功。

(2)备用方剂：斑龙丸合安神定志丸。本方鹿角胶、补骨脂、菟丝子、熟地黄补肾之精；茯神、茯苓、柏子仁、石菖蒲、龙齿安神定志。如此配伍使肾室精满，胆气得壮，神情得安，阳道得兴。

6. 中成药选介

(1)六味地黄丸用酸枣仁汤引送。方中六味地黄丸滋补肝肾，填肾精，补肝气，肾精盛，肝气壮可祛怯；酸枣仁宁肝胆定心神，略加川芎调血以养肝；茯苓、甘草培土养木；知母降火除烦。本方益肾宁心，平调肝脾。

(2)龙牡固精丸。方中熟地黄、沙苑子、韭菜子、狗肾、蛇床子、山茱萸、黄芪补肝肾，益肝壮胆；荷叶、芡实、煅龙牡固精，兼可宁神。以此治疗胆虚不宁，肾虚滑遗。

7. 针灸疗法　主穴：长强、神门、巨阙。配穴：胆俞、肾俞、阳陵泉。方法：艾条雀啄灸胆俞、肾俞各 49 次；针长强、神门、巨阙，长强刺痛出针，神门、巨阙得气捻转补法，留针 5 分钟，阳陵泉深刺捻转泻法。

8. 推拿疗法　益肾释恐法。方法：触、按、揉、推于一炉，施术于关元、血海、三阴交、气冲、肺俞、肝俞、胆俞、脾俞、胃俞、肾俞、八髎诸穴之上。①患者仰卧位，医者位于患者左侧，用拇指按法于关元穴，持续压约 5 分钟，以填补冲任之脉；继用拇指揉法于血海、三阴交穴，每穴约 1 分钟，以平补三阴，养血宁心，再用拇指按法于气冲穴 1～2 分钟，以补益冲脉，引血下行。②患者取俯卧位，医者位于患者右侧，用拇指按揉或推于膈俞、肝俞、脾俞、胃俞、肾俞、八髎穴等，约 5 分钟，以调节脏腑气机，助补肝肾，宁心释恐。此式调节气机，助补肝肾，宁心释恐，引血下行兴阳道。

9. 气功导引　五龙盘体法(《性命圭旨全书》)。①准备：行功前，做好准备。端身正坐，叩齿 36 次，搅舌后鼓漱口腔，吞咽津液，轻搓涌泉穴左右各 99 次，然后松宽衣带，放松形体。②姿势：东首而卧，面向右侧，枕头高低适中，以松软为好。闭目或半闭目，口唇轻闭，舌抵上腭，右上肢外展，曲肘仰掌于枕上，手指微曲。左上肢曲肘，左掌心劳宫穴正对脐心。右下肢伸直(保持自然弯曲，放松)，左下肢屈膝为 45°，双足趾内收(不用力，用意)，含胸，躯干内弯，形如弓状。③调气：自然呼吸，调匀即可，以后调神不必注意呼吸，任其自然。④调神：排除杂念，安静身心，眼神内视生殖器，意识活动也集中于生殖器。功效：此式能平衡阴阳，纳气归根。

10. 饮食疗法　茯神、党参、枸杞子炖猪肾。茯神 30g，党参 30g，枸杞子 30g，雄猪肾 2 枚，勿去脂膜，切片，加水文火炖至肉熟，分 4 次食用。可实肾气，壮胆略，宁心神。

11. 验案选粹

医案一：某男，36 岁，2 年前妻病故，与邻村寡妇相恋，一晚与其同居，至黎明阴茎仍不举。次夜同前。但潜返家中有阳举。细询之，因女方前夫之兄住在隔壁，每每想到被人发现的情景，全身瑟瑟。6 个月后与另一女结婚，而仍不能阳举，甚是焦虑。平素每周有两三天夜间有勃起。辨证：素体肾气不足，胆气不充，胆怯多疑，心理自生恐惧，且其久久不释。处方：人参 5g，菟丝子 12g，山药 12g，抱木茯神 10g，远志 10g，石菖蒲 9g，酸枣仁 10g，白芍 12g，柴胡 12g。水煎服。另以朱砂 1g，大枣 30 枚，将枣煮熟去皮核和朱砂，临交媾前服。汤剂服 8 剂，枣泥朱砂服 4 次，交媾成功，已不再担忧自己有男子缺陷。3 个月后随访，性生活正常。（引自：樊中洲医案）

医案二：江某，36 岁。6 个月前曾与一女人关系暧昧，被妻子发现后即感精神紧张，惊恐不安，继而阴器痿软不用，曾自服中药 1 个月不效。现症：头晕乏力，心悸怔忡，胸闷气短，失眠盗汗，夜寝易惊，夜尿频数，面色少华，舌质淡，舌体胖，有齿痕，苔薄白，脉略细。诊断：阳痿。辨证：心肾阳虚，心神不宁。方用养心汤加味：党参、黄芪、半夏各 18g，当归、川白芍各 12g，茯苓、酸枣仁、柏子仁各 15g，五味子、肉桂、炙甘草各 6g，淫羊藿 30g。每日 1 剂，水煎服。服上药 12 剂后，诸症明显好转，房事恢复正常。后以滋补肾阳之大补元煎加味，4 剂收功。一年内 3 次随访未再复发。（引自：四川中医）

12. 文献选录　《灵枢·本神》曰："恐惧而不解则伤精，精伤则骨酸痿厥。"《类经》注云："痿者，阳痿之痿。"《景岳全书·阳痿》曰："凡惊恐不释者，亦致阳痿。经曰：恐伤肾，即此谓也。故凡遇大惊卒恐，能令人遗失小便，即伤肾之验。又或于阳旺之时，忽有惊恐，则阳道立痿，亦其验也。"《临证指南医案·阳痿》曰："亦有因恐惧而得者，盖恐则伤肾，恐则气下，治宜固肾，稍佐升阳。"

（十）痰瘀证

本证系痰浊、瘀血蕴阻经络，致气血不荣宗筋，引起的以阴茎举而不坚或举而不持久而不能交媾为主要特征的证候。

1. 临床表现

（1）主症：阴茎举而不坚，或坚而不持久，下肢酸软等症。

（2）次症：头晕耳鸣，小腹睾丸胀痛，阴毛枯黄稀疏等症。

（3）典型舌脉：舌质暗或有瘀斑，苔腻，寸口脉硬但力弱，或结代，趺阳脉微。

2. 辨证分析　年逾四五旬，素有恣食厚味、醇酒；或体惰脂膏丰腴，痰浊瘀阻；或气虚精衰，经脉瘀滞，气血不荣阴器；或荣而不盈，致虽有所思，但阴茎不能坚举。阴器夹于两股之中，每兴阳事，鼓舞血气，以运于阴，因瘀之脉络，盈需延时，如动股胫则血气分流，阳道不满，故遂发阳事不举，气血亏于下，肝肾失养，故下肢酸软不健；阴器脉络气血不济，则阴毛不泽而脱。《千金翼方》云："精极令人无发，发肤枯落。"舌质暗或见瘀斑及苔腻等，均系痰瘀之象。

3. 诊断要求　具备主症、次症和典型舌脉者可确定本证证候。

4. 论治法则　活血祛瘀化痰，佐以益气补肾。

5. 方剂选要

（1）首选方剂：还少饮子。方中当归、桃仁、红花、丹参、益母草、水蛭、虻虫活血祛瘀，更用苍术、橘红消痰理气，以共同涤荡死血瘀浊；黄精、淫羊藿、制何首乌、怀牛膝补肝肾，益精气，兴阳道，鼓舞血运。如此制成，正气不却，痰瘀荡涤。

(2)备用方剂：血府逐瘀汤合大补元煎加苍术、远志。方中人参大补元气；当归、川芎、生地黄、赤芍、红花、桃仁、牛膝养血活血化瘀；柴胡、枳壳、桔梗、甘草宣利肺气，通利血脉；熟地黄、山药、山茱萸、杜仲、枸杞子滋肾益气；苍术、远志燥痰浊。统观全方，共奏益气活血、燥痰、通脉、益肝肾之功效。

6. 中成药选介　消栓再造丸，用川怀牛膝、橘络煎汤引送。方中丹参、三七、血竭、川芎等活血化瘀，通经活络；天麻、白花蛇活络通痹；人参大补元气，畅旺血脉；橘络、安息香、沉香、苏合香等芳香行气，豁痰通脉之络窍；川怀牛膝补益肝肾，引药下行。全方合用，共奏活血通脉、祛痰浊、益气补肾之功。

7. 针灸疗法　主穴：会阴、曲骨、急脉。配穴：丰隆、气海、心俞、膈俞、肾俞、命门、八髎。方法：先以梅花针重叩心俞、膈俞、肾俞、命门、八髎；次以毫针针丰隆，针感向上行，而不要向下放射；接下刺会阴，得气捻转不留针；曲骨，气海与急脉，得气捻转，补法，留针 10 分钟间加捻转。气海针罢宜艾灸。隔日 1 次，12 次为 1 个疗程，不得少于 2 个疗程。

8. 推拿疗法　活血通络兴阳式。方法：将按、揉、运、擦、推诸法熔于一炉，施在阴都、曲泉、地机、肺俞、肝俞、脾俞、三焦俞、八髎穴之上。①患者取仰卧位，医者位于患者左侧，行腹部掌按法于阴都穴，压 5 分钟，调气机，理精宫；继用腹部掌揉，运法于小腹部，并擦摩两胁，操作 5 分钟，以疏肝理气，调和气血；再以拇指揉曲泉、地机穴，约 1 分钟，以活血祛瘀；以拇指先揉后摩气海，引血入阴器。②患者取俯卧位，医者位于右侧，用拇指按揉肺俞、肝俞、脾俞、三焦俞和八髎穴，约 5 分钟，疏理太阳之经气，活血祛瘀。此式能调理气机，活血通脉，兴阳。

9. 验案选粹　某男，71 岁，前妻已故 10 年，再婚 2 个月，无阴茎勃起。中等体形，无明显器质性疾病及不适，外生殖器正常。放射免疫法检查：促卵泡成熟激素 40U/L，促黄体生成素 47.4U/L，催乳素 165mU/L，睾酮 44.46nmol/L；阴茎血压比值 0.78。辨证：年事已高，阳痿不用，本属正常生理范畴，观其性腺、促性腺素水平非但低下反而升高，当属肾气兴阳之气尚存，然阴器不为之受用，拟养血活血祛痰浊，益肾精，开通阴器脉络法，取还少饮子一试：当归 9g，桃仁 12g，红花 9g，丹参 20g，益母草 25g，黄精 15g，淫羊藿 15g，制何首乌 15g，苍术 12g，橘核 9g，怀牛膝 10g，水蛭 6g，虻虫 6g。二诊：服药 12 剂，夜半后有阴茎勃起，性生活 1 次，持续 8 分钟。三诊：间断性服药，1 个月能维持 1 次性生活。(引自：樊中洲医案)

10. 辨治按语　痰瘀证阳痿，历代医书少见论述。因痰血瘀阻致痿，抑或因阳痿致痰血瘀阻，两者常互为因果。因忧郁可致气血滞涩，气虚、阳虚可致瘀痰形成；房事忍精不射，败精可为瘀阻；久痿不举，气血涩滞，诸此种种均可发生络脉痰瘀交阻。临证时诊察舌质暗或见瘀斑瘀块；或兼有动脉粥样硬化症、高脂血症、高血压症、肥胖症等。据此，中西医互参，可为诊断瘀阻致阳痿提供根据。活血化瘀祛痰，无疑为阳痿治疗拓宽了视野。

11. 文献选录　《健康报》“法医生用罂粟碱治疗阳痿”(1987 年 2 月 22 日)报道：“维拉克认为，阳痿是供血动脉，特别是腹股沟区动脉，被动脉粥样硬化斑阻塞所致，宛如动脉粥样硬化斑阻塞冠状动脉引起心脏病发作一样……依据他的调查，法国每 10 名 38～65 岁的男子中就有 1 名是阳痿患者。其中 50%的患者并不与精神心理因素有关，而多是供血不足。他用注射罂粟碱的方法为患者扩展动脉血管和增加供血……当完成全部疗程(1 个疗程 4 次治疗)后，每 10 名患者中就有 7 名已经具有满意的性生活能力。”

(撰稿：樊中洲　韩志鸿　赵淑兰　修订：潘　明　戚广崇　袁少英　审定：冷方南)

第二节　早　泄

【概述】

早泄系指性交时过早射精甚至尚未进入阴道即射精，以致不能正常性交的一种病症。西医也称早泄。

早泄见于《辨证录·种嗣门》。有的医家形象地称早泄为鸡精，如叶天士在《秘本种子金丹》中说："男子玉茎包皮柔嫩，少一挨，痒不可当，故每次交合，阳精已泄，阴精未流，名曰鸡精。"

精之藏泄，虽制于肾，但与心、肝关系密切。肾为封藏之本，禀赋素弱，肾气不足，或恐惧伤肾，或手淫成性，斫伤肾精，致肾气不足，封藏失职而早泄。或心有欲念，相火妄动，肾失封藏而早泄。或情志不遂，郁怒伤肝，肝郁化火，或肝经湿热，扰动精室而早泄。或心脾亏虚，摄纳无力，导致肾之封藏失固而致早泄。

【诊断与鉴别诊断】

1. 诊断要点　每次性交，或大多数性交时都发生早泄者，才能诊断为早泄。

2. 鉴别诊断　早泄与遗精、阳痿之鉴别。三者病机虽多属肾虚，但临床表现不同。早泄为在同房时男方射精过早；遗精是在未同房时发生精液自遗。早泄是同房时阴茎能够勃起，但由于射精过早，致使阴茎痿软，不能继续进行性交；阳痿为阴茎痿软或举而不坚，不能进行性交。早泄与遗精、阳痿三者关系密切，即遗精日久，精气亏虚，命门火衰，可导致早泄。早泄病久，可导致阳痿，而阳痿又常伴见早泄。三者又往往同时出现。

【临床分证】

按照八纲辨证、脏腑辨证、病因辨证等方法，本病可分为相火亢盛、肾气不固、心脾亏损、肝经湿热及肝气郁结5个证型。

(一)相火亢盛证

本证为房劳过度，自慰过度，或久病及肾，造成肾阴亏损，相火旺盛；或欲念妄动，君火摇于上，相火亢于下。相火亢盛而致精关受灼，封藏失固，产生以早泄为特征的一系列症状。

1. 临床表现

(1)主症：早泄，性欲亢进。

(2)次症：①腰膝酸软，五心烦热；②眩晕头痛，目赤耳鸣，面部烘热。

(3)典型舌脉：舌质红，舌苔无或苔黄，脉象弦数或细数。

2. 辨证分析　相火为肝肾龙雷之火。因欲念妄动，君火不宁，久则相火擅权；或因肾阴亏损，相火失于滋养而妄动。今相火妄动，扰动精关，固摄无能，故早泄。相火妄动，则性欲亢进。腰膝酸软，五心烦热，由肾之阴虚火旺所致。眩晕头痛，目赤耳鸣，面部烘热，是肝火上炎，清窍受扰之征。舌质红、无苔或苔黄、脉弦数或细数，均为肝肾龙雷之火亢盛之象。

3. 诊断要求　具备主症和1项次症及典型舌脉者即可确定该证候之诊断。

4. 论治法则　滋阴降火。

5. 方剂选要

(1)首选方剂：知柏地黄丸加龙骨、牡蛎。方中熟地黄、山茱萸、山药滋补肝肾之阴。知母、黄柏、牡丹皮清泻相火。茯苓、泽泻寓补药之中，利小便以降肾浊，使补而不腻。加

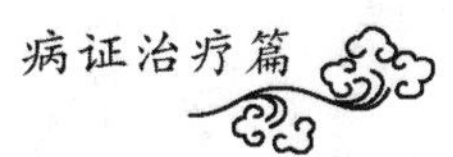

龙骨、牡蛎潜阳固精。本方系滋阴降火、潜阳固精的方剂，故对肾阴亏损、相火妄动所致的早泄最为合适。

(2)备用方剂：当归龙荟丸去大黄、麝香。方中龙胆草、栀子、黄连、黄柏、黄芩、芦荟、青黛清泻心肝之火。气有余便是火，肝气调畅，则火热易清，故用当归、木香行气和血调肝，以利泻火。本方清泻心肝之火，对心肝君相火旺盛所致之早泄诸症者有效。

6. 中成药选介

(1)更衣丸：丸中芦荟泻肝火，通大便。朱砂清心火，安神志。两药配伍能治心肝火旺所致之早泄。

(2)左金丸：方中黄连苦寒入心肝经，以清泻心肝之火。吴茱萸辛热入肝经，能行气解郁，用量仅为黄连的1/6。两药合用，肝气得疏而不助火，肝火得清又不败胃。故用于由心肝之火盛所致之早泄，颇为合适。

(3)大补阴丸：阴虚火旺者，必须滋阴与降火并用。丸中熟地黄、龟甲滋补肾阴；黄柏、知母降泻相火；猪脊髓填补精血。故对肾阴亏损、相火妄动所致的早泄有效。

7. 针灸疗法　取穴：心俞、肾俞、然谷。针刺用泻法。取心俞、肾俞以滋补肾阴，清降心火。然谷是足少阴肾经的荥穴，荥主身热，配肾经孔穴，用以清降相火。诸穴配合，能治疗相火亢盛之早泄。

8. 推拿疗法　用清法。清法是运用刚中有柔的手法在所取穴位的部位上进行操作。取背俞、任脉、足厥阴孔穴。心俞、肾俞、关元、中封一般轻揉类手法，以清心降火、滋阴涩精。

9. 饮食疗法

(1)鲜桑椹100g洗净捣汁(或以干品300g煎汁去渣)，再将药汁与糯米500g共同烧煮，做成糯米干饭，待冷，加酒曲适量，拌匀发酵成为酒酿。每日随量佐餐用。可补血益肾。适用于肝肾阴亏，相火妄动之早泄兼有关节不利者。

(2)菊花醪：洁净的甘菊花10g剪碎，与糯米酒酿适量放在小铝锅内拌匀，煮沸。顿食，每日2次，可治疗肝之相火妄动所致之早泄。

10. 验案选粹　徐某，男，35岁，干部。心烦不寐，头晕耳鸣，腰膝酸软已3年，近年加重，且早泄、性欲亢进。查体：舌质红，脉细数，两手轻度震颤。证系肾阴亏损，相火妄动，扰动精室发为早泄。治拟滋阴降火，固肾涩精。处方：龟甲胶10g(兑服)，知母30g，熟地黄30g，盐黄柏25g，锁阳15g，酸枣仁30g，五味子25g，煅龙骨30g，煅牡蛎30g，菟丝子30g。服药10剂后，心烦不寐减轻，体力有增，精神好转。同上方加沙参30g，麦冬30g，以增强滋阴降火之力。此方服35剂，诸症大减。后嘱其常服知柏地黄丸。1年后患者脉静身凉，诸症悉除。(引自：高百良医案)

(二)肾气不固证

本证系肾气虚衰，封藏失职所致之早泄。

1. 临床表现

(1)主症：早泄，性欲减退。

(2)次症：腰膝酸软，面色晦暗。小便频数，甚则不禁。

(3)典型舌脉：舌质淡，脉细弱。

2. 辨证分析　肾为封藏之本，又与膀胱相表里。若肾气虚，命门火衰，不但失去封藏固摄之权，而且膀胱气化不足，水泉约束无能，故早泄、性欲减退、小便频数。腰为肾之府，肾藏精，主骨生髓，肾之精气不足，府失充养，则腰膝酸软。面色晦暗，舌质淡，苔薄白，脉细弱，均为肾气不足，命门火衰之象。

3. 诊断要求　具备主症兼见次症及典型舌脉者即可确定肾气不固证的诊断。

4. 论治法则　益肾固精。

5. 方剂选要

(1)首选方剂：金匮肾气丸加沙苑子、龙骨、牡蛎。方用熟地黄滋肾益精为君药；山茱萸、山药滋补肝肾为臣药；少用附子、肉桂温补肾阳，意在微微生火，即生肾气也；再加沙苑子、龙骨、牡蛎补肾固精。诸药合用，共奏益肾固精之功，故对肾气不固所致之早泄有效。

(2)备用方剂：右归饮加桑螵蛸、五味子。方中熟地黄滋肾益精为君药；附子、肉桂温补命门之火为臣药；山茱萸、枸杞子、山药、杜仲均为补肾之品为佐药；加桑螵蛸、五味子补肾涩精；甘草调和诸药。诸药共奏温肾涩精之功，故此方用于命门火衰，固摄无力所致的早泄，以及腰膝酸软、形寒肢冷诸症，颇为合适。

6. 中成药选介

(1)五子衍宗丸：丸中菟丝子、枸杞子补益肝肾；覆盆子、五味子益肾固精；车前子利水泄热，与上药共用，补而有泄，涩而有利。

(2)金锁固精丸：丸中芡实、莲子、沙苑子补脾肾而固精；配莲须、煅龙骨、煅牡蛎以收敛固精。故本方对脾肾两虚，精关不固之早泄有效。

7. 针灸疗法　取穴：气海、命门、阴谷、肾俞、京门。取任脉、背俞、督脉、足少阴肾经穴。针刺用补法或艾灸。肾俞、京门是足少阴肾经的俞募穴。俞募相配以固肾气。气海为肓之原穴，原穴是脏腑原气留止之处，与命门配合以补益肾气，固涩精关。阴谷是肾经之合穴。诸穴配合，补肾气固精关而止早泄。

8. 推拿疗法　用补肾气法。明代周于藩认为，缓摩为补，轻推、顺推皆为补。肾为阴阳之源，五脏六腑精气之所藏，故肾亏则阴阳失调，精关失固发生早泄。治疗时可在命门、肾俞、志室用一指禅推法或擦法。再用摩法、揉法、按法施于腹部的关元、气海，从而起培补元气以壮命门之火，达到治疗早泄的目的。

9. 饮食疗法

(1)对虾酒：新鲜大对虾1对洗净，置大口瓶或瓷罐中，加60度白酒约250ml密封浸泡1周。每日随量饮酒，也可佐餐。酒尽时烹对虾分顿食用。对肾阳虚、命门火衰者有效。

(2)青虾炒韭菜：青虾250g洗净，韭菜100g洗净，切段，先以素油煸炒青虾，烹黄酒、酱油、姜丝等调料，再加韭菜煸炒，嫩熟即可。本品有补肾助阳之功效，经常食用对早泄、阳痿有辅助治疗作用。

10. 验案选粹　石某，男，32岁，干部。1年前发生早泄，有时不梦自遗，腰膝酸痛，神疲乏力，经治无效。查体：脉象弦缓，尺脉浮大，舌苔薄白，舌质淡红。面色皖白。化验精子成活率仅30%，活动力减弱。证属肾气不固所致之早泄。治拟补肾摄精法。方用山茱萸100g，锁阳30g，鹿角胶10g，芡实20g，知母50g，龟甲胶10g，熟地黄30g，沙参30g，煅龙骨25g，煅牡蛎25g，地锦草20g。水煎服。嘱其忌房事，养精神，并加气功导引(纳气锁精法：即吸气时凹腹缩肛，如忍大便之状；呼气时自然松腹，仍需纳肛，有欲便不排之忍耐状。每日做3次，每次10分钟，7日后时间延至15分钟)。服上方20剂及练习气功导引后，精神好转。又40剂后早泄已除。查精子成活率升为80%。后令服金锁固精丸及人参养荣丸3个月，以巩固疗效。(引自：

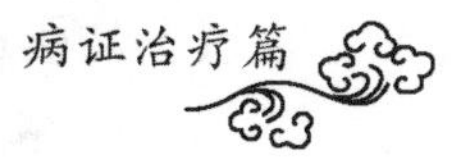

陈景河医案）

（三）心脾亏损证

本证系素体虚弱，或者劳思过度，多忧善感，或大病久病失养，或饮食不节，或用药克伐损伤心脾，致使气血不足，气虚下陷，摄精无力而发生的以早泄为特征的证候。

1. 临床表现

（1）主症：早泄，气短乏力，面色不华。

（2）次症：①心悸怔忡，腹胀便溏；②少寐多梦，食少纳呆；③头晕健忘。

（3）典型舌脉：舌质淡，脉细。

2. 辨证分析　劳倦思虑过度，或病后失养，或饮食不节，或用药不当等损伤心脾，气虚下陷，摄精无力，故早泄。心藏神，若心脾两伤，血之化源不足，则血不养心，神不守舍，故心悸怔忡，少寐多梦。脾能益气，又主四肢。今脾虚不能益气，亦不能充养四肢，故气短乏力。脾主运化水谷精微及运化水湿，脾虚失运，则湿浊内停，阻遏气机，升降失常，或渗濡大肠，故腹胀便溏。面色不华，头晕健忘，为气血不能上奉于头面。舌质淡、脉细，为心脾两虚，气血不足之证。

3. 诊断要求　具备主症并兼见次症某项及典型舌脉者即可确定该证候的诊断。

4. 论治法则　补益心脾，固涩精气。

5. 方剂选要

（1）首选方剂：归脾汤加金樱子、芡实。方中人参、黄芪、白术、甘草补脾益气。龙眼肉、酸枣仁、远志、茯神、当归养心安神。木香理气醒脾，使诸药补而不腻，增强补益心脾之力。心脾亏损，气血不足，肾失后天资助，气虚下陷，摄精无力，故加金樱子、芡实固肾涩精。生姜、大枣调和营卫，补益心脾。本方有补益心脾、固涩精气之功，是治疗心脾亏损所致早泄的有效方剂。

（2）备用方剂：补中益气汤加芡实、煅龙牡。方中人参、黄芪、白术、炙甘草补脾益气。升麻、柴胡助上药升提下陷之气。血生于气，气旺血生，故用当归补血，使心神得养。陈皮理气，补而不滞。加芡实、煅龙骨、煅牡蛎补肾涩精。全方共奏升提脾气、补肾涩精之效，对中气下陷，摄精无力所致之早泄有效。

6. 中成药选介

（1）归脾丸：方义同归脾汤。适用于心脾两亏所致之早泄证。

（2）人参养荣丸：方中四君子汤加黄芪、陈皮健脾益气；当归、熟地黄、白芍、远志、五味子养血安神；加肉桂更增温补气血之力；生姜、大枣调和营卫。故本方用于心脾不足，气血两亏所致之早泄有效。

7. 针灸疗法　取穴：心俞、脾俞、三阴交、阴陵泉、少海。针刺用补法或艾灸。阴陵泉是足太阴脾经合穴，少海为手少阴心经合穴，经气“所入为合”，配以脾俞、心俞，共以补益心脾。三阴交为肝、脾、肾三经的要穴，补益三阴的虚损。诸穴合用可治疗心脾亏损所致之早泄。

8. 推拿疗法　用补心脾法。推拿治疗时常用一指禅推法、摩法、揉法，在腹部做顺时针方向治疗，重点在中脘、天枢、气海、关元穴。再用按法、擦法在背部膀胱经治疗，重点在胃俞、脾俞、心俞、小肠俞。这样可调节胃、脾和心、小肠功能，达到健脾和胃、补中益气、滋阴养血安神的目的。

9. 饮食疗法

（1）桂圆醴：洁净的桂圆肉 200g，放在细口瓶内，加 60 度的白酒约 400ml，封闭瓶口，每日振摇 1 次，半个月后可饮用。每日 2 次，每次 10～20ml。可补益心脾，助提精神，适用于失眠、健忘、早泄等症。

(2)蜜饯姜枣龙眼：大枣250g，龙眼肉250g洗净，放在铝锅中，加适量水，煎煮至七成熟烂时，加入鲜汤汁两汤匙、蜂蜜250g，至沸，调匀待冷，装瓶罐备用。本品补脾气，益心血，经常食用，可治心脾两虚所致之早泄。

10. 验案选粹　谭某，男，29岁，工人。早泄已六七年，玉茎勃起无力，入门即泄，泄精后出汗。心悸，纳呆，大便日行二三次，身倦无力。经多方治疗无效。检查：脉象缓而无力，舌苔薄白，体瘦弱，精神不振。证系心脾两虚，心阳不能下煦脾土，精失气摄所致早泄。治拟补益心脾，佐以固肾涩精之法。处方：党参15g，山药30g，芡实70g，茯神25g，远志10g，酸枣仁35g，莲须40g，山茱萸100g，煅龙骨20g，煅牡蛎20g，生地黄20g。服上方7剂后见效，20剂大效。后以此方加凌霄花30g，核桃仁7枚，续服20剂，基本痊愈。为巩固疗效，嘱其常服天王补心丹及归脾丸，后加服金锁固精丸，半年后痊愈。(引自：《陈景河医案》)

(四)肝经湿热证

本证多因素嗜肥甘炙煿辛辣，湿热内生，或复感湿热之邪，湿热蕴结肝经，阻滞气机，引动相火，扰动精府，产生以早泄、口苦、胁痛、阴囊热痒为特征的证候。

1. 临床表现

(1)主症：早泄，阴茎易举。

(2)次症：口苦纳呆，胸闷胁痛，阴囊热痒，溲黄便赤。

(3)典型舌脉：舌苔黄腻，脉弦滑而数。

2. 辨证分析　素嗜肥甘炙煿辛辣，湿热内生；或脾虚失运，聚湿生痰，郁久化热；或外感湿热之邪，郁而不解，均可使湿热之邪蕴结肝经。若湿热蕴结肝经，引发相火，扰动精室，封藏失固，故阴茎易举，早泄。湿热下流阴器，故阴囊热痒。湿热蕴结，肝气失疏，胆气上泛，故胸闷胁痛口苦。溲黄便干，舌苔黄腻，脉弦滑而数，均是湿热内蕴之象。

3. 诊断要求　具备主症并见次症1项和典型舌脉者，即可确定肝经湿热证的诊断。

4. 论治法则　清泄湿热。

5. 方剂选要

(1)首选方剂：龙胆泻肝汤。方中龙胆草大苦大寒清泻肝经湿热为君药。栀子、黄芩苦寒助龙胆草泻火为臣药。君臣之药甚为苦寒，易败胃伤阴，又肝经湿热有碍藏血之能，故用当归、生地黄滋阴养血以防弊端。用泽泻、木通、车前子清热利湿。湿热蕴结肝经，气失疏泄，故用柴胡疏调肝气。甘草调和诸药。全方具有清泄肝胆湿热之效，故用于湿热所致的早泄诸症尤为合宜。

(2)备用方剂：茵陈蒿汤加金铃子、柴胡、川芎。茵陈蒿最善清利湿热为君药。栀子清泄三焦湿热，使热从小便而出为臣药。大黄泻热逐瘀，使热从大便而出。加金铃子、柴胡、川芎疏肝清热，使气行血畅，湿热之邪易祛。诸药共奏清热利湿之效，用于肝经脾胃湿热所致的早泄者最为相宜。

6. 中成药选介

(1)龙胆泻肝丸：方义分析同上。

(2)甘露消毒丹：以柴胡、龙胆草煎剂引送。方中滑石、木通、茵陈清热利湿；黄芩、连翘、射干、薄荷清热解毒；藿香、白豆蔻、石菖蒲化湿；川贝母化痰。本方清热利湿作用显著。再以入肝经之柴胡、龙胆草煎剂为引吞服此丹，共奏清利肝经湿热之效。

7. 针灸疗法　取穴：肝俞、行间、丰隆。针刺用泻法。行间乃肝经荥穴，荥穴治疗本经热

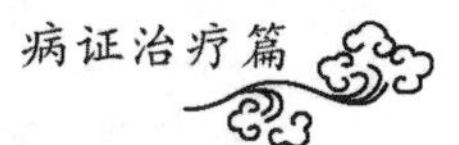

证。配以肝俞,加强清肝泄热之力。丰隆穴,除湿效佳。诸穴配合,清泻肝经湿热。

8. 推拿疗法　取督脉、足厥阴、足少阳经的至阳、腕骨、阳陵泉、太冲穴。用泻法,一般无副作用。用摆动、摩、挤压类手法治疗。手法的力量要稍重,手法频率由慢而逐渐加快。

9. 饮食疗法

(1)泥鳅炖豆腐:泥鳅鱼500g,去鳃肠内脏,洗净放锅中,加食盐少许及适量水,清炖至五成熟,加入豆腐250g,再炖至鱼熟烂即可。吃鱼和豆腐并喝汤。本品有清利湿热的功效。

(2)香椿鱼:鲜香椿叶250g,洗净,切碎,调面糊和食盐适量。素油500g烧热,把糊料用勺慢慢放入油锅内,成条索状,形似一条条小鱼。炸焦黄后,捞出即可食用。有清热利湿、利尿解毒的功效。

10. 验案选粹　祖某,男,38岁,工人。房事时入门即泄精,有时未入门即射精。伴有胸腹发满,不欲饮食,小便黄赤,茎中涩痛。病已8年,久治不效。检查:脉象弦缓,舌苔薄黄,舌质红,形体消瘦。血压150/90mmHg,生殖器正常。证系肝脾湿热下注,精关受扰所致之早泄。治拟疏肝健脾,清利湿热,佐以益肾涩精法。处方:龙胆草15g,黑栀子15g,泽泻15g,木通15g,柴胡20g,白术25g,薏苡仁35g,煅龙骨30g,煅牡蛎30g。服上药7剂,尿色清,茎中不痛,胸腹满已减轻。经服10剂,试之,入门不泄,但不耐时。又进10剂,大有好转。后继服此方月余,基本痊愈。再用清补肝肾药以善其后。(引自:《陈景河医案》)

(五)肝气郁结证

本证系情志不遂,气机郁结,肝失疏泄,约束无能,肾精失固,而出现以早泄、胁肋胀痛、胸闷、善太息为特征的证候。

1. 临床表现

(1)主症:早泄,精神抑郁。

(2)次症:胁胀少腹胀痛,胸闷,善太息。或口干苦,少寐多梦。

(3)典型舌脉:舌苔薄白,脉象弦。

2. 辨证分析　肝主疏泄,喜条达而恶抑郁。如情志不遂,郁怒伤肝,气机郁结,肝失疏泄,则约束无能,精关失固,故发生早泄。心主神明,今肝失疏泄,气血不利,心神受阻,故精神抑郁。肝脉过少腹,布胁肋。因肝气郁结,气血不畅,故胁肋少腹胀痛。肝气郁结,肺失宣降,故胸闷、善太息。肝胆相合,肝气郁久化火,肝火上干内扰,故口中干苦,少寐多梦。脉弦亦是肝郁之象。

3. 诊断要求　具备主症兼见次症中的1项及典型舌脉,即可确定肝气郁结证的诊断。

4. 论治法则　疏肝理气。

5. 方剂选要

(1)首选方剂:柴胡疏肝散。柴胡、陈皮、枳壳、香附疏肝行气;白芍柔肝敛阴,和血止痛,以助上药疏肝之力;川芎活血行气;炙甘草补益脾气,调和诸药。故此方能疏肝理气,活血止痛,对肝气郁结,疏泄失常,约束无能所致之早泄有效。

(2)备用方剂:四逆散。本方是疏肝的基础方。方中柴胡疏肝,芍药柔肝,两药合用,共奏疏肝之效。枳实行气滞,甘草和中缓急。故本方有疏肝理气之功。凡肝气郁结、疏泄失常所致之早泄用之有效。

6. 中成药选介

(1)舒肝丸:丸中川楝子、白芍疏肝理气,延胡索、姜黄活血行气,四药合用,有使肝气得舒、气血通畅之功。枳壳、木香、川厚朴、豆蔻、陈皮、茯苓理气和胃健脾，专治饮食积滞。故本丸药用于肝气郁结所致早泄有效。

(2)逍遥丸：丸中柴胡、薄荷疏肝解郁，当归、白芍养血柔肝，白术、茯苓、煨生姜、甘草健脾补中。故本丸药有疏肝、养血、健脾之效。对肝气郁结所致的早泄兼有血虚、脾虚之证者尤宜。

7. 针灸疗法　取穴：肝俞、期门、太冲、肾俞。针刺用泻法。肝俞、期门、俞募相配以疏肝解郁。太冲是足厥阴肝经输穴，配以肾俞解郁固肾。治疗肝气郁结所致的早泄。

8. 推拿疗法　用散法。一般以摆动及摩移类手法为主，手法要求轻快柔和。一指禅按揉章门、期门，每穴 30 分钟，以酸胀为度。斜擦两胁，手法宜轻揉，以微有热感为度。用和法，在腹部的上脘、中脘及背部的肝俞、胃俞、脾俞等穴进行治疗。

9. 饮食疗法　糖渍金橘。金橘 500g 洗净，放在铝锅中，用勺将金橘压扁去核。加糖 250g 腌渍 1 日，待金橘浸透糖后，再以小火煨熬至汁液耗干，停火待冷，拌入白糖 250g，放盘中风干数日，装瓶备用。本品有理气、解郁、化痰、醒酒之功效。经常食用治疗肝郁气滞所致之症。

10. 气功导引　擎天立地功。早晚各做 1～2 分钟。①预备式：两腿轻轻并拢，两足尖朝前，两眼平视前方，身躯正直，全身放松，两手自然下垂，两手掌心向后，口齿紧闭，用鼻自然呼吸。②操作：动作要配合呼吸，吸气时两足趾用力抓地，如擎物之状，同时尽力提肛，提会阴，提外肾，如忍大小便之感，并将注意力集中在下丹田会阴穴处。吸气至不能再吸时，则闭气片刻。闭气时姿势保持不变，此乃混元一气之势。当闭气 10 余秒后进行呼气，同时松肛，松会阴，松外肾，松手足，全身放松，恢复预备式，一吸一闭一呼为一次呼吸，做几次即可。③注意事项：呼吸做到自然缓慢，不可急促；当举阳或将有射精感觉时，须站在地上做擎天立地功，不能在床上做；只需一次呼吸就可使阳举倒下，尚未全倒下连做一两次即可。

11. 验案选粹　梁某，男，30 岁。早泄 3 年，阴茎勃起不坚。胸闷，呼气觉胸宽，性急躁，未曾治疗。查脉象弦，舌苔薄白，舌体稍肥大，齿印处有轻瘀斑，精神抑郁。精子成活率为 60%。证系肝气郁滞，病久及血，兼有气郁化火，导致疏泄失常，约束无能，肾精失固而早泄。治拟疏肝理气，清热活血法。处方：柴胡 20g，香橼 100g，当归 20g，白芍 50g，沙参 40g，山茱萸 50g，五味子 10g，菊花 30g，牡丹皮 10g，焦栀子 15g，茯苓 15g。服上方 20 剂，诸症明显好转。阴茎勃起不坚，齿印处有瘀斑，乃肝失疏泄，肾阳不足兼致血分挟郁。按前方加大黄 2g，鹿角胶 10g，肉桂 10g，20 剂后大效，阴茎勃起较前有力，早泄已近痊愈。遂令按此方药量 5 倍，配成丸药，每日服 3 次，每服 1 丸。1 年后患头痛来诊，言其早泄痊愈，未再复发。(引自：陈景河医案)

(撰稿：于万贵　修订：戚广崇　袁少英　审定：李德新)

第三节　遗　精

【概述】

遗精是指成年男子不因性交和自慰而精液自行遗失之病证。《素问·上古天真论》谓：男子“二八肾气盛，天癸至，精气溢泻。”《寿世保元》谓：“年少壮盛，鳏旷超时……泄如瓶之满而溢也，是以无病。”一般男性，1 个月遗精 1～3 次者，为精满自遗，是属正常的生理现象。若疏泄无节，而精液不因性交，不以时下，并伴有全身症状者，方以病论。

对遗精，秦汉时期《灵枢·本神》名为“精时自下”，东汉末年《金匮要略·血痹虚劳》名为“男子失精”，隋代《诸病源候论·虚劳病诸候》则称“失精”和“精溢”，宋代《普济方·卷三》又名为“精漏”，至元代《丹溪心法》，始有“遗精”之正名，清代的《杂病源流犀烛》与《类证治裁》又易名为“遗泄”。自《金匮要略》以后，历代医家均将遗精一病，根据梦之有无而分为梦遗和滑精两类。一般认为，有梦而遗者，为之梦遗；不梦而遗，或清醒时而遗者，为之滑精；因小便而出者，曰尿精；因见闻而出者，为漏精。总之，其名虽多，皆可以“遗精”一名概之。此症总由肾之封藏失职所致。

《素问·上古天真论》曰：“精神内守，病安从来。”若思想无穷，意淫于外，五志过极，七情内伤，而致神不内守，心神不宁，则肾精不固，故遗精之病，多由情志内伤所致。或因劳思过度，心脾损伤；或由先天不足；或由久病失养，导致肾元内虚，封藏失职，精液不藏，或受邪扰，浊气入肾，精气不藏，精液自下。五脏之病，都可引起失精，但精之封藏在于肾，而精之主宰在于心，精之疏泄在于肝，所以遗精与心、肝、肾三脏关系尤为密切。故《类证治裁》曰：“心为君火，肝肾为相火，君火一动，相火随之，而梦泄焉。”遗精之病，预后多良好，但亦有久病失治，而成阳痿、早泄或虚劳不育之症者。

【诊断与鉴别诊断】

1. 诊断要点　每周遗精1次以上，或连日数遗，无论有梦无梦，兼有头晕乏力，腰酸腿困，均可诊断为遗精之病。一般而论，有梦而遗者病轻，无梦而遗，或清醒时而遗者病重；初病相火旺而证实者，病轻；久病肾虚而精滑者，病重；遗精仅有头晕、腰酸腿困者，病轻易治；遗精而见头晕眼黑、脑空耳鸣、形瘦神疲、心神恍惚、气短汗出、难以卧起者，病重难治。

2. 鉴别诊断

(1)精溢：凡成年未婚男子，或婚后久远房事者，偶有遗精，或每周遗精1次，并无不适之感，此为生理性遗精，满而溢者也。

(2)早泄：性交时间过短，或有性行为，未曾交合而精液过早排出，随之阴茎萎软，不能进行正常性交者，是为早泄。早泄是性交之始其精自泄，而不能进行正常的性交，与不因性交而精液自遗之遗精不同。

(3)精浊：尿道口(马口)时有糊状白液，或状如米泔样液体流出，滴沥不尽，茎中或有痒痛，或如火灼，或如刀割，此名为精浊。实为尿液中混夹精液，或排尿后有精液流出而言。湿热下注性遗精，茎中灼痛在小便时才有，一般遗精时，并无痛感，以此为别。

【临床分证】

一般而论，凡有梦而遗者，“精为神动也，其因在心”。无梦而遗者，多病在肾。有邪而致遗者，多为实证、热证；无邪而病滑精者，多为虚证、寒证。初病者轻，多由邪火扰动精室；久病者重，多由七情内伤，脏腑失调。所以，遗精的临床分型，多从病因辨证和脏腑辨证，两者结合，大致分为君相火旺证、心虚肝郁证、肾气不固证、心肾不交证、脾虚气陷证、湿热下注证六大证候。

(一)君相火旺证

本证多指欲念一生，心火动于内而相火动于外，以阳事易兴、阴器易举、梦遗失精为主的临床证候。

1. 临床表现

(1)主症：梦遗失精，阳事易兴。

(2)次症：①心悸怔忡，心烦面赤；②头晕目眩，梦魂颠倒；③腰酸耳鸣，或腰痛身热；④潮热盗汗，形体消瘦。

(3)典型舌脉:舌红少苔,脉弦细而数,尺部虚大或弦大。

2. *辨证分析* 身之君火藏于心,相火寄于肾和肝,神安则火伏,相火下潜;若君火动于上,则相火应于下,相火妄动,肾失封藏,肝失疏泄,而精液失泄;若思想无穷,意淫于外,心火内生,相火扰动,故阳强易举,梦遗失精;虚火亢于上,则心悸怔忡,心烦面赤,耳鸣眩晕;阴精亏于下,则腰酸腿痛而热,甚或潮热盗汗,形体消瘦,表现阴虚火旺之证。舌红少苔,脉弦细而数,或尺部虚大,为心肝阴虚火旺之候。总之,本证为心肝肾三脏阴虚火旺之病。

3. *诊断要求* 凡具备主症并见次症之一及典型舌脉者,可确立本证诊断。

4. *论治法则* 滋阴降火,佐以潜镇。

5. *方剂选要*

(1)首选方剂:三才封髓丹。方中天冬、生地黄滋阴生水,水生火自降;黄柏苦寒降火,火降阴不伤,使君火自降,相火自潜;配以砂仁醒胃,使以上诸药无寒凝滞中之弊;配以人参意在益气而生阴,阴有所长,火亦下潜;若加黄连、栀子、龙骨、牡蛎、龟甲清心潜阳之品,则神安精亦自固,更适于君相火旺阴虚之证。

(2)备用方剂:知柏地黄丸。本方为壮水制火之剂,方中以知母、黄柏泻南补北;得茯苓安神,山茱萸合牡丹皮、地黄滋养肝肾之阴,以补真水;合泽泻引邪火下行,制相火之上亢。若本方重用知母、黄柏,更加龟甲、牡蛎等滋阴潜阳之品,又适用于相火过旺之阳强、遗精之症。

6. *中成药选介*

(1)知柏地黄丸:适用于肾阴不足、相火偏亢之遗精证。

(2)朱砂安神丸:方中黄连、朱砂,清心除烦,宁心安神为主;当归、生地黄滋阴养血,补阴制火,养血又助于安神;使以甘草调和诸药。本方伍用莲子30g,煎汤为引,使君火清而神自安,神安而精自固。对心思无穷、欲火过旺、心烦心悸、梦遗失精之症,最为适宜。

7. *针灸疗法* 取穴:关元、心俞、神门、太冲、肾俞。手法:提插法,心俞、神门、太冲以泻法为主,不宜留针;肾俞、关元以补法为辅。

8. *验案选粹* 某男,操用神机,肝木与心火相为煽动,肝胆内寄相火,心火妄动则相火随之,精滑不固,五心烦热,体肢骱酸,皆属阴分不足之恙,脉弦小数。治宜清滋一法,拟方请政。台参须、细生地黄、牡丹皮、莲子心、大麦冬、东白芍、朱茯苓、车前子、怀山药、左牡蛎、泽泻、聚精丸(黄鱼鳔胶、沙苑子,蜜丸)。(引自:《凌晓五医案》)

9. *辨治按语* 心火过旺,相火过亢,为本证之病因。心君火动则相火亦动,故本证清君火泻相火是治其本。清火药用知母、黄柏、黄连、栀子、莲子心;滋阴能降火,用知母、天冬、生地黄、龟甲;殊不知动于心者,神游于上,而精泻于下,尤当宁心安神,当选加远志、酸枣仁、柏子仁、龙骨、牡蛎、朱砂安神潜阳之品,更有良效。心安则神不游,阳潜而火不浮,神安阳潜,其火自降,精液自固。药物之外,尤当调神怡情,不可以妄为常,以酒为浆,耗散精神,损身伤体。

10. *文献选录* 《格致余论·阳有余阴不足论》云:"主闭藏者肾也,司疏泄者肝也,二脏皆有相火,而其系上属于心。心君火也,为物所感则易动,心动则相火亦动,动则精自走。"《陆氏三世医验·遗精案》云:"因思虑太过,心血则无以养其神,而心神飞越,因有梦交事,神不守舍,则志亦不固,而肾精为之下遗。"《临证指南医案·遗精》云:"大抵此症……肾精亏乏,相火易动,阴虚阳冒而为遗精者,用浓味填精,介类潜阳,养阴固涩诸法。"

(二)心虚肝郁证

心虚肝郁证是指由思想无穷,所念不遂,情志抑郁,心血暗耗,肝气郁结所致,以梦遗失精、

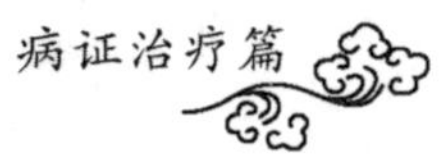

心悸少眠、郁闷不乐、胸满烦惊为主的临床证候。

1. 临床表现

(1)主症:梦遗或滑精,交互频作。

(2)次症:①胸胁胀满,善太息;②心悸不眠,头晕神疲;③烦惊少眠,郁闷不乐;④寒热间作,口苦纳少。

(3)典型舌脉:舌尖红赤,苔白,脉弦大虚数。

2. 辨证分析　心藏神,为精之主宰,肝藏魂而主精之疏泄,两者为母子之脏,相生相养。思想无穷,劳心过度则伤心,心伤则肾精无主,梦则神游而失精。所欲不得,隐曲不解则肝郁失达,精失疏泄之常。心肝互病,相为影响,而成为梦遗、滑精交互频作之心虚肝郁证。心虚则心悸、烦惊、少眠多梦,或动则心慌汗出。肝郁则胸胁胀满、郁闷不乐、善太息。肝之疏泄太过,梦遗频作,或闭目即遗。肝郁化热则口苦舌红。精耗阴伤,脑失所奉,神无所养则头晕脑空。心神不安,梦魂颠倒,甚则卧床不起。病久精亏,阴阳之精交损,阴阳失调,寒热间作,或脏腑损伤,久延成劳,成损之证。

3. 诊断要求　凡具备主症并见1项以上次症及典型舌脉者即可诊断为心虚肝郁证。

4. 论治法则　疏肝达郁,养心安神。

5. 方剂选要

(1)首选方剂:柴胡桂枝龙骨牡蛎汤。本方以柴胡疏肝达郁;桂枝、党参通益心气;配茯苓、远志、龙骨、牡蛎安神潜阳以固精;半夏降逆祛痰,交通阴阳,得黄芩、大黄下痰火,并解郁热;甘草和中,并调和诸药。全方共奏养心调肝、守神固精之功。适用于肝郁心虚之梦遗失精。

(2)备用方剂:黄连清心饮。方中黄连、茯神、酸枣仁清心安神,当归、生地黄养血滋阴,伍川楝子理气疏肝,莲子肉益心涩精。诸药相合能益心达肝,安神固精。若加香附更适用于心肝阴虚,气郁精滑之证。

6. 中成药选介

(1)逍遥丸加朱砂:方中柴胡、薄荷疏肝达郁,当归、白芍养血疏肝,茯苓、朱砂益心安神。诸药相合,则肝郁得解,心血有养,则神安而精固,适用于肝郁心虚而遗精之病初得者。

(2)柏子养心丸与逍遥丸:两者间服,一以养心安神,一以疏肝达郁,共奏调肝益心,安神固精之功。

7. 针灸疗法　取穴:心俞、肝俞、太冲、三阴交。手法:提插法。补神门、心俞,养心安神;泻太冲、三阴交,以疏肝达郁。一补一泻则达养心调肝、安神固精之功。

8. 饮食疗法　莲子银耳汤。莲子10g,银耳15g,山药20g,共炖成粥,食前加鸡蛋2枚,搅散后和粥加冰糖适量顿服。

9. 验案选粹

医案一:宋某,男,23岁,工人,未婚。梦遗滑精,频作难已,病及三月,症兼头晕少眠,心悸易惊,情郁不乐,善太息,诸治无效。2周来遗精频作,腰腿酸软,纳少食呆,卧床不起,动则汗出。1980年4月就诊。视其面色憔悴,苔白舌红,脉弦虚而数。询其所因,系思想无穷,所念不遂,复受惊吓,病久失调,阴阳错杂,此属肝郁心虚梦遗失精之症。拟养心疏肝,调理阴阳,方以柴胡加龙骨牡蛎汤加减。药用柴胡10g,黄芩10g,半夏10g,党参15g,桂枝10g,大黄6g,茯苓10g,龙骨、牡蛎各30g,远志10g,甘草10g。上方连服2剂,遗精即止,继服3剂,诸症逐减,又服6剂,心悸不眠均已,神怡力增,婚后2年,而生一子。(引自:王怀义医案)

医案二：风入阳明血分，心肝气火不宁，遍体疹块有年，频频举发，胸闷胁牵，多食则吐，寝汗遗精，心神不安。拟养阴凉血，以宁君相。沙参、牡丹皮、黑芥、茯神、大胡麻、陈皮、合欢、牡蛎、赤小豆。(引自：马培之医案)

10. 辨治按语　本证多系积思不解，所欲不遂，情志内伤所致。肝郁不伸，病延及心，精神抑郁，心神为之不宁，大法宜疏肝解郁，调气安神。药物常用柴胡、香附、川楝子、合欢花疏肝理气；生地黄、当归养血柔肝；远志、柏子仁、酸枣仁、龙骨、牡蛎安神固精，虽有精伤神靡，“似损非损”者，且不可用巴戟天、鹿茸、枸杞子温肾壮阳之品，至于乳酪、酒食、牛羊肉厚味之品，亦当所忌。情志之病，又不可专以药治，静养善调更为重要。

11. 文献选录　《灵枢·邪气脏腑病形》曰：“愁忧恐惧则伤心。”《灵枢·本神》曰：“是故怵惕思虑者则伤神，神伤则恐惧流淫而不止。”《类证治裁·遗泄》曰：“有积想不遂者，宜安神固气，解郁疏肝。”

(三)肾气不固证

本证是指因肾气亏损，封藏固摄失职，精关不固所致的，以遗精为主的临床证候。

1. 临床表现

(1)主症：不梦而遗，滑精频作。

(2)次症：①腰膝酸软，精神萎靡；②头晕耳鸣，动则气喘；③面色皖白，形体消瘦；④夜尿增多，小便频数。

(3)典型舌脉：舌淡苔白，脉沉弱。

2. 辨证分析　本证因房劳过度，肾气过泄；或因先天不足，肾气不充；或因久病体弱，肾气受损，导致肾气亏损，封藏失职，固摄无权而精关不固，则遗精频作，滑泄不止。肾气不足则腰膝酸软、面白、神倦乏力；肾虚膀胱不约则夜尿多而小便频数；肾气不纳则汗出气喘；髓海不足，脑失所养则头晕耳鸣；舌淡脉沉为肾虚之象。

3. 诊断要求　凡具备主症兼见次症中的1项及典型舌脉者，均可诊为本证。

4. 论治法则　补肾涩精。

5. 方剂选要

(1)首选方剂：秘精丸。其方以韭菜子、菟丝子、五味子补肾固气；龙骨、牡蛎、桑螵蛸秘肾涩精；茯苓健脾通心，旨在补肾涩精。适用于纯虚无邪之证，为平补固精之良方。

(2)备用方剂：斑龙丸。方中菟丝子，补骨脂补肾固精；鹿角胶、鹿角霜补督脉而温肾阳，以助肾气；柏子仁、茯苓养心安神，神安则肾固。诸药相合，共奏补肾温阳、固气摄精之效，适用于久病肾督阳虚、肾气不固之证。

6. 中成药选介

(1)锁阳固精丸：方以鹿角霜，补骨脂、巴戟天补气温肾；山茱萸、熟地黄、锁阳益肾固精，以助肾气；芡实、莲子、煅龙骨、煅牡蛎固肾涩精，反佐以知母、黄柏以制虚火。诸药相合，温肾补气、填髓固精，适用于肾气不固，目眩耳聋，梦遗滑精，腰膝酸痛，四肢无力之证，固摄其下，以节其流。

(2)金锁固精丸：方中沙苑子、莲须补肾固精，合龙骨、牡蛎涩精止遗。诸药相合，既能补肾，又能涩精，为平补涩精止遗的良方。

7. 针灸疗法　取穴：关元、大赫、志室、肾俞、足三里。针用补法，或配以灸法。

8. 饮食疗法

(1)枣皮枸杞粥：枣皮(山茱萸)20g，芡实、枸杞子各50g，大米50～100g，共煮成粥，加白糖

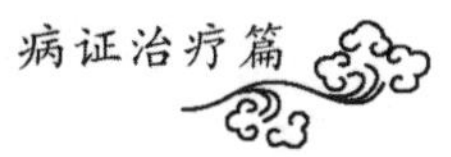

适量，稍煮即食。

(2)锁阳粥：锁阳20g，洗尽切开，加大米50g煮成粥，加食盐少许，食之。

9. 验案选粹

案一：吕某，成婚太早，精血未满久泄，必关键不摄。初则精腐变浊，久则元精滑溢，精浊之病，巢氏分析彰著。经言肾虚气漫为胀，咸为肾味，上溢口舌，皆下失摄纳之权，肾气不摄。生菟丝子粉、蛇床子、覆盆子、沙苑子、韭菜子、五味子、鳇鱼胶丸。

按：叶氏此案用方，系由秘精丸与聚精丸、五子衍宗丸三方化裁而成。其功在固摄其下，以节其流。(引自：《临证指南医案》)

案二：王某，男，27岁，已婚。久患遗精病已3年，近来遗精频作，每周必遗2～3次，伴有腰酸神疲，形寒肢冷，头晕耳鸣，健忘失眠，面色无华、舌质淡红，苔白，脉沉细无力。久病体虚，应予正治，故拟以填补肾阴，固涩精关，温肾之法。熟地黄15g，山药15g，枸杞子20g，泽泻12g，附子10g，肉桂6g，杜仲10g，锁阳12g，莲子10g，莲须12g，煅龙骨20g，煅牡蛎20g。水煎服。服上方20余剂，经治月余，病愈正复。(引自：《河南省名老中医经验选集》)

10. 辨治按语　阳虚肾气不固，则肾失封藏，封藏失职而发为遗精。然气虚为阳虚之渐，阳虚为气虚之极。肾气不固，日久不愈，可致肾阳虚衰，现肾阳不足之候。故其治疗，气虚故当补摄，阳虚自当温肾补阳和固摄并进。常用药如肉桂、附子、菟丝子、人参、肉苁蓉、锁阳温补肾阳，合龙骨、牡蛎、桑螵蛸、金樱子、莲须等固涩之品同施，熟地黄、山药、龟甲填补真阴之品又当相佐，以阴引阳，阳生自精固。久病衰惫之体，汤药难以速效，并可间进金匮肾气丸、锁阳固精丸、龟龄集等丸药，缓以求进，且忌攻伐消削之品，以伤肾元。

11. 文献选录　《素问·六节脏象论》曰："肾者主蛰，封藏之本，精之处也。"《金匮要略·血痹虚劳》曰："劳之为病……阴寒精自出，酸削不能行。""夫失精家，少腹弦急，阴头寒，目眩，发落，脉极虚芤迟……男子失精，女子梦交，桂枝加龙骨牡蛎汤主之。"《诸病源候论·虚劳病诸候》曰："肾气虚弱，故精溢也。见闻感触，则动肾气，肾藏精，今虚弱，不能制于精，故因见闻而精溢出也。"《古今医鉴·遗精》曰："夫精者，五脏六腑皆有……下元虚败，精不禁而遗者，乃肾虚精滑过也。"《类证治裁·遗泄》曰："有精关久滑，不梦而泄者，宜固摄止脱……有房劳过度，下元虚惫，寐则阳陷而遗精不禁者，宜升固八脉之气。"

(四)心肾不交证

心肾不交，又名水火不济。本证是由心火亢于上，肾水亏于下，导致肾水、心火互不相济，以梦遗滑精、心烦不眠、腰腿酸困为主要表现的临床证候。

1. 临床表现

(1)主症：梦交失精。

(2)次症：①心烦不眠，腰腿酸软；②头晕耳鸣，口咽干燥或潮热盗汗。

(3)典型舌脉：舌红苔少，脉寸数尺沉或虚大而数。

2. 辨证分析　心火下降，乃由肾水下引所为，而肾水上升，乃由心火上吸所致。水升火降，水火而能相济，故心肾交泰是为正常生理。若劳心过度，心阴暗耗，而心火独亢于上，不能与肾水相济；或因房事不节，不知持满，或因素体阴虚、肾水耗伤不足以上升济心火；或病久火亢必伤阴，阴伤火必亢，互为所伤等，都可导致水火不能相济，遂成心肾不交证。水亏火旺，扰动精室，精液失固而出现梦交失精；心火上扰而神志不安则出现心烦不眠；阴失精伤，真水不能上承，脑失所养则头晕耳鸣；腰为肾之府，火亢精伤则腰腿酸困；精伤阴不足，虚火上炎而见口咽干燥，舌红脉数，甚或潮热盗汗。

3. 诊断要求　凡具备主症兼见1项以上次症及典型舌脉者，即可诊为本证。

4. 论治法则　交通心肾，滋水安神。

5. 方剂选要

(1)首选方剂：心肾同源方。方中酸枣仁、远志、柏子仁、石菖蒲养心宁神，神安肾自固；山茱萸、地黄、麦冬滋阴生水，水升火自降，心神自安；山药、芡实、五味子固肾敛精，精守则阴水不亏。诸药相合，则水火相济，心肾交通，所谓“心肾相依”亦即“水火相济”之意，“治心正所以治肾，治肾亦正所以治心也”。

(2)备用方剂：桑螵蛸散。方中桑螵蛸补肾固精，龙骨涩精安神，用为主药；辅以党参、石菖蒲、远志安神定志，使心肾交通；佐以当归、龟甲滋养阴血。诸药相合，能交通心肾，固精止遗，达到水升火自降，神安而精自固之功。

6. 中成药选介

(1)天王补心丹：方中生地黄、玄参、天冬、当归滋阴，佐杜仲入肾以生肾水，水生心火自制；酸枣仁、柏子仁、丹参、茯神等养心安神，神安火自降，肾精有主；桔梗为诸药舟楫，引真水上升以济心火；茯苓、朱砂并以远志为向导，入心安神，引火下行以暖肾水，一升一降则水火相济。诸药相合，补心之中自能补肾，交通心肾之功亦寓于其中，本方适用于劳心过度，肾精走泄梦遗失精之证。

(2)麦味地黄丸：方中地黄、山茱萸以滋肾水，牡丹皮、茯苓、麦冬以清心热，五味子、山药固肾敛精。睡前配服朱砂2g，安宁心神，亦自有交通心肾之功。本方适用于阴虚火浮，或气短汗出肾精不固之证。

(3)朱雀丸：方中人参、茯苓益心气，心气充则引肾水以上行；沉香入肾纳气，引导心火下降。诸药相合，使水升火降，心肾交泰。本方适用于心肾不交所致之健忘失眠、遗精之证。

7. 针灸疗法　取穴：心俞、肾俞、神门、太溪。针法：泻心俞、神门，使心火入肾；补肾俞、太溪生肾水上交于心，水火相济则肾精自固。

8. 饮食疗法　锁阳枣仁粥：锁阳20g，酸枣仁15g，大米50g，共煮成粥，加食盐少许，夜卧前顿服之。

9. 验案选粹

医案一：某男，本先天不足，童年后为遗泄所戕，继之心虚白浊，加以过劳神思，以致心肾不交，精关不固，渐成羸疾。今拟气味俱厚之品，味厚补坎，气厚填精，冀以坎离相济，心肾交通，才克有济。熟地黄、麦冬、枸杞子、黄柏、五味子、紫河车、冬术、覆盆子、菟丝子、西洋参等。(引自：《王九峰医案》)

医案二：某男，无梦而遗，劳心辄泄，乃心肾失交症，用茯神丸参六味。人参、熟地黄、茯神、远志、当归、山药、莲须、酸枣仁、五味子、龙骨、莲实。糊丸服，数料痊愈。(引自：《类证治裁》)

10. 辨治按语　精之封藏在于肾而主宰于心。肾欲静而心欲宁，故治疗心肾不交之候，多用滋阴降火、交通心肾之品。本为阴虚火旺，虽可少用苦寒直折之品，但应中病即止，不可过剂，以免伤阴，使阴愈虚火愈旺而婴姹不交。病久不愈，阴损及阳，又可现心肾阳虚或心肾阴阳俱虚之候，届时当以平调阴阳为要。

11. 文献选录　《石室秘录·脏治法》曰：“肾，水脏也；心，火脏也……不知心肾虽相克，其实相须……心必得肾水以滋养，肾必得心火以温暖，如人惊惕不安，梦遗精泄，岂非心肾不交乎……

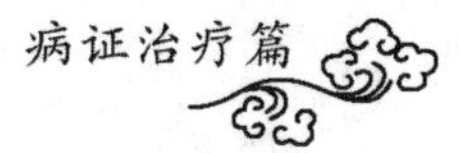

此治心正所以治肾，而治肾正所以治心也。”《类证治裁·遗泄》曰：“有用心过度，心不摄肾者，宜交心肾。”

(五)脾虚气陷证

遗精之脾虚气陷证是由脾气虚进一步发展，导致脾气当升不升反而下陷，气不摄精所表现的以遗精为主的临床证候。

1. 临床表现

(1)主症：滑精。

(2)次症：①气短懒言，肢倦乏力，面色萎黄；②纳呆口淡，腹泻便溏，食后脘腹坠胀，四肢不温。

(3)典型舌脉：舌淡苔白，脉沉弱或沉细。

2. 辨证分析　脾为后天之本，气血生化之源。劳倦伤脾，或素体脾虚，或用药过凉，损伤脾胃，或久病失治，脾虚气弱，均可导致脾气当升不升，反而下降，肾气亦不固精，现气虚气陷遗精之证。脾虚则运化无权，而致纳呆、食少、腹胀便溏；脾虚气陷，化源不足，不能充养四肢肌肉，则面色萎黄、肢倦乏力、手足不温；中气不足则气短懒言，食后脘腹坠胀；舌淡苔白，脉象沉弱或沉细均为脾虚气陷之证候。

3. 诊断要求　凡具备主症并见次症1项或2项，以及典型舌脉者，即可诊断为本证。

4. 论治法则　补中益气，健脾固精。

5. 方剂选要

(1)首选方剂：补中益气汤加味。方中黄芪、党参、白术、甘草益气健脾；升麻、柴胡助参芪升提下陷之中气；当归以养血；陈皮以理气使其补而不滞；加莲子、龙骨、牡蛎秘精涩遗。脾健而气升，气升而精固，精固而神生，神充气固而精摄。

(2)备用方剂：秘元煎。方中人参、山药、白术、炙甘草健脾益气；远志、酸枣仁、五味子养心敛神而益心火，火煦脾土，中气益升；金樱子、芡实涩精。诸药相合，共奏益气养心、升陷固精之功，适用于脾虚及心，或心脾两虚之证。

6. 中成药选介

(1)人参归脾丸：方中人参、黄芪、白术、甘草补气健脾；当归、龙眼肉、大枣补血养营，以充化源；酸枣仁、远志、茯神养心安神，神安则气不耗，精室自固；木香理气疏木，使诸药补而不滞。本方养心健脾，使气旺血生，精关得固，适用于心脾两虚、气不摄精之证。若改服汤剂，则加芡实、莲子、金樱子，而精气益固。

(2)脾肾两助丸：方中以党参、黄芪、白术、炒山药健脾益气；山茱萸、杜仲、锁阳、补骨脂补肾摄精，温肾培土；佐以熟地黄、麦冬以阴中引阳。诸药相合，补脾益肾，两相得助，适用于脾肾两虚之身体虚弱，不思饮食，腰膝酸软，梦遗滑精等症。

7. 针灸疗法　取穴：肾俞、太溪、三阴交、阴陵泉。均用补法。补肾取肾俞、太溪，补脾取三阴交、阴陵泉，或针，或灸，或交替并用。

8. 推拿疗法　取涌泉、肾俞，夜睡前端坐，用手按摩两穴，摩后，伸一足而侧卧，精液自固。

9. 饮食疗法　山药、莲子、白扁豆各15g，大米30g，共煮成粥，晚服。

10. 验案选粹

医案一：宁某，男，26岁，梦遗年余，久治无效，且病情加重，3个月来昼卧亦遗，身体日趋消瘦，饮食少进，精神恍惚，竟至卧床不起，并见形寒肢冷，少气懒言，舌淡苔白而腻，脉象沉细。

法宜益气健脾，补气固精。黄芪30g，人参12g，半夏6g，炙甘草6g，羌活3g，独活3g，防风6g，陈皮6g，白术9g，茯苓9g，泽泻6g，柴胡6g，白芍15g，黄连3g，生姜3片，大枣3枚。连服12剂后，并用肾气丸、人参养荣丸调服1个月，病愈体壮。（引自：《河南名老中医经验集锦》）

医案二：某男，夜多淫梦，精关不固，随感而遗，反复相仍，20余载，前进媒合黄婆，以交婴姹，数月来为获效，第病除药浅，犹宜加以调治，通志意以疏精神，宣抑郁以舒魂魄，方为有济。用归脾汤去木香、当归，加山药、芡实、石莲子、菟丝子，糊为丸。（引自：《王九峰医案》）

医案三：和某，男，19岁，1996年8月6日初诊。近来遗精频频，饮食不馨，面色苍白，形瘦腰酸，失眠健忘，舌红少苔，脉小。此乃劳伤心脾，气不摄精，肾虚滑脱，精关不固所致，先后天俱损。给予培土开胃为主，参以固摄。处方：党参15g，白术12g，茯苓12g，炙甘草6g，炙鸡内金10g，五味子3g，乌梅10g，甘松6g，麦冬15g，制半夏6g，白芍10g。7剂。8月13日二诊：药入味转馨香，遗精次数大减，前法增入固涩之品，原方去白芍加川百合30g，刺猬皮6g，7剂。8月20日三诊，遗精已除，睡眠佳，舌质仍红，给予滋肾养阴，健脾益气之品以善后。

按：本例平素体质羸弱，近来劳累过度，而致心脾两伤，气不摄精，加之肾虚精关不固，精微下泄故遗精频频，此属先后天同病。陈老治疗上从后天入手，参以固摄。处方以四君子汤补益脾气，养后天以充先天；五味子、乌梅味酸收涩；麦冬、白芍滋养阴液；甘松醒脾。陈老临证喜用甘松一味，盖甘松辛温芳香，入脾胃经，功能醒脾健胃，临证每见陈老于大队补益脾胃药中加入甘松以扶脾顺气，开胃消食。对遗精病，陈老善用刺猬皮配于辨证论治方药中，每多获效。本证由于辨证精确，配伍精当，用药独特，故收佳效。（引自：陈亦人医案）

11. *辨治按语*　脾虚气陷证可演变为心脾两虚证和脾肾两虚之候。脾胃升降失职，不能交通心肾，或思虑过度，心脾受损，而致心脾两虚，可见心慌少寐、气短懒言、遗精之症。治以补益心脾的归脾汤加减。脾虚不能养肾，或由肾虚累脾而致脾肾两虚，可见腰腿酸软，形寒肢冷，腹胀纳少，气短懒言，梦遗滑精之候，又当用脾肾两助丸。

12. *文献选录*　《景岳全书·遗精》曰："有因用心思索过度辄遗者，此中气有不足，心脾之虚陷也。"《类证治裁·遗泄》曰："脾虚下陷者……宜补中益气汤。"《中国医学大辞典·脾虚遗精》曰："脾虚遗精，此证由脾脏太虚，不能制水，水亏不能制火，故精自出，宜常服聚精丸加人参、白术、芡实、莲须、五味子。"《中医内科证治概要》曰："劳倦过度，脾阳受困……脾之升降失职，不能交通心肾，则火自上炎，水自下流，精气之遗泄，亦为势所必然。"

（六）湿热下注证

遗精病之湿热下注证是由湿热之邪，下流肾经，扰动精室而引起的以遗精、小便赤热涩痛等症为主的证候。

1. *临床表现*

（1）主症：①遗精时作；②阴茎易举或茎中涩痛；③阴囊湿痒或痛。

（2）次症：①尿赤、涩痛，少腹拘急或胀痛；②口干口苦，胁肋胀痛；③脘腹胀闷，纳呆，呕恶。

（3）典型舌脉：舌苔黄厚或腻，脉滑数或弦数。

2. *辨证分析*　此证多由房事不洁，邪毒化生湿热：或嗜食醇酒厚味，损伤脾胃，酿湿生热；或蕴痰化火，湿热痰火流注于下。总之湿热扰动精室，精室不秘，精液自遗而为病。湿热蕴结于肝经，则阴茎易举或茎中痒痛，阴囊湿痒，胁肋胀痛；湿热蕴结于脾胃则脘腹胀闷，纳呆呕恶；湿热下流于膀胱则尿赤，尿涩而痛，少腹拘急或胀痛。苔黄而厚、脉滑数，亦为湿热之象。

3. *诊断要求*　凡具备主症①、②和次症①或②，或主症①、③和次症②，或主症①和次症

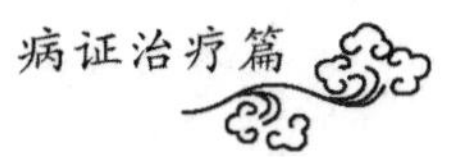

③,以及典型舌脉者,均可诊断为本证。

4. 论治法则　清热利湿。

5. 方剂选要

(1)首选方剂:龙胆泻肝汤。方中龙胆草、栀子、黄芩清热泻火,木通、车前子、泽泻利湿清热,柴胡疏肝泄热,当归、生地黄益阴养血以补肝火劫阴之失,甘草调和诸药以护中气。诸药相合,共奏清热利湿之功。适用于湿热下注,扰动精室,邪盛正实之遗精。

(2)备用方剂:加减二妙散。本方适用于湿热下注,阻滞窍络,腰腿困重遗精之证。方中苍术、黄柏合栀子、龙胆草、木通清热化湿,地龙、琥珀、石菖蒲利窍通阻,怀牛膝入肾,引热下行则湿热去,瘀阻通。诸药相合,共奏清热利湿、神安精固之功,邪去则神安,源清精自固。

6. 中成药选介

(1)猪肚丸:方中猪肚入胃,白术健脾,苦参清热,热清脾运,其湿自化;复有煅牡蛎之固摄,其精自固。故本方适用于肌肉消瘦、脾胃湿热遗精之证。

(2)龙胆泻肝丸:方义同前。

7. 针灸疗法　取穴:石门、关元、阴陵泉、肾俞、膀胱俞。手法:石门、关元、阴陵泉针用泻法,以清其热;肾俞、膀胱俞针用补法,促其气化以行其湿,湿热清则遗精止。

8. 验案选粹　某男,遗精无梦,小劳即发,饥不能食,食多即胀,面白舌热,小便黄赤。此脾家湿热,流于肾中为遗精,不当徒用补涩之药,恐积热日增。萆薢、砂仁、茯苓、牡蛎、白术、黄柏、山药、生地黄、猪苓、炙甘草。(引自:《尤在泾医案》)

9. 辨治按语　湿热下注证,多因脾胃蕴热,肝胆湿热、膀胱湿热等扰动精室,精液不藏而致,审因论治,当以清利湿热为主,使邪去而精自守,病遗自止。然初病湿热实邪,当禁用固涩;久病体虚,邪去苔净,方可议补。否则敛邪留患,甚或变生他症。湿热久蕴,气滞络瘀,痰瘀互结,阻滞尿道,或癃或闭者有之,又当化痰(湿)消积,可用二妙散加三棱、莪术、大黄、䗪虫、王不留行,甚者加穿山甲、皂角刺、玄参、海藻、浙贝母等软坚散结之品。气虚者可加黄芪益气化积。

10. 文献选录　《明医杂著・梦遗精滑》曰:"梦遗精滑……饮酒浓味,痰火湿热之人多有之。今所输之精,既有浊气,则邪火动于肾中,而水不得宁静,故遗而滑也。"《医学纲目・梦遗》曰:"治梦遗方属郁滞者居大半……但用龙骨、牡蛎等涩剂固脱,殊不知愈涩愈郁,其病反甚。"

(撰稿:王怀义　修订:戚广崇　李其信　潘　明　审定:李德新　华良才)

第四节　不　射　精

【概述】

不射精是指在性交过程中,有正常的性兴奋和阴茎勃起,能够进入阴道,但达不到性高潮,无射精动作,无精液射出的一种病症,又称射精不能,射精障碍。以往不射精患者绝大多数伴有遗精,而无自慰史。而近十年来多数患者通过自尉刺激可以射精,但性生活不射精。

对于不射精,古籍记载较少,《诸病源候论・虚劳无子候》首次将"不射精"称之为"精不射出",谓"丈夫无子者,……精不射出,但聚于阴头,亦无子"。在《秘本种子金丹》中称"流而不射",即仅有尿道分泌物而无精液射出。现代亦称该病为"精癖""精闭"。

不射精的病因病机，临床有以下几种：一是气滞血瘀，脉络阻滞，精道不畅。足厥阴肝经之脉，绕阴器，肝脏主疏泄，精液之疏泄亦为肝所主，肝气郁滞则影响精液疏泄的功能。另外，精液的疏泄与气血亦有关系，气行则血行，气滞则血滞，气机郁滞不畅，脉络必涩而不通，气血流行则精道通，气血郁瘀则精道阻涩不畅。二是肾阳虚衰无力射精，或肾精亏耗，精液内枯不能射精。肾为先天之本，藏真阴而寓元阳，为水火之脏，肾所藏之精足则肾气盛，肾气盛则肾的功能正常，肾气衰则肾的功能失常，可表现为无力射精。若经常自慰或房劳过甚，造成肾精亏损，精液内枯，故无精液射出。三是湿热下注，阻塞精窍。此种患者平素多喜食肥甘及酒热之品，日久致湿热蕴积于下焦，不仅影响气化功能，且使精液受其煎熬，日积月累阻滞精室、精道而不能射出。

【诊断与鉴别诊断】

1. 诊断要点

(1)阴茎能够正常勃起，且有足够的性交时间，但无性欲高潮。

(2)无射精动作和精液排出。偶尔一次射精失败不能诊断为本病。

2. 鉴别诊断

(1)逆行射精：性交时阴茎能充分勃起，既能达到性高潮，也有射精动作和快感，但无精液从尿道外口射出，而是逆流射入了膀胱。若性交后立即取尿液化验，在尿液中可看到许多白色絮状的精液，显微镜下见到较大量精子，而取阴道分泌物镜检却无精子。

(2)阳强：不射精患者尽管阴茎能够充分勃起，但是不能达到性高潮，也无精液从尿道口射出，经过一段不太长的时间阴茎便自行痿软。而阳强患者是以阴茎持续勃起为特点，多发生在性交之后，属于阴茎异常勃起。

(3)遗精：是指不因性交而精液外溢之病，临床分为梦遗和滑精。不射精患者可以有遗精现象，而性交时不能射精。遗精病患者是性交时能射精，眠时亦遗精。

(4)精少：是指性交时排出精液极少，甚至只有一两滴。精少与不射精的鉴别点在于精少患者有性高潮和射精动作，伴随射精动作而有少量精液排出；不射精患者无性高潮和射精动作，而是在阴茎持续勃起中尿道外口溢出少量分泌物。

(5)阳痿：是指男性虽有性欲要求，但阴茎举而不坚，或举而不能持久，妨碍进行正常性生活。有的阳痿患者，阴茎虽然可以勃起，勃起的时间短，进入阴道后未能射精即痿软，因此有时误将阳痿诊断为不射精。这种阳痿与不射精的鉴别点在于：阳痿阴茎勃起的程度不足，勃起的时间短，由于阴茎自行痿软不能继续性交而不能射精；不射精患者其阴茎勃起的程度坚硬，勃起的时间也较长，阴茎在较长时间内勃起后慢慢萎软下去。

【临床分证】

本病按脏腑辨证、病因辨证可分为肝气郁结、瘀血停聚、肾阳虚衰、肾阴不足、湿热下注等证型。

(一)肝气郁结证

不射精之肝气郁结证是肝气郁结，精道不畅而致，以不能射精为主要表现。

1. 临床表现

(1)主症：①性交时阴茎长时间勃起挺强而不射精，久之由勃起挺强转为阴茎举而不坚；②胸胁胀满疼痛，烦躁易怒，时欲叹息。

(2)次症：①纳呆嗳气；②少腹坠胀；③多伴有情绪波动史，烦躁易怒或情志抑郁。

(3)典型舌脉：舌质红苔薄白，脉沉弦。

2. 辨证分析　精液之疏泄亦为肝所主，肝气郁滞必影响精液的疏泄功能，故男子可因肝气郁结在性交时引起不能射精；胸胁胀满疼痛、烦躁易怒、少腹坠胀诸症皆为肝气郁结所致。

3. 诊断要求　具备主症①、②和次症中的1项及典型舌脉者即可确诊本证。

4. 论治法则　疏肝解郁，开启精关。

5. 方剂选要

(1)首选方剂：逍遥散。方中当归、白芍养血柔肝；柴胡疏肝解郁，助少许薄荷以增强其疏散条达之功；茯苓、白术、甘草培补脾土；归、芍相配意在调和气血。本方使用疏肝解郁之品，符合《黄帝内经》"木郁达之"之旨。临床运用时多在此方基础上加路路通，以加强其疗效。若久郁不解，伤及肾气，也可酌加补肾之品。

(2)备用方剂：柴胡疏肝散加减。柴胡疏肝解郁，配理气仙药香附，使疏肝解郁之力更强，伍枳壳行气，川芎活血，气血畅行则精易射出，芍药养血柔肝，血充则精易生发，精满则易出，甘草补脾调和诸药。

6. 中成药选介

(1)开郁顺气丸：方中柴胡、香附、青皮、木香、枳壳疏肝理气以解郁；当归、芍药养血柔肝；肝郁则化热，以栀子、黄芩清之；肝郁则木克脾土，以茯苓、砂仁、陈皮、苍术、姜半夏健脾利湿，即"见肝之病当先实脾"之意。

(2)舒肝丸：方中柴胡、香附疏肝理气解郁；川芎、延胡索活血祛瘀；牡丹皮清肝经之热；白芍柔肝；砂仁、豆蔻、木香、陈皮培土健脾。肝郁得解，精关自开。

7. 针灸疗法

(1)取穴：期门、支沟、阳陵泉、内关、太冲。手法：毫针刺用泻法。方义：期门为肝之募穴，可疏肝利胆；取支沟、阳陵泉以调少阳经气，活络止痛；内关是治胸胁痛要穴之一，太冲则疏泄肝郁。

(2)处方：曲骨、足五里、三阴交。刺灸法：针前令患者排净小便，足五里用28号3寸毫针，曲骨和三阴交用28号2寸毫针，穴位和捻针的手指均用75%酒精严格消毒，快速进针，足五里用提插捻转手法，使针感传至会阴。曲骨进针后单用捻转手法，使下腹和外阴感到有酸麻胀为止。三阴交用提插捻转手法，使小腿内侧有酸麻胀为止。留针30分钟，每日针1次，10次为1个疗程。治疗130例，治愈118例，无效12例，治愈率90.7%。

按：治疗重在调肝疏肝，肝主疏泄，主司情志活动的调节。肝之经脉绕阴器过小腹，阴器为宗筋之会，肝性喜调达，除疏泄气血外，还可疏泄精液。如肝气郁结，任脉不通，男子则精瘀不射。足五里为足厥阴肝经之穴，曲骨属任脉，又为任脉、足厥阴肝经之交会穴，三阴交为足三阴之会，可调肝益脾肾。故三穴合用，调达肝气，疏通任脉而治愈本病证。[引自：江玉文，1990. 针灸治疗功能性不射精130例临床观察.北京中医，(2)：37]

8. 验案选粹

医案一：何某，25岁，婚后性交正常，后因分配住房，与人发生口角，常感胸胁满闷。精神郁郁不乐，烦躁易怒，纳呆嗳气，小腹作胀。此后每次性交时不能射精，且有尿意。舌质红，苔薄白而干，脉弦细。病属郁怒伤肝，肝郁化火，失于疏泄所致之不射精，治宜疏肝解郁，开启精关。方用逍遥散加味，处方：当归10g，白芍25g，白术10g，茯苓10g，牡丹皮10g，香附10g，石菖蒲10g，甘草10g，枳实10g，王不留行15g，黄芩10g，牛膝10g。水煎服10剂后已能射精，继服10剂胸闷除，纳增嗳气已，情绪开朗。原方去石菖蒲、牛膝、王不留行，加女贞子20g，枸杞子15g，继服月余，症状完全消失。（引自：林宏益、曲锡萍医案）

医案二：田某，男，37岁。于2007年10月7日主因"性交不射精3月余"就诊，患者自述3个月前不明原因出现性交过程中不能射精，但手淫时却能够射精，勃起功能及性欲均正常，为此，患者曾到多家医院检查治疗，未查出明显异常，诊断为"功能性不射精"，并花去药费、治疗费万余元，病情无好转，仍不能射精，伴有阴茎胀痛，甚为苦恼，遂来诊。查舌苔薄，质暗边尖红，脉弦细。中医辨证为肾虚肝郁，气血不调。药用：茯苓12g，柴胡10g，当归15g，炒白术10g，薄荷6g(后下)，甘草10g，白芍30g，川芎15g，香附10g，三棱10g，莪术10g，川楝子10g，路路通10g，太子参10g，黄芪10g，枸杞子10g，淫羊藿10g，葛根30g，石斛10g，熟地黄10g，山药10g，菟丝子10g。7剂，每日1剂分2次水煎服。同时嘱患者在服药同时，尽量多与妻子沟通，可在性交时先手淫，自觉快射精时，再放入阴道内射精，并增强自信心。

复诊，2007年10月14日，自述服药后，无不适感，但症状亦无明显改善，性情较为急躁，查舌脉同前，建议患者稳定情绪，以减少不良情绪造成的影响，上方加青皮10g，陈皮10g，知母10g，黄柏10g，杜仲10g。继服7剂。

三诊，服药后，自述阴茎勃起疼痛减轻，然仍不能射精，上方去薄荷，加香附30g，丹参30g，再服7剂。

四诊，2007年10月21日，患者面露喜容，自述昨日服完药后，晚上同房已能够射精，且阴茎胀痛消失，效不更方，按上方续服7剂，以巩固疗效。

五诊，2007年10月28日，患者再次来诊，述已能射精自如，无其他不适感，要求服中成药继续巩固调理，嘱患者可自服逍遥丸6g，早晚各1次；六味地黄丸3g，早晚各1次。后经电话随访，至今性功能及性生活均正常。（引自：《新中医》）

9. 辨治按语　因肝气郁结而不射精者，治当疏肝理气，调畅气机，气滞必血瘀，故临证时当据血瘀征象之有无轻重而灵活遣药。又肝气郁结多情志失调所致，故其治当以药物疗法和心理疗法并用为宜。

（二）瘀血停聚证

瘀血停聚证见于不射精者，是由于瘀血阻滞脉络，精道不通而不能射精。

1. 临床表现

(1)主症：①性交时阴茎勃起坚硬，久不得泄；②阴茎带有刺痛感。

(2)次症：①平时睾丸坠胀疼痛，甚至牵连至少腹；②胸胁刺痛，肌肤干燥。

(3)典型舌脉：舌质紫暗，舌苔薄白，脉细涩。

2. 辨证分析　阴部外伤，损伤脉络，离经之血未出体外，停滞于内，或因房事时忍精不射，败精回流，形成瘀血阻脉，精窍不通；亦有因气滞而血滞者，血滞于精道致使精道不利；血滞于肝经，则肝经循行之处两胁、少腹及睾丸、阴茎疼痛。舌质紫暗，脉细涩均为气滞血瘀之证。

3. 诊断要求　具备主症①、②和次症中的1项及典型舌脉者即可诊断为本证。

4. 论治法则　活血化瘀，通达精窍。

5. 方剂选要

(1)首选方剂：通窍活血汤。方中赤芍、川芎、桃仁、红花等均为活血化瘀之品，麝香开通诸窍，活血通络，姜、枣调和营卫，老葱通阳入络，为诸药之使。本方用于血瘀不射精，则当重用牛膝、路路通、穿山甲(代)等药品。

(2)备用方剂:复元活血汤。方中用柴胡疏肝胆之气;当归入肝养血活血;穿山甲(代)破瘀通络;桃仁、红花祛瘀生新;瓜蒌根润燥散血;甘草缓急止痛;重用大黄荡涤凝瘀败血,引以下行,使瘀去新生,气血畅行,精道通行。

6. 中成药选介　大黄䗪虫丸。䗪虫、水蛭、虻虫、赤芍、桃仁活血化瘀,散结止痛;大黄行瘀散结而泄热;甘草缓急止痛,调和诸药。

7. 针灸疗法

(1)取穴:中极、志室、地机、三阴交。手法:毫针刺用泻法。阴茎、睾丸、少腹痛甚者三阴交可持续运针,强刺激 20 分钟。方义:中极为任脉穴,可通调冲任脉气;地机能疏经气止痛;志室又名精宫,可通达精气;三阴交为足三阴之交会穴,可调血行血,四穴合用可通达精道,行瘀止痛。

(2)处方:关元、中极、曲骨、会阴、八髎、肾俞。刺灸法:针刺关元、中极、曲骨,进针 2.5 寸,以向下传导,有酸麻胀感为得气。一般留针 20 分钟,接通电疗器。会阴、八髎、肾俞,进针 1.5 寸,接电疗器,留针 20 分钟。可加用艾灸灸以上穴位,特别是会阴、关元。治疗 82 例,治愈 79 例,无效 3 例。总治愈率为 96.4%。

按:根据解剖知识及神经学说,针灸关元、中极、曲骨,直接刺激可作用于腹下神经,兴奋输精管壶腹、前列腺、精囊平滑肌,以及膀胱内括约肌,促进精液排出。针灸八髎、会阴,可兴奋阴部内神经,促进球海绵体肌及坐骨海绵体肌产生有节律的阵挛性收缩,使精液排出。针灸肾俞对提高性欲、增强勃起冲动、促进射精冲动等有一定作用。因此针刺上述腧穴,利用电疗器有节律的刺激,可唤醒射精中枢促使排精。(引自:《河北中医》)

8. 验案选粹

医案一:韩某,24 岁,农民。婚后 2 年不能射精,同房时阴茎勃起坚硬,长达 2～3 小时亦不射精痿软,阴茎刺痛感十分明显,平素少腹、会阴及两侧睾丸胀痛。舌质暗有瘀斑,苔薄白,两脉弦涩有力。病为瘀血阻滞脉络不能射精,拟活血通窍法,用通窍活血汤加味治疗。处方:桃仁、红花、川芎、赤芍、王不留行各 10g,白芷 8g,路路通 30g,生姜 4 片,大枣 4 枚,老葱白 8 寸。水煎服 10 剂后,性交虽无精液排出,但可慢慢痿软,刺痛基本消失。又依原方加黄柏 30g,连服 10 剂后同房时即可射精。(引自:林宏益、曲锡萍医案)

医案二:王某,25 岁。患者婚后 2 年未育,爱人妇科检查正常。询其因是性交时不射精,问其症前阴有重坠和胀痛感,观其形肥胖,舌体胖,边有瘀斑,苔白厚而腻,脉弦而滑。症脉参酌,此属痰瘀交阻,精窍不通所致不射精。遵"痰瘀同治"原则,法拟豁痰消瘀以通窍。方以自拟"育精灵 4 号方"加减,处方:京胆星、白芥子、广橘红、法半夏、炒枳实各 10g,紫丹参 15g,赤芍 8g,桃仁 8g,路路通、王不留行、穿山甲(代)、急性子各 10g。服药 10 剂,前阴重坠胀痛感已消失。嘱其再服 7 剂,患者服完后已能射精,并在该月内爱人排卵期进行性交,射精正常,当月内爱人受孕。(引自:洪广槐医案)

医案三:杨某,男,30 岁。患者婚后 3 年不育,同房不射精,于 1983 年来我院就诊。就诊前曾服用过多种补肾壮阳类中药。也曾肌内注射过丙酸睾酮,但都无效。临床表现有性欲正常,能性交,但不射精,房室时间在 30 分钟左右。同房时少腹有拘急阻塞感。每月遗精 1～3 次,多在同房后睡梦中遗精。舌淡红,有少许瘀点,脉弦细。辨证为气滞血瘀证。针刺关元、中极、曲骨,进针 2.5 寸,以向下传导,有酸麻胀感为得气,留针 20 分钟,接通电疗器。会阴、八髎、肾俞,进针 1.5 寸,接电疗器,留针 20 分钟。针灸 2 次同房已能射精,并有性快感,次年其妻生一男婴。[引自:郭连澍,张秋才,袁曙光,等,1989.电针加灸法治疗不射精症 82 例临床分

析.河北中医,11(1):35-36.]

9. *辨治按语*　气为血帅,血为气母,气滞则血瘀,血瘀必气滞,故临证时应分血瘀与气滞之微甚,而选用理气活血或活血化瘀。在瘀阻中除血瘀外应考虑痰瘀交阻,所以还应注意痰瘀同治,不得一见血瘀便一味祛瘀。

(三)肾阳虚衰证

不射精之肾阳虚衰证是指因肾阳虚衰,以作强无力、无力射精、腰膝酸软为主症的证候。

1. 临床表现

(1)主症:①性欲低下;②阴茎勃起不坚,无力排出精液。

(2)次症:①腰膝酸软,头晕耳鸣;②倦怠乏力,面色㿠白;③小便频频而清,甚则不禁,滑精。

(3)典型舌脉:舌质淡或舌体胖嫩或舌边有齿痕,苔薄白,脉沉弱无力。

2. *辨证分析*　本证乃因肾阳素虚,或劳损过度,久病失养,肾气亏耗。肾为"作强之官",出伎巧。肾气旺盛则作强有力,肾气不振则作强无力,故阴茎勃起不坚,无力排精。腰为肾之府,肾阳虚弱则腰膝酸软,倦怠乏力。肾与膀胱相表里,肾阳不振,膀胱气化失司,故出现小便频频而清,甚则不禁。

3. *诊断要求*　具备主症①、②和次症中的1项及典型舌脉者,便可确立该证候的诊断。

4. *论治法则*　温补肾阳,益精通关。

5. 方剂选要

(1)首选方剂:右归饮。方中熟地黄、山药、山茱萸、枸杞子培补肾阴;肉桂、附子温养肾阳;炙甘草补中益气;杜仲强壮益精。本方益火之源,以培肾之元阳。蜈蚣因其"走窜之力最速,内而脏腑,外而经络,凡气血凝聚之处皆能开之",故能疏通络道,以助射精之功,加牛膝入肾,引药下行,直达病所。诸药配合,共奏温肾通关之功。

(2)备用方剂:益精壮阳汤。方中熟地黄、山茱萸、山药、茯苓、甘草乃左归饮之组成,重在补益肾阴,在此基础上加天冬益水之上源,下通肾气;肉苁蓉、锁阳、巴戟天、菟丝子、白人参壮阳温肾。方中加蜈蚣助阳通关,牛膝引药下行,诸药协同相得益彰。

6. 中成药选介

(1)肾气丸:每日早、中、晚饭前服1丸。用蜈蚣3条,全蝎10g,牛膝10g煎水送服。本方用六味地黄丸壮水之主,加肉桂、附子补水中之火,以鼓舞肾气。通过水火并补,阴阳协调,肾气自健。蜈蚣、全蝎、牛膝煎汤作引助阳通关,引药入肾。其功效在温肾壮阳益精通关。

(2)肉苁蓉丸:每日早、中、晚饭前服1丸。方中肉苁蓉、蛇床子、巴戟天、菟丝子、杜仲、附子补肾壮阳;远志补不足,利九窍,通精关;五味子补阴益男子之精;防风散络脉中留滞。肉苁蓉丸的功效为暖下元,益精髓,利精道。

7. 针灸疗法

(1)体针疗法。取穴:关元、志室、大赫、足三里、太溪。手法:毫针刺用补法,或针灸并用。方义:关元为足三阴与任脉之会,为人体元气之根本,用以振奋肾气。志室配大赫可固肾治本,加太溪用以补肾,配足三里健脾胃以充生化之源,增加射精功能。

(2)耳针疗法。取穴:取精宫、内分泌、肾、外生殖器、睾丸等穴。用法:每次取其中2～4穴,留针20～30分钟,或埋针3～5日。

(3)皮肤针疗法。叩刺腰骶部及下肢内侧,每次15分钟,每日或隔日1次。

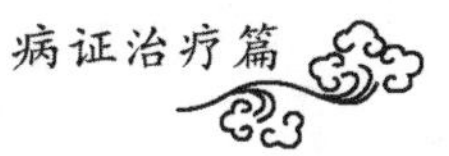

8. 饮食疗法

(1)双鞭壮阳汤:枸杞子10g,菟丝子10g,肉苁蓉6g,牛鞭100g,狗鞭10g,羊肉100g,母鸡肉50g,花椒、老生姜、料酒、味精、猪油、食盐各适量。功效:暖肾壮阳,益精补髓。适用于肾阳虚不射精。服用时吃肉喝汤,既可佐餐又可单食。

(2)韭菜炒鲜虾:韭菜150g,鲜虾240g,菜油、味精、食盐各适量。功效:补肾壮阳,益精通关。应用于肾阳虚之不射精及阳痿。食用时可作佐膳菜肴,亦可作为下酒菜。

9. 验案选粹　周某,42岁。结婚11年来同房不能射精。年轻时遗精频繁,素体虚弱,经常腰酸腿软,疲乏无力,阴茎勃起不坚,或坚而不能持久,无力排出精液。面色灰暗,舌质淡,苔薄白,脉沉无力。病属肾阳虚弱不能射精,法当温肾壮阳,益精通关。处方:熟地黄30g,山药30g,山茱萸15g,枸杞子30g,肉桂10g,炙甘草10g,杜仲20g,蜈蚣4条,牛膝30g。水煎服。14剂后,同房时即可排出少量精液。嘱其平素常食韭菜炒虾仁,又继服30剂后已完全能射精,给予桂附八味丸继续巩固。(引自:林宏益、曲锡萍医案)

10. 辨治按语　肾阳虚损,治宜温补元阳,但阳损必及阴,故当于阴中求阳,则阴平阳秘,精关开阖适度。

(四)肾阴不足证

肾阴不足证见于不射精者,是因肾阴亏损,精血不足,精室空虚,源泉枯耗,无精排出,以腰脊酸软、五心烦热为主症的证候。

1. 临床表现

(1)主症:①阴茎易勃起,性交时不能射精;②五心烦热。

(2)次症:①多有形体消瘦;②神疲乏力;③或见颧红盗汗;④头晕耳鸣、目眩;⑤夜寐不宁,或多梦纷纭。

(3)典型舌脉:舌质红,脉弦细而数。

2. 辨证分析　恣情纵欲,必致伤肾。肾阴虚则相火妄动,相火妄动则阴茎易举,但因肾精亏耗,精室空虚,而无精液射出;肾虚亏损,真阴暗耗,则精气营血俱不足,不能充养肌肉,则形体消瘦,神疲乏力;精气不能上承,故见头晕耳鸣目眩;心火不能下交于肾,肾水不能上济于心,心肾不交,水亏火旺,则夜寐不宁,或多梦纷纭;颧红盗汗、舌质红、脉细弦而数,均为阴虚内热,精血不足之象。

3. 诊断要求　具备主症①、②,次症中的1项及典型舌脉者,即可确定肾阴虚不射精的诊断。

4. 论治法则　滋阴降火,填精通关。

5. 方剂选要

(1)首选方剂:知柏地黄汤。方中有熟地黄之滋补肾水,又有泽泻之宣泄肾浊以济之,有山茱萸之温涩肝经,又有牡丹皮之清泻肝火以佐之,有山药之收摄脾经,又有茯苓之淡渗脾湿以和之。知母、黄柏用于肾经相火有余。加蜈蚣、全蝎通达经络,疏通精道。

(2)备用方剂:左归饮。本方为纯甘壮水之剂,方中熟地黄、枸杞子、山茱萸滋补肝肾之阴,使水旺是以制火;茯苓、山药、炙甘草滋养脾胃之阴,使土润可以养肺滋肾,阴平阳秘。加知母、黄柏泻肾经相火;蜈蚣疏通经络,开通精关,牛膝引药下行。诸药合用,共奏益肾滋阴、降火通精的作用。

6. 中成药选介

(1)大补阴丸:方中黄柏、知母苦寒坚阴,平相火而保真阴;熟地黄滋阴,龟甲潜阳,猪脊髓以髓补髓，功在壮水制火。蜜丸如桐子大，每日服 3 次，早、中、晚饭前各吞服 10g。用牛膝 30g，蜈蚣 3 条煎汤送服大补阴丸，增加引药下行和疏通精关的作用。唯脾胃虚弱，食少便溏者不宜用本方。

(2)通关丸：方中知母、黄柏取其大苦大寒，以泻肾火，少量肉桂以助气化。加蜈蚣以通利精关。诸药合用，共奏滋阴降火、通利精关的作用。

7. 针灸疗法

(1)取穴：关元、肾俞、太溪、足三里、三阴交。手法：毫针刺用补法。方义：关元穴为全身强壮穴之一，可培补元气；肾俞、太溪补肾益阴；足三里调补脾胃以生精血；三阴交为足三阴之交会穴，健脾益肾利小便。

(2)处方：①曲骨、大赫、太冲；②肾俞、次髎、三阴交。刺灸法：取穴以痛为腧，在穴周围触摸、按压寻找敏感点进针。两组穴交替使用，每日 1 次。治疗前令患者排尿，使膀胱排空方可操作。曲骨、大赫、肾俞、次髎平补平泻，针感一定要向会阴部放射。三阴交、太冲用泻法，针刺强度以患者无法忍受为度。留针 15 分钟，15 日为 1 个疗程。治疗 50 例，治愈 46 例，有效 1 例，无效 3 例。

按：不射精症多是骶髓射精中枢兴奋不足，或大脑皮质对射精中枢的抑制太过造成的，所以取与射精中枢有同神经节段和相近神经节段联系的大赫、曲骨、次髎为主，施以平补平泻的调整手法，以提高射精中枢的兴奋性。对太冲、三阴交必须强刺激，刺激强度超过大脑皮质对射精中枢的抑制，从而使已经紊乱的射精中枢功能得到较好的调整而恢复射精功能。(引自：王根基．针灸学报)

8. 饮食疗法

(1)法制黑豆：黑豆 500g，山茱萸、茯苓、当归、桑椹、熟地黄、补骨脂、菟丝子、墨旱莲、五味子、枸杞子、地骨皮、黑芝麻各 10g，食盐 30g。功效：补肾益精。应用于肾精不足、肾阴亏损之不能射精症。食用时每日适量嚼食，黑豆嚼烂吞下。

(2)补髓汤：鳖 1 只，猪脊髓 200g，生姜、葱、胡椒粉、味精各适量。功效：滋阴补肾，填精补髓。应用于肾阴虚精髓不足不能射精症。服用时吃肉喝汤，可佐餐食用。

9. 验案选粹　黄某，30 岁。结婚 4 年无生育。患者同房不射精，睡中有下遗，五心烦热，少寐多梦，腰酸腿软，周身倦怠，舌质红苔薄白，脉细弦而数。病属肾阴亏耗，虚火亢盛不能射精，法当滋阴降火，填精通关。处方：生地黄 30g，知母 30g，黄柏 30g，牡丹皮 30g，泽泻 10g，茯苓 10g，山茱萸 10g，地骨皮 30g，杭白芍 10g，蜈蚣 3 条，路路通 30g。水煎服 10 剂，性交时已有少量精液排出，嘱其服用补髓汤，又依原方先后共服 30 剂，性交时已能正常射精。(引自：《林宏益、曲锡萍医案》)

10. 辨治按语　肾阴虚者，日久必致阴损及阳，故治当于阳中求阴为宜。此证应食补与药疗并重，法制黑豆和补髓汤都是很好的滋阴补髓食品，为治疗打下良好基础，在滋阴填髓已有成效基础上，方药中加蜈蚣、路路通走窜通络之品对治疗效果有“画龙点睛”之妙。

(五)湿热下注证

不射精之湿热下注证是因湿热下注阻滞脉络精窍，以致引起以不能射精，烦躁、口苦为主证的证候。

1. 临床表现

(1)主症：①阴茎勃起坚硬不易萎软，性交时不能射精；②头晕身重，口苦烦躁。

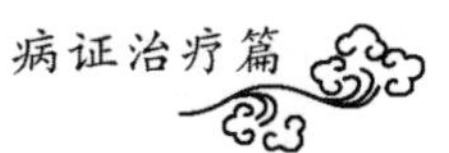

(2)次症：①会阴部坠胀；②梦遗频繁；③少腹急满；④小便短赤或黄。

(3)典型舌脉：舌苔黄腻，脉象滑数。

2. 辨证分析　湿热下注，阻滞厥阴脉络则会阴部坠胀，阻滞精道不能射精；湿热蕴于下焦则少腹急满；湿热下注扰动精室则梦遗；湿热上蒸故口苦、心烦、头晕；湿热交蒸于肌肤则身重；湿热下注小肠，移入膀胱则小便短赤或黄。舌苔黄腻脉滑数均为内有湿热之象。

3. 诊断要求　具备主症①、②，次症 2 项以上，以及典型舌脉者，便可确定证候诊断。

4. 论治法则　清热化湿通关。

5. 方剂选要

(1)首选方剂：龙胆泻肝汤。方中龙胆草大苦大寒，泻肝胆实火，除下焦湿热；黄芩、栀子泻火下行；车前子、泽泻清利湿热；生地黄、当归滋养肝血，因火盛必劫阴液，生地黄、当归合用可使邪去而正不伤；柴胡条达肝气；甘草和中解毒，以协调诸药。石菖蒲通窍化浊，通利精道；薏苡仁健脾利湿，以起到清热化湿通关的功效。

(2)备用方剂：甘露消毒丹。方中用藿香、薄荷、豆蔻、石菖蒲芳香化浊，开泄气机；黄芩、连翘清热解毒；滑石，木通、茵陈清利湿热；贝母、射干清热化痰。加苦寒之龙胆草泻肝胆之火，除下焦湿热。本方可清热利湿，清热于湿中，渗湿于热下，以助射精之功。

6. 中成药选介

(1)龙胆泻肝丸：方义同龙胆泻肝汤，水泛为丸，每袋重 10g，每日服 1～2 次，每次 5～10g，白开水送下。

(2)琥珀茯苓丸：方中琥珀、土茯苓、泽泻、车前子、木通、滑石清利湿热，通调精道；海金沙、赤茯苓、甘草清茎中湿热肿满；黄柏泻下焦湿热；大黄导湿热之瘀滞；牡丹皮可通血脉中壅滞，佐乌药、半夏以行滞燥湿。其功用清化湿热，行滞通窍。服法：每日 2 次，每次 6g，温开水送下。禁忌：忌辛辣动火食物。

7. 针灸疗法

(1)取穴：三阴交、阴陵泉、太冲、肝俞、中极、阳陵泉。手法：毫针刺用泻法，不灸。方义：取足太阴脾经合穴阴陵泉配三阴交疏通脾经经气，化湿利水。取足少阳之合穴阳陵泉，以泻其热，配太冲疏肝胆经气。取肝俞、中极为俞募配穴法，泻肝经之湿热。

(2)耳针疗法：取肝、肾、交感、外生殖器、皮质下等穴。用法：每次选 2～3 个穴，留针 20～30 分钟，中、强刺激。

(3)主穴：肾俞、次髎、关元、气冲；配穴：三阴交、太冲、阴陵泉。刺灸法：先刺肾俞、次髎，不留针，继刺关元，直刺或针尖向下成 75°斜刺 1.5～2 寸，然后再采用捻转手法使其针感向下传导至会阴部为止。继刺气冲、三阴交、太冲、阴陵泉诸穴，留针 30 分钟。隔日治疗 1 次，20 次为 1 个疗程。2 个疗程之间，休息 7 日后继续治疗。

按：不射精症，不外三类，一为气虚不能，二为湿热阻窍，三为阴精不足，且多虚实互见，每以三者兼而有之。故取上述腧穴配伍运用。在针刺腹部穴位时，针感一定要向下传至阴茎、睾丸，方可收效。极少数患者针后有少腹不适感觉，不需特殊处理，1 日内可消除。治疗 45 例，治愈 34 例，无效 11 例，总治愈率达 76%[引自：张家声，1987.针灸治疗男性不育症 248 例临床观察.中国针灸，(1)：3-4.]

8. 验案选粹　李某，27 岁。婚后 4 年性交不能射精，阴茎勃起可持续 1～2 小时之久。素体丰腴，嗜酒，每日 100～150g，喜食油腻。身重酸楚，口苦口臭，烦躁，舌苔黄腻，舌质红，脉滑数。病属湿热下注，阻滞脉络精窍。当用清热化湿，通利精窍法。处方：龙胆草、牡丹皮、薏苡仁各30g，黄芩、栀子、泽泻、车前子、木通、甘草各10g，生地黄、当归各20g，柴胡6g，石菖蒲8g，蜈蚣4条。水煎服10剂，性交过程阴茎勃起20～30分钟，自觉流出精液，射精感不强。又连进20剂，射精正常，翌年其妻生一健康男婴。（引自：林宏益、曲锡萍医案）

9. 辨治按语　湿热下注不能射精者，临床治疗上除把握住辨证论治的关键外，对患者生活起居的要求应与治疗并重，如戒酒少食肥甘等。同时对性生活给予必要咨询也是不可忽视的重要内容。

（撰稿：林宏益　曲锡萍　修订：戚文崇　袁少英　审定：李广文）

第五节　阳　强

【概述】

阳强是阴茎异常勃起，茎体强硬，久而不衰，触之则痛，或伴有精流不止的一种疾病。阳强之名，历代不一。秦汉时期，《灵枢·经筋》从其症象名谓“纵挺不收”。隋代《诸病源候论》言其为“强中”。此后在《本草经疏》更名为“强中不倒”。明清时期，《石室秘录》也名其为“阳强不倒”，《杂病广要》称其为“阳强”。此外古代医家还有“消证”“肾消”等说法。

阳强不倒和阳亢两者不可混淆，一般谓阳盛则强，过强则病；阳亢乃性欲过旺，精气方刚，阳事易兴，久则自倒。但阳强为久亦不倒，是因阳强过极，肾气失司，宗筋不收，而产生的一种病状。

本病责之肝、肾。因肝主筋，肝脉络于阴器，阴茎为宗筋所聚而成；肾主精，而司生殖，阴茎为肾之所系。其病理表现与精、气、神相关，此三者，乃人身之宝，相生相依，气能生精，精亦能生气、养神，若精伤则气亦耗，神伤则精与气失其所主，三者互为影响。本病有神志过极，精神不能内守，宗筋不约而生病者；有肝火过旺，湿热内生，筋脉拘急而生病者；有自慰无制，房事过度，不能持满，而患者；亦有久病瘀阻而患者。概而言之，其病机为阴筋拘急，宗筋不收而为病。

本病预后一般较良好，但亦有久延误治，演变为永久性阳痿及不育，甚或局部瘀阻，阴器终生难用者。

【诊断与鉴别诊断】

1. 诊断要点　凡阴茎强硬，持久不衰者，均可诊断为本病。

2. 鉴别诊断　“阳强”与“阳亢”须加以鉴别。阳强是阴茎异常勃起，经久不衰，持续时间过长，不受性欲影响，或所受影响较小，排精之后尚不松软，多发生在性交之后。阳亢是阴茎勃起受性欲影响较大，得到性的满足，精液排出之后，则立即松软下来。

【临床分证】

本病多由于情志不舒，肝郁化火，火灼宗筋，致使筋体拘急；或湿热闭阻宗筋脉道，脉络郁阻，而致茎体强硬不衰；或因房事太过，精液过泄，耗损真阴，阴虚阳亢，而致茎体脉络瘀阻，阴茎坚硬不倒。临床可分为肝胆实火证、肝胆湿热证、阴虚阳亢证、瘀阻络滞证等。

（一）肝胆实火证

阳强之肝胆实火证是指因肝火内郁，胆火隆盛，沿肝脉横串宗筋，灼炽阴器而致茎体强硬不衰的临床证候。

1. 临床表现

（1）主症：①阴茎持久性勃起，坚硬不衰而触痛；②性急易怒，面色红赤。

(2)次症:①头晕目眩;②口苦咽干。

(3)典型舌脉:舌质红绛,苔黄干,脉弦强有力。

2. 辨证分析　肝脉绕阴器,肝主筋,筋会于前阴,故前阴为宗筋聚会之处,肝火亢盛,热灼宗筋,故宗筋强硬,阴茎勃起久而不衰。肝志为怒,火热内炽则神志不安,故有性急易怒。肝脉上于巅顶,开窍于目,火热内炎则头晕目眩。肝火上炎,灼伤津液,故面色红赤,口苦咽干。舌质红绛、苔黄干、脉弦强有力等皆为肝胆实火所致。

3. 诊断要求　凡具备主症①、②,兼见次症中的1项及典型舌脉者,均可诊断为本证。

4. 诊治法则　清肝泻火,滋阴软坚。

5. 方剂选要

(1)首选方剂:当归龙荟丸。本方是治疗肝胆实火所致阳强的主要方剂。方中当归、龙胆草、芦荟、青黛直入肝胆,以达清肝泻火之用,佐以黄芩泻肺火,黄连泻心火,黄柏泻肾火,大黄泻肠胃之火,山栀子苦寒直折,泻上、中、下三焦之火,并引诸经之火从大小便排出。酌加木香、麝香取其调气开窍,灵通化瘀,可使坚硬勃起的阴茎缓解松软,或加白芍、鳖甲、甘草以缓急软坚而止痛。

(2)备用方剂:泻青丸。肝属木,其色青,泻青丸,即泻肝经实火之方也。肝主筋,阴茎为宗筋所聚,肝火盛则筋急,宗筋挺起不收。方中龙胆草直入肝经泻肝火,佐栀子使其火邪从小便排出,配大黄使其火邪从大便降泻。肝主风,风能助火,则使肝火不熄,治肝不治风,非其治也,故用羌活、防风搜肝之风,风息则火灭。肝之性欲散,以川芎之辛以散之。肝之质善滋,故用当归之濡以润之。故本方是泻肝火,濡润宗筋,治疗阳强之要方,临证加减可收卓效。

6. 中成药选介　栀子金花丸。本方功在泻火解毒、养阴润筋,为治疗肝经实火、阳强不倒的中成药。黄连清心火,黄芩清肺火,黄柏泻肾火,栀子清三焦之火,更有大黄泻热下行,诸火既平,肝火亦清。天花粉、知母养阴生津,以濡润宗筋,阳强自愈。

7. 针灸疗法　主穴:肝俞、太冲。配穴:少府、内庭、神门。手法以泻为主。肝俞、太冲平肝泻火,内庭泻胃火,少府、神门泻心火以安心神,使火祛筋舒,则阳强自倒。

8. 验案选粹　张某,男,24岁。主诉:今晨4时,性交后阴茎一直勃起坚硬,不痿软而触痛。小腹部拘急坠痛,小便困难,头晕目眩,性情急躁,面目红赤,极度苦痛面容。舌红绛,苔黄干,脉弦数有力。辨证为肝胆实火证,火邪灼炽宗筋而致阴茎勃起,持续坚硬不衰。以清肝泻火,缓急止痛为法,方用当归龙荟汤加减。当归15g,龙胆草15g,芦荟5g,黄连10g,黄芩10g,黄柏10g,大黄10g,山栀子15g,木香10g,白芍40g,甘草20g。水煎服。服药2小时后,腹泻水样粪便较多,泻后阴茎稍松软,疼痛减轻。但药力过后,阴茎仍然勃起不消,坚硬触痛更重,患者痛苦已极。治疗方法:①针刺:关元、大赫(双侧深刺)、三阴交(双侧深刺重刺),留针20分钟。②用芒硝100g,令患者每手心各握50g,以绷带固定。③仍以前方(当归龙荟汤)加鳖甲25g,龟甲25g,再服2剂。针刺后,阴茎肿胀疼痛立即减轻,手握芒硝4小时后,阴茎完全下垂,松软如常。坚持服用汤药,未再复发,但感疲乏,肢倦,纳呆,脘腹隐痛,望其面色,其面红目赤已消失,舌现淡红,脉弦缓。肝胆之火热已去,宗筋之火已除,唯胃气已伤。以六君子汤4剂,和胃健脾以善其后。(引自:程绍恩医案)

9. 辨治按语　"阳强"一病,有虚实之别,实者有实火、湿热之分,虚乃阴虚阳亢而成。其病位在肝,肝主筋,总宗筋之会,会于前阴,即阴茎之体也,肝之火邪下窜宗筋,而筋体被火热之灼炽痉挛,则阳强不倒,坚硬不衰,故用当归龙荟汤,大苦大寒之品,直泻肝火,濡润宗筋,更加白芍、甘草，名芍药甘草汤，专能缓痉止痛，标本兼施，故病证可除矣。

10. 文献选录 《灵枢·经筋》云："足厥阴之筋……结于阴器……伤于热则纵挺不收。"《张氏医通·前阴诸疾》曰："强中有肝火盛强，有金石性发，其证茎盛不衰，精出不止，多发消渴痈疽。"

(二)肝胆湿热证

阳强之肝胆湿热证是指因湿热之邪阻滞肝脉，湿热互结，困阻宗筋，致茎体脉络不通引起的，以阴茎持续勃起、经久不衰、坚硬肿胀为特征的证候。

1. 临床表现

(1)主症：阴茎强硬不衰，触摸则痛。

(2)次症：①头晕脑胀；②恶心；③胸腹胀满，肢体困倦；④口干苦，尿黄赤而少。

(3)典型舌脉：舌体胖大，色红绛，边有齿痕，苔黄厚而腻，脉滑数，或沉涩。

2. 辨证分析 多因嗜食肥甘厚味，饮酒无制或酒后行房，湿热内蕴，痰湿相搏，阻滞宗筋气血通畅，而致茎体强硬，触痛灼热。膀胱为湿热之邪炼烁，故尿黄而赤。湿邪黏滞，阻遏清阳之气，使其不能上升于头，故头晕胀。湿热之邪阻滞胸胃之气不降，故恶心胸闷。湿热黏腻留于肌肉四肢，清阳之气不能煦腠理实四肢，故肢体困倦、乏力。湿热互结，阳郁于上，故口苦口干，舌质红绛，苔黄厚而腻。脉滑数或沉涩均为湿热阻滞脉道所致。

3. 诊断要求 凡具备主症，兼见次症中的1项以上者，即可诊断为本证。

4. 论治法则 清热利湿，软坚通结。

5. 方剂选要

(1)首选方剂：龙胆泻肝汤。方用龙胆草，直入肝胆，清肝泻火；柴胡疏肝利胆为之使，以助龙胆草清泄肝火，车前子、泽泻专能利湿，通前阴畅利宗筋；更以山栀子、木通，导湿热之邪从小便而降；以黄芩清肺热，宣肺气，肺气通宣则前阴通利而不郁；以甘草缓肝急而止阴器坚硬之触痛。惟以上诸药皆泻肝之品，若使湿热之邪尽去，恐其肝气亦伤，故加当归、生地黄，补阴血以养肝。若玉茎坚硬不衰，触痛难忍，可加白芍50g，甘草30g，名曰芍药甘草汤，可缓急止痛。加鳖甲、龟甲可增强滋阴软坚之作用。

(2)备用方剂：黄连解毒汤与五苓散合用。方中黄连泻心火而解百毒，心火泻则心肾相交，宗筋濡润而不坚；黄芩泻肺火，肺气通宣则前阴通利而郁肿消散；黄柏泻肾火，滋肾阴，直达阴器而祛热邪；山栀子泻三焦之火，可使火热之邪从小便而出。五苓散是治水湿郁热、小便不利的主方。方中泽泻咸寒，咸走水府而祛热邪；佐猪苓、茯苓淡渗，通调水道，下输膀胱而除湿热；白术燥湿而制水；桂枝辛温，宣通阳气，蒸化三焦以行水利湿。两方合用，既清热又利湿，湿热利，筋脉通，则阴茎得缓，触痛减轻，病体自然康复。

6. 中成药选介

(1)泻青丸：方中龙胆草清肝泻火，以大黄、栀子加强泻火作用，并使火热湿邪从二便排出。羌活、防风以胜肝胆之湿邪，是风能胜湿之理。当归、川芎乃能生血养血之品，以防降火散湿之过而伤肝。

(2)龙胆泻肝丸：丸者效缓，在病情缓解之后，可服此丸，以巩固疗效。方义与龙胆泻肝汤同。

7. 针灸疗法 主穴：行间、太冲、膀胱俞。配穴：三阴交、阴陵泉。针刺用泻法。取行间、太冲平肝泻火，膀胱俞能气化通利水道，三阴交、阴陵泉能清利湿热，共奏平肝泻火、清利湿热之效，火去湿清，宗筋自收，阴器自倒。

8. 验案选粹　一人色苍黑，年五十余，素善饮，忽玉茎坚挺，莫能沾裳，不能屈腰作揖，常以竹篦为弯弓状，栏于玉茎之前，但小溲后即欲饮酒，否则气不相接，盖湿热流入厥阴经而然也。连续性硬膜外麻醉、全身肝素化等疗法，但阴茎勃起有增无减，遂请中医会诊。患者素日形壮，今因病累，而精神痛苦，惶恐紧张，被子用铁篦衬起，揭视阴茎坚勃，肿胀色暗，排尿涩痛波及腰髂，痛楚烦躁，日夜不眠，苔薄白，根稍黄，脉弦滑。初诊辨证为阳强，茎郁络滞。予滋肾散郁法：用知母、黄柏、百合等滋阴泻相火，佐以桃仁、泽兰叶等品化郁通络。药进4剂毫无效机，改选王清任通窍活血汤加生地黄、知母等再进4剂，而阴茎坚硬如故，茎色更趋晦暗。笔者亦感疚愧也，夜巡病房详询感病始末，方悉患者素日善饮，并常酒后交接，忍精延欢，本病初起即因酒后兴起，贪欲频战，终致阴茎勃起不衰，郁胀坚挺，惊苦难述，言毕凄泪乞救不已。深思其病由，细辨见证，始悟其属茎脉郁阻，湿热下注厥阴也，当先予清逐肝经湿热，佐以散郁为主。故遂以龙胆泻肝汤加黑豆治疗观察，药用柴胡、龙胆草、木通各6g，泽泻、生地黄、薏苡仁、黄芩、栀子、当归各9g，黑豆60g，专治厥阴湿热而愈。（引自：《名医类案》）

（三）阴虚阳亢证

由于恣情纵欲，或贪色如命，或久服丹石之品，或酗酒而伤及真阴，阴不敛阳，阳亢无制，令宗筋振起，坚硬不衰，或流精不止。

1. 临床表现

（1）主症：阴茎强硬不倒，流精不止。

（2）次症：①头晕耳鸣，腰膝酸软；②五心烦热，口干，盗汗。

（3）典型舌脉：舌红苔黄而薄，脉细数。

2. 辨证分析　阳主动，阴主静。阴虚则阳亢，阳亢化热，热扰宗筋，故阴茎锐敏勃起强硬不倒。阳主开，阴主合，开多合少则精液流出不止。阴虚阳亢迫津外泄故潮热盗汗。肾生髓充于脑，开窍于耳，阴虚阳亢虚火上冲，故头晕耳鸣。虚热扰心，热灼四末之脉，故五心烦热，虚热伤津故口燥咽干。腰为肾之府，肾阴不足，肾府空虚，故腰膝酸软。虚火内炎，脉络充血，血行加快，故舌红苔黄脉细数。若阴虚已极，孤阳独亢于上，可现脉象弦急而浮大无力。

3. 诊断要求　凡具备主症，兼见次症中的1项及典型舌脉者，即可确定本证的诊断。

4. 论治法则　滋阴清热，潜阳软坚。

5. 方剂选要

（1）首选方剂：一贯煎。本方滋补肝肾之阴而潜阳亢之邪。方用生地黄、麦冬、沙参、当归养阴凉血，助肝藏血；枸杞子养肾阴敛肾阳；川楝子防诸滋补药之滞腻。方中再加生白芍、生甘草以酸甘化阴，缓解茎体强硬，加生牡蛎、石决明以潜阳亢之火而软茎体之坚。

（2）备用方剂：加味大补阴丸。以黄柏、知母滋肾阴，阴生则虚阳不亢。熟地黄、龟甲既补肾又育阴而潜阳。在此基础上加入龙骨、牡蛎、海藻、昆布等药，以增加育阴潜阳、缓急软坚的疗效。

6. 中成药选介　知柏地黄丸。地黄丸是专补肾阴的主方。加知母、黄柏苦寒之品，入肾而清热，真阴充，虚热清，则阳亢自愈。单服此药治疗阴虚阳亢的阳强病，其药力较差，须加入海藻、昆布等软坚之品，煎汤送服知柏地黄丸，方能获得速效。

7. 针灸疗法　主穴：太溪、水泉、行间、太冲。配穴：中极、曲骨。取平补平泻手法。太溪、水泉滋补肾阴，行间、太冲平肝潜阳，中极、曲骨直达病所，纠正阴虚阳亢，使阳强自除。

8. 验案选粹

医案一：李某，男，25岁，已婚。阳强2个月，昼夜不衰，经中西医多方治疗无效。患者急躁易怒，胁肋灼痛，手足心发热，两目干涩，舌红少苔，脉细数。证属肝肾阴虚不能涵阳，肝火亢盛之候。治以滋阴潜阳，拟一贯煎合芍药甘草汤加减。处方：沙参30g，麦冬15g，当归20g，生地黄25g，枸杞子25g，川楝子20g，白芍40g，甘草20g。水煎服，3剂。诸药合用，使肝肾之阴得养，阳亢火旺得平，宗筋强坚得以收敛。上方连服7剂而愈。（引自：张景祥医案）

医案二：袁某，男，48岁。入院时，阴茎持续勃起、增粗、疼痛，会阴部明显压痛。入院第3日在低位脊髓麻醉下，行阴茎穿刺抽血减压后，疼痛消失，勃起好转，但仍不能完全柔软。6小时后，阴茎又持续性勃起且坚硬疼痛。8小时后更剧，又继续行非手术治疗，服中西药无效。入院第12日，在腰椎麻醉下行茎背部切引减压术，排出50ml瘀血，术后第4日阴茎勃起程度减轻。术后5日阴茎又勃起，发病已30日，请中医会诊。询问病史：该患者素来性欲过旺，且有饮酒嗜好。现除阴茎疼痛勃起不痿症外，兼见头晕腰痛、小便短赤，脉细。证属肾阴亏损，相火过旺，治拟滋阴降火。处方：知母、黄柏各15g，牡丹皮、泽泻、茯苓、山药、生地黄各9g。水煎服，5剂。3日后阴茎前半部变软；5日后阴部有怕冷感觉，原方加吴茱萸3g，温散反佐之；7日后病情明显好转，仅留根部较硬。可能系血瘀阻滞，于原方中加行气活血之品以善其后。36日出院，除阴茎根部略硬外，余无不适，嘱继续服药。后经追访，未再复发。（引自：张景祥医案）

医案三：某男，13岁，初中一年级学生。近1年来，善言多动，性情急躁，睡眠差，不易入睡，阴茎异常勃起，不分昼夜，持续时间长，夜间尤甚，每于夜间勃起时即醒，醒后难以入睡，伴有胸背部多发性粉刺，皮疹如粟，影响正常学习和生活。该患儿平素喜食肉类，发病前半年来，曾间断饮用“营养液”3个月左右。患儿发育正常，身高158cm，体重44kg，舌质红，苔薄黄，脉弦。投黄柏30g，知母20g，每日1剂，早晚水煎服。用药1个月，胸背部粉刺消失，诸症明显减轻，白天阴茎勃起2～4次，夜间勃起1～4次，且时间缩短。再续服半个月，昼日阴茎无异常勃起，唯夜晚睡前或睡中勃起1～2次，余症大减，考虑患儿年少，恐苦寒之味伤正，故改用白芍20g，炙甘草10g，肉桂5g，续服半个月，诸症皆无。为善其后，嘱其知柏地黄丸每日1丸，睡前淡盐水送服10日，病愈。

按：患儿年少，阴阳未固，易偏易亢。饮食不节，体内蕴热，扰阳妄动。虚阳外浮，发于宗筋则现阳强，结于胸背则见粉刺。黄柏、知母清虚热，降邪火，倒阳强。白芍、炙甘草、肉桂缓劲急，和宗筋，引火归原，知柏地黄为滋阴降火而性缓。故上方分而调服奏效。（引自：霍玉森医案）

9. 文献选录 《中医临证备要》曰：“阴虚患者在病中亦易举阳，则属肾水不济火，虚火妄动。不宜苦寒直折，用大补阴丸。”《石室秘录·男治法》曰：“阳强不倒，此虚火炎上，而肺金之气，不能下行，故尔。若用黄柏、知母，二味煎汤饮之，立时消散，然而自倒之后，终岁经年，不能重振，亦是苦也。方用玄参三两，肉桂三分，麦冬三两，水煎服，即倒。此方妙在用玄参以泻肾中浮游之火，尤妙肉桂三分，引其入宅，而招散其沸越之火，同气相求，火自回舍。况麦冬又助肺金之气，清肃下行，以生肾水，水足火自息矣。此不求倒而自倒，他日亦可重整戈矛，再图欢合耳。”

（四）瘀阻络滞证

瘀阻络滞证是指因久病不愈，血瘀脉络，死血不去而致阳强不倒，以茎肿而皮色紫暗为主的临床病证。

1. 临床表现

(1)主症:阴茎强硬,久久不倒,皮肿色紫而暗,疼痛,触之加甚。

(2)次症:头晕头胀,烦躁不安,尿少而赤,或精流不止。

(3)典型舌脉:舌质暗赤或有瘀斑,脉弦涩而数。

2. 辨证分析　多由久病湿热,络阻血瘀,或火郁伤阴,阴虚血滞,血络瘀滞,新血不生,阴筋失养,或旧血不去,死血停蓄,宗筋不收,而致阳强不倒;瘀阻络脉则皮色紫暗;瘀阻不通则疼痛不已,触之更甚;瘀阻气化不行则尿少而赤,瘀久热扰则口干口苦,脉数而涩滞。

3. 诊断要求　凡具备主症,兼见次症中的1项及典型舌脉者即可确定本证诊断。

4. 论治法则　化瘀通络,消肿止痛。

5. 方剂选要

(1)首选方剂:血郁汤。本方功在活血化瘀,理气止痛。方中牡丹皮、苏木、桃仁、红花、穿山甲(代)活血化瘀;降香、香附更加桔梗、荔枝核理气止痛;又得通草引药下行;并有山楂、神曲、麦芽消食健胃以助药力。若痛甚加延胡索、没药、川楝子;瘀肿加泽兰、泽泻,或桂枝、土鳖虫。

(2)备用方剂:通关瞿麦丸。本方原治膀胱积热、小便不通。若去麻仁、榆白皮、栀子,加桂枝、土鳖虫、荔核、川楝子、没药则能化瘀止痛,利湿消肿。方中当归、芍药、大黄、桂枝、土鳖虫活血化瘀;瞿麦、木通、冬葵子、石韦利湿消肿;川楝子、荔枝核、没药理气止痛。诸药相合,共奏活血化瘀、消肿止痛之功。血活肿消,宗筋自守,阴茎自倒。

6. 中成药选介

(1)血竭散:本方原为治外伤肿痛的外用方。将本方姜汁改为面糊,加冰片外涂。方中血竭、自然铜、大黄活血化瘀,冰片通透内达,消肿止痛。

(2)大黄䗪虫丸:本方原治虚劳死血在里之证,本病借用以善后瘀血未尽,缓攻搜剔之用,方中桃仁、芍药、虻虫、水蛭、干漆活血化瘀,大黄引瘀下行;当归、杏仁润燥养血,补中助通,若加泽兰、川楝子有助于消肿止痛。

7. 验案选粹　杜某,24岁,工人。因其初婚恋战,阴茎挺而不收,苦痛不已,羞于就医,连用土法治之不解,病已3日,方就医。视其外阴,阴茎肿硬,纵挺不收,视之皮色紫暗,触之叫痛,小便涩痛且有白物外溢,舌红苔白,舌下脉络瘀曲,脉弦而数,诊为阳强不倒之病。久病入络,瘀阻外肾,法当活血化瘀,消肿止痛。药用桃仁、红花、白芍各20g,大黄6g,没药8g,土鳖虫10g,荔枝核10g,木通、泽兰、甘草各10g。药进1剂,似有转机,复以上方继进。并用血竭、大黄各10g,煅自然铜6g,冰片1g,碾末加于面糊之中,调匀外敷。2日后大有转机,阴茎渐见松弛,继服3剂,复用大黄䗪虫丸以善其后,8日痊愈,至今未作。(引自:张景祥医案)

8. 辨治按语　本病实证初治,留邪务去,否则久延入络,血不活则病不除。一般清利湿热常用栀子、滑石、木通、冬葵子,养阴清热常用知母、黄柏、生地黄、麦冬、玄参;活血化瘀常用桃仁、红花、琥珀、大黄、土鳖虫;理气止痛常用川楝子、荔枝核、降香;消肿止痛则用没药、延胡索、香附、泽兰。至于阴茎挺纵,白芍、甘草、龟甲、海藻不可或缺;此外,安神定志虽有朱砂、远志,又当嘱其调神怡性,则有助于疗治。

(撰稿:张景祥　修订:戚广崇　囤荣梁　审定:李德新　华良才)

第六节 阴 冷

【概述】

阴冷是指以自觉前阴寒冷为主症的疾病。常伴有少腹寒冷、性欲淡漠。阴冷之症男女皆有。男子阴冷常伴有阳痿不举;女子阴冷多见腹内冷痛,白带异常,甚至宫寒不孕,多影响生育。首见于《金匮要略》,名"阴头寒",指出"夫失精家,少腹弦急,阴头寒,目眩,发落,脉极虚芤迟,为清谷、亡血、失精,脉得诸芤动微紧,男子失精,女子梦交,桂枝加龙骨牡蛎汤主之"。《杂病源流犀烛》丰富了治法,如加减内固丸(巴戟天、肉苁蓉、山药、山茱萸、菟丝子、补骨脂、石斛、胡芦巴、小茴香、附子)及十补丸(附子、胡芦巴、木香、巴戟天、肉桂、川楝子、延胡索、荜澄茄、茴香、补骨脂)。《诸病源候论》指出阴冷病因:一是虚劳阴阳俱虚;二是外感风寒。《备急千金要方》增加了生椒用布帛裹丸囊的外治法。《医学纲目》进一步丰富了治疗内容,如固真汤、补肝汤、清震汤等。《张氏医通》提出阴冷有因肝经湿热而致者,方用龙胆泻肝汤、柴胡胜湿汤,但其理难明,未被后世医家采用。

阴冷的主要病因是肾阳虚衰及外感寒邪。肾主二阴,督脉隶属于肾,起于少腹,以下骨中央,男子循茎下至篡。若先天禀赋素弱肾气不足,或早婚、房事不节,或手淫过度,斫伤肾精,使肾阳虚衰或阴阳俱虚。肾阳不足,则寒自内生,气血不能相荣,故使阴冷。肾阳不足,卫气失固,更易感寒邪。或坐卧当风,或冒雨涉水,或久坐寒湿之地,冷乘于阴部则阴冷。尤其房事不慎乘风取凉、冷水洗浴、过食生冷均可致病。因肾阳虚而阴冷者,其冷较轻,而多伴有阴痿不举;因感受寒邪而阴冷者,往往寒象更重,甚或伴发阴缩。

本症也有因肝经湿热蕴结,致经络被阻,气血不能升荣,出现阴茎湿冷者。

【诊断与鉴别诊断】

1. 诊断要点　凡患者出现以自觉前阴寒冷为主要症状者,即可诊断为阴冷。

2. 鉴别诊断　本病须与阴缩、阴痿(即阳痿)相鉴别(表 1-1)。

表 1-1　阴冷、阴缩、阴痿鉴别

	病因病机	临床表现	诊断要点	发病转归
阴冷	肾阳虚或在肾阳虚的基础上感受寒邪(内外因均可发病)	前阴冷、精冷不育,性欲减退,畏寒肢凉,起病缓慢	前阴寒冷为主症,外阴形态正常	可伴有阴痿,寒邪重可变为阴缩
阴缩	同上,但寒邪更重(发病以外因为主)	起病急骤前阴冷缩入内,多发生在房事之后不久	前阴寒冷、阴茎睾丸均收缩入内,仅见龟头或全缩入内	必然合并阴冷、阴痿、不能交合,阴缩好转后常遗留阴冷
阴痿	肾阳虚精神因素居多(发病以内因为主)	性欲偏低或缺失,阴器不举,无法交合	阴器不举,无法交合,外阴形态正常	部分久病不愈患者,可伴有阴冷

【临床分证】

本病在临床上可分为肾阳虚证、寒犯前阴证和肝经湿热证 3 个类型。

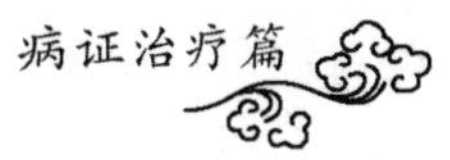

(一)肾阳虚证

本证是在肾气虚弱的基础上发展而致命门火衰、阴寒内生,出现以前阴寒冷为主要表现的证候。

1. 临床表现

(1)主症:①前阴寒冷;②畏寒喜热;③性欲淡漠;④精冷不育。

(2)次症:①腰膝疲软;②精神萎靡;③阳痿早泄;④小便清长、夜尿量多。

(3)典型舌脉:舌质淡体胖,苔白,脉沉细弱。

2. 辨证分析　肾主骨,开窍于二阴,肾阳虚弱,寒自内生,不能温养腰膝、骨骼及二阴,故前阴寒冷,腰膝酸软,不能温煦肌肤故畏寒喜热;阳气不足,心神无力振奋,故精神萎靡不振;气血运行无力,不能上荣于面,故面色㿠白;肾主生殖,肾阳不足,命门火衰,故性欲淡漠,阳痿,精冷不育;肾气虚寒,膀胱气化无力,故小便清长;舌淡苔白脉沉细弱,均为肾阳不足之征。

3. 诊断要求　凡具备主症①、②、③及典型舌脉;或主症①、②、④及典型舌脉;或主症①、②、次症②、③及典型舌脉者,即可诊断为本证。

4. 论治法则　补肾壮阳,温暖下焦。

5. 方剂选要

(1)首选方剂:石英温肾汤。方中紫石英性甘温而润养,能温肾养肝,并能通奇脉强心力,为治肾虚阴冷之主药;熟地黄、山药、女贞子滋阴补肾,使阴生阳长;菟丝子既能补阳又能补阴,温而不燥,补而不滞,为平补肝肾良药,且有益精之功;淫羊藿、巴戟天补肾壮阳,祛风除湿;附子、肉桂温肾散寒,助阳行水;当归养血;艾叶温经散寒。诸药合用,具有补肾壮阳、温经散寒之效。

(2)备用方剂:补肾医痿汤。方中阳起石、巴戟天、胡芦巴、淫羊藿、仙茅、肉苁蓉、川续断、菟丝子温肾壮阳;枸杞子、五味子、何首乌、山茱萸滋补肾阴,有"善补阳者,必于阴中求阳"之意;羊睾丸性温,为治外肾冷之妙药。

6. 中成药选介

(1)右归丸:方中熟地黄、山药、枸杞子补肝肾之阴,使阴生阳长;附子、肉桂温经散寒以助肾阳;杜仲、菟丝子、鹿角胶、山茱萸温补肝肾;当归养血润燥;甘草调和诸药。

(2)金匮肾气丸:本方是六味地黄丸加附子、肉桂而成。六味地黄丸为补阴之剂,附子、肉桂壮阳益火,因阴阳互根,在补阴的基础上补阳使阳气更易生发。

7. 针灸疗法

(1)体针:取关元、气海、次髎、下髎、府舍、归来、肾俞、三阴交、复溜、命门等穴。每次取3～5个穴位,隔日1次,10次为1个疗程。上述穴位以关元、气海、肾俞、命门、三阴交为主穴,每次需选用2～3个。手法均用补法,以奏温壮肾阳补气养血之功。

(2)耳针疗法:取肾、膀胱、皮质下、内分泌、外生殖器、神门、尿道等耳针穴位。每次取3～5个穴位,隔日1次,10次为1个疗程。

(3)灸法:在针刺穴部位,每次选1～2个穴位,每穴灸10分钟左右。

8. 推拿疗法

(1)脐旁横摩法:用手掌或示指、中指、环指指腹附着于脐旁,有规律地横向抚摩,每分钟120次。

(2)下腹横摩法:用手掌或示指指腹附着于气海、石门、关元穴,有节律地横向抚摩,每分钟

120次。

(3)揉命门法:用手掌大鱼际、掌根部或手指指腹,吸定于命门穴,做轻柔缓和的回旋揉动,每分钟120~160次。

9. 气功导引　取自然盘膝坐势,两小腿交叉,足掌向后外,臀部着垫,两大腿置于两小腿上,头、颈、躯干端正,颈部肌肉放松,头微前倾,双目微闭,两上肢自然下垂,或将一手置于另一手心上,放在小腹前的大腿上。意守丹田。轻呼吸,每日3~5次,每次30~60分钟。

10. 饮食疗法　狗肉性温,可暖腰膝、安五脏、壮元阳,麻雀肉其性燥热,补肾壮阳,加肉桂、食盐少许煮食;海虾肉性温,温肾壮阳,可油炸或炒食;海参补肾益精,可做汤。辣椒、大蒜辛温散寒,可做菜食用。

11. 验案选粹　张某,男,30岁。自述婚后1年性生活过频,2个月前发现性欲减退,阴茎勃起不坚,继之前阴发冷,无性欲,勉强交合则阴茎不起,且伴有腰膝酸软,头晕耳鸣,舌淡红,苔薄白,脉沉细。诊断:阴冷合并阳痿。方用石英温肾汤合补肾医痿汤加减:紫石英18g,熟地黄15g,山药12g,菟丝子9g,淫羊藿15g,阳起石18g,巴戟天9g,胡芦巴9g,仙茅6g,附子6g,肉桂6g,枸杞子9g,何首乌12g。水煎服。服上方6剂阴冷消失,服12剂后房事如常。(引自:《李广文医案》)

12. 辨治按语　阴冷病有内寒外寒之分。肾阳虚证属内寒型,故多用补肾阳之药取效。阴冷失治或久不痊愈者必然出现性冷淡或阳痿。故临床上阴冷合并阳痿者极为常见,因此治疗阳痿的一些温肾壮阳方剂也可用于治疗阴冷。

(二)寒犯前阴证

本证是由肾阳偏虚复受寒邪侵袭,寒邪乘于前阴而引起的以前阴寒冷为主要表现的证候。

1. 临床表现

(1)主症:①前阴寒冷,甚或阴缩;②形寒肢冷;③面色㿠白,踡卧。

(2)次症:①口淡不渴;②痰涎清稀;③小便清长,大便稀溏。

(3)典型舌脉:舌质淡,苔白而润滑,脉迟或紧。

2. 辨证分析　阳气不足,卫外之气不固,寒伤前阴,故致阴冷阴缩;阴寒邪盛,阳气不能外达以温煦形体,故形寒肢冷,踡卧,面色㿠白;阴寒内盛津液不伤,故口淡不渴;阳虚不能温化水液,以致痰涎清稀,小便清长;脾阳根于肾阳,肾阳不足脾阳不振,或寒邪伤脾,运化失司,而见大便稀溏;阳虚不化,寒湿内生,则舌淡苔白而润滑;阳气虚弱,气血运行无力,故脉迟;寒主收引,受寒则脉道收缩而拘紧,故见紧脉。

3. 诊断要求　凡具备主症①、②或①、③,次症中的1项和典型舌脉,且有感受寒邪病史者,即可确诊为本证。

4. 论治法则　补肾壮阳,温经祛寒。

5. 方剂选要

(1)首选方剂:五积散加附子。本方是大复方,能消寒、食、气、血、痰五积,故名五积散。方中麻黄、白芷、葱、姜发散解表,以除外感寒邪;用平胃散(苍术、厚朴、陈皮、甘草)健胃消食,以治内伤生冷;配二陈汤(半夏、茯苓、陈皮、甘草)以祛痰湿;并配桔梗、枳壳升降气机,利膈除满;用四物汤去熟地黄,养血活血,以防寒凝血滞;用干姜、肉桂、附子温阳化气,以祛寒积。该方表里兼治,能祛内外寒气,若再配以温肾壮阳药,如淫羊藿、巴戟天、川椒之类则其效更著。

(2)备用方剂:川花椒蛇床子外洗方。川花椒辛温,能散寒燥湿;蛇床子辛温入肾,可温肾壮阳，水煎后趁热熏洗外阴，可祛外寒之邪。

6. 中成药选介　黑锡丹。方中黑锡降逆气，坠痰涎，硫黄大热补火，助元阳消沉寒，为主药；附子，肉桂温肾壮阳，以补命门真火，为辅药；胡芦巴、补骨脂、阳起石温肾阳；小茴香、肉豆蔻暖脾；佐附子、肉桂以扶阳固下，并协助硫黄补火祛寒；沉香、木香舒调气机，以佐黑锡、硫黄纳气归肾；独取一味苦寒的金铃子，一则取其监制诸药的温燥，以为反佐，一则取其疏气达下，以为使药。诸药配合，具有较强的温肾散寒作用。

7. 针灸疗法　取穴同肾阳虚证，另外加肝经两穴，即曲泉与大敦，每日灸 2～3 次，每次 5～10 分钟。足厥阴肝经绕阴器，灸曲泉、大敦能暖肝养血，与肾经穴补气壮阳相配，能使气血相荣，共奏温肾散寒之功。

8. 推拿疗法　同肾阳虚证。若伴有阴缩阴痿可加用铁裆功(方法略)。

9. 气功导引

(1)强壮功：坐势与肾阳虚证略同，但应坐于温热之处(如电褥子、热砖等)，且两手捂住前阴，意守丹田。每日 3～5 次，每次 30～60 分钟。

(2)铁裆功：此功有补肾壮阳、益气养精的作用。功法有 10 余种，其中挂裆功适用于阴冷及阳痿。患者取站位，两足分开与肩同宽。将备好的纱布带结一个活扣，然后用一手将阴茎和阴囊一起抓起，再将纱布带的活扣套在阴茎和阴囊的根部扎住，松紧合适，阴毛留在外面，并使扎扣下面的 2 条纱布袋等长，挂上沙袋。最后将纱布袋慢慢放下，前后摆动 50 次。呼吸自然，以阴茎、睾丸充血，微酸胀，两侧腹股沟乃至肾区轻微酸胀，牵引感以不痛为准。

10. 饮食疗法　同肾阳虚证，另加桂圆红糖生姜汤。每日用桂圆、生姜各 9～15g 加红糖 25g，水煎饮服。

11. 验案选粹

医案一：王某，男，26 岁，齐河人。自述农历 6 月份一次行房后大热口渴，饮凉水一大碗，又洗冷水浴，直至皮肤起鸡皮疙瘩，全身寒战方止，遂覆被取暖，但觉前阴寒冷，且有收缩入腹之感，即用手握阴茎及两睾丸，勿令缩入，又服生姜红糖水一大碗，自觉身寒已除，阴缩已止，唯前阴冷感数日不解，且有冷汗。小便清长，大便不实，面色皖白，舌淡苔白脉沉紧。诊为阴冷(寒犯前阴证)。方用五积散加减：附子 9g，肉桂 6g，炮姜 9g，川花椒 1.5g，川芎 6g，麻黄 6g，苍术 9g，陈皮 9g，茯苓 12g，白芷 9g，半夏 9g，淫羊藿 15g，巴戟天 9g，菟丝子 9g，炙甘草 6g。水煎服。上方服 12 剂，诸症悉除。(引自：李广文医案)

医案二：李某，工人，35 岁。自述 2 年前因常在冰库内工作，之后感阴部及下腹发凉且伴有阴汗及阴器不举，在当地治疗服药百余剂无效。服五积散加减(同上)12 剂后阴冷减轻，20 剂后阴冷及下腹凉消除，阴器能举。(引自：李广文医案摘编)

12. 辨治按语　本证是正虚邪实，故治疗应扶正祛邪，即补肾壮阳，温经散寒。有时风、寒、湿三邪为患，除阴冷外尚可有阴汗阴痿等，方用柴胡胜湿汤。

13. 文献选录　《诸病源候论・卷四十》曰："风冷客之，冷乘于阴，故令冷也。"《医学纲目・卷十四》曰："(《千金方》)有人阴冷，渐渐冷气入阴囊肿满，恐死，日夜痛闷不得眠，取生椒择之洗净，以布帛裹着丸囊，令浓半寸，须臾热气大通，日再易之，取出瘥。"又曰："柴胡胜湿汤治两外肾冷，两髀枢阴汗，前阴痿弱，阴囊湿痒臊气。泽泻一钱半，羌活一钱半，升麻一钱半，生甘草、柴胡各三钱，草龙胆一钱，酒黄柏二钱，红花少许，当归梢、麻黄、汉防己、茯苓各一钱，五味子二十个。右㕮咀，水三大盏，煎至一盏去渣，稍热服，食前。忌酒湿面房事。"

(三)肝经湿热证

本证是由湿热之邪蕴结肝经,致经络被阻,气血不能外荣而引起以阴茎湿冷为主要表现的证候。

1. 临床表现

(1)主证:①阴茎湿冷;②阴囊湿痒。

(2)次症:①胁肋胀痛;②腹胀、厌食、口苦而渴;③小便黄赤、大便不调。

(3)典型舌脉:舌质红、苔黄腻、脉弦数。

2. 辨证分析　湿热之邪蕴结肝经,经络被阻,气血不能外荣,故阴茎湿冷;湿热被蒸,下迫阴器,故阴囊潮湿;湿热蕴结肝经,肝疏不利,故胁肋胀痛;肝木横逆侮土,脾胃受病,远化失司,故腹胀而厌食,胆气上泛则口苦,湿热内蒸则口渴,湿热内蕴,湿偏重则便溏,热便重则便干,故大便不调,小便黄赤,舌质红,苔黄腻,脉弦数,皆湿热内蕴之症。

3. 诊断要求　凡具备主症①、②,次症中的1项和典型舌脉,即可确诊为本证。

4. 论治法则　清热利湿。

5. 方剂选要

(1)首选方剂:龙胆泻肝汤。方中龙胆草、栀子、黄芩、柴胡等清热泻肝热,车前子、木通、泽泻清利下焦湿热,当归、生地黄滋阴养血,共奏清热利湿之效,下焦湿热祛除,经络舒展,气血外荣而达祛除阴冷之效。

(2)除湿止痒汤:方中白术、泽泻健脾,黄芩、栀子、竹叶、茵陈蒿、生甘草清热利湿,赤苓皮、枳壳行气宽中,灯心草利水除湿,共奏除湿止痒功效。

6. 中成药选介　龙胆泻肝丸,方义同上。

7. 针灸疗法

(1)体针:取大敦、行间、太冲、曲泉、章门等穴,每次取2～3个穴,方法用泻法,以清利湿热,调理气机。

(2)耳针:取肾、外生殖器、神门等耳针穴位,每次取2～3个穴,隔日1次,10次为1个疗程。

8. 推拿疗法　同“肾阳虚”。

9. 气功导引　同“肾阳虚”。

10. 饮食疗法　鸭子炖虫草,鸭肉性凉而祛湿热,虫草益气,湿热去,气血则外荣,从而去除阴茎湿冷。

(撰稿:李广文　修订:戚广崇　囤荣梁　李其信　审定:华良才　冷方南)

第七节　性欲亢进

【概述】

性欲亢进又称性欲过盛,是指临床表现为对性的不满足或性欲、性冲动过分强烈和旺盛,甚至一日多次性交仍不能满足的病证,另外,有的人在一日里四五次自慰,也是性欲亢进的表现。青年人的正常性生活每周1～2次。若超过此数,夫妻双方均感到愉快舒适,精力充沛、亦不以为病。性交频度一般以性交后第2日不感到疲乏不适为度。

性欲亢进为现代医学病名,属于中医之相火妄动范畴。相火,与君火相对而言。君火相火相互配合，以温养脏腑推动功能活动。一般认为，相火的根源发自命门，游于三焦而寄于肝肾。故性欲亢进者，其病因在于肾肝二脏。肾火偏亢又称命门火旺，多指阴虚火旺，出现火迫精泄的病变。肾为阴脏，内藏水火(即真阴、真阳)，生理上水火必须保持相对平衡。若肾水亏损，则阴虚火旺，性欲亢进。肝肾同源，肾阴虚可导致肝阴亦虚，肾火旺，肝火亦旺，相火妄动，阳亢至极，临床上出现性交过频或久战不休。临床上此症也可见于素体阳胜者，或过食膏粱厚味、过服补阳助火之剂而阳亢者，但为数较少。

性欲亢进，因过于耗伤肾精，对身体健康不利。古人认为阴亏则病，阴绝则死。本病不仅影响自身健康，而且也可祸及其妻，经行、产后，血室正开，房事不节，邪入血室，可致发热、腹痛、带下诸疾。

【诊断与鉴别诊断】

1. 诊断要点　男子性欲要求强烈，性交过于频繁，而能完成性交全过程，为诊断本病的要点。

2. 鉴别诊断　本病需同不射精、强中、性变态和花痴相鉴别。

(1)不射精：性交的全过程包括性欲(性兴奋)、阴茎勃起、交媾、性欲高潮、射精，性的满足后有不应期(即在一定时间内不能再勃起性交)。性欲亢进者虽频繁交合，但能完成每次性交的全过程，而且性行为是在夫妻之间进行的。不射精可以有性交频繁或性交时间过长，但无性欲高潮和射精，即不能完成性交的全过程，经过休息，可重复性交。

(2)强中(阳强不倒，阴挺不收)：多发生在性交之后，阴茎勃起是无性欲要求的、疼痛的、持续性的(即阴茎异常勃起)，具有发病急，并且易留有永久性阳痿后遗症的特点。表现为阴茎勃起经久不衰，短则数小时，长则达数日之久，即便偶能性交，亦不能痿软，大部分患者因为阴茎伴有疼痛，或插入阴道时有不适感，而不欲性交，属于一种急症，如不及时处理，可致阴茎长期瘀血而坏死。而性欲亢进则表现为阴茎易勃起，性交欲望强烈，交后泄精则阴茎萎软或有时自动萎软，但很快又会产生性交欲望，屡交亦不能满足。

(3)性变态(性欲倒错)：又称性心理异常。它的特点是性欲的唤起、性对象的选择和满足性欲的方式等有别于正常性活动。一般是采取偏离正常的方式取得性满足，如恋物癖、露阴癖、同性恋等。本病除了在取得性满足的方式上偏离正常性心理而出现异常外，但在其他情感、理智、智能等方面都没有异常的表现，不属于精神病。

(4)花痴(精神分裂症青年型)：是在意识障碍的情况下发生的性表现异常，属于典型的精神病。

(5)性流氓与性变态：两者有一些相似之处，如都带有侮辱妇女、破坏道德风尚、影响社会治安等特点，性行为时神志清楚，事后知道防卫自己，智能与正常人无异。但性流氓犯罪作案的目的是明显的，而且往往是有计划、有预谋的犯罪；而性变态的违法行为，作案动机较为模糊。性流氓是以损害妇女的利益来达到自己的满足，除了侮辱妇女，还会造成强奸和凶杀等恶性案件；而性变态除性虐癖外，一般都停留在某一行为阶段，而绝不向恶性案件发展。花痴、性变态、性流氓的性行为都在非夫妻之间发生，与性欲亢进截然不同。

【临床分证】

本证按脏腑辨证方法进行辨证论治，临床一般可分相火妄动证、肝阳偏亢证。

(一)相火妄动证

性欲亢进之相火妄动证是由肾阴亏损、相火失却肾阴滋养而妄动，产生以性欲亢进为主要表现的阴虚火旺证候。

1. 临床表现

(1)主症:①性欲要求强烈;②性交频繁;③强禁房事则梦交遗精。

(2)次症:①五心烦热;②失眠,头晕耳鸣;③腰背足跟酸痛。

(3)典型舌脉:舌质红,少苔或无苔,脉细数。

2. 辨证分析　肾为水火之脏,内藏真阴真阳,阴阳互根而又对立,此盛彼衰,此消彼长,若早婚或房事不节,则过耗阴精,阴精亏损而不能制阳,导致相火亢盛而妄动,故性欲要求强烈,性交频繁;阴虚生热,热扰精室则梦交遗精;阴虚不能制阳,则虚阳浮越,虚火内生,火扰心神,故五心烦热而不寐;腰为肾之府,肾主骨,生髓,通于脑,开窍于耳,肾阴不足,髓无所化,不能充养脑髓,滋养骨骼而头晕耳鸣,腰背足跟酸痛。舌红无苔脉细数,均为阴虚内热之征。

3. 诊断要求　具备主症①、③或②、③和3项次症中的1项及典型舌脉者,可确定本证之诊断。

4. 论治法则　滋肾阴,泻肾火。

5. 方剂选要

(1)首选方剂:知柏地黄丸。本方是六味地黄丸加知母、黄柏而成。六味地黄丸是三补三泻之方。熟地黄滋阴补肾,填精益髓而生血,山茱萸补肝肾,收敛精气,山药健脾,兼可固精,为本方的"三补";泽泻泻肾火,牡丹皮泻肝火,茯苓渗脾湿,为本方的"三泻";知母苦寒,质柔性润,可清热泻火,滋阴润燥;黄柏苦寒沉降,长于泻肾家之火,清下焦湿热。药理研究证明,知母能降低神经系统的兴奋性,如配黄柏能降低性神经兴奋性(即所谓泻肾火),配酸枣仁可降低大脑皮质的兴奋性,善治虚烦失眠。合为滋阴降火之良方。

(2)备用方剂:补阴丸。方中知母、黄柏滋阴泻火,主治命门火旺,性欲亢进;熟地黄滋补肾阴,填精生血,配甘苦大寒、质肥而润的天冬以增强清热滋阴润燥之力。四药配合精炼,滋阴泻火之力甚强,治疗性欲亢进有显效。

6. 中成药选介

(1)加味滋阴丸:是知柏地黄丸加五味子、麦冬而成。知柏地黄丸清热滋阴泻火,加甘寒质润的麦冬更增加养阴生津润燥清热之力;五味子可滋肾水养肾阴,且能涩精生津。

(2)天王补心丹:方中生地黄、玄参壮水制火;丹参、当归补血养心;人参、茯苓以益心气;远志、柏子仁以养心神;天冬、麦冬以滋阴液;酸枣仁、五味子之酸,用以敛心气的耗散;朱砂为衣,取其入心安神。君火静,则相火随之而安。

7. 针灸疗法　肾俞、委中、阳陵泉、阿是穴、腰阳关、志室、三阴交、太溪、命门。每次取其中3～5个穴泻之,适宜于肾阴虚相火妄动证。

8. 饮食疗法　芹菜粥(《本草纲目》)。芹菜连根120g,食盐、味精各适量。将芹菜连根洗净,切成2cm长的段,放入铝锅内,粳米淘净,放入锅内,加水适量。先用武火烧开,移文火煎熬至米成粥,停火。加入味精、食盐即成。当饭吃,吃饱为止。

9. 验案选粹　肖某,28岁,工人。妻曰:丈夫性欲过高,每日交合,现因怀孕而且呕吐,劝其暂避房事,但不能控制。因妻回娘家住宿而夜不安眠,或梦交遗泄,无耐将妻接回家中强行交合。其妻以让其陪同求医诊治恶阻而一并为之治病。问肖某是否属实,肖含羞称是,并述便干溲赤。观舌红无苔,按脉细数。证属肾阴虚,相火妄动。处以知柏地黄汤加味:知母、黄柏、生地黄、熟地黄、牡丹皮、茯苓、泽泻、山茱萸、酸枣仁、远志、合欢花各9g。6剂,水煎服。7日

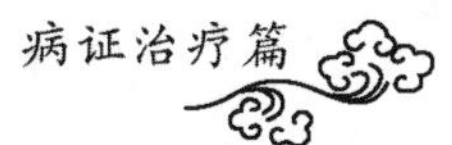

后又陪妻子来治恶阻病时述，服药后未行房事，夜能安眠。1年后携子来谢，并述房事有节，每周1～2次。（引自：李广文医案）

10. *辨治按语* 性欲亢进的诊断并不困难，治疗用药应中病而止，不可过服，用药太过可致阳痿。一旦出现阳痿，应立即停药，多可重振戈矛。若停药后阳痿不能自愈，再服用治阳痿方药即迅速获效。

11. *文献选录* 《格致余论·相火论》曰："相火易起，五性厥阳之火相扇，则妄动矣。火起于妄，变化莫测，无时不有，煎熬真阴，阴虚则病，阴绝则死。君火之气，《经》以暑与湿言之；相火之气，《经》以火言之。盖表其暴悍酷烈，有甚于君火者也，故曰相火元气之贼。"《景岳全书·传忠录》曰："凡火之贼伤人者，非君相之真火，无论在内在外，皆邪火耳。邪火可言贼，相火不可言贼也。"又曰："人之情欲，多有妄动，动则俱能起火，火盛致伤元气，即所谓元气之贼。"

（二）肝阳偏亢证

性欲亢进中之本证系肾水亏损，不能滋养肝木；或肝阴不足，阴不潜阳；也可因素体木旺，以致肝阳亢盛，表现为以性欲强烈、烦躁易怒为主症的证候。

1. *临床表现*

（1）主症：①性欲强烈；②性交频繁；③烦躁易怒，面红目赤。

（2）次症：①口干咽燥，便干溲赤；②眩晕耳鸣，腰膝酸软；③夜不安眠。

（3）典型舌脉：舌质红少苔，脉弦细数。

2. *辨证分析* 肝肾同司下焦，肾主二阴，肝脉络阴器，肝肾阴虚，阴不制阳，肝阳亢盛，相火妄动，故性欲强烈，性交频繁；肝肾之阴不足，肝阳亢逆无制，气血上冲，则眩晕耳鸣，面红目赤；肝主情志，阴虚阳亢，肝性失养，故烦躁易怒；阴虚心失所养，神不得安，故夜不安眠；火扰精室，则梦交遗泄；腰为肾府，膝为筋府，肝肾阴虚，筋脉失养，故腰膝酸软，无力。阴虚火旺，灼伤津液，故口干咽燥，便干溲赤；舌红少苔，脉弦细数，为肝肾阴虚，肝阳亢盛之象。

3. *诊断要求* 具备主症①、③或②、③和项次症中的1项及典型舌脉者，即可确诊为本证。

4. *论治法则* 滋阴养肝，清热泻火。

5. *方剂选要*

（1）首选方剂：大补阴丸。本方为滋阴泻火之常用方剂。方中知母、黄柏为苦寒坚阴之品，能平相火而保真阴，这是清源的一面；熟地黄滋阴，龟甲潜阳，猪脊髓以髓补髓，均能益水以制火，这是培本的一面。合用成为壮水与制火并重的方剂，应用于阴虚火旺之证，甚为适宜。

（2）备用方剂：龙胆泻肝汤。本方为泻肝胆实火、清利肝胆湿热的方剂。方中龙胆草、黄芩、栀子清泻肝胆之火；木通、车前、泽泻清热利湿，使热从小便而出；当归、生地黄养血益阴以和肝，与上药配伍，意在泻中有补，疏中有养，祛邪而不伤正。用柴胡疏泻肝胆之气；甘草缓急调中。本方清热作用较强，以泻实火著称。

6. *中成药选介* 虎潜丸。丹溪此方，用知母、黄柏、龟甲、熟地黄滋阴降火，而其中黄柏的用量独重，可知立意是降火为主。配白芍柔肝养筋，虎骨强壮筋骨。又恐阴柔之品有凝滞难化之弊，故加入锁阳以壮阳益精，佐少许干姜、陈皮以温中理脾。立方用意极为周到。对肝肾阴亏有热之证，为临床所常用。

7. *针灸疗法* 取中脘、阳陵泉、行间、水泉、印堂等穴。针宜泻法，不灸，平肝潜阳，适宜于肝阳上亢相火妄动证。

8. 验案选粹　王某，农民，30岁。自述性欲旺盛，性交频繁，妻行经产后亦房事不停。喜饮酒，性情暴躁。于妻人工流产后第3日要求交合，其妻拒绝，对妻打骂后强行交合，之后妻发热腹痛而患盆腔炎，本人方知性欲亢进之危害，要求服药治疗。观其形体健壮，面红目赤，舌红少苔，脉弦数。诊断肝阳亢盛，相火妄动。处方：龙胆泻肝汤加减。龙胆草、黄芩、山栀子、黄柏、车前草、泽泻、柴胡各9g，当归、生地黄各12g，甘草6g，薄荷1.5g。水煎服。上方服10剂后与妻子一起来复查盆腔炎，已10余日未交合。（引自：李广文医案）

9. 辨治按语　肝阳亢盛，相火妄动，多由肝肾阴亏而致，但亦有素体阳盛或过食膏粱厚味，过服壮阳助火之剂所致者。前者为虚火，后者为实火，前者多见，后者较少。用龙胆泻肝汤均能取效。一般服6剂后肝阳亢盛症状即可缓解，然后改平和之剂丹栀逍遥散收功。若阴虚症状明显者可服滋阴泻火剂大补阴丸以治本。若服龙胆泻肝汤过量而致阳痿者，可服《石室秘录》之阳倒不举方："用熟地一斤，肉桂三两，覆盆子三两，黄芪二斤，巴戟天六两，柏子仁三两（去油），麦冬三两，当归六两，白术八两，各为末，蜜为丸，每日白滚汤送下一两，自然阳旺不倒矣。"

10. 文献选录　《中医临证备要·阴茎易举》曰："平时阳事易举，多因相火偏旺，用龙胆泻肝汤，阴虚患者在病中亦易举阳，则属水不济火，虚火妄动不宜苦寒直折，用大补阴丸。"

（撰稿：李广文　修订：袁少英　戚广崇　审定：华良才）

第八节　性感异常

【概述】

男性性感异常是指两性交媾时男子的感觉异于常态的疾病。两性交媾乃是情志、五脏功能相互协调的正常生理现象。若情志和五脏功能失调就会出现性感异常的现象。常见的有交媾恐惧症、交媾阴茎阻塞不畅感症、交媾龟头皮奇痒症（鸡精症）、交媾阴茎疼痛症等。

【诊断与鉴别诊断】

1. 诊断要点　性感异常的诊断比较困难。罹患性感异常的人群一般不懂性生理知识，认为性感神秘，不可告人。只是在性感异变、非常苦恼时才能就诊求医。其诊断应以主诉性感异常变化为前提，才能诊断为此病。

2. 鉴别诊断

(1)阳痿：性交恐惧症和阳痿，两者均有不能完成两性交媾的临床表现。阳痿（特别是阳痿病的惊恐伤肾证）者心欲交媾而力不从心，阴茎不能勃起，或举而不坚。而性感异常症中的性交恐惧症是阴器能举，但却恐惧、回避异性要求。据此，可鉴别两病。性感异常的恐惧久而不释者，可诱发导致阳痿。

(2)阴茎肿瘤：性感异常如以交媾时阴茎阻塞不畅感为主要表现者，应和阴茎肿瘤相鉴别。前者，尿时正常，无痛，无阻塞感觉；后者，尿时有阻塞感，并经常有疼痛感，局部检查可发现肿物。

(3)龟头炎：交媾龟头皮奇痒症（鸡精症）是以两性相交时龟头奇痒，四肢骚动不安，不能交媾为主，平素不痒不痛，只在性交时出现奇痒或兼痛。龟头炎初期也有痒感，也有痛感，可是在性交和无性交时都有痒感和微痛感，且局部可见红色丘疹。

(4)血精：交媾阴茎疼痛症的患者，平素如常人。只在有性交时阴茎疼痛（排除频交媾而导

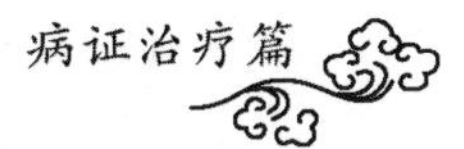

致的阴茎疼痛)。本症应与肾阳虚的阴茎疼痛和血精症的阴茎疼痛加以鉴别。性交阴茎疼痛,多因肝肾阴虚,宗筋失营,脉道瘀滞所致,而肾阳虚所致的阴茎疼痛特点从发病起,无论有无性交,阴茎均作痛,这同交媾阴茎疼痛只在性交时出现,平素不痛,足可鉴别。此外,血精症在交媾时有血精、阴茎疼痛,而性交阴茎疼痛症无血精,也是可以鉴别的。

【临床分证】

按脏腑辨证可将本症分为心肾气虚证(交媾恐惧感症)、肝郁痰阻证(交媾阴茎阻塞不畅感症)、肾阳亏虚证(鸡精症)、肝肾阴虚兼瘀证(交媾阴茎疼痛症)等证。

(一)心肾气虚证(交媾恐惧感症)

心气虚则心中怵惕不宁;肾在志为恐,恐能伤肾,肾气不至则恐。故性恐惧症多属心肾阳虚证。本证特点是在未性交前自畏女方,性潮不应,未交而自颓,颓则愈惧,久而往往导致阳事不坚。

1. 临床表现

(1)主症:性交前心中怵惕,见情生畏。

(2)次症:①厌异性无情感,表情苦闷;②焦虑,有时神志呆郁,像有人将捕之状。

(3)典型舌脉:舌质淡,无苔,脉细弱无力。

2. 辨证分析　性恐惧症多因初婚性交时,双方配合不融洽,或过度兴奋、紧张,而使初交失败,形成性交胆怯,或过虑,乃致以后的性交生畏而恐惧,久则伤心气,心气虚则怵惕。肾在志为恐,恐又伤肾,形成肾气暗伤,若久不愈,可导致阳事不振。如出现阳事举而不坚,则情志更为紧张,心中怵惕,终将发展至见异性厌烦无情感之境地。

3. 诊断要求　具备主症,并见2项次症中的1项和典型舌脉者,可确定本证之诊断。

4. 论治法则　补心益肾,宁神定志。

5. 方剂选要

(1)首选方剂:宁神汤。方中人参补心气;五味子、柏子仁、茯神宁神;熟地黄、山茱萸、枸杞子、甘菊花益肾达志;枳壳、桂心通气机。诸药合用,可使首清神明,性欲“三气至”,而恐惧症自除。不能独卧者,加远志、焦白术。

(2)备用方剂:妙香散减麝香加龙眼肉、龙骨。方中人参、黄芪、山药补心肾,远志、茯神、龙眼肉安神宁志,龙骨解郁镇惊。心肾充足、惊定神安,性感则正常。

6. 中成药选介　平补镇心丹。方中人参、山药、熟地黄补心肾,益气血;天冬、麦冬、远志、五味子、肉桂益肾气;龙齿、朱砂、茯神安神定志。气血足,心神安,则恐自除,使交媾正常。

7. 针灸疗法　取穴:关元、神门、三阴交、肾俞、气海。方中关元补摄下焦之气,神门养心安神定志,肾俞、气海益肾气,三阴交补三阴虚损。易惊者,加合谷、人中,腰痛者加委中。针用补法,加灸肾俞穴5～8壮。

8. 饮食疗法　龙眼粥。龙眼肉30g,远志15g,枸杞子10g。加适量红糖煮沸当茶饮之。心烦者加丹参10g。具有补心肾、宁神之功。

9. 验案选粹　孙某,34岁。自述:大龄结婚,每次性生活自觉不安,心慌,十几天有一次性要求,每次交媾都不成功,有厌异性的感觉。临床表现有:苦闷,焦虑不安,舌质淡,无苔,脉细弱无力。证属心肾气虚。治以补心肾,宁神志。用宁神汤加减,共服12剂,诸症消失,交媾成功。(引自:郭云龙医案)

10. 辨治按语　本证,初多以心气虚为主要表现,单纯心气虚证可用朱砂20g,远志30g,

人参15g,炙甘草20g。共为细末,每天早晚各服5～7.5g,补益心气,宁神定志,可获痊愈。若失治,累及于肾,当心肾同治,同时配合以心理疏导,多能治愈。

(二)肝郁痰阻证(交媾阴茎阻塞不畅感症)

多因情志抑郁导致肝郁气滞,木不疏土,脾湿不化,痰浊内生,肝失疏泄于下,痰气交阻,宗筋受损而患此证。

1. 临床表现

(1)主症:性交时阴茎有不畅感或有异物阻塞感,而无疼痛,排尿正常。

(2)次症:①易怒,时有腰膝酸软无力;②性情急躁,脘中痞塞,时吐痰涎。

(3)典型舌脉:舌质淡,苔白腻,脉弦微滑。

2. 辨证分析　一般由婚后情怀不畅,肝失调达,因而性情急躁易怒;木不疏土,脾湿不化,痰浊内生,故脘中痞塞,时吐痰涎;又因肝失调达,下伤宗筋,痰气乘虚互结阴器阻塞茎中,因而性交时有阻塞之感。舌质淡,苔白腻,脉弦微滑是肝气不调达,痰气交阻之象。

3. 诊断要求　具备主症并见两项次症中的1项和典型舌脉者,可确定诊断。

4. 论治法则　化痰开结,疏达肝气。

5. 方剂选要

(1)首选方剂:小半夏加茯苓汤加枳壳、厚朴、佛手。方中半夏、茯苓、生姜降逆化饮,枳壳、佛手、厚朴疏肝理气开结。

(2)备用方剂:清脾饮减黄芩加橘络,橘核。方中柴胡、青皮疏肝理气,厚朴、白术、半夏、草果仁祛痰湿以开结。因而交媾阴茎阻塞感症用之适宜。

6. 中成药选介　芎术丸。方中香附、川芎、栀子理气解郁;苍术、神曲健脾燥湿。郁解湿除,阻塞自通。

7. 针灸疗法　取任脉、足阳明、足太阴、足少阴经穴:关元、足三里、中脘、天枢、气海、章门、中极,涌泉。其中关元、气海益气补肾,足三里、天枢健脾祛湿,用平补平泻手法。不安者加配合谷、曲池,留针30～40分钟。

8. 饮食疗法　茯苓半夏青皮粥。茯苓15g,半夏5g,青皮3g,生姜3片,鲜紫苏叶12片。将茯苓、半夏为细面,加适量水煮成粥状加生姜、紫苏叶、青皮,再煮沸后去掉紫苏叶、青皮,分2次服下(1天量)。本方具有行气开结、化湿消痰之效。禁忌:烟、酒、腥、辣物。

9. 验案选粹　张某,26岁。自述结婚后一年内性生活正常。1983年7月起,自觉交媾时有阴茎阻塞感,排尿正常无异感,舌质淡,苔薄白,脉弦稍滑。证属肝气郁结,痰气交阻。诊断为交媾阴茎阻塞不畅感症。治以疏肝理气,化湿消痰开结。用小半夏加茯苓汤加枳壳、厚朴、佛手、石菖蒲,共服12剂,同时加针刺,症状全消而告愈。(引自:郭云龙医案)

(三)肾阳亏虚证(鸡精症)

男子性交时玉茎包皮柔嫩,与女性外阴接触即痒不可当,称“鸡精症”,是先天禀赋不足、肾阳亏虚、冲任亏损所致。

1. 临床表现

(1)主症:交媾时阴茎奇痒。

(2)次症:①交媾时心烦急躁,四肢骚动不安,头晕;②腰膝酸软,畏寒肢冷。

(3)典型舌脉:舌质淡,薄苔,脉细弱。

2. 辨证分析　先天禀赋不足,肾阳亏虚,冲任亏损,因此平素腰膝酸软,畏寒肢冷,头晕。

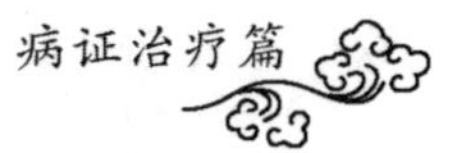

冲任脉主玉茎。而玉茎包皮柔嫩是肾阳不足(包皮属阳),冲任脉弱。因此阴茎接触女性外阴即奇痒,心烦急躁,四肢骚动不安。舌质淡,无苔,脉细弱是阳虚之象。

3. 诊断要求　具备主症,并见次症①或②中的 1 项和典型舌脉者,可确定本证之诊断。

4. 论治法则　温补肾阳,调补冲任。

5. 方剂选要

(1)首选方剂:安肾丸。方中肉桂、附子、肉苁蓉、巴戟天、补骨脂等,温补肾阳,调补冲任为主药;山药、白术补脾气,以后天补先天;石斛、萆薢、白蒺藜滋阴清热除浊。用于性感异常之肾阳虚证颇合。

(2)备用方剂:壮阳汤。方中蛇床子补肾壮阳止奇痒,地骨皮清虚热而除烦,两味各等量煎汤熏洗。若与内服药同用,其效更捷。

6. 中成药选介　右归丸。方中熟地黄、枸杞子、菟丝子、山茱萸、杜仲等补肾气,调补冲任,肉桂、附子、鹿角胶温补元阳。阳气振奋,奇痒可除。

7. 针灸疗法　取足少阴、足太阳、督、任脉经穴:涌泉、肾俞、承山、命门、关元、长强、阳关。方中涌泉、承山导湿下行且能止痒,肾俞、命门、关元等穴又能温补肾阳。痒甚不安者,重刺长强、百会、合谷诸穴,用重补轻泻手法。也可同时灸涌泉穴 3～5 壮。

8. 验案选粹　高某,27 岁。结婚半年,每次性生活,龟头一接触女性外阴就奇痒不可忍。经十几个医院诊断,都认为是怪症,无治疗方法。后经朋友介绍来我处治疗。此系鸡精症,辨证属肾阳不足。治以调补冲任、壮肾阳,方用安肾丸加减。共服 4 剂,外用壮阳汤洗擦之,1 周告愈。(引自:郭云龙医案)

9. 文献选录　《竹林女科证治・男子鸡精艰嗣》曰:“男子玉茎包皮柔嫩,少一挨即痒不可当,故每次交合,阳精已泄,阴精未流,名曰‘鸡精’。”

(四)肝肾阴虚兼瘀证(交媾阴茎疼痛症)

交媾时阴茎疼痛,若因纵欲不节(一夜超过 1 次者)而引起者,减少交媾次数,一般症状即可消失,不为病态。性交次数,一般而言,1 周不宜超过 2 次为宜。如果交媾次数已减少,而交媾时仍有阴茎疼痛者,为病态。多因肝肾阴虚、宗筋失养、脉道瘀滞所致。

1. 临床表现

(1)主症:交媾时阴茎疼痛。

(2)次症:①精神萎靡不振,腰膝酸软,五心烦热,潮热盗汗;②虚烦不寐,口渴咽干,尿黄,大便干结,阳强。

(3)典型舌脉:舌质红,无苔或少苔,脉弦细带数。

2. 辨证分析　纵欲过度损伤肾阴。因乙癸同源,故肝肾阴虚,导致精血不足。精生气,气生神,精血不足则精神萎靡不振。腰为肾府,肾虚则腰膝酸软。阴虚则潮热盗汗,虚烦不寐,尿黄便干,口渴咽干。由于肝之经脉绕阴器,走少腹,主宗筋,所以肝肾阴虚则宗筋失营,脉道瘀滞,而脉道宣泄不畅,不通则痛,因而交合则阴茎疼痛,舌质红,无苔或少苔,脉弦细或带数也为阴虚之象。

3. 诊断要求　具备主症,并见次症①或②中的 1 项和典型舌脉者,可确定诊断。

4. 论治法则　滋养肝肾,活血逐瘀。

5. 方剂选要

(1)首选方剂:地黄汤或一贯煎加减。方中地黄汤滋肾阴,加牛膝、生山楂核(捣碎)善治阴茎疼痛，活血逐瘀，宣通脉道，又能引药下行直达病所。

(2)备用方剂：左归饮加牛膝、生山楂核。方中熟地黄、枸杞子、山茱萸、淮山药等滋补肝肾真阴，加牛膝、生山楂核活血逐瘀。

6. 中成药选介　六味地黄丸。方中熟地黄、山茱萸、淮山药等以滋补肾阴为主，并伍以活血化瘀。用牛膝、红花、赤芍煎汤送服。

7. 针灸疗法　取任脉、足太阳、足太阴、足阳明经穴：关元、志室、复溜、肾俞、三阴交、委中、中极、足三里、中脘。方中关元、志室、肾俞、中极具有滋补肾阴之效，三阴交、中脘、足三里具有健脾益阴之功，委中、复溜可通经祛瘀。每次选其中 3～5 个穴。用补法留针 30～40 分钟，肾虚甚者加气海。禁忌烟、酒、腥、辣、黏食物。

8. 饮食疗法　熟地黄适量煎浓汁，去药取汁加生山楂、枸杞子、粳米(不能用大米)煮粥，早、晚各服 1 次，服至痊愈为止。有补肾阴、化瘀滞之功。

9. 验案选粹　赵某，27 岁。结婚 2 年内性生活正常，已有一女孩，近一年每次性交，阴茎疼痛，有时还有痒感。服壮腰补肾片 3 个月之久，汤药百余剂，效果不显，自认为不治之症。经介绍到我处治疗。该患者精神萎靡不振，烦躁不安、面红气粗，舌质红，少黄苔，脉弦细。诊断属肝肾阴虚所致之交媾阴茎疼痛症。治以滋补肝肾，活血逐瘀。用地黄汤、一贯煎加减，同时加刺蒺藜。服中药 3 周后，症状若失，已愈。(引自：郭云龙医案)

(撰稿：郭云龙　修订：戚广崇　潘　明　袁少英　审定：冷方南)

第2章　精　液　病

精液病，顾名思义是精液病变。中医学没有精液病名，“精液病”一词在近代中医文献中始见于 1991 年冷方南主编出版的《中医男科临床治疗学》。而“精液病”则是 1987 年黄海波在北京编写会议上，首次提出将精液异常统称定为精液病，并建议将“精子凝集”定为精子异常病症之一。精液是由精子和精浆两部分组成，精子是男性的生殖细胞，由睾丸产生。其病变可导致精子异常，临床表现为精子减少症、精子增多症、无精子症、精子畸形症、精子动力异常症、死精子症和精子凝集症。精浆是男性副性腺分泌的混合液体，是精子的载体，其浆可营养精子和激发精子的活力。精浆异常在临床上可表现为血精、精液量减少症、精液量增多症和精液不液化症。

很多精液病需借助现代科学（包括现代医学）进行诊断。因此在讨论精液病时，将不可避免地涉及若干与现代医学有关的概念和诊察要点。

第一节　血　精

【概述】

精液中混有血液，称之为血精。肉眼看到精液中有粉红色、红色、暗红色血液或血丝，称肉眼血精。精液检查时，在显微镜下发现有红细胞，称镜下血精。中医学论述的血精是指肉眼血精。它即是病名，又是一种症状。临床上多见于精囊炎患者，各年龄均可发病，尤其多发生于性欲旺盛，而房事过度之青壮年者。

中医文献中有关血精的最早记载，当推隋代巢元方《诸病源候论・虚劳精血出候》，此处所谓精血，即是病理性肉眼血精。明代李中梓《医宗必读・赤白浊》中更有“精血杂出”“半精半血”的说法，这是继巢氏之后有关血精的又一重要记录。明代戴思恭《证治要诀・遗精》说：“失精梦泄……见赤浊亦自热而得。”这里所说的赤浊，就是指的血精。近人朱振声在《淋浊自疗法》一书中描写的赤浊，说的也是血精：“赤浊白浊……留著于精管……若伤及血络，则所下之物，自然赤色居多，而为赤浊矣。”

从上所述，隋代将血精归于虚劳门，明代以后归于赤白浊及遗精门。这样归类似太笼统，不如归于精浊门。古有“浊出精窍”“淋出溺窍”之说，这个总概念是对的。但浊病尚有便浊、精浊之分。便浊中的赤白浊（相当于乳糜尿、乳糜血尿）也是出于溺窍（泌尿系），只有精浊中的赤白浊（相当于精囊炎、前列腺炎）才是出于精窍（生殖系）。所以血精以列入精浊中的赤浊较为妥当。本书则另立“血精”之名，以醒眉目。

明代楼英和李梴两位医家，对血精的观察极为细致。他们发现父精中有血丝，下一代易患红丝瘤（相当于“毛细血管瘤”）。如说：“身有红丝瘤……汝肾中有伏火，精中有血丝，以气相搏，生子故有此疾，遇触而动，发于肌肉之间，俗名胎瘤是也。汝试观之，果如其言。”（《医学纲目·胎瘤》）“有火盛者，精中多有血丝，今溺于桶，澄视之便见，后虽生子，一岁，身有红丝瘤，不救。”（《医学入门·遗精》）此种现象，可能是偶然巧合，不一定有科学价值和实际意义，但他们企图以“肾为先天”的遗传学说来解释某种先天性疾病的缘由，其出发点是值得赞赏的。

关于血精的病位。我们知道，血精是精囊炎的主要特征。而精囊相当于中医所说的“精室”（王孟英）、“精房”（朱丹溪）、“精府”（李用梓）、“精宫”（张聿青）等。我们习惯上将“精囊”称为“精室”。但总的来说，血精不离肾，如《内经》说：“肾藏精”“肾者主蛰，封藏之本，精之处也。”徐灵胎说：“夫精即肾中之脂膏也。”亦有认为命门为精血之府者，如说：“营气之粹者，化而为精，聚于命门；命门者，精血之府也。”（龚居中语）还有“精之主宰在心，精之藏制在肾”（张景岳语）等说，可供临床研究血精的参考。

关于血精的病因病机。《诸病源候论》及《医宗必读》这两部著作，它们不但记录了病理性血精的含义，更详尽地描述了血精的病因病机，为后世研究血精留下了难能可贵的医学遗产。《诸病源候论·虚劳精血出候》曰：“此劳伤肾气故也。肾藏精，精者血之所成也，虚劳则生七情六极，气血俱损，肾家偏虚，不能藏精，故精血俱出矣。”《医宗必读·赤白浊》曰：“浊病即精病，非溺病也……精者血之所化，浊去太多，精化不及，赤未变白，故成赤浊，此虚之甚也。所以少年天癸未至，强力行房，所泄半精半血；少年施泄无度，亦多精血杂出……虚滑者，血不及变，乃为赤浊。”说明古人已认识到房劳过度是血精的主要病因，肾虚是血精的主要病机。

血精的治疗，古来可供借鉴的方法甚少。《诸病源候论》只有血精的病源。《医宗必读》、《证治要诀》赤浊例方是加味清心饮、远志丸等。《医学纲目》中的“男服滋肾丸”“女服六味地黄丸”和《医学入门》中的补阴丸、肾气丸，对临床有一定启发。王孟英氏在“阴阳易”中载有精室的引经药，如烧裆灰、鼠矢、竹茹、花粉、韭白、滑石、白薇、槐米、楝实、绿豆、甘草梢、土茯苓等，指出这些药“并走精室，皆可随证采用”。朱振声治疗赤浊的原则是清热利湿，常用药是生地黄、黄柏、牡丹皮、木通、石韦、赤茯苓、淮牛膝、石莲子、甘草梢。

【诊断与鉴别诊断】

1. 诊断要点　血精的诊断并不困难。需要分别重症和轻症、急性和慢性几种情况。

（1）血精有轻重之分：重者肉眼就能看到精中有血，称为“肉眼血精”；轻者需借助显微镜检查，在精液（或前列腺液）中发现有红细胞，称为“镜下血精”。古医书中所称的血精，多指肉眼血精，或称重症血精。其症见：排精（包括遗精、滑精、手淫或性交排精）时看到血性精液，其色鲜红、淡红、暗红不等；其量或多或少，少者精中偶见血丝或血迹，多者每次排精均见血液，有的夹有血块，若大量血凝块形成，可影响排尿。

（2）血精有急性、慢性之别：急性者常有寒战、发热等全身症状，下腹部疼痛，放射至腹股沟、会阴部，以及痛性射精；若有尿频、尿急、尿痛，排尿困难，终末血尿，尿道分泌物等局部症状，延久可转为慢性，其症易与慢性前列腺炎相混淆，且常同时存在；但肉眼或镜下血精，是精囊炎的主要特征，据此不难鉴别。

2. 鉴别诊断　需与血精鉴别的病症有血尿、血淋及精浊（白淫）等。

（1）血尿、血淋和血精均为尿道有血性分泌物。但是，血尿、血淋系泌尿系疾病，与血精之属生殖系疾病有原则区别，无痛者中医称为“尿血”（溺血），伴有尿频、尿痛或肾绞痛者，中医称为“血淋”,朱丹溪所谓“痛者谓之淋,不痛者谓之溺血”是也。尿血多见于泌尿系结核或肿瘤,分虚实两类,实证多属暴发,尿色鲜红,尿时多伴溺涩之感;虚证多属久病,尿色淡红,尿时多无疼痛不适感。血淋多见于急性尿路感染、泌尿系结石等,其症尿中夹血,或尿色鲜红,排尿不畅,灼热涩痛,引及少腹胀满而痛。

(2)精浊(白淫)与血精虽同属生殖道疾病,但精浊(白淫)的主症是不交合而尿道口时泄白浊之精样物,黏腻如膏,虽不便溺,亦常有之,多见于前列腺炎;血精则交媾或梦遗之精液为血色,多见于精囊炎,并以此为主要特征,两者有显著差别。

【临床分证】

目前临床上,根据脏腑辨证,病因辨证、八纲辨证等方法,可将血精分为4个证型。

(一)阴虚火旺,血热妄行证

本证为房劳内伤,久病及肾,以致肾阴亏损,虚火炎盛,血热妄行所产生的一系列症状。

1. 临床表现

(1)主症:血精鲜红量少。

(2)次症:①腰膝酸软;②耳鸣;③潮热盗汗;④心烦口干。

(3)典型舌脉:舌红少苔或无苔,或舌有龟裂,或舌有剥苔,脉细数。

2. 辨证分析　房劳过度则伤肾,肾阴不足,虚火自炎,梦交或性交之时,欲火更旺,精室被扰,迫血妄行,血从内溢,乃成血精;或青年人相火旺盛,手淫排精,或强忍精出,精室之血络受损,血随精流,亦可导致血精。肾阴不足,则血精量少;阴虚火旺,故精色鲜红;阴虚生内热,故潮热、心烦、盗汗;腰为肾府,肾脉起于足,肾精不足,故腰酸足弱;精不充于脑,故头晕眼花;阴津不能上承,故口干,舌红少苔;脉细为阴虚,脉数为火旺。符合巢氏所谓“劳则必伤其精血”,“虚劳精血出”之例。

3. 诊断要求　凡具备主症,兼见次症①、③及典型舌脉,或主症并见次症②、④及典型舌脉者,即可确诊为本证。

4. 论治法则　滋阴降火,凉血止血。

5. 方剂选要

(1)首选方剂:二至地黄汤。由二至丸与六味地黄汤合方组成。二至丸源出于《六科证治准绳》,方中女贞子甘苦平,补肝肾,泻相火;墨旱莲甘酸凉,滋肝肾,凉血热,两药成于冬夏二至,故以二至为名,药味虽少,补而不腻,实为妙方。六味地黄汤出自《小儿药证直诀》,功效滋补肝肾,三阴并进,专治肝肾阴虚,兼夹虚火上炎,阴不内守之疾,实乃治疗肾家之主剂。《医方论》曰:“此方非但治肝肾不足,实三阴并补之剂。有熟地黄之腻补肾水,即有泽泻之宣泄肾浊以济之;有萸肉之温涩肝经,即有丹皮之清泻肝火以佐之;有山药之收摄脾经,即有茯苓之淡渗脾湿以和之。药止六味,有开有合,三阴并治,洵补方之正鹄也。”

(2)备用方剂:知柏地黄汤。即六味地黄汤加知母,黄柏以增强其滋肝肾之阴而降虚火之效。

(3)中药保留灌肠:自拟地黄止血汤(黄海波经验方),方中水牛角、生地炭、赤芍、牡丹皮四药相配,清热止血,凉血散瘀;紫草、地榆炭凉血活血;少佐艾叶使热清血宁,凉血止血而无冰伏留瘀之弊。

6. 中成药选介

(1)二至丸:每服6g,每日2～3次。空腹淡盐汤送下。方解见二至地黄汤。

(2)六味地黄丸:服法、方解同上。

(3)知柏地黄丸:服法同上。方解见知柏地黄汤。

(4)大补阴丸:服法同上。本方主治肝肾阴亏,相火偏旺所生诸证。方中用熟地黄滋补肾阴,龟甲育阴潜阳,二药滋阴以培本,补其阴之不足;黄柏苦寒泻肾火以坚肾阴,知母滋阴清热,而保真阴。二药泻火以清源,平其阳之有余;更用猪脊髓、蜂蜜血肉有情之品,补益精血。诸药合用,滋阴精而泻相火,以达培本清源之目的,使真阴得补,虚火内清,诸证自除。

7. 饮食疗法

(1)猪肾黑豆汤。猪肾1对,黑豆500g。制法:将猪肾剖去筋膜,洗净,和黑豆加水同煮,水不可放得过多,煮至黑豆熟而不烂为度。将黑豆取出晒干,武火微炒。用法:猪肾食用,黑豆嚼食,每日30～60g,半个月为1个疗程。

(2)龟肉海参汤。配料:龟肉100g,海参50g,银耳100g,猪里脊50g,桑叶30g,苎麻根15g,陈皮10g,盐适量。制法:将原料放入砂锅中加水适量,小火煲2小时,食用调盐。用法:每日1次,适量口服,半个月为1个疗程。

8. 验案选粹

医案一:洪某,37岁,已婚,工人。患者二三年来,性交时所射之精为血性,色红质稠,近二三个月来症状加重,每次性交时均为肉眼血精,同时伴有少腹及睾丸隐痛,溲黄口干,性情急躁,夜寐盗汗等。迭经西医治疗无效。检查:外阴无异常,两侧睾丸等大,附睾不肿硬,左侧精索静脉明显曲张,前列腺(－)。精液常规:脓细胞(＋＋＋＋),红细胞(＋＋＋＋),计数0.58亿/ml,活动率15%,畸形率20%,血蚴检查(－),红细胞沉降率正常,脉细弦,苔薄微黄。诊断:血精(慢性精囊炎)。中医辨证:阴虚火旺,精室被扰,血热妄行。治拟滋阴降火,佐以凉血止血。处方:大生地黄12g,大白芍10g,女贞子10g,墨旱莲10g,云茯苓10g,车前子(包)10g,建泽泻10g,粉丹皮6g,糯稻根须15g,台乌药6g。5剂。

复诊:药后血色精液明显变淡,全身症状改善,唯小溲仍黄,原方加川黄柏6g。5剂。

三诊:肉眼血精已消失,小溲亦不黄,除左侧精索静脉仍曲张外,余无不适,复查精液常规未见脓细胞及红细胞。病已基本痊愈,再予原方巩固。(引自:《新中医》)

医案二:李某,20岁,学生,未婚,诉2个月来,每次梦遗后,内裤上均见血精或红色精斑,难于启齿,迟迟未就医。刻诊:入夜梦遗,每周2～3次,精液色红,常易举阳,腰膝酸软,目眩寐差,口干溲黄,面色萎黄,舌质偏红,苔薄黄,脉弦细。诊断:血精症,证属肝肾阴亏,虚火动精,迫血妄行,精血内溢。治以滋阴降火,凉血止血。处方:黄柏、知母、焦山栀子、牡丹皮、车前子、牛膝各10g,女贞子、墨旱莲、小蓟各15g,生地黄、龟甲各20g,白茅根30g,生甘草6g。水煎服,每日1剂,连服6剂。目眩寐差及易举阳缓解,遗精1次,精液呈淡红色。继服10剂,未见遗精现象,上述症状全消。改用知柏地黄丸连服半个月,偶有遗精,未见血精。

按:血精多因精囊炎所造成。由于精囊与前列腺、泌尿道、直肠等器官相邻,当这些器官有炎症时,细菌极易蔓延到精囊,引起发炎,造成精囊壁肿胀、充血、微血管的损伤引起出血,故随着射精动作精囊腺收缩,形成血精现象。中医学认为,前阴为肝经所系,肾所司,血精出自前阴,病本不离肝肾。青壮年因其情欲旺盛,易思易动,如精遂不畅,久郁失达,妄动相火,或因房室太过,手淫频频,极易损耗真阴,虚火丛生,乃至精室被扰,伤络动血。如不讲卫生或性交不洁,令湿热之毒乘虚侵袭,循经上扰,损伤血络,迫血外溢。本方以滋阴降火、凉血止血为大法。方中知母、黄柏、栀子苦寒坚阴,泻火折热;生地黄、牡丹皮滋阴凉血;车前子、牛膝引火下降,利精排毒;白茅根、小蓟凉血止血;女贞子、墨旱莲补益肝肾;生甘草清热解毒,通淋止痛,随症加减,故获良效。本病用药同时,应配合调养之法与预防之道,方可事半功倍。如用温水坐浴:水温40℃左右,每次5～10分钟,每日1～2次。停止房事,注意休息。清淡饮食,忌煎炒辛辣饮食,禁酒。(引自:曾汉东医案)

9. 辨治按语　滋阴降火是治血精之常法。根据历代文献记载及目前临床观察,本病属阴虚火旺,血热妄行者最为多见。大凡病程较长,年龄偏大,体质较弱,追溯病史有房劳过度的血精患者,常可见到此证。二至地黄汤为补益肝肾、滋阴降火之对症良方,盗汗加煅牡蛎、糯稻根须;腰酸加川续断、杜仲、桑寄生;头晕加枸杞子、沙苑子、甘菊。肾阴既充,虚火既平,不用或少用止血之品,而血精自止。

(二)湿热蕴结、浊气归肾证

本证为膀胱或脾胃湿热下注,或前阴部湿热上循,浊气归肾,熏蒸精室所产生的一系列症状。

1. 临床表现

(1)主症:血精量多。

(2)次症:①尿频、尿痛、尿黄、尿血;②小腹、腰、会阴疼痛;③恶寒发热、口干而黏。

(3)典型舌脉:舌红苔黄腻,脉弦滑数或濡数。

2. 辨证分析　湿热蕴结,临床可分为湿热下注和湿热上循两种情况。前者多为肾热下移膀胱,或膀胱自病,湿热下注,扰乱精室;或素嗜肥甘酒醴,脾胃湿热内生,下注膀胱。后者多为包皮过长,藏污纳垢,或性交不洁,手淫遗精,肝经湿热之邪循经上沿,浊气归肾,熏蒸精室,而致血精。湿与热结,精浊混淆,故血精量多,或兼血尿。湿热下迫尿道,故见小便频数,色黄,灼热而痛;小腹为膀胱之部,膀胱湿热蕴结,气化不利,故见小腹疼痛;腰为肾府,湿热蕴结,浊气归肾,气血流行失畅,故见腰痛;会阴为肝肾经脉所过之处,湿热下注肝肾,故会阴疼痛;膀胱主一身之表,湿热蕴结膀胱,故急性期可见恶寒发热,脉濡数;口干、舌红苔黄、脉弦数为热;口黏、苔腻、脉滑为湿。故临床见症及舌脉皆为湿热蕴结,浊气归肾,扰乱精室之所致。

3. 诊断要求　凡具备主症并见次症①、②及典型舌脉,或主症并见次症①、③及典型舌脉者,即可诊断为本证。

4. 论治法则　清热凉血,化湿泄浊。

5. 方剂选要

(1)首选方剂:加味四妙丸。方中苍术辛苦而温,芳香而燥,直达中州,为燥湿强脾之主药,但病既传于下焦,又非治中可愈,故以黄柏苦寒下降之品,入肝肾直清下焦之湿热,乃标本兼治,上下两定之法也。牛膝引药下行,薏苡仁健脾利湿,而成四妙之方。复入土茯苓、车前草、荔枝草、连翘、六一散以增强清热利湿之功,板蓝根、小蓟、土牛膝、牡丹皮、青黛凉血止血。湿热得化,浊气得清,则精室安血不妄行矣。

(2)备用方剂:龙胆泻肝汤。泻肝者,泻肝胆厥阴之实火湿热也。龙胆别名游龙草,行性之速,走窜经络,故本经用治惊痫,苦寒气涩,茎如竹茹,花开有碧,禀东方之木气,是以有龙胆之名。龙乃东方之神,胆主少阳甲木,气涩敛戢肝火,苦寒清化湿热,故以为君;臣以黄芩,清胆肺之火,栀子泻心肾之火;佐以车前子、泽泻,随龙胆、黄芩、栀子直入各经以清火渗湿,少顷敛之下行,使从水道而出。盖五脏之火,肝必先生,木生火也,且肝火最横,能下夹肾之游火,上引包之相火为害,甚多且暴,服此方则肝火自清,而诸火渐熄。但肾阴亏者,恐非所宜也。

6. 中成药选介

(1)四妙丸。每服6g,每日2～3次。方解见加味四妙丸。

(2)野菊花栓。每次1粒,每日2次,直肠给药。野菊花栓为中药栓剂,具一定的抗菌、消炎作用、直肠给药能够规避口服给药后在胃肠道中不稳定、胃肠道刺激、肝脏首过效应,提高生物利而度。

7. 饮食疗法　猪脬(膀胱)2只,薏苡仁100g。制法:将猪脬温水漂洗干净,切成条状,锅中加油微炒,放入薏苡仁及葱、姜、糖适量,加水文火炖煮成粥。用法:以上为一日量,1～2次食完,空腹食用。半个月为1个疗程。

8. 验案选粹

医案一:李某,45岁,职员。患者性交时所射之精液为血性已3个月。伴腰酸及少腹拘急,困倦而烦,口秽咽干,小便红赤,脉濡,舌边红苔黄根浊。曾经某医院泌尿科确诊为"精囊炎",因对抗生素过敏,要求中医治疗。检查前列腺(－)。精液常规:棕色,黏稠度(＋＋),脓细胞(＋＋＋),红细胞(＋＋＋),精虫形态正常,活动率20%～30%。中医辨证:湿热壅滞,扰袭精室。治宜清化湿热,渗利下焦。处方:苍术、白术各9g,盐水炒黄柏9g,牛膝9g,薏苡仁18g,佩兰5g,晚蚕沙(包)9g,大蓟、小蓟各9g,碧玉散(包)24g。上药连服15剂,诸恙悉愈,精液常规未见红细胞及脓细胞。后继用四妙丸,每服9g,一日2次,早晚空腹淡盐汤送服。连服1个月,以巩固疗效,随访至今,未见复发。(引自:《新医学》)

医案二:毛某,36岁,驾驶员。主诉近半个月来,性交3次,每次排出血性精液,呈鲜红色。刻诊:血精鲜红,少腹隐痛,会阴坠胀,酒后加重,茎中涩痛,溲黄口干作苦,舌红、苔黄,脉弦滑。精液检查(手淫法):红细胞(＋＋＋),白细胞(＋)。诊为精囊炎。证属相火妄动,扰动精室,血络受损,血随精流。治以清肝泻火,凉血止血。处方:龙胆草、焦山栀子、黄芩、知母、黄柏、牡丹皮、车前子、牛膝各10g,生地黄20g,白茅根30g,小蓟15g,生甘草6g。每日1剂,水煎,分早晚2次服,连服3剂后,小腹会阴坠痛和茎中涩痛症状明显缓解,再服3剂,诸症消失,同房时未见血精。改服知柏地黄丸巩固治疗1周,复查精液,未见红细胞、白细胞。后随访未复发。(引自:曾汉东医案)

9. 辨治按语　清热化湿是治血精之变法。某些病程较短,年龄较轻,体质较强,如因包皮过长,或性交不洁,或有手淫恶习,有梦而遗的血精患者,常兼有男性生殖系的其他感染。在清热化湿的基础上,是否兼顾这些夹杂病症,直接影响治疗效果。如合并睾丸、附睾炎者,宜参入《全生集》枸橘汤(全枸橘、川楝子、秦艽、陈皮、防风、泽泻、赤芍、甘草);合并慢性前列腺炎者,宜参入杨氏萆薢分清饮(萆薢、石菖蒲、甘草梢、益智仁、乌药、茯苓);前列腺炎有急性发作征象者,宜参入龙胆泻肝汤;如合并尿道炎者,宜参以钱乙导赤散(生地黄、木通、生草梢、竹叶),临床必须灵活变通用之。

(三)心脾两虚、气不摄血证

本证为素体虚弱,或劳倦思虑过度,或病后失养,病久损伤心脾两经之气,气不摄血而出现的一系列症状。

1. 临床表现

(1)主症:血精色淡而稀。

(2)次症:①心悸,或失眠,或健忘;②纳少便溏。

(3)典型舌脉:舌淡苔薄白,脉细。

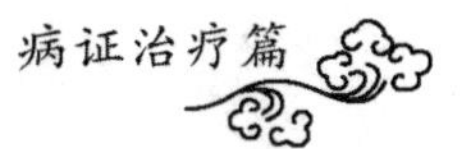

2. 辨证分析　精血消耗日久，或思虑劳倦过度，伤及心脾，或病后失养，病久损伤心脾两经之气，气不摄血，而见血精色淡而稀。心脾两虚，不能上荣于面，故见面色少华；血虚心神失养，而见心悸失眠健忘；脾失健运，则纳少便溏；生化之源不足，血少气衰，而见神倦气短；舌淡而胖，脉细，俱为心脾血气亏损之证。

3. 诊断要求　凡具备主症，并见次症①、②及典型舌脉者，即可确诊为本证。

4. 论治法则　补养心脾，益气摄血。

5. 方剂选要

(1)首选方剂：归脾汤。血不归脾，气不摄血则妄行，参、术、黄芪、甘草之甘温，所以补脾；茯神、酸枣仁、远志、龙眼之甘温酸苦，所以补心，心者脾之母；当归滋阴而养血，木香行气而舒脾，既以行血中之滞，又以助参、芪而补气，气壮则能摄血，血自归经而诸症悉除矣。

(2)备用方剂：圣愈汤。《经》云："阴在内，阳之守也；阳在外，阴之使也。"血精日久，气血双亏，故用四物以养血，参、芪以补气，此血虚无骤补之法，计在存阳；血脱有生血之机，必先补气，此阳生阴长，血随气行之理也。此六味，皆醇厚和平而滋润，服之则气血疏通，内外调和，合于圣度矣。故善治一切失血之症，血精亦不例外。

6. 中成药选介

(1)归脾丸。每服 6g，每日 1～2 次。方解同归脾汤。

(2)人参养荣丸。每服 6g，每日 1～2 次。本方熟地黄、当归、白芍养血之品，人参、黄芪、茯苓、白术、甘草、陈皮补气之品，血不足而补其气，此阳生则阴长之义，且人参、黄芪、五味子所以补肺，甘草、茯苓、白术所以健脾，当归、白芍所以养肝，熟地黄所以滋肾，远志能通肾气上达于心，桂心能导诸药入营生血，五脏交养互益，故能统治诸病，而其要归于养荣。

7. 饮食疗法

(1)胎盘膏：新鲜胎盘 1 具。制法：洗净，漂至水清为度，切碎，加水煮烂，加冰糖 250g 收膏，每服 2 匙，每日 2 次。

(2)黑米山药鲜藕粥：黑米 150g，山药 150g，鲜藕丁 100g，龙眼肉 10g。制法：将黑米、山药、鲜藕丁、龙眼肉洗净，配米：放入锅内加水，文火煮成粥，以粥食之，每日 1 次。

8. 验案选粹

医案一：梁某，45 岁。罹病年余，初起清晨小便时中段有血，继而发现射精或遗精时亦有血，伴有阴囊隐痛，会阴部掣痛，少腹偶或作胀，在射精或出现血尿时，尿道略有微痛。头晕乏力。既往有慢性前列腺炎。肛检：精囊区有压痛，前列腺右侧饱满。精液常规红细胞满视野；前列腺液常规：咖啡色，红细胞(＋＋＋)，脓细胞(＋)；尿常规：蛋白微量～(＋)，脓细胞少～(＋)，红细胞(＋＋)～满视野。诊断：慢性精囊炎，前列腺炎。曾用抗生素、磺胺药及清热止血、滋阴止血等中药无效。拟为阴虚络伤，热瘀伏于络隧所致。仿王孟英热入精室例治，病情有反复。后见面色少华，下肢酸软，头晕无力，大便不实，脉细，苔薄净，乃按血精由于气血两虚所致，而转用补益气阴，佐以摄血之法，立圣愈汤加味治之。处方：熟地黄 15g，潞党参 15g，阿胶 10g(另烊冲)，川续断 10g，生蒲黄 10g，侧柏炭 10g，血余炭 6g，刺猬皮 10g。服药 30 剂，血精、血尿均消失，神色明显好转。乃以上方加重 10 倍量，研末泛丸。服 2 个月，房事未见血精，平时亦无血尿，精液、前列腺液、尿常规均无异常。观察 2 年，未见复发。(引自：《江苏中医杂志》)

医案二：某男，34 岁。结婚 5 年，每过夫妻生活，均射血精，十分紧张。四处求医，西医做了多种检查，有说是输精管发炎，有说是精索静脉曲张，有说是附睾炎等，迭经抗菌消炎止血等方法治疗罔效。曾找过中医治疗，清热解毒、清热凉血和固涩止血，疗效不彰。2007 年 11 月，经人介绍来治疗。视患者神色憔悴，面色不华，少气懒言，舌红苔干，脉沉伏细数，重按有力。分析病情：此例顽固性血精乃本实标虚。所谓“虚”：一是久病多虚，患病数年，血精损精耗血伤气；二是气虚，心神交瘁，元气不足，则气不摄血；三是心脾肾三脏俱虚。心血虚，心火暗生，既扰心神，也扰肾精，精关不固，血精溢出。脾虚不统血，血液不循常道而外溢。肾虚精关不固，水火不济，心火下灼肾水，迫精与血外溢。“虚”只是本病的标象，而本病的根本开始是心火与肾火炽盛，内扰精室，伤精及血，产生血精；后来因治不得法，久病变虚，使心脾肾阴火下乘精室、产生血精。所以治疗的第一步，先要补气以宁神，用补中益气汤补虚益气，合百合地黄汤宁心安神治疗：黄芪 30g，白术 15g，陈皮 10g，党参 15g，甘草 10g，升麻 10g，柴胡 10g，当归 10g，枳壳 10g，生地黄 15g，百合 30g。每日 1 剂，水煎两服。服药 1 个月后，精神好转，疲倦减轻，眠食转佳，心情开朗。续服 1 个月，觉得身体恢复如常，欲念内生。这时患者舌红明显，脉浮起，不沉伏，转数而有力，一派火热之象外显，治病必求其本，第二步应继以滋阴泻火的知柏地黄汤和龙胆草泻肝火、炒栀子泻心火治疗：知母 10g，黄柏 10g，生地黄 15g，牡丹皮 10g，茯苓 15g，泽泻 10g，淮山药 15g，山茱萸 10g，龙胆草 10g，炒栀子 10g。每日 1 剂，水煎两服。半个月后，患者告知，精神好，不烦不躁，心情平和，询问可否同房。建议用安全套试一试，也可以看到房事后血精情况。仍以上方再进，饮食宜清淡，不可吃辛辣膏粱炙煿厚味。1 周后复诊，患者高兴地说，精液较多，血精颜色变淡。诊其患者之脉虽数，但无躁动，望舌质虽红，而不干，苔白尚润，望神已有悦色，既不紧张，也不害怕，患者坦途。再三告诫房事宜少，做到“清心寡欲”，安心服药。并在上方减龙胆草、炒栀子，加生龙骨 15g，生牡蛎 15g。又 1 个月后，夫妇双双来说，房事每周 1 次，血精越来越淡，最近 1 次几乎没有，还要不要吃药。为了巩固疗效，续服上药 10 剂，然后改用知柏地黄、六味地黄丸以善后。（引自：黄海龙医案）

9. *辨治按语*　补益气血是治血精之本。血精日久可致心脾气血两虚；心脾气血两虚亦可导致血精，有时互为因果，形成恶性循环，加重或迁延病情。际此，必须补益心脾气虚，以治其本，而以归脾汤为主方，圣愈汤、人参养荣汤等亦可选用。如见中气不足，气虚下陷者，又宜以补中益气汤为主。芡实一味，每多加入，取其甘平无毒，益脾固肾。其他如麦芽、神曲、鸡内金等健脾助运之品，亦宜佐用，使补气血而不腻，养心脾而不滞，如此，气血生化有源，血归脾统而安，则血精自愈矣。

凉血止血是治血精之标。如每次排精均有肉眼血精，量多色红，或镜下血精不易消失，同时还觉尿道灼热，舌边尖红，甚则起刺，脉象带数等症者，则宜分别于滋阴降火或清热利湿剂中，参以凉血止血之品治其标，如苎麻根、小蓟、侧柏炭、血余炭、藕节炭等，血遇凉则凝而不妄行，其中苎麻根甘寒无毒，尤为凉血热，安精室之要品，一般宜重用至 30g。如强力行房，或手淫排精，以致血精而夹有血块，排精时尿道疼痛者，又宜加入茜草、紫草等凉血止血而兼活血化瘀的药物，或用参三七、失笑散、琥珀等亦可。即使气血不足或心脾两虚者，亦可酌加一二味，以助控制血精。

10. *文献选录*　《景岳全书·杂证谟·血证》曰：“精道之血必自精宫血海而出于命门。盖肾者主水，受五脏六腑之精而藏之，故凡劳伤五脏或五志之火，致令冲任动血者，多从精道而出，然何以辨之？但病在小肠者，必从溺出；病在命门者，必从精出；凡于小腹下精泄处觉有酸痛而出者，即是命门之病。而治之之法，亦与水道者不同。盖水道之血宜利，精道之血不宜利，涩痛不通者亦宜利，血滑不痛者不宜利也。若果三焦火盛者，惟宜清火凉血为主，以生地黄、芍药、牡丹皮、地骨皮、茜根、栀子、槐花及黄芩、黄连、知母、黄柏之类主之，或约阴丸、约营煎俱可用。若肾阴不足而精血不固者，宜养阴养血为主，以左归饮或人参固本丸之类主之；若肾气不禁，或病久精血滑泄者，宜固涩为主，以秘元煎、苓术菟丝丸、金樱膏、玉锁丹、金锁思仙丹之类主之，或续断、乌梅之属亦所宜用；若心气不定，精神外驰，以致水火相残，精血失守者，宜养心安神为主，以人参丸、天王补心丹、王荆公妙香散之类主之；若脾肺气虚下陷，不能摄血而下者，宜归脾汤、人参养荣汤、补中益气汤、举元煎之类主之。”

(四)瘀血阻络，络伤出血证

本证为阴部外伤或内伤络破血溢，精血俱出所产生的一系列症状。

1. 临床表现

(1)主症：精液暗红色，或挟血块。

(2)次症：阴部疼痛或刺痛，疼有定处，或阴部有外伤史。

(3)典型舌脉：苔薄白，舌质正常或暗红有紫斑、瘀点，脉弦涩。

2. 辨证分析　阴部外伤或内伤，伤及络脉，络伤出血，瘀血内阻而滞，故精液暗红色；瘀滞则挟血块；气血瘀滞，经络阻塞不通，故阴部疼痛或刺痛不适，并痛有定处；瘀滞症较轻则舌质正常，如瘀滞日久，病情较重则显，舌质暗红并有紫斑或瘀点；脉弦涩为瘀血阻滞之征。

3. 诊断要求　凡具备主症，兼见次症及典型舌脉者，即可确诊为本证。

4. 论治法则　活血化瘀，通络止血。

5. 方剂选要

(1)首选方剂：桃红四物汤加减。方中桃仁、红花、川芎活血而化瘀，赤芍、当归通血脉而补血，生地黄清热凉血，而阻血热之妄行，益母草行血去瘀，蒲黄炭、三七参、茜草止血消瘀，消肿止痛。全药共配，以达活血通络止血之功效。

(2)备用方剂：少腹逐瘀汤加减。方用肉桂、茴香温肝散寒，而兼温通血脉，又行气止痛，当归、没药、川芎补血活血，行气散血，生蒲黄、炒五灵脂化瘀止血，赤芍通顺血脉，而散恶血，炒郁金行气解郁，凉血破瘀，川续断补益肝肾，通调血脉，全方相伍，共奏活血逐瘀、止血生新之功效。

6. 中成药选介

(1)七厘散。方中以乳香、没药、血竭、红花散瘀活血、消肿止痛，用儿茶清热止血；朱砂镇心安神，麝香、冰片芳香走窜、通气化瘀，以增消肿止痛效果。

(2)云南白药。化瘀止血，活血止痛，解毒消肿。

7. 饮食疗法

(1)桃红三七乌鸡煲(黄海波药膳秘方)。配料：乌鸡1只，桃仁15g，红花12g，三七参12g，鲜姜片1两，食盐、葱、蒜、味精各适量。制法：①将乌鸡宰杀去毛，清内脏去爪，切块放入沸水焯透去沫，捞出放入煲内，将桃仁、红花、三七参装入布袋扎口，然后同姜片一同放入煲内，用文火将鸡肉煲七分熟后去掉中药袋。②加入葱、蒜、食盐、味精调至个人口味，鸡肉熟透起煲灭火，稍凉即可食之。用法：每日午餐时吃肉喝汤。功效：活血补血，化瘀止血。

(2)蹄筋血藤汤。配料：猪蹄筋80g，鸡血藤50g，大枣6枚。制法：将配料加水煎煮熟烂后食用。用法：隔日1次适量口服。

8. 验案选粹　刘某，男，农民，28岁。结婚3年不育，自述婚后6个月在家被驴踢伤睾丸，经村医治疗好转，随后房事发现射精后有血性黏液，村医县医治疗无效。后经友介绍来我院男科求治。其症:精液暗红色,并有小血块,色紫而暗,会阴部时常疼痛,腰酸痛,有时尿频而急。望舌红边有瘀点,苔薄白,脉弦而涩。证属:阴部络脉受损,瘀血阻络之血精症。治则:活血化瘀,通络止血。方药:桃红四物汤加减。桃仁、红花、川芎各 9g,赤芍 12g,生地黄 15g,当归 10g,益母草 10g,蒲黄炭 10g,三七参 6g,茜草 10g。水煎服,10 剂。每剂加食用醋 1 两,再加清水泡 30 分钟文火煎药,嘱避房事及食辛辣之品。二诊:上症明显好转,效不更方再连服 10 剂。三诊时患者大喜,房事 1 次未见有血精出现,嘱节制房事,原方再服 10 剂巩固疗效。6 个月后随访血精从未复发。(引自:黄海波医案)

9. 辨治按语　活血化瘀,通络止血是治血精又一法。阴部外伤导致血精症在临床上常见之,一般发病急,治疗及时,见效快且效果佳。如延误治疗或诊断不清,或用药不当可转为慢性。治疗时除选用活血化瘀止血方药外,还应佐加补肾健脾药尤为重要,只有"扶正"以达免疫力增强再祛邪,才能获事半功倍之效。

(撰稿:徐福松　黄海波　黄震洲　修订:黄震洲　审定:华良才　冷方南)

第二节　精液量异常

【概述】

精液量异常包括精液量少症和精液量多症。根据 WHO 制定的标准,男性一次排精量少于 2ml 称为精液量少症。本症归属中医学虚劳少精等范畴。故《诸病源候论·虚劳精少候》曰:"肾主骨髓而藏于精,虚劳肾气虚弱,故精液少也。"《辨证录·种嗣门》也云:"男子有泄精之时,具有一二点之精,此种之人,亦不能生子。"

精液量多症是指一次射精量超过 6ml 以上,而且精液质地稀薄,甚者清如水,且精子数很少。《诸病源候论·虚劳无子候》曰:"丈夫无子者,其精清如水,冷如冰铁,皆无子之候。"

精液量的多少有很大的生理变异,与性交(包括手淫、遗精、滑精)频度、体位、时间、性兴奋强弱以及精神因素、体质状况等有着密切关系。

中医文献中没有"精液量异常"的名称。在《辨证录·种嗣门》中有"精少"一证,在《诸病源候论·虚劳病诸候》中称"虚劳少精"。至于精液量多症,古人没有明确记载。精液减少症多因肾精亏损、气血两虚、热伤精室和精脉阻塞而致。精液增多症常见于肾气不固和命门火衰。

【诊断与鉴别诊断】

1. 诊断要点　凡排出的精液量少于或多于正常者,即可诊为精液量异常。有的伴有男性不育症。应注意询问既往性生活史及射精量情况,并参考精液化验结果。

2. 鉴别诊断　精液减少症应与性交过频、遗精、滑精、梦遗,射精不全和久病刚愈性交出现的射精量少相鉴别。更要与人为因素,如收集精液时部分精液漏失,或采集不当造成精液量少相鉴别。精液量多症须与小便挟精、性交遗尿相鉴别。

【临床分证】

按照脏腑辨证和八纲辨证的方法,精液量异常可分为肾精亏虚、气血两虚、热伤精室、精道阻塞、肾气不固、命门火衰 6 个证候。

(一)肾精亏虚精液量少证

本证系先天不足,禀赋薄弱,或交媾过度,损耗肾精,出现以精液量少、不育、耳鸣、腰酸膝软等为主症的证候。

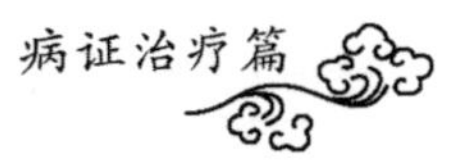

1. 临床表现

(1)主症:精液量少,不育。

(2)次症:健忘耳鸣,腰膝酸软,神疲乏力。

(3)典型舌脉:舌淡红,苔薄白,脉沉细。

2. 辨证分析 肾藏精,为生育之本。肾精亏虚,故精液量少而不育。肾开窍于耳,肾虚则耳鸣。腰为肾之府,肾精不足,则腰酸膝软。肾精虚弱,故神疲乏力。肾精亏虚则舌淡苔薄白,脉沉而细。

3. 诊断要求 凡具备主症和次症及典型舌脉者,即可诊断为本证。

4. 论治法则 填补肾精。

5. 方剂选要

(1)首选方剂:生髓育麟丹。精病多不足也,故用人参、山药补气健脾;鹿茸、肉苁蓉、菟丝子、紫河车补阳生精;熟地黄、当归、枸杞子、桑椹补血填精;麦冬、龟甲胶滋阴补血;山茱萸补肾气,添精髓;五味子补不足,益男精;柏子仁养心肾,安五脏。全方配伍,填补肾精,可用于男子精液减少而不育者。

(2)备用方剂:添精嗣续丹。鱼鳔、鹿角胶、龟甲胶填养精血;熟地黄、枸杞子、麦冬、菟丝子、山茱萸、肉苁蓉、巴戟天补肾滋阴,养血生精;人参、山药补气健脾,益气填精;柏子仁、五味子、肉桂补心敛气,助阳填精。合而用之,生精滋肾,益精种子。

6. 中成药选介 五子衍宗丸。肾精亏虚,日久不复,伤及肾阳,则见精液量少不育等症。方中重用枸杞子、菟丝子补肾益精为主,菟丝子益阴扶阳,不燥不滞;佐以覆盆子、五味子固肾涩精;车前子泻肾经虚火。诸药合用,滋阴助阳,固精止遗,添精补髓。

7. 针灸疗法 主穴:肾俞、志室、关元、精宫(经外奇穴)。配穴:足三里、三阴交、委中。方法:主穴中刺激,配穴用补法。隔日针刺1次,每次选3~5个穴。

8. 饮食疗法

(1)鱼鳔胶50g,枸杞子30g,粳米50g。粳米用水淘洗干净,将鱼鳔胶、枸杞子共同放入砂锅内,加凉水2000ml左右,用文火煮熟成稀粥,随意服食。

(2)雀卵60枚,煮熟去壳,每日早晨食2枚,连食用3个月。

(3)枸杞30g,公鸡1只,食盐5g,姜6g,大葱15g,胡椒粉3g,料酒适量,入锅加清水适量,炖熟,根据本人体质和食量分次服用,具有补肾增精之效,忌烟、酒。(饮膳正要)

9. 验案选粹 马某,男,31岁。结婚4年不育,精液量少,每次精液化验不足1ml,常腰困腰痛,四肢无力。舌淡苔白,脉沉细无力。证属肾精亏虚精液量少证。治以填补肾精。方用生髓育麟丹一料。二诊,精液量显著增加,诸症减轻。继续服用上方一料。三诊,精液量上升至4.5ml左右,余均正常,次年秋顺生一女孩。(引自:黄海波医案)

(二)气血两虚精液量少证

本证多由久病不愈,气血俱伤,或先天不足,后天失养,素体虚弱,或思虑过度,劳伤心脾等,出现以精液量少、不育、疲倦乏力、面色淡白、心悸等为主的证候。

1. 临床表现

(1)主症:精液量少(精液量少于1.5ml),不育。

(2)次症:神疲乏力,形体消瘦,心悸气短,面色淡白无华。

(3)典型舌脉:舌淡苔白,脉沉细。

2. 辨证分析　精血同源，互为资生。气血两虚，精失化源，故精液量少而不育。元气不足，脏腑功能衰退，则疲倦乏力。气血俱虚，故形体衰弱。血虚不能荣润肌肤，故面色淡白或萎黄。卫气不固，腠理疏松，则自汗。心气虚弱，故心悸。舌淡苔薄，脉细弱无力，皆为气血不足之象。

3. 诊断要求　凡具备主症和次症某一项及典型舌脉者，即可确定诊断。

4. 论治法则　气血双补，益肾填精。

5. 方剂选要

(1)首选方剂：八珍汤加味。八珍汤由四君子汤和四物汤相合而成。以人参补气；白术健脾；茯苓淡渗；辅以白术健脾运湿；甘草甘平，益气和中；当归补血和血；地黄补血滋阴；白芍养血柔肝；川芎行血中之气。再加黄精补诸虚，填精髓；入胞益气养血补精；菟丝子补肾填精。诸药合用，气血充足，肾气旺盛，精液充盈，故能孕育。

(2)备用方剂：十全大补汤加味。十全大补汤是补益气血的代表方剂，加鹿茸以壮元阳，生精髓。适于气血两虚，精液量少，而偏于虚寒者。

6. 中成药选介

(1)十全大补丸：为八珍丸原方加入黄芪、肉桂而成。八珍丸为调补气血的主方，加入黄芪、肉桂可益气助阳。

(2)黄精丸：黄精甘平，补脾益气，润肺滋阴，配当归补血活血。两药配伍，补而不腻，共收补气养血之效。

7. 针灸疗法　主穴：血海、肾俞、肝俞、脾俞、胃俞、气海。配穴：上巨虚、梁丘、伏兔。方法：中刺激，配穴采用补法。每日1次，一次选用3～5个穴。15次为1个疗程。

8. 饮食疗法

(1)人参、白术、茯苓、熟地黄、当归、白芍、川芎、甘草各5g，银耳50g，海参50g，青盐少许。制法：用温水发泡海参，除去杂质，洗净，切片，将上药用纱布袋装好，一同放入砂锅，加入适量水，放入青盐少许，用文火煎熬。待银耳、海参熟透，将中药纱袋去掉，即可食用。用法：7～10日服用1次。

(2)党参12g，白术10g，茯苓10g，熟地黄12g，当归10g，白芍10g，川芎6g，黄芪15g，肉桂6g，甘草6g，雄蚕蛾20g，嫩肥母鸡1只，葱2根，生姜3片，食盐适量。制法：先将母鸡去净毛渣及内脏，洗净，切成小块，再将中药和雄蚕蛾用纱布袋装好扎口，并用清水浸洗一下，一同放入砂锅中，加水适量，用武火烧开，打去浮沫，加葱、生姜、食盐，用文火炖至鸡肉熟烂，将汤中药袋、姜、葱去掉。稍凉吃肉喝汤，随意服用。

(3)人参10g，当归10g，枸杞子10g，鲤鱼1条(500g)，姜10g，葱15g，盐4g，味精2g，鸡汤800ml，素油适量。制法：将人参、当归、枸杞子、鲤鱼块，放入锅内，加鸡汤置武火煮至鱼熟，加盐、味精调味。当菜或直接食用均可。功效：补虚，填精。人参补气，当归补血。精血同源，气血资生，气血旺盛，精液满盈。用参、归炖鲤鱼，妙在既能补人体气血增加营养，又能外充精液量。禁忌烟酒，辛辣之品。

9. 验案选粹　毛某，男，35岁。结婚3年未育，精液量少，无法化验。爱人月经正常，妇检正常。自诉19岁因车祸，住院日久，致使身体虚弱，易患时令疾病。平素短气懒言、乏力、自汗、心悸、纳差、面色萎黄，性交后神疲加重。唇舌色淡，苔薄白，脉沉弱无力。诊为气血两虚精少不育症。方用八珍汤加味20剂。二诊：自汗消失，食欲改善，仍有乏力、心悸，按原方再服

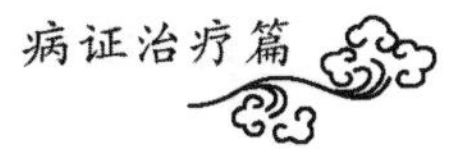

20剂,并嘱配合食疗。三诊时症状消失,性交时精液量增多。嘱,停药节房事,用食疗2个月。四诊:无不适感,精液化验精液量约4.5ml,余均正常。一年后随访已得一子。(引自:黄海波医案)

(三)热伤精室精液量少证

本证因素体内热,或过服温燥助阳之品,或感受热邪,致热盛伤阴,而出现精液量少、不育、口咽干燥、五心烦热为主症的证候。

1. 临床表现

(1)主症:精液量少,不育。

(2)次症:①五心烦热,口燥咽干;②心烦失眠。

(3)典型舌脉:舌红少苔,脉细数。

2. 辨证分析　热伤精室,故精液量少而不育。热盛伤阴,故口干咽燥。阴虚内热,故五心烦热。热扰神明,故心烦失眠。舌红少苔,脉细数为热邪伤阴之象。

3. 诊断要求　凡具备主症并见1项次症及典型舌脉者,即可诊为本证。

4. 论治法则　养阴清热,补肾生精。

5. 方剂选要

(1)首选方剂:大补阴丸加味。大补阴丸功用滋阴降火,加玄参养阴生津,生地黄清热凉血,桑椹、肉苁蓉滋阴除热,补肾生津,天冬养阴清热,兼通肾气,共奏养阴清热、补髓填精之功效。

(2)备用方剂:大造丸加减。紫河车大补精血是为君药;以地黄、龟甲滋阴补肾;人参益气生津;杜仲、牛膝补肝肾,强腰膝;黄柏泻肾火,退虚热;天冬养阴清热;枸杞子、女贞子滋阴生精。全方配伍,有滋阴清热、益肾生精之效。

6. 中成药选介　知柏地黄丸。本方在六味地黄丸原方加入知母、黄柏,故增加清降肾火之功能,对阴虚火旺而致精液量少者,有一定治疗作用。

7. 针灸疗法　主穴:脾俞、肝俞、三焦俞、气海俞、精宫(经外奇穴)。配穴:委中、会阴、足三里、三阴交。方法:中、重度刺激,留针10～15分钟。配穴采用平补平泻手法,6次为1个疗程。

8. 饮食疗法

(1)桑椹30g,枸杞子30g,熟地黄30g,雀卵12枚。将中药装入纱布袋封好口,然后和雀卵同煮,待雀卵煮熟后去壳,用原汤送下。每日早晨食用2～4枚。

(2)薏苡仁、山药各30g,猪蹄2只,葱、料酒各15g,盐5g,姜10g。制法:将猪蹄洗干净,用炖锅煮猪蹄熟后,加入薏苡仁、山药、葱、姜、料酒,用文火炖煮皮软即脱,加盐、味精即成。吃猪蹄喝汤。

9. 验案选粹　李某,男,27岁。结婚3年不育。既往做精液化验4次,精液量均在0.3～1ml,其他各项目均未报告。四处求医,服壮阳药品甚多,来诊时五心烦热,口干,心烦失眠,舌红苔薄,脉细数。此乃阴虚火旺热伤精室。拟大补阴丸加味治疗。处方:黄柏9g,知母9g,熟地黄12g,玄参12g,桑椹10g,天冬9g,肉苁蓉10g,生地黄10g,龟甲10g。水煎服,每日服2次。上方服10剂,诸症明显改善。上方再进10剂,并冲服紫河车粉10g。三诊时,诸症消失,精液量增至5ml,余均正常。6个月后女方停经2个月,妊娠试验阳性。(引自:黄海波医案)

(四)精道阻塞精液量少证

本证多由素嗜膏粱厚味,内生湿热,下注精室;或外感湿热之邪,熏蒸精室,精液成浊,瘀阻精脉,或房事忍精不泄,火伏精室,败精瘀阻精脉,出现以精液量少、不育为主的证候。

1. 临床表现

(1)主症:精液量少,不育。

(2)次症:①胸胁痞闷,食欲不振;②少腹隐痛或射精痛;③发热,口燥咽干。

(3)典型舌脉:舌质暗或有瘀点、瘀斑。苔白或厚腻,脉沉弦或涩。

2. 辨证分析　精脉阻塞,精泄失常,故精液量少、不育。精窍不通,不通则痛,故阴囊胀痛。如嗜酒厚味,内生湿热,或外感湿热,暑湿之邪,下注精脏,故发热,胸胁痞胀,食欲不振。“龙火虚火,精瘀窍道”,则潮热、口燥咽干;“强忍不泄,败精离位”,瘀阻精隧,则少腹隐痛,精不得泄,故自感射精不畅而灼痛。苔白质暗或有瘀斑点,脉沉弦或涩,为精脉阻塞之象。

3. 诊断要求　具备主症,并见1项次症及典型舌脉者,即可诊为本证。

4. 论治法则　疏通精脉,清理瘀浊。

5. 方剂选要

(1)首选方剂:精脉疏通汤。急性子性温味苦,活血化瘀;路路通、穿山甲通精脉,活瘀血;延胡索活血止痛;丹参、桃仁、红花活血祛瘀;川牛膝引药下行;荔枝核行气;佐以菟丝子、锁阳兴阳益精。诸药配伍,共奏活血化瘀、疏通精脉之效。

伴有发热、胸胁痞胀、食欲不振,加炒黄柏、龙胆草、醋柴胡清热燥湿,疏肝解郁。伴有潮热、口燥咽干,加生地黄清热凉血生津,牡丹皮泻血中伏火,地骨皮凉血退虚热。伴有少腹隐痛,射精不畅而灼痛,加川楝子苦寒泻火理气止痛,甘草梢清火解毒直趋茎中。

(2)备用方剂:精脉逐瘀汤。用红花、桃仁活血祛瘀;制没药散瘀血、通结滞而止痛;炮穿山甲活瘀血、通血脉;制香附行气活血并解血郁;川牛膝引药下行,直达病所。

6. 中成药选介

(1)七厘散:本方有活血化瘀、消肿止痛之效。用路路通、川牛膝、韭菜子水煎汤送服,可治疗精脉瘀阻之精液量少症。

(2)分清止淋丸加味:用炒远志9g,蜈蚣2条煎汤送下,以达清热泻火、利湿通窍之功效。

7. 针灸疗法　主穴:天枢、冲门(灸)、中极(灸)、关元。配穴:足三里、至阴、至阳、三阴交(灸)。方法:中,强度刺激。留针30分钟,冲门、中极隔姜灸3~5壮。每日1次,10次为1个疗程。

8. 饮食疗法

(1)急性子10g,路路通20g,韭菜子10g,大枣500g。将急性子、路路通、韭菜子凉水洗净,用纱布包好,加大枣用武火煮30分钟,去掉中药纱布袋。大枣分7日食完。

(2)当归、生地黄、红花、怀牛膝各90g,桃仁120g,枳壳、赤芍各60g,柴胡、甘草各30g,桔梗、川芎各30g,红葡萄酒3kg。制法:将上药用凉水浸泡1小时后用纱布包好,漂洗去泥土,挤干,放入酒坛内,加入3kg红葡萄酒,搅匀后封闭浸泡。每隔3日搅拌1次,15日之后开坛滤去药渣,饮用。早、晚各饮50~100ml。

(3)乌鸡1只,茯苓30g,通草15g,泽泻10g,厚朴10g,葱、姜、蒜、盐各适量。制法:将乌鸡整理干净,把4味中药用纱布包好一同放入砂锅,鸡熟烂去中药,加葱、姜、蒜、盐调味。吃鸡喝汤,中午食之为佳。乌鸡补肝肾,清虚热。茯苓、泽泻、通草健脾和胃,利水渗湿又清泻热邪,厚朴苦辛而温，化湿导滞又行气。全方配乌鸡，对内生湿热之邪瘀阻精脉之精液量少，不育有很好的辅助效果。有皮肤疾病、发热、过敏者忌食用。

9. 验案选粹　巴某，男，27 岁，结婚 2 年多，因房事精液量少，至今不育，经介绍前来诊治。自述常有阴囊胀痛不适，并有射精不畅感。舌质暗淡，有瘀点，苔白脉沉弦。证属精脉瘀阻精液量少症。治则：活血化瘀，疏通精脉。处方：急性子 9g，路路通 12g，穿山甲（代）12g，延胡索 9g，丹参 15g，桃仁 9g，红花 9g，川牛膝 9g，荔枝核 9g，菟丝子 10g，锁阳 9g。水煎服，每日 1 剂，连服 15 剂。二诊时阴囊胀痛消失，精液量增多，上方加韭菜子 10g，再服 15 剂。三诊精液量大增，精液检查 3 次，量为 2.5～5ml，余项均正常。3 个月后患者来门诊，告知妻子已怀孕 2 个月。（引自：黄海波医案）

（五）肾气不固精液量多证

本证多由先天不足，禀赋素弱，或房事不节，色欲过度；或大病久病初愈而犯房禁，以致肾气虚弱，固摄无权而出现以精液量多、不育、神疲腰酸、尿后余沥为主要表现的证候。

1. 临床表现

（1）主症：精液量多，质清稀，不育。

（2）次症：①腰酸神疲；②滑精、早泄；③小便频数清长，尿后余沥。

（3）典型舌脉：舌淡，脉细弱。

2. 辨证分析　肾藏精，为封藏之本。因肾气屡遭斫戕，精关难以固摄而精泄无度，故见性交泄精量多，不育。肾气虚弱，气血不充，故面白少华，神疲乏力。肾气不足，则腰酸。肾气不固，故尿后余沥。封藏失职，故滑精早泄。舌质偏淡，脉细弱为肾气虚弱之象。

3. 诊断要求　凡具备主症，并见 1 项以上次症及典型舌脉者，即可诊为本证。

4. 论治法则　补肾固精，佐以生精赞育。

5. 方剂选要

（1）首选方剂：固精丸加味。下元虚损，肾气不固，用鹿茸、附子、肉苁蓉、阳起石、巴戟天、韭菜子补肾兴阳生精；用赤石脂、鹿角霜、龙骨收涩固精；加桑螵蛸、覆盆子补肾助阳，固精缩泉；佐以淡渗之茯苓，补中寓泻，使之补而不滞。诸药配伍，共奏补肾固精、生精赞育之功。

（2）备用方剂：茯菟丹加味。菟丝子益阴而固阳，填精益髓；茯苓补脾滋肾，养后天以济先天；韭菜子温肾助阳摄肾，五味子补益心肾，两药均有固涩精气之力，复入石莲肉则涩精之功更强；再加淮山药则健脾之力尤宏。全方配伍，具有益肾健脾、固气涩精之功效。

6. 中成药选介　金锁固精丸。熟地黄、山茱萸、菟丝子补肾填精；人参培补元气；鹿茸温补精血；龟甲胶滋肾填精；补骨脂、巴戟天、沙苑子补肾壮阳，固精缩泉；杜仲炭补肝肾强腰膝；莲子肉、山药、芡实、煅龙骨、牡蛎固肾涩精；佐以茯苓、泽泻利水渗湿，健脾补中；因诸药偏温，辅以牡丹皮清热凉血。全药合用，共奏补肾强精、收涩固本之效。

7. 针灸疗法　主穴：会阴（补法）、足三里、中极、命门、精宫（经外奇穴）。配穴：绝骨、阴市、蠡沟、太溪（补法）、大钟。方法：以主穴为主。中刺激，每日或隔日 1 次，5～7 次为 1 个疗程。

8. 饮食疗法

（1）莲子 15g（去心），枸杞子、粳米各 30g，煮粥，熟后放白糖服用。

（2）莲子 10g，白木耳 10g，加 500ml 凉水，共煎汤。生雀卵 2 枚（去壳放入碗中搅拌开），俟汤沸后，速倒入，加味精、青盐各适量调味。随意服用。

（3）人参、水发香菇各 15g，山药、黄芪各 20g，麻雀头 5 个，母鸡 1 只，调料适量。将鸡及麻雀头去毛洗净，煮七成熟，加人参、黄芪、山药、香菇、葱、姜、盐、料酒后，文火煨至烂。饮汤，吃肉，嚼食人参。

9. 验案选粹　丁某，男，27岁。结婚3年不育，多次精液检查，其结果如下：灰白色，质清稀，量8～13ml，液化时间正常，活动力弱，活动率20%～35%，畸形精子5%，精子计数400万～650万/ml。早泄，腰酸痛，神疲无力，小便频数，舌淡脉沉细。证属肾气不固精液量多证。治以补肾固精，佐以生精赞育。方用固精丸加味一料。二诊：早泄、腰酸痛显著好转，精神较充沛，小便次数减少。复查精液：质较黏稠，量约6ml，活动力一般，活动率45%，精子计数1100万/ml。继服原方二料。三诊，上症消失，精液化验结果，精液量约4ml，活动力良好，活动率75%，精子计数8600万/ml。女方次年即怀孕。（引自：黄海波医案）

（六）命门火衰精液量多证

本证系由禀赋不足，少年手淫，肾气损伤；或素伴肾阳不足，命门火衰，阴寒内生而出现的证候。

1. 临床表现

(1)主症：精液量多而质清稀，不育。

(2)次症：①腰酸膝软，畏寒肢冷；②面色淡白，头晕耳鸣；③小便清长，大便溏薄。

(3)典型舌脉：舌淡胖嫩，脉沉细弱或微细。

2. 辨证分析　命门藏真火，乃元阳之本，生命之根。命门火衰则精液量多，质清不育；命火虚衰，不足以温煦气血形体，故面色㿠白，肢冷畏寒；腰为肾之府，肾虚则腰膝酸软。肾精亏虚，髓海不足，则头晕耳鸣；肾阳虚衰，膀胱失于气化，故小便清长；脾阳虚弱，运化失常，故便下溏薄；舌淡胖嫩，脉沉细弱为命门火衰之象。

3. 诊断要求　凡具备主症，并见1项以上次症及典型舌脉者，即可诊断为本证。

4. 论治法则　温补肾阳，益肾添精。

5. 方剂选要

(1)首选方剂：赞育丹加味。肾阳不足，命门火衰，用附子、肉桂以温补肾阳；阳虚则生殖功能衰减，故用淫羊藿、韭菜子、巴戟天、蛇床子、仙茅、海狗肾补肾壮阳，生精填髓；补阳宜兼顾其阴，故用肉苁蓉、山茱萸、杜仲、枸杞子补肾益精；白术、熟地黄、当归健脾益胃，旺盛气血。诸药合用，共奏温补肾阳、益肾填精之功效。

(2)备用方剂：猪腰六合散加味。方中以肉苁蓉、巴戟天补肾壮阳；鹿茸，附子、肉桂温壮肾阳；猪腰子填精益髓；辅以补骨脂，小茴香温肾散寒；杜仲炭强腰助肾；配大青盐引药入肾。诸药配伍，具有温补肾阳、填精益髓之功效。

6. 中成药选介　右归丸。“阳虚者补而兼暖”，是说补中寓温，以补为主，以温为辅。故以鹿角胶、菟丝子、杜仲养阳；以山药、山茱萸、当归养阴；重用熟地黄味甘性温，于阴中求补阳之效；枸杞子温肾而不燥，佐以肉桂、附子温中兼暖，起阳衰之颓。全方有温补肾阳兼补精血之功。

7. 针灸疗法　主穴：命门（补法）、肾俞、气海、委中。配穴：足三里、三阴交（补法）、阴陵泉、带脉。方法：中、强度刺激。或中度刺激。留针10～15分钟，每日1次，10次为1个疗程。

8. 饮食疗法

(1)鹿茸9g，附子9g，海马10g，黄狗肾1具。黄狗肾用酒浸泡后切片，以白酒1kg，浸泡7

日后服用，每次 1～2 汤匙，每日 2 次。

(2)狗肉 1kg，附片 30g，食盐 5g，味精少许，葱白 2 根，鲜姜 20g。制法：狗肉整理干净，整块入锅内焯透，捞入凉水内，洗净血沫，沥净水，切成小块，姜、葱洗净，姜切成片，葱切成段。然后将肉与附子用武火烧沸，撇净浮沫，加入食盐、味精、葱、姜，用文火炖 2 小时，肉熟即可。吃肉喝汤。秋冬饮用最佳。

(3)车前子 12g，肉桂 9g，焦杜仲 9g，肉苁蓉 9g，大羊肾 2 个，葱、姜、蒜各适量。制法：将羊肾切开去筋膜洗净，再加车前子、肉桂、杜仲、肉苁蓉加水煮至羊肾熟软，去药渣加葱、姜、蒜再煮 10 分钟，放盐少许调味。吃羊肾喝汤，晚餐时食之，隔日吃 1 个羊肾，7 日为 1 个疗程。功效：补肾壮腰，澄精育子。羊肾甘温，归肾经，配上中药，对腰酸膝软，畏寒肢冷，头晕耳鸣或小便清长，精液量多或清稀，不育症有辅助作用。

9. 验案选粹　李某，男，33 岁。结婚 5 年不育。精液常规化验多次：灰白色，质清稀如水，量 8～10.5ml，活动力不良，活动率 30%～45%，精子计数 13.6 万～210 万/ml。无精索静脉曲张、前列腺炎、精囊炎病史。自述经常腰痛膝软，便溏，肢冷畏寒，夜间尿多，性欲低下，舌淡胖苔白，脉沉细尺弱。证属命门火衰，精液量多证，治以：温补肾阳，佐以益肾填精，方用赞育丹加味。处方：熟地黄 240g，白术 240g，当归 180g，枸杞子 180g，杜仲 60g，肉苁蓉 120g，韭菜子 120g，蛇床子 60g，附子 60g，肉桂 60g，海狗肾 1 具。炼蜜为丸，早晚各服 12g，淡盐水送下。二诊：服药 3 个月后上症显著好转，精液化验结果：质黏稠，量约 5ml，活动率 65%，精子计数 4200 万/ml。继服原方一料。三诊：上药即将服完，诸症全部消失。精液常规化验结果：精液量约 5ml，活动力良好，精子计数 9160 万/ml。随访 2 年，病情稳定，并已得一健康男孩。(引自：黄海波医案)

(撰稿：黄海波　修订：黄震洲　审定：徐福松　冷方南)

第三节　精液不液化

【概述】

精液在室内排出，置放在 37℃恒温水浴箱中，60 分钟不液化或仍含有不液化凝聚块，均可称为精液不液化症，或精液液化不良。精液不液化可使精子活动受限，致使活动力下降，甚至使精子发生凝集或制动，或抑制精子正常通过宫颈口而造成不孕。因此，精液不液化症是导致男性不育症的常见原因之一，据资料统计占男性不育病因 2.51%～42.65%。中医没有精液不液化的类似记载，大致与精热、精浊、精寒、痰湿、淋浊有关。

西医学认为，精液为精子与附性腺分泌物的混合液体，如果附属性腺受到感染，可致精液部分或完全不液化。据统计，90%精液不液化患者有前列腺炎，而前列腺炎患者中，精液不液化者只占约 12%。

中医学认为，导致精液不液化，与房事或手淫过频、过度，阴虚火旺，精液受灼而黏稠难化；或素体元阳不足，阴虚及阳，精宫虚寒，阳不化阴而精液不液化；亦有湿热下注，阻滞阳道，精浊混淆而精液不化；或体胖痰多，脏腑功能低下，致水湿内聚，运化失职，痰湿内盛，精液稠浊，致精液黏厚难化而导致不育。

【诊断与鉴别诊断】

1. 诊断要点　精液排出体外后 1 小时以上不液化，即可诊断为精液不液化症。精液稠厚或黏稠如胶冻状，甚或呈块状。并须同时检查有无合并前列腺炎。

2. 鉴别诊断　一般精液呈均匀流动液体，挑起时没有细丝，或略有细丝而挑起即断，即可认为精液液化正常。观察液化时间应做到定人、定时、定温。为配合精液液化时间的判断，可同时观察精液黏稠度，即将 0.5ml 精液通过特制黏度管所需之时间(正常为 17 秒±4.7 秒)检测之。

【临床分证】

按照脏腑辨证和病因辨证的方法，本证可分为肾阴亏损、肾阳不足、湿热下注和痰湿内盛 4 个证型。

(一)肾阴亏损证

本证多系素体肾阴亏损，虚火炎盛，精液受灼而出现的以精液黏稠不液化为主症的证候。

1. 临床表现

(1)主症：婚后不育，精液黏稠不液化；耳鸣，腰膝酸软，五心烦热，盗汗，口咽干燥。

(2)次症：头晕，失眠健忘，性欲旺盛。

(3)典型舌脉：舌红少苔，或无苔，脉细数。

2. 辨证分析　肾藏精，主生殖，肾精不足，则精液异常而不育，阴虚火旺，肾精被灼则精液不化。肾开窍于耳，肾精不足则耳鸣；腰为肾府，膝为肾之路，肾阴亏损则腰膝失养而酸软；阴虚火旺则五心烦热，逼液外泄则盗汗；肾经上循咽喉，阴虚火旺，津液不能上承而口咽干燥；舌红苔少，脉细为阴虚，脉数为火旺。

3. 诊断要求　具备主症，兼见次症和典型舌脉者，可确定该证诊断。

4. 论治法则　滋阴降火。

5. 方剂选要

(1)首选方剂：液化汤。方中知母、黄柏、生地黄滋阴清热；丹参、赤芍活血化瘀；麦冬、花粉、白芍增液生津；车前草、玄参解毒清热，益阴生液；熟地黄、枸杞子补肾填精，养阴益血；淫羊藿助阳以温化，有促性腺作用；竹叶清热除烦，使热有出路。综合本方，滋阴降火，清热生津，兼填精益血。

(2)备用方剂：不液化Ⅱ号。方中知母、黄柏、生地黄滋阴清热；丹参、赤芍活血化瘀；牡丹皮清热凉血；白芍养血敛阴；车前子泻肾中之虚火；熟地黄补肾填精；金银花清热解毒；淫羊藿助阳以温化，并防余药之寒凉；生甘草清热解毒，调和药性。全方共奏滋阴降火、清热凉血解毒之功。

6. 中成药选介

(1)知柏地黄丸：方中知母、黄柏清热泻火滋阴；熟地黄滋肾填精；山茱萸养肝肾；山药补益脾阴；牡丹皮清泄肝火；茯苓淡渗脾湿；泽泻清泄肾火。全方滋阴降火，与阴虚火旺证颇合。

(2)大补阴丸：方中熟地黄、龟甲滋阴潜阳以制虚火，配以黄柏、知母清泄相火而保真阴。四药滋阴清热，填精保阴，使真阴得养，虚火内清，诸症自除而精液得化。

7. 饮食疗法

(1)枸杞珍珠笋。配料：枸杞子 10g，虾仁 20g，玉笋(小玉米)300g，扁豆 10g。制法：将枸杞子、扁豆放入锅内武火煮熟捞出，锅内油加热，放入虾仁、玉米笋及调料，炒熟后放入枸杞子及扁豆即成。当菜食为好。功效：健脾化湿，滋阴补肾。脾虚湿滞、内有实热者不宜用。

(2)决明鲍鱼汤。配料：煅石决明粉 25g，鲍鱼 50g，黄瓜片 10g，料酒适量，姜 5g，葱 15g。

制法:将石决明、鲍鱼、料酒、姜、葱加清水 1.2L,用文火炖煮 45 分钟,加黄瓜片、盐、胡椒粉即成。喝汤,早晚均可。功效:滋阴补虚,清热利水。脾胃虚弱、便溏者不宜食用。

8. 验案选粹　李某,26 岁,农民,结婚 2 年多未育。精液化验:精液量 1.5ml,精液 24 小时不液化,精子成活率 45%,精子动力一般,精子畸形率 10%,精子穿透 30 分钟 22mm,精子平均速度每秒 15.4μm。平时腰酸耳鸣,夜寐盗汗,足跟疼痛,舌红苔少,脉细数。认证为阴虚火旺之精液不化。内服液化流浸膏 3 瓶(药物为液化汤制备的流浸膏,每瓶 500ml,每日 3 次,每次 20ml)。2 个月后复查精液化验:精液量 3ml,精液 1 小时内液化,精子计数 5000 万/ml,精子成活率 45%,精子动力一般,精子畸形率 5%,精子穿透 30 分钟 22mm,精子平均速度每秒 16μm。2 年后随访,女方已妊娠 6 个月。(引自:金维新医案)

9. 辨治按语　本证临床较多见。滋阴降火宜甘寒不宜苦寒,即用苦寒,只宜暂,不宜久,中病即止,以免苦寒过度,损伤肾阳,且能化燥伤阴,影响性欲和精子质量。

(二)肾阳不足证

本证多系肾阳虚弱,精宫寒冷,气化失常所出现的以精液黏稠不液化为主症的证候。

1. 临床表现

(1)主症:精冷不育,精液黏稠而不液化;阳痿早泄,腰膝酸软,畏寒肢冷。

(2)次症:①夜间多尿,小便清长;②眩晕耳鸣。

(3)典型舌脉:舌质淡,脉沉细迟。

2. 辨证分析　肾阳不足则精冷不育;阳虚不能化阴则精液黏稠不液化;阳虚作强失职则阳痿,固摄无权则早泄;阳虚不能温煦肢体则畏寒肢冷,腰膝酸软;舌淡、脉沉细迟,也乃肾阳不足之征。

3. 诊断要求　具备主症兼见两项次症中的 1 项或以上和典型舌脉者,可确定该证候诊断。

4. 论治法则　填精益气,温肾散寒。

5. 方剂选要

(1)首选方剂:生精汤加味(生精汤方解见精子减少症)。即生精汤加巴戟天、制附子温肾助阳;加乌药、小茴香、吴茱萸行气温中暖下元。

(2)备用方剂:巴戟二仙汤。方中巴戟天、仙茅、淫羊藿温补肾阳;熟地黄补肾填精;桂枝、王不留行活血温通;蜈蚣散结通络。全方温补肾阳、活血通络以助精液液化。

6. 中成药选介

(1)金匮肾气丸:方解见精子减少症之肾阳不足证型。

(2)五子衍宗丸:方解见精子减少症之肾精亏损证型。

7.耳穴疗法　取耳穴肾、耳背肾、脾、心、神门、交感、肾上腺、内生殖器,王不留行子贴压,直压按揉,双耳交替,每日 3~5 次,每次按压 1~2 分钟,3 日更换 1 次,10 次为 1 个疗程。

8. 验案选粹　吴某,32 岁,教师,结婚 5 年未育。查精液 24 小时不液化,余各项化验指标基本正常。给予液化汤及知柏地黄汤加减治疗 2 个月未效。详询患者常感下腹及阴囊、睾丸部发凉,有时全身及手足发凉,遂书生精汤加小茴香、吴茱萸、乌药温肾散寒暖下元,每日 1 剂,水煎服。1 个月后,精液液化已转正常。(引自:金维新医案)

9. 辨治按语　本证临床较少见。对主诉症状不明显,长期使用滋阴降火药无效的病例,亦可转从此证治疗,每收良效。

(三)湿热下注证

此证多系湿热下注,扰乱精室,精浊混淆引起的以精液黏稠不液化为主症的证候。

1. 临床表现

(1)主症:婚后不育,精液黏稠不液化,并有脓、白细胞;小便灼热,频数淋漓,黄赤浑浊,甚则尿血,伴尿痛感。

(2)次症:①小腹拘急,腰痛,身倦,嗜睡;②纳差。

(3)典型舌脉:舌苔黄腻,脉濡数或滑数。

2. 辨证分析　湿热下注,扰乱精室,湿遏热伏,精浊混淆,故精液不液化,有脓细胞、白细胞。小便热,涩痛,刺痛,频数淋漓,黄赤浑浊,皆为湿热下注膀胱所致;湿热下注,损伤胞络,血从内溢,乃成血尿。湿热熏蒸,可见舌苔黄腻,脉濡数或滑数。

3. 诊断要求　具备主症,兼见1项或2项次症和典型舌脉者,可确定该证诊断。

4. 论治法则　清热利湿,滋阴降火。

5. 方剂选要

(1)首选方剂:龙胆泻肝汤合知柏地黄汤。方中龙胆草泻肝胆实火,除下焦湿热,黄芩、栀子苦寒泻火,清肝胆湿热;泽泻、木通、车前子清热利湿,引火从小便而出,当归活血;生地黄养血益阴;柴胡舒畅肝胆;甘草调和诸药。全方既能泻肝火、清湿热,又能养阴血。知柏地黄汤方解同知柏地黄丸。

(2)备用方剂:生精汤加味。生精汤方解见精子减少症。加龙胆草泻肝胆实火,除下焦湿热;生地黄、牡丹皮清热凉血,养阴生津;丹参、赤芍活血化瘀;知母、黄柏清热泻火滋阴;金银花清热解毒;萆薢清利湿浊。本方清热利湿、滋阴降火,又兼补肾生精。

6. 中成药选介

(1)龙胆泻肝丸合知柏地黄丸:方解同前。

(2)龙胆泻肝丸合六味地黄丸:方解同前。

(3)龙胆泻肝丸合五子衍宗丸:方解见精子减少症之肾精亏损证型。

7. 中药保留灌肠　六藤汤方中忍冬藤、大血藤、鸡血藤、络石藤、青风藤、海风藤清热化湿,活血通络为君;水蛭、透骨草解毒活血为臣;佐以广木香行气导滞;甘草调和诸药。全方清热解毒、活血化湿,适用于精液不液化伴有脓细胞、白细胞、慢性前列腺炎者。

8. 验案选粹　潘某,26岁,教师,结婚2年多未育。初诊。查精液常规精液1小时不液化,脓细胞10～20个/高倍视野,精液其他化验项目基本正常。患者感周身困倦,小便热赤,按湿热下注证论治,给予服龙胆泻肝汤合知柏地黄汤加减,每日1剂,水煎服。服40日后复查,精液30分钟液化,脓细胞0～2个/高倍视野,精液其他化验项目正常,全身症状明显改善,继服龙胆泻肝丸合五子衍宗丸,其妻于4个月后妊娠。(引自:金维新医案)

9. 辨治按语　清利湿热法为治疗本证之对症良方,然苦寒多伤阴,故方中又常合入滋阴降火之品,似亦寓有“防患于未然”之意。

(四)痰湿内盛证

本证多系脏腑功能低下,致使水湿内聚,津液运化功能失常,而稠浊黏厚以形成精液不液化为主症的证候。

1. 临床表现

(1)主症:婚后不育,精液稠浊不液化。

(2)次症：体胖多痰，腰痛冷重，中脘痞满，口中黏腻，不思饮食，大便溏泄。

(3)典型舌脉：舌苔厚腻，脉或濡或滑。

2. 辨证分析　痰湿困脾累肾则精液稠浊黏厚而不化，精不液化则致婚后不育。素体湿盛，则体胖多痰，口中黏腻；痰湿在肾，则腰痛冷重；脾失健运，则中脘痞满；脾肾受损，则不思饮食，大便溏泄。舌苔厚腻，脉或濡或滑为痰湿内盛之象。

3. 诊断要求　具备主症，兼几项次症和典型舌脉者，可确定该证诊断。

4. 论治法则　补肾健脾，化痰除湿。

5. 方剂选要

(1)首选方剂：健脾化痰液化汤(黄海波经验方)。古人云："见痰休治痰"，其旨求本之意，如脾虚湿胜则生痰，健脾则湿化，而痰无由生之。故方中以茯苓为君，健脾利湿，桂枝温阳化气，白术运脾燥湿，甘草调和脾胃，共成健脾渗湿、温化痰湿之功。山药补脾胃益肾，菟丝子填精益髓，其味甘又能助脾，泽泻甘淡利水渗湿。肾阳不足，不能化水，因水泛为痰，故选附子补阳益火，散寒燥湿，仙茅补阳温肾，祛寒除湿。全方配伍，健脾化痰，湿除痰消，以达精液自化之目的。

(2)备用方剂：二陈汤加味。方用姜半夏燥湿化痰，和中散结，气机不畅则痰凝，痰凝则气机阻滞，故用橘红理气化痰，气顺则痰降，气化则痰亦化，痰由湿生，湿除则痰散，故用茯苓健脾利湿，甘草和中补脾。砂仁温暖肝肾，和中行气，山药益肾气，健脾胃且又化痰，土白术补脾益气，燥湿利水，萆薢利湿分清而降浊，车前子利水通淋而止泻，仙茅温肾壮阳，散寒除湿。全药相伍，化痰除湿，温补脾肾，以达精化而育之功。

6. 中成药选介　理中化痰丸。方中以干姜温中散寒，人参、白术、甘草温中健脾益气，以杜绝生痰之源。半夏、茯苓祛痰除湿，治其停聚之痰，标本兼治，颇合本病机制。

7. 验案选粹　冯某，男，30岁，个体。初诊时间2006年3月13日。主诉：结婚4年未避孕从未受孕。

性生活每周3～4次，妻子妇科检查无异常，具有生育能力。2005年2月在盟医院精液检查结果为，精液不液化。曾服用知柏地黄丸等及中西药1年多无效。现症状：形体肥胖，脘腹痞满，肢冷困重，纳差，口中黏腻，大便溏泄，舌淡苔厚腻，脉滑。男科检查：双睾丸容积平均16.5ml，附睾无硬结及触痛，前列腺液检查正常，其他阴性。精液分析：淡黄色，量3ml，精液24小时不液化，其质黏稠，pH 7.5，精子计数68×10^6/ml，活率30%，活动力：a级精子0，b级30%，畸形率15%。辨治：证为痰湿内盛。治则：补肾健脾，化痰除湿。方用健脾化痰液化汤治疗，水煎服。禁用烟酒芹菜及辛辣刺激之品，连续服上方药30剂后。

精液复查结果：90分钟后已液化，精子活力：a级15%，b级35%，效不更方，继续用原方治疗2个月后，精液化验：40分钟已液化，其他各项指标均达正常。其妻子怀孕，次年足月顺产一男孩。(引自：黄海波医案)

8. 辨治按语　临床上对精液不液化，多数医者采用滋阴降火方药的居多，如治疗很久不愈或疗效不佳时，应认真重审病情，尤其对精液黏稠度高，或凝聚块多，而主诉阴虚内热表现不明显者，形体肥胖，舌有齿痕者，应转从本证治疗，可获满意效果。

平素宜顾护脾胃功能，注意调节饮食结构，辅以食疗，从而提高了疗效。如白萝卜羊肉膳，配料：白萝卜块300g，羊肉块300g，陈皮15g，葱段、料酒各适量。制法：把羊肉煮熟加入白萝卜块、陈皮、葱、姜，武火烧沸，加料酒、盐调味即成。可根据自己体质及食量而定。功效：消痰祛湿，温中补益。忌使用铜器煮之。

（撰稿：金维新　鲍严钟　黄震洲　黄海波　修订：黄震洲　审定：冷方南　徐福松）

第四节　精子减少症

【概述】

精子减少症是指一次射精，精子密度低于 2000 万/ml，或总数低于 4000 万/ml。按照 WHO 资料术语称为少精子症。它不是一种独立的病症，而是许多疾病或因素造成的结果。精子密度并非恒定不变，受各种客观因素的影响，同一个体在不同时间和不同环境下，精子密度可能出现不同结果。如果多次精液检查，精子密度低于上述标准，则显示睾丸生精功能明显下降，生育能力将受到影响。多数少精症与弱精子症、精子活动力异常相伴，是导致男性不育症的最常见原因之一。

中医称本病为“精少”“精清”“精冷”等，或属“精少无子”“不孕”等范畴。

中医学认为，精子减少症总属虚证，不及之病也。大抵先天禀赋不足或房事不节，耗伤肾精，或五劳七伤，久病及肾，下元不固；或肾阳不足，命火式微，不能温煦脾阳；脾肾两虚，不能运化水谷精微；或气血两虚，精亏水乏，精亏则血少，血少则精亏，都可出现精子减少。此症在精液病中最为常见，治疗效果亦较满意。

【诊断与鉴别诊断】

本病之诊断要点为精液化验检查精子计数在 2000 万/ml 以下（3 次化验平均值）。其他项目，如精子成活率、活动力、畸形率，或精液黏稠度和液化时间等，可正常，亦可异常。临证时须全面考虑，前后互参，做出正确的判断。

应强调检验技术的正确性。患者禁欲时间应在四五日以上，身体状况良好无外来因素影响，采集不同时期 3 次精液化验的平均值，方能得出比较正确的结果。

【临床分证】

按照脏腑辨证和八纲辨证的方法，本病可分肾阳不足、肾精亏损、气血两虚和脾肾两虚 4 个证型。

（一）肾阳不足证

本证多系房室过度、久病体弱的人，在肾气虚弱的基础上，进一步发展而致命门火衰，阴寒内生，影响生精所出现的证候。

1. 临床表现

（1）主症：①婚后不育，精冷精少，精子数量下降（精子计数在 2000 万/ml 以下）；②腰膝酸软，畏寒肢冷，阳痿早泄。

（2）次症：①小便清长，夜间多尿；②头晕耳鸣，四肢清冷。

（3）典型舌脉：舌质淡胖，脉沉细或沉迟。

2. 辨证分析　肾阳不足，命火式微，不能温精生髓，故精冷精少，导致不育。肾阳虚则作强无能，伎巧难出，故阳痿。肾阳虚而固摄无权，故早泄。腰为肾府，膝为肾之路，肾阳虚则腰膝酸软；阳气不布，肢体失于温煦，故肢冷畏寒，舌淡质胖，脉沉细或沉迟。

3. 诊断要求　凡具备主症兼见 1 项或 2 项次症和典型舌脉者，可确定本证的诊断。

4. 论治法则　温肾壮阳。

5. 方剂选要

(1)首选方剂:打老儿丸合右归丸加减。鹿角胶、巴戟天、楮实子、附子、肉桂、菟丝子峻补肾阳,此为“益火之源,以消阴翳”;熟地黄、枸杞子、山药、杜仲、当归滋养阴血,此为“善补阳者,必于阴中求阳,则阳得阴助而生化无穷”;远志、石菖蒲、茴香,领上述诸药入肾经,走精室,理痰气,开精窍,补肾壮阳之功更甚。

(2)备用方剂:生精种子汤。方中淫羊藿、川续断、菟丝子温肾壮阳,鼓动肾气以提高生精功能;何首乌、枸杞子、桑椹补肝肾之阴,为生精血提供物质基础;覆盆子、五味子固肾涩精,有养精蓄锐之意;车前子泻肾中之虚火,亦防助阳生热之弊;精血同源,故用黄芪补气,合当归以补血,使气血充足而精易生。

6. 中成药选介

(1)桂附八味丸。方中干地黄滋阴补肾为主;辅以山茱萸、山药补益肝脾精血;少量附子、桂枝温阳暖肾;佐以茯苓、泽泻、牡丹皮协调肝脾。诸药合用,共奏温补肾阳之效。

(2)右归丸。方中熟地黄、山茱萸、枸杞子、菟丝子、鹿角胶、杜仲补肝肾,滋肾填精;附子、肉桂温补肾阳;当归养血行血;山药补中健脾。全方温肾填精而精子得充。

7. 针灸疗法

(1)隔姜灸:取命门、肾俞、关元、中极等为主穴,分 2 组隔日交替针灸。第 1 组针大赫、曲骨;第 2 组针八髎、肾俞。灸命门、肾俞。先针刺行补法,宜轻刺激,后用隔姜灸,以艾灸 3 壮为度。有温肾壮阳、益气培元之功。

(2)针挑法:挑治选点以骶丛神经刺激点(双侧)为主点(两髂嵴最高点连线与脊柱交点同尾骨尖连线的中点旁开四横指处,相当于梨状肌下孔)。常规消毒后,用 2%普鲁卡因溶液在针挑点皮内注射,以形成皮丘为度,用不锈钢质的锐利圆锥形钩状针或巾钳,刺入皮丘部位的皮肤、皮下纤维组织交替牵拉 30~50 次,5~7 日 1 次,一般需 3~5 次。

8. 推拿疗法　肾俞、命门、关元、气海、太溪。手法:均推,或揉,或摩。

9. 饮食疗法

(1)韭菜虾蛋菜。配料:韭菜 150g,鲜虾仁 150g,鸡蛋 1 枚,白酒 50g。韭菜炒虾仁、鸡蛋作佐膳,喝白酒,每日 1 次,10 日为 1 个疗程。

(2)羊肾补肾助育酒。配料:韭菜子 50g,肉苁蓉 60g,菟丝子 90g,鲜羊肾 2 个,黄酒 1 升。制法:将羊肾切片,在沸水中煮 3~5 分钟,再加入韭子、肉苁蓉、菟丝子。最后将黄酒倒入,上盖封好。放在阴凉处,30 日后起封开盖饮用,每晚饭后饮 50ml 左右。功效:羊肾补肾气益精髓,与韭菜子、肉苁蓉、菟丝子配伍,对命门火衰,阴寒内生的少精症,或伴腰膝酸软,阳痿早泄,小便清长者均有一定作用。

10. 验案选粹　陈某,25 岁,农民。1983 年 5 月结婚。女方检查正常。1985 年 11 月 14 日本院首诊,查精液常规:精液量 0.5ml,精子计数 800 万/ml,精子成活率 40%,精子活动力一般,精子畸形率 5%,精液 1 小时液化。患者述平时全身乏力,腰腿酸软,四肢欠温,性欲低下。给予服生精种子汤,每日 1 剂,水煎服。1986 年 1 月 13 日复诊,服生精种子汤 50 余剂,查精液常规:精液量 5ml,精子计数 2600 万/ml,精子成活率 70%,精子活动力良好,精子畸形率 10%。同时全身症状有所改善。患者自动停药 6 个月后又服生精流浸膏 4 瓶(每瓶 500ml,每日 3 次,每次 20ml)。于 1986 年 8 月 4 日复查精液化验:精液量 5ml,精子计数 3200 万/ml,精子成活率 75%,精子活动力一般,畸形率 5%,精子穿透 30 分钟 26mm,精子平均速度每秒

19.2μm。全身症状消失，又服生精种子汤26剂后，1987年4月23日信访称去年9月女方妊娠。(引自:金维新医案)。

11. 辨治按语　实验研究表明生精汤(即生精种子汤加党参、熟地黄、陈皮)有雄激素样作用，对男子不育症(特别对肾阳虚精子减少症)有明显效果，总有效率达94.6%，证实张景岳氏“阴阳双补”理论的正确性。

(二)肾精亏损证

本证每由房劳内伤、久病及肾，或温病后期热极伤阴，而致肾精亏损所出现的一系列证候。

1. 临床表现

(1)主症:①精子减少不育，精液不化，死精子多，腰酸膝软;②足心烘热，耳鸣，盗汗，咽干。

(2)次症:①遗精;②心烦，失眠;③头晕。

(3)典型舌脉:舌红少苔或无苔，脉细数。

2. 辨证分析　肾藏精，主生殖，肾精亏损则精子减少而不育。阴虚火旺，灼伤肾精，则精液不化，死精增多。肾开窍于耳，肾精不足则耳鸣;腰为肾府，膝为肾之路，肾阴亏损则腰膝失养而酸软;肾脉起于涌泉穴，阴虚火旺则足心烘热，逼液外泄则盗汗;肾脉上循喉咙，阴虚火旺，津液不能上承而咽燥，舌红少苔或无苔，脉细为阴虚，脉数为火旺。

3. 诊断要求　具备主症，兼见1项或多项次症和典型舌脉者，可确定该证诊断。

4. 论治法则　滋肾添精。

5. 方剂选要

(1)首选方剂:液化生精汤加减。方中牡丹皮、地骨皮、白芍、生地黄、麦冬、玄参清热凉血，滋阴生津;何首乌、桑椹补肝肾之阴;枸杞子甘平质润，有滋补肾精、养阴益血之功;山茱萸既能补益肝肾，又善收敛固涩，既能补肾，又能补阳;淫羊藿辛甘温补壮肾阳;茯苓淡渗健脾利湿;竹叶清上导下，清热利湿除烦，使热有出路。

(2)备用方剂:斑龙丸合七宝美髯丹加减。枸杞子、金樱子、天冬、何首乌、生地黄、当归、龙眼肉补肾阴，即精不足者，补之以味;鹿角、菟丝子、黄精温肾阳，即“善补阴者，必于阳中求阴，则阴得阳助而泉源不竭”。只用盐水炒牛膝一味引诸药直趋肾中为使。

6. 中成药选介

(1)五子衍宗丸:菟丝子、枸杞子滋阴以益阳;五味子、覆盆子补肾而敛阴;车前子清肾中伏火，静中有动，有利于阴精来复。如此，则精能生而宗能衍，故名。

(2)大补阴丸:方中熟地黄、龟甲滋阴潜阳，以制虚火，配以知母、黄柏清泄相火而保真阴，为滋阴清热、填精保阴之妙方。

7. 针灸疗法　肾俞(双)，志室(双)，太溪(双)，三阴交(双)。针施补法，留针30分钟，每日1次，10次为1个疗程。

8. 推拿疗法　肾俞、命门、关元、气海、太溪各穴。手法均推，或揉，或摩。每日1次，10次为1个疗程。

9. 饮食疗法

(1)海参糯米粥。配料:海参适量，糯米100g。制法:先将海参浸透，剖洗干净，切片煮烂，后入糯米煮成稀粥，调味服食，可供早餐服食，疗程不限。

(2)黄精鳝鱼。配料:黄精30g，肉苁蓉30g，净鳝鱼块250g，料酒、盐各适量。制法:将黄精、肉苁蓉水煎2次，滤液约500ml。加鳝段、料酒、食盐同煮，鳝熟即成。吃鳝鱼肉，喝汤，佐餐食用。功效:补肾精,兴阳道。

10. *验案选粹* 张某,男,28岁,工人。结婚3年未育。查精液常规:精液量1ml,精子计数1200万/ml,精子成活率40%,精子活动力尚可,精液2小时液化。患者素体烦热,手足心热,口干,性欲不减。舌质尖边红,脉细数。给予液化生精汤每日1剂,水煎服。共连服30剂,1个月后复查精液常规:精液量1.5ml,精子计数2800万/ml,精子成活率50%,精子活动力一般,精液1小时内液化,临床症状明显减轻。继服上方1个月,未再复查精液常规,其妻于4个月后妊娠。(引自:金维新医案)

11. *辨治按语* 液化生精汤既能生精,又有促液化作用,对精子减少属肾精亏损又合并不液化者,最为相宜。

(三)气血两虚证

本证多由先天不足,后天失调,或素体气血两虚,或久病体虚,血证日久,心脾两虚,气血双亏,气不摄血,血不化精而出现的证候。

1. *临床表现*

(1)主症:①精少不育;②面色萎黄,神倦乏力,爪甲苍白。

(2)次症:①气短,心悸,失眠;②便溏;③遗精。

(3)典型舌脉:舌淡胖嫩,脉细而弱。

2. *辨证分析* 古云:"先天生后天,后天生先天。"后天之精的化生,有赖于先天之精;先天之精的充养,有赖于后天之精。今气血两虚,后天之精不能充养先天之精,故精少而不育;气血两虚,肌体缺乏精华之涵养,故面色萎黄,爪甲苍白,神倦乏力;气血两虚,不能上承舌体,故舌淡胖嫩;不能充实脉道,故脉细而弱。

3. *诊断要求* 具备主症,兼见1项或1项以上次症和典型舌脉者,可确定该证诊断。

4. *论治法则* 补气养血,佐以补肾填精。

5. *方剂选要*

(1)首选方剂:河车种子丸。方中紫河车补肾益精,益气养血;人参、白术、白茯苓、熟地黄、当归补气养血;肉桂、巴戟天、补骨脂、杜仲、锁阳、枸杞子、菟丝子、山茱萸温肾补阳,补益肝肾;覆盆子、五味子固肾涩精,益气生津;生地黄、天冬、麦冬滋阴生津;山药补脾益肾;陈皮行气健脾化痰;川牛膝活血祛瘀补肝肾;川黄柏清热泄火。此即"先天养后天,后天养先天"之法也。

(2)备用方剂:十全大补汤。方用地黄、白芍、当归、川芎养血;人参、白术、茯苓、甘草补气,是谓八珍;复入黄芪之补气,以助四君之力,更增肉桂之生血,以添四物之力。合而用之,成为气血双补之峻剂。肾精生化有源,精子减少之不育自有康复之望。

6. *中成药选介*

(1)十全大补丸:方解十全大补汤。

(2)人参养荣丸:方中人参、黄芪、茯苓、白术、陈皮、甘草益气健脾;熟地黄、当归、白芍养血;五味子固肾涩精,益气生津;远志安神益智;桂心导诸药入营生血,气血充足则精血旺盛。

7. *针灸疗法* 取脾俞(双)、胃俞(双)、肾俞(双)、足三里(双)、三阴交(双),针施补法,留针30分钟,每日1次,10次为1个疗程。

8. *推拿疗法* 肾俞、命门、关元、气海、太溪。手法均推,或揉,或摩,每日1次,10次为1个疗程。

9. 饮食疗法

(1)羊肉归芪膳。配料:当归30g,黄芪30g,生姜65g,羊肉250g。制法:将羊肉洗净切块,生姜切丝,当归、黄芪纱布包好,放瓦锅内加水适量,炖至烂熟,去药渣,调味服食,每日1次,每个月连服5~7次。

(2)桂圆红枣汤。配料:桂圆、红枣各30g,猪瘦肉30g,调味品适量。制法:加水适量煮汤,加调料调味服食,每日1碗,2次分服。

10. 验案选粹　郭某,26岁,结婚2年多未育。查精液常规:精液量1.5ml,精子计数1600万/ml,精子成活率45%,精子动力稍差,精液1小时液化。患者平时头晕目眩,心悸失眠,面色萎黄,神疲乏力,舌淡苔白,脉虚细。给予十全大补汤加减,每日1剂,水煎服。坚持服药1个月,后因服汤剂不便而改服人参养荣丸合六味地黄丸,每日2次,每次各1丸。服药丸2个月后化验精液常规:精液量3ml,精子计数2800万/ml,精子成活率55%,精子活动力一般。继服十全大补丸,每日2次,每次1丸,连服1个月,其妻子5个月后妊娠。(引自:金维新医案)

11. 辨治按语　在双补气血之中,稍佐温补命火之品1~2味,如肉桂、鹿茸之类,对于提高生精功能大有裨益。张景岳氏说得好:“五脏之阴气,非此不能滋;五脏之阳气,非此不能发。”

(四)脾肾两虚证

本证多系忧思郁怒,饮食不节,或恣情纵欲,劳倦太过,耗伤肾精而致脾肾两虚所出现的一系列证候。

1. 临床表现

(1)主症:精子减少,不育。

(2)次症:性欲减退,腰酸腿软,肢体不温,纳呆腹胀,便溏,面色皖白,精神倦怠。

(3)典型舌脉:舌淡苔薄白,脉沉细。

2. 辨证分析　肾藏精,主生殖,肾精耗损则精子减少而不育。肾气虚弱,则性欲减退。命门火衰,脏失温煦,故肢体不温,面色皖白。脾气虚弱,脾失健运,则纳呆腹胀而便溏,脾虚肾气不足,则精神倦怠。舌淡苔薄白,脉沉细为脾肾两虚之象。

3. 诊断要求　凡具备主症兼见某一次症和典型舌脉者,可确定本证诊断。

4. 论治法则　脾肾双补。

(1)首选方剂:黄氏增精丸加味(黄海波经验方)。本方功在温补肾阳,生精益随,加四君子汤旨在补气健脾,以营造气血生化之源,且能营养五脏六腑。加干地黄补气养血,滋养肾阴,山药味甘益肾气,健脾养胃。故黄氏增精丸加味对脾肾两虚之证精子减少症有较好临床疗效。

(2)备用方剂:右归饮合四君子汤加味。方用熟地黄、山药、山茱萸、枸杞子培补肾阴,肉桂、附子温养肾阳,杜仲强壮益精,人参扶脾养胃,补中益气,茯苓、白术健脾渗湿,菟丝子填精益髓,味甘又助脾,仙茅温肾壮阳,又可健脾增食,“精不足者,补之以味”,故重用雄蚕蛾补肾生精,甘草调和诸药,两方合用加味,以体现“先天生后天,后天养先天”之意,也达到脾肾双补之功效。

5. 中成药选介　理中丸。方中以干姜温中散寒,人参、白术、炙甘草健脾益气,全药相伍,共奏温中健脾之功效。用鹿角胶10g,开水溶化送服丸药,有脾肾双补之效。

6. 针灸疗法　取肾俞、气海、关元、双三阴交、神阙穴。操作:用毫针针刺,采用补法。7日为1个疗程。适用于脾肾两虚的精子减少症。

取耳穴肾、肝、脾、内生殖器、神门，王不留行子贴压，以点压手法按揉，左右耳交替，每次按压1～2分钟，3～5日更换1次，10次为1个疗程。

7. 饮食疗法　山杞狗肉膳(黄海波药膳秘方)。配料：狗肉500g，山药100g，枸杞子50g。制法：将狗肉用水洗净切成小块，加入大蒜2头一同放入砂锅中，用文火将肉煮到七成熟捞出，将汤倒掉，在砂锅内重新加入开水，将山药、枸杞子放在纱布袋里，封口后放入锅内，加入葱姜蒜适量，根据个人口味加调味品，锅开肉熟即可，吃肉喝汤。适应于脾肾两虚，精子减少症患者选用。

8. 验案选粹　刘某，男，35岁。2001年4月2日初诊。结婚7年不育，性生活正常，精液检查：600万/ml，活力：a级精子为5%，活动率30%，经中西药治疗未效。主诉：精神倦怠，食欲不振，常腹泻，畏寒肢冷，性欲淡漠。查：睾丸，附睾无异常。舌淡苔薄白，脉沉弱。证属脾肾两虚，精子减少症。治则：脾肾双补，生精助育。处方：雄蚕蛾20g，鹿茸6g，淫羊藿10g，鹿角胶12g(冲服)，炮附子6g，菟丝子10g，沉香6g，石斛10g，干地黄15g，人参6g，白术10g，茯苓10g，山药10g，甘草6g。水煎服，早晚各服1次，3个月为1个疗程。治疗后精液复查结果：精子计数：1100万/ml，a级精子18%，b级精子25%，患者述精神尚佳，食欲倍增，饮食不节时，偶尔出现腹泻，尤其性欲明显增强。原方改制为水丸，梧桐子大小，早、中、晚各口服10g，继续连服3个月。再诊时精子检查结果：精液量3.8ml，30分钟液化，精子计数：2600万/ml，a级精子25%，活动率65%。其他症状均消失。为巩固疗效，按原方继续服用。不久获悉配偶妊娠，后访顺产健康一子。(引自：黄海波医案)

9. 辨治按语　黄氏增精丸是治疗肾阳虚男性不育症的经验方，在本方基础上加四君子汤对脾肾两虚导致的精子减少症有明显疗效。脾与肾有相互资生与协同作用关系，脾需借肾阳的温煦，才能正常运化，黄氏增精丸洽旨在温补肾阳，生精益髓。肾亦赖脾的健运，肾精补给有源，肾阳肾气才能充足健旺，故加四君子汤功在补气健脾，以营造生化之源。

10. 经验方选录

(1)调素汤：鹿角片9g(先煎)，肉苁蓉12g，巴戟天12g，菟丝子12g，熟地黄10g，枸杞子12g，制何首乌10g，山茱萸10g，淫羊藿15g，淮山药10g，车前子10g，黄芪10g。每日1剂，水煎，分2次服。适用于肾气亏虚之少精子症。

(2)龟鹿二仙膏加减：制龟甲15g(先煎)，鹿角片30g(先煎)，枸杞子30g，菟丝子15g，党参15g，仙茅15g，淫羊藿15g，蛇床子15g。每日1剂，水煎，分2次服。适用于肾气亏虚之少精子症。

(3)益精灵：人参10g，白术10g，当归10g，大枣皮10g，生黄芪15～20g，熟地黄15～20g，淫羊藿15～20g，菟丝子15～30g，山药15g，茯苓15g，枸杞子15g，巴戟天15g。每日1剂，水煎，分2次服。适用于脾肾阳虚之少精子症。

(4)强精煎加减：炒蜂房15g，淫羊藿15g，熟地黄15g，沙苑子15g，制何首乌15g，黄精15g，肉苁蓉10g，全当归10g，鹿角霜10g。每日1剂，水煎，分2次服。适用于肾阳不足之少精子症。

(5)肾著仙紫汤：茯苓20～30g，白术10g，炮姜30g，淫羊藿10g，紫河车10g，炙甘草10g。每日1剂，水煎，分2次服。适用于脾肾阳虚之少精子症。

(6)四君六味合剂：人参150g，白术150g，茯苓150g，山药150g，甘草50g，熟地黄200g，山茱萸 100g，牡丹皮 100g，泽泻 100g。共为细末，炼蜜为丸，每丸 10g，每服 1 丸，早晚用淡盐水空腹送服，每日 2 次。适用于脾肾虚弱之少精子症。

(7)徐福松从健脾化湿、补肾着手，治疗前列腺炎所致精少不育症，用单服中药萆薢分清饮合菟丝子丸加减，结果疗效满意，治愈 18 例。这也提示，临床上属于脾虚湿滞所致的患者不在少数，对此种证型应列在常规考虑范围。

(8)刘明汉用"益精灵"(淫羊藿、锁阳、巴戟天、熟地黄、山茱萸、附片、肉苁蓉、枸杞子、黄芪、当归、韭菜子、车前子、菟丝子、桑椹、龟甲胶、鹿角胶、茺蔚子、甘草)治疗 48 例精冷、少精患者，痊愈者 25 例，无副作用。

（撰稿：金维新　鲍严钟　孟庆洪　黄震洲　黄海波

修订：黄震洲　审定：徐福松　冷方南）

第五节　无精子症

【概述】

一般精液化验 3 次以上，均未发现精子，或经精液离心检查仍未发现有精子，称为无精子症，是主要引起男性不育症的较常见原因之一，属于中医"绝育""精冷无子""不育"等范畴。无精子病因十分复杂，在治疗上最为棘手，故曾一度被医学界认为"不治"之症。近年来在男科门诊中，无精子症日渐增多，故以引起医界的高度重视。

无精子症在临床上一般常分为先天性无精子症、后天性无精子症和阻塞性无精子症三大类。第一类指由于先天性的因素而致，如睾丸发育不良或不发育、输精管缺如、双侧隐睾和无睾症等。第二类指睾丸、附睾发育正常或稍小于正常，但因睾丸生精功能障碍而不能产生精子。第三类指睾丸具有正常的生精功能，但因输精管阻塞不通或不能使精子排出。

先天性因素造成的无精子症，到目前为止，在治疗上无理想疗法。为解决此类型患者的生育问题，可建议做供者人工授精。后两类无精子患者，可做睾丸活组织检查，以鉴别睾丸生精功能障碍或是丧失生精功能的无精子症及阻塞性的无精子症。多年来许多医学家在对各类型无精子症治疗研究和有关文献报道表明，除先天性无精子症外并非绝症，运用中医药及中西医结合治疗后，有一部分患者不仅可以出现精子，而且精子计数达到正常值，使妻子妊娠。至于其他许多问题，还有待于进一步研究、探讨。

无精子症的病因病机，其先天性因素，多为禀赋薄弱，气血亏损，肾精不足，以致生殖器官不发育或发育不良，或缺损等。后天因素，主责于肾，肾主藏精，为生殖之本。亦有先天禀赋不足，或年少手淫过度，耗伤肾精，命门火衰，阴寒内生，精冷无子。或湿热素盛，或睾丸有外伤史，瘀热阻滞，闭塞精道，或患有痄腮，少阳之疫毒下侵厥阴，余毒留恋，精子难生。或恣情纵欲，房事无度，肾阴耗损，肾精虚弱，无精可生。或过服温燥补阳之品，热盛伤阴，阴虚则热，热侵精室，精虫不生。或情志不遂，气机郁结，精道闭塞，精阻不出。或体态虚胖，素多痰湿，嗜酒成癖，痰湿内蕴，湿热下注精室，精子难生。或思虑过度，劳伤心血，心气不足，心血亏耗，气血两虚，精不化生。

【诊断与鉴别诊断】

精液检查 3 次以上未发现精子者，即可诊为无精子症。很多患者除无精子外，既无有关病史可循，亦无任何症状及体征，性生活也一如常人。部分患者有前列腺炎、精囊炎、睾丸炎、附睾结核等病史，以及睾丸发育不良、睾丸萎缩、附睾结节等局部体征和其他全身症状。必要时可做睾丸活检、输精管造影、内分泌激素放免测定等，以协助鉴别阻塞性无精子或先天性无精子，并可诊断和估计内分泌紊乱的程度，为治疗方法的选择提供可靠的依据。

无精子有真假之分。真无精子是指睾丸生精细胞萎缩、退化，不能产生精子，又称"先天性无精子"；假无精子是指睾丸能产生精子，但因输精管阻塞，精子不能排出，故又称"阻塞性无精子"。尚需注意防止取样时将尿液作为精液送检而做出"无精子"的错误报告。阻塞性无精子症应和不射精症、逆行射精相鉴别，因不射精症指性交时不能把精液排出，但平时有梦遗或遗精，将遗泄物送检结果有精子。而阻塞性无精子症有射精，也能将精液排出，但精液检查结果为无精子。逆行射精是指男性射精时，无精液从尿道口排出，而逆行排入膀胱，排精后留取的尿液里见大量精子，逆行射精即可诊断。

【临床分证】

按照脏腑辨证、八纲辨证和病因辨证的方法，本病可分为肾阳虚证、瘀热证、肾阴虚证、气滞血瘀证、痰湿内蕴证和气血亏虚6个证型。

(一)肾阳虚证

本证多系先天禀赋不足，或年少手淫过度，耗伤肾精，命门火衰，阴寒内生，精冷无子的证候。

1. 临床表现

(1)主症：精冷不育，无精子。

(2)次症：精液稀薄，腰膝酸软，畏寒肢冷、性欲低下，面色㿠白无华。

(3)典型舌脉：舌淡苔白，脉沉弱无力。

2. 辨证分析　肾阳不足，温煦无力，虚寒内生，生精之力虚弱，故精冷不育，而精液稀薄，精子无有；阳气虚弱，肢体失于温煦，故畏寒肢冷；腰为肾之府，膝为肾之路，肾精不足，不能益脑填髓，上荣于面，强筋健骨故腰膝酸软，面色㿠白无华；阳虚则性欲减退，舌淡苔白，脉沉弱无力均为肾阳虚之象。

3. 诊断要求　凡具备主症并见某一项次症及典型舌脉者，均可诊为本证。

4. 论治法则　温补肾阳，增精益髓。

5. 方剂选要

(1)首选方剂：黄氏增精丸加减(黄海波经验方)。肾阳不足，命门火衰，故用附子峻补元阳，益火之源；韭菜子、淫羊藿补肾壮阳；菟丝子补肝肾、益精髓；鹿茸补肾阳，益精血；雄蚕蛾甘平，补肾虚而长阳气；肉苁蓉性温润、益阴通阳；枸杞子滋补肝肾；以治精亏；复盆子固肾摄精；怀牛膝补益肝肾，而利腰膝；佐以黄精、石斛填精髓，补阴养血。全方合用，共奏温补肾阳、益髓生精之功。

(2)备用方剂：赞育丹加味。肾阳不足，命门火衰，故用附子、肉桂温补肾阳；阳虚则生殖机能衰减，故用巴戟天、淫羊藿、蛇床子、韭菜子、仙茅补肾益精；精气虚寒衰久者，多现气血不足之象，故采用白术、熟地黄、当归健脾益胃，气血旺盛，则助先天；加雄蚕蛾以助生精之功，集温肾壮阳药与温润精血、生精药于一方，以达补肾兴阳，精生达育之效。

6. 中成药选介　金匮肾气丸。方用地黄、山茱萸、山药、茯苓、泽泻、牡丹皮为六味地黄丸以壮水之主也，加肉桂、附子补水中之火，以鼓舞肾气。全方共配，以达水火并补，阴阳协调，邪祛正复，肾气自健，可达温补肾阳之功效。

7. 针灸疗法　取穴：肾俞、关元、命门、足三里、脾俞、三阴交。操作：毫针用温补法，行针得气后，留针 15 分钟，隔日 1 次，7 次为 1 个疗程。

8. 敷脐疗法　药物组成：蛇床子 12g，肉苁蓉 12g，韭菜子 12g，大青盐 5g，炮附子 9g，羊藿叶 12g。

将上方放入药壶内，加凉水 2 杯（300ml 左右），浸泡 1 小时后，用文火煎 30～40 分钟，浓缩成 100ml，倒入碗内备用。用纱布 1 块，折成 2～3 层，以盖住肚脐为度，用纱布沾上药液，以全湿不滴药液为宜，然后盖在肚脐上，用胶布贴牢。隔日换药 1 次，30 日为 1 个疗程。适用于肾阳虚型无精子。

9. 饮食疗法

(1)姜蒜狗肉膳。配料：狗肉 500g，鲜姜 150g，紫皮蒜 100g，红辣椒 10g，精盐、味精各适量。制法：将狗肉洗净切成小块，放入沸水中煮熟，捞出放入砂锅内，同时将鲜姜片，去皮蒜放入，加开水炖煮 10 分钟，视个人口味加盐，味精调味起锅即好。吃肉喝汤，每周食用 1～2 次。肾阳虚无精子患者可根据个人饮食习惯选用。

(2)狗脊狗肉汤。配料：狗脊、金樱子、枸杞子各 15g，瘦狗肉 200g。制法：将狗肉洗净切块，同狗脊、金樱子、枸杞子一起下锅，加水适量，炖肉熟去药渣即可。食肉，饮汤。功效：补肾壮阳。可治不育症，常服效佳。

10. 验案选粹　赵某，男，28 岁，农民。初诊时间 2001 年 1 月 15 日。结婚 3 年，夫妇同居未避孕，而未育。婚后一直给女方检查均正常。经我院男方精液化验为无精子症。自述多年腰痛膝软，怕冷、性欲淡漠、阴茎举而不坚。问诊，婚前有手淫过度史。望诊，面色苍白无华，舌淡苔薄白。切脉沉弱无力。证属肾阳虚、精冷无精子不育症。治则温补肾阳、增精益髓。方用黄氏增精丸加减。药用：炮附子 90g，韭菜子 60g，淫羊藿 100g，菟丝子 60g，鹿茸 60g，雄蚕蛾 90g，肉苁蓉 60g，枸杞子 60g，黄精 15g，石斛 15g，覆盆子 60g，怀牛膝 30g。共研细末，过细筛，炼蜜为丸，早、中、晚各服 1 丸(9g)，温黄酒送服。连服 3 个月。二诊：自述上症明显好转，精液检查仍无精子。上方鹿茸改为鹿角胶 150g，黄精 60g。再继服用 3 个月。三诊：上症消失，精神具佳，性欲增强，阴茎勃起有力，面红而光，脉沉有力。精液化验结果：精子出现，精子计数 230 万/ml，活率 10%。患者大喜，效不更方，再继服 2 个月。四诊：精液化验结果为：精液量 5ml，灰白色，30 分钟液化。精子计数：36×10^6/ml、活动率 65%，活动力一般。继服原方 2 个月。五诊：上药快服完时，妻子月经错后 7 日，尿妊娠试验阳性。后访知生一健康女孩。（引自：黄海波医案）

(二)瘀热证

本证多系湿热素盛，或睾丸有外伤史，瘀热阻滞，闭塞精道，或先患痄腮，少阳之疫毒下流厥阴，余毒留恋，精虫难生而出现的证候。

1. 临床表现

(1)主症：①有睾丸外伤史，或有腮腺炎性睾丸炎病史；②无精子，不育，睾丸大小正常；③腰痛，会阴部疼痛，睾丸疼痛。

(2)次症：①性欲正常或亢进；②尿末滴白，尿后余沥不尽，血精。

(3)典型舌脉：舌边尖红，或有紫气，脉滑而数，或脉涩不利。

2. 辨证分析　瘀热阻于精道，精虫难出，或疫毒下流厥阴，肝络阻塞，精虫难生，故见无精子、不育。瘀热阻于肾府，不通则痛，故睾丸、会阴及腰部疼痛；小便色黄如淋，亦为湿热之象；

瘀热阻于肝肾经脉，脉道不利，故舌边尖红，或有紫气，脉滑而数为湿热，脉涩不利为瘀血。

3. 诊断要求　凡具备主症①、②及典型舌脉，或主症②、③及典型舌脉，或主症②及2项次症中的1项和典型舌脉者，即可诊为瘀热证。

4. 论治法则　化瘀清热。

5. 方剂选要

(1)首选方剂：红白皂龙汤加减。此为治疗瘀热型无精子症之代表方。白毛夏枯草、金银花、蒲公英、车前子、泽泻、黄芩、黄柏清热解毒利湿，红花、皂角刺、地龙、泽兰、香附活血通络理气。两法合力而成化瘀清热之方。

(2)备用方剂：血府逐瘀汤加减。方中当归、桃仁、红花、川芎、赤芍活血祛瘀，生地黄配当归养血和血，使祛瘀而不伤阴血，牛膝祛瘀而通血脉，引瘀血下行，柴胡、枳壳疏肝理气，使气率血行，知母、黄柏、泽泻清肾中伏火，而成活血化瘀为主，理气清热为辅之方。

6. 中成药选介　活血四物丸。桃红四物加苏木活血祛瘀，黄连、连翘清热解毒，防风祛风胜湿。适用于瘀热型之无精子症。

7. 针灸疗法　取穴：关元、足三里、血海、三阴交、隔日针刺1次，每次留针30分钟，每隔5分钟捻转1次，平补平泻。功用活血清热。适用于瘀热型之无精子症。

8. 饮食疗法

(1)薏苡仁赤豆粥。薏苡仁60g，赤小豆60g，粳米250g。煮粥服食，为一日量。

(2)红藤败酱乌鸡膳。配料：红藤20g，败酱草9g，乌鸡肉块300g，葱姜丝、盐、调味品各适量。制法：红藤，败酱草布包与乌鸡肉块同煮，乌鸡肉熟烂，弃中药加葱姜丝、盐、调味品即可。吃肉喝汤。做配餐食用。功效：败酱草味辛苦且微寒，红藤性苦平无毒，两药合用，既能清热解毒、消痈排脓，又能活血行瘀而散结，乌鸡补肝肾益脾胃，又能清虚热，同红藤败酱同用，对瘀热之证所致湿热之邪，造成精道阻滞无精子症有辅助作用。脾胃虚寒，无湿热者慎用。

(三)肾阴虚证

本证多系恣情纵欲，房事无度，肾阴耗损，肾精虚弱，无精可生。或过服温燥补阳之品，热盛伤阴，阴虚则热，热侵精室，精虫不生所出现的证候。

1. 临床表现

(1)主症：久婚不育，无精子。

(2)次症：腰酸神疲，头晕耳鸣，五心烦热，少寐健忘，遗精，性欲亢进，口干咽燥。

(3)典型舌脉：舌红苔少或无苔，脉细数无力。

2. 辨证分析　肾阴亏损则精血不足，冲任失养以致精室空虚，故久婚不育而精中无精子。腰为肾府、头目失养，故头晕耳鸣。阴虚则内热，故五心烦热，虚火上扰，则口干咽燥或痛。阴虚阳旺，相火亢盛则性欲亢进。精室受灼，固摄无权，故精液走泄而遗精，心肾不交则少寐健忘。舌红苔少或无苔，脉细数无力均为肾阴虚之象。

3. 论治法则　滋补肾阴，生精复育。

4. 诊断要求　凡具备主症并见某一项次症及典型舌脉者，即可诊为本证。

5. 方剂选要

(1)首选方剂：滋阴生精复育汤(《黄海波经验方》)。熟地黄、山茱萸、山药味厚补阴益精，补脾固精；牡丹皮、黄柏清热凉血而泻肾火；茯苓淡渗脾湿，泽泻宜肾泄浊，诸药配伍，有滋阴补肾、填精补髓之功。再加枸杞子、菟丝子补肾益精，菟丝子益阴兼扶阳，温而不燥：补而不滞；肉

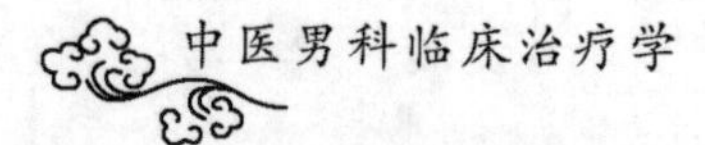

苁蓉峻补肝肾，填益精髓；何首乌、女贞子补肝肾，益精血，全方合用，共呈滋阴生精以达复育之功效。

(2)备用方剂：黄氏嗣育丸加味(《黄海波科研方》)。方中生地黄填精滋阴清热，凉血补血。“补肾而不补脾，则肾之精何以遂生也”。故选茯苓健脾利湿，化湿行气，以培后天养先天。雄蚕蛾补肝益肾，壮阳涩精。鹿茸入肝肾经而补肾阳、益精血。配鹿茸少量，取精血同源，养血填精之功。淫羊藿补肾壮阳，龟甲滋阴潜阳，肉苁蓉温肾助阳，山茱萸补益肝肾，涩精止汗。睾丸怕热，睾热受灼，湿热蕴结则精瘀精伤，因睾丸生精功能与肝、肾二经密切相关，故选肝、肾二经活血化瘀之牡丹皮清热凉血，而活血行瘀。穿山甲(代)通经达络，活血散瘀。黄柏清热燥湿，泻火解毒。橘核理气散结，沉香温养脏腑，入脾燥湿。方中补肾生精与活血养血药物相配伍，可改善睾丸和附属性腺的内环境，促进精子生成。诸药合用，共奏滋阴补肾、清热利湿、活血通络、以达生精助育之功。

6. 中成药选介　六味地黄丸。方中熟地黄补肾水，泽泻宣泄肾浊以济之，山茱萸温涩肝经，牡丹皮清泻肝火以佐之，山药补脾而益肾，茯苓淡渗脾湿以和之。全方合用滋阴补肾而精生。

7. 针灸疗法　志室、肾俞、气海俞、照海、三阴交、关元。针施补法，每日1次，留针20分钟，10次为1个疗程。

8. 饮食疗法　鳗鱼200g，枸杞子50g，女贞子50g，菟丝子50g。制法：将枸杞子、女贞子、菟丝子装进纱布袋内，将口扎紧和鳗鱼放入砂锅内同煮30分钟，放入盐、料酒、葱姜末、味精适量。用法：晚餐前喝汤食鳗鱼，隔日食用1次，连服15次，或房事前1小时食用。对肾阴虚无精子治疗有辅助效果。

9. 验案选粹　张某，男，30岁，农民。2006年4月12日初诊，结婚3年不育。性生活正常，未避孕，女方就诊查无异常。男方查为无精子，经中医药治疗未效。来我院化验结果：精液量2ml，液化良，无精子。临床表现：手足心发热，烦躁、有骨热酸痛感，头晕耳鸣(测体温、血压均止常)，常遗精梦泄。内外生殖器检查未见异常。自述睾丸有时疼痛，望舌红少苔、薄黄，诊脉细数有力。证属阴虚火旺、原发性无精子症。投自拟黄氏嗣育丸。方加荔枝核10g，山楂核10g，金银花20g，改为汤剂水煎服，一日3次，连服15日后睾丸疼痛消失。再予黄氏嗣育丸治疗，每次9g，每日3次，白开水送服，连续用药3个月为1个疗程。复诊患者诉上症明显好转，精液化验：每高倍视野有少许活动精子，按原方继续治1个疗程后，复诊其精液检查结果：精子计数0.8×10^6/ml，活力a级5%，b级20%，活动率50%。原方再服1个疗程检查结果：精子计数26×10^6/ml，精子活力a级15%，b级30%，活动率60%。效不更方，并嘱择排卵期房事。于2007年5月告知妻子怀孕，次年平安产一子。(引自：黄海波医案)

(四)气滞血瘀证

本证多系情志不遂，肝气郁结，疏泄失常，则血随气滞，精道闭塞，或瘀滞不通所表现的证候。

1. 临床表现

(1)主症：精道瘀阻，无精子、不育。

(2)次症：胸胁胀痛、胸闷食少、口苦心烦或伴性欲低下，睾丸隐痛，坠胀或重度精索静脉曲张。

(3)典型舌脉：舌质暗红，边有瘀斑，脉弦或涩。

2. 辨证分析　情志不畅,肝失条达,气机郁结,气滞则血凝,故精道瘀阻不通,精液检查则无精子而不育;肝气横逆,侵犯脾胃,则胸胁胀痛,胸闷食少;肝胆互为表里,肝郁胆热,则口苦心烦;郁久不解,则性欲低下;肝肾经脉,气血瘀滞,故睾丸隐痛,坠胀;肝气郁滞,气滞则血瘀,血流不畅,故精索静脉曲张。舌质暗红,有瘀点,脉弦或数为气滞血瘀之征。

3. 诊断要求　凡具备主症并见某次症及典型舌脉者,即可诊为本证。

4. 论治法则　疏肝理气,活血化瘀,通络生精。

5. 方剂选要

(1)首选方剂:复精子汤(黄海波经验方)。柴胡、橘核、荔枝核疏肝理气、行气分的瘀滞;路路通、穿山甲(代)、桃仁、红花活血化瘀,行血分的瘀结;黄芪补气而助血行,又兼扶阳;菟丝子助阳而益阴;牛膝既破血而行瘀又补肝肾。全方合而用之,具有疏肝理气、活血化瘀、通络复精之功。

加减:睾丸痛加延胡索、青皮。症状减轻时应加雄蚕蛾 15g,淫羊藿 10g。精索静脉重度曲张者加丹参 15g,莪术 10g,生牡蛎 30g。附睾囊肿加半枝莲 30g,皂角刺 9g;伍用玄明粉 15g,青黛 10g,陈醋适量调匀,每日 1 次,局部外敷。

(2)备用方剂:血府逐瘀汤加味。方用牛膝、桃仁、红花、赤芍、活血化瘀,治其血分之瘀滞。枳壳、柴胡、甘草调气疏肝,治气分之郁结,桔梗开宣肺气,当归、生地黄补血滋阴,意在活其血而无耗血之忧,理气避伤阴,加穿山甲(代)以增通络之功,加橘核理气散结而止痛。全方相配,有活血化瘀、疏通精道之功效。适用于瘀阻性输精管不通而致无精子症。

6. 中成药选介　橘核丸。方用橘核、木香、川楝子、枳实、厚朴疏肝理气。桂心、桃仁、延胡索温通活血化瘀。昆布、海藻、海带软坚消痰散结。木通导湿下行,全方共伍行气活血化瘀。对输精管阻塞并伴睾丸疼痛的无精子症有效。

7. 针灸疗法

(1)针法:取肾俞、命门、志室、关元、足三里、三阴交等穴位,隔日针刺 1 次,每次留针 20 分钟,平补平泻。适应于输精管阻塞性无精子、少精子症。

(2)隔药灸法:羊藿叶、红花、当归、丹参各等份。公丁香 1～3g。艾炷数壮。主治气滞血瘀型无精子。方法:将处方上药放文火水煎 30 分钟左右,用筷挑药以有丝为佳,用纱布浸入药内(干湿以不自然滴药为度)。盖入肚脐,将艾炷点燃置于其上灸灼,每次 10～15 壮,每日 1 次,连用 10 日为 1 个疗程。

8. 饮食疗法　三核甲珠童子鸡(黄海波临床经验食疗方)。配料:橘核、山楂核、荔枝核各 30g,穿山甲(代)10g,童子鸡肉 350g。制法:将童子鸡肉、4 味中药放入砂锅内,用文火煮 50 分钟后,将中药捞出,放入高汤、料酒、葱段、鲜姜片。武火煮开后,加食盐、味精起锅灭火,食肉喝汤。对阻塞性无精子症有辅助增效作用。

9. 验案选粹　李某,男,36 岁,教师。2007 年 3 月 12 日初诊。主诉:夫妻结婚同居 7 年,性生活正常,未避孕无子。爱人身体健康,月经正常,当地医院多次妇科检查正常。男方外生殖器检查正常,精液多次检查为无精子,曾多处求医无效,情绪悲观。问诊无任何不适,望舌红、边有瘀点,苔薄黄,诊脉沉弦略数。追问患者既往史,诉说上高中时睾丸被同学踢伤过,回忆睾丸肿痛多日,因不愈才送医院,经输液好转即停止治疗。多年没有感觉睾丸疼痛,故也不在意。初步诊断为:双侧输精管阻塞无精子不育症。后经输精管造影诊断成立,辨证为气滞血瘀型。治则:疏肝理气,活血化瘀,通络生精。方投自拟复精子汤,水煎服,每日 3 次,连续 3 个月为1个疗程。二诊:复查结果,精液量2.1ml,精子密度:11×10^6/ml,液化稍差,活力:a级15%,b级20%,活率40%。用复精子汤加雄蚕蛾15g,淫羊藿10g,牡蛎30g,再连服1个疗程复查。三诊:精液检查:密度:26×10^6/ml,液化正常,活力:a级25%,b级35%,告其患者边治疗边择期房事。2个月后电话告知妻怀孕。(引自:黄海波医案)

(五)痰湿内蕴证

本证多系体态虚胖,素多痰湿,嗜酒成癖,痰湿内蕴,湿热下注精室,精子难生,而出现的证候。

1. 临床表现

(1)主症:体态虚胖,无精子,不育。

(2)次症:肢体困倦,睾丸疼痛有灼热感,或有硬节。

(3)典型舌脉:舌红或紫,苔白滑黏腻或黄腻,脉沉滑。

2. 辨证分析　平素膏粱厚味,嗜酒成癖,以致体态虚胖,脾胃受损,运化失司,痰湿内蕴,郁久化热,侵犯精室,生精受损,故无精子而不育。痰湿侵脾,脾气虚乏,不充四肢,则肢体困倦。痰湿蕴结,下注阴器,则睾丸疼痛而有灼热感。痰湿内结于睾,故有硬节,舌红或紫,苔白滑黏腻或黄腻为内有痰湿或湿热,脉沉滑均为痰湿内蕴之象。

3. 诊断要求　凡具备主症并见某一次症及典型舌脉者,即可诊为本证。

4. 论治法则　除湿化痰、清热利睾、散结生精。

5. 方剂选要

(1)首选方剂:除湿化痰获子汤(黄海波经验方)。炒苍术、薏苡仁健脾燥湿;泽泻渗湿而泻热;车前子甘寒滑利,性主降泄;法半夏,橘皮理气健脾、燥湿化痰;全瓜蒌清热散结,化痰导滞;黄柏,龙胆草清下焦湿热,以达病源;佐以少量昆布、海藻消痰软坚、以防睾丸因肿而致痛;甘草调和诸药,全药配伍,共奏燥湿化痰,清热利睾,以达除病生精之效。

(2)备用方剂:二陈橘核丸加减汤(黄海波经验方)。二陈汤本为湿痰立法,加黄芩、黄柏旨在祛湿清热化痰。痰瘀互结,痰瘀同治,临床疗效良好。橘核丸行气活血,消痰软坚而益睾。故方选橘核丸化裁,加瓦楞子散结消痰,穿山甲(代)味咸性微寒消肿排脓,通经络直达病所。二方加减痰湿清除于精室,睾康复而精生。

6. 中成药选介

(1)二妙散。方以黄柏苦寒清热,苍术苦温燥湿,两药相配,具有清热燥湿之功。

(2)桂枝茯苓丸。方用桂枝温通血脉,芍药行血痹而利水湿,桃仁、牡丹皮破血祛瘀而散结,茯苓祛痰利水,桂枝助气化,使水去痰行,全药相配共呈祛瘀消癥之效。此方用途甚广,与二妙散合用对慢性睾丸炎、附睾硬结造成的无精子症有辅助治疗作用。

7. 针灸疗法　①取关元、大敦、三阴交、足三里、太冲穴,毫针刺用泻法,隔日1次,7次为1个疗程。②取脾俞、中脘、气海、内关穴。毫针刺平补平泻,每日1次,每次留针10分钟,10次为1个疗程。(引自:杨鑫泰验方)

8. 饮食疗法

(1)薏苡仁50g,赤小豆50g,橘皮10g,冰糖10g,鲜丝瓜块50g。制法:将薏苡仁、赤小豆、橘皮洗净放入砂锅内,加水适量,用文火煮熟,再加丝瓜块、冰糖后,用文火将冰糖煮化起锅待食。晚餐前按个人食量喝1碗(血糖高者去冰糖食用)。

(2)鲫鱼块100g,砂仁6g,巴戟天10g,葱、姜少许,加水适量,隔水蒸熟即可,佐餐服用。

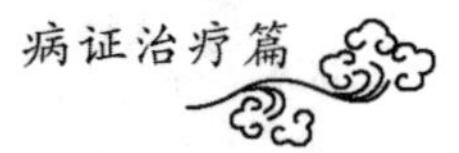

功效：祛湿化痰，补肾助育。

9. 验案选粹 杨某，男，30岁，司机。2005年3月7日初诊。结婚5年，性生活正常，未避育而不育。始终认为妻子有问题，一直对妻子检查治疗，结果均正常。男方检查为无精子，甚惊不解，多家医院化验仍为无精子。睾丸活检报告见精子细胞，间质细胞水肿。患者得知不能生育，情绪悲观，失去生活勇气。经朋友介绍来我院检查双侧睾丸、附睾正常，有触痛感，无精索静脉曲张。问诊否认有腮腺炎、结核史。因体胖加之开车跑长途劳累，很少活动。素喜膏粱厚味、腰酸困痛，阴囊潮湿，睾丸有时隐痛，劳累加重。舌淡尖红、苔白腻，脉滑略数。证属痰湿内蕴、湿热下注。治则除湿化痰、清热利睾、散结生精。方用除湿化痰获子汤治疗，处方：炒苍术10g，薏苡仁20g，泽泻10g，车前子10g(纱布包)，法半夏10g，陈皮6g，全瓜蒌15g，黄柏10g，龙胆草12g，昆布10g，海藻10g，甘草6g。水煎服。连服30剂，复诊。二诊服上方后腰困，睾丸隐痛好转，其他无改变。上方加川续断12g，牡丹皮10g，橘核12g，荔枝核12g。继续水煎服30剂，并嘱节制膏粱厚味食物，加强体育锻炼，避免劳累。三诊上症消失，精液化验结果仍为无精子。上方去川续断、牡丹皮加蒲公英15g，红藤15g，水煎服30剂。四诊精液化验出现少量精子，患者甚喜，信心倍增，效不更方，剂型改为水丸服用。3个月后精液检验结果：色灰白、量3ml，30分钟液化、精子密度8×10^6/ml，活动率40%，活动力一般。又服3个月精液复查结果：精子计数23×10^6/ml，活动率65%，活力一般，其他指标均正常。守方继服3个月，药服多半时患者告知其妻子已怀孕，经妊娠检验阳性，后随访足月生一男婴。(引自：黄海波医案)

(六)气血亏虚证

本证多系思虑过度，劳伤心血，心气不足，心血亏耗，气血两虚，精不化生所出现的证候。

1. 临床表现

(1)主症：体虚，精量少而稀，无精子不育。

(2)次症：面色萎黄，少气懒言，或伴心悸眩晕，阳痿早泄，睾丸偏小质软。

(3)典型舌脉：舌淡白而嫩，脉细弱。

2. 辨证分析 精血同源，互为资生。气血亏虚，精失化源，精室空虚，故体虚不育而无精子，精量少而稀；阳气虚弱，则少气懒言；气血不足，则面色萎黄；心失血养，心气不足，脑海空虚，则心悸眩晕；气血两虚，宗筋不能得精血而济，或精枯肾虚，肾失封藏，则阳痿早泄；肾精匮乏，气血虚弱，阴器受损，则睾丸偏小质软；舌淡白而嫩，脉细弱均为气血亏虚之象。

3. 诊断要求 凡具备主症并见某一次症及典型舌脉者，即可诊断为本证。

4. 论治法则 气血双补，益肾生精。

5. 方剂选要

(1)首选方剂：雄蚕蛾双补生精汤(《黄海波经验方》)。方用雄蚕蛾、公鸡脑、鹿角胶益阳补肾、强精活血，紫河车益气养血补精。根据衰者补之、损者益之的治疗原则，故用黄芪、人参、土白术、茯苓、山药、甘草补气健脾；熟地黄、白芍、当归、川芎补血调肝；淫羊藿补命门益精气；菟丝子、女贞子、枸杞子补肝肾益精血，诸药合用，共呈气血双补，补肝肾益精血，以达生精之功效。

(2)备用方剂：八珍汤加味。根据虚者补之，损者益之的治疗原则，故用四君子汤补气健脾，脾胃健运，气血生化有源；四物汤为补血调血之剂，血之生成，来源气化，故加黄芪、黄精以助益气生血之功；枸杞子滋阴补血；女贞子养肝肾，养血清热；鹿茸、雄蚕蛾、胎盘、公鸡脑均为血肉有情之品，大补气血，填精增髓，佐以菟丝子、淫羊藿补肾益精助阳，诸药合用，气旺血生，肾精有源，精血充足，精生育成。

6. 中成药选介　八珍丸。方用党参、白术、茯苓、甘草甘温益气，健脾养胃。熟地黄、白芍、当归、川芎补血调血。全方合用，共奏气血双补之功效。

7. 针灸疗法　取中膻、中极、关元、间使穴。毫针刺用补法，每日1次，留针20分钟，10次为1个疗程。（杨鑫泰验方）

8. 饮食疗法

(1)全当归30g，黄芪30g，枸杞子10g，大枣10枚，童子鸡肉300g，鲜姜10g，葱白15g，料酒、精盐、味精各适量。制法：将上方中药和鸡块同时放入砂锅内，加水适量，置灶上用武火烧沸，鸡肉熟后捞出中药，清除汤沫后放入姜、料酒、盐适量，再文火煮10分钟后加入葱、味精即成。吃鸡肉，喝汤。根据个人食量午餐前食用。

(2)枸杞子50g，黄精50g，白鸽1只，盐、料酒、味精各适量。将白鸽肉与枸杞子、黄精共置锅中，文火煨肉熟，加料酒、精盐、味精调味。吃鸽肉，喝汤。功效：补肝肾，益精髓。适用于肝肾不足所致少精子、无精子症不育。

9. 验案选粹　郑某，男，33岁，农民，结婚6年不育。2001年5月9日初诊。自述婚后2年不育经医院双方检查，男方确诊为无精子症。多年投医和吃偏方均无效，经友人介绍来我院男科。经检查双睾丸体积大小在15ml左右，质地较硬，附睾无硬节，无精索静脉曲张。经睾丸活检，病理报告各级生精细胞均存在，排列稀疏，数目少。提示生精功能低下。主诉自幼体虚多病，纳差，神疲乏力，常有心悸头晕甚者耳鸣，性欲淡漠，阴茎勃起无力伴有早泄。望面萎黄无光泽，舌淡胖嫩，按脉细弱无力。诊为气血亏虚无精子症。治则气血双补，益肾生精。方选雄蚕蛾双补生精汤。药用：雄蚕蛾15g，鹿角胶20g(冲服)，紫河车20g，人参6g，土白术10g，茯苓10g，熟地黄15g，白芍10g，当归10g，川芎10g，黄芪15g，陈皮6g，山药12g，淫羊藿10g，菟丝子12g，女贞子10g，枸杞子12g，覆盆子10g，山楂核10g，甘草6g。水煎服，3个月为1个疗程。二诊：服上药2个月身体感觉明显增强，有精神，心慌气短症状消失，服到3个月时，食欲大增，头晕耳鸣消失，性生活较服药前有明显改善，但举而不坚。三诊诉说用药3个月做精液检查仍为无精子症，但精液量增多。嘱按原方加肉苁蓉12g，雄蚕蛾改为30g。继续服用3个月。四诊时患者面色红润，精神佳，诸症消失，望舌淡红苔薄，脉弦有力稍数。精液检查结果：精液量3.2ml，灰白色，20分钟已液化，精子计数9.2×10^{6}/ml，活动率50%，活力一般。患者大悦，嘱按三诊原方加工为丸剂，每日4次，服法：早、中、晚和睡前各服9g，再治疗3个月。服药2个月余妻子怀孕，为总结疗效，建议患者复查精液，结果精子计数为36×10^{6}/ml，其他各项指标均达正常。后访生一健康女婴。（引自：黄海波医案）

【学习指导】

无精子症不仅要严格地进行辨证施治，而且不能忽视心理治疗，因无精子症治疗难度大。所谓“难度大”从临床治疗体会原因有二：其一是精子从精原细胞到精子成熟需要90余日，故每疗程一般选择3个月为宜。为此，治疗时一定要坚持服药2～5个疗程，否则难以观察和评定疗效。其二，关键在患者能否坚持治疗。人与人的体质情况不同，以及家庭收入高低的差异和所处环境的影响等均对治疗效果影响极大。

所以，除审证求因，对症治疗外，要掌握患者的心理，对其讲解必要的生殖生理知识、精子发生过程和治疗程序。要求患者树立信心，坚持治疗是取决成功与否的关键。

临床经验证实，有一部分久婚无精子不育患者因多处治疗，经济消费多，思想负担重，求子

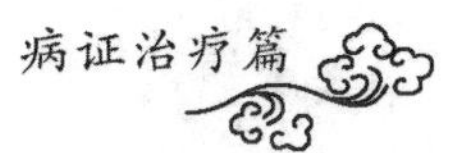

心情非常强烈，对他们除认真治疗外，还必须了解和检查女方有无异常，如有先天性生殖器官发育不全、畸形，或双侧输卵管不通，或有中药不可治愈的卵巢囊肿、盆腔异常疾病和结核、肿瘤者，应耐心说服患者停止治病为妥，否则即使男方治愈，而又因女方上述原因达不到怀孕目的，会造成不良后果。

无精子症的辅助治疗也很重要，不可拘泥一方一药，如肾阳虚型可再选用敷脐法，对伴有前列腺炎的无精子症，可同时用治前列腺炎的中草药，采用中药灌肠法配合治疗，可使疗效倍增。除此医师应视患者家庭、工作情况和生活习惯推荐食疗配方辅助治疗为佳。

各类型无精子症在治疗期间，禁忌食用棉子油、芹菜、辣椒和影响精子的各种药物。并杜绝在 43～46℃或以上的热水中洗浴、泡浴。要节制房事，避免劳累，保持心理健康。

（撰稿：徐福松　黄海波　黄震洲　修订：黄震洲　审定：冷方南　李德新）

第六节　精子增多症

【概述】

精子密度超过正常最高值，甚至更高，而导致男性不育者，称为精子增多症。又称多精子症，是 20 世纪 90 年代提出的一种新的精子密度的病理改变。对精子增多症的标准还不统一，而且仍有争议。Richara 和上海吴明章教授认为，精子密度$>250\times10^6$/ml 为多精子症。据资料报道临床发病率很低，占男性不育症 3‰左右。其病因病机尚不很清楚，可能是精子数量过多，造成能量不足，影响精于活力。因治疗方法与经验不多，故显颇为困难，值得引起男科学者的重视。

中医学认为，精子增多症在数量上属太过之疾，在质量上属不足之病，其病机症结在："肾虚湿阻。"不足表现于肾虚，太过表现于湿阻，太过建立于不足的基础上。标易治而本难图，故太过可治而不足难医，加上湿为阴邪，其性黏腻，非易骤化，给精子增多症的治疗带来更大困难。

【诊断与鉴别诊断】

在规定禁欲时间内，连续 3 次精液检查，精子密度只要超过 250×10^6/ml 者，不视其他指标正常否，而造成男性不育，即可确诊为精子增多症。一般医院精液常规检查，仍采用显微镜检查较多。如果精液检验时，每个视野的精子数目差异较大，应注意标本是否不均匀，应再次混匀，重新取样检测。如果精液黏稠度异常、精液不液化或液化不全，或精子凝集都会影响精液混匀而造成精子增多，故应鉴别诊断。目前大医院采用精液分析仪较普及。如果标本污染或标本有尘埃、杂质等，精子计数严重超标，易误认为精子增多症，更应加以鉴别。

【临床分证】

按照脏腑辨证和病因辨证的方法，本病可分为肾气亏虚和湿热下注和肝经郁热 3 个证型。

（一）肾气亏虚证

本证多由劳倦内伤，禀赋不足，房劳过度或久病伤肾，肾气不充而致肾气亏虚。出现以精子密度显著增加引起不育，腰膝酸软等为主要表现的证候。

1. 临床表现

（1）主症：精子密度显著增加，不育，腰膝酸软，阳痿早泄，耳鸣失聪。

（2）次症：①头晕健忘，神倦乏力，短气自汗；②面部灰暗。

(3)典型舌脉:舌淡白苔薄白,尺脉细弱。

2. 辨证分析　肾藏精,主生殖,肾气亏虚则精子异常而不育。腰为肾之府,肾主骨,肾气虚弱可致腰膝酸软。肾开窍于耳,肾气不充,耳鸣失聪。肾气亏虚,脑髓不充,则头晕健忘。精不化气,气虚不荣,故神倦乏力。肾气不纳则气短。阳气虚而自汗。肾主黑色,肾虚其色外露,则面色灰暗。足少阴脉贯肾,络于肺,系舌本,肾气不足则舌质淡白。肾主尺脉,肾气亏虚则尺脉细弱。

3. 诊断要求　凡具备主症,同时有1项或1项以上次症及典型舌脉者,即可诊断为本证。

4. 论治法则　补益肾气。

5. 方剂选要

(1)首选方剂:肾气丸。方中熟地黄、山茱萸、山药补精以复肾气,茯苓、泽泻、牡丹皮泻肾利水,六药"三补""三泻",补而不滋腻,泻而不损肾;增肉桂、附子温补肾阳,促肾作强而化气。尤在泾说:"'八味肾气丸',补肾之虚,可以生气,助阳之弱,可以化水,乃补下治下之良剂也。"柯韵伯云:"肾气丸纳桂附于滋阴剂中十倍之一,意不在补火,而在微微生火,即生肾气也,而复肾气作强之态。"

(2)备用方剂:右归丸。方中鹿角片、菟丝子、杜仲养阳;山药、山茱萸、当归养阴,重用熟地黄甘性温,于阴中求补阳之效;枸杞子温肾而不燥,佐以肉桂、附子,温中兼暖。全方补中而寓温,以补为主,以温为辅。略偏于肾阳不足,命门火衰者,更能奏效。

6. 中成药选介　健身宁片。方中君以何首乌、黄精、熟地黄、桑椹滋肾柔肝,养血育阴;辅以当归补血,党参益气,鹿茸助阳添精益髓;配女贞子、墨旱莲滋补肾阴;用乌梅生津液,敛精气,合而用之,滋补肝肾,养血强身,适于肾气亏虚之证。

7. 耳穴疗法　取耳穴肾、肝、神门、内生殖器、内分泌,王不留行子贴压,以点压手法按揉,左右耳交替,每次按压1～2分钟,3～5日更换1次,10次为1个疗程。

8. 饮食疗法

(1)熟附煨姜炖狗肉。熟附子15～20g,生姜150g,蒜头适量,狗肉500～1000g,花生油适量。将姜煨熟,狗肉洗净切碎,先用花生油在锅里把蒜瓣稍炒片刻,加适量水,入狗肉、熟附片、煨姜片,共煮2小时,酌量分餐热食。

(2)双鞭壮阳汤。配料:枸杞子10g,菟丝子10g,肉苁蓉6g,牛鞭100g,狗鞭10g,羊肉100g,母鸡肉50g,花椒、老生姜、料酒、味精、猪油、食盐各适量。制法:将牛鞭加水泡胀,去净表皮,顺尿道对剖成2块,用清水洗净,再用冷水漂30分钟;将狗鞭用油砂炒酥,用温水浸泡约30分钟,刷洗干净;将羊肉洗净后,放入沸水锅内氽去血水,捞入凉水内漂洗待用。将牛鞭、狗鞭和羊肉放入铝锅内,加清水烧开,打去浮沫,放入花椒、老生姜、料酒和母鸡肉,再烧沸后,改用文火煨炖,至六成熟时,用净白布滤去汤中的花椒和老生姜,再置火上;将枸杞子、菟丝子、肉苁蓉用纱布袋子装好,放入汤中,继续煨炖,至牛鞭、狗鞭酥烂时,即将牛鞭、狗鞭连同羊肉一起捞出,牛鞭切成3cm长的条,狗鞭切成1cm长的条,羊肉切片,鸡切块,除去药包,将肉置碗内,加味精、食盐、猪油调味,酌量单食或佐餐。

9. 验案选粹　朱某,男,30岁,1987年9月25日初诊。主诉:婚后3年,夫妇同居不育。配偶健康,性生活正常,未采用避孕措施。伴有腰膝酸软,头晕耳鸣,乏力自汗,胃纳佳,大便正常,小便清长,面色暗黑,睡眠好,脉沉细,舌淡红、苔薄白。前列腺液常规检查:卵磷脂小体(＋＋),白细胞少许,T-尿素支原体阴性。第1次精液常规检查:7日未排精,用电按摩取样,精液量 0.4ml,呈灰白色,pH 7.6,液化时间 20 分钟,黏稠度(++),精子密度 3.02 亿/ml,活动率 18%,畸形率 10%,精子动力分级:0 级 82%,1 级 18%,2 级 0%,3 级 0%,4 级 0%。第 2 次精液常规检查:精液量 1.2ml,呈乳黄色,液化时间 10 分钟,pH 7.4,黏稠度(+),精子密度 3.18 亿/ml,活动率 40%,畸形率 10%。以上两次化验,活动力分级中 3、4 级均为 0。确诊为精子增多症,认证为肾气亏虚,治以温补肾气为主,处方右归丸加减:鹿角胶、吴茱萸、菟丝子、生地黄、当归、枸杞子、肉桂、制附子、生薏苡仁、枳壳、甘草、淫羊藿,水煎服 45 剂。1988 年 4 月 30 日复查:腰膝酸软消失,无头晕耳鸣,面色正常;精液常规:精液量 1.4ml,灰白色,液化时间 20 分钟,pH 7.4,黏稠度(++),精子密度 2.52 亿/ml,活动率 75%,畸形率 5%,精子动力分级:0 级 25%,1 级 10%,2 级 10%,3 级 30%,4 级 25%,白细胞少许。病已基本痊愈。(引自:鲍严钟医案)

(二)湿热下注型

本证系由素嗜膏粱厚味,湿热内生,下注肝肾,或感受湿热之邪,循经上沿,结于精室,而出现的以精子增多、不育为主症的证候。

1. 临床表现

(1)主症:精子密度成倍增高,不育,尿频、尿急、尿道涩痛,尿黄而混。

(2)次症:①前列腺液或精液常规中可见较多白细胞;②或肛检前列腺可触及结节;③腰膝酸重,少腹和会阴部疼痛。

(3)典型舌脉:舌红,苔黄腻,脉滑带数。

2. 辨证分析　湿热结于精室,则精子密度显著升高;肾藏精,主生殖,湿热阻于精窍,则精子异常而不育;湿热下注膀胱,气化失司,则尿频、尿急、尿痛,尿黄而混;舌红苔黄脉数为热,苔腻脉滑为湿,总皆湿热下注之象也。

3. 诊断要求　凡具备主症,并见部分次症及典型舌脉,即可诊断为此证。

4. 论治法则　清利下焦湿热为先。

5. 方剂选要

(1)首选方剂:败酱草合剂。方中败酱草、马齿苋、马鞭草、川萆薢为君,清热利湿解毒,使湿邪从尿而解;牛膝、延胡索、牡丹皮有活血凉血止痛之效,以加强清热解毒之力,减轻膀胱湿热症状;生黄芪、蜂房补气润肾,以防清利药物攻伐太过;佐以枳壳,以理三焦之气。

(2)备用方剂:知柏地黄汤。本方为六味地黄丸加知母、黄柏而成。方中熟地黄滋阴补肾,填精益髓,是为主药;以山茱萸温补肝肾,收敛精气,以山药健脾益阴,均为辅药;泽泻清肾之火,牡丹皮清肝之火,以制山茱萸之温涩;茯苓淡渗利湿,使山药补脾而不滞,均为佐药。复入知母、黄柏二味,以加强清降肾火之作用。

6. 中成药选介

(1)大补阴丸:丹溪云:"阴常不足,阳常有余,宜常养其阴。"方中以熟地黄滋补肾阴,龟甲育阴潜阳,猪脊髓峻补精髓,知母、黄柏苦寒坚阴,泻肾火而存阴。各药合用,起到壮水制火作用。也可用于肾虚挟湿之证。

(2)二妙散:方以黄柏苦寒清热,苍术苦温燥湿,两药相配,具有清热燥湿之功。

7. 饮食疗法　冬虫夏草炖水鸭。水鸭 1 只,冬虫夏草 10～12g。将水鸭去毛及肠杂,洗净。冬虫夏草洗净后放入水鸭腹内,缝好切口,加水适量,隔水炖熟,加适量精盐、味精、葱、生姜等调味,酌量饮汤食鸭肉。

8. 验案选粹　何某,男,35岁。主诉:婚后6年,夫妇同居不育。性生活正常,配偶健康,未避孕,伴有腰膝酸软,小便滴沥,面色暗黑,舌淡红,苔薄白,脉沉细。

前列腺液常规检查:卵磷脂小体(++),白细胞少,T-尿素支原体阴性。精液常规检查:7日未排精,电按摩取精,颜色灰白,量1.3ml,液化时间20分钟,pH 7.0,黏稠度(++),精子密度2.57亿/ml,活动率25%,畸形率6%,动力分级:0级75%,1级25%,2级0%,3级0%,4级0%,脓细胞少许,白细胞(+)。证属下焦湿阻,治以清利湿热、活血调气,方用败酱草合剂加减:败酱草、马鞭草、马齿苋各30g,生黄芪15g,川黄柏、牡丹皮、川萆薢、茯苓、淮牛膝、淫羊藿各10g,枳壳、甘草各9g。每日1剂,水煎,分早晚服。服药30剂后复查:前列腺液常规检查正常;精液常规:颜色灰白,量1ml,液化时间30分钟,黏稠度(++),pH 7.3,精子密度3.22亿/ml,活动率75%,畸形15%,动力分级:0级25%,1级25%,2级20%,3级20%,4级10%,白细胞少,脓细胞消失。自觉腰膝酸软明显好转,舌苔薄白,脉细。再以原方出入:败酱草30g,生黄芪15g,淮山药、淫羊藿各12g,当归、茯苓、川黄柏、川牛膝各10g,枳壳、甘草各9g,炮姜炭6g。再服30剂。三诊时,精液常规:颜色灰白,量1.2ml,液化时间35分钟,黏稠度(++),pH8.0,精子密度1.11亿/ml,活动率70%,畸形9%,动力分级:0级30%,1级10%,2级20%,3级20%,4级20%,白细胞和脓细胞均消失。基本恢复正常。(引自:鲍严钟医案)

9. 辨治按语　临床上,精子增多症之肾气亏虚证与湿热下注证每每互相夹杂,治当"急则治标,缓则治本",清利湿热开路,补益肾气断后,方能正本清源,源清流洁。若急于补肾治本,适足以关门留寇,遗祸无穷。

(三)肝经郁热证

本证多由精神压抑,心情不畅,肝气郁结,日久化热,郁热扰精,或郁怒伤肝,气郁化火,肝经郁热,而出现以精子增多、不育为主症的证候。

1. 临床表现

(1)主症:精子增多、明显超过精子密度正常值,不育。

(2)次症:胸闷不舒,心烦易怒、口干口苦,小便色黄。

(3)典型舌脉:舌红,苔薄黄,脉弦数。

2. 辨证分析　肝气郁结日久化热,热邪侵肾,扰袭精室,导致生精功能亢盛,使精子数猛增且活力低下而不育。胸闷不舒,心烦易怒,口干苦,小便色黄,舌红苔薄黄,脉弦数均为肝经郁热之象。

3. 诊断要求　凡具备主症,并见部分次症及典型舌脉者,即可诊断为本证。

4. 论治法则　疏肝理气,清热益肾。

5. 方剂选要

(1)首选方剂:丹栀逍遥散加减。方用柴胡、白术、白芍、茯苓、甘草疏肝解郁,健脾和营;牡丹皮清热凉血而活血,栀子泻火而除烦,荔枝核入肝肾而行气,橘核理气而散结止痛,生地黄补血而滋阴,泽泻利水渗湿而泄热,菟丝子补肝肾而益精髓,全方配伍,以达疏肝理气、清热益肾之功效。

(2)备用方剂:精子增多复育汤(黄海波经验方)。方中柴胡疏肝解郁,炒黄芩清热燥湿,郁金行气解郁而凉血,白芍柔肝而养血,生地补气血而滋肾水,金铃子泻肝火而行气滞,丹参活血清热而除烦,菟丝子添精益髓,全方合而成剂,具有疏肝清热、益肾复育之功效。

6. 中成药选介　解郁和肝丸(《古今医统止脉全书》)方中以香附、柴胡、青皮疏肝解郁,调理气机;辅以木香、砂仁、枳壳疏通脾胃气滞、畅快胸膈;佐厚朴消胀除满,山楂、神曲健胃消食;气滞血亦滞,故用川芎,郁金行气解郁,活血而止痛;白芍养血和肝;栀子、黄芩清泄郁火、甘草调和诸药。全药配伍,共起疏肝解郁、健脾宽中之效。

7. 耳穴疗法　取耳穴肝、胆、三焦、内分泌、交感,王不留行子贴压,以点压手法按揉,左右耳交替,每次按压1～2分钟,3～5日换1次,10次为1个疗程。

8. 饮食疗法　佛香雄鸽汤。配料:佛手15g,香附10g,生地黄12g,雄鸽1只,精盐、味精各适量。制法:①将雄鸽宰杀处理干净,备用。②将3味中药洗净放入纱布袋内,放入雄鸽肚内。③将雄鸽放入砂锅内,加清水炖煮至肉熟,加入精盐、味精调味即可。喝汤,吃肉。有疏肝理气清热益肾之功效。

9. 验案选粹　张某,男,31岁。结婚3年不育。经精液化验多次,精子计数:均在2.7亿～2.9亿/ml,而活动率在15%～35%,活动力差。经常胸闷不适,心烦不安,无故多怒,口苦便干。曾接受中西医治疗,均未能获效。查双侧睾丸、附睾、前列腺、精索静脉无异常。舌红,苔黄而稍干,脉弦数。诊为肝经郁热精子增多症。治以疏肝理气、清热益肾为主。处方:牡丹皮10g,炒栀子10g,黄连5g,醋柴胡10g,土白术12g,茯苓12g,白芍10g,荔枝核5g,橘核10g,生地黄12g,炒黄柏10g,泽泻10g,菟丝子10g,生甘草6g。15剂,水煎服。二诊:服药后胸闷不适明显好转,烦躁口干减轻。效不更方继服15剂。三诊上症均消失。精液化验结果无改善,处方改用精子增多复育汤。处方:柴胡9g,炒黄芩9g,炒郁金10g,生白芍10g,生地黄10g,金铃子9g,丹参10g,菟丝子10g。水煎服30剂。四诊:精子化验结果好转,精子计数1.7亿/ml,活动率65%,活动力一般。原方菟丝子18g,加山药15g,橘核10g,继水煎服30剂。五诊时精子计数1.2亿/ml,活动力良好。嘱患者停药,择排卵期交合,3个月后告知其妻怀孕,后随访生一健康女婴。(引自:黄海波医案)

10. 辨治按语　肝主疏泄而恶抑郁,肝郁则化热,热扰精室,致精室亢盛而生精功极,出现生精功能亢进,精子巨增的"泡沫"现象。肝主藏血,肾主藏精,精血同源。肝经郁热而致肝血不足,故血不养精,呈现精子数虽然增多,且精子活动率很低而活力又弱,故导致不育。所以采用疏肝理气,清除肝经郁热,益肾养精,增强精子活动率和活动力,显得非常重要。笔者临床上运用上法治疗精子增多症,将精子活动力增强,活动率提高,虽然精子数没有治疗到精子密度上限以下,但有女方怀孕病例,原因有待于进一步研究探讨。

(撰稿:鲍严钟　金维新　黄海波　黄震洲　修订:黄震洲　审定:冷方南　徐福松)

第七节　精子畸形

【概述】

精子畸形是精子质量异常的一种病变,但精子畸形的定义至今尚无统一标准,其界定的看法差异很大。根据WHO对精液参数异常的定义:畸形精子症是具有正常形态的精子少于30%。其实正常的精液中一般有20%左右的畸形精子,如果畸形精子超过30%时生育力降低,超过50%通常就失去生育能力。所以是导致男性不育的主要原因之一。在临床上畸形精子症可与少精症、死精子症、精子凝集症并存。

中医学中没有"精子畸形症"的病名,属中医"精冷""精薄""无子"等范畴。《广生篇》曰:

"男子无子,其病有六,精寒,精薄,气弱,肝郁,相火过旺,痰气。六者有一,皆不能举子。"《秘本种子金丹》认为:"今人无子者,往往勤于色欲。岂知色欲无度,阳精必薄,纵欲适情,真气乃伤,妄欲得子,其能孕乎?"

中医学认为,其病机多因先天不足,禀赋薄弱,或纵欲房劳,以致肾阳虚损,命门火衰,温煦不足,精失所养,致畸增高。或房劳过度,久病,素体虚弱,或温病后期,真阴耗损,阴虚火旺,灼伤精子,精伤畸高。或饮食不节,嗜辛辣、烟酒过度,伤脾伐胃,湿热内生,下注精室,湿热致畸。

【诊断与鉴别诊断】

1. 诊断要点　精液检查中,畸形精子数超过20%~30%。

2. 鉴别诊断　本病应注意与精子凝集相鉴别。精子凝集是由于精子抗原和精子抗体的抗原抗体反应,造成精子头对头,或尾对尾,或头对尾集结在一起。而精子畸形表现为精子本身形态异常率的增多。

【临床分证】

精子为精液的重要组成部分,精液又属后天之精,为肾所藏。用脏腑辨证的方法,本病在临床上常可分为肾阳虚证、肾阴虚证和湿热下注证3个证型。

(一)肾阳虚证

本证多在肾气虚弱的基础上进一步发展而来,命门火衰,阴寒内生,温煦失职,以致精子生长发育不全而畸形。

1. 临床表现

(1)主症:精液清冷,婚久不育,阳痿早泄,精子畸形率高。

(2)次症:①腰膝酸软,畏寒肢冷;②小便清长,夜尿频多。

(3)典型舌脉:舌淡胖,脉沉细迟或微细。

2. 辨证分析　阳虚不能温煦形体,故畏寒肢冷。腰为肾之府,肾阳虚衰,下元虚惫,故腰膝酸软。肾主生殖,阳虚火衰,生殖功能衰减,故阳痿、早泄、精液清冷不育。阳虚鼓动无力,故脉沉细迟。

3. 诊断要求　凡具备主症兼见1项次症和典型舌脉者,可确定本证的诊断。

4. 论治法则　温补肾阳。

5. 方剂选要

(1)首选方剂:赞育丹加减。方用巴戟天、仙茅、淫羊藿、肉苁蓉、韭菜子、蛇床子。附子、肉桂温壮肾阳,固摄肾气;熟地黄、当归、枸杞子、山茱萸滋补肾阴,即"善补阳者,必于阴中求阳"之义;白术健脾助运。诸药共用,使命门火旺,阴阳调和,故能有子。

(2)备用方剂:家韭子丸加减。方用家韭菜子、鹿茸、肉苁蓉、巴戟天、桂心温壮肾阳;当归、熟地黄、菟丝子补肾益精血;牛膝、杜仲强腰膝。诸药合用,具有温补肾阳之效。

6. 中成药选介

(1)三肾丸:方用鹿肾、狗肾、驴肾、鹿茸、淫羊藿、补骨脂、沙苑子、杜仲、菟丝子等补肾助阳,益精补髓;龟甲、鱼鳔、枸杞子、山茱萸补肾阴涩精;附子、肉桂温脾肾;人参、黄芪大补元阳;茯苓渗湿健脾;熟地黄、当归、阿胶补血。诸药相合,壮肾阳,益肾阴,补气血,益精髓。

(2)海参丸:本药为补肾壮阳之品。方用海参、巴戟天、补骨脂等补肾壮阳;核桃仁、杜仲、牛膝等补肝肾,强筋骨;猪脊髓、羊腰子壮腰健肾;鹿角胶、龟甲、当归、枸杞子滋阴补血。

7. 针灸疗法　选背俞及任、督脉穴,灸为主,针时用补,振奋经气,恢复肾阳。取穴:肾俞、命门、三阴交，培补肾气，振奋经气；关元，固壮下元真气。

取耳穴肾、肝、盆腔、内生殖器、神门，王不留行子贴压，以点压手法按揉，左右耳交替，每次按压1～2分钟，3～5日更换1次，10次为1个疗程。

8. *推拿疗法* 用拇指按点配合指揉穴位。取穴：肾俞、命门、三阴交、关元。手法：由右向左旋转，随着所按穴位的经脉走向用劲，用轻快、柔和、短促的手法以补肾阳。

9. *气功导引*

(1)提睾功法：具有提高脏腑的生理功能，起到固肾益气、壮阳补精作用。功法：站立，两足分开与肩同宽，膝盖微曲，站立宁神。两手由下往上抄，掌心朝上，两手随势上托提气。意念由涌泉穴拔气上提，经两足内侧至阴廉，复会阴，将会阴元气上提入腹，至气海、下脘即可。自涌泉至下脘，吸1/2的气(不要吸足)接着慢慢吐气，同时将舌放平两手掌翻转，中指相对，掌心皆朝下，随着呼气下推，只吐1/4，足趾要抓地，以逆式呼吸法。吸气时收腹，提会阴。用意念将气由涌泉，经足内踝直提至会阴入腹，由下丹田上至中脘，入膻中。两手掌亦随之提到膻中。身体要向前倾30°。练时要通过意念来带动气功的运动。初练时，只可引气至中脘或鸠尾。待功夫练熟了，可拉至膻中或天突，甚至可拉到百会穴。初练时，切不可勉强，以防冲气出弊。继之，再反掌。渐渐下推，气由膻中逐节下送至涌泉穴。意念之气由涌泉穴入地三尺，每入一尺，吐一口气。吐气时，足趾放松。

练功时注意事项。①腹提：除上述练功方法外，还要注意提升睾丸的作用不在呼吸上用劲，而是有赖于腹吸，通过腹部的收缩、提吸，同时使会阴随吸上提，阴囊、睾丸以及生殖器皆上提。②吊裆：吊裆是提升阴囊的关键，“吊裆”需要收臀、提肛、提阴囊；两膝盖，大腿向外撇，使裆撑圆，形成会阴部的肌肉绷紧，阴囊上提，再以腹吸提气睾丸就能逐渐上升。

(2)阴囊搓擦法：阴囊搓擦是“提睾丸”的辅助动作，但相当重要。其方法是以手心搓擦阴囊，一手将阴茎上翻，并将两只睾丸推向上面腹股沟内；再以另一手掌心轻轻上下搓擦36次。擦毕，两手交换，以微热为度，每次擦5～10分钟，不要太重，当心擦破囊皮。

10. *饮食疗法*

(1)核桃仁炒韭菜。核桃仁50g，先以香油炸黄，后入洗净、切成段的韭菜翻炒，调以食盐。佐餐随量食用。本品有补肾助阳功效。

(2)冬虫夏草鸭。雄鸭1只，去毛及肠杂，洗净，放砂锅内，加冬虫夏草5～10枚，食盐、姜、葱等调料各少许，加水以小火煨炖，熟烂即可。本品补虚助阳。

(3)麻雀粥。先将麻雀5～10个，去毛及肠杂，洗净后炒熟，然后放入少量白酒，稍煮，再加水，入米100g煮粥，待粥将成时，加葱白3根，再煮一二沸即可。本品可作冬三月早晚餐或点心服食。

11. *验案选粹*

医案一：黄某，男，28岁。婚后同居5年不育。其妻妇科检查未发现明显异常。问之时有腰酸不舒，手足冰冷，婚前手淫频繁。查之舌淡苔薄白，脉沉弱。外生殖器检查亦无异常。精液化验单报告：精液量2ml，质稀，色灰白，精虫计数0.3亿/ml，活动力40%，活力一般，精子畸形率30%。证系命门火衰，化生无能之异形精虫增多，精寒不育。治当温壮命门。拟方：淫羊藿30g，巴戟天10g，仙茅10g，肉苁蓉20g，韭菜子6g，蛇床子6g，附子10g，肉桂粉3g(冲)，熟地黄20g，当归10g，枸杞子20g，山茱萸10g，鹿胶10g，菟丝子10g，龟甲胶10g。每日1剂，水煎服。并嘱服减少房事。复诊：上药服20余剂后，腰酸不适和手足冰冷基本解除，阴茎经常勃起，排精量增多，精液复查：量 3ml，质较稠，精虫计数 0.5 亿/ml，活动率 50%，活力良好，精子畸形率 10%。嘱再服前方，并配以六味地黄丸，一次 1 丸，每日 2 次，2 个月后患者告之上药又服 40 余日，其妻已早孕 47 日，病告痊愈。（引自：张敏建医案）

医案二：郑某，男，27 岁，农民。患者结婚 4 年未育，伴腰酸腿软，面色皖白，精神萎靡，头晕目眩，疲乏嗜睡，食欲缺乏，身体消瘦，小便频数，脉沉细。经检查精液：精虫数目为 2700 万/ml，精虫活动力 48%，精虫畸形率 60%。经用性激素、鹿茸精及补肾壮阳中药等治疗未见效。取穴：以命门、肾俞、关元、中极为主穴。第 1 组穴位：针大赫、曲骨、三阴交、灸关元、中极、水道或归来；第 2 组穴位：针八髎、肾俞，灸命门、肾俞。两组穴位隔日交替针灸。手法：先针刺，行补法，宜轻刺激，一般至患者有酸、麻、胀感即可，后用隔姜灸，以艾灸三壮为度。经 15 次治疗后复查精液：精虫数目为 1.04 亿/ml，精虫活力为 80%，精虫形态正常，诸证消失，临床治愈。经随访次年已得一女。（引自：《福建医药杂志》）

12. 辨治按语　本证治疗，切忌寒凉伐肾。主方加减时，应加入血肉有情之品以填精补髓，如鹿茸、阿胶、龟甲之类；还可配以补脾生气的人参、黄芪、黄精等药，以后天养先天，即所谓脾肾同治。

（二）肾阴虚证

本证多为房劳内伤，久病及肾，肾阴亏损，不能滋养生殖之精，以致精虫生长发育不全而畸形。

1. 临床表现

（1）主症：精子畸形，婚久不育，遗精滑精；腰膝酸软，五心烦热。

（2）次症：①头晕耳鸣，失眠盗汗；②口干咽燥，健忘少寐。

（3）典型舌脉：舌红少苔或无苔，脉细数。

2. 辨证分析　肾阴不足，骨骼失养，脑髓空虚故腰膝酸软，眩晕健忘。阴虚不能制阳，虚阳内动，故五心烦热，失眠盗汗，健忘少寐。虚火内扰精室，精关不固，故遗精滑精。肾亏精子发育不全，则婚后久不育。舌红少苔或无苔，脉细数为阴虚生内热之象。

3. 诊断要求　凡具备主症兼见 1 项次症及典型舌脉者，即可确定该证候的诊断。

4. 论治法则　滋阴降火。

5. 方剂选要

（1）首选方剂：五子衍宗丸合六味地黄汤加减。两方合用，以菟丝子、五味子、车前子、覆盆子补肾固精；熟地黄、山茱萸、淮山药滋补肾阴；牡丹皮、泽泻清泄肾火。诸药共奏滋阴降火之功。若精液检查见脓细胞增多，可酌加知母、黄柏等清虚热之品。

（2）备用方剂：滋阴降火汤加减。方用熟地黄、生地黄、白芍、麦冬滋补阴液，知母、黄柏清虚火，当归、大枣养血生精；白术、陈皮健脾助运，以后天养先天，诸药共奏滋阴降火之功。

6. 中成药选介

（1）滋阴百补丸：本品是由六味地黄丸加减而成。其功效是以滋阴为主，辅以助阳。方中以六味地黄合枸杞子、肉苁蓉峻补肝肾，填精益髓；以巴戟天、补骨脂温肾助阳，配怀牛膝、杜仲炭助肾，强壮腰膝。

（2）河车大造丸：本药用紫河车，大补气血、补肾益精，为主药，熟地黄、黄柏、龟甲（即大补阴丸去知母、猪脊髓）、天冬、麦冬滋阴降火，杜仲、牛膝补肝肾、强筋骨。

7. 针灸疗法　取背俞穴、足少阴经为主，兼取足厥阴、手少阴经穴，针用补法或平补平泻，不灸。取穴:太冲、侠溪、风池、肝俞、胆俞,泻上亢之阳。肾俞调肾气,鱼际清肺热。

8. 推拿疗法　用拇指按点配合指揉穴位。首先取肾俞穴,由右向左旋转,随着足太阳膀胱经的走向用劲,用轻快、柔和、短促的手法以补肾,再取太冲、侠溪、风池、肝俞、胆俞穴,由左向右旋转,迎着所按穴位的经脉走向用劲,用重强,深长的手法以泻上亢之阳。

9. 气功导引　铁裆功。功法:①搓睾丸。坐、卧、站位均可。用一手提到阴囊,另一手搓捻睾丸,像数念珠那样,左右侧交替做,每晚 100 次。②牵拉阴囊、阴茎。用一手将阴茎、阴囊一同抓起,向下方牵拉 100～300 次,以阴茎与囊丸充血,微酸胀,两侧腹股沟有牵拉感为准。

10. 饮食疗法

(1)一品山药。生山药 500g 洗净,蒸熟,剥去皮,放在大碗中,加面粉 150g,揉成面团,再放在平盘中按成圆饼块,上面摆核桃仁和什绵果料适量,锅内蒸 20 分钟,最后在圆饼上浇一层糖蜜汁即可(糖蜜汁由蜂蜜 1 汤匙,白糖 100g,猪油、芡实粉少许,加热而成)。本品有滋肾养阴功效。

(2)枸杞羊肾粥。鲜枸杞叶 500g,切碎,羊肾 1 对洗净,去筋膜臊腺,切碎,大米 250g,加水适量,以小火煨烂成粥。分顿食用。食前可调加葱、姜、五味调料。经常食用,可补肾强腰膝。

(3)百合蒸鳗鱼。百合 100g,鳗鱼肉 250g,盐、黄酒、葱末、姜末、味精各适量。将百合鲜品放碗内。鳗鱼肉放入少许盐,加入黄酒浸渍 10 分钟后,撒上葱、姜末、味精,上蒸笼,蒸熟即可。佐餐食用。功效:滋阴降火。对海鲜过敏者忌食。

11. 验案选粹　刘某,男,30 岁,农民。婚后 3 年不育。1 年前在某医院检查精液,乳白色质稠,计数 0.98 亿/ml,活动率 70%,活动力尚好,畸形精子 40%,服温补肾阳之品 6 个月不效而转我院男科。问之:腰酸不适,耳鸣,口干。既往手淫多年,且较频繁。望之:舌淡苔少津有剥。切之:脉来细稍数。证系肾阴亏损,生精乏源,温肾之法所误也。治当滋阴补肾,兼去相火。处方:知柏地黄丸合五子衍宗丸化裁。药用:知母 6g,黄柏 6g,生地黄、熟地黄各 20g,茯苓 15g,淮山药 10g,山茱萸 10g,牡丹皮 10g,泽泻 10g,女贞子 10g,枸杞子 20g,菟丝子 10g,五味子 10g,车前子 10g,覆盆子 10g,川牛膝 10g。每日 1 剂,水煎服。二诊:上药服 20 余剂后,腰酸耳鸣之症大减,口亦不干,舌淡苔薄脉细。精液复查示:量 1.5ml,乳白色,质稠,活动率 40%,活力好,畸形率 30%,计数 0.5 亿/ml,再守前方加淫羊藿 15g,杜仲 10g。三诊:经服上药 40 余日,无特殊不适,舌淡,苔薄,脉弦缓。精液复查:量 2ml,灰白色,活动力良好,活动率 70%,计数 0.6 亿/ml,畸形率 10%。嘱服成药六味地黄丸,一次 1 丸,每日 2 次,并配服五子补肾丸,每日 2 次,一次 10g。2 个月后,患者报喜,其妻已早孕 50 日。病告痊愈。(引自:张敏建医案)

(三)湿热下注证

本证多为饮食不节,嗜辛辣之品、烟酒过度而导致脾胃损伤,内生湿热,下注精室伤及精子,使精子变为畸形。

1. 临床表现

(1)主症:畸形精子超过正常值,婚久不育。

(2)次症:精液稠或不液化,或白细胞过多,或伴有脓细胞,也有尿频尿急或伴有尿痛尿赤,腰酸乏力,心烦口苦。

(3)典型舌脉:舌红苔黄腻,脉滑数。

2. 辨证分析　平素嗜食厚味辛辣之品，湿热内生，下注精室故湿热使畸形精子增高而致婚久不育。湿性重浊，热煎精液以致精液稠而不化，湿热蕴结精室故白细胞增多，日久化毒，腐精酿脓故有脓细胞出现，湿热入侵膀胱，气化失常，故尿频尿急，湿热内盛故尿痛而赤，湿热伤肾扰心故腰酸乏力，心烦口苦。舌红苔黄腻，脉滑数皆为湿热之象。

3. 诊断要求　凡具备主症兼见某一项次症和典型舌脉者，可确定本证候诊断。

4. 论治法则　清热化湿，补肾益精。

5. 方剂选要

(1)首选方剂：萆薢分清饮加味。方用萆薢除湿益精为君药，黄柏苦寒坚阴，清热泻火；石菖蒲芳香化浊，茯苓、车前子淡渗利湿，导泄湿浊；白术健脾除湿，泽泻利水渗湿泄热，与白术匹配更增补脾除湿之功；莲子心味苦入心，清泻心火，与萆薢相配，使君相之火不旺，阴精得以蛰藏；丹参佐以行血祛瘀，牛膝补肝肾，何首乌养血益肝，补肾益精；桑椹除热养阴补血，女贞子益肝肾，安五脏，全方合用，共成清热化湿、补肾益精之功效。

(2)备用方剂：清宫汤加味。方用生地黄补血滋阴，黄柏清热除湿，泻膀胱之火；败酱草清热解毒，而排脓行瘀；滑石甘寒，利水通淋；地龙清热而利尿，车前子通利水道，而疏泄膀胱之湿热；莲子心清心泻热，马齿苋清热解毒，猫爪草化痰散结，解毒消肿；木耳益气强身，滋肾养胃；雄蚕蛾补肝益肾，而益精气。全方合用，清热化湿解毒、利水通淋益肾，以达病除自康之功效。

6. 中成药选介　滋肾通关丸。方以黄柏苦寒清热除湿，辅以知母清热滋阴，清润相济，相辅相成。佐以少量温性肉桂以助气化，相反相成。热清湿去，诸证自除。

7. 针灸疗法　取穴中极、膀胱俞、会阳、肾俞。操作：局部皮肤常规消毒，用毫针泻法刺激，肾俞用平补平泻法，得气后，留针15分钟。视病情定疗程。

8. 饮食疗法

(1)苡仁复育羹。薏苡仁30g，玉米须30g，白扁豆20g，绿豆20g，冰糖视患者口味添加。制法：将薏苡仁、玉米须、白扁豆、绿豆挑选去杂质洗净，先将白扁豆、绿豆放入盆内浸泡1～2小时后，待豆泡软后，再和薏苡仁、玉米须一同倒入砂锅内，加白开水适量，用文火将薏苡仁和豆煮熟后，起锅放入冰糖适量，即可食用。隔日早、中、晚食用1小碗。对湿热下注证畸形精子过多症有辅助治疗效果。

(2)白头翁粥。白头翁25g，粳米100g。制法：将白头翁放锅中，煎取药汁，粳米与药汁同放入锅中，煮至粥熟，每周2～3次。功效：清利湿热。对湿热下注型畸形精子症患者有益。脾胃虚寒者不宜服用。

9. 验案选粹　李某，男，30岁。结婚3年不育，精液常规化验多次，结果均正常，女方检查各项指标也正常，多方诊治罔效，夫妻因此忧愁，甚至困惑不解。经友介绍来我院男科求诊，查男方外生殖器属于正常。精液检查：精液量3.2ml，60分钟不液化，活力：a级精子5%，b级25%，活动率45%，精子计数56×10^6/ml，畸形精子占45%。详细问之，饮食习惯以辛辣厚味为主，嗜酒，每天吸烟1～2包，性生活较频，腰酸痛，小便色黄不利，或尿浊，伴有尿道灼热等症。舌质红，苔黄腻。切脉滑数。辨证为湿热下注，侵扰精室而伤精。治则：清热化湿，补肾益精。方用：萆薢分清饮加味。处方：萆薢20g，黄柏12g，石菖蒲9g，茯苓15g，白术10g，莲子6g，丹参10g，车前子10g(包煎)，川牛膝10g，泽泻10g，何首乌10g，甘草6g。水煎服，早晚各服1次，连服15日。医嘱：治疗期间绝对戒烟禁饮酒，纠正饮食习惯，多饮白开水，坚持治疗。二诊时小便诸症消失，腰酸痛好转。原方加桑椹10g，女贞子10g，继续治疗15日。三诊精液

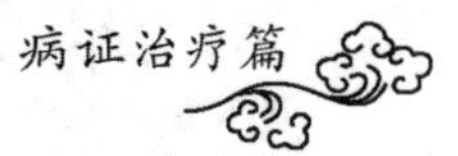

检查：精液 30 分钟已液化，a 级精子升为 20%，b 级 35%，畸形精子仍为 45%，其他各项均在正常值内。按原方再服 30 日。四诊精液检查：畸形精子为 30%，其他指标正常。望舌淡红，苔薄稍黄但不腻，脉数。效不更方治疗 30 日，五诊再查，畸形精子为 20%，其他各项指标均在正常值内。嘱停止治疗，女方择排卵期房事。不久妻子有孕，后随访生一健康女娃。（引自：黄海波医案）

（撰稿：张敏建　黄海波　黄震洲　修订：黄震洲　审定：冷方南　徐福松）

第八节　精子凝集

【概述】

精子凝集是最普通的精子自身抗体。因血液或精浆（HSP）内及精子表面存在抗精子抗体，引起精子凝集、精子活动力降低，导致不育者，可称为精子凝集症。据资料统计在男性不育症中有 4%～7%有精子凝集；而在“不明原因性不育症”中有 10%～40%，已确认为男性不育症原因之一。

随着医学科学快速发展，发现免疫性因素引起的不育症，目前已被广泛重视，其中包括精子凝集及制动试验等原因。从现代医学发展眼光研究问题，对免疫性不育症细化论述显得至关重要。本文将精子凝集作为单独一个病症，根据中医理论审证求因、审因求治的原则，对其病因病机、临床表现、诊断和辨证施治进行论述。

中医学没有精子凝集病名，对其病因病机尚无相应记载，根据临床表现、按审证求因的原则，本症病位首在肾，次在肝、肺、脾。病因之本为机体虚损，多因肾阳不足、肾阴亏损、湿热下注、肝气郁结、肺脾气虚和精道瘀阻所致。

临床研究表明“肾”与免疫功能存在密切关系，通过补肾可以改善和加强机体免疫功能。“扶正”对机体的体液免疫、细胞免疫等均有一定作用。“祛邪”在免疫反应中多起抑制作用，如采用清热利湿等方药，可抑制免疫反应。同时中医把“七情”的发病都用“气”来概括，情志失调、精神紧张均可导致免疫功能紊乱。

所以，本病治疗旨在扶正祛邪。采用补肾壮阳、滋阴降火、清热除湿、疏肝理气、补肺健脾和活血化瘀等治法，均可增强机体的免疫力，维持免疫自稳功能，消除导致精子凝集抗体的因素，达到恢复生育的目的。

【诊断与鉴别诊断】

1. 诊断要点　①精子凝集试验阳性。②性交后试验每高倍视野下活动精子数小于 5 个，或只见原地摆动精子，方可诊断为精子凝集。

2. 鉴别诊断　当精液液化不良时，显微镜检查有时可见精子黏团物，但精子凝集试验为阴性。有些慢性前列腺炎患者，精液检查也可见到精子凝集现象，但精子凝集试验阴性，使用消炎药物后，凝集现象很快消除或明显减轻。以上两者应与精子凝集相鉴别。

【临床分证】

根据中医理论按照脏腑、八纲辨证的方法，精子凝集可分为肾阳不足、肾阴亏损、肝经湿热、肝气郁结、肺脾气虚和精道瘀阻 6 个证型。

（一）肾阳不足精子凝集证

本证是因肾阳不足，命门火衰，精气失于温养而出现的一系列症状。

1. 临床表现

(1)主症:精冷不育,精子凝集阳性,腰膝酸软。

(2)次症:畏寒肢冷,小便清长,头晕耳鸣。

(3)典型舌脉:舌淡苔白,脉沉细。

2. 辨证分析　命门藏真火,乃元阳之本,元阳不足亦即命门火衰。命火衰微,精气虚寒,精子得冷则凝集,故精冷不育。腰为肾府,下元虚惫,则腰膝酸软;阳虚不足以温煦气血形体,故畏寒肢冷,面色㿠白;肾精不足,脑海空虚,故头晕耳鸣;肾阳虚无力振奋心神,而见神疲嗜卧;命火衰则不能化气行水,故小便清长;苔白质淡,脉沉细为肾阳虚之象。尺脉属肾,火衰鼓动无力,则尺脉弱。

3. 诊断要求　凡具备主症并见某一项次症及典型舌脉者,即可确定本证之诊断。

4. 论治法则　补肾壮阳,温精化凝。

5. 方剂选要

(1)首选方剂:黄氏增精丸加减。肾阳不足,命门火衰,故用附子、肉桂峻补元阳,益火之源;韭菜子、淫羊藿补肾壮阳;菟丝子补肝肾、益精髓;鹿茸、鹿角胶益阳补肾,强精活血;雄蚕蛾甘平,补肾虚而长阳气;白芍敛阴以助阳;人参大补元气。诸药合用,共奏补肾壮阳、温精化凝之效。

(2)备用方剂:赞育丹加味。附子、肉桂壮元阳,补命门火;仙茅、韭菜子、杜仲、淫羊藿、巴戟天、蛇床子补肾温阳;肉苁蓉性温润,益阴通阳;枸杞子、熟地黄滋阴养血;人参补元气;鹿茸补肾益精。

6. 中成药选介　金匮肾气丸用人参、鹿茸汤送服。方中用附子、桂枝温阳益火,温通经脉;熟地黄滋阴补肾;山茱萸补肝肾,敛精气;山药益肾气,健脾胃;牡丹皮防其肝肾邪火亢盛;茯苓、泽泻渗利湿邪,通调水道;人参、鹿茸、益气补虚,生精壮阳。全药配伍,可温补肾阳,以增强机体免疫力,对肾阳不足之精子凝集有效。

7. 饮食疗法

(1)配料:羊肉500g,麻雀5只,韭菜子30g。制法:将羊肉洗净切薄片,麻雀去内脏及毛爪,洗净。先将麻雀入砂锅煮熟,加韭菜子30g,煮20分钟锅开后,速加羊肉,肉熟后,出锅装大碗,加少许青盐及调味品食用。

(2)配料:麻雀蛋2枚,白皮鸡蛋2枚,乌龟蛋2枚,枸杞子50g,肉桂5g。制法:将3种蛋煮熟,去壳,切成小块,放入砂锅内,加入枸杞子,肉桂,煮30分钟起锅,加红糖调味,每日早餐食用。

(3)配料:鸡肉块250g,鹿茸5g,料酒、盐各适量。制法:将鸡肉块、鹿茸放入锅中,加清水,盐、料酒适量。小火炖至鸡肉烂熟,早、晚空腹吃鸡肉、喝汤。

8. 验案选粹　郭某,33岁,干部。婚后6年不育,夫妻感情很好,长期同居,未避孕,爱人健康,月经正常,多次妇科检查未发现异常。精液化验数次均正常。平素自觉乏力,腰酸腿软,畏寒,小便清长,精子凝集阳性,舌淡质胖,苔白,脉沉细。证属肾阳不足,命门火衰。法当补肾壮阳,温精化凝。方用黄氏增精丸加味服,1个疗程(30天)。复诊时上症减轻,效不更方,共用药3个疗程有余,精子凝集阴性,余症消除。8个月后其妻怀孕,次年顺产一健康女婴。(引自:黄海波医案摘编)

(二)肾阴亏损精子凝集证

本证多系房事过度,耗损肾精;或先天禀赋虚弱所出现的证候。

1. 临床表现

(1)主症:精亏不育,精子凝集阳性。

(2)次症:耳鸣、眩晕、腰膝酸软。

(3)典型舌脉:舌红苔薄白,脉沉细。

2. 辨证分析　“肾”与免疫功能存在密切关系,肾精不足,可使免疫功能失调,而见精子凝集;肾精亏虚则不育;腰为肾之府,肾虚则腰膝酸软;肾精过耗,阴虚火旺,故神疲无力;肾精虚弱,不能生髓充骨养脑,故见耳鸣眩晕;舌淡红,苔薄白,脉沉细亦为肾精不足之象。

3. 诊断要求　凡具备主症并见次症某一项及典型舌脉者,均可诊为本证。

4. 论治法则　填精益肾,补虚消凝。

5. 方剂选要

(1)首选方剂:益肾补精散。方中鹿茸生精补髓;淫羊藿补肾壮阳;菟丝子补益肝肾,填精益髓;鹿角胶益阳补肾,强精而活血;黄精补诸虚以填精髓;五味子补阴益精;女贞子滋肾益肝,强腰明耳目;人参补益元气,气旺生血,精血同源,互为资生;紫河车乃血肉有情之品,益气补精。诸药配伍,补肾填精,以增强机体免疫功能,而达精凝自消之效果。

(2)备用方剂:补精消凝汤。胎盘培元气,养精血;枸杞子助阳气生阴精;羊脑补脑益髓;肉苁蓉补阳益精;熟地黄补益肝肾。全方合用,有补虚填精、消除凝集之效。

6. 中成药选介　左归丸。方用菟丝子、枸杞子补益肝肾;龟甲胶、鹿角胶大补精血;怀牛膝补肝肾、强腰膝;熟地黄滋阴补肾,填精益髓;山茱萸、怀山药涩精健脾,实乃“精不足者补之以味”之方也。

7. 针灸疗法　主穴:肾俞、志室、委中。配穴:气海、关元。手法:补法,中刺激。隔日1次。

8. 饮食疗法

(1)黑狗肉0.5kg,羊乳1kg,用文火同煮,熟后吃肉喝汤。

(2)鲜胎盘1具,鲜羊外肾1对,花椒、生姜各少许,食盐适量。先将鲜胎盘用凉水浸泡1小时后,洗净切块。再将羊外肾剖开,去筋膜,洗干净,切片。与花椒、生姜、食盐一起入砂锅内,文火煮熟。凉后吃肉喝汤,随意服用。

9. 验案选粹　某男,年方三旬,成婚5年有余。因房事过度,损耗肾精,久治不愈,甚愁。经友介绍,求余诊治。自述头晕耳鸣,腰膝酸软,四肢无力,舌淡红,苔薄白,脉沉细无力。化验结果,精子凝集试验阳性,诊为肾精不足,精子凝集证。治以补肾填精,增强免疫。方投益肾补精散,用药6个月之久,其妻有喜,次年正产顺生一健康女婴。(引自:黄海波医案)

(三)肝经湿热精子凝集证

本证多由外感湿热邪,下注肝经,或嗜膏粱厚味,辛辣炙煿之物,湿从内蕴,郁久化热,以精黏不育发热等为主症的证候。

1. 临床表现

(1)主症:精黏不育,精子凝集阳性。

(2)次症:发热,胸胁痞胀,渴不欲饮,小便黄少。

(3)典型舌脉:舌苔黄腻,脉滑数。

2. 辨证分析　湿热下注,浸淫精室,故精液黏稠,精子凝集,以致精子运动受阻,故精卵难以结合而不孕;湿热阻滞,疏泄失常,故发热;湿热蕴于脾胃,故胸胁痞胀,渴不欲饮;湿热下注,气化失司,故小便黄少;舌苔黄腻,脉滑数为湿热之象。

3. 诊断要求　凡具备主症并见某一项次症及典型舌脉者,均可诊断为本证。

4. 论治法则　清热化湿,分浊消凝。

5. 方剂选要

(1)首选方剂:清热除湿消凝汤。龙胆草、苦参清热除湿;黄柏除下焦湿热而利小便;淡竹叶甘寒清热;泽泻、牡丹皮清热利湿;汉防已利水除邪;苍术健脾燥湿;赤茯苓分利湿热。合而用之,有消除抗精子抗体,达到精凝自消之目的。

(2)备用方剂:二妙散加味。方中以黄柏苦寒清热;苍术燥湿;薏苡仁甘淡,益脾渗湿,疏导下焦;佐以通草,滑石清利湿热。

6. 中成药选介　二妙丸用薏苡仁汤送服,方义同二妙散加味。

7. 针灸疗法　主穴:三阴交、足三里、太溪。辅穴:天枢、中脘、下脘、关元。方法:每次取2个主穴,配1~2个辅穴。主穴用泻法,配穴用平补平泻,中等刺激。隔日1次。

8. 饮食疗法

(1)薏苡仁200g,银耳50g,用文火煮成粥,加少量食糖食用,每日2次。

(2)薏苡仁150g,汉防已30g,赤茯苓30g,加凉水1000ml,用文火煮1小时,取汁加白糖调味,凉后当饮料服用,一日数次。

(3)配料:鹌鹑肉50g,泽泻9g,冬瓜子6g,调味品适量。制法:将鹌鹑肉、泽泻、冬瓜子入锅加清水煮肉熟,去掉药渣,加调味品适量即可。吃肉喝汤,每日1次。功效:鹌鹑肉味甘性平,归脾肝经,有补脾益气、利水除湿、强健筋骨之功效。泽泻味甘性寒,入肾膀胱经,功能利水渗湿而泄热。冬瓜子甘寒,入肺胃大小肠经,清下焦之湿热之邪,又能排脓。肉配药煮汤食用,对精黏不育,精子凝集阳性有一定辅助作用。无湿热者及过敏者忌食用。

9. 验案选粹　王某,男,34岁。结婚6年不育。女方一切均正常。男方精液检查基本正常,多治无效。患者自述,平素喜饮食膏粱厚味,身热,有时胸闷不适,纳差,小便短少黄赤,舌苔黄腻,脉滑数。精子凝集试验阳性。诊为湿热下注精子凝集证。方用清热除湿消凝丸一料(30日)。告戒烟酒,平时以素食进餐。再诊身热胸闷消失,食欲增加,尿量增多但仍尿黄,舌苔微黄腻,脉滑略数。继服原方一料后即停药。秋末特来我院报喜,女方尿妊娠试验阳性。(引自:黄海波医案)

(四)肝气郁结精子凝集证

本证多系婚后不育,情怀不悦,或夫妻不睦,或人言可畏,气机郁结,肝失疏泄而出现的一系列症状。

1. 临床表现

(1)主症:气滞不育,精子凝集试验为阳性。

(2)次症:胸闷不舒,叹气,胁肋痛。

(3)典型舌脉:舌边偏红,苔白,脉弦。

2. 辨证分析　心情不畅,肝气郁结,疏泄无能,故胸闷不舒,善太息;气机阻滞,则胁肋胀痛;情志失调,冲任失和,则凝集不育;苔白、脉弦为肝气郁结之象。

3. 诊断要求　凡具备主症并见某一项次症及典型舌脉者,即可诊断为本证。

4. 论治法则　疏肝理气,开郁除凝。

5. 方剂选要

(1)首选方剂:四逆散加味。采用四逆散疏肝理气,和营散郁,为疏肝行气的基础方;再加香附以利三焦,解六郁,加木香行气止痛而调诸气,加陈皮理气健脾。全方共奏疏肝理气而开郁除凝之功。

(2)备用方剂:开郁除凝散。柴胡疏肝解郁,香附理气止痛,白芍柔肝养血,甘草引诸药直至病所,以达开郁除凝之功效。

6. 中成药选介　舒肝丸。方中以香附、柴胡疏肝解郁,调理气机为君药;佐以木香、砂仁、蔻仁、陈皮和胃降逆;枳壳、厚朴消胀除满;牡丹皮清泻肝经郁火;白芍平肝养血;延胡索、片姜黄、川芎行气活血止痛;沉香治诸气郁结不伸,甘草调和诸药。全药合用,共奏疏肝解郁、行气消胀止痛之效。

7. 针灸疗法　主穴:章门、期门、京门。辅穴:太冲、足三里、曲泉、支沟。方法:主穴采用平补平泻手法,辅穴太冲、支沟用泻法,足三里用补法,曲泉用平补平泻手法。中、强刺激,不留针。

8. 敷贴疗法　人参、槟榔、沉香各6g,乌药9g,白芍10g,鸡血藤15g,川芎6g,共研细末,每次1g,神阙穴贴敷12～24小时,每日1次,15日为1个疗程。

9. 饮食疗法　小米100g,佛手15g,小青皮10g。用凉水洗净,将佛手、小青皮用纱布包好,与小米同放砂锅内,用文火煮熟,去掉药袋,加食糖或青盐调味食用。

10. 验案选粹　胡某,男,35岁。主诉结婚3年多不育。女方经检查均正常。患者因是独子不育,经常闷闷不乐,胸闷叹气。精液检查:灰白色,量约4ml,活动力一般,活动率65%,精子计数7600万/ml。多方诊治至今仍无生育。查舌淡苔白,脉弦,精子凝集试验阳性。证属肝气郁结精子凝集证。治以疏肝理气,开郁除凝。方用四逆散加味。柴胡9g,白芍10g,枳壳9g,制香附9g,广木香6g,陈皮6g,甘草6g。水煎服。二诊:自述服用15剂后,胸闷叹气明显改善,精神好转,原方加菟丝子9g,沉香6g。15剂。三诊时精液化验结果:灰白色,量约3ml,30分钟液化,活动力良好,活动率75%,精子形态正常,精子计数1.2亿/ml。3个月后女方怀孕。后追访,男方精子凝集试验阴性,诸症均消除。(引自:黄海波医案)

(五)肺脾气虚精子凝集证

本证多由素体虚弱,外邪袭肺,或久病脾虚,中气不足等所出现的一系列症状。

1. 临床表现

(1)主症:精子凝集试验阳性、不育;体虚易感,纳差便溏。

(2)次症:感冒鼻塞、咳嗽或咽喉肿痛或腹胀隐痛,头晕自汗,面色少华等症。

(3)典型舌脉:舌淡苔白、边有齿痕,脉细而弱。

2. 辨证分析　素体虚弱,易受外邪侵袭,肺受邪伤,故易感冒鼻塞咳嗽或咽喉肿痛。脾胃虚弱中气不足,则纳差或便溏。纳谷不思,脾气失和,水谷精华吸收不充,则腹胀而隐痛。升清不司,则头晕自汗而面色少华。故舌淡苔白边见齿痕,脉细而弱,故呈精子凝集而不育。

3. 诊断要求　凡具备主症并见次症某一项及典型舌脉者,均可诊断为本证。

4. 论治法则　补肺健脾,补虚祛凝。

5. 方剂选要

(1)首选方剂:补虚祛凝复育汤。本方根据虚者补之,损则益之的治疗原则,运用人参、土白术、茯苓、甘草4药共成补气健脾、以复中焦纳运之权。当归、白芍补血养血而柔肝,熟地黄、川芎滋阴补血,佐川芎活血而使地黄、白芍补血而不滞血。菟丝子、雄蚕蛾温补肾阳而益精血更补虚弱。黄芪补肺健脾而补五脏诸虚。人参大补元气,调荣养卫,能促进男女性腺功能,增强机体的免疫力和促进免疫球蛋白的生成。全方配伍,体现了气血双补又达到了补肾的目的,也实现了扶正祛邪的治疗原则,使精子凝集抗体消失,恢复生育。

(2)备用方剂:参苓香连散加减。方中人参、白术、茯苓、黄芪、山药补肺益脾;广木香、砂仁行气调中止痛;芡实健脾涩精;菟丝子补肝肾而健脾;鸡内金健脾胃而消食化积;薏苡仁补肺胃而清热利湿;益元散泄热止渴而除烦。诸药相配伍,扶正祛邪,标本同治,共奏祛凝助育之功。

6.中成药选介　参苓白术散。方中党参、白术、山药、莲子肉、甘草补气健脾,茯苓、薏苡仁渗湿健脾,砂仁、陈皮调气行滞化浊,暖胃而补中,白扁豆为化清降浊之品,合桔梗以升清,诸药组合,清气得升,浊阴得降,脾胃健运。用黄芪熬汤冲服,以达培土生金、补肺健脾之功,则虚衰之体得以康复。

7.针灸疗法　主穴:关元、肾俞、三阴交、阳陵泉。中脘、脾俞、足三里为配穴。方法:针用补法或艾灸,留针15～30分钟,隔日1次。

8.饮食疗法

(1)乌鸡山药人参膳。配料:山药30g,白术30g,人参20g,黄芪30g,丹参30g,雌乌鸡1只。制法:将鸡内脏、毛爪去掉洗净,将上药混匀纳入鸡腹内,乌鸡外涂抹饴糖放在笼内,锅内加水并放入防风50g将水煮开速将笼放在锅上用急火将鸡蒸熟,食肉饮汁,勿放食盐,1个月食1只,秋冬季半个月食1只。本方适用于肺脾气虚之精子凝集症。

(2)黄精山药鲫鱼汤。配料:黄精15g,山药30g,净鲫鱼块200g,鲜姜片、葱蒜、盐、味精各适量。将黄精、山药和鲫鱼块同煮,鱼熟加葱、姜、蒜、盐、味精调味即可。吃鱼,喝汤。鲫鱼性甘味平,益脾胃、利水湿,又清热解毒。山药入肺、脾、肾经,有补脾胃、益肺肾之功,黄精味甘性平,入脾、肺经,补脾润心肺,又填精髓。鱼药合用,有健脾补肺、益肾除凝之功。

9.验案选粹　赵某,男,27岁2007年5月9日初诊。婚后3年不育,主诉:身体一直不好,纳差胃胀,体虚稍受风寒即感冒或便溏。精液检查结果:精子活力,a级精子0%,b级5%,活动率25%,精液量、液化时间、精子密度均正常。精子凝集阳性。望诊患者精神倦怠,面色无华,舌淡、苔薄白,脉诊为细弱无力。证属肺脾气虚精子凝集不育症。治则补肺健脾,补虚祛凝助育。方用补虚祛凝复育汤治疗30日。二诊时患者精神佳、自述食欲好转,体力增强。精液检查结果:精子活力明显上升,a级精子15%,b级精子25%,活动率达到50%,其他各项指标均正常。效不更方再服30剂。三诊:精液检查正常,精子凝集试验:弱阳性。按原方继服30日后女方怀孕,精子凝集阴性。后随访生一健康女孩,据患者述上症均消,且体重明显增加。(引自:黄海波医案)

(六)精道瘀阻精子凝集证

本证多系睾丸、附睾、精道跌仆损伤,或手术不慎创伤,内生湿热,蒸熏败精成浊而瘀阻精道所出现的一系列症状。

1.临床表现

(1)主症:有明显外伤史,精瘀阻不育,精子凝集抗体阳性。

(2)次症:睾丸、附睾、会阴部或少腹胀痛不适。

(3)典型舌脉:舌淡苔白、舌边色紫或有瘀点、瘀斑,脉细或涩。

2. 辨证分析　睾丸、附睾或生殖之道因跌仆或因手术之误伤、损伤之精道使精子外溢瘀阻日久，湿热毒邪内生，瘀则不通则生殖之器痛而不舒，故精瘀精凝不育。苔白舌淡边见瘀点瘀斑，脉细而涩均为精道瘀阻之象。

3. 论治法则　活血化瘀，通窍祛凝。

4. 方剂选要

(1)首选方剂：活血化瘀消凝汤。方中穿山甲(代)通经络、消痈肿，赤芍活血祛瘀，丹参、牡丹皮活血祛瘀而清热，川牛膝破血化瘀兼补肾，郁金疏肝理气散滞，黄芪补肺健脾益气，陈皮理气健脾，甘草调和诸药。全药配伍，共奏活血化瘀、益肾消凝之功。

(2)备用方剂：通精煎加减。方中丹参行血祛瘀兼能清血中之热。川芎活血行气，三棱、莪术破血行气，消积止痛。川牛膝破血行瘀而补肝肾。当归补血且和血止痛。生牡蛎清热益阴，软坚而散结。甘草补脾益气，清热解毒而调和诸药。全方相配，旨在活血化瘀对体液免疫和细胞免疫起到抑制作用，消除精道瘀阻而致精子凝集抗体，以达受孕之功效。

5. 中成药选介　桂枝茯苓丸。方中用桂枝温经消瘀血，茯苓祛痰利水，芍药行血痹，利水湿而止腹痛，桃仁、牡丹皮破血祛瘀，消癥散结。诸药合用，共奏活血化瘀、消结散癥之功。

6. 针灸疗法　主穴：中极、关元、志室、地机、三阴交。方法：针刺用泻法，不留针，每日1次。睾丸、少腹疼痛甚者强刺激三阴交穴10～20分钟。

7. 饮食疗法

(1)海参15g，木耳15g，穿山甲(代)30g，全部清洗干净，放入砂锅内用文火煮50分钟，加味精、食盐饮汤。午晚餐各喝一小碗，1个月为1个疗程。

(2)丹参30g，炒地龙20g，田鸡250g。将田鸡去皮、内脏和爪，加凉水与丹参、炒地龙同吨，熟后加鲜姜末、蒜、葱。食田鸡饮汤，每日2次，连服15日。

(3)土鸡肉块300g，三七粉10g，赤芍粉10g，盐、胡椒粉、葱、姜、鸡精各适量。将鸡块倒入锅中煮熟，倒入气锅中，加入三七粉、盐、鸡精、葱段、姜片，蒸肉烂即可。吃鸡，喝汤。功效：活血化瘀，通络消凝。

8. 验案选粹　唐某，男，30岁。2006年4月12日初诊。自述结婚4年夫妇同居未避孕，女方妇检均正常，至今不育。睾丸经常隐痛、上火时加重，西医诊为慢性睾丸炎。精液检查：精液60分钟不完全液化，a级精子5%，b级精子10%，精子密度21×10^6/ml。精子凝集检查：阳性。询问患者睾丸痛病因时述，婚前睾丸有外伤史，经村医诊治未彻底治愈。查舌红苔白、舌边紫红有瘀点，脉细数。证属精道瘀阻精子凝集证。治则：活血化瘀通窍祛凝。方用活血化瘀消凝汤加味：穿山甲(代)15g，赤芍10g，丹参10g，牡丹皮12g，川牛膝10g，郁金9g，黄芪15g，陈皮6g，败酱草10g，蒲公英10g，甘草6g。水煎服，一日2次，温服，连15剂。二诊：睾丸痛消失，有时腰困。上方去蒲公英加川续断10g，桑寄生10g。再连服15剂。三诊：自觉身体良好无任何不适，精液检查：精液30分钟液化良好。精子密度62×10^6/ml，a级精子15%，b级精子25%，其他均正常。上方去败酱草、川续断、桑寄生加菟丝子，连服30剂。四诊：精液检查各项指标均达正常值，精子凝集仍阳性。上方黄芪改为50g，陈皮10g。再连服30剂。五诊：患者述药服至20剂时发现妻子月经错后多日，经妊娠试验结果阳性，次年生一健康男婴。(引自：黄海波医案)

（撰稿：黄海波　修订：黄震洲　审定：冷方南）

第九节 死精子症

【概述】

死精子症是指精子成活率降低，死亡精子过多，但目前还没有一个确切的定义，多数认为超过 40%即称死精子症，亦称死精子过多症。是男性不育症的常见病症和重要原因之一。

精液由精子和精浆两部分组成。精浆是精子的载体，而精浆是由附睾、精囊、前列腺、尿道球腺和尿道旁腺的分泌物所组成的混合物。如果这些腺体受到感染，精浆必呈炎症液体，精子受腐邪伤，致精子死亡增多或全部死亡。故精子的死亡与精浆的质量有很大关系。睾丸具有产生精子和分泌雄性激素功能，附睾是精子贮存与成熟的场所。睾丸、附睾的功能发生障碍，以及生精功能缺陷或人体营养状况不佳，都是引起死精子症的常见原因。

中医文献中无"死精子症"的病名。《秘本种子金丹·男子精寒艰嗣》云："男子精寒，肾中之精寒也。精虽射入子宫，而元阳不足，则阴无以化，是以不孕。"因寒属阴主静，温属阳主动，精遇寒则凝，遇温则动。故古人所说的"精寒艰嗣"，可能与当今所指的"死精症"相似。

死精子症常见的病因主要是肾气虚、肾阳虚、肾阴虚和湿热下注，其次是脾肾阳虚和肝肾阴虚。肾气虚者或因禀赋素弱，先天肾气不足，或后天早婚、房事不节、房劳过度或手淫成性，致伤肾气。若肾气虚弱导致命门火衰，阴寒内生，则为肾阳虚。肾为生精藏精之脏，肾气不足，肾阳虚衰，其生精养精之功能失常，致使死精子增多。若素体阴血不足或房劳所伤，或久病及肾，或过用温燥劫阴之品(饮食或药物)，或情志内伤，阴精暗耗等引起肾阴不足，阴虚火旺，热灼肾精，亦致精子死亡。平素过食膏粱厚味，辛辣炙煿之品，脾胃积滞损伤，脾不健运，痰湿内生，郁之化热，下注精室而出现死精子过多。脾阳根于肾阳，肾阳虚可致脾阳亦虚，故脾肾阳虚者往往同时并见，也有脾阳虚而导致肾阳虚者。若素体不足，脾胃虚弱，或因饮食失节，或劳倦过度，或忧思气结，损伤脾胃，脾胃受纳运化功能失常，气血精生化之源不足，肾精失养而致死精子症。一般来说，属生殖道炎症者，以肾阴虚火旺居多；健康状况欠佳、生精功能缺陷者，以肾气不足、肾阳虚衰或肾阴阳两虚者居多。

【诊断与鉴别诊断】

死精子症的诊断主要依靠精液实验室检查。通过精液检查发现死精子占 40%以上者即可确诊为死精子症。

死精子症必须与假死精子症相鉴别。所谓假死精子症，一指因检查方法不当或不按正常规定而人为造成的死精子增多；二指精子活动力极弱或不活动而并非真正死精(即属精子动力异常)。鉴别真假死精子症，第一，应采用正规的收集精液的办法。使受检者禁欲 2～7 日，将采用体外排精或手淫法所取得的全部精液，盛于一干净的玻璃瓶内，并置于贴身的衣袋中，在1小时内送检。不可用避孕套收集，因避孕套内有滑石粉及杀精剂，影响精子活动率和动力。实践证明，取精液的时间即间隔性生活的时间与死精子的多少有相当密切的关系。因为精子在生殖道内贮存过久，逐渐衰老，继之失去活动能力或死亡。一般精子在男性生殖道内的存活时间为 28 日。若禁欲时间过久，死精子数必然增多，精子成活率下降。另外，精子在不同的环境、气温条件下存活的时间也有差别。如在过冷或过热的环境中，若不置于贴身的衣袋中，则精子因外界气温过低或过高而致死亡率增高，这都是常见的人为因素造成的死精子症。第二，用活体染色法区别真假死精子症。假死精子症属于精子动力异常范畴，即虽是活精子，但因不活动,在镜检时易误认为是死精子。用活体染色法可以将不动的活精子与真正的死精子区别开来。即将精液半滴加嗜伊红染色液半滴,置于玻片上,混匀推成玻片,吹干后镜检,若是死精子则被染成红色,活精子则不染色,成为透明胞质。故用活体染色法所得死精子数比用一般检查所得死精子数要少,以此来鉴别真假死精子症是非常准确的。也有人做过另一种试验,即在死精子较多的精液中滴入适量的林格液,发现精子成活率明显增多,这一试验说明了不活动的精子并不等于是死精子。

【临床分证】

按脏腑辨证和八纲辨证方法,本病临床可分为肾气虚证、肾阳虚证、肾阴虚证、湿热下注证 4 种。脾肾阳虚证和肝肾阴虚证可作为兼证处理。

(一)肾气虚证

本证多由禀赋素弱(或不足),或久病及肾,或房劳过度,肾气不充而致肾气亏虚,出现以腰膝酸软、性欲低下、射精无力或鸡精早泄为主要表现的证候。

1. 临床表现

(1)主症:①腰膝酸软;②性欲淡漠,或射精无力,或鸡精早泄。

(2)次症:①耳鸣失聪,头晕健忘;②神倦乏力、气短自汗;③小便频数,夜尿量多。

(3)典型舌脉:舌质淡,苔薄白,脉象细弱。

2. 辨证分析　腰为肾之府,肾主骨生髓通于脑,开窍于耳。肾虚则腰膝酸软、头晕耳鸣健忘。肾藏精,主生殖,肾气不足故性欲不高,射精无力。肾虚固摄无力,故一交即泄。肾与膀胱相表里,肾虚则膀胱失约,故小便频数,夜尿量多。舌淡苔白脉细弱乃为气虚之征。

3. 诊断要求　凡具备主症并见次症中的 1 项及典型舌脉者,即可诊断为本证。

4. 论治法则　益肾养精。

5. 方剂选要

(1)首选方剂:生精种子汤,又名生精种玉汤。方中淫羊藿、川续断、菟丝子温肾壮阳,鼓舞肾气,以提高生精功能;何首乌、枸杞子、桑椹补肝肾之阴,为生化精血提供物质基础;覆盆子、五味子固肾摄精,有养精蓄锐之意;用车前子泻肾中之虚火,以防助阳生热之弊;因精血同源,故用黄芪益气、当归养血,使气血充盛,肾足精生,则可玉种蓝田,故名生精种玉汤。该方不仅可治疗死精子症,亦可治疗肾气虚弱而致的精少症。

(2)备用方剂:庆云散。方中菟丝子、覆盆子、五味子、紫石英、桑寄生皆可入肝肾,菟丝子、紫石英偏于温补壮阳、鼓动肾气,覆盆子、五味子偏于固肾温精,桑寄生即可强腰膝又能养血益精;天雄(乌头无幼根者)补下焦之元阳,以助益肾之药力,更使肾精易于生发;白术健脾益气,固表止汗;天冬润肺滋肾,石斛养胃生津,以防温燥之药伤津。

6. 中成药选介

(1)五子衍宗丸:方中枸杞子、菟丝子补肾益精为主药,且菟丝子不仅益阴且能扶阳,阴阳双补,温而不燥,补而不滞;覆盆子、五味子固肾摄精,车前子可泻肾中虚火,以防阴虚而火浮,诸药配合,具有补肾益精之功能。

(2)男宝(补肾胶囊):本方以人参大补元气,益气健脾,宁神益智;鹿茸、海马补肾生精;阿胶滋阴补血;驴肾、狗肾为血肉有情之品,以脏补脏,取其同类相求之意。

(3)海马补肾丸:是方用人参、黄芪、茯苓益气健脾;当归、熟地黄补血养阴;枸杞子、驴肾、鹿筋、补骨脂、核桃仁、鹿茸、蛤蚧尾、海狗肾、花鹿肾、对虾等补肾助阳,生精益髓;山茱萸补益肝肾，收敛固摄；虎骨强筋壮骨。诸药合用，共起补肾强健之效。

(4)毓麟珠：本方较女用毓麟珠(《景岳全书》)多4味药。方中巴戟天、鹿角胶、鹿角霜、杜仲、菟丝子、胡桃肉补肾气以填精；熟地黄、枸杞子、山茱萸滋阴填精；川花椒入督脉，补肾阳；怀山药既可健脾，又可益肾填精；川芎、白芍、当归补血；人参、白术、茯苓、炙甘草补气。全方既可补肾气，又可滋肾阴，兼以补气养血，故治死精子症有较好疗效。

7. *针灸疗法*　取穴：肾俞、关元、下髎、次髎、三阴交，每次取3～5个穴位，留针15分钟，隔日1次，10次为1个疗程。上述穴位亦可采用灸法，即点燃艾绒(艾条)直接或间接熏灼上述穴位，可以调整身体功能的平衡而达到治疗死精的目的。此法具有温通经脉、除寒祛湿、促使性功能旺盛的作用。一般每次选1～2个穴位，每穴灸10分钟左右。

取耳穴肾、肝、脾、心、胃、肾上腺、神门，左右耳交替，将点燃的艾条对准所选的耳穴，以患者感到温热为度，共计施灸5～10分钟，隔日1次，10次为1个疗程。

8. *推拿疗法*　对肾气虚衰而致的死精子症患者，可选用脐旁横摩法、下腹横摩法、揉命门法等。

(1)脐旁横摩法：用手掌或示指、中指、环指指面附着于脐旁，有节律地横向抚摩，每分钟120次。

(2)下腹横摩法：用手掌或手指指面附着于气海、石门、关元穴，有节律地横向抚摩，每分钟120次。

(3)揉命门法：用手掌大鱼际、掌根部分或手指螺纹面部分，吸定于命门穴，做轻柔缓和的回旋揉动，一般速度，每分钟120～160次。

9. *饮食疗法*　大枣20g，生山药30g，黄精20g，羊睾丸1对，母鸡1只(去毛，去五脏，洗净)。将上药装于鸡膛内，大枣去核，切成小块，置锅内加水适量，文火煮烂。去药，食鸡肉、羊睾丸和大枣，2～3日吃完。连食3～5只鸡为1个疗程。

10. *验案选粹*　贾某，男，35岁。结婚6年未育。自述性欲略低，有时腰痛。化验结果，精液液化时间正常，精子数1.36亿/ml，死精子占2/3，畸形者占34%，属肾虚证。处方：菟丝子9g，枸杞子9g，五味子6g，覆盆子9g，车前子9g，川续断15g，当归15g，淫羊藿15g，鹿角霜6g，肉桂1.5g，熟地黄12g。水煎服。上方服15剂后症状好转，于10月28日化验，精液液化时间正常，精子数1.38亿/ml，死精占1/2(可见死精已较前减少)，异常者占34%。继服上方6剂后，女方怀孕。于1年后足月顺产一男婴，重3750g。(引自：山东中医学院学报)

11. *辨治按语*　在死精子症中，肾虚证占绝大多数，但也有不少患者仅精液化验为死精子过多，而临床表现则无任何不适。对这些无证可辨者，亦可按肾气虚证治疗。

(二)肾阳虚证

肾阳虚证，亦名命门火衰证，多在肾气虚弱的基础上进一步发展，而致命门火衰，阴寒内生，出现以腰膝酸软、畏寒肢冷、阳痿早泄为主要表现的证候。

1. *临床表现*

(1)主症：①形寒肢冷，面色㿠白；②阳痿，精冷不育。

(2)次症：①腰膝酸软，眩晕，耳鸣；②精神不振，小便清长，夜尿量多。

(3)典型舌脉：舌质淡，质胖，苔薄白，脉沉细无力。

2. *辨证分析*　因肾阳虚衰，不能充分发挥其温煦形体、鼓动气血运行、振奋精神的功能，故形寒肢冷，面色㿠白，精神不振，脉沉细无力。腰为肾府，肾生髓养骨，肾病则腰膝酸软无力。肾主生殖，肾病则性欲低下而阳痿早泄。阳虚则寒，故精冷。舌淡苔白，脉沉细无力等均为肾阳不足之征。

3．诊断要求　凡具备主症并见两项次症中的1项及典型舌脉者，即可诊断为本证。

4．论治法则　温肾壮阳。

5．方剂选要

(1)首选方剂：加减羊睾丸汤。方中阳起石、淫羊藿、巴戟天、胡芦巴、仙茅温肾阳，强筋骨；菟丝子、川续断、枸杞子、鹿角霜入肝肾益精血。精液乃气血所化生，故以黄芪、当归补气养血，使气充血活，则精室盈满。山羊睾丸1对为引，同气相求，以益精填髓。全方具有壮阳益精、振奋气血之效。本方除可治疗死精予症外，还可治疗不射精症和阳痿症。

(2)备用方剂：治死精方。方中柴狗肾、韭菜子、蛇床子、菟丝子、补骨脂温肾壮阳，补精益髓；覆盆子、桑螵蛸、五味子、生山药益肾涩精缩泉；配当归养血以助生精之力。配盐知柏清热生津以制众多助阳药之燥性。

6．中成药简介

(1)菟丝子丸：鹿茸、菟丝子、肉苁蓉、山药补肾阳之虚，合附子以加强温肾助阳之力；乌药以行散膀胱肾间之冷气；配五味子，摄纳肾气，使肾气充足，摄纳有权；桑螵蛸、益智、煅龙骨、煅牡蛎、五味子固涩小便；鸡内金主治小便频遗，且可健脾胃消食积，有后天补先天之意。

(2)金匮肾气丸：本方以附子、肉桂为主药，故亦名桂附八味丸。附子、肉桂壮阳益火；由于阴阳互根，相互为用，若单用补其阳，不仅易伤其阴，且肾阳亦无所依附，故需配熟地黄、山药、山茱萸善滋阴药，以益阴摄阳，此即“善补阳者必于阴中求阳”之意；扶正不忘祛邪，故又用牡丹皮、茯苓、泽泻泻火利湿，以泄肾浊。如此阴阳协调，肾之功能自然恢复。

(3)右归丸：本方是由金匮肾气丸演化而来，金匮肾气丸去泽泻、茯苓、牡丹皮、山药、另增鹿角胶补肾助阳，菟丝子、枸杞子、杜仲补肝肾，平补阴阳。其在补肾阳方面比金匮肾气丸更胜一筹。适于肾阳虚弱所引起的诸症。加当归、鹿角胶补充精血，使肾精更易生发。

7．针灸疗法

(1)针法：取气海、关元、次髎、下髎、府舍、归来、肾俞、三阴交、复溜、命门等穴。方法：每次取3～5个穴位，隔日1次，10次为1个疗程。

(2)灸法：在上穴中每次选1～2个穴位，每穴10分钟左右。

(3)耳针疗法：取肾、膀胱、皮质下、内分泌、外生殖器、神门、尿道等耳穴。方法：每次取3～5个穴位，隔日1次，10日为1个疗程。

8．饮食疗法

(1)羊睾丸1对，仙茅10g，巴戟天10g。将睾丸切开，两药研末放入睾丸内合好，置锅内蒸熟，分4～6次服完。服3对羊睾丸为1个疗程。每日2次，每疗程间隔5日。可连服3个疗程。

(2)海马1对，蛤蚧尾1对，雄蚕蛾30g，黑蚂蚁30g，黄芪50g，当归10g，陈皮10g，枸杞15g，加白酒1000ml，密闭封藏3个月，每日1次，每次10ml，佐餐服用。

9．验案选粹　何某，男，35岁，婚后6年无子。性欲低，性生活10日左右一次，勃起不坚，射精无力，有时阳痿不举，畏寒肢冷，腰膝酸软，头晕耳鸣，面色㿠白，舌淡苔白，脉细无力，以往查精液3次，精子成活率均在10%左右。诊断为男子不育症、死精子症，证属肾阳虚型。治宜温肾壮阳，方用羊睾丸汤加减：阳起石30g，淫羊藿15g，巴戟天、胡芦巴、仙茅、菟丝子、枸杞子、鹿角霜各9g，川续断15g，黄芪30g，当归12g，山羊睾丸1对为引。将羊睾丸煮熟食之，以汤煎药，每日服1剂。上方服10剂后性欲增强，射精有力，服30剂后诸症悉除，精子成活率达65%，其妻随即怀孕，生一女婴。（引自：李广文医案）

10. 辨治按语　脾阳根于肾阳，肾阳不足，不能温煦脾阳，终致脾肾阳虚，故本证可演变为脾肾阳虚证。临床表现除上述肾阳虚证外，尚有食欲不振、面黄少华，或脘腹胀满，或大便溏薄等。治宜在温补肾阳的基础上酌加黄芪、党参、白术、茯苓、陈皮、白豆蔻、砂仁、甘草等健脾补气之品。

（三）肾阴虚证

本证为房劳内伤，久病及肾，或温病后期，热极伤阴，而致肾阴亏损所产生的一系列症状的总称。

1. 临床表现

（1）主症：①耳鸣，腰膝酸软；②五心烦热，盗汗，口干咽燥。

（2）次症：①足跟痛；②遗精；③头晕耳鸣。

（3）典型舌脉：舌质红，少苔或无苔，脉细数。

2. 辨证分析　肾阴亏虚不能生髓充骨养脑，故头晕耳鸣，腰膝酸软或足跟痛；肾阴不足，虚热内生，故见五心烦热、两颊红赤、口干咽燥、失眠盗汗；肾阴虚，虚火灼精，故精液黏稠，死精子量多而不育；热扰精室而遗精；舌质红、脉细数均为阴虚内热之象。

3. 诊断要求　具备主症并见三项次症中的1项及典型舌脉者，即可确立本证之诊断。

4. 论治法则　滋补肾阴。

5. 方剂选要

（1）首选方剂：死精1号方。方中知母、黄柏、生地黄、白芍滋阴泄火；丹参、赤芍、当归活血化瘀；金银花、蒲公英、生甘草清热解毒；川续断益肾填精。药理研究证明，此方有较强的抑菌作用，可使前列腺炎及精囊炎迅速消除。因死精与维生素E缺乏有密切关系，而川续断含有丰富的维生素E，当归有抗维生素E缺乏症的作用，故此方治死精有较好的疗效。

（2）备用方剂：液化汤。方中知母、黄柏、生地黄、熟地黄、连翘滋阴清热解毒；丹参、牡丹皮、赤芍活血祛瘀；天冬、花粉、白芍增液生津；茯苓、车前子渗湿利水，使热邪从小便而出；淫羊藿助阳以温化，并防寒凉之冰伏；生甘草泻火解毒，调和诸药；知母、黄柏因有降低性神经系统兴奋的作用，使性欲减退。适当减少性生活，使生殖器官的充血水肿之炎症状态得以改善，有利于前列腺炎的治疗。为防止性欲减退太过，可用淫羊藿之量加减调节。性欲太低者用淫羊藿15～30g，该药可使精液量明显增加而提高性欲，这是知母、黄柏配淫羊藿的妙处。本方治疗死精子症合并精液不液化者最为适宜。

6. 中成药选介

（1）大补阴丸：是滋阴降火之典型方剂。方中所用诸药都属滋阴降火补肾填精之类，故名大补阴丸。黄柏、知母皆属苦寒之品，两药同有较强的泻火作用，本方用之取其泄火以保存阴液，这是清源的一面；熟地黄大补肾阴而生血；龟甲、猪脊髓都属血肉有情之品，填精益髓力较强，是培本的一面。朱丹溪制定本方的原意是基于他的阴常不足，阳常有余，宜常养其阴的理论。对于以阴虚火旺为临床特征的诸症均可使用。

（2）首乌片：主药何首乌，苦甘微温，入肝肾二经，能滋补肝肾，养血益精。《本草纲目》云：

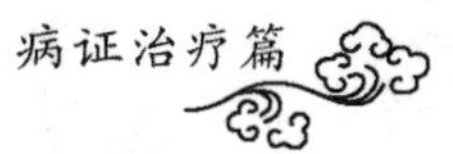

"本品养血益肝,固精养肾,强筋骨,乌须发,为滋补良药。"

(3)滋阴种子丸:方中知母、黄柏清热泻火;生地黄、熟地黄、桑椹、何首乌、菟丝子、枸杞子滋肾阴益精血;五味子、干山药生津固精;天冬、麦冬滋阴生津润燥;川牛膝活血通络,引药下行;黄精益气养阴;白茯苓、柏子仁养心安神。诸药共奏清热泻火、滋阴填精之效。

7. 针灸疗法　取穴:肾俞、膀胱俞、三阴交、关元。方法:中、强刺激,隔日1次,10次为1个疗程。刺关元时针尖向下,使针感传到外生殖器。

8. 推拿疗法

(1)下腹摩按法:以拇指或手掌部按摩下腹部气海、石门,关元穴位,并逐渐用力捻动,既摩且按,按而留之。横摩骶法:用手掌掌面或示指、中指、环指指面附着于骶骨棘突周围,有节律地横向抚摩,每分钟120次左右。

(2)按神门法:以拇指按神门(手少阴心经穴位,仰掌,腕后横纹头、大筋尺侧屈腕肌腱内侧凹陷处),逐渐用力深压,按而留之5~10分钟,每日1~2次,10次为1个疗程。

9. 气功导引　以练意为主,加强入静的锻炼。常用的入静法有默念法,数息法、意守丹田法等,以意守丹田法最为适用。每晚睡前采用坐姿或仰卧式,气沉丹田,从而排除杂念,达到入静状态。

10. 饮食疗法

(1)生山药50g,枸杞子10g,桑椹15g,加粳米30g,如精液有红细胞,可加入土茯苓末15g,每日煮粥温服。

(2)鹌鹑肉50g,银耳50g,干贝20g,黑芝麻30g,核桃仁15g,枸杞子15g,太子参15g,食盐适量,加水煲煮1小时,每周2~3次口服。

11. 验案选粹　白某,男,工人。由沈阳来济南就诊。自述结婚5年未育,婚前有手淫史,婚后性交频繁。之后出现尿频、尿急、尿痛,有时晨起发现尿道外口为分泌物所粘合。在当地诊断为前列腺炎,经中西药治疗好转。但精液化验液化时间延长,精子100%死亡。前列腺液检查,白细胞每高倍视野10个以上,磷脂小体减少。以往有烟酒嗜好,大便干,小便黄,舌质红,苔少,脉细数。诊断:原发性不育症、死精子症。证属肾阴虚火旺。治宜滋阴清热泻火,佐以活血祛瘀。方用死精1号:金银花、丹参各30g,生地黄、蒲公英、川续断各15g,当归12g,知母、黄柏、赤芍、白芍、生甘草各9g。水煎服。每日服1剂,连服3日停药1日。2个月后复查精液,液化时间1小时,精子活动率70%。又连续化验3次成活率均在70%以上。后生一男婴。(引自:李广文医案)

12. 辨治按语　肝肾同源,故临证时肝肾阴虚常同时并见。其临床表现,除有上述肾阴虚证外,尚有视物昏花或雀目、筋脉拘急、爪甲枯脆等。肝肾阴虚证,有肝阴虚导致肾阴虚者,有肾阴虚导致肝阴虚者,临症应视其先后,调治有所侧重。

(四)湿热下注证

本证系由平素过食膏粱厚味、辛辣炙煿之品,脾胃积滞损伤,脾不健运,痰湿内生,郁之化热,下注精室,而出现死精过多、不育、头晕身重、肢体困倦,或精稠不化,或性功能减退为主要表现的证候。

1. 临床表现

(1)主症:死精超过40%,不育。

(2)次症:头晕身重,肢体困倦,神疲气短,少腹急满,或性功能减退,或精液黄稠有异味或黏稠不液化。

(3)典型舌脉:舌苔薄黄,脉弦滑。

2. *辨证分析* 平素多嗜食辛辣或膏粱厚味,脾胃受损,痰湿内生,则头晕身重,肢体困倦,神疲气短,少腹急满;痰湿郁久,化成湿热,下注精室则精液黄稠有味或黏稠不液化,致死精过多而不育,湿热侵扰宗筋而性功能减退而举尔不坚。舌苔薄黄,脉弦滑为湿热下注之象。

3. *诊断要求* 凡具备主症并见某一项次症及典型舌脉者,即可诊断为本证。

4. *论治法则* 清热利湿,解毒清浊,生精益肾。

5. *方剂选要*

(1)首选方剂:清热利湿生精汤。方中金银花、连翘、蒲公英、红藤清热解毒、消痈散结,贝母苦甘微寒,清热化痰,白术、山药除湿益气、补中补阳,泽泻、车前子甘寒泄热清浊,利水渗湿,黄柏、龙胆草清热祛湿,泻火解毒,穿山甲(代)味咸微寒,通经络而消痈肿,紫河车益气养血而补精,生甘草补脾清热,调和诸药。各药相伍,共起清热利湿生精之效。

(2)备用方剂:自拟清热化湿汤。方中土茯苓、重楼、黄芩、黄连、黄柏、车前草清热解毒、利湿泻火;生地黄、牡丹皮滋阴清热凉血;淫羊藿、巴戟天、菟丝子补肾填精以助精旺;生甘草清热解毒、调和诸药。全方相伍,清热化湿、补肾填精,以达增强精子活力之功效。

6. *中成药选介* 分清止淋丸。方中以木通、滑石、车前子、瞿麦、萹蓄、泽泻清热泻火利尿通淋浊为主;辅以茯苓、猪苓利水渗湿,佐黄芩、黄柏、栀子清泻下焦湿热,配大黄下行通便,以助清热功效,知母滋阴清热,甘草和中解毒。全药合用,具有清热泻火、渗湿利尿作用。每服6g,日服2次,每次用鹿角胶10g溶化冲服,对湿热下注死精症有效。(引自:黄海波临床经验)

7. *针灸疗法* 取中极、阴陵泉、三阴交、中髎穴。毫针刺用泻法,三阴交先泻后补,留针10～20分钟,每日1次,7日为1个疗程。

8. *饮食疗法* 鱼腥草泽泻猪肺汤(黄海波药膳秘方)。配料:鱼腥草30g,泽泻20g,猪肺300g,花椒、大料、精盐各适量。制法:①将猪肺切成小块放入沸水中焯去血水。②将鱼腥草,泽泻,猪肺同放入砂锅内,加入花椒、大料各少许,精盐适量,加水煮至猪肺熟起锅。吃法:吃肺肉喝汤。功效:清热利湿。

9. *验案选粹* 苏某,男,32岁,2001年3月16日初诊。结婚4年未育,精液化验结果:精液量3.2ml,色黄精稠有刺鼻异味,精子计数:5600万/ml,精子活动率:100%死亡。伴有神疲气短,肢体困倦,头晕纳差,溲黄短少,舌红苔薄黄而润,脉弦滑。证属:湿热下注,湿邪浊精而不育。治则:清热利湿,解毒清浊。方:清热利湿生精汤。药用:金银花15g,连翘15g,蒲公英15g,贝母12g,红藤20g,白术12g,山药10g,泽泻10g,车前子10g(布包),黄柏10g,龙胆草10g,穿山甲(代)10g,紫河车20g(冲服),生甘草6g。水煎服,每日1剂。连服30剂后复诊上症明显好转,但自述纳差腹胀,原方金银花、连翘、蒲公英改为10g,黄柏6g。精液化验:精子活动率25%。守方再进30剂。诸症消失,神佳体健,化验结果:精子活动率65%,液化良好,其他各项指标均正常。继服原方2个月余,其妻怀孕,次年随访生一健康男孩。(引自:黄海波医案)

10. *辨治按语* 湿热下注证的致病特点以湿邪为主。其一湿性重浊。可见沉重感和秽浊证候表现,湿邪侵袭,清阳不升,浊阴不降,治之应酌情选加白术、山药健脾除湿佐之。其二湿性黏滞。表现有黏腻和停滞的征象,症状上是黏滞而不爽,如精稠不化,精液黄而稠等。因其性黏滞治疗较慢,故嘱患者勿急而躁,坚持治疗方可收效。其三湿邪易阻气机。湿为有形之邪,侵及人体,滞脏腑经络,阻碍气机等症状,临床经验,治疗时应加其性善窜之药穿山甲(代)可增强疗效。其四易伤阳气,湿为阴邪。最易损伤阳气,脾为湿土,赖阳气以得运化,湿伤脾胃,以致脾阳不振。故在清热利湿的基础上酌加淫羊藿、巴戟天、菟丝子、紫河车等补阳之品。湿邪化热和湿性下趋是湿邪的2个致病特点。故湿热下注精室扰精、腐精和伤精是本证主要病机,故本证死精症治疗立法以清热利湿为主。

(撰稿:李广文　黄海波　黄震洲　修订:黄震洲　审定:冷方南　徐福松)

第十节　精子动力异常

【概述】

精子动力异常是指精子活动力下降或活动力差的一种病症。根据WHO推荐,具有向前运动的精子少于50%(a级和b级)或a级精子少于25%,称为弱精子症。临床上亦称“精子无力症”或“精子活动力低症”,常与少精、精子活动率低症同时出现,是造成男性不育症的原因之一。本病属于中医“精冷”“精亏”“无子”等范畴。

中医学认为,本病多因肾气虚弱而致命门火衰,不能温煦肾中生殖之精;或房事过度,或先天禀赋虚弱,耗伤阴精;或嗜膏粱厚味,辛辣酗酒成隐,或复感湿热之邪,蕴结肝经,内扰精室;或因久病失养、不愈,气血俱伤,精失濡养,均可导致精子动力异常。辨其证,多责于肾虚。其证可分为肾阳不足证、肾精亏虚证、肝经湿热证和气血两虚证。

【诊断与鉴别诊断】

1. 诊断要点　精液常规检查:具有向前运动的精子少于50%(a级和b级)或a级精子少于25%为诊断依据。

2. 鉴别诊断　本病应与精子存活率减少及死精症相鉴别。精子存活率减少亦表示死精子数的增加,它和死精症均表示精子生命力的存在与否,而精子动力异常则表示有生命力的精子活动力下降,不可混为一谈。

【临床分证】

按照脏腑辨证的方法,本病在临床上可分为肾阳不足、肾精亏虚、肝经湿热和气血两虚4个证候。

(一)肾阳不足证

本证多在肾气虚弱的基础上进一步发展而致命门火衰,从而不能温煦肾中生殖之精,精虫动力乏源而致精子动力异常,并在临床上表现出一系列肾阳不足的证候。

1. 临床表现

(1)主症:婚久不育,精子动力异常。

(2)次症:眩晕耳鸣,小便清长,夜间多尿,阳痿早泄,腰膝酸软,形寒肢冷。

(3)典型舌脉:舌淡质胖,脉沉细迟或脉微细。

2. 辨证分析　阳虚鼓动无力,精子动力异常。腰为肾之府。素体阳虚或久病及肾,或房劳过度,损耗肾阳,肾阳亏虚,下元虚惫,故腰膝酸软。阳虚不能温煦形体,故形寒肢冷。肾阳虚衰,固摄无力则小便清长、夜间多尿、早泄。阳虚鼓动无力,故阳痿不举、脉沉细迟。

3. 诊断要求　凡具备主症并见3项次症及典型舌脉者,即可确定为本证。

4. 论治法则　温补肾阳。

5. 方剂选要

(1)首选方剂:巴戟丸加减。方用巴戟天、肉苁蓉、附子、鹿茸、桂枝温肾壮阳;续断、杜仲、菟丝子补肾壮腰膝;干地黄、山茱萸滋阴补肾,以阴中求阳;五味子、桑螵蛸补肾涩精。诸药共奏温补肾阳之功。

(2)备用方剂:石刻安肾丸加减。方用鹿茸、附子、肉桂、巴戟天、补骨脂、韭菜子、肉苁蓉温肾壮阳,以充作强,填补命门之火;山茱萸、菟丝子滋阴补肾,以阴中求阳;小茴香、川乌、川椒温阳散寒;赤石脂、远志固肾涩精;杜仲补肾壮腰膝;茯苓、苍术、山药健脾以充后天之精,即"脾肾同治"之义。诸药共奏温补肾阳之功。

6. 中成药选介

(1)大菟丝子丸。鹿茸、肉桂、附子、肉苁蓉、巴戟天温补肾阳;杜仲、川续断、补骨脂、怀牛膝强筋骨、壮腰膝;菟丝子、五味子、桑螵蛸、覆盆子收敛固涩,补肾强精;熟地黄、山茱萸滋阴补肾,以阴中求阳。诸药合用具有温补肾阳之功。

(2)鹿茸片。鹿茸片由一味鹿茸制成,鹿茸为补肾助阳之佳品,制成片剂,便于服用。

(3)龟灵集。方用鹿茸、附子、肉苁蓉、锁阳、补骨脂、淫羊藿、海马、硫黄、蚕蛾温肾补阳;又用熟地黄、枸杞子、菟丝子、川牛膝、杜仲补益肝肾,平补阴阳;人参益气以助阳;丁香、细辛散寒以助阳。合入生地黄、天冬益阴以配阳,以防温燥过度;青盐、石燕、地骨皮有退热泻火之功,可防龙火亢盛。诸药共用,每收补肾助阳之效。

7. 针灸疗法　取穴:关元、大赫、三阴交、肾俞。针关元、大赫,针感要求直达阴茎,以平补平泻为主,针灸并施,使局部发红,针下有热感。留针 30 分钟,隔日 1 次,15 次为 1 个疗程。

8. 推拿疗法　用拇指按点配合指揉穴位。取穴:肾俞、命门、三阴交、关元。手法:由右向左旋转,随着所按穴位的经脉走向用劲,用轻快、柔和、短促的手法以补肾壮阳。

9. 气功导引　铁裆功。功法:①搓睾丸。坐、卧、站位均可。用一手提起阴囊,另一手搓捻睾丸,像数念珠那样,左右侧交替做,每晚 100 次。②牵拉阴囊、阴茎。用一手将阴茎、阴囊一同抓起,向下方牵拉 100~300 次,以阴茎及囊丸充血、微酸胀、两侧腹股沟有牵拉感为准。

10. 饮食疗法

(1)青虾炒韭菜:青虾 250g 洗净,韭菜 100g 洗净、切段,先以素油煸炒青虾,烹黄油、酱油、醋、姜丝等调料,再加入韭菜煸炒,嫩熟即可食用。本品有补虚助阳功效。

(2)肉苁蓉粥:取肉苁蓉 15~30g 入砂锅,先煮烂,然后去渣,再入精羊肉 100g(不爱吃者可不用),粳米 100~150g 煮粥。待粥将成时,加入葱、姜少许,再煮一二沸即可服食。

(3)狗肉粥:用狗肉 250g,切成小块,少入生姜,同粳米或糯米适量煮粥。

11. 验案选粹

医案一:吕某,27 岁,工人。主诉结婚 3 年未育(其爱人妇科检查正常)。精液常规检查:量2~2.5ml,活动力不良,活动率 10%,计数 400 万/ml。问诊除平时劳累出现腰酸困痛外,余无不适,脉两尺沉细,舌苔正常。按肾阳虚衰施治。处方:熟地黄 12g,山药 15g,山茱萸 10g,泽泻 10g,茯苓 10g,牡丹皮 8g,杜仲 15g,巴戟天 10g,淫羊藿 10g,海狗肾 1 条。5 剂,水煎服。以后在上方基础上减泽泻、牡丹皮量,去杜仲,加蛇床子 10g,白鲜皮 10g,又服药 12 剂,自觉症状已消失。化验精液:灰白,量 1.5~2ml,活力一般,死精子约 50%,畸形率 5%,计数 1.0343 亿/ml,脉舌均正常。处方:熟地黄 10g,山药 10g,牡丹皮 10g,茯苓 10g,淫羊藿 10g,海狗肾 1 只,土茯苓 10g,重楼 10 条,麦冬 10g,白鲜皮 10g。5 剂,水煎服。以上方稍加减,又服药 13

剂。精液常规检查:灰白,黏稠,活动力良好,活动率80%以上,畸形率少于10%,计数2.4亿/ml,后以六味地黄丸和五子补肾丸嘱其常服。不久其妻受孕。(引自:陕西中医)

医案二:张某,年方30,无甚大病,眠食都好,结婚6年,却有5年家庭生活不甚愉快。自觉婚后1年逐渐房事淡漠,加上又未生育,所以各自怀疑对方有病。经检查:精子活动率20%,因精液量少,不能计数。几年来,中西药费逾千元,不效。经练铁裆功1个月后,精子活动率由20%提高到60%;精液量大大超过以往,房事时阴茎勃起时间持久,精神健爽。

(二)肾精亏虚证

本证多由房事或劳役过度,或先天禀赋虚弱,或久病失养,耗伤阴精,从而不能保障精虫正常活动所需的物质基础,导致精虫活力下降,并在临床上表现出一系列肾精不足的证候。

1. 临床表现

(1)主症:精少不育,腰酸膝软。

(2)次症:耳鸣或耳聋,眩晕,神疲乏力,健忘恍惚,发脱齿摇。

(3)典型舌脉:舌淡苔薄白,脉沉细。

2. 辨证分析　肾为生殖发育之本。肾精不足,生殖之精乏源,故精少不育。腰府失养,故腰膝酸软。舌淡红,苔薄白,脉沉细为肾精不足之象。

3. 诊断要求　凡具备主症并见1项次症和典型舌脉者,即可确定为本证。

4. 论治法则　补益肾精。

5. 方剂选要

(1)首选方剂:鱼鳔丸加减。方用鱼鳔、鹿角胶、地黄、枸杞子、山茱萸等药补肾精、益肝血;巴戟天、杜仲、菟丝子、沙苑子补肝肾;白术、茯苓、泽泻健脾,即"脾肾同治"之意,且有补而不腻之优;麦冬、天冬、五味子、酸枣仁、当归等滋阴养血。诸药共奏补益肾精之功。

(2)备用方剂:左归丸合五子衍宗丸加减。二方合用以大熟地黄、山茱萸、鹿角胶补益肾精;菟丝子、枸杞子、五味子、车前子、覆盆子补肾固精;山药益阴健脾滋肾。诸药共奏补益肾精之功。

6. 中成药选介

(1)参茸卫生丸:本品为益肾填精之剂。方用鹿茸、鹿角、黄芪合八珍汤(人参、白术、茯苓、甘草、当归、白芍、川芎、熟地黄)补益气血,助阳生精;猪腰子、猪脊髓、杜仲、狗脊、续断、寄生等强腰壮肾;山茱萸、莲子、肉苁蓉、锁阳等补肾涩精止遗;龙眼肉、酸枣仁、麦冬、琥珀等滋阴养血安神。

(2)大补阴丸合人参鹿茸丸:二丸合用,以熟地黄、龟甲、猪脊髓滋阴填精补髓充血;鹿茸补肾阳、益精血;人参、黄芪补气健脾,冬虫夏草、杜仲、牛膝补肾强腰膝;当归、龙眼肉养血安神。

7. 针灸疗法　取背俞穴,足少阴经为主,兼取足厥阴、手少阴经穴,针用补法或平补平泻,不灸。取穴:太冲、侠溪、风池、肝俞、胆俞泻上亢之阳,肾俞调肾气,鱼际清肺热。

8. 推拿疗法　用拇指按点配合指揉穴位。首先取肾俞穴,由右向左旋转,随着足太阳膀胱经的走向用劲,用轻快、柔和、短促的手法以补肾;再取太冲、侠溪、风池、肝俞、胆俞穴由左向右旋转,迎着所按穴位的经脉走向用劲,用重强、深长的手法以泻上亢之阳。

9. 饮食疗法

(1)法制黑豆:黑豆(或黄豆)500g,以水泡发备用。熟地黄、山茱萸、茯苓、补骨脂、菟丝子、墨旱莲、黑芝麻、当归、桑椹、五味子、枸杞子、地骨皮各10g。放入锅内,加水适量煎煮,每半小时取煎液一次,加水再煎,共取煎液4次,合并煎液,放在大锅中,加入黑豆和食盐100g,

以小火煨炖至药液涸干，停火。将黑豆暴晒至干，装瓶罐中贮藏备用。本品有补肾益精之功效。

(2)山药汤圆：生山药150g洗净、蒸熟，剥去皮，放在大碗中，加白糖150g，胡椒面少许，以勺压拌调匀成泥馅备用；糯米水磨粉250g左右，调水适量揉拌成软料，再与山药馅包成汤圆，食用前煮熟即可。本品有补肾滋阴益精功效。经常食用，可治疗男子肾虚精亏无嗣症。

(3)羊脊粥：羊脊骨1具洗净，剁碎，肉苁蓉30g，菟丝子3g以纱布包扎，加水适量，共煮炖4小时，取汤适量，与淘净的大米适量，再煮成粥，可加葱、姜、五味调料。经常食用，有补虚弱、益精气、强腰脊之功效。

10. 验案选粹　陈某，男，30岁，煤矿工人。诉婚后夫妻同居4年不育。其妻妇检未见异常。自述婚前手淫3年，且较为频繁，婚后已无手淫。曾在本地第一医院多次精液检查，均提示精子活力差至一般，成活率50%～60%，计数0.4亿～0.9亿/ml，脓细胞0～8个/高倍视野。经服消炎药，诸如复方新诺明等不效。问之：腰酸不适，时有耳鸣、眩晕乏力，性生活正常，二便如常。望之：舌淡苔白。切之：脉来弦细。外生殖器亦未见异常。精液化验：量1ml，较稠，精子成活率28%，活力差，脓细胞少许，精子计数2.08亿/ml，有精子凝集现象。证系淫欲过度，耗伤阴精，肾精不足，生殖之精乏源。治当滋补肾精始能奏效。拟用左归丸合五子衍宗丸加减。药用：淫羊藿10g，山茱萸10g，龟甲胶10g，鹿角胶10g，熟地黄20g，枸杞子10g，菟丝子10g，五味子10g，车前子10g，覆盆子10g，杜仲10g，牛膝10g。水煎服。每日1剂。二诊：诉上药服20剂后，腰酸已除。耳鸣、眩晕少作。舌淡苔薄脉弦。精液复查：量1.5ml，色乳白，稠度(+++)，成活率55%，活力一般至良好，精子计数0.8亿/ml，嘱上方再加黄芪20g，党参20g，去杜仲、牛膝。水煎服，每日1剂。三诊：患者诉上方又服20余剂后，耳鸣眩晕已除。目前精神爽快，无不适症状。查精液：量1.5ml，乳白色，黏稠度(+++)，成活率65%，活动力良好，计数0.8亿/ml，嘱服用成药六味地黄丸合五子补肾丸，坚持服用。5个月后，患者喜告其妻已早孕3个月。病已痊愈。(引自：张敏建医案)

(三)肝经湿热证

本证多因素嗜肥甘茶酒，复感湿热之邪，湿热蕴结肝经，湿热之邪下注内扰精室，以致生殖之精异常，精子活力下降而出现的一系列证候。

1. 临床表现

(1)主症：婚久不育，两目红赤，胁肋胀痛，阴囊湿痒，睾丸肿胀热痛。

(2)次症：纳呆厌食油腻，尿短赤，大便秘结。

(3)典型舌脉：舌苔黄腻，脉弦数。

2. 辨证分析　湿热蕴结肝经，肝失疏泄，故胁肋胀痛。热邪循经上扰于目，故两目红赤。肝经抵少腹，绕阴器，湿热下注，故见阴囊湿痒或睾丸肿胀热痛。舌苔黄腻脉弦数为肝经湿热之象。

3. 诊断要求　凡具备主症并见某一项次症和典型舌脉者，即可确定为本证。

4. 论治法则　清热利湿。

5. 方剂选要

(1)首选方剂：龙胆泻肝汤加减。方用龙胆草泻肝胆实火，除下焦湿热；黄芩、栀子苦寒泻火，协助龙胆草以清肝胆湿热；泽泻、木通、车前子清热利湿，引火从小便出；柴胡舒畅肝胆。诸药合用可使肝火泻，湿热清，诸症自解。

(2)备用方剂:宜男化育丹加减。方用茯苓、肉蔻、薏苡仁、半夏、白芥子、芡实渗湿燥湿;白术、山药健脾;人参、肉桂、地黄、益智仁以充肾中生殖之精。本方清热之力不足,可酌加龙胆草、栀子、黄芩等,但应"中病即止",不可过服。

6. 中成药选介

(1)当归龙荟丸:龙胆草清泻肝胆湿热为主药;黄连、黄芩、黄柏、栀子助主药清热祛湿;大黄、芦荟荡涤肠热,攻下导滞,引火从大便而出;青黛清肝热凉血;木香行肝胆气滞,止胸胁疼痛。诸药相合,而奏清热利湿功效。

(2)甘露消毒丸:本品用滑石清热利湿解暑;茵陈、木通清热利湿,引湿热从小便而去;黄芩清热解毒燥湿;贝母、射干、连翘清热解毒;石菖蒲、豆蔻、藿香、薄荷芳香化浊,行气醒脾。诸药相合,使热清湿去,气机调和,各症自解。

(3)前列通栓具清热解毒、清利湿浊、理气活血之功。适用于精子动力异常伴有慢性前列腺炎,精囊炎患者。用法:每日2次,每次1粒,直肠给药。

7. 针灸疗法　取穴:关元、大赫、三阴交、肾俞。针关元、大赫,针感要求直达阴茎,以平补平泻为主,针灸并施,使局部发红、针下有热感。留针30分钟,隔日1次,15次为1个疗程。

8. 推拿疗法　用拇指按点配合指揉穴位。取穴:风池、行间、百会、悬颅、侠溪。手法:由左向右旋转,迎着所按穴位的经脉走向用劲,以重强、深长的手法泻肝经湿热。

9. 饮食疗法

(1)薏苡仁粥:先将生薏苡仁洗净晒干,碾成细粉,每次取薏仁粉30～60g,同粳米100g煮粥。可供早晚餐温热服食。

(2)赤小豆粥:先将赤小豆适量,浸泡半日后,同粳米10g煮粥,可供早晚餐温热服食。

10. 验案选粹　患者林某,26岁,工人。婚后同居3年不育。女方多次检查未发现异常。患者自服男宝、仙茸壮阳精、参茸丸等药不效,先后就诊于龙岩市其他各大医院一载余,均无验效。问之,无特殊不适症状。查之,舌淡苔白厚而腻,脉弦。外生殖器检查亦未发现明显异常。精液常规示:量1.5ml,质稠,灰白色,1小时不完全液化,精子计数80万/ml,活动率5%,活力差。脓细胞1～6个/高倍视野,红细胞1～8个/高倍视野。证系湿热下注精室,治应化湿清热。处方:茵陈10g,黄芩9g,石菖蒲10g,滑石18g,川贝母6g,木通6g,藿香8g,连翘9g,草蔻仁10g,茜草10g,紫花地丁10g,大蓟、小蓟各10g。水煎服。每日1剂。复诊:上药20剂后,精液常规示:量1.5ml,质稍稠,灰白色,半小时液化,精子计数1亿/ml,活动率30%,活动力一般,异常数25%,未发现红细胞及脓细胞,舌苔不腻。此时治从壮肾强精入手。处方:淫羊藿20g,肉苁蓉20g,熟地黄15g,生地黄15g,牡丹皮10g,巴戟天15g,茯苓15g,怀山药10g,山茱萸10g,枸杞子20g,泽泻10g,知母6g,黄柏6g。水煎服,每日1剂。配服五子补肾丸,一次10g,每日2次。上药服80日后患者前来报喜,其妻已怀孕40日。建议其复查精液,查示:量2ml,质稍稠,灰白色,液化时间15分钟,精子计数0.7亿/ml,活动率80%,活动力较好,病告痊愈。(引自:张敏建医案)

11. 辨治按语　本证精液中常见脓细胞或红细胞,多用苦寒之品治疗,应中病即止,以免寒凉戕肾反致祸害。热清湿去后,当予以补肾填精收功。

(四)气血两虚证

本证多是由久病失养、不愈,气血俱伤或先有失血,气随血耗;或先因气虚,不能生化精血而致气血两虚的一系列证候。

1. 临床表现

(1)主症:精子动力异常,婚久不育。

(2)次症:短气懒言,神疲乏力,心悸自汗,易患感冒,面色苍白。

(3)典型舌脉:舌淡胖或边有齿痕,脉细弱。

2. 辨证分析　气血是构成机体和维持人体生命活动的精微物质基础。气行则血行,周流全身,维持脏腑经络的正常功能,促进精、血、精液的化生。精血同源,互为资生。气血两虚,精失化源,则精子动力异常而致不育。久病失养而气虚,生化不能则短气懒言,神疲乏力;气血两虚则心悸自汗,易患感冒。其面色多呈苍白,舌淡胖或边有齿痕,脉细弱均为气血两虚之象。

3. 诊断要求　凡具备主症并见1项次症及典型舌脉者,即可确定为本证。

4. 论治法则　气血双补,促精助育。

5. 方剂选要

(1)首选方剂:气血双补多子嗣育汤。方用当归、川芎、白芍、熟地黄、人参、白术、茯苓、甘草为八珍汤,功在补益气血;黄精补诸虚,填精髓;覆盆子、五味子固肾涩精而益气;菟丝子补肝肾益精髓;枸杞子补肝肾又益精;女贞子滋肾益肝,桑椹滋阴补血,全方相配,功在气血双补,以达补肝肾而养精血之效,更达嗣育之愿。

(2)备选方剂:补气生血助精汤。方用黄芪大补脾肺元气,以达生血之源,当归益血和营,则阳生阴长,可达气旺血生,陈皮理气健脾,枸杞子滋补肝肾,菟丝子、覆盆子温肾补阳而益阴,熟地黄、紫河车、鱼鳔胶养血滋阴,补精益髓,雄蚕蛾补肾生精,以呈补之以味,甘草调和诸药,全方合用,共奏补气生血,以助精子活力增强之功效。

6. 中成药选介

(1)人参养荣丸:用人参、茯苓、白术、甘草甘温益气,健脾养胃;用熟地黄滋阴补血,白芍、当归和营养血;五味子敛肺滋肾,远志安神益智,陈皮理气健脾,黄芪补气升阳,肉桂温中补阳,全方合用补气补血,强心安神。

(2)人参归脾丸:来源于《济生方》中的归脾汤,药用人参、黄芪、甘草补气健脾;辅以当归、龙眼肉补心养血,安神益脾;白术、木香理气和胃,使补而不滞,佐以茯苓、酸枣仁、远志养阴血,益心安神;诸药合用,共奏益气补血、健脾养心的功效。

7. 针灸疗法　取穴:肾俞、脾俞、关元、中极、足三里。操作:嘱患者先仰卧,取关元、中极、足三里,毫针针刺,得气后,留针20分钟起针,休息10分钟。再嘱患者爬卧,取肾俞、脾俞、肝俞。毫针针刺,用补法,得气后留针20分钟,10次为1个疗程。

8. 饮食疗法　配料:老母鸡1只,黄芪30g,当归12g,枸杞子10g,菟丝子20g,鲜姜片30g,香菜、精盐、鸡精各适量。制法:①将鸡去内脏、头、屁股、爪,洗净,控干水分备用。②将黄芪、当归、枸杞子、菟丝子用纱布包好,用丝线将口捆好。③砂锅内加入足量水,放入老母鸡,煮沸后,去浮沫后,将中药包,姜片放入锅内,用文火煲1小时,加入香菜、精盐、鸡精调味即可。吃法:喝汤,吃鸡肉,可经常食用。功效:补气生血,益精育嗣。

9. 验案选粹　曹某,男,32岁,干部。2002年4月10日就诊。婚后夫妻同居3年有余而不育,其妻因素排除。患者神疲乏力,短气懒言,故常心悸,动则多出虚汗,常易患感冒,面色苍白无华。舌质淡白而胖嫩,舌边有明显齿痕,脉细而虚无力。精液检查:精子计数47×10^6/ml,活动率25%,活动力差,a级精子0,b级5%,精液30分钟已液化。属气血两虚证。治则气血双补,促精助育。方用气血双补多子嗣育汤:当归6g,川芎6g,白芍10g,地黄10g,人参5g,白术

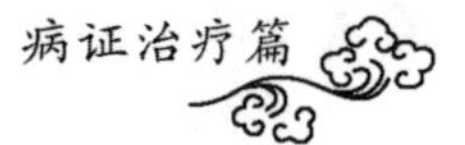

10g，茯苓 10g，黄精 12g，覆盆子 10g，五味子 6g，菟丝子 12g，枸杞子 12g，女贞子 12g，桑椹 6g。水煎服，每日 1 剂，连服 30 日后复诊，上症明显好转，精子活率已升为 50%，a 级精子已达 5%，b 级 17%，守方继进 30 剂后，诸症悉愈，至今从未感冒，而且体健神佳。为服药方便，上方研粉制成水丸服用，2 个月后精子复查结果：色灰白，量 5ml，20 分钟液化，精子计数 78×10^6/ml，活动率 70%，a 级精子 26%，畸形率 20%。嘱其停药，节欲养精，择排卵期房事。不久其妻子怀孕，后随访足月顺产一健康男婴。（引自：黄海波医案）

（撰稿：张敏建　黄海波　黄震洲　修订：黄震洲　审定：冷方南　徐福松）

第3章　生殖器官疾病

第一节　龟头包皮炎

【概述】

包皮及龟头同时感染称为龟头包皮炎，属于中医“疳疮”范畴。广义的疳疮是外生殖器生疮的统称，又称妒精疮，或称耻疮。因发病部位不同，而有多种名称。发生于尿道口下面的，称为下疳；发生在阴茎上部，称为蛀疳；发生在龟头，而包皮又肿胀的，称为袖口疳；日久发生四周溃烂的，称为蜡烛疳；阴囊肿胀，并且有下坠感觉，同时痛引睾丸的，称为鸡瞪疳；痒多痛少，糜烂不深，形如剥皮的烂杏子一样，称为瘙疳；发生在尿道口旁边，见干棕眼样小孔，孔内作痒，用手挤捻，有少许脓水流出的，称为镟根疳。此外尚有由于梅毒关系，以致阴茎腐烂如凹臼状的，称为杨梅疳；或不适当地服用轻粉与水银等攻毒药，小便时尿道内刺痛的，称为杨梅内疳。本文所指仅由包皮过长、局部不洁而继发感染所引起者，即狭义之疳疮。依其症状，与袖口疳相当。其他各种疳疮不在本文所讨论的范围之内。

生殖器部位有肝经、督脉、肾经经过，因此，本症与此三经均有联系。具体而言，因包皮过长或包茎，败精浊物凝结，生湿化火，以致包皮、龟头肿痛溃烂，尤甚者毒火炽盛，血水淋漓等，总是肝经湿热、毒火之证。故本病虽与肝、肾、督三经相关，而其根源则在肝也。

【诊断与鉴别诊断】

1. 诊断要点　①初发时龟头和包皮充血水肿，继而发生糜烂，或发展为溃疡。②患者自觉局部灼热、发痒、疼痛。③糜烂时可有黄白色带臭味的脓液溢出。④急性期过后，包皮与龟头部可形成粘连，包皮不能上翻，甚至造成外尿道口狭窄。

2. 鉴别诊断　本病诊断尚易，但应考虑与下列疾病相鉴别。

(1)硬下疳：本症亦多见于冠状沟包皮内叶，有不洁性交史，硬下疳的数目通常为1个。初起为小红斑，渐变为隆起之硬结，时或表面糜烂，结成薄痂，渐次增大，浸润明显，具软骨样硬度。分泌物中含有大量梅毒螺旋体，传染性强。

(2)软性下疳：本症亦多发生于包皮、阴茎、龟头等处，有不洁性交史，潜伏期为2～5天。初发为红色丘疹，迅速变成脓疱，扩大破裂形成或深或浅的溃疡，边缘呈潜行性，底面覆盖污秽的脓性分泌物，易出血，且周围可出现2～5簇卫星溃疡。50%的病例可通过革兰染色涂片检查找到克雷嗜血杆菌。

(3)淋病：本病偶可发生龟头炎、包皮龟头炎等，若不注意则易与本病混淆。淋病以尿道炎

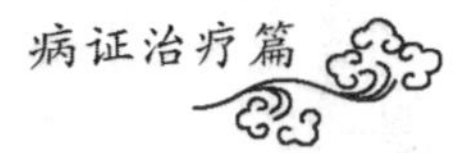

为主，排尿时灼痛，且有黄绿色分泌物从尿道中流出，有不洁性交史，潜伏期 2～3 日，尿道分泌物可找到革兰阴性淋病双球菌。

(4)固定性药疹：常发生于包皮、龟头、冠状沟、阴囊及阴茎系带等处，初起为水肿性红斑，严重者中央形成水疱，继而糜烂，愈后留色素沉着，有服用磺胺、解热镇痛药、巴比妥等药物史，每次服用同一种药物后在同一部位发生，故此不难与本病区别。

【临床分证】

龟头包皮炎可由多种病引起，除局部的物理因素刺激及各种感染因素外，还有其他原因。但无论何种原因所致，其基本的病理变化可分为三期，即红斑渗出期、溃烂期及愈合期。因而按其病理分期，以病因、脏腑辨证分析，本病基本上可分为肝经湿热、肝经毒火及阴虚火毒 3 种证候。

(一)肝经湿热证

本证系由湿热下注肝经，出现以龟头包皮红肿、灼痛、津脂淋漓为主症的一种证候。

1. 临床表现

(1)主症：①龟头、包皮红肿灼痛；②渗流黄水，有腥臭味。

(2)次症：①身热不扬，身重乏力；②口苦咽干，心烦易怒；③小便短赤，大便秘结。

(3)典型舌脉：舌红苔黄腻，脉弦数。

2. 辨证分析　肝之脉抵少腹，络阴器。湿热下注肝经，壅阻阴器，故见龟头包皮红肿灼痛，黄水淋漓；湿热蕴结，氤氲不解，则身重乏力，身热不扬；其他诸症及舌脉表现，亦是湿热在里的反应。

3. 诊断要求　具备主症①、②和次症①、③，或主症①、②及次症②、③及典型舌脉者皆可诊断为本证。

4. 论治法则　清肝利湿，解毒消肿。

5. 方剂选要

(1)首选方剂：龙胆泻肝汤。本方专主肝胆湿热证，尤长于治疗前阴湿热之证。龙胆草、山栀子、黄芩清泄肝胆实火；柴胡疏肝，助胆草清肝之力；木通、车前子、泽泻利尿渗湿；生地黄、当归滋阴养血，以防苦寒过甚，再耗肝阴；甘草调和诸药。临床运用于泌尿生殖系炎症，的确具有良效。

(2)备用方剂：萆薢渗湿汤。方用萆薢、薏苡仁、赤苓、泽泻、滑石、通草，通利水道，除热解郁，以导下为用；黄柏、牡丹皮凉血解毒，共奏清利湿热之效。

6. 外治疗法　因此期黄水淋漓，主要外用湿敷或浸洗方法治疗。

(1)可用马齿苋 30g，芒硝 30g，九里光 30g，或龙胆草 30g，龙葵 15g，煎水浸洗患部，每日 2～3 次。

(2)青黛散外敷。青黛 60g，石膏 120g，黄柏 60g，滑石 120g，共研细末，和匀备用；用法：先用生理盐水加温浸泡患处 15～20 分钟后，病史短者，有糜烂、渗液或溃疡及分泌物者直接干扑药粉于患处，仅有红斑、丘疹肿胀及糜烂、结痂、破溃好转者冷开水或麻油调敷患处。治疗期间禁止性生活。[引自：陈金龙，廖水香，吴兵，2016.青黛散治疗念珠菌性包皮龟头炎 21 例.中国中医药现代远程教育，14(7)：91-92.]

7. 验案选粹　康某，40 岁，主诉 1 个月前龟头、包皮出现米粒大红斑 3 处，渐向周围浸润、扩散，并先后出现糜烂和溃疡。查：阴茎、阴囊红肿、糜烂、渗出水样分泌物，龟头连及冠状沟和包皮可见3处溃疡，有黄色脓性分泌物，右侧腹股沟淋巴结肿大，口苦，体温38℃，舌红苔黄腻，脉弦缓。诊为龟头包皮炎。证属肝经湿热下注，使其局部气血失和，血瘀气滞，蕴久化热，热盛肉腐成毒。治以清热利湿，解毒凉血化瘀。方用龙胆泻肝汤加味：龙胆草15g，山栀子、黄芩、当归各10g，车前子15g，泽泻、木通、生甘草各10g，生地黄、柴胡各5g，金银花30g，连翘、牡丹皮各10g，水煎服；局部撒九一丹，外盖粉子膏，每日1次。调理半个月而愈。（引自：辽宁中医杂志）

（二）肝经毒火证

本证系肝经火毒太甚，外攻阴器，以龟头及包皮红肿溃烂、渗流黄色脓液为主症的一种证候。

1. 临床表现

（1）主症：①龟头包皮肿胀，色紫暗；②皮肉腐坏，血水淋漓；③尿道外口周围渗流黄白色脓液，有腥臭味；④溃疡处疼痛剧烈。

（2）次症：①发热畏寒，或身热不寒；②心中烦热，口渴饮冷；③小便赤涩，大便秘结。

（3）典型舌脉：舌质红，苔黄厚而干，脉弦滑数。

2. 辨证分析　肝经实火，循经下注而壅阻阴器，热盛肉腐，则见皮肉腐坏，血水淋漓，脓液腥臭。肝火弥漫三焦，上攻则头晕目赤，心烦易怒，口渴饮冷；内攻于中焦，脾胃受扰，则饮食锐减；下注则小便短涩，大便秘结。肝经实火，则舌脉亦是一派热象反应。

3. 诊断要求　具备主症①、②、③并见次症任一项及典型舌脉；或主症①、②、④并见次症任一项及典型舌脉；或主症①、③、④并见次症任一项及典型舌脉者，即可诊断为本证。

4. 论治法则　清泄肝胆实火。

5. 方剂选要

（1）首选方剂：当归芦荟丸，改用汤剂，意在取其速效。本方为治肝胆实火而设。大黄、黄柏、黄芩、黄连、栀子清热解毒，三焦同治，且具通腑泄热之力；龙胆草、芦荟、青黛专泻肝经，直折肝火之势；当归养血柔肝，以防伤其根本；用木香调畅气机；加甘草以调和诸药。

（2）备用方剂：黄连解毒汤。本方重在清理三焦气分之热，为解毒常用之方。黄连善泻心火，泻火即是解毒，以之为主药；黄芩长于泻肺火，黄柏长于泻下焦肾火，栀子则通泻三焦之火。借治本病时宜加龙胆草，直入肝经，更增泄火解毒之力。

6. 外治疗法　本证虽化腐较重，需化腐提脓为治，但龟头乃皮薄细嫩之处，禁用腐蚀性较强的药物。所以，外治仍以湿敷或浸洗为主，药物同前。若脓腐难除者可用粉子膏或凤衣散或珍珠散外治。

粉子膏、凤衣散、珍珠散均为解毒祛腐生肌之外用药，专为疮痈、肿毒、溃疳久溃不敛而设。粉子膏中，绿豆粉、冰片、黄蜡解毒定痛，生肌敛疮，川续断止创伤出血，共研末香油调敷可清热解毒，祛腐生肌。凤衣散中，凤凰衣、黄丹生肌敛疮，冰片清热止痛，轻粉治毒疮，除瘙痒，共研末鸭蛋清调敷或干撒，可除痒止痛，化腐生肌。珍珠散治下部疳疮，珍珠、定粉、象牙解毒生肌，黄连、黄柏清湿毒，黄柏又有治男子阴疮溃烂之长，五倍子、儿茶、没药消肿止血，收敛溃疡，再加乳香活血、轻粉除痒，共研末撒于洗净的溃烂处，使溃疳得以清热除瘀化腐生肌。因龟头皮薄细嫩，以上3种外用药在临床使用时要掌握好药量。

7. 耳压法　取耳穴神门、盆腔、内生殖器、外生殖器，用王不留籽贴压，手法多用对压或直压强刺激手法。每次选一侧耳穴，2～3日换1次，左右耳交替，10次为1个疗程。（引自：张永臣，贾红玲，杨佃会，等，2014.耳穴疗法.北京：科学出版社）

8. 验案选粹　谭某，35岁，农民。患者因输精管结扎术后，外用高锰酸钾不当，以致阴茎灼伤，未及时处理，又感热毒。诊时见龟头肿胀，色紫暗，分泌物多，呈脓性，自觉剧痛，身热，畏寒，饮食纳呆，口苦口干，小便赤涩，大便秘结，舌红苔黄干，脉弦数。腹股沟淋巴结肿大、压痛。仿当归芦荟之意，大剂清肝解毒，外用马齿苋、芒硝煎水外洗，继之以矾冰液湿敷，调治20余日，方才痊愈。（引自：王鸿谟医案）

（三）阴虚火毒证

本证多由素体阴虚，或病久不愈，累伤肾阴，邪留热毒又未全除所致。

1. 临床表现

(1)主症：①龟头肿痛，色暗红；②龟头溃烂，久不愈合。

(2)次症：①手足心热，或有盗汗；②口干、小便短少。

(3)典型舌脉：舌红少苔，或舌苔黄干，脉弦细数。

2. 辨证分析　本病初作，主病在肝，继之日久，累及于肾，而伤其阴。阴虚生内热，而火毒又未全除，故内仍有热象，虚实夹杂。阴液不足，虚火内炽，则见手足心热、口干、小便短少。舌脉之象亦皆阴虚火毒之征。

3. 诊断要求　具备主症并见两项次症中的1项及典型舌脉者，即可诊断为本证。

4. 论治法则　滋阴清热解毒。

5. 方剂选要

(1)首选方剂：大补阴丸合二至丸加入中白、苦参、金银花。方以熟地黄、龟甲壮水之主以制虚火，加用二至丸更助滋补肝肾之阴，黄柏、知母泻肾中之火以坚阴；人中白、金银花、苦参解毒泻火。合而用之，既能滋阴泻火，又具消热解毒之功，用于本病后期调治，效果较为满意。

(2)备用方剂：解毒养阴汤。方中山茱萸、枸杞子、玄参、石斛、菟丝子、南北沙参滋补肝肾；生地炭入血分，滋阴凉血解毒；牡丹皮凉血；金银花清热；泽泻、黄柏、苦参清热除湿。有补有泻，滋阴解毒并举，是本方之特点，用之得当，颇为效验。

6. 外治疗法　外用枯矾30g，加冰片少许，煎液外洗，继之外用蜂蜜纱布外贴，或康复新液外搽。

7. 验案选粹　王某，56岁，农民。患者主诉1年前因肺脓疡住院，出院不久发现龟头红肿，继而溃烂流脓，久而不愈。查龟头明显肿大，色暗红，上有0.5cm×1.2cm溃烂面，覆盖少许脓痂，患者自觉五心烦热，口干，舌质光红，脉细数。方用大补阴丸合二至丸加味：熟地黄30g，龟甲15g，黄柏、知母、墨旱莲、女贞子、苦参、金银花各10g，同时外用枯矾、冰片水冲洗后搽康复新，10日后症状好转，因虑其病久不但伤阴，残留余热，且累及于肾，故在上方加枸杞子、菟丝子、牡丹皮，1个月后溃疡完全愈合。（引自：王鸿谟医案）

8. 辨治按语　如前所述，龟头包皮炎属中医学"疳疮"范围。实际上龟头炎是指龟头黏膜的炎症，而包皮炎指包皮及其黏膜的炎症。但两者常同时存在，统称龟头包皮炎。除本文所叙述的急性浅表性龟头包皮炎外，尚有环状溃疡性龟头炎、念珠菌龟头炎、浆细胞性龟头炎，还有所谓干燥性闭塞性龟头炎、云母状和角化性假上皮瘤性龟头炎等，各自均有不同的临床特征，但都属疳疮所辖范围。因此，以上诸病均可参照本文所述证型论治。例如，坏疽性龟头炎，因龟头包皮溃烂，渗流脓样液，结有脓痂，四周皮肤肿胀，颜色暗红，脉滑数，苔黄腻者，可按肝经毒火证论治；浆细胞性龟头炎可按肝经湿热证论治。

（撰稿：乔　新　王鸿谟　修订：杜晓萍　张龙梅　审定：冷方南）

第二节　阴茎结核

【概述】

阴茎结核指结核杆菌侵蚀阴茎而引起的结核性疾病，可因直接接触感染或泌尿生殖系统蔓延所致，是男科中极为罕见的疾病。当其未溃时表现为"结节"，属中医"痰核"范畴，发生溃疡时则属"疳疮"所辖。

疳疮又称"下疳"，有广义与狭义之分。前者则是生殖器生疮的统称，后者仅指梅毒。本病无疑属广义疳疮范围。疳疮由于发病部位不同，名称亦异。其中生于阴茎上的称"蛀疳"；日久发生四周溃烂的称"蜡烛疳"；痒多痛少，糜烂不深，形如剥皮烂杏子一样的称"瘙疳"等，犹与阴茎结核相似。

本病属肝、肾、督三经之病。其发病原因，根据古人所说，大致有：①败精浊血留滞凝结，或曲毒火郁结所致；②素体肝肾阴虚，复因湿热下注，聚于阴茎；③房事过度，交媾不洁，阴茎染毒所致；④正气内虚，痨虫乘虚而侵袭，蚀损宗筋而致。至于梅毒传染而成者，不属阴茎结核之范畴，另当别论。

过去唯一有效的治法是切除阴茎，但效果并不理想。随着抗结核药物的应用，中西医结合的开展，本病已有治愈可能，且可保持阴茎完整。

【诊断与鉴别诊断】

1. 诊断要点　本病好发于龟头、阴茎系带和尿道外口等处。主要症状是龟头结节或慢性溃疡。最初为单发性小结节，以后为多发性，并逐渐融合，溃破后形成溃疡，经久不愈，边缘清楚，呈潜掘形，周围浸润硬结，基底为肉芽组织或干酪样坏死组织，甚则破坏全部龟头阴茎体。如病变侵及海绵体，可使阴茎弯曲；侵及尿道口，可发生尿道溃疡和狭窄。全身症状开始不明显，后期可见潮热盗汗、消瘦等症。诊断有困难时，可行活组织检查和直接涂片，培养或动物接种，查出结核杆菌即可确诊。

2. 鉴别诊断

(1)与阴茎癌相鉴别。阴茎癌中医称为"肾岩"，又名"翻花下疳"，是男科常见的恶性肿瘤。阴茎癌的发生与卫生条件有密切关系。包茎或包皮过长，秽垢久蕴，积毒蚀于肌肤，或由慢性龟头炎久久不愈演变而来。好发于龟头、包皮内板、包皮系带及冠状沟附近。最初症状为丘疹、溃疡、疣或菜花样肿瘤。患者仅觉包皮内刺痒，灼热或疼痛感，继则糜烂，边缘硬而不整齐，脓液恶臭，疼痛剧烈。如有包茎，则早期症状不易发觉，疼痛不明显，常无排尿困难。本病临床诊断多无困难，但应做活组织检查加以证实。如有包茎，尚需切开包皮，以窥全貌。腹股沟淋巴结有否转移灶，可做活组织检查确定，并进行分期。

(2)与软下疳相鉴别。软下疳多见于龟头与冠状沟。常有不洁性交史。表现为阴茎炎及包皮黏膜溃疡有臭味分泌物，腹股沟淋巴结肿大，常形成脓肿。

(3)与坏疽性阴茎炎相鉴别。坏疽性阴茎炎由螺旋体与梭状杆菌混合感染引起，病情发展快，龟头易有溃疡，有大量黄白色味臭渗出液，表面有假膜遮盖，疼痛剧烈。严重者龟头及整个阴茎坏死。

【临床分证】

根据脏腑辨证、病因辨证、八纲辨证等方法，可将本病分为脾虚痰浊凝聚证、肝经湿热下注

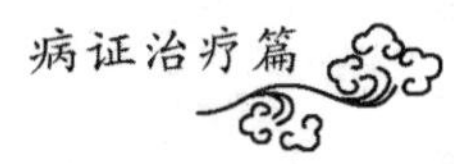

证、肾阴虚火旺证3个证候。

(一)脾虚痰浊凝聚证

本证是因疳疮初起，脾虚痰浊凝聚，宗筋痹阻而出现的一系列证候。

1. 临床表现

(1)主症：①疳疮初起；②龟头部有小结节，单发或多发，未溃破。

(2)次症：龟头部结节不疼痛，或疼痛轻微。

(3)典型舌脉：舌淡胖，边有齿印，苔薄白腻，脉细滑。

2. 辨证分析　《素问·厥论》云："前阴者，宗筋之所聚，太阴阳明之所合也。"又阳明主润宗筋，是前阴又属太阴阳明也。脾虚不能运化水湿，凝聚为痰，痰浊阻于宗筋，络脉失和，则龟头部有小结节。病在初起，尚未化腐成脓，故不疼痛或疼痛轻微；舌淡胖，边有齿印，苔白腻，脉细滑，皆为痰湿不化之象。

3. 诊断要求　凡具备主症和次症1项及典型舌脉，即可诊断为本证。

4. 论治法则　消痰化浊。

5. 方剂选要

(1)首选方剂：加味二陈汤。半夏辛温，体滑性燥，行水利痰为君；痰因气滞，气顺则痰降，故以橘皮理气；痰由湿生，湿去则痰消，故以茯苓渗湿为臣；中不和则痰凝聚，又以甘草和中，补土为佐也。加厚朴以辅君药，则理气化痰之功更宏；入苍术、白术、山药以助臣药，则健脾化湿之力尤胜；车前子、木通、灯心草亦皆利湿通淋之品，而有利于消化痰浊之凝聚也。

(2)备用方剂：消痰丸。皂角子、黑白丑峻泻痰浊，青陈皮、沉香理气化湿，薄荷宣滞解郁，复入玄参、何首乌之补阴，以防消克过度而护正，适于本病大便秘结之痰浊凝聚证。

6. 中成药选介　小金丹。本方取乌头温经散寒止痛，当归、地龙、乳香、没药、五灵脂活血祛瘀，消肿定痛；白胶香、木鳖、麝香开通经络，消散痰毒，墨炭消肿化瘀，合为消散寒凝瘀滞之剂，适于疳疮初起，无化热征象者。

7. 外治疗法　紫金锭膏，外敷龟头部结节处，每日换1次。

(二)肝经湿热下注证

本证为疳疮中期，湿热下注肝经而产生的一系列症状。

1. 临床表现

(1)主症：①疳疮中期；②龟头部有小结节，或已溃或未溃；③局部灼热隐痛。

(2)次症：小便黄赤，阴囊潮湿。

(3)典型舌脉：舌苔黄腻而厚，脉弦带滑。

2. 辨证分析　《黄帝内经》云：足厥阴之脉"过阴器"，《外科真诠》谓："玉茎属肝"。是阴茎之疾，多属肝经为病。根据临床所见，肝经为病，多属实热标证。肝经湿热下注，络脉失和，可见阴茎结节隐痛；热胜则局部灼热，肉腐则出现溃疡；湿热下注则小溲黄赤，湿热上腾则舌苔黄腻而厚；肝主弦脉，滑主湿热，总皆肝经湿热下注为祟。

3. 诊断要求　凡具备主症①、②、③兼见次症任意一项及典型舌脉者，即可确诊为本证。

4. 论治法则　利湿解毒。

5. 方剂选要

(1)首选方剂：龙胆泻肝汤。方中龙胆草性味苦寒，善泻肝胆之实火，并能清下焦之湿热，用为君药；栀子、黄芩、柴胡清热泻火为臣；车前子、木通、泽泻清热利湿，使湿热之邪从小便而解；肝为藏血之脏，肝经有热则易伤阴血，故配生地黄、当归养血益阴，俱为佐药；甘草调和诸药，为使。一般来说，肝经湿热之证，在湿热未清之际，使用生地黄、当归等滋阴养血之品，并不适合。但本方在清热为主，结合利湿的情况下，少量配伍，可以起到泻中有补、清中寓养的相辅相成作用。

(2)备用方剂：清肝导滞汤。即八正散去车前子、栀子、木通、滑石，加灯心草之甘淡，降心火，清肺热，利小肠，使湿热从小便而出。

6. 中成药选介

(1)龙胆泻肝丸：每服6g，每日2～3次。方解见龙胆泻肝汤。

(2)当归龙荟丸：每服6g，每日2～3次。肝木为生火之本，肝火盛，则诸经之火相内而起，为病不止一端。故以龙胆草、青黛直入本经而折之，而以大黄、黄芩、黄连、栀子、黄柏，通平上下三焦之火也；芦荟大苦大寒，气燥入肝，能引诸药同入厥阴，先平其甚者，而诸经之火无不渐平矣。诸药苦寒已甚，当归辛温，能入厥阴，和血而补阴，故以为君；少加木香、麝香者，取其行气通窍也。然非实火，不可轻投。

7. 外治疗法　大豆甘草汤洗涤患处，后用鸭蛋清调凤衣散敷之。

(三)肾阴虚火旺证

本证为疳疮日久，肾阴不足，虚火炎盛所产生的一系列症状。

1. 临床表现

(1)主症：①疳疮日久；②溃疡融合成片，周围板滞；③有新发小结节。

(2)次症：①午后心中烦热；②口干溲黄。

(3)典型舌脉：舌红苔少，脉细数。

2. 辨证分析　《黄帝内经》云：足少阴经筋“结于阴器”。是阴茎之疾，与肾经亦有密切关系。据临床所见，肾经为病，多属本虚之证。阴虚火旺，火势燎原，则溃疡融合成片；肝肾络脉失和，则结节新发，创周板滞；阴虚生内热，君相火旺，则心中烦热，小便黄赤；阴津不能上承，故口中干渴，舌红苔少。脉细为阴虚，脉数为火旺。

3. 诊断要求　凡具备主症并见两项次症中的1项及典型舌脉者，即可诊为肾阴虚火旺证。

4. 论治法则　滋阴降火。

5. 方剂选要

(1)首选方剂：大补阴丸。方中熟地黄滋补肾阴，龟甲育阴潜阳，两药滋阴以培本，补其阴之不足；黄柏苦寒泻肾火，以坚肾阴，知母滋阴清热而保真阴，两药泻火以清源，平其阳之有余；更用猪脊髓、蜂蜜血肉有情之品，补益精血。诸药合用，滋阴精而泻相火，以达培本清源的目的，使真阴得补，虚火内清，诸症自除。

(2)备用方剂：化阴煎。方以生地黄、熟地黄滋补肾阴，黄柏、知母坚阴清火，龙胆草、绿豆泻火清热，牛膝、猪苓、泽泻、车前子通利小便。全方总以清阴分之相火为主。

6. 中成药选介

(1)大补阴丸：每服6g，每日2～3次。方解见上。

(2)知柏地黄丸：每服6g，每日2～3次。方解见上。

7. 外治疗法

(1)白天用20％黄连水湿敷患处。

(2)夜间用下疳散撒于阴茎溃疡处，外盖黄连油膏纱布。

8. 膳食疗法　甲鱼滋阴汤。原料：甲鱼肉 250g，百部、地骨皮、知母各 9g，生地黄 24g，精盐适量。功效：滋阴清热，用法是佐餐食用，日服 1 剂。

制法：将甲鱼放入沸水锅中烫死，剁去头爪，揭去硬壳，掏出内脏，洗净后切成 1cm 见方的块，与洗净的百部、地骨皮、知母、生地黄一同放入砂锅内，加水适量，用武火煮沸，再转用文火炖 2 小时，加精盐调味。

9. 验案选粹　赵某，34 岁，已婚，检验员。患者于 20 年前发现龟头部有 2 个硬结，一如芝麻大，一如绿豆大。1 个月左右增大，且痛，再半个月自溃，常流少许稀黄水，在本单位医务室涂呋喃西林软膏、金霉素眼药膏，2 个月后收敛，局部留有瘢痕。但愈后 1 年复发，在某医院检查诊断为"阴茎结核"，共服异烟肼 400 片，未能见效，乃来南京求治。

入院时检查：龟头接近冠状沟隆起部可触及硬结 4 枚，大者如黄豆，小者如绿豆，质硬形圆，轻微压痛，隐有红色，在其下方有六七处凹陷瘢痕，状如针眼，全身无不适，小便黄。血常规：红细胞沉降率正常，康氏反应阴性。

先按湿热下注肝经论治，半个月后改用黄连水湿敷，原有之硬结渐消，但仍有新发，改用紫金锭外敷，内服药加用小金丹，硬结此起彼伏，上结薄膜，欲破而未破；2 个半月后，硬结已增至 6 枚，口干、溲黄，兼有心中烦热，舌红，脉细数等阴虚火旺之证，故转从阴虚火旺论治，用滋阴降火之法。①大生地黄 12g，炙龟甲（先煎）18g，山茱萸、知母各 5g，淮山药、泽泻、茯苓、牡丹皮各 10g，水煎服；②龟头部用 20% 黄连水湿敷。用药 4 日后，原有之硬结即转小，但又新起 1 枚。至 40 日后，仅 2 个米粒大硬结未消，且无新发。仍按原法施治，并加服犀黄丸 2 粒，一日 3 次。再治 1 个月，硬结完全消失，基本痊愈出院。6 个月后随访，未见复发。（引自：徐福松．实用中医泌尿生殖病学）

（撰稿：徐福松　李　晖　修订：杜晓萍　张龙梅　审定：李　彪　冷方南）

第三节　阴茎硬结症

【概述】

阴茎硬结症是阴茎海绵体白膜与阴茎筋膜之间发生纤维硬结的一种病变，故又称阴茎纤维性海绵体炎。其临床表现以阴茎海绵体背侧逐渐出现单个或多个大小不一，条索状或椭圆形或斑块状硬结为特征；可有阴茎勃起疼痛，勃起向硬结侧弯曲，可影响性生活。多见于20～50 岁的患者，病因未完全明了，可能与维生素 E 缺乏、阴茎外伤、硬化性炎症等有关，有学者还观察到其发病可能与某些遗传因子有关。

本病在中医文献中无类似记载。现代外科临床家按其临床特征而多主张归属"阴疽"范畴，因阴茎别名玉茎，故称"玉茎疽"，亦有按"阴茎痰核"论治者。

本病的发生多责之于肝、脾、肾三脏。盖肝主疏泄，或有所郁怒，气机不畅，阻于阴器；或肝肾不足，感受寒湿，入于厥阴之络；或饮食失节，过食肥甘厚味，嗜酒过度，食伤脾胃，脾湿生痰，痰浊凝聚宗筋，皆可形成本病；另有瘀精败浊，或跌打损伤，瘀血留滞而发者。

【诊断与鉴别诊断】

1. 诊断要点　①阴茎背侧可触及硬结或索状斑块，质地如软骨；②勃起痛及勃起弯曲，影响性交；③硬结严重者可伴有阳痿等症状。

2. 鉴别诊断　本病诊断容易，但尚需与下述疾病相鉴别。

(1)阴茎癌:中医学称为肾癌,多见于老年人,初起冠状沟附近发生硬结,自觉灼热而痒,迅速增大,溃后状若翻花,其味恶臭,与本病迥然不同。

(2)包皮结石:因包皮过长或包茎,包皮垢与尿盐沉着而形成。附着于阴茎冠状沟处,棕黄色,将包皮上翻,露出龟头,外用生理盐水浸泡后,轻拭即能擦去。

(3)梅毒疳疮(硬下疳);有冶游史,见于梅毒初期。发生在包皮系带、阴茎,初起为米粒大浸润点,1～2 周后逐渐隆起变硬,成一椭圆形硬块,渐色紫腐烂,中间如臼,四边坚硬凸起,有少量渗出液,1 个月左右可自愈,愈后不留遗痕,一般只有一个。

【临床分证】

根据病因、脏腑辨证,本病基本上可分为脾肾两虚寒痰阻络证、肝经气滞血瘀阻络证、肝郁痰凝证及瘀阻血脉证 4 个证候。

(一)脾肾两虚寒痰阻络证

1. 临床表现

(1)主症:①阴茎背侧硬结,按之如软骨;②阴茎勃起痛及勃起弯曲。

(2)次症:①腰膝酸软;②性欲减退,甚则阳痿。

(3)典型舌脉:舌淡苔薄,脉沉缓或沉弱。

2. 辨证分析　脾肾两虚,感受寒湿,痰湿凝聚宗筋,久而发生结节;结节既成,经络阻隔,气机阻滞,故有勃起痛及勃起弯曲。腰为肾府,肾亏则腰酸,脾肾两亏,宗筋萎软则性欲减退,甚则阳痿。舌淡,脉沉缓或沉弱者为脾肾两亏,寒痰阻结的反应。

3. 诊断要求　凡具备主症并兼见次症某项与典型舌脉者,本证候即可成立。

4. 论治法则　温脾肾,化痰软坚。

5. 方剂选要

(1)首选方剂:阳和汤、二陈汤、活络效灵丹三方合用。熟地黄、鹿角胶温阳生血,肉桂、炮姜温经散寒,俾使玉茎血脉通畅;麻黄、白芥子、法半夏、陈皮通阳散结化痰,以治其标;乳香、没药、丹参活血化瘀,以消结节。尚嫌软坚力不足者可加夏枯草,化瘀力不足者可加莪术等。

(2)备用方剂:温肾补脾散结汤(经验方)。由附子、韭菜子、熟地黄、山药、大枣皮、白术、夏枯草、莪术、鸡血藤、地龙组成。立方之意,以附子、韭菜子、地黄、大枣温肾通阳而固其本;山药、白术健脾而枢转中焦;夏枯草、莪术、鸡血藤、地龙软坚化瘀,活血通脉而使硬结消散。

6. 中成药选介

(1)阳和丸:方中熟地黄温补营血,鹿角胶养血助阳为主药;肉桂、炮姜温经散寒,破阴和阳;麻黄、白芥子散寒通阳,消痰散结为辅;甘草解毒而调和诸药。本方组成,具有温阳补血、温经散寒、通络消痰之功,阴茎硬结症,寒湿痰结者可用之,若局部皮肤红热,或阴虚有热者不可用。

(2)小金丹:方中草乌温经散寒、温运脾阳、化痰湿为主药;木鳖子、白胶香解毒消肿,散结化痰为辅;地龙通利经络;当归、麝香、乳香、没药、五灵脂活血散瘀,通络消痰;京墨消肿散结。各药合用,共成破瘀通络、祛痰化湿、消肿止痛之剂,用于阴茎硬结症无热象者。

(3)散结灵片:为小金丹方(《外科全生集》)去麝香加石菖蒲,功能为软坚散结、活血止痛、消结解毒,适应证同小金丹。

(4)夏枯草膏:以单味夏枯草组成,功能解郁化结、消肿止痛,用于阴茎硬结症。

7. 验案选粹　周某，48岁，已婚，教师。病起1年，初则见阴茎背右侧米粒大小之硬结，逐渐发展，勃起时阴茎向右上轻度弯曲，自觉疼痛，性欲减退，早泄，失眠，多痰，纳少，偶有排尿不畅。检查：阴茎背右侧可触及1.5cm×1.0cm及1.5cm×2cm硬结5个，呈葫芦状，边缘清楚，质较硬，表面不规则，有轻压痛。舌苔薄白，脉沉弦。证属脾肾两虚，寒痰阻络，治拟温肾散寒、健脾化湿。生地黄、熟地黄、白芥子、山药、当归、莪术、夏枯草、丝瓜络各10g，丹参、玄参、枸杞子各15g，鸡血藤30g。上方共服100余剂，治疗中曾加减应用牛膝、何首乌、连翘、猪苓、泽泻、生黄芪等药，停药后服活血消炎丸、养血荣筋丸、滋补肝肾等丸药，局部外用消化膏。1年后复诊病愈。（引自：《中医杂志》）

（二）肝经气滞血瘀阻络证

1. 临床表现

（1）主症：①阴茎背侧硬结，按之如软骨，有轻度疼痛；②勃起疼痛或弯曲。

（2）次症：少腹坠胀，或睾丸掣痛，随情绪变化加重或减轻。

（3）典型舌脉：舌质有瘀点，脉沉弦或沉涩。

2. 辨证分析　前阴者宗筋所聚，为肝所主，而肝脉下络阴器，上抵少腹。肝郁气滞，经络阻隔，瘀结而成硬结之变，余症亦皆是肝气郁滞，瘀血阻络，前阴宗筋失于疏泄所致。

3. 诊断要求　具备主症①、②，并见某项次症与典型舌脉者，本证候即可确定。

4. 论治法则　疏肝理气，化瘀散结。

5. 方剂选要

（1）首选方剂：复元活血汤合海藻玉壶汤。柴胡、青皮、木香疏肝理气，解郁止痛；当归、桃仁、红花、川芎活血化瘀，穿山甲（代）尤具破瘀散结之功；海藻、昆布、陈皮、法半夏、贝母、连翘等软坚化痰。睾丸痛者加白芥子、川楝子之品；少腹坠胀者加香附、小茴香之属；为防肝阴暗耗，可重用白芍，一则柔肝养阴，一则缓急止痛。

（2）备用方剂

1）阴茎硬结症经验方：本方组合严密，其中川楝子、香附、柴胡疏肝解郁，以畅气机；夏枯草、鳖甲、海藻之品软坚散结；丹参、泽兰、赤芍活血化瘀；穿山甲（代）、莪术善攻坚破结，用牛膝者引药下行，以为使。

2）丹参散结汤：方中广橘核、丝瓜络、莪术、金银藤理气散结，破瘀通络为主药；配上肉桂、白芥子温肾散寒，化皮里膜外之凝痰；丹参、当归、生地黄、熟地黄、鸡血藤养血和血，活血化瘀；合玄参养阴软坚，山药健脾益肾。诸药配伍，共起温肾散寒、活血化瘀、化痰散结通络作用，适用于阴茎硬结症属寒湿痰浊偏胜者。

3）消核丸：方中陈皮、赤茯苓、法半夏、桔梗、僵蚕、瓜蒌、牡蛎化痰软坚；连翘、黄芩、玄参、天花粉清热养阴；熟大黄破积行瘀，共奏清热化痰、软坚散结之功。适用于阴茎硬结症，痰湿郁久化热，或寒湿痰结，复感外邪，硬结表面皮肤微红，微热者。

6. 中成药选介

（1）大黄䗪虫丸：方中大黄、䗪虫、水蛭、虻虫、蛴螬、桃仁、干漆等破血通经，逐瘀消结；白芍、生地黄、甘草养血和中，缓急止痛；黄芩、杏仁清热润肠。全方合用，共奏活血化瘀、通络散结之效。适用于阴茎硬结症气滞血瘀偏重者。

（2）西黄丸：方中牛黄清热解毒，化痰散结；麝香通经活络，行血消肿；乳香、没药活血散瘀止痛；黄米面为糊，和脾益胃。诸药合用清热解毒，化痰散结，活血祛瘀。适用于阴茎硬结症有热象者。

7. 药浴疗法　散结消肿汤(黄海波经验方):三棱 30g,莪术 30g,黄连 30g,海藻 50g,昆布 50g,半枝莲 30g,山慈菇 30g,白芷 15g,连翘 15g,蒲公英 30g,紫花地丁 30g,玄明粉 60g,土鳖虫 15g,蛇床子 60g,苦参 50g 煎汤药浴,每日 1 次,效佳。

8. 验案选粹　印某,52 岁。阴茎疼痛 1 年。检查:阴茎根部后方有约蚕豆大肿块,推之不移,无热感,无触痛,平素阴茎酸痛,阴茎勃起则牵掣抽痛,小便有不净感。舌苔白腻,脉濡缓。此系阴茎痰核(海绵体硬结)。以小金丹立方,煎汤,纱布浸渍后缠熨阴器。方用丹参、地龙、草乌、五灵脂、乳香、没药、白芥子各 15g,木鳖子 5g(炒黄后研粉)。每日 1 剂,每剂煎成 300ml,以药布浸吸缠渍阴茎,每日早、晚各 30 分钟,连用 30 剂后,自述症状消失,检查阴茎硬结消失。(引自:《辽宁中医杂志》)

(三)肝郁痰凝证

1. 临床表现

(1)主症:①阴茎硬结,质地如软骨;②阴茎勃起疼痛,勃起向硬结侧弯曲及硬结远端勃起不坚。

(2)次症:①情志抑郁,烦躁易怒;②胸闷不舒,喜太息;③胁腹胀满。

(3)典型舌脉:脉多弦涩,舌质淡。

2. 辨证分析　郁怒伤肝,肝失疏泄,气机阻滞,津液的环流及输布失其常道,凝集成痰,痰浊凝结,发于阴器,形成硬结;硬结既成,气滞痰凝,络脉不和,故阴茎勃起疼痛及勃起弯曲;而胸闷不舒,烦躁易怒,胁腹胀满诸症及舌、脉皆为肝气郁结,气机阻滞,疏泄无能所致。

3. 诊断要求　具备主症①、②,次症中的 1 项及典型舌脉,即可诊断为本证。

4. 治疗法则　疏肝理气,化痰散结。

5. 方剂选要

(1)首选方剂:柴胡疏肝饮加二陈汤加减。方中柴胡、香附、枳壳、陈皮疏肝解郁,理气散结;川芎、白芍行气活血柔肝平肝;半夏辛开散结,燥湿化痰,茯苓健脾渗湿,甘草健脾和中,调和药性,而白芍合甘草甘酸养阴,缓急止痛。诸药协调,起到疏肝解郁、理气止痛、化痰散结之功。

(2)备用方剂:贝母瓜蒌散合逍遥丸。方中贝母、瓜蒌、天花粉清热润燥,散结化痰;柴胡疏肝解郁,使肝气得以条达;茯苓、白术、生甘草健脾和中;桔梗、橘红理气化痰;当归、白芍补血和营,以养肝柔肝;佐少许生姜、薄荷以助本方之疏散条达之功。全方具疏肝健脾、行气化痰、解郁散结之功效。

6. 中成药选介

(1)舒肝止痛丸:方中以柴胡疏肝解郁,当归、黄芩、赤芍、白芍养血柔肝,清肝疏肝;木香、香附、陈皮、薄荷疏肝理气;川芎、延胡索、川楝子、郁金活血行气止痛;白术、生姜、莱菔子、半夏健脾补中,燥湿化痰。诸药合用具有疏肝解郁、燥湿化痰、行气止痛之功。

(2)二陈丸:半夏燥湿祛痰;陈皮理气燥湿,醒脾消痰;茯苓健脾渗湿;甘草调和诸药。四药共用,具健脾理气、燥湿化痰之功。

(3)五海瘿瘤丸:方中海带、海藻、海螵蛸、海蛤粉、煅海螺为主药,化痰软坚,散结消肿;辅以木香、川芎、白芷疏肝理气,活血止痛,疏风散结;佐以夏枯草散结软坚,清肝解郁,有防肝郁化火之效。本方具有疏肝理气、化痰软坚、散结消肿、活血止痛的作用,阴茎硬结症属肝郁痰凝

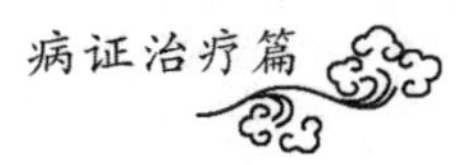

证用之相宜。

(四)瘀阻血脉证

1. 临床表现

(1)主症:①病程较久,阴茎硬结,质硬韧,隐隐刺痛,触之痛甚;②阴茎勃起疼痛,变形弯曲;③阴茎背侧可见怒张静脉或局部皮色青紫。

(2)次症:①少腹胀坠,睾丸掣痛;②头晕头胀,烦躁不安;③可有排尿疼痛及排尿困难;④可有阳痿。

(3)典型舌脉:脉细带涩,舌质暗紫,边有瘀点,苔薄白。

2. 辨证分析　阴茎多次轻度损伤或房事粗暴损伤阴茎脉络或久病不愈,气血运行不畅致血郁宗筋,聚而成结;结节既成,瘀阻不通,不通则痛,故阴茎刺痛,触之痛剧,阴茎勃起疼痛及弯曲变形;肝脉布少腹环阴器,瘀阻肝脉,气机阻滞,故少腹坠痛,睾丸掣痛;头晕头痛烦躁不安等均为肝经郁阻所致;瘀血蕴阻经脉致气血不荣宗筋而致阳痿;病久结节增大,水道受阻则排尿疼痛及排尿困难。

3. 诊断要求　凡具备三项主症中的2项和四项次症中的1项及典型舌脉,即可诊断为本证。

4. 治疗法则　活血化瘀,理气止痛,软坚散结。

5. 方剂选要

(1)首选方剂:血府逐瘀汤。方中桃仁、红花、赤芍、川芎活血化瘀,祛瘀生新为主药;辅以柴胡疏肝解郁,枳壳、桔梗宽胸行气,疏理气机为臣药;当归养血活血,生地黄补血滋阴,使活血而无耗血之虑,理气而无伤阴之弊,是为佐药;牛膝引气血下行,导瘀通利,甘草调和诸药共为使药。上药合用有活血通瘀,行气止痛之功。本方可加穿山甲(代)、蜈蚣活血通络;若痛甚可加醋延胡索、没药、川楝子、荔枝核等。

(2)备用方剂:复元活血汤合柴胡疏肝饮。方中当归、桃仁、红花、穿山甲(代)、川芎活血祛瘀,消肿止痛;瓜蒌根既能入血分助诸药消瘀散结又能清热润燥;大黄荡涤凝瘀败血,引瘀血下行;柴胡、枳壳、香附、陈皮疏肝调气,行气止痛;芍药、甘草缓急止痛,各药合用,共奏活血祛瘀、疏肝通络、理气止痛之功。

6. 中成药选介

(1)大黄䗪虫丸:方中大黄、桃仁、干漆破血祛瘀;土鳖虫、虻虫、水蛭、蛴螬破血逐瘀,通经散癥;生地黄、白芍、甘草滋阴养血,缓急止痛;黄芩、杏仁清热润燥。本方攻瘀而不伤正,起到活血化瘀、通经消痞之功。阴茎硬结症证属瘀阻者用之对症。

(2)独圣活血片:方中三七散瘀消肿活血止痛为主药;当归活血补血,化瘀止痛为辅;香附理气疏肝,取气行则血行之意;甘草调和诸药,缓急止痛。全方具活血化瘀、消肿定痛之效。

(3)血府逐瘀丸:组成与首选方剂血府逐瘀汤相同,功能为活血祛瘀、行气止痛。

(4)阴茎硬结症隔姜灸治疗:阴茎海绵体硬结对应阴茎局部皮肤。操作:灸前将鲜姜切成片,厚度为0.2~0.3cm,面积大于艾炷的底面,再将姜片中央穿刺数个小孔,置于局部硬结处,然后把蚕豆大小艾炷置于姜片上,灸3壮,若姜片烤干皱缩,或感觉灼热时更换姜片,务必使温热透入肌肤,以局部皮肤潮红为度。每日灸治1次,每次15~20分钟,连续治疗90日。[引自:张迅,梁季鸿,梁世坤,2017.隔姜灸治疗阴茎硬结症30例.中国针灸,37(1):49-50.]

7. 辨治按语　中医学辨证施治,对本病却具明显的治疗效果,有关治验已报道不少。但要取效，尤要使硬结消失，除了准确的辨证外，坚持长时间的治疗亦是重要一环。

（撰稿：杨永元　修订：杜晓萍　张龙梅　审定：李彪　冷方南）

第四节　阴茎短小

【概述】

阴茎短小尚无明确概念，一般来说属于男性外生殖器官先天性发育畸形；指在常温条件下，成年男子阴茎的长度与周径小于正常男子平均值，且影响或难于进行正常性生活者，称为阴茎短小。新近中国医学科学院首都医院刘国振教授对1000例正常人的阴茎大小长短进行了测试，结果如下：阴茎在常态下，长度为4.5～8.6cm，平均为6.55cm，最长的为10.6cm，最短的为3.7cm；横径为2.06～3.08cm，平均为2.57cm，其中最粗的为4.3cm，最短的为1.9cm；茎中周径为7.02～9.42cm，平均为8.22cm，其中最大的为10cm，最小的为6.5cm；冠部周径为7.17～9.83cm，平均为8.5cm，其中最长的为10.5cm，最短的为7cm；并发现身高与常态下的阴茎长度关系不密切。刘教授的测试结果虽然选样的对象限于长江以北地区，但对于确定本病的认识仍然是有意义的。

本病可以单独存在，即除阴茎短小外，无其他生殖器官畸形；亦可与其他疾病同时存在，例如幼稚病、性功能减退、两性畸形、垂体功能减退及松果体功能不全等。

中医学又称阴茎短小为"阴物短小"，多因先天禀赋不足或后天损伤肝肾，致阴茎失养所致。根据《素问·上古天真论》观点，男性生殖器官的发育，生殖功能的形成与维持，都与"天癸"这种物质有密切的关系。而"天癸"来源于肾中精气，故阴茎短小的原因主要责之于肾虚。肾阳虚衰，命火不足者，外肾失于温煦而不生长；肾精不足，阴液亏损者，外肾无所营养，以致与同龄人相比，阴茎明显短小。此外，肝主宗筋，肝之经脉抵少腹，络阴器，肝经血脉瘀滞者，亦令宗筋不长，阴茎短小。

【诊断与鉴别诊断】

1. 诊断要点　①常态下阴茎长度小于3cm，横径小于1.9cm，或小于我国正常男性阴茎平均长度；②很难有正常的性生活或不能站立性排尿；③男性第二性征发育不全，或伴有其他生殖器官畸形。

2. 鉴别诊断

(1)假阴茎短小症：如前所述，在常态下阴茎长度差异很大，长者可达10.6cm，短则仅3.7cm。有部分人由于缺乏生理卫生常识及一般性知识，总以为自己的阴茎短小，性生活"不满意"，而造成不必要的心理负担，乃致家庭不和。其实这部分外观阴茎较短，但在勃起状态下却能显著延长1～2倍，且第二性征发育良好，无其他生殖器官发育缺陷，与真正的阴茎短小症极易区别。

(2)隐匿阴茎：是因为阴茎皮肤不能像正常人那样附着于阴茎体，以致看来阴茎小甚而看不到阴茎，如以手向后推阴茎旁皮肤时，就可露出正常大小的阴茎。常并存包茎，也可伴尿道上裂。

(3)缩阳症：是男科中的急症，常突然发病，阴茎、阴囊同时上缩，阴茎所剩无几，患者自觉剧痛、出冷汗、心悸等。不发病时如同常人，阴茎长度正常，第二性征发育良好。有经验者自然容易分别。

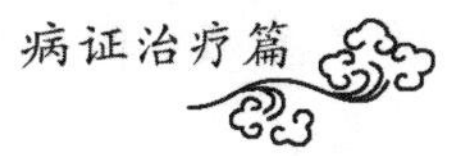

【临床分证】

本病根据病因、脏腑辨证,可分肾虚天癸不足与肝经瘀滞 2 个证型。

(一)肾虚天癸不足证

肾虚天癸不足阴茎短小证是因为肾脏精气虚弱,天癸不能按时所至,影响生殖器官的生长发育,造成阴茎短小。

1. 临床表现

(1)主症:①阴茎短小;②第二性征发育差;③伴有其他生殖器官发育不全。

(2)次症:肾阳虚证:①腰膝酸软;②阳痿;③阴冷。肾阴虚证:①五心烦热;②潮热盗汗;③欲念易动,阳事举。

(3)典型舌脉:肾阳虚者舌淡苔薄,脉沉细;肾阴虚者舌质红少苔,脉细数。

2. 辨证分析　阴茎短小乃肾气虚弱、天癸不足所造成。肾为元气之根,肾藏来自父母的先天之精,又受后天"五脏六腑之精而藏之"。"天癸"就是肾气作用的产物,随着肾气的盛衰而盛衰,它是与生殖、生育、性功能成熟有关的物质。偏于肾阳虚命火衰,温煦功能不足,不足以制阴时见面色㿠白,形体虚胖,腰膝酸软,神疲乏力,少腹发凉,阴冷,手足不温,阳痿不举,舌质淡苔薄白,脉细无力;偏于肾阴亏虚不足以制阳,出现阴虚火旺之证,可见五心烦热,潮热盗汗,阳强易举,舌质红苔薄或光,脉细数。

3. 诊断要求　具备主症①、②,并见次症 1 项及典型舌脉者,皆可诊断为本证。

4. 论治法则　偏于肾阳虚者宜补益天癸,温肾壮阳;偏于肾阴虚者宜补益天癸,滋阴益肾。

5. 方剂选要

(1)首选方剂

1)治男性女性化方:方中鹿角霜补元气不足生精髓,治发育迟缓;巴戟天、胡芦巴、淫羊藿、仙茅、阳起石温肾壮阳补天癸不足;附子、肉桂补命门真火,壮元阳不足;熟地黄在众多壮阳药中滋肾水而益真阴;党参、白术、山药、甘草益气健脾,诸药配合,温肾壮阳、补益天癸。肾阳虚阴茎短小者,正合此方。

2)大补元煎加知母、黄柏:宜用于肾阴虚阴茎短小者。方中熟地黄、当归、枸杞子补血养阴益肾;山茱萸强阴益精;党参、山药益精气;甘草调和诸药;知母、黄柏滋肾降虚火。诸药协调起到益气养血、补天癸填精髓,滋阴降火的功效。

(2)备用方剂

1)右归饮:适用于肾阳虚阴茎短小者。方中熟地黄、山药、山茱萸、枸杞子培补肾阴;肉桂、附片温养肾阳;甘草补中益气;杜仲强壮益精。全方共奏温肾壮阳、补益天癸的作用。

2)左归饮:肾阴虚阴茎短小者宜之,方中熟地黄、枸杞子、山茱萸滋补肝肾之阴;山药、茯苓、甘草养脾胃之阴。诸药协调,补肾阴而益天癸。

6. 中成药选介

(1)人参鹿茸丸:功能益肾壮阳,补血生精。蜜丸 10g 重,每日临卧时服 1 丸,用温开水或温黄酒送下。用于肾阳虚阴茎短小者。

(2)参茸卫生丸:功用壮阳填精,补益天癸。该药用鹿角胶烊化加蜜为丸,6g 重,每日临卧时服 1 丸,温开水送下,用于肾阳虚阴茎短小者。

(3)三肾丸:功用强阳益阴,调补天癸。蜜丸 6g 重,每日服 2 次,早、晚饭前用白开水送下。

(4)大补阴丸:功用滋补肝肾,滋阴降火。对于肾阴虚,出现虚火亢盛见症的阴茎短小者较宜。蜜丸10g重,每日早、晚饭前用白开水送服。

(5)归肾丸:功用补肝肾真阴不足、补血填精。适于肾阴虚阴茎短小者。蜜丸10g重,每日早、晚饭前用淡盐水送服1丸。

(6)左归丸:功用为补肝肾之阴、益精血不足。适于肾阴虚精血不足之阴茎短小者。蜜丸10g重,每日早、晚白开水送服1丸。

(7)黄氏增精丸:雄蚕蛾、鹿茸、淫羊藿、鹿角胶、炮附子、菟丝子、沉香、石斛、牛膝等。共研细末,炼蜜为丸。每丸重9～12g,早、中、晚各服1丸,黄酒或淡盐水送下。90日为1个疗程。(引自:黄海波经验方)

7. *针灸疗法* 取穴:气海、关元、肾俞、命门、三阴交、心俞。手法:偏肾阳虚者针刺用补法,或针灸并用;偏肾阴虚者不能用灸法。方义:本病有肾阳虚和肾阴虚两种情况,但均属肾的精气虚衰,故取肾俞、命门、三阴交补肾气、壮肾阳;气海、关元为全身强壮要穴;心俞宁心安神。

8. *耳针疗法* 取穴:精宫、外生殖器、睾丸、内分泌。用法:每次取2～4穴,留针20～30分钟,或埋针3～5日。

9. *饮食疗法*

(1)壮阳狗肉汤:附子15g,菟丝子10g,狗肉250g,食盐、味精、生姜、葱各适量。功效:温肾助阳,补益精髓。应用于阳气虚弱、天癸不足之阴茎短小。做法:先将狗肉洗净,整块放入开水锅内氽透,捞入凉水内洗净血沫,切成1寸长的方块,姜、葱切好备用;再将狗肉放入锅内,同姜片煸炒,加入料酒,将狗肉、姜片一起倒入砂锅内,同时把菟丝子、附片用纱布袋装好扎紧,与食盐、葱一起放入砂锅内,加清汤适量,用武火烧沸,文火煨炖,待肉熟烂后即成。服用时拣去药包不用,加入味精,吃肉喝汤。

(2)补髓汤:鳖1只,猪脊髓200g,生姜、葱、胡椒粉、味精各适量。功效:滋阴补肾,填精补髓。应用于肾阴虚之阴茎短小。做法:先将鳖用开水烫死,揭去鳖甲,去内脏和头爪。后将猪脊髓洗净,放入碗内。将鳖肉放入铝锅内,加生姜、葱、胡椒粉,用武火烧沸,再用文火将鳖肉煮熟,再放入猪脊髓煮熟加味精即成。服用时吃肉喝汤,可佐餐食用。

注:鹿鞭,即鹿阴茎,马鹿阴茎长45～60cm,梅花鹿阴茎长15cm,又名鹿冲(《四川中药材生产技术》),主产地东北、河北、青海、甘肃、四川、云南等地。主要功能为补肾、壮阳、益精。

(3)鲜蘑鹿冲:鲜鹿冲1只,干贝,大海米、水香菇各30g,嫩母鸡、带皮猪肉各500g,鲜蘑90g,清汤1750g,料酒15g,胡椒粉1g,湿玉米粉15g,鸡油9g,香菜末6g,葱15g,生姜15g,味精、食盐各适量。功效:滋阴补肾。应用于肾阴虚天癸不足之阴茎短小。做法:取鲜鹿冲用刀顺长破开,尿道层用刀片去掉,再用开水将外皮烫掉,然后去一层白皮,上锅用开水煮1小时,用凉水洗净,放入锅内,加清汤1000ml,干贝、大海米、水香菇、嫩母鸡、带皮猪肉、葱、生姜等,置火上炖烂。将鹿冲捞出,切成斜象眼片,另用一炒勺,注入清汤750ml,加入鲜蘑、料酒、胡椒粉、湿玉米粉、食盐、味精,把鹿冲下入同烩,熟后倒入大碗内,淋上鸡油,撒上香菜末即成。服用时吃肉喝汤,可佐餐食用。

10. *验案选粹*

案一:宁某,24岁,已婚4年。外生殖器检查:睾丸小于25号(世界通用睾丸体积量具模型),左侧睾丸贴近腹腔,阴茎短小,长度约1.5cm(在室温20℃情况下),无阴毛。自述性交困难,无精液排出。患者素来身体虚弱,从事稍重劳动即感疲倦。少腹发凉,舌质淡苔薄白,舌体胖有齿痕，脉沉无力。病属肾阳虚弱天癸不足之阴茎短小，拟温肾阳，益天癸，仿“治男性女性化方”加味。处方：鹿角霜10g(冲)，巴戟天10g，胡芦巴10g，淫羊藿15g，仙茅15g，阳起石18g(先下)，炙附子6g，肉桂8g，熟地黄20g，党参10g，茯苓10g，山药30g，甘草10g，韭菜子30g，水煎服，隔2日1剂，每日2次，早、晚分服。另加参茸卫生丸，不服汤剂时服用，每日2次，各1丸。至1988年3月底复诊时，阴茎在室温20℃下长度为3cm，阴毛稀疏长出成片，可以性交，且有少量精液排出。(引自：林宏益、曲锡萍医案)

案二：李某，16岁。外生殖器检查：睾丸小于25号(世界通用睾丸体积量具模型)，阴茎短小约1cm(在室温20℃情况下)，无阴毛，不能直立排尿。患者素体阴虚火旺，烦躁易怒，手足心热，舌质红舌体瘦小，脉细数。病属肾阴虚天癸不足阴茎短小证，当拟滋阴益肾、补益天癸法，用大补元煎加知母、黄柏。处方：知母20g，黄柏20g，当归20g，枸杞子30g，熟地黄30g，山药30g，山茱萸15g，甘草10g，鹿角胶10g。水煎服30剂后，五心烦热消失，舌质转为淡红，苔薄白，此时嘱其服用参茸卫生丸，每日1丸，临卧时服，至10月复诊时，阴茎长度已为2.5cm，可以站立排尿，并见少许阴毛长出。(引自：林宏益、曲锡萍医案)

(二)肝经瘀滞

前阴为肝经所主，气血瘀阻厥阴经脉，致天癸不能按时而至，影响外肾的正常发育，以致阴茎短小。

1. 临床表现

(1)主症：①阴茎短小；②第二性征不明显；③伴有其他生殖器官发育不全。

(2)次症：①少腹胀痛；②胸闷不舒；③心烦易怒。

(3)典型舌脉：舌紫暗或有瘀点，脉沉涩。

2. 辨证分析　肾主生殖，内藏肾阴、肾阳，肾阴即肾精，肾阳即肾气，血足则精充，气充则肾气盛，气血瘀滞则脏腑功能紊乱，天癸不能按时而至，性功能也受影响，故副性征不明显；气血瘀滞于足厥阴肝经，则势必影响外阴的正常发育，以致阴茎短小；气机不畅则胸闷不舒；肝气失于条达，阻于少腹，故见少腹胀痛；舌质紫暗或有瘀点，脉沉涩，均属气滞血瘀内停之征。

3. 诊断要求　具备主症①、②并见次症①、②及典型舌脉者，皆可诊断为本证。

4. 论治法则　活血化瘀，调补天癸。

5. 方剂选要

(1)首选方剂：血府逐瘀汤。方中桃仁、红花、赤芍、川芎活血化瘀，祛瘀生新；当归养血活血；生地黄养血滋阴；柴胡疏肝胆之气；枳壳理气宽胸；牛膝引气血下行，行瘀通利；甘草调和诸药，相互配伍，活血通瘀，理气行滞，加鹿角霜生精髓补天癸，加蜈蚣入肝经，活血通络。水煎服，每日1剂，早、晚分服。

(2)备用方剂：复元活血汤。方中用柴胡疏肝胆之气；当归入肝养血活血；穿山甲(代)破瘀通络；桃仁、红花祛瘀生新；瓜蒌根润燥散血；甘草性平调和诸药；大黄去瘀生新，引以下行，使气行血畅。加鹿角霜生精髓补天癸，青皮疏肝理气，相互配合共奏活血化瘀调补天癸的作用。

6. 中成药选介

(1)大黄蟅虫丸：其主要功效为活血化瘀，用鹿角霜、枸杞子、韭菜子煎汤作引，可益肾气、补天癸。依法蜜制，每服3g，每日1～2服。

(2)牛膝散：其主要功用为行气活血，消瘀散积。过120目筛子，装入空心胶囊，每服7粒，日服2次，用鹿角霜20g，韭菜子30g，枸杞子30g，煎汤送服。

7. 针灸疗法

(1)针刺疗法:取中极、血海、行间、归来等穴。手法:毫针刺用泻法,一般不灸。中极为任脉与足三阴经交会穴,能理冲任而疏通血滞;血海活血通经;行间是足厥阴肝经穴,功能疏肝理气,血海与行间配合行瘀化滞;归来为局部取穴,疏调下焦血滞,以上四穴相合,共起活血行滞、理冲任、益天癸的功效。

(2)耳针疗法:取外生殖器、睾丸、内分泌、皮质下、肾等耳穴。用法:每次2～4穴,留针20～30分钟,或埋针3～5日。

8. 饮食疗法　姜葱炒螃蟹。配方:雄螃蟹500g,干葱头150g,姜丝25g,蒜泥5g,料酒15g,淡色酱油10g,湿淀粉10g,白糖3g,香油2g,猪油750g(耗油75g),食油5g,味精5g,胡椒粉适量。功效:活血化瘀、滋阴益肾。肝经气血瘀滞阴茎短小者宜常服。做法:把螃蟹宰杀后,腹部朝上,用刀按脐甲的中线剁开,揭去蟹盖,刮掉腮,洗净,剁去螯,切成两段,用刀拍破螯壳。将半蟹身再一切为二,每块一爪待用。然后将炒锅用武火烧热,下猪油,烧至六成沸(约170℃),即下葱头块,炒翻后,把葱头捞出,油过滤,出香味时下蟹块炒匀,依次放料油,加汤、食盐、白糖、酱油、味精等,至锅内水分将干时,下猪油10g及香油、胡椒粉等炒匀,湿淀粉勾芡,便可出锅,佐餐食用。

9. 验案选粹　姜某,30岁。已婚3年不育。外生殖器检查:双侧睾丸小于25号(世界通用睾丸体积量具模型),且有轻度压痛,阴茎短小约2cm(在室内温度20℃情况下),无阴毛。夫妇同房较困难,射精时只有少许精液流出。患者平素性情急躁,常感胸闷不适,有时在睡眠中憋醒,并欲大声喊叫。舌边有瘀点,脉沉涩。病属肝经瘀滞之阴茎短小,法当活血化瘀,调补天癸为治,仿血府逐瘀汤加味。处方:桃仁、红花、赤芍、川芎、柴胡、枳壳各10g,当归、生地黄、牛膝、鹿角霜各30g,蜈蚣3条。水煎服,每日1剂,早、晚分服。配合耳针取穴,外生殖器、睾丸、内分泌、皮质下四穴,埋针3日。经服上方30剂后胸闷消失,舌边瘀点已不明显。改用大黄䗪虫丸,每晚临卧时服1粒,参茸卫生丸每日晨起空腹服1粒,连服3个月。因患者家住海边,并以打鱼捞虾为生,故嘱其常食姜葱炒螃蟹。复诊时阴茎在常态下长至3cm,长出阴毛少许。(引自:林宏益、曲锡萍医案)

10. 辨治按语　阴茎短小症在临床上虽有肾虚天癸不足和肝经瘀滞之分,但据临床体会,对肝经瘀滞型患者,不可一攻到底,待气血郁瘀证候消失,尚须继服益肾气、补天癸的药品,以促进性功能的协调和恢复。

大多数学者的主张:①小阴茎应早期从患者1岁开始治疗,雄激素的替代仍然是最主要的治疗方法;②隐匿阴茎一旦确诊,手术是唯一的治疗方法,手术最好在7～8岁施行,此时阴茎发育较快,治疗效果好。③对埋藏阴茎因阴茎海绵体和阴茎发育正常,随着年龄增长和青春期发育成熟,阴茎可自行恢复正常,无须手术。个别少数青春期仍未改善者可推迟至12～14岁手术。

(撰稿:林宏益　曲锡萍　修订:杜晓萍　张龙梅　审定:冷方南)

第五节　阴　汗

【概述】

阴汗是指外生殖器及其周围(包括大腿内侧近腹阴处)部位经常汗多,且汗味多臊臭的病证。阴汗病出自《兰室秘藏·阳痿阴汗门》,《景岳全书·杂证谟》称之为冷汗。

肾主一身阳气,肾阳虚弱则一身阳气皆虚,肾阴偏盛。盖汗为阴液,阴盛则内寒生湿。《景岳全书·杂证谟》云:"汗证有阴阳,阳汗者热汗也,阴汗者冷汗也,人但知热能致汗而不知寒亦致汗,所谓寒者,非曰外寒,正以阳气内虚则寒生于中,而阴中无阳则阴无所主,而汗随气泄。"又有因肝郁化热导致脾经聚湿,湿热互结而流注下焦,亦致阴部汗出。

【诊断与鉴别诊断】

1. 诊断要点　凡见男子阴部多汗,汗出臊臭,伴有阴囊湿冷,前阴萎弱,小便清长,腰膝酸软,畏寒肢冷,或胁肋胀痛,目赤,小便赤者,均可诊断为阴汗。

2. 鉴别诊断　本病诊断容易。根据病因、病机、病位和主症特点,与其他疾病鉴别不困难。然阴冷、阴汗二病均可因命门火衰或肝经湿热所致,病位皆在前阴,阴冷可兼汗,阴汗可兼冷,临床时注意辨"冷""汗"两症的主次,便可鉴别。

【临床分证】

按脏腑辨证,阴汗可分为肾阳虚、肝经湿热和阴虚火旺3证。

(一)肾阳虚证

本证系元阳不足,气化失司,温煦失职,寒湿内盛,出现以阴汗出、阴囊湿冷、畏寒肢冷、腰膝酸软等为主要特征的证候。

1. 临床表现

(1)主症:①阴汗出,阴囊湿冷;②畏寒肢冷,腰膝酸软。

(2)次症:①前阴痿弱,阳举不坚;②滑精,早泄;③小便清长。

(3)典型舌脉:舌质淡胖润有齿痕,脉沉迟。

2. 辨证分析　腰为肾之府,肾精匮乏,故见腰膝酸软;肾阳虚损,则畏寒肢冷;恣情纵欲,房劳过度则命门火衰,而前阴痿弱,阳举而不坚;下元虚惫,气失所摄,精关不固,故滑精早泄;肾阳虚弱则膀胱虚寒致小便清长;舌淡体胖润,脉沉迟,皆阳虚之候。

3. 诊断要求　凡具备主症并见次症某项及典型舌脉者,即可诊断为本证。

4. 论治法则　温补肾阳,益气培元。

5. 方剂选要

(1)首选方剂:安肾丸。方中肉桂、巴戟天、肉苁蓉、补骨脂温肾阳,为主药;白术、山药益气健脾以固护后天之本,为辅药;且巴戟天配川乌能温阳助火,又祛湿散寒;配萆薢利湿浊,破故纸又能固精缩泉,炒白蒺藜疏肝祛风;桃仁活血通络。全方温补肾阳,益气培元。

(2)备用方剂:金匮肾气丸加鹿茸。善补阳者必于阴中求阳。方中肉桂、附子味辛,大热,温补肾阳,鼓舞肾气;熟地黄滋阴补肾,补血填精;山茱萸温补肝肾,涩精止汗;山药补益脾阴,兼能固精;鹿茸补肾阳,益精髓,强筋骨;泽泻利水;牡丹皮凉血;茯苓淡渗脾湿,以助山药益脾。诸药调配,补阳而不伤阴,补中有泻,泻为补用。

6. 中成药选介

(1)补肾强身片:方用淫羊藿、制狗脊、菟丝子为主药,补肾益阳强筋骨;金樱子酸涩收敛止汗且固肾滑精;女贞子补肾滋阴而为辅药。全方有补肾阳、强筋骨、收敛止汗、固精之功效。

(2)九转黄精丸:方中当归甘补温通,辛香走散,补血而能调血活血;黄精甘补平和,补肾润肺,益气滋阴而止汗。两药相配,滋补强壮,补血填精。

7. 针灸疗法　取穴:气海、关元、中枢、肾俞、命门。手法:气海、关元、中枢用补法,补下元虚损，关元可加灸以增温补之功；肾俞、命门补之，或艾灸，可益肾壮阳。

8. 气功导引　真气运行法。本法系内养气功。分五步功法。前三步主要是调整呼吸，推动真气，使其集中于丹田，古称“炼精化气”。第四步是把丹田积蓄的真气，冲通督脉逆运而上，直达脑海，达到“炼神还虚”之境界（引自：李少波，1989. 真气运行法．兰州：甘肃人民出版社）。

9. 膳食疗法　党参全鹿汤。原料：鹿肉 7500g，党参 30g，黄芪 30g，白术 15g，杜仲 6g，芡实 10g，茯苓 12g，熟地黄 12g，肉苁蓉 10g，肉桂 3g，白芍 15g，益智仁 10g，仙茅 6g，补骨脂 6g，泽泻 6g，酸枣仁 10g，山药 15g，远志 6g，当归 12g，菟丝子 15g，怀牛膝 9g，淫羊藿 6g，生姜 100g，葱白 250g，胡椒 6g，食盐 100g。制法：将洗净的鹿肉入沸水锅内焯一下捞出，切成 2cm 见方的块，骨头打破。将上药装入纱布袋扎口，同鹿肉、骨一起置锅中，武火烧沸后，撇净浮沫，改用文火煨炖 2～3 小时，起锅装碗，略加胡椒粉、食盐调味即成。

功效：补肾阳，益脾气，养气血。鹿肉甘温，补肾壮阳，合肉苁蓉、肉桂、益智仁、仙茅、补骨脂、菟丝子、怀牛膝、淫羊藿等大队补阳药，共奏补虚益肾之功，更配党参、黄芪、白术、云苓、山药等大补中气，以补后天之本，用当归、白芍、枸杞子、熟地黄益阴和阳。本方适用于肾阳不足之阴汗效佳。（引自：冷方南，1993.中华临床药膳食疗学.北京：人民卫生出版社.）

10. 验案选粹　患者 48 岁，干部，因阴部多汗，阴囊湿冷 8 年余。阴汗浸淫，阴茎萎软尚能举阳，但举而不坚，早泄，阴囊经常挛缩，头晕，腰膝酸困，四肢不温，小便清长，脉沉细，舌体胖，诊为阴汗病，肾阳虚证。治以温肾助阳，健脾利湿，投安肾汤化裁治之。方用吴茱萸 12g 温肝暖胃，小茴香 6g，蛇床子 12g，补骨脂 15g，仙茅 15g 温肾助阳，苍术 9g，茯苓 12g，萆薢 12g 健脾渗湿。初诊服 10 剂，上症悉减，效不更方，再服 20 剂，阴汗痊愈，肾囊温煦而不湿，阴茎勃起坚而持久，精神如常人。（引自：吕人奎医案）

11. 辨治按语　阴汗病之肾阳虚证，临证辨治应紧扣“肾阳虚而内寒生”之病机，投以温补肾阳，健脾胜湿之品，勿轻易更方，方能功到病除。

12. 文献选录　《景岳全书·杂证谟·汗证》曰：“故凡治阴汗者，但察其气虚之微甚，微虚者略扶正气，其汗自收。甚虚者，非速救元气不可，即姜、桂、附之属。”

（二）肝经湿热证

本证候是湿热之邪蕴郁肝经，流注下焦，出现以阴汗出、阴囊潮湿、胁肋胀痛、口苦、目赤等为特征的证候。

1. 临床表现

（1）主症：①阴汗出，阴囊潮湿，伴有臊臭；②胁肋胀痛。

（2）次症：①口苦，或目赤；②阴茎萎软；③小便赤。

（3）典型舌脉：苔黄腻，脉弦数。

2. 辨证分析　肝经湿热下注阴器，故阴汗出，而有臊气，宗筋萎软；湿热郁结肝脉，肝失疏泄条达而致胁肋胀痛；湿热熏蒸，故口苦，上炎于目则目赤。

3. 诊断要求　凡具备主症①、②及典型舌脉，或主症①，次症①、②及典型舌脉，或主症①，次症②、③及典型舌脉者，即可诊断为本证。

4. 论治法则　清热利湿，疏肝养血。

5. 方剂选要

（1）首选方剂：清震汤。方中柴胡、升麻、黄芩疏肝解郁，清热解毒为主药；羌活、防风、苍术、麻黄根、藁本以祛风除湿，使湿从表除；泽泻、猪苓以利水清热；当归、红花活血养血通经，以助疏肝利湿；炙甘草益气和胃，调和诸药。诸药合用，共奏清热利湿、疏肝养血之功。

(2)备用方剂：固真汤。方中柴胡、升麻、知母疏肝清热；羌活祛风除湿；龙胆草、黄柏清热燥湿；泽泻利湿；炙甘草和胃调理诸药。诸药配伍，以达疏肝、清热、除湿之效。

6. 中成药选介　龙胆泻肝丸。方用龙胆草清泄肝经湿热为主药；柴胡疏肝开郁；黄芩、栀子辅佐龙胆草清热利湿；车前子、泽泻、木通通利湿热从下而出；当归、生地黄养血滋阴；甘草补中益胃，以免苦寒清利之品损伤肝阴及胃气。本方对肝经湿热下注之阴汗、阴茎萎软有效。

7. 针灸疗法　配方：肝俞、脾俞、胃俞、气海、关元、中枢、三阴交、复溜、然谷。手法：肝俞能疏肝理气，脾俞、胃俞能理脾和胃而去水湿之邪；气海为生气之海，灸之能补气壮阳；关元、中枢补法针刺能补下元之虚损；三阴交为三阴之会，补之能滋阴养血，与复溜相配能清阴分之热，与然谷相配能补肾涩精。

8. 气功导引　真气运行法。本功基本观点之一认为“真气”是人体的能源。这种能量可以通过以意领气的方法进行自我锻炼，调动和充实人体的潜在能量，并发挥其自调自控的能力来健身和祛除病患。本功法闭目静守有养肝之效，并导心火下降入丹田，意在平肝。心肾交泰肾气旺盛即具有滋肝、清利湿热之功效。

9. 验案选粹　王某，男，27 岁。2012 年 6 月 12 日初诊。患者既往有慢性前列腺炎病史，近 1 个月来，自觉无明显诱因出现阴囊潮湿、瘙痒，汗出淋漓、臊臭、性欲减退，阴茎萎软，口干口苦。小便短赤，尿频尿急，大便不爽，舌红，苔黄厚腻，脉象弦数有力。患者喜好饮酒，嗜食辛辣肥厚之品。辨证为湿热下注，治宜清热利湿、疏肝养血为主。用龙胆泻肝汤加减：车前子(包煎)、桑叶各 30g，生地黄、泽泻、薏苡仁、地肤子、白鲜皮各 15g，龙胆草、黄芩、栀子各 10g。14 剂，每日 1 剂，水煎服。嘱患者饮食清淡、忌酒。6 月 28 日复诊，述出汗症状明显减轻，再以原方巩固治疗半个月。7 月 15 日三诊，述出汗基本消失。1 年后随访无复发。[引自：杨凯，言枫，朱勇，2013. 曾庆琪辨治阴汗经验. 安徽中医学院学报，32(6)：55～56.]

10. 辨治按语　阴汗病之肝经湿热证，临证当以清利湿热、疏肝养血为治。若有不效，当思及本证常虚实夹杂，湿热郁滞肝脉，兼肾阴虚损，故宜滋肾养阴，清利湿热。

11. 文献选录　《张氏医通·前阴诸疾》曰：“男子外肾冷，两髀枢阴汗，前阴痿弱，阴囊湿痒臊气，柴胡胜湿汤。”“阴痿弱而两丸冷，阴汗若水，小便后有余滴臊气，尻臀并前阴冷，恶寒而喜热，膝亦冷，此肝经湿热，宜龙胆泻肝汤、柴胡胜湿汤选用。”《仁术便览·痿病》曰：“补肝汤治前阴冷，并阴汗。”

(三)阴虚火旺证

肾司二阴，肝脉绕阴器。肝肾阴虚，相火独亢，火热内扰，营卫之司失常，腠理开阖无权，热迫阴津外泄，而见阴部多汗。

1. 临床表现

(1)主症：①夜间阴部汗出尤甚；②五心烦热，手足心出汗。

(2)次症：阳强易举，腰酸膝软。

(3)典型舌脉：舌红少苔，脉细略数。

2. 辨证分析　肝肾阴虚，虚火内生，热邪迫液外泄，故阴汗出；虚热内蒸，故见五心烦热、手足心汗出；相火亢盛，则阳强易举；腰为肾府，肾精亏虚，故而腰酸膝软；舌红少苔，脉细略数，为阴虚内热证。

3. 诊断要求　凡具备主症①、②,并见次症某项及典型舌脉者,即可诊断为本证。

4. 论治法则　滋阴降火。

5. 方剂选要

(1)首选方剂:大补阴丸。方中重用熟地黄、龟甲滋阴填精,育阴潜阳,壮水制火,共为主药;黄柏、知母相须为用,苦寒降火,保存阴液,平其阳亢,均为辅药。猪脊髓、蜂蜜为血肉甘润之品,能滋补精髓,且能制约黄柏的苦燥,而为佐药。本方培本清源,水使火降,虚火降而虚热清两者兼顾。

(2)备用方剂:左归丸。方中重用熟地黄滋肾益精,以填真阴;山茱萸养肝滋阴,涩精敛汗;山药补脾益阴,滋肾固精;枸杞子补肾益精,养肝明目;鹿胶、龟甲胶,为血肉有情之品,峻补精髓,龟甲偏于补阴,鹿角胶偏于补阳,在补阴之中配伍补阳药,取"阳中求阴"之义;菟丝子、川牛膝益肝肾,强腰膝,健筋骨;诸药共用滋阴敛汗。

6. 中成药选介　知柏地黄丸。在六味地黄丸的基础上加知母和黄柏,即知柏地黄丸。本方滋阴降火之力较强,不可久服。

7. 针灸疗法　取穴:三阴交、复溜、太冲、然谷、肾俞、关元。手法:肾俞、三阴交补之滋水涵木,复溜清阴分热而止汗,太冲、然谷以补肝肾,关元补之阳中求阴。

8. 验案选粹　患者50岁,农民,因夜间阴部汗出1年余。阴部汗出,五心烦热,夜不能寐,阳强易举,行房后阴部汗出更甚,腰膝酸软,口燥咽干,舌质红,少苔脉细数,诊为阴汗病,阴虚火旺证。治以滋阴降火,以大补阴丸为汤剂化裁治之。方用熟地黄24g滋阴补肾,龟甲20g育阴潜阳,黄柏10g泻肾火以坚肾阴,知母10g上可清肺热,下可滋肾阴,山茱萸10g,女贞子10g,枸杞子10g滋养肝肾,山楂15g酸甘化阴,活血行滞。初诊服7剂,上症悉减,继服5剂,改服大补阴丸,一月而愈。(引自:王子隆医案)

9. 辨治按语　阴汗病之阴虚火旺证,临证当以滋阴降火为治,滋养为主,降火为辅,且不可应用寒凉太过,以免耗伤真阳。

(撰稿:王　煜　吕人奎　修订:杜晓萍　张龙梅　审定:华良才　冷方南)

第六节　脱　囊

【概述】

脱囊是指阴囊红肿溃破,甚者睾丸外悬裸露,亦称囊脱、肿囊毒。因其腐坏面大,时有累及全阴囊者,故又有囊发之称。按古人所赅本病特点,即指阴囊坏疽,包括继发性与特发性阴囊坏疽两种。本文所指主要是特发性阴囊坏疽,以起病急,阴囊红肿紫黑,迅速溃烂,甚则可使整个阴囊皮肤腐脱,睾丸外露为特征。可发于任何年龄,但多见于中年人及平时不注意个人卫生的老年人。有学者报道出生后仅数月即有发生者。随着抗生素的广泛使用,本病现已罕见。

本病早在我国明代就已有记载。明代陈实功《外科正宗·囊痈看法》曰:"溃后腐烂,囊皮脱落,甚者睾丸突出。"这显然是指阴囊坏疽,然未列出病名,以为囊痈之病重者。"清代高秉钧《疡科心得集·辨囊痈悬痈论》始载"脱囊"名,且明确指出本病的临床特点是"起时寒热交作,囊红睾肿,皮肤湿裂,隔日即黑,间日腐秽,不数日间,其囊尽脱,睾丸外悬……皆由湿热下流所致"。

本病发生急剧,为湿盛火盛、红肿巨腐之阳发火证,毒火猖狂,病势凶险,二三日囊皮脱尽,睾丸裸露，若不及时治疗常可致命。总是湿毒、火毒之邪下注肝经，壅阻阴囊，气血凝滞，热盛肉腐所致。

【诊断与鉴别诊断】

1. 诊断要点　①多见于中年人或老年人；②发病急骤；③突然发生阴囊剧痛；④阴囊肿胀坚硬，焮红、灼热、光亮，或有水疱；⑤一二日发生坏疽，甚者睾丸裸露；⑥全身症状严重，高热、寒战，恶心、呕吐，甚者神昏谵语等。实验室检查：血常规白细胞总数升高，可达$(2\sim3)\times10^9/L$，中性粒细胞多超过80%，且有核左移。

2. 鉴别诊断　应与阴囊急性丹毒、阴囊发、子痈等病相鉴别。本病根据局部及全身症状，诊断并非困难。但阴囊坏疽有继发性与特发性之分，临证时有必要进行区分。继发者有原发病史可寻，如发生于糖尿病者，有糖尿病史，或尿糖、血糖检查呈阳性反应；由生殖系炎症所致者，原有感染史；由损伤所生者，可有机械、化学或高温损伤史等。如果能区分清楚，无疑对辨证是有益的。

【临床分证】

本病按其病理变化可分为初、中、后三期。初期湿热壅阻，中期湿火毒邪弥漫气分，内入营血，后期气阴两虚，余邪留滞，肌生肉长，渐趋愈合。临证时按病因、卫气营血辨证，大体上可分为湿热下注、气营两燔、气阴两虚3种证候论治。

(一)湿热下注证(初期)

本证由湿热壅阻于囊，以湿热症状为主，属脱囊初期。

1. 临床表现

(1)主症：①阴囊突起剧痛；②阴囊肿硬、灼热、焮红、光亮，或有水疱。

(2)次症：①身热不扬；②胸闷欲呕；③小便短少，口渴不欲饮，大便干燥。

(3)典型舌脉：舌红苔黄腻，脉滑数或弦数。

2. 辨证分析　湿热壅阻，阴囊脉络阻滞，不仅气血凝滞，且肝不能疏泄前阴，则生剧痛；湿热化火，营气不从，则焮肿而热；湿盛者则生水疱；湿热着于肌表，症见身热不扬，上泛则胸闷欲呕，下趋膀胱则小便短少。舌红、苔黄腻、脉滑数，皆属湿热之证。

3. 诊断要求　凡具主症并见三项次症中的1项及典型舌脉者，即可诊断为本证。

4. 论治法则　清热利湿，解毒消肿。

5. 方剂选要

(1)首选方剂：龙胆泻肝汤加减。细析本方，不仅肝经湿热下注可治，肝经实火之证亦投之辄效，故用于本病初发颇为中的。方用龙胆草大苦大寒为主，合苦寒之栀子、连翘、黄连，入肝泻火；配伍当归、生地黄养血疏肝；黄芩入少阳兼清胆火；泽泻、木通、车前子利尿渗湿，甘草调和诸药。肝火甚者可入芦荟、大青叶等。毒重者可加苦参、板蓝根、紫花地丁之属；湿重者可入半边莲、马齿苋等品。

(2)备用方剂：①清肝利湿汤。方中金银花、连翘、板蓝根、紫花地丁清热解毒；赤芍、牡丹皮凉血；车前子、黄柏、牛膝、泽泻利湿清热，诸药配伍，清热解毒、凉血利湿并俱。本方偏于解毒利湿，热重者当酌加龙胆草、黄芩、栀子等品。②清热除湿汤。龙胆草清利湿热，白茅根、生地黄、紫草清热凉血，大青叶、金银花、黄芩清热泻火解毒，六一散、车前草除湿利水。大便秘结者可加大黄。③仙方活命饮加减。龙胆草、金银花、黄芩等清肝泻热、燥湿解毒；防风、白芷等宣发营卫散邪消肿；当归、没药、芍药、天花粉、穿山甲(代)等活血解毒，通络散瘀。

6. 外治疗法　外用马齿苋、龙胆草、黄柏、苦参各30g，煎水洗涤或湿敷患部，每日2～3次。如意金黄散(膏)外敷局部，每日换一次，并用阴囊托带托起阴囊。

(二)气营两燔证(中期)

本证因湿火毒盛，弥漫气分，内入营血，不仅局部腐坏严重，且全身出现气营两燔的症状，属脱囊中期。

1. 临床表现

(1)主症：①阴囊腐坏，或局限于一处，或蔓延全囊，其色紫黑；②溃破流脓样血水，气味腥臭；③高热寒战，恶心呕吐；④神昏谵语。

(2)次症：①囊皮全脱，睾丸裸露；②高热汗出，气粗口渴；③高热不退，入夜尤重，心烦不寐；④小便短赤，大便秘结。

(3)典型舌脉：舌质红或红绛，苔黄厚而干或起芒刺，或少苔，脉洪数或细数。

2. 辨证分析　毒火湿热猖狂，营血阻滞，热盛则肉腐，故阴囊腐坏甚剧，1～2日可蔓延至全囊，甚可至腹壁，乃至腋下者亦有之；火毒弥漫气分可见高热汗出、气粗口渴之症；内陷营血，则有心烦不寐，高热不退，入夜尤甚；陷入心包，则神昏谵语。因湿毒火邪入气侵营，故见气营两燔症状，或以气分症状为主，兼见营血病状反应，或以营血证候为主，兼有气分症状，或两者同时并见而无轻重、偏胜之别。舌脉之变化，亦随病机转化而改变。但舌红而干(或红绛)、脉数(或洪数，或细数)都是基本的反应。

3. 诊断要求　具备主症①、②、③并见次症中的1项及典型舌脉；或主症①、②、④并见次症中的1项及典型舌脉者，皆可诊断为本证。

4. 论治法则　解毒凉营。

5. 方剂选要

(1)首选方剂：①解毒凉血汤加减。本方清营、凉血、解毒，主治气血两燔、毒热炽盛之证。方中重用生石膏，以清气分之热，且先用之煮水，去渣再煎群药，清热之力尤宏；栀子、黄连、金银花清热解毒，与石膏配伍，更增解毒之功；生玳瑁清热凉血，解毒定惊；生地黄、天花粉、白茅根、莲子心凉血养阴清心。本方主治气营两燔而营热偏重者，故制方主旨在清心凉血。②解毒清营汤。金银花、蒲公英、川黄连、栀子、连翘清热解毒；生地黄、白茅根、牡丹皮、赤芍、茜草根养阴凉血；生玳瑁凉血清心解毒；绿豆衣善退气分之热，清热而不伤正，和大队清热解毒之品同用，解热效果尤著，故本方偏于解毒热，主治气血两燔，而气分热重者。用时还可伍入紫花地丁、大青叶等；遇高热不退者可合紫雪丹；神昏谵语者可合安宫牛黄丸；抽搐、惊厥者可合至宝丹等。

(2)备用方剂：黄连解毒汤、五味消毒饮、清营汤三方合用。黄连解毒汤长于苦寒直折火势，五味消毒饮功专解毒，清营汤善清营分之热，三方合用，功能清气解毒，凉营退热。凡疮毒内陷，而表现气营两燔证者皆可使用，不特脱囊。但临证应用时宜随症加减，如尿少者可加薏苡仁、白茅根；恶心、呕吐者可加枳实、竹茹；抽搐、痉挛者可加羚羊角、龙齿、石决明；高热、汗出、口渴，可加生石膏、知母等。

6. 外治疗法　①本证局部腐坏，浸蔓成片，宜多处切开畅通引流，但应防止误伤睾丸；②外用黄柏、黄连叶、女贞子叶各适量煎水，待温洗涤患部；③腐肉不脱者，可外用七三丹或银灰散(膏)外掺或外敷局部，促进腐肉脱落。

7. 验案选粹　孙某，男，54岁，住虞城县贾赛公社。患者自述入院前6日，突然寒热大作，阴囊焮红肿胀，灼热剧痛，第2日皮色即转紫黑，继之腐烂，脓水淋漓，臭气难闻，在当地医院用西药治疗，未能控制，来我院求治，收住院治疗。检查：左侧阴囊皮肉已尽脱，睾丸外露，但睾丸未损伤，精神尚好，食欲略减。诊断：脱囊。以清肝解毒利湿为治则，选方龙胆泻肝汤加金银花、牡丹皮、赤茯苓各12g。配合西药土霉素口服。外治以五宝丹（注）撒于创面，用凡士林纱布及消毒敷料固定，每日换药1次。5日后疼痛基本消失，创面脓水减少，肉芽生长良好，右侧阴囊红肿消退。内服方改为：当归、川芎、白芍、生地黄、金银花、连翘各9g，木通6g，车前子（另包）、赤茯苓、泽泻各12g，甘草3g，5剂后诸症较前明显好转，停服西药土霉素。又以托里消毒散去皂刺，加牡丹皮、泽泻各12g。8日后已近痊愈，回家调养（注：五宝丹由血力花、滴乳香各60g，轻粉30g，冰片6g，煅石膏120g组成，共研极细末，勿令泄气，备用）。

（三）气阴两虚证（后期）

本证因疮毒内陷，耗伤气阴，而出现以虚为主兼夹余毒，创面渐趋愈合的表现，属脱囊后期。

1. 临床表现

（1）主症：①创面腐肉大部已脱，露出红色创面；②创面肉色淡红，新肉生长缓慢渗流少许津脂；③身倦乏力、面色不华、口干，头晕眼花。

（2）次症：①创面淡白无华，或光亮如镜；②面色皖白，不思饮食；③创面上布少许脓苔，身有微热。

（3）典型舌脉：舌质红而干，少苔，脉虚数无力。

2. 辨证分析　本病湿毒火盛，陷入脏腑，久而耗伤气血；另则脓血溃流，亦伤气耗血，因脓腐所化，必由气血之故也。所以，无论创面的变化，或是全身表现，均是一派气阴两虚之候。严重者创面如镜，迟不长出新肉。舌质红而干，少苔，脉虚数无力，亦提示气阴两虚，尚未恢复。

3. 诊断要求　凡具备主症第①、第③项并见三项次症中的1项及典型舌脉；或主症第②、第③项并见三项次症中的1项及典型舌脉者，皆可诊断为本证。

4. 论治法则　益气养阴，兼清余毒。

5. 方剂选要

（1）首选方剂：托里消毒散加减。本方功能补益气血，托毒消肿，主治疮疡体虚邪盛，脓毒不易外达者。用治本证时宜减去皂角刺、白芷、桔梗、川芎，加金石斛、麦冬、玄参、生地黄等品，改托毒之剂为益气养阴之方。其中人参、黄芪、白术、茯苓益气健脾；当归、白芍、生地黄养阴和血，与金石斛、麦冬、玄参相伍，滋阴养液之力尤宏，甘草调和诸药。若身热口干者，人参改为西洋参，其清润益气作用更为显著。气阴虚甚者，尤其是老年人，可以之隔水蒸煮，频频饮之；一味金银花解毒清热，且不伤阴耗气，余毒重者可加蒲公英等，但苦寒伤胃之品则不宜用。

（2）备用方剂：①八珍汤加减。该方由四物合四君组成，原主治气血虚弱，形体消瘦，肌肤萎黄无华，或虚热烦躁等症。用治本证时虽是可选之方，然宜做小小变动，如欲增本方之养阴解毒之功，可加金银花、玄参，熟地黄易为生地黄；一如欲生肌收口，除加重养血益气品之外，另可加黄芪等。用之得当，效如桴鼓。②圣愈汤加减。原方去川芎加玄参、天花粉、牡丹皮、金银花。方中党参、黄花补气，生地黄、白芍、当归、玄参滋阴养血，天花粉养阴清热；牡丹皮、金银花去湿热以防药毒复发。

6. 外治疗法

（1）阴囊皮肉有异于他处，再生修复能力甚强，只要保持局部清洁，无须特殊用药亦能修复，古人于此亦有体验，即使睾丸裸露外悬也无大碍。一般可用生肌散或生肌玉红膏外掺或外敷创面，外用纱布盖贴。但必须先用生理盐水，或2%黄柏溶液，或紫苏梗煎水洗涤创面，每日换药一次。此外蜂蜜纱布、阿胶膏等亦可采用，不仅没有刺激作用，且有滋润营养作用，尤适宜于创面淡白无华，或光亮如镜者。

(2)内托生肌散合并祛腐生肌清创法治疗阴囊坏疽

验案选粹：患者，男，59岁，主诉"阴囊红肿疼痛2日"。2日前，无明显诱因出现阴囊红肿疼痛、发热(最高39℃)、排尿困难，期间偶尿频、失禁，当日于急诊查血常规示白细胞计数17.08×10^9/L，中性粒细胞比率89.5%，中性粒细胞计数15.29×10^9/L，血红蛋白148g/L，血小板计数209.0×10^9/L，C反应蛋白93.01mg/L。给予抗感染治疗(甲磺酸左氧氟沙星氯化钠注射液，200ml，静脉滴注)后症状缓解不明显，以"阴囊炎"入院。刻下症：阴囊红肿疼痛，局部脓肿形成、皮肤无破溃，排尿困难，口干，食欲缺乏，眠一般，大便基本正常；舌淡伴有齿印，苔黄腻，脉沉细。予以内托生肌散加减，处方：生黄芪120g，熟地黄30g，党参15g，当归30g，白芍20g，甘草20g，醋乳香15g，醋没药15g，天花粉40g，丹参30g，桂枝10g，水煎服，每日早晚各1次。同时在局部麻醉下行脓肿切开引流及祛腐清创术，服药14剂后痊愈。[引自：张鑫，祁雷磊，朱赫，等，2020.内托生肌散合并祛腐生肌清创法治疗阴囊坏疽一例.环球中医药，13(6)：1027-1029.]

7.辨治按语　本病临床已属罕见。一旦发生，病势凶险，易于发生疮毒内陷证，不及时救治，常可致命。本文虽按初、中、后三期论治，仍不能概其全貌，特别是发生内陷者。所以关于中期论治，还宜参照"疽毒内陷"及"疔疮走黄"，此不赘举。

(撰稿：李　彪　修订：杜晓萍　张龙梅　审定：冷方南)

第七节　囊　痈

【概述】

囊痈是发于阴囊部分的急性化脓性炎症。本病以发病急，阴囊皮肤红、肿、热、痛，甚至化脓为特征。本病系湿热下注，蕴滞阴囊肌膜所致，以清热利湿脱毒为治则。

本病别名阴囊毒、肾阴发等。朱丹溪首立囊痈病名，并指出了该病的基本病机。《丹溪心法》谓本病应从湿热入肝论治。《外科理例》认为"湿热下注"是本病发病之因，可"脓尽自愈"。继之有关医著均有所载，然都缺少新见。唯《外科大成》列出较系统的内外治法，且指明本病与诸疝及肾囊漏的鉴别要点，至今仍具实用价值。

本病多由肝肾阴亏，外受水湿之邪，久则湿热蕴结，血凝毒滞而成。故《外科正宗·囊痈论》说："夫囊痈者，乃阴虚湿热流注于囊，结而为肿。"按其病理发展过程，可分为初期、中期与后期。

【诊断与鉴别诊断】

1. 诊断要点　①阴囊一侧或双侧皮肤红、肿、热、痛；②局部有结块，轻触即痛；③肾子正常；④伴有寒热等症。

2. 鉴别诊断　本病虽易识别，但确定为本病时，宜与下列病症区别。

(1)急性子痈：子痈病发于肾子，肿硬疼痛拒按，痛引少腹，和囊痈睾丸不肿而囊肿者完全不同。

(2)脱囊：病位亦在阴囊，但病势急骤，初起红肿热痛，1～2日可蔓及大片阴囊，皮肤湿烂，其色紫黑，腐肉脱落，甚者睾丸裸露，预后较差，和囊痈不累及睾丸者迥然有别。

(3)诸疝：《外科大成》曰："囊痈与疝相类，但痈则阴囊红肿热痛，内热口干，小便赤涩。若疝则小腹痛，牵引肾子，少热多寒，好饮热汤为异耳。"又云"若水疝，虽肿而光，虽痛有时不红不热，按之软而即起为异耳。"透光试验阳性即可确诊。

(4)肾囊漏：由肛瘘不愈，久则贯穿于阴囊所致。虽局部亦可出现红肿痛之症，但尚局限，且可扪及条索状瘘管，走向肛门，故亦不难区别。

(5)阴囊丹毒：丹毒感染时阴囊皮肤解红色，中间较浓，边缘清楚，肿胀较轻，病损较浅，且有灼烧样痛，较易鉴别。

【临床分证】

(一)初期(湿热蕴结证)

本型多因湿热下注，蕴阻经络，气血凝滞，而致红、肿、热、痛。

1. 临床表现

(1)主症：阴囊一侧或双侧红肿热痛，范围3～6cm，局部结块、压痛。亮如水晶，伴有全身发热恶寒。

(2)次症：轻度寒热，口干不欲饮，小便赤涩。

(3)典型舌脉：舌苔薄白或微黄，脉弦带数。

2. 辨证分析　湿热下注，化生火毒，壅阻于囊之皮里膜外，故见红、肿、热、痛；邪毒尚轻，未入于内，则病势尚轻，仅见寒热、口干不欲饮等症。舌苔微黄，脉弦带数，均是湿热之征。

3. 诊断要求　具备主症并见次症及典型舌脉者，可判为本证。

4. 论治法则　清热解毒，利湿消肿。

5. 方剂选要

(1)首选方剂：清肝渗湿汤。方中黄芩、栀子、龙胆草清热解毒；泽泻、木通利湿；当归、川芎、生地黄、天花粉活血化瘀，消肿止痛；柴胡、白芍疏肝以缓急止痛。

(2)备用方剂：①仙方活命饮。该方为阳证疮疡初起通治之剂，清热解毒，消肿散结，活血止痛兼备，用之得当，效如桴鼓。金银花、甘草清热解毒；陈皮、乳香、没药、归尾、赤芍理气行滞，活血散瘀；贝母、天花粉、白芷、防风化瘀消肿；穿山甲(代)、皂角刺消痈破坚，直达病所，初起者使之消散，欲脓者使之成脓，欲溃者使之速溃。本方除内服外，还可用药渣研末，蜜调外敷患部亦有良效。②龙胆泻肝汤加金银花、连翘。方中龙胆草苦寒，除肝经湿热；黄芩、山栀子清热泻火；金银花、连翘清热解表；木通、车前子、泽泻清利下焦湿热；柴胡疏肝；当归、生地黄养血和肝；甘草调和诸药。本方可治囊痈在湿热蕴结阶段得以消散。若化脓或溃后脓液黄稠者，可加炙穿山甲(代)、皂角刺透脓。③小柴胡汤加减。处方：柴胡10～15g，黄芩6～10g，党参10～15g，法半夏4～10g，甘草6～8g，金银花15～30g，连翘10～30g，泽泻10～12g，木通3～6g，石韦10～15g，川牛膝10～15g。每日1剂，水煎服。肿痛明显者，加生薏苡仁20g，蒲公英15g；恶寒发热者，加生石膏15～20g，去金银花、木通；脾胃虚弱、老年体弱者，加太子参15～20g，陈皮10g。

6. 中成药选介

(1)犀黄丸：具有解毒、散瘀止痛之功。适用于囊痈热毒壅滞、疼痛难忍之候。方中牛黄清热解毒，化痰消肿；麝香通络止痛；乳香、没药活血散瘀而止痛；用黄米面为糊，可补脾胃，益气血，消中有补。

(2)消炎片:方中蒲公英、金银花、大青叶清热解毒,消痈散结;黄芩苦寒,清热燥湿。合而用之,专主解毒消痈,体壮实者用之颇为合拍。

7. 针灸疗法　取穴太冲、期门、大敦、阳池。每次选用两穴,用泻法,留针10分钟,每日1次。

8. 外治疗法　局部可用玉露散(膏)或如意散(膏),水蜜调敷,日换一次,并用“丁”字带托起阴囊。

9. 饮食疗法　丝瓜粥。此粥适用于疮疡痈疽之热盛未溃或已溃而热毒未尽者。具有清热解毒、凉血消肿、通络止痛作用。配方用鲜丝瓜1条,鲜扁豆30g,粳米50g,白糖少许。丝瓜要去皮除瓤,洗净切块。先用武火煮粳米八成熟,再加鲜扁豆、鲜丝瓜,文火炖烂成粥,最后加白糖适量即成。代食服用,每日2～3次。

10. 文献选录　《医宗金鉴·外科心法要诀·肾囊痈》曰:囊痈“初起,宜服荆防败毒散汗之,外用葱、盐熬汤烫之”。《疡科心得集·辨囊痈悬痈论》曰:“囊痈者,阴囊痈肿,乃足厥阴肝经所主,由肝肾二经阴亏湿热下注而成。初起肿痛,小便赤涩,当用龙胆泻肝汤清利解毒,或黄芩、黄连、黄柏、山栀子、薏苡仁、木通、甘草、当归之类。”

(二)酿脓期(热毒炽盛,侵及营血证)

初期未解,邪毒蕴结不解,热盛则肉腐,肉腐则为脓,为本期特点。

1. 临床表现

(1)主症:阴囊焮热,皮薄光亮,形如瓠状;疼痛加甚,有如鸡啄;按之痛甚,或应指。

(2)次症:壮热恶寒,口干饮冷,小便短赤。

(3)典型舌脉:舌红苔黄,脉弦数或滑数。

2. 辨证分析　邪毒不解,化热生火,热甚则肉腐,肉腐则为脓,故见一派酿脓之象。

3. 诊断要求　凡具备主症并见次症及典型舌脉者,即可诊断为本期。

4. 论治法则　清热和营,托毒透脓。

5. 方剂选要

(1)首选方剂:清瘟败毒饮。此方具有清热泻火、燥湿解毒、养阴和营及托毒透脓作用,适用于囊痈热毒炽盛,侵及营血,酿脓之期。方中主用生石膏、知母清气分之热;合黄芩、黄连、山栀子苦寒泻火而燥湿;连翘、竹叶、生甘草清热解毒,导火下行,使热毒得清;用犀牛角(代)、牡丹皮、玄参、生地黄以清热凉血,养阴和营托毒;欲透脓者可加用穿山甲(代)、皂角刺等。

(2)备用方剂:透脓散。本方黄芪有“排脓内托、疮家圣药”之称,托毒排脓为主药;当归养血活血,与黄芪配用,可大补气血,调和营卫,使脓速成而易溃;川芎、穿山甲(代)、皂角刺活血通络、溃坚透脓,使脓溃而无内陷之虞。

6. 外治疗法　若未成脓,续同初期,但应留顶围敷。若已成脓,即应及时切开排脓、畅通引流,注意不要损及内膜及睾丸。

7. 饮食疗法　冬瓜绿豆粥:具有清热养阴、托毒透脓之功。适用于痈疡热毒、脓成欲溃或已溃。方用鲜冬瓜100g,绿豆50g,粳米50g,甘草10g(布包),白糖(或盐)适量。制法:先将冬瓜去皮除瓤洗净,绿豆、粳米、甘草洗净(布包)。然后将绿豆、粳米及布包甘草一同放入锅内,加冷水用武火煮至九成熟,弃甘草加冬瓜,一直煮烂成粥,最后,视人口味与喜好,加入食盐或白糖适量,搅拌均匀后即可服用,食量不限。粥内冬瓜可养阴排脓,绿豆与甘草是清解百毒的上品,粳米养胃生津。故食后,有扶正达邪、脓溃易敛之效。

8. 耳穴放血疗法　取双侧耳尖，常规消毒，一次性采血针点刺，挤出血液 5～10 滴，用干棉球稍加压迫，2～3 日 1 次。（引自：单秋华，1998.耳穴贴压疗法.济南：山东科学技术出版社.）

9. 验案选粹　宋某，男，52 岁。自诉 10 日前，发现阴囊右侧偏坠肿大，2 日后则皮肤焮红、疼痛、行走不便，伴全身发热。曾先后在厂医务室及某中医院治疗，曾服银翘解毒丸、磺胺消炎片及中药 4 剂，历时 10 日，上症未愈，反疼痛加剧，痛如鸟啄。体检：形体消瘦，营养欠佳，呻吟少气，舌红少津，苔黄腻，脉细数。右侧阴囊肿大，皮肤光亮，按之稍软而不陷指。诊断：肾囊痈（酿脓期，气血两虚型）。治法：补益气血，托毒透脓。拟滋阴内托散加减：黄芪 15g，党参 12g，生地黄 12g，白芍 10g，当归 10g，牡丹皮 10g，泽泻 10g，川楝子 10g，金银花 15g，蒲公英 12g，穿山甲（代）10g，皂角刺 10g，4 剂，水煎，日服 3 次。嘱加强营养及局部卫生。复诊：精神好转，体温有降，按肿大阴囊皮薄光亮处，陷而没指。行脓腔切开引流术，流出脓液约 60ml。术后用凡士林纱条放入脓腔引流，局部用消毒纱布敷盖、固定。每日换药 1 次。内服十全大补丸。如此治疗 10 余日，终获痊愈。（引自：李彪医案）

（三）溃脓期

脓熟自溃或切开排脓，毒随脓泄，邪去正复，但余毒未清，为本期特点。

1. 临床表现

（1）主症：溃流脓液，黄白质稠；肿痛俱减；疮口新肉渐生。

（2）次症：自觉疮口隐隐作痒，或脓流不畅，疮周红肿加重。

（3）典型舌脉：舌红少津，脉细。

2. 辨证分析　脓成自溃，或切开，则脓液大泄，毒随脓减。病已趋痊愈，然正气未复，故见上症。

3. 诊断要求　具备主症并见次症及典型舌脉者，即可诊断为本期。

4. 论治法则　清除余毒，补养气血。

5. 方剂选要　滋阴除湿汤。此方适用于囊痈溃脓之初，肝肾阴亏不甚而热毒未尽之时。方中用生地黄、白芍、当归、川芎以养血活血、化腐生肌；黄芩、知母、地骨皮清泄虚热，燥湿坚阴；贝母、陈皮利气化痰、透脓散结；泽泻淡渗利湿；柴胡配白芍既可疏肝解郁，又可滋阴除热，柴胡又为肝经引经报使药，使诸药直达病所；生甘草可清热解毒，使湿热余毒皆被清除。服用此方，气血得补，正气得复，脓腐去而新肌生，病自痊愈。

6. 外治疗法　①脓腐较多者，可用二宝丹或九一丹药线引流，并以金黄膏、太乙膏盖贴；②脓水已尽时，用生肌散掺于疮面上，再用红油膏或生肌玉红膏盖贴；③疮口小，脓出不畅时，可扩创引流。

7. 饮食疗法　茯苓山药粥。此粥具有健脾益气、养血复元作用。云茯苓 30g，淮山药 50g，大枣 20 枚，糯米 100g，白糖适量。制法：将上药用水洗净，先将糯米用武火煮半成熟，再放其余三药同煮至烂成粥，最后加白糖适量，搅匀即成，代食服用，少食多餐。方中糯米能养胃生津；茯苓渗湿健脾；山药之性不滑不燥，专补肺、脾、肾，是药膳常用之佳品；大枣补脾生血，宁神益志。服食此粥，却病强身。

8. 验案选粹　李某，男，60 岁。病史：来诊前 2 个月，始有小便不爽，未加注意。继后见阴囊逐渐肿大，坠胀疼痛，夜不能睡，呻吟不止。曾在当地医院诊治，用过多种抗生素，诸症未能控制。后在阴茎下 1/2 处，溃破一口，流清稀脓水，疼痛有减。至今月余，溃口不敛，不能行走，小便亦难,自觉足心发热如火烤。检查:形体消瘦,营养欠佳,阴囊阴茎呈紫暗黑色,溃口在阴茎下1/2处,如黄豆大,外流清稀脓水。西医诊断:阴囊脓肿。中医诊断:囊痈(溃脓期,肝肾阴虚,余热未尽)。治疗:先服托里消毒散,外用兰面药撒于疮口,用凡士林纱布及消毒敷料固定。随后改用滋阴降火之六味地黄丸加清热燥湿之知母、黄柏。服药10剂后,诸症明显好转,足心发热消失。再按原方增损,治疗45日,伤口愈合,痊愈出院。(引自:《邹学正验案》)

9. 文献选录 《疡科心得集·辨囊痈悬痈论》曰:"囊痈者……溃后脓清或多,或敛迟者,须用十全大补汤加山茱萸、牡丹皮、泽泻以补益之,如虚而不补,少壮者多成痼疾,老弱者多致不起。"《外科正宗·调理须知》曰:"凡人无病时,不善调理而致生百病,况既病之后,若不加调摄,而病岂能得愈乎。其调治有法……至脓溃之后,生冷硬物一概禁之,不然伤脾损胃,脓必难成,致疮软陷,又难收敛。饮食须当香燥甘甜,粥饭随其喜恶,毋餐过饱,宜少、宜热、宜浓,方无停滞,又得易化故也。""如大疮溃后,气血两虚,脾胃并弱,必制八仙糕,早晚随食数饼以接补真元,培助根本,再熬参术膏。"

(撰稿:李彪 修订:杜晓萍 张龙梅 邹学正 审定:冷方南)

第八节 子痈

【概述】

肾子包括睾丸与附睾。所谓子痈,系指发生在肾子的急性化脓性炎症。本病有急慢性之分,急性子痈以一侧或双侧肾子急性肿痛、拒按为特征,疼痛可向同侧腹股沟放射,常伴有壮热、恶寒、头晕、头痛、全身关节酸痛等全身症状,严重者可见阴囊皮肤红肿。慢性子痈可由急性子痈转变而来,但多数患者并无急性炎症阶段而缓慢起病,其主要症状为肾子逐渐肿大,质地坚韧(附睾头、附睾尾多见),自觉肾子坠胀疼痛。《外科证治全书·子痈》曰:"肾子作痈,下坠不能升上,外观红色者,子痈也。或左或右,故俗名偏坠。"治之及时,多能消退,否则成脓穿溃,脓泄而愈;亦有少数转为慢性,硬结经久不消者。按其典型症状与体征,类同于现代医学的急性附睾-睾丸炎、慢性附睾炎。

本病多见于青壮年,多由感受寒湿,郁而化热,壅而作痈;或嗜食肥甘,湿热下注,结于肾子;或房事不节,忍精不泄,瘀精浊血与湿热交作,结而成痈;或房事不洁,或应用不洁尿道器械,为毒邪污染,发为痈肿。

【诊断与鉴别诊断】

1. 诊断要点 ①肾子一侧或双侧突发肿痛;②肾子肿胀,轻触即有剧痛;③早期阴囊皮肤正常,待至中期即转焮红,紧张光亮;④可有畏寒、发热、小便涩痛等症。

2. 鉴别诊断 本病宜与下列病症相鉴别。

(1)卵子瘟(瘟睾):为痄腮遗毒肾子疾病,常于其后5～7日发生,多见于儿童。症见肾子肿大,且具压痛,但一般不化脓,9～14日逐渐消退。故与本病不难区别。

(2)囊痈:子痈初发则仅睾丸肿痛,阴囊不红;而囊痈始起即皮肤焮红,而睾丸不肿痛。

(3)腹股沟斜疝嵌顿:有疝病病史,常于剧烈活动后突然发生,局部可触及明显疝块,仅具轻压痛或不痛,同时可伴有阵发性腹痛、呕吐等症,睾丸扪及正常。两者极易区别。

(4)水疝:多为一侧阴囊内肿块,呈圆形或椭圆形,光滑,有囊性感,透光试验阳性,即可肯定诊断。

(5)子痰:病位亦在肾子。病起缓慢,早期患者无任何不适;继则局部可出现结节,表面不光滑;久则成脓,溃后脓水清稀,或夹有败絮状物,久不收口。不难与本病鉴别。

(6)精液囊肿:肾子部可触摸到边缘光滑,质软,圆形囊性肿块。肿块小者多无症状,大者可有阴囊及精索的胀痛或下坠感。

【临床分证】

本病有急、慢性之分。按其病理进程,结合病因,可分为初期(湿热蕴结)、酿脓期(火毒壅盛)、溃破期(脓出毒泄)及慢性期(寒湿阻滞、瘀滞结节、肾阳虚衰)4期,即4个证型。

(一)湿热蕴结证

本证系发病初期,邪热尚轻所表现的一组证候。

1. 临床表现

(1)主症:一侧或双侧肾子肿痛、质硬、拒按。

(2)次症:①恶寒、发热;②小便短赤。

(3)典型舌脉:舌质红,苔薄黄或黄腻,脉滑数。

2. 辨证分析　湿热蕴结,壅阻于肾子,则见肿痛,轻触剧痛;湿热下注,膀胱受扰,则小便短赤;湿热交结,尚未入里,故有恶寒、发热;舌红、苔黄腻、脉滑数皆是湿热之征。

3. 诊断要求　具备主症及次症中的1项与典型舌脉者,本证候即可成立。

4. 论治法则　清热利湿,解毒消痈。

5. 方剂选要

(1)首选方剂:龙胆泻肝汤。方中龙胆草清肝胆湿热为主药;黄芩、栀子苦寒泻热,助龙胆草清肝胆湿热、解毒消痈为辅药;泽泻、木通、车前子清利湿热,当归、生地黄滋养肝血,柴胡疏畅肝胆,甘草和中解毒共为佐使。诸药合用泻中有补,清中有养,泻肝经湿热,解毒消痈。子痈急性期,湿热蕴结成痈者可用之。

(2)备用方剂:枸橘汤。方中以枸橘疏肝理气为主药;辅以陈皮(可改用青皮)疏肝理气散结,川楝子平肝泄热,对肝郁气滞,湿热下注之睾丸肿痛,用之尤宜;配泽泻能导利湿热,赤芍凉血散瘀,和营消肿,生甘草解毒消肿,调和诸药;秦艽、防风疏风解热祛湿,有恶寒发热时用之。全方有疏肝理气、化湿清热之功,适用于子痈初起,恶寒、发热、局部红肿灼热疼痛者。若湿热壅盛者可加龙胆草、黄芩、黄柏清肝胆湿热而解毒;高热,局部红肿明显者,加金银花、连翘、蒲公英清热解毒消痈。

注:枸橘(《本草纲目》),《本草图经》称臭橘。产江苏、浙江、四川、江西、福建、广东、广西等地。性味辛苦温。疏肝、和胃、理气、止痛,治胸腹胀满,胃痛,疝气,睾丸肿胀,乳房结核,子宫下垂,跌打损伤,解酒毒。《橘录》云:"枸橘,色青气烈,小者似枳实,大者似枳壳。近时难得枳实,人多植枸橘于篱落间,收其实,剖干之,以和药味,与商州之枳几逼真矣。"

6. 中成药选介

(1)龙胆泻肝丸:方义见龙胆泻肝汤。

(2)连翘败毒丸:方中以连翘、金银花为主药,清热解毒消肿;辅以大黄、栀子、黄芩、木通清泄湿热,蒲公英、地丁解毒消肿,天花粉、玄参、浙贝母散结消肿,赤芍解毒活血散瘀;配桔梗、防风、白芷、蝉蜕、白鲜皮、生甘草疏风除湿解表。诸药共奏清热解毒、散风除湿、散结消肿之功。

(3)西黄丸:方中牛黄清热解毒,化瘀散结为主药;辅以麝香通经络,消痈肿;配乳香、没药活血祛瘀,消肿定痛为佐使。四药合用,既能活血行瘀,又能清热解毒消痈,是治疗子痈之良方。

(4)醒消丸:方中以雄黄解毒消肿散结为主药;辅麝香活血散瘀,消肿止痛;配乳香、没药消肿定痛,活血化瘀。四药共起解毒消肿、和营通络、活血止痛之功。

7. 外治疗法　清热消肿止痛,以金黄膏或玉露膏外敷,每日更换1次。并用阴囊托带托起阴囊。

8. 验案选粹　徐某,男,38岁,住院号30447。因左侧睾丸肿大、疼痛伴恶寒发热4天入院。患者7日前不慎跌倒,左侧阴器撞于凳角,当时除觉睾丸疼痛外,阴囊皮肤无红肿瘀斑,阴囊内无血肿。至第3日突恶寒、发热,左侧睾丸肿大、疼痛,在某院门诊诊为急性附睾炎,经庆大霉素、复方磺胺甲噁唑、吡哌酸等治疗3日,症状、体征未能控制,入院治疗。现症:恶寒,发热,头痛,口渴,便干,尿赤,脉数,舌质红,苔薄黄。检查左侧阴囊肿大,皮肤紧张,潮红灼热,左侧附睾头、体、尾弥漫肿大,质硬,触摸痛剧。体温38.3℃,血白细胞15.8×10^9/L(15 800/mm^3),中性粒细胞0.78,淋巴细胞0.22。此因肾子外伤,气滞血瘀,郁而化热,加之外伤后气血运行失常,外邪湿热侵袭,壅滞肾子,发为子痈,治以清热利湿,解毒消痈,方以龙胆泻肝汤出入:龙胆草6g,黄芩9g,焦山栀9g,柴胡6g,生地黄15g,赤芍6g,牡丹皮6g,泽泻9g,生甘草6g,木通6g,5剂。药后身热退,头痛、口渴、便干、尿赤及阴囊红肿灼热悉减,附睾头、体肿硬消退,但附睾尾部肿块不消,质硬,疼痛拒按,前方加夏枯草12g,川牛膝10g,7剂。药后附睾尾部肿块明显缩小,质仍硬,触痛轻微,前方去焦山栀、柴胡、木通,加玄参、贝母各9g,乳香、没药各6g,10剂。药后附睾尾肿块消,形态恢复正常,出院后,嘱继续服龙胆泻肝丸2周,以巩固疗效。(引自:杨永元病案)

(二)火毒壅盛证

湿热蕴毒,火毒炽盛,肉腐成脓,其时壮热不退,肾子肿硬,疼痛剧烈,或有跳痛,脓成则有波动感。

1. 临床表现

(1)主症:①肾子肿硬剧痛,或有跳痛;②阴囊焮红、灼热;③脓成,按之中软,有波动感。

(2)次症:壮热不退,憎寒或不寒。

(3)典型舌脉:舌质红,苔黄腻,脉洪数。

2. 辨证分析　湿热蕴毒,火毒壅盛,脉热肉败则化腐成脓;正邪交争,热盛拒阴则壮热憎寒;脉洪数、苔黄腻、舌质红均为火毒壅盛之象。

3. 诊断要求　具备3项主症中的2项及典型舌脉者,即可诊断为本证。

4. 论治法则　清热解毒,活血透脓。

5. 方剂选要

(1)首选方剂:仙方活命饮。方中主以金银花,可重用,清热解毒,散肿消痈;辅以当归尾、赤芍活血通经;乳香、没药散瘀止痛;防风、白芷散风消肿;配贝母、天花粉清热散结;穿山甲(代)、皂角刺消肿溃坚;甘草、陈皮调胃和中,以促胃气共为佐使。诸药合用,共奏清热解毒、消肿溃坚、活血止痛之效。子痈脓未成时,服之可促使消散;已成脓时,服之可促其外溃。

(2)备用方剂:透脓散。方中以黄芪益气拔毒排脓为主药;辅以金银花清热解毒;当归、川芎活血和营;穿山甲(代)、皂角刺消散通透,直达病所,软坚溃脓;配牛蒡子、白芷疏风散结。合而用之,以奏托毒透脓、散结消肿之功,适用于子痈热毒炽盛,脓成难溃者。如正气已虚,可改服托毒透脓汤或托里消毒散。

6. 中成药选介

(1)西黄丸:方义见子痈湿热蕴结证。

(2)活血消炎丸:即西黄丸去麝香改菖蒲膏(干),功能活血散结、解毒消痈。

(3)醒消丸:方义见子痈湿热蕴结证。

(4)活血解毒丸:即醒消丸去麝香改菖蒲膏(干)再加蜈蚣,功能活血止痛,解毒消肿。

7. 外治疗法　脓未成者,继用如意散(膏)外敷,每日换 1 次。脓已成,则应及时切开排脓,畅通引流。必要时可行病睾切除。

8. 验案选粹　郭某,男,38 岁,住院号 018113。患者"重感冒"后 3 日,觉右侧阴囊红肿灼热下坠,睾丸肿大坚硬剧痛,遂去某院门诊,诊为急性附睾炎,先后以多种抗生素治疗 4 日,病势反进,而来本院中医治疗。入院时患者呈急性高热痛苦病容,呻吟不止,壮热不退。头痛骨楚,睾丸剧痛,牵引少腹、腰胯,时有汗出,口干咽燥,渴不欲饮,纳呆,尿少黄赤,便秘。检查:右侧阴囊红肿,皮肤紧张,皱襞消失,灼热,睾丸、附睾弥漫肿大,睾丸与附睾分界不清,质地坚硬,按压痛剧而无波动,同侧精索粗大压痛。脉洪数大,舌质红,边尖起刺,苔薄黄根腻。体温 39.2℃,脉搏 112 次/分,呼吸 28 次/分,血象:白细胞总数 21×10^9/L(21 000/mm^3),中性粒细胞 0.90,淋巴细胞 0.10。此乃病初失于早治,湿热蕴结,邪毒炽盛,结于肾子成痈,宜急投清热解毒,化瘀泻火之剂,方以仙方活命饮合龙胆泻肝汤加减:龙胆草 9g,黄芩 9g,焦山栀 9g,金银花 30g,乳香、没药各 6g,当归尾 9g,赤芍 9g,贝母 10g,天花粉 12g,蒲公英 15g,连翘 12g,3 剂。

二诊:药后体温降至 38℃以下,全身不适明显好转,局部肿势略轻,痛势大减,上方继服 6 剂。

三诊:体温已正常,精神佳,纳可,二便调。检查:睾丸与附睾分界已清,睾丸已变软,附睾头、体、尾仍肿大、质硬,压痛,同侧精索已恢复正常,再进上方 6 剂。

四诊:阴囊红、热、肿、痛大减,睾丸形态恢复正常,附睾尾部仍有 1.5cm×1.5cm×1.0cm 的肿块,质硬,压痛。前方去蒲公英、连翘、黄芩,加夏枯草 12g,橘核 9g,玄参 12g,川牛膝 9g,12 剂。

五诊:附睾尾硬结消退,阴囊、睾丸、附睾及精索形态均恢复正常。因检查有前列腺炎及精子异常。更方调治。(引自:杨永元病案)

(三)脓出毒泄证

脓出毒泄证系指脓成穿溃(或切开),毒随脓泄,病势日减,而渐至收口愈合阶段的一种证候。

1. 临床表现

(1)主症:①穿溃流脓,其色黄稠;②肾子肿痛大减;③继出黄色脂水,收口而愈。

(2)次症:热退,或仅有微热;或脓出清稀,身困乏力,不易收口。

(3)典型舌脉:脉细或细数,舌质红,苔薄黄或薄白。

2. 辨证分析　正气未衰,气血壅阻则脓出黄稠,毒随脓泄,身热退,疮口易敛;正气不足,气阴亏乏,不能托毒外出,脓亦无由生,则脓出清稀量少,肾子肿痛不消,不易收口;身困乏力,舌脉之象,均为气阴匮乏之象。

3. 诊断要求　具备主症①、②和次症某一项及典型舌脉者,即可诊断为本证。

4. 论治法则　益气养阴,清热除湿。

5. 方剂选要

(1)首选方剂:滋阴除湿汤。方以当归、川芎、熟地黄、炒白芍养血补血;辅知母、黄芩、柴胡、地骨皮滋阴清热，泽泻利湿清热，贝母清热散结；佐陈皮、生姜、生甘草调中和胃。诸药合用，共起滋阴除湿之功。用于子痈溃后，阴津已耗，余毒未清之证。

(2)备用方剂：八珍汤。方中以党参、熟地黄为主药，甘温益气养血；辅以茯苓、白术健脾燥湿，当归、炒白芍养血和营；配炙甘草、生姜、大枣调和脾胃，川芎活血行气共为佐使。合而用之，气血双补，适用于子痈邪毒灼耗气血，脉虚神疲，面色㿠白，溃后脓出不畅，脓汁清稀，疮口难愈。余毒未清者，可加金银花、玄参。

6. 外治疗法　脓腐未去者，可用红粉纱条引流，外盖黄连膏纱布；脓尽而渐生新肉者则用生肌玉红膏纱布换药，直至伤口愈合。

(四)寒湿阻滞证

本证系指子痈失治，迁延日久，肝肾不足，复感寒湿，积于下焦，阻滞前阴，结于肾子，而以肾子硬结冷痛为主症的一种证候。

1. 临床表现

(1)主症：①肾子(以附睾头为多见)肿大质较硬，压痛明显；②肾子坠胀疼痛，遇冷加剧，得热则舒。

(2)次症：①形寒肢冷，畏寒喜暖；②时觉阴囊抽掣冷缩，少腹冷痛；③肾子肿块界线清楚，不与肾囊粘连。

(3)典型舌脉：舌淡苔薄腻，脉沉弦或弦迟。

2. 辨证分析　本证乃病久，肝肾不足或复感寒湿之邪，凝滞肝经所致。肝经之脉，下络阴器，上抵少腹，寒湿凝滞侵袭肝经，肝之阳气被遏，则肾子肿硬、发凉、疼痛；寒主收引则见少腹，阴囊抽掣、冷缩疼痛；寒则气血凝涩，热则寒气消散，气血通行，故遇寒则剧，得热则舒；寒为阴邪，寒湿阻遏，阳气不布，故形寒肢冷、喜暖畏寒。脉沉弦或弦迟，舌淡苔薄腻均为寒湿内阻之征。

3. 诊断要求　具有主症①、②，并见3项次症中的1项及典型舌脉，即可诊断为本证。

4. 论治法则　温肝散寒，行气止痛。

5. 方剂选要

(1)首选方剂：暖肝煎。方中小茴香，肉桂温肾散寒止痛，为君药；枸杞子温补肝肾，乌药、沉香温肾散寒行气共为臣药；当归和营通滞且能养肝，茯苓淡渗利湿健脾和中共为佐使，全方起到温补肝肾、行气、散寒、止痛功效，适用于肝肾虚而寒湿阻滞之慢性子痈。寒甚者可加附子、吴茱萸温经散寒；气血瘀阻明显者加橘核、木香疏肝理气，桃仁、红花活血化瘀；痛甚者可加蒲黄、五灵脂行瘀止痛；结节明显者可加鳖甲、海藻、昆布。

(2)备用方剂：天台乌药散。方中乌药、小茴香理气疏肝散寒止痛为主药；高良姜温经散寒，青皮理气疏肝，木香行气止痛均为辅药；槟榔下气导滞，川楝子理气止痛散结共为佐使。诸药合用，共奏行气疏肝、温经通络、散寒止痛功效。适用于子痈慢性期，寒湿凝滞肝经，气血行运不畅之证。

6. 中成药选介

(1)阳和丸：方中熟地黄温补营血；鹿角胶温补肝肾，养血益精；肉桂温肾散寒；炮姜温通血脉；白芥子通络化痰祛湿；麻黄温散寒滞；甘草和中。全方共奏温阳散寒、通络行滞、祛痰利湿之功。

(2)理疝胡芦巴丸：方中胡芦巴、吴茱萸、巴戟天温补肝肾祛除寒湿；川乌温散寒湿，通滞止痛;小茴香、川楝子温肝散寒理气止痛;麦粉为丸剂辅料能和中;黄酒引药下行,直达病所。全方温肝肾,散寒湿,理气止痛,子痈之寒湿证用之合拍。

(3)散结灵:方中草乌、木鳖子温经散寒,除湿化痰,散结消肿;当归、五灵脂、乳香、没药活血散瘀,消肿止痛;白胶香活血止痛解毒消肿;石菖蒲化湿豁痰;地龙通利经络。全方具软坚散结,活血止痛,除湿消肿之功效。

(4)小金丹:本方为散结灵去石菖蒲加麝香,其功效、适应证同散结灵,然其活血通络消肿止痛之功效得以增强。

(五)瘀滞结节证

瘀滞结节证系由子痈治不如法,迁延日久,瘀滞凝结,以致肾子局部瘀滞结硬为主的一种证候。

1. 临床表现

(1)主症:①肾子(主要是附睾头或尾)有结块,或大或小;②按之较硬,且痛;③肾子不与肾囊皮肤粘连。

(2)次症:自觉隐痛,或胀痛,或有阴囊下坠感。

(3)典型舌脉:舌淡苔薄,或见瘀点,脉沉涩。

2. 辨证分析　肝肾阴亏,瘀滞凝结肾子,则局部硬结肿块,肾囊坠胀不适;舌脉所见亦为肾虚瘀滞之象。

3. 诊断要求　具有主症①、②或①、③及典型舌脉者,即可判为本证。

4. 论治法则　软坚散结,化瘀止痛。

5. 方剂选要

(1)首选方剂:橘核丸。方中橘核温化散结,理气止痛,为主药;木香、川楝子行气散寒止痛,桃仁、延胡索活血散结,同为辅药;桂心温肾散寒,枳实、厚朴破气消积,海藻、昆布、海带软坚散结,木通利湿通脉,共为佐使。诸药合用,行气止痛,活血化瘀,软坚散结。适用于子痈慢性期,局部肿硬,经久不消。痛甚者加乳香、没药、小茴香、荔枝核;余毒未清者去桂心。

(2)备用方剂:丹参散结汤。方中橘核温化散结,理气止痛为主药;丹参、当归活血散结,生熟地黄、玄参调补肝肾,养阴软坚,丝瓜络、金银藤疏通经络,同为辅药;肉桂、白芥子温肾散寒,消肿止痛,山药健脾益肾,莪术破瘀通络,共为佐使。诸药合用,共起活血祛瘀、消肿散结、理气止痛之功。

6. 中成药选介　夏枯草膏。由一味夏枯草制成,功效清火散结,化瘀止痛。

7. 验案选粹　张某,男,30岁。4个月前曾诊为"睾丸炎"。现阴囊肿大下坠,附睾肿胀,行动时少腹引痛,腰酸不耐久立,头晕,小溲色黄,溺时不畅。脉弦,舌边尖红,苔糙腻而厚。症属肝气失疏,湿热交阻,治宜疏肝理气,利湿清热。处方:赤芍、白芍各6g,粉丹皮9g,橘叶、橘核各9g,穞豆衣9g,生酸枣仁15g,赤茯苓12g,白蒺藜9g,梗通草4.5g,建泽泻9g,桑寄生9g,忍冬藤9g,服6剂。二诊:附睾渐软,久立则阴囊胀而下坠,余症同前,系湿热蕴阻,前方去穞豆衣、白蒺藜,加佩兰梗9g,6剂。三诊:附睾肿胀渐消,阴囊上束,溺清畅利,前方加陈皮4.5g;后又以此方去橘叶、橘核加制苍术、淮山药、川黄柏,连服12剂而愈。(引自:《现代名中医类案选》)

(六)肾阳虚衰证

本证多由夙禀阳虚之体或久病损伤肾阳,阴寒内盛或感寒邪侵袭,寒凝肝脉结于肾子所致。

1. 临床表现

(1)主症:①肾子结节,病程长久,按之坚实,压痛轻微;②肾子疼痛,时休时止,缠绵日久;

③畏寒肢冷，腰膝酸软，手足不温。

(2)次症：①精神萎靡，形体消瘦，面色皖白；②阳痿，遗精，早泄；③阴囊冷缩，少腹拘急疼痛。

(3)典型舌脉：舌淡，苔白，脉沉细或濡缓。

2. 辨证分析　肾阳不足，命门火衰，不能温煦肾子，故肾子结节难消，其痛绵绵不绝；肾阳虚衰无力温煦形体肌肤，形体消瘦，畏寒肢冷，腰膝酸软，面色皖白，手足不温；阳虚被寒，气血阻滞，筋脉失养，故阴囊冷缩，少腹拘急疼痛；阳虚寒盛，下元虚惫，精关不固，阳痿，遗精滑泄；苔白质淡，脉沉细或濡缓，为肾阳虚衰之象。

3. 诊断要求　具有主症①、②、③，并见3项次症中的1项及典型舌脉，即可诊断为本证。

4. 论治法则　温补肾阳，行气止痛。

5. 方剂选要

(1)首选方剂：右归丸。方中熟地滋补肾精，取阴中求阳；鹿角胶为血肉有情之品，补肾温阳，强壮筋骨，与熟地黄伍用有阴生阳长，刚柔相济之妙，两药共为君药；附子、肉桂温补命门之火为臣药：山药补脾益肾固精，山茱萸补肝肾固精敛汗，枸杞子补肾益精，杜仲、菟丝子益肝肾强筋骨，当归养血和血，共为佐使。全方为温补肾阳、填精补髓之剂，用于肾阳虚衰、命门火衰之慢性子痈，以及腰膝酸软，形寒肢冷，阳痿，早泄，滑精者颇为相宜。素体阳虚可配当归、党参益气养血以温养之；结节明显者可加浙贝母、山慈菇、海藻、夏枯草、鳖甲、牡蛎软坚散结。

(2)备用方剂：金匮肾气丸。附子、肉桂味辛大热，温阳暖肾，加用熟地黄滋阴补肾，并防补阳之药辛燥而伤阴共为君药；山药、山茱萸、茯苓滋补肝肾，育阴潜阳，使阴生阳长共为臣药；泽泻、牡丹皮利水湿，泻肾浊共为佐使。全方具有滋阴敛阳、温补肾中之阳的功效，适用于肾阳不足，失其温煦功能所致的慢性子痈。

6. 中成药选介　①右归丸：方义见首选方剂；②金匮肾气丸：方义见备用方剂。

辨治按语：子痈病的6个证型，是按病期而分。其治疗法则如下，初期(湿热蕴结证)宜解毒清热消痈；酿脓期(火毒壅盛证)宜解毒活血透脓；溃脓期(脓出毒泄证)宜益气养阴；慢性期，属寒湿阻滞者宜温肝散寒，瘀滞结节证宜软坚散结，肾阳虚衰者宜温补肾阳。

7. 针灸疗法

(1)急性期：针刺太冲、大敦、气海、关元、三阴交等穴位，每次20分钟，每日1次，6次为1个疗程。选取阳池穴做艾灸疗法，每次3壮，每日1次，7次为1个疗程。

(2)慢性期：针刺合谷、气海、归来、曲泉、中封、三阴交、太冲、大敦等穴位，随症加减。每日1次。

(3)外伤性：针刺肾腧、关元(针感到达龟头)、归来(针感在下腹)、足三里、然谷、大敦(针感向上)。(引自赵尚华《中医外科学》)

8. 耳针疗法

(1)处方：外生殖器、内生殖器、神门、盆腔、肝、胃、心、耳尖。

(2)操作：

1)耳穴放血疗法：①取双侧耳尖，常规消毒，一次性采血针点刺，挤出血液5～10滴，用干棉球稍加压迫，2～3日1次；②取耳穴2～3个，进行点刺，挤出血液10～20滴，用干棉球稍加压迫，每次取一侧耳穴，双耳交替急性期每日1次。

2)毫针法：取耳穴4～5个每次取一侧耳穴，左右耳交替，采用卧位进针。每穴直刺3～

5mm，留针20～30分钟，每日1次。亦可接电针，疏密波，小电流。

3）埋针法：取耳穴3～4个，每次取一侧耳穴，左右耳交替，每日自行按揉数次，留针3～5日。

4）耳压法：取耳穴4～5个，用王不留行子或磁珠贴压，手法多用对压或直压强刺激手法。每次取一侧耳穴，2～3日换1次，左右耳交替，10次为1个疗程。

9. 验案选粹　陈某，男，19岁。1962年5月18日来诊，主诉右侧阴囊肿痛5日，症状日益加重，无恶寒发热，因右侧阴囊肿痛步履艰难，经外科检查诊为右侧精索附睾炎转来耳针治疗。一般情况好，唯步行不便。检查：见右侧阴囊明显肿大，约等于左侧之3倍，精索增粗，附睾头部压痛明显，阴囊皮肤轻度充血，并见明显静脉怒张，耳诊：两侧睾丸点压痛（＋＋＋），白细胞计数6300/mm^3，中性粒细胞69％，淋巴细胞28％，嗜酸性粒细胞2％，单核细胞1％，乃给针刺双耳睾丸点。留针1小时，针入，耳郭充血时患者诉阴囊疼痛减轻，并有上提轻松感。次日复诊时诉已不觉疼痛。检查发现：局部肿胀已消大半，但尚有轻压痛。3年后（1965年4月27日）随访，患者告知：自耳针两次后痊愈，3年来未复发。

辨治按语：①经治疗，耳郭发热充血后，多数患者立即疼痛减轻，并有阴囊上提感。患者饮食宜清淡，忌烟禁酒、油腻，多平卧，禁止行走。肿痛重者用提睾带抬高阴囊。②外生殖器部位有炎性疾病患者，应及时治疗。未成脓者，可用金黄散或玉露散水调匀，冷敷局部。或用仙人掌（去刺），捣烂敷肿痛处。肿块日久，治疗无效，应及早考虑手术治疗。③病灶有波动感，穿刺有脓者，应及时切开排脓引流，外科就诊。④清热解毒剂葱白、当归、橘核、延胡索、金铃子、虎杖、金银花各30g，水煎汤坐浴。（引自：单秋华，1998.耳穴贴压疗法.济南：山东科学技术出版社.）

（撰稿：杨永元　修订：张龙梅　杜晓萍　审定：李德新　冷方南）

第九节　子　痰

【概述】

子痰是生于睾丸部的疮痨性疾病。明、清文献称之为“穿囊漏”，苏南地区称子痰。其特点是睾丸部有发展缓慢的肿块，化脓溃后，流出稀薄如痰的脓液，愈合困难。

临床上最常见的男性生殖系结核病为附睾结核，既可在肾结核症状发生之前出现，也可继发于肾结核之后。因本病可引起男性不育，故在临床上颇受重视。

究其原因，多因肝肾阴亏，痰湿之邪凝聚于肾子所致。病势缓慢，初发时肾子部出现结节，积月经年后则溃破，脓液稀薄如痰，久不收口，形成窦道。病发之初为阴为寒，由痰浊凝聚所致；继则由阴转阳，由寒变热，出现肝肾阴虚的反应；后期还可出现气血双虚之候，治疗颇为棘手。

【诊断与鉴别诊断】

1. 诊断要点　①多发于青壮年男性，起病缓慢；②早期肾子部出现结节，渐蔓延至全体，呈条索状或串珠状改变；③附睾与阴囊皮肤粘连，溃穿时脓液稀薄如痰，久不收口；④子系（输精管）增粗，呈串珠状。

2. 鉴别诊断　最容易与附睾结核混淆者是慢性子痈，但仔细分析仍可区分。慢性子痈常有急性子痈病史，肾子结节质地中等或稍硬，子系略见增粗，阴囊无异常，对生育的影响不大。

而本病常有肺结核或肾结核病史，肾子结节质地坚硬，精索呈串珠状改变，与阴囊皮肤粘连或形成窦道，对生育力影响较大。实在不易鉴别时，可试行诊断性药物治疗，附睾结核对抗结核药物有效。

需要指出的是少数附睾结核患者可表现为急性发病经过，睾丸疼痛，阴囊红肿，全身发热，溃破流脓，形成窦道，长期不愈合。故在病发时与急性子痈的鉴别几乎不可能，只有从整个病程认识与分析，方可区分。

【临床分证】

根据本病病理演化过程，按病因、脏腑辨证可分为初发期（寒凝痰结证）、成脓期（阴虚火旺证）、溃破期（气血两虚证）。

（一）初发期（寒凝痰结证）

寒凝痰结证系由寒邪痰湿，凝聚于肾子，而渐发生结块，属本病初发期的一种证候。

1. 临床表现

（1）主症：①肾子（附睾）结块，或局限于顶部，或蔓延至体部及下部，呈条索状或串珠状改变；②子系变硬，有结节改变。

（2）次症：①自觉隐痛；②阴囊下坠感。

（3）典型舌脉：舌淡，苔白，脉濡细或沉迟。

2. 辨证分析　素体虚亏，脉络空虚，寒邪痰湿，乘虚侵袭，凝聚于肾子而生结块，结块渐次长大，而呈条索状等改变。

3. 诊断要求　具备主症①、②，并见次症①、②及典型舌脉者，可诊断为本证。

4. 论治法则　温化寒湿，化痰通络。

5. 方剂选要

（1）首选方剂：阳和汤加减。本方是王维德治疗阴疽的最得意之作，本方之意旨在温化寒凝，兼去痰瘀。故用鹿角胶、熟地黄温养营血，防阴疽内陷；肉桂、炮姜、麻黄温解寒凝，宣通腠理；白芥子利气豁痰，通经络而消肿痛。治本病时还可随症加入西河柳、百部、川楝子等品，收效尤佳。

（2）备用方剂：大防风汤。方中当归、白芍、熟地黄、川芎养血生血，人参、白术、黄芪、大枣补脾益气，附子温散寒凝，羌活、防风、杜仲祛风湿除痹，牛膝引诸药下行。功能祛风顺气，活血脉，壮筋骨，除寒湿，逐冷气。应用于本证时，宜随症出入增损，不可过于拘泥。

6. 中成药选介　骨结核丸。功能补正气，温化寒凝，壮筋健骨，祛痰通络。主治骨关节结核，亦可用治子痰。

7. 验案选粹　张某，男，26 岁，身体尚健，一年前肾子有时轻微疼痛，未曾介意，近日疼痛较前有所加重，肾子肿硬有串珠状结节，阴囊偶有坠胀之感，脉沉细，舌质红，苔薄白。此由湿浊不化，聚而为痰，痹阻于络，法当理气化痰，通络软坚为治。拟当归 10g，川芎 12g，白芍 10g，熟地黄 15g，陈皮 12g，贝母 10g，橘核 10g，枳实 10g，甘草 10g，山楂核 10g，夏枯草 10g，每日 1 剂，水煎分 2 次服。服药 12 剂，肾子疼痛明显减轻，阴囊亦无坠胀之感，药已中的，治不更法，原方出入继服 30 剂，肾子疼痛未作，硬结消失，惟饮食欠佳，脉沉细，舌苔薄白，再以异功散加味善后。3 年后随访，病已痊愈，结婚 2 年，已生一女，体健。（引自：王自立验案）

（二）成脓期（阴虚火旺证）

肾子肿大日久，暗耗津液，肝肾阴虚，阴虚发热，热胜肉腐，肉腐为脓。

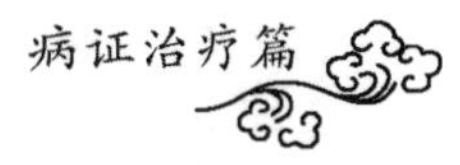

1. 临床表现

(1)主症:①肾子肿大,数月或数年后,局部化脓,可与阴囊粘连;②肤色暗红,有轻微疼痛。

(2)次症:低热,疲乏,盗汗。

(3)典型舌脉:舌红,少苔,脉细数。

2. 辨证分析　患病日久,数年不愈,肝肾耗伤,而至阴虚火旺,火郁成脓,火热内蒸,故而低热,内迫营阴,而见盗汗。

3. 诊断要求　凡具备主症并见次症及典型舌脉者,即可诊断为本证。

4. 论治法则　滋阴清热,透脓散结。

5. 方剂选要

(1)首选方剂:知柏地黄汤合穿山甲(代)、当归。方中以六味地黄汤滋养肾阴,滋水涵木;黄柏退虚热,制相火,与知母相须为用;当归和血补血,除积血内塞;穿山甲(代)气腥而窜,无微不至,软坚溃脓,诸药合用养阴清热,溃脓散结。

(2)备用方剂:滋阴除湿汤。川芎、当归、白芍、熟地黄养血生血;柴胡、陈皮、贝母行气消结,溃坚;黄芩、知母、地骨皮清热凉血;泽泻去下焦之热,甘草和诸药。功能滋阴清热,和血透脓。

6. 中成药选介　大补阴丸。方中熟地黄、龟甲、猪脊髓,壮水之主以制阳光,龟甲尤能潜阳;黄柏、知母善降肾火,合而滋阴降火。主治阴虚火旺,舌红少苔,脉细数之证。

7. 验案选粹　陈某,男,30 岁,素体虚弱,平时有盗汗,6 个月前肾子肿痛,曾服中药治疗,肿胀略有减轻,后未重视,近 10 日肿痛明显,局部皮肤发红,皮温升高,伴有低热,盗汗,咽干,局部触诊有波动感,舌淡红,少苔,脉沉细数。证系阴虚火旺,火郁成脓,法当滋阴清热,透脓散结,方用知柏地黄汤合透脓散化裁。知母 10g,黄柏 10g,熟地黄 10g,山药 15g,山茱萸 15g,茯苓 10g,泽泻 10g,牡丹皮 10g,穿山甲(代)15g,皂角刺 10g,当归 15g。水煎服,一日 1 剂。复诊:服药 5 剂后,阴囊溃破流脓,脓液稀薄,夹有败絮状物,肾子肿大较前消退,局部皮温接近正常,舌质淡红,苔薄白,脉细;前方去穿山甲(代)、皂角刺继服,外用七三丹药线纳入疮口,每日换药一次。经上法治疗后,疮口流脓渐止,继予以生肌散外用收口,内服杞菊地黄汤调服月余,诸症悉除。(引自:王自立验案)

(三)溃破期(气血两虚证)

肾子局部,成脓溃破,脓稀如痰。硬结难消,形成窦道,气血两虚,缠绵难愈。

1. 临床表现

(1)主症:肾子上部脓肿,溃破流脓,稀薄如痰,夹杂败絮样物。或肾子硬结不消,形成窦道,经久难愈。

(2)次症:面色㿠白,头晕乏力。

(3)典型舌脉:舌淡,苔薄白,脉细或虚大。

2. 辨证分析　本病所发,根本为肝肾亏损,待至溃破流脓,阴血更伤,脓流不止,伤津耗血,故伤口长期不愈者,必出现气血双虚之证。

3. 诊断要求　凡具备主症并见次症及典型舌脉者,即可诊断为本证。

4. 论治法则　补益肝肾,益气补血。

5. 方剂选要

(1)首选方剂:十全大补汤。方中寓四物、四君之义,熟地黄、当归等补血,党参、白术等补气,再加肉桂温营通脉,共奏补气养血温脉之功,用于气血双虚证之子痰。

(2)备用方剂:当归补血汤。重用黄芪,补气以资生血之源;当归温养营气以助血液之生长,功能益气生血,以助生肌长肉。附睾结核后期气血两虚,窦道久不收口者适用。

6. 中成药选介　十全大补丸。方解同十全大补汤。

7. 外治疗法　先以七三丹药线提脓祛腐,外盖黄连膏,直至脓液将尽时为止,每日换药一次;脓液已尽,疮口肉芽新鲜者,可用生肌散外掺疮口,外盖生肌玉红膏纱布,至伤口愈合。

8. 验案选粹　李某,男,39岁,农民。素日身体虚弱,易患外感咳嗽。半年前肾子肿硬微有疼痛,但未引起重视。1个月前因发热咳嗽,疼痛加剧,阴囊坠胀,继之破溃流脓,稀薄如痰,杂有败絮样之物。患者面色皖白,精神萎顿,头晕乏力,脉细弱,舌质淡,苔薄白。证系气血两亏,法当益气养血,方用十全大补汤化裁。当归15g,熟地黄20g,茯苓12g,黄芪30g,党参30g,白术10g,白芍10g,川芎15g,肉桂6g,黄精15g,贝母15g,桔梗10g,甘草10g,白芥子9g。水煎服,每日1剂。另服小金丹,每日2次,每次2丸,陈酒送下。复诊:进前方15剂后,精神好转,乏力减轻,面色亦较红润,肾子溃破口流脓亦较前减少,脉细弱,苔薄白,药后病退,治宗原意,前方继服,外用七三丹药线纳入疮口,隔日换药1次。经上法治疗旬日,诸症均明显好转,疮口再未流脓,脉沉细,舌苔薄白,舌质淡红。药已中病,治不更弦,继服小金丹,并外用生肌散收口。宗上法治疗半月,诸证已除,惟纳谷较差,脉仍沉细,苔薄白,继以十全大补丸配以小金丹服之月余,并间配以健脾丸、保和丸调之。6个月后随访未复发。(引自:王自立验案)

(撰稿:李　彪　王自立　叶盛德　修订:张龙梅　杜晓萍　审定:冷方南)

第十节　隐　睾

【概述】

男婴若先天禀赋不足或后天之精充盈不足,精气不达,单侧或双侧睾丸在下降过程中便停留在其正常下降过程中的某一部位,而不能达位于阴囊,临床上称为隐睾。

西医对隐睾病因的认识尚不统一,一般认为与下面几种因素有关:①精索过短,牵制睾丸下降;②睾丸引带异常,不能正常牵引睾丸;③提睾肌发育不良或提睾肌反射亢进;④腹股沟环狭小或阴囊发育不良,阻碍睾丸下降;⑤雄激素水平过低,影响了胚胎期男性性器官发育;⑥胚胎期母体绒毛膜促性腺激素不足。

据统计,隐睾左右两侧的发病率相似,新生儿中患隐睾者约为10%,成年人中约为0.4%。隐睾由于局部温度较高,影响了精子的发生和雄性激素的分泌,有时甚至引起睾丸实质性的变化,而导致不育。单侧隐睾造成不育的为30%~60%,双侧隐睾造成不育的则为50%~100%,且随年龄增长不育的比例会相对增加。更重要的是,约8%的隐睾可导致癌变。现在已经认识到,在学龄前积极采取有效的手术治疗(睾丸固定术),待成年后有部分人能恢复生育能力。早期手术将睾丸固定于阴囊内,不仅维护和改善了睾丸的生殖功能,同时对防止或减少睾丸癌的发生也是一种有效手段。

隐睾的睾丸又因停留在不同的位置,有着不同的表现,临床分为腹内型(约占25%)、腹股沟型(约占70%)、腹股沟下型(位于阴囊上方或其他部位,约占5%)。

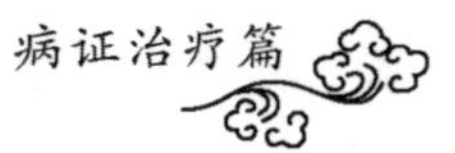

【诊断与鉴别诊断】

1. 诊断要点

(1)隐睾的临床表现:主要是阴囊内缺乏睾丸,部分属于阴囊发育不良。能在腹股沟管内或阴囊上部触到大小正常或发育欠佳的睾丸,一般均有活动性。若为异位睾丸,可在腹股沟皮下、耻骨上、会阴部或腹部触到,约50%的隐睾合并腹股沟疝。

(2)临床物理检查:一般能做出正确的诊断,若采用现代化检测仪器,可为确切证实睾丸大小及睾丸的位置提供诊断依据。如B型超声,或将造影剂或空气注入腹腔后,透视或拍X线片,检查腹膜鞘状突与睾丸的关系。其他,如精路造影,精囊、附睾、输精管造影等,均能准确反映睾丸的位置及形态。

2. 鉴别诊断　临床上应注意与以下疾病相鉴别。

(1)阴缩:又名缩阴。临床表现为阴茎或睾丸缩入腹内,患者惊恐万分,不可言状。此症类似于现代医学"性神经官能症"。主要是由提睾肌的强烈收缩,或寒冷,或精神刺激所致。临床偶见热证也可出现此症。治疗时,重要在于消除患者的紧张情绪,利用辨证施治的方法,医患合作,能彻底治愈。此类患者睾丸性状与发病前相同,只是一时性回缩、隐匿,纯属功能性疾病。

(2)狐疝:《儒门事亲》说,狐疝状如瓦,卧则入小腹,行立则出小腹入囊中。狐疝相当于西医学的可复性疝。患者在站立,行走或任何使腹压升高的情况下,便有一半圆形或圆形肿块从小腹突出,有的可入阴囊,患者平卧或用手轻推时,肿块可还纳腹腔而消失。体检时,用手指伸入疝出现处,可扪及扩大了的皮下环,嘱患者咳嗽,手指端有被冲击的感觉。疝内容物多为肠管,一般能闻到肠鸣音。腹股沟型隐睾亦在此处裸露圆形肿块,但无咳嗽冲击感,触之立体感强,具有一定硬度。

(3)睾丸肿瘤:多发于20～40岁,其病因目前尚不很清楚,很多学者认为睾丸肿瘤的发生与异位睾丸有一定关系。异位睾丸发生肿瘤的概率为正常睾丸的20～40倍,其中97%的睾丸肿瘤患者有一侧睾丸异位。隐睾诱发肿瘤可在腹股沟或小腹部出现肿块。根据睾丸的位置,若一侧睾丸缺如,而在同侧腹股沟或下腹部出现包块时,应首先考虑肿瘤。睾丸肿瘤几乎都是恶性的,故隐睾不容忽略。

以上相鉴别的疾病,均可在小腹、腹股沟或会阴部出现或触及肿块,尤其位于腹股沟部肿块,经常滑动出现,除详细询问病史及严格物理检查外,仍需采用现代化检测方法明确诊断。

【临床分证】

隐睾患者多见虚证或虚中夹实证,常见的临床证型可分为脾肾阳虚、肝肾阴虚和心肾阴虚3个证候。

(一)脾肾阳虚证

本证多由肾阳虚损,不能温养脾阳,导致脾阳亦虚。反之,脾阳久虚,脾失健运,不能运化水谷精微充养其肾,导致肾阳虚。两者互为因果,最终为脾肾阳虚。

1. 临床表现

(1)主症:①畏寒肢冷;②气短懒言;③隐睾。

(2)次症:①腰膝酸软;②动则汗出;③食少便溏。

(3)典型舌脉:舌淡,脉细弱。

2. 辨证分析　畏寒肢冷为肾阳虚主要见症。肾阳虚即可出现由于温煦生化作用不足引起的精神疲惫，气短懒言。肾主藏精，肾阳虚肾精不足、睾丸不达或囊中无睾。肾阳虚到一定程度便伤及脾阳，出现由于滋养作用亏损引起的腰膝酸软、食少及便溏。舌淡，苔白润，脉细弱均为阳虚之征。

3. 诊断要求　凡具备主症并兼见 3 项次症中的 2 项及典型舌脉者，可诊断为本证。

4. 论治法则　温补脾肾。

5. 方剂选要

(1)首选方剂：当归四逆汤。本方适用平素血虚，阳气不足之症。方中桂枝、细辛温通血脉；芍药、当归养血和营；甘草、大枣温养脾气；通草引经通脉。诸药合用，组成温补脾肾、养血通脉之剂。

(2)备用方剂：四神丸。本方用豆蔻、补骨脂补益脾肾，五味子敛阴益气，吴茱萸温中散寒，大枣补脾。诸药合用，共奏温肾暖脾之功。

畏寒肢冷明显者加附子、肉桂；会阴坠胀者加茴香、橘核。

6. 中成药选介

(1)暖脐膏：主治脾肾阳虚，寒凝气滞。方中乌药、小茴香、肉桂温脾肾，散阴寒，为祛寒湿积于下焦常用药；木香、丁香、白芷温寒行气；当归、乳香、没药养血活血；麝香芳香通络。本膏外用，贴脐腹部。

(2)三层茴香丸：适用于阴囊寒冷，阴囊肿硬，或用于寒湿所致少腹疼痛等症。茴香、附子、荜茇散寒止痛；川楝子、木香、槟榔行气止痛；配以沙参、茯苓养阴防燥，以求达到温经散寒、行气降睾之目的。

(二)肝肾阴虚证

本证为肝肾两脏阴虚。肝藏血，肾藏精，精血互生，肝肾同源。肝肾相互滋养，精足则血旺，肝血不足则肾精不充，肾精亏损亦能累及肝血。故肝血不足或肾精亏损，均可导致肝肾阴虚。

1. 临床表现

(1)主症：腰膝酸软，头晕目眩，隐睾。

(2)次症：①耳鸣胁痛；②手足心热；③心悸烦躁；④失眠多梦。

(3)典型舌脉：舌红少苔，脉弦细或弦数。

2. 辨证分析　腰为肾之府，膝为筋之府。肾藏精，主骨，肝藏血，主筋。肝肾阴虚，精血不足，故见腰膝酸软。肾又主人体发育与生殖，肾精不足，生化无源，故阴囊无睾。肝经布两胁，肝阴不足，经脉失养故胁痛。肝肾阴虚又导致虚火上扰，出现头晕目眩、耳鸣心悸、烦躁多梦等阴虚内热之症。舌红少苔、脉弦细或弦数亦为阴虚所致。

3. 诊断要求　凡具备主症并见 4 项次症中的 2 项及典型舌脉者，可诊断为此证。

4. 论治法则　滋补肝肾。

5. 方剂选要

(1)首选方剂：杞菊地黄汤。本方为六味地黄汤加枸杞子与菊花而成。为滋阴主要方剂，专补肝肾不足。六味地黄汤中取熟地黄滋肾，山茱萸温涩肝经，山药调补脾胃，茯苓健脾和中，泽泻宣清泄浊，牡丹皮清热泻火，六味药中，有开有合，三阴并治。再加枸杞子增补肝肾，菊花清热抑火。杞菊地黄方补中有泻，寓泻于补，乃滋补肝肾之首选方。

(2)备用方剂：左归丸。主治肝肾阴虚。本方重用熟地黄，甘温滋肾以填真阴；山茱萸、枸杞子滋养肝肾，养阴益精，合熟地黄共用可增强滋补肝肾的作用；鹿角胶能峻补肾阳，龟甲胶最能补肾阴；山药健脾滋肾；菟丝子、怀牛膝补肝肾而固阳，以达滋补肝肾之目的。

胸胁胀满者加鳖甲；腰膝酸软者加牛膝、薏苡仁；头晕耳鸣、两目昏糊，加白菊花、怀牛膝。

6. 中成药选介

(1)六味地黄丸：本方为滋补肝肾的主要方药，常用于肝肾阴亏所致的各种疾病。方中重用地黄滋补肾阴，山药补脾阴固精，山茱萸补肝肾涩精，三药滋补肝肾，生血填精。茯苓、泽泻、牡丹皮清热泻火。长期服用，定有收益。

(2)知柏地黄丸：对肝肾阴虚火旺者，于六味地黄丸方中加入黄柏、知母，取其滋阴降火，专治阴虚发热。兼有头目眩晕、耳鸣耳聋及有内热者均可服用。

(3)麦味地黄丸：六味地黄丸中加麦冬、五味子，增加养肺生津之功，见有肺肾阴虚之证，咳喘或手足心热者可服用。

(三)心肾阴虚证

1. 临床表现

(1)主症：①五心烦热；②腰膝酸软；③隐睾。

(2)次症：①虚烦失眠；②头目眩晕；③盗汗遗精；④小便赤浊；⑤心悸健忘。

(3)典型舌脉：舌红少苔，脉细数。

2. 辨证分析　心主血，血属阴，阴血不足，心神失养，神不内敛故见失眠健忘；血不养心故心悸；肾精不足故见腰膝酸软，阴囊无睾；心阴不足，阴不制阳，虚热内生则五心烦热，盗汗遗精；阴虚阳亢，故头目眩晕，小便赤浊；舌红少苔、脉细数均为阴虚内热之象。

3. 诊断要求　具备主症并兼见5项次症中的2项及典型舌脉者，可定为本证。

4. 论治法则　调补气血，滋补心肾之阴。

5. 方剂选要

(1)首选方剂：天王补心丹。方中生地黄、玄参壮水制火；丹参、当归补血养心；人参、茯苓益心气，调营卫；远志、柏子仁滋阴养血，宁心安神；天冬、麦冬增液益阴，清心降火；五味子、枣仁收敛心气，益肾固精；桔梗辛散苦泄，载药上承；朱砂入心安神。全方共奏养阴清热、两调心肾之功。

(2)备用方剂：归脾汤。方中人参、黄芪、白术、甘草健脾益气；茯神、远志、酸枣仁、龙眼、当归养血补心；木香理气通达；本方是益气养血、养心健脾并重。

6. 中成药选介

(1)大补元煎丸：本方大补元气阴血。方中人参、熟地黄滋阴补血，填精补肾，大补人体之元气。山茱萸、枸杞子补益肝肾；当归调补营血，山药、杜仲健脾益肾；甘草益气调和诸药。诸药合用，共奏补益元气、滋阴养血之效。

(2)归脾丸：本方是益气健脾、补血养心的常用方剂，长期适度选用，可促气畅血征。

7. 针灸治疗　耳针双侧内分泌、睾丸穴，留针20分钟，每隔5分钟行针1次，7日为1个疗程，2个疗程之间休息5日。可行3个疗程观察疗效。

8. 辨治按语　本病预防应从胚胎开始，孕妇应加强营养，适当活动，保持心情舒畅，注意用药宜忌，避免接触有害物质，以免影响胎儿发育。

对隐睾的治疗，关键在于对隐睾的早期检查，一经确诊就要积极尽早地采用手术复位。有效的手术治疗能消除不平衡的内心活动，防止隐匿睾丸的萎缩，减少隐匿睾丸的癌变。

经验告诉我们,对发育不良的隐睾宜手术切除。内治法针对手术复位后的患者,用于帮助维持或恢复睾丸的功能,中医药对防止复位后睾丸萎缩,恢复正常的生育能力具有举足轻重的作用。

(撰稿:赵树森　修订:杜晓萍　张龙梅　审定:李　彪)

第十一节　前列腺炎

前列腺炎是指前列腺特异和非特异感染所致的急慢性炎症而引起的全身或局部症状。前列腺炎是青壮年男性的常见病。

中医学虽然没有前列腺炎这一病名,但从本病所出现的临床症状看,与历代中医古籍中提及的淋(膏淋、劳淋、气淋)、浊(白浊、赤浊、精浊)、肾虚腰痛、阳痿、遗精、白淫等病症有关。

本病的典型症状之一是尿道滴出白色分泌物,在中医古籍中称为"白浊"或"精浊"。《景岳全书·杂证谟·淋浊》对本病的病因病机及临床表现做了较为详尽的描述。如曰:"有浊在精者,必由相火妄动,淫欲逆精,以致精离其位,不能闭藏,则源流相继,淫溢而下。移热膀胱则溺孔涩痛,清浊并至,此皆白浊之因热证也。及其久也,则有脾气下陷,土不制湿,而水道不清者;有相火已杀,心肾不交,精滑不固,而遗浊不止者,此皆白浊之无热证也。"从中可见,本病属精病,病位在肾,初起以热证居多,日久以虚证为多。盖青壮年相火偏旺,湿热偏盛,扰乱精室,清浊混淆,精离其位,而成此病,其时多为急性前列腺炎或慢性前列腺炎急性发作。久而久之,湿热伤及脾肾,脾气下陷而不化湿,肾精不足而虚象毕露,这是本病由实转虚的大致过程。临床又以肾虚者多,脾虚者少,因肾藏精,故精浊伤肾者多,而肾虚中又以肾阴不足者多。湿热是标,肾虚是本,瘀血是进入慢性过程的进一步的病理反应,中虚是湿热伤脾的必然结果,或系素体脾虚所致,或因肾虚侮脾之故。

一、急性前列腺炎

【概述】

急性前列腺炎临床不多见。它以起病较急、症状较重、预后较好为特征,与中医学所称的"淋浊"相当。如形成前列腺脓肿者,中医学称为"悬痈",溃后久不收口,形成漏管者,俗称"海底漏"。

引起本病的主要病因是过度饮酒,恣情纵欲,感冒风寒,会阴损伤等。经尿道途径感染者,多因先患淋证或子痈,湿热循经上沿,归于精室而成。经血行感染者,多因先患腹泻或皮肤疮毒,或乳蛾、咳嗽,热毒蕴盛,引动下焦之湿热所致。若湿热不化,热胜肉腐,形成脓肿,则为悬痈;会阴为至阴之地,湿浊为黏腻之邪,故溃后久不收敛,最易引起漏管。

一般来说,本病预后较乐观,大都可自行缓解或经治而愈,少数则形成脓肿和漏管,或出现排尿困难、肉眼血尿,亦有转成慢性前列腺炎者。

【诊断与鉴别诊断】

1. 诊断要点　①发病前可能有皮肤感染,或上呼吸道感染,或急性尿道炎病史。②起病急;全身症状有发热、寒战、厌食、乏力等;局部症状有尿频、尿急、尿痛,终末血尿和尿后滴沥,会阴部坠痛不适,向腰骶部、阴茎及大腿根部放射,大便时直肠内疼痛,里急后重。若系血行性感染,首先发生全身症状;若为直接蔓延,则先有局部症状。③起病1周后,可形成前列腺脓肿,会阴部出现红、肿、热、痛,并可并发急性尿潴留;脓肿可向后尿道、直肠或会阴部溃破,而见脓液流出，此时所有症状立即缓解。④直肠指诊：可扪及肿大的前列腺，表面光滑规则，且有明显压痛，脓肿形成时，则有波动感。⑤实验室检查：前列腺液充满脓细胞；尿道分泌物做涂片染色检查及细菌培养，可以发现致病菌。尿三杯试验结果，第1杯尿浑浊，有碎屑，镜检有白细胞，第2杯尿液澄清，无或有少量白细胞，第3杯尿液浑浊，有大量白细胞及脓细胞。

2. 鉴别诊断　急性前列腺炎主要与急性肾盂肾炎相鉴别。两者病史、症状近似，但前者前列腺液中充满脓细胞，后者则主要为尿液改变，而前列腺液无异常。

【临床分证】

本病病期有早晚，程度有轻重，按照八纲辨证及病因辨证，可分为湿热下注证及热毒蕴盛证2个证型。

(一)湿热下注证

本证多系湿热内蕴，下注膀胱，或先患淋证，湿热循经上沿，归于精室，属急性前列腺炎的早期证候。

1. 临床表现

(1)主症：①前列腺增大，有明显触痛，前列腺液中充满脓细胞；②尿频、尿急、尿痛，尿道灼热刺痛；③小便频急不爽，尿黄，尿血；④全身寒热交作。

(2)次症：会阴部坠痛，引及少腹、腰骶、阴茎及大腿根部；大便秘结，口中干苦而黏。

(3)典型舌脉：舌红苔黄腻，脉滑而数。

2. 辨证分析　湿热下注膀胱，气化失司，故见尿频尿急，尿道灼热刺痛，排尿不爽；湿热灼伤阴络，血从内溢，而见血尿；湿与热结，阻于少阳，可见寒热交作；湿热蕴于精室，气血流行失畅，经络阻滞不通，故见前列腺肿大、触痛及会阴部坠痛等症；舌红苔黄脉数为热，苔腻脉滑为湿。

3. 诊断要求　凡具备主症第①项及主症第②～④项中任何一项并见典型舌脉者，均可诊为本证。

4. 论治法则　清热利湿。

5. 方剂选要

(1)首选方剂：八正散。方中木通、灯心草，清肺热而降心火；车前清肝热而通膀胱；瞿麦、萹蓄降火通淋；滑石利窍散结；栀子、大黄泻热；甘草梢者，取其径达茎中以缓痛。

(2)备用方剂：五淋散。方用山栀子、茯苓清心肺，以通上焦之气，而五志火清；当归、白芍滋肝肾，以安下焦之气，而五脏阴复；甘草调中焦之气，而阴阳分清，则太阳之气自化，而膀胱水洁矣。药仅五味，而为治本之计，法之尽善者也。

6. 中成药选介　四妙丸。苍术生用，入阳明经，触发二阳之汗，黄柏炒黑，入少阴经。能除至阴之湿，一生一熟，相当表里，专治阴分之湿热；牛膝既能强筋骨，又能导湿热下行；薏苡仁健脾利湿，清热败毒。合而用之，可治湿热下注之急性前列腺炎。

7. 针灸疗法　取穴：膀胱俞、中极、阴陵泉、行间。手法：泻法或平补平泻法。每日针刺1次。功效：泻肝经及膀胱湿热。适应证：急性前列腺炎早期湿热下注证。

8. 塞肛疗法　野菊花栓1个，塞肛内，每日1次。

9. 保留灌肠　①金黄散加山茱萸粉(3∶1)，加水适量，调成稀糊状。②温盐水适量。以上任选一种，保留灌肠，每次保留30分钟至2小时。每日1次。

10. 验案选粹　翁某，男，38岁，已婚。患者包皮过长。8日前突然出现尿频、尿急、尿痛，在某医院做“尿路感染”治疗，未能见效。近3日尿末滴白，乃来就诊。就诊时尿频、尿急、尿痛，尿黄而混，尿末滴白，晨起尿道口有少量脓性分泌物，会阴坠痛，引及左侧腰、腹、睾丸，伴有发热（体温 38℃），口渴喜饮，大便秘结，里急后重，脉弦数，舌质较红，苔薄白微黄。肛指检查：前列腺肿大，左甚于右，触痛明显，左侧略有波动。前列腺液常规：脓细胞满视野，红细胞少，卵磷脂小体消失。辨证为湿热下注，有蕴毒酿脓之势。诊断：淋浊（急性前列腺炎）。遂以清热利湿，泻火解毒为法。内服八正散加减方及青麟丸；并以金黄散加山茱萸粉水调稀糊状保留灌肠。治疗 3 天，局部及全身症状明显减轻，再以原法治疗 5 天，诸症消失，嘱服龙胆泻肝丸合青麟丸。1 个月后复查前列腺及前列腺液常规均已恢复正常。仍以丸药调理 1 个月，以资巩固。并嘱行包皮环切术，以防复发。（引自：《徐福松医案》）

11. 辨治按语　实者泻之，热者寒之，多能奏效。其病在下，时刻不能忽略“利湿”。清代高锦庭有言：“在下部者，俱属湿火湿热”也。

（二）热毒蕴盛证

本证多系湿热下注，蕴久不化，熏蒸精室，热胜肉腐，而出现以前列腺脓肿为主症的证候。

1. 临床表现

（1）主症：①会阴部红肿热痛；②肛检发现前列腺脓肿有波动感；③脓血尿，尿道灼痛；④全身高热不退。

（2）次症：尿少尿闭，腰腹胀痛，口渴喜饮，大便秘结，或里急后重。

（3）典型舌脉：舌红苔薄黄，脉弦而数。

2. 辨证分析　湿热蕴于精室，日久热胜肉腐，肉腐为脓，可见会阴部红肿热痛，前列腺脓肿按之应指，或排脓血尿；湿热下注膀胱，气化不利，则尿道灼痛；热毒蕴盛，故高热不退；热灼津伤，则口渴喜饮。舌红苔薄黄，脉弦而数，皆为热毒蕴盛之征。

3. 诊断要求　凡具备 4 项主症中的 2 项及典型舌脉者，皆可诊断为本证。

4. 论治法则　泻火解毒。

5. 方剂选要

（1）首选方剂：龙胆泻肝汤。方解同上。本方所治为肝胆实火或肝经湿热下注之证。方中龙胆草性味苦寒，善泻肝胆之实火，并能清下焦之湿热，用为君药；栀子、黄芩、柴胡清热泻火为臣。车前子、木通、泽泻清热利湿，使湿热之邪从小便而解；肝为藏血之脏，肝经有热则易伤阴血，故配生地黄、当归养血益阴，俱为佐药。甘草调和诸药，为使。一般来说，肝经湿热之证，在湿热未清之际，使用生地黄等滋阴养血之品，并不适宜。但本方在清热为主结合利湿的情况下，配伍少量生地黄、当归，可以起到泻中有补、清中寓养的相辅相成作用。

（2）备用方剂：黄连解毒汤合五神汤。黄连、黄芩、黄柏、山栀子、金银花、紫花地丁清火解毒，车前子、赤茯苓清利下焦湿热，牛膝引药下行，直趋精室。两方合用，适用于热毒蕴盛之急性前列腺炎。

6. 中成药选介

（1）龙胆泻肝丸：每服 6g，每日 2 次。方解同龙胆泻肝汤。

（2）当归龙荟丸：服法同上。肝木为生火之木，肝火盛，则诸经之火相因而起，故以龙胆草、青黛、芦荟折肝火，大黄、黄芩、黄连、黄柏、山栀子平三焦之火也。诸药苦寒已甚，当归辛温，能和血补阴，故以为君，少加木香、麝香者，取其行气通窍也。

7. 薄贴疗法　青敷膏，外敷会阴部红肿处，每日换药 1 次。

8. 手术疗法　切开排脓术：适用于前列腺脓肿按之波动者，宜经会阴部做切开引流术。

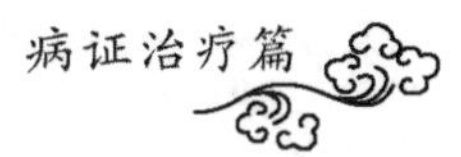

术后常规换药。

9. *验案选粹* 郁某,男,33岁。患者饮酒后又复感冒,全身寒战高热3日,伴尿频尿急尿痛,尿后余沥不尽,会阴部坠痛不适,向右大腿内侧根部放射,经某医院泌尿外科检查诊为"急性前列腺炎",经用抗菌消炎,温盐水坐浴等治疗,症状未控制,5日后来本专科就诊。会阴部微见红肿,疼痛压痛明显,并有波动感,寒战已无,高热不退(体温39.5℃),大便秘结。拟为热毒蕴盛,有化脓之象,内服龙胆泻肝汤合黄连解毒汤加减,每日2剂,分6次服;并用玄明粉20g,生大黄20g,煎汤待温,保留灌肠,每日2次;会阴部外敷青敷膏,每日换2次。3日后高热下降,局部肿痛缓解,乃减其制而治之,内服方每日1剂,外用药每日1次。再治3日,全身局部症状基本消失。原法再治5日,病已痊愈。(引自:徐福松医案)

10. *辨治按语* 前列腺脓肿,溃后久不愈,形成"海底漏"者,内服七味胎元丸,外敷柏椿膏,内外并治,可望愈合。

二、慢性前列腺炎

【概述】

慢性前列腺炎的发病率远较急性者为多,病前可有急性期,但大都无急性症状。

本病的典型症状是尿末滴白,尿后余沥不尽,尿道外口被分泌物黏合。类似中医古籍中所称的"精浊"。如徐时进氏说:精浊者,"白粘如精状,从茎中流出,不痛不涩,沾下衣有迹者是也。"(《内科心典》)。张聿青氏亦说:"溲后每有牵腻之物渍于马口。"(《张章青医案》)

慢性前列腺炎的病因病机错综复杂。总的来说是败精瘀浊,湿热下注,精室被扰,精关不固,封藏失职。常见的病因是"忍精"和"感染"。前者多由青壮年相火易动,所愿不遂,精未外出;或同房、遗精、手淫、惊恐等,忍精不泄,败精流注,精关不固,遂成精浊。后者多由脾肺素虚,容易感冒,引动下焦湿热;或包皮过长,藏污纳垢,或性交不洁,湿热内侵,留于精室,精浊混淆,精离其位而成本病。其病机转化如下。病久伤及脾肾,脾气虚则湿愈难化,肾气伤则精易下泄,此为本病由实转虚的大致过程。肾虚是本,湿热是标,久病入络,络脉瘀滞,是进入慢性过程的病理反应。

患者的精神负担往往超过疾病本身的痛苦。因此,精神治疗与药物治疗具有同样的重要性。中医辨证论治有较好效果,为本病治疗提供了一种较为理想的方法。

【诊断与鉴别诊断】

1. *诊断要点* 本病临床表现颇不一致,有的毫无症状,有的表现多样化。局部症状常见晨起尿道外口被分泌物粘合,在排尿终末或用力大便时,尿道口有滴白现象。有时排尿不畅,有烧灼感,尿频、尿急、尿痛,会阴部有胀痛或重坠感,并向腰、腹股沟、前阴等部位放射。全身症状,多数患者有神经衰弱,有时出现性功能障碍、男子不育、射精痛和血精等。直肠指诊:前列腺稍大,轻度压痛。实验室检查:前列腺液见大量脓细胞,每高倍视野超过10个以上,有时成堆,卵磷脂小体明显减少或消失。有条件者,可做尿三杯试验及前列腺液培养,以区别前列腺炎或尿路感染,明确细菌性前列腺炎或充血性前列腺炎。前列腺按摩前应做尿常规检查,若不能获得前列腺液时,于按摩后再收集尿液10~15ml做常规镜检。若尿中白细胞数较按摩前增多即有诊断意义。

2. *鉴别诊断* 本病与前列腺癌、肉芽肿性前列腺炎的鉴别诊断,应做活体组织检查及酸性磷酸酶测定，后者对诊断前列腺癌有重要意义。

【临床分证】

按照脏腑辨证、八纲辨证、病因辨证的方法，本病可分为湿热证、瘀血证、中虚证、肾虚证4个证型。

（一）湿热证

本证多由相火偏旺，湿热偏盛，扰乱精室、清浊混淆，精离其位而出现以慢性前列腺炎急性发作为主的证候。

1. 临床表现

(1)主症：①肛检前列腺肿大，压痛明显，前列腺液中脓细胞（＋＋）以上；②前列腺液培养多有细菌生长；③大便努责时尿道口滴白量多；④尿频尿急，尿道灼热刺痛。

(2)次症：年龄较轻，病程较短，或有包皮炎、龟头炎、睾丸炎等病史；少腹及会阴胀痛，大便干结，口中干苦而黏。

(3)典型舌脉：舌红苔黄腻，脉弦滑带数。

2. 辨证分析　湿热蕴结，扰乱精室，精浊混淆，精离其位，则尿道口滴白量多，前列腺液中脓细胞多或有细菌生长；湿热阻于精室，气血流行失畅，经络阻塞不通，则前列腺肿大，压痛明显，小腹及会阴胀痛；湿热下注，膀胱气化失司，故见尿频、尿急、尿痛；舌红苔黄腻，脉弦滑带数，皆为湿热证之典型舌脉。

3. 诊断要求　凡具备主症①、②或主症③、④项及典型舌脉者，皆可诊断为本证。

4. 论治法则　清热导湿。

5. 方剂选要

(1)首选方剂：萆薢分清饮加减。方中萆薢分清渗浊为君；茯苓、车前子、薏苡仁、川厚朴、白术、六一散化湿泄邪为臣；黄柏、青黛清热解毒为佐；石菖蒲引诸药入精室以豁痰开精窍为使。

(2)备用方剂：淋浊康饮。方中连翘、金银花、蒲公英、黄芩、白花蛇舌草清热解毒；石韦、木通、冬葵子、白茅根、土茯苓、瞿麦、萹蓄、栀子清热利湿通淋。

6. 中成药选介

(1)龙胆泻肝丸。方解见上。

(2)青麟丸。本方仅用九制大黄一味，消滞通便，使下焦之湿热从便而解，寓“肾主二便”之意，通大便即泻肾中之湿热也。慢性前列腺炎湿热证中大便秘结者可用。

7. 针灸疗法

(1)取穴：中极、关元、膀胱俞、阳陵泉。针刺，平补平泻，每日1次。

(2)取穴：神阙。以王不留行子，石菖蒲、青黛、艾叶、金钱草、茜草、蒲公英、煅龙骨、煅牡蛎等研末过100目筛。每次以3～5g药粉末以酒醋各半混合液并加二甲基砜2ml调成稀糊状，静置30分钟，将脐局部以温水洗净，轻轻摩擦脐及脐周围使局部微红且有热感，酒精局部消毒。然后以干净纱布裹药糊敷于肚脐上，牛皮纸覆盖，胶布固定即可。夜用昼取，每日1次，每7日为1个疗程。治疗182例，治愈103例，显效48例，进步26例，无效5例。按：神阙和诸经百脉相通，交通于五脏六腑，四肢百骸，用清热利湿、活血化瘀之方药贴敷神阙穴，能使药物迅速透过脐部而弥散入血，发挥功效。［引自：程可佳．中国针灸，1992(5)：5］

8. 验案选粹

医案一：姜某，男，35岁，已婚。结婚6年，婚前有遗精史。1年前先患急性前列腺炎。经中西药物治疗后发热已退，膀胱刺激征亦减轻，但大便干结难解，努责后尿道口有黄白色黏液滴出，量较多，并有尿后余沥不尽。肛诊检查：前列腺左侧稍肿，有压痛。前列腺液常规：磷脂小体 25%，脓细胞(+++)，红细胞(+)，精子(+++)。舌苔左侧白、微厚，脉弦。认证为湿热留于下焦。内服萆薢分清饮加全瓜蒌、郁李仁各 15g。服 5 剂，尿末滴白已少，尿频、尿急、尿痛等症亦基本消失，尿意未尽感不显，舌苔薄白，脉平。再以原法巩固 1 个月，复查前列腺已不肿，无压痛，前列腺液常规：磷脂小体 75%，脓细胞少。临床基本治愈，随访 6 个月，疗效巩固。(引自：实用中医泌尿生殖病学)

医案二：刘某，男 28 岁，司机，2004 年 5 月初诊。患者 1 年前被诊断为慢性前列腺炎，经多方诊治，服用大量西药无效，病情时轻时重，一直未彻底治愈。1 周前因起居不慎，致病情加重，出现尿频、尿急、阴囊潮湿，腹股沟及少腹疼痛不适，会阴坠胀，尿末滴白，尿意不尽，尿后余沥，伴神疲乏力，舌胖质淡，苔白腻，脉细滑。前列腺指诊：腺体饱满，按摩时大量清稀前列腺液流出，按后腺体松弛。前列腺液常规：卵磷脂小体少许，白细胞(++)，前列腺液培养阴性。此乃湿热毒瘀为标，正虚为本，治宜清热利湿，托毒排脓。方用四妙散合透脓散化裁：苍术 15g，黄柏 15g，川牛膝 15g，生薏苡仁 20g，川芎 12g，皂角刺 10g，连翘 6g，潞党参 30g，炮穿山甲(代) 6g(研末冲服)，当归尾 15g，黄芪 30g，金银花 15g，茯苓 15g。加减服用 20 余剂，症状消失，复查前列腺常规仅示：卵磷脂小体少许。以逍遥散善后。[引自：成都中医大学常德贵治疗慢性前列腺炎经验典型病例．四川中医，2005(5)：4]

医案三：某男，38 岁。主诉：会阴部疼痛不适年余，加重伴尿频、尿急、尿痛 1 个月。症见小便灼热疼痛，尿频、尿急，小便黄赤，心烦眠差，舌质红，苔薄黄，脉弦数。前列腺液常规示：卵磷酰胆碱小体减少，WBC(++)，脓细胞(+)。辨证为肝气不舒，湿热下注，治以疏肝为主，佐以利尿通淋。处方：当归 9g，生白芍 9g，柴胡 6g，茯苓 9g，郁金 9g，党参 15g，炒白术 9g，通草 3g，炒川楝子 9g，萹蓄 9g，瞿麦 9g，琥珀 3g(分 2 次冲服)，砂仁 9g，炙甘草 3g。3 剂后，诸症悉减，心烦同前，舌尖红赤，苔薄黄，脉弦数。上方去琥珀、通草，加炒栀子 9g，牡丹皮 9g，以清心火。又 3 剂，尿路刺激征基本消失，情志渐和，唯觉会阴部、尿道不适，尿后小便余沥，舌稍红苔薄白，脉弦。于前方去清热利尿之品继服。随症加减 1 个月后，诸症尽消，前列腺液复查均为正常。(引自：四川中医)

9. *辨治按语* 本病常难根治，容易反复发作，故须重视预防工作。其要点有：进行适当的文体活动，增强体质，调节精神，预防感冒；忌进刺激性食物；避免长时间骑马、骑车和久坐；平时多饮水，保持大便通畅；治疗可能存在的原发病灶(如尿路感染，口齿、咽喉疾病等)。如此，不仅可减少湿热证的出现。其他证型亦然。

慢性前列腺炎的特点为本虚标实，湿热瘀蕴阻下焦，病久引起脏腑功能失调，而见虚实夹杂，案二为湿热瘀蕴阻下焦，由于病久迁延不愈，症伴神疲乏力、舌胖质淡等气虚之象，故方中重用黄芪、党参以扶正益气。慢性前列腺炎气虚湿热证，大多病程较长，反复发作，发时尿频、尿急、尿道灼热感，小腹及会阴部隐痛或疼痛连及睾丸、尿末滴白，尿意不尽，尿后余沥，劳累或外感后加重，头晕自汗，神疲乏力，舌胖质淡，苔白腻，脉细滑；前列腺指诊：腺体饱满，按摩时大量清稀前列腺液流出，按后腺体松弛；前列腺液检查：白细胞(+～++)，卵磷脂小体减少，前列腺液培养阴性。治宜清热利湿，托毒排脓，辅以益气扶正，常选用四妙散或八正散合透脓散加减，药用苍术、黄柏、川牛膝、生薏苡仁、川芎、皂角刺、连翘、潞党参、炮穿山甲(代)、当归尾、黄芪、金银花、茯苓等。(引自：常德贵治疗本病气虚湿热证经验)

(二)瘀血证

本证多为久病入络,或会阴受伤,血脉瘀滞,阻于精室而出现的一系列证候。

1. 临床表现

(1)主症:①病程较长或会阴受伤;②会阴部刺痛明显,痛引睾丸、阴茎、少腹或腰部,眼眶黧黑;③肛检前列腺质地较硬或有结节,前列腺液中夹有脓细胞。

(2)次症:终末尿滴白量少,小便滴沥涩痛,或见肉眼血精。

(3)典型舌脉:舌质紫或有瘀斑,脉涩。

2. 辨证分析　久病入络入血,精室之血脉瘀滞,不通则痛,故见会阴部刺痛明显,前列腺质地较硬或有结节;血脉瘀阻,膀胱气化失司,则见小便滴沥涩痛;瘀血阻于面部,则见眼眶黧黑;瘀血凝滞,脉道不利,故见脉涩,舌紫或有瘀斑。

3. 诊断要求　凡具备3项主症中的1项并见次症及典型舌脉者,皆可诊断为本证。

4. 论治法则　活血化瘀。

5. 方剂选要

(1)首选方剂:活血散瘀汤。本方以当归尾、赤芍、桃仁、川芎、苏木、牡丹皮活血祛瘀为主;槟榔、枳壳疏理气机,气行则血行,以通畅血脉之瘀滞;便秘用瓜蒌、大黄以润肠通腑,其中酒炒大黄,尤为活血化瘀之妙品,对慢性前列腺炎之瘀血证甚效。

(2)备用方剂:前列腺炎汤。本方以丹参、泽兰、赤芍、桃仁、红花活血逐瘀;乳香、没药活血祛瘀,行气止痛;川楝子、青皮、小茴香行气导滞;败酱草、蒲公英、白芷解毒清热以通络。为治疗瘀血型慢性前列腺炎之新方。

6. 中成药选介

(1)大黄䗪虫丸。大黄、䗪虫、干漆、桃仁行血祛瘀;甘草、芍药、地黄补虚缓中;黄芩清热;杏仁开肺理气,气行则血行。本方破血祛瘀药味虽多而用量甚小,并有扶正之品,炼蜜为丸,有破瘀而不伤正之妙。

(2)活络效灵丹。方中当归活血养血,丹参助当归以加强祛瘀之力;乳香、没药活血祛瘀,行气止痛。诸药合用,瘀去络通,诸恙悉平。

7. 针灸疗法　取穴:会阴。取5%当归液4ml,2%普鲁卡因2ml,吸入针管,患者取屈膝屈髋之左侧卧位,术者左手示指戴指套插入肛门做引导,右手持7号长针头,在前后阴之间任脉会阴穴处进针,入穴1.0～1.5寸许,提插捻转针体以助得气,此处注入药液3ml。针后再进针1.0～1.5寸许(勿刺入直肠)至针下沉滞有阻力,表明已穿透前列腺被膜,刺入腺体,此处注药3ml。一般每周治疗1～2次,5次为1个疗程。治疗124例,治愈68例,好转40例,无效16例。按:慢性前列腺炎的主要病理改变是前列腺腺泡、腺管及间质呈炎性反应,久之,腺管阻塞,腺体纤维化和炎性腺液潴留。会阴穴属任脉,是任、督、冲三脉的体表循行起点,三脉皆相会此处,刺之可振奋经气。当归是活血化瘀主药,既能补血又能活血,且兼行气止痛之功。穴位注射能发挥针刺及药物的双重作用,因此既能活血化瘀、改善血液循环,促进炎症病灶的消退,促进增生的软化和吸收,又能排除阻塞,使炎性腺液得以排出。[引自:魏一鸣.中国针灸,1992(6):5]

8. 推拿疗法

(1)患者取仰卧位:手法宜点按,振颤、推法。取关元、中极、气海、阴陵泉、三阴交等穴,各穴点按1分钟左右,平推小腹数十次。

(2)患者取俯卧位：手法同仰卧位。点按肾俞、八髎各1分钟，由腰向尾骶部平推数十次，以潮热为度。

9. 验案选粹

医案一：沙某，男，31岁，已婚。慢性前列腺炎5年余，右侧睾丸疼痛，两腹股沟部胀痛，面色黧黑，间有遗精，余无明显不适。选用萆薢分清饮、六味地黄汤、黄连清心饮合封髓丹等治疗，遗精好转，余症未见改善，同时兼有尿末滴白量少，排尿不畅，脉涩不利，舌质紫，前列腺左叶有压痛及结节。转用活血化瘀法，15剂后排尿渐畅，再服30剂，滴白基本消失，睾丸及腹股沟股胀痛大有改善。再以原法治疗68日，复查前列腺结节已消失，舌质正常，脉亦流畅，临床基本治愈。随访1年，未见复发。(引自：徐福松医案)

医案二：康某，35岁。患者患前列腺炎3年余，小便余沥不爽，但尿道滴白不显，附睾有明显疼痛感，性欲淡薄，性功能欠佳，精神压力大；前列腺镜检：白细胞(+++)，卵磷脂小体(+)；直肠指诊前列腺质韧，压痛明显，右侧扪及一米粒大小结节。舌诊：舌淡有瘀点，脉涩。治以行气活血。方药：柴胡10g，天花粉15g，当归6g，红花4g，炮穿山甲10g(先煎)，制大黄6g(后下)，桃仁12g，甘草5g，菟丝子10g，续断15g，巴戟天10g，肉苁蓉10g。服药2剂后，患者因不小心受凉后疼痛加重，遂加延胡索12g，白芷10g。再服5剂后疼痛减轻。嘱其注意保暖，减轻心理负担，续服10剂后疼痛不显，直肠指诊前列腺饱满，结节已经消失，前列腺镜检：白细胞(+)，卵磷脂小体(+++)。(引自：翟亚春医案)

10. 辨治按语　眼眶或面色黧黑，究属瘀血凝滞，抑或肾虚其色外露，有时很难区别。肾虚者，兼有阴虚火旺之证；瘀血者，舌有瘀斑，或有会阴外伤史，是分辨的要点。但有时单做瘀血或肾虚治，收效甚微，在此虚实疑似之际，可以活血与补肾同用，消补兼施，多能奏效。

气滞血瘀型慢性前列腺炎多因病久入络，脉络瘀阻，气滞血瘀。患者表现为会阴、少腹、腰骶、腹股沟、睾丸等部位不同程度的疼痛，以胀痛或刺痛为主，小便淋沥不尽，尿线变细或分叉，前列腺质韧，或者散在结节，按摩时欠通畅。伴有情绪郁闷，烦躁易怒，失眠多梦，阳痿早泄等。舌质暗红，有瘀斑，苔薄白，脉弦。故治当活血行瘀，酌配疏肝解郁之品，也可用复元活血汤加味。

11. 文献选录　《临证汇集·精浊》曰："精浊者，盖因损伤肝肾而致，有精瘀精浊之分，当理其离官腐浊，继与补肾之治。"

(三)中虚证

本证多由病程较长，湿热伤脾，或素体脾虚，脾不化湿，痹阻精室，精浊混淆而出现的以脾气下陷为主的证候。

1. 临床表现

(1)主症：①病程较长，或素体脾虚；终末尿滴白，尿意不尽，尿后余沥，劳累后加重；会阴部坠痛，肛指检查后肛门坠胀感可延续数日。②神疲乏力，面色少华。

(2)次症：小溲清长或频数，纳谷不馨，心悸自汗。

(3)典型舌脉：舌淡而胖，脉细而软。

2. 辨证分析　中气不足，气不摄精，精浊混淆，故见终末滴白，尿意不尽，尿后余沥；劳倦伤脾，脾虚中气下陷，则会阴部坠痛，劳累后加重，肛检后肛门坠胀感可延续数天；气虚无力行血，脉道不能充盈，故舌淡而胖，脉细而软。

3. 诊断要求　凡具备主症及典型舌脉，即可诊断为本证。

4. 论治法则　补益中气。

5. 方剂选要

(1)首选方剂：补中益气汤。方中黄芪补中益气，升阳固表；人参、甘草、白术甘温益气，补脾益胃；升麻、柴胡协同人参、黄芪以升举清阳，使下陷之气得以升提；当归补血和营；陈皮调理气机。诸药合用，使脾胃强健，中气充足，气陷得升，肾精得固。适于中气下陷之慢性前列腺炎。

(2)备用方剂：益气聪明汤。参、芪甘温而补脾胃；甘草甘缓以和脾胃；干葛、升麻、蔓荆轻扬升发，能入阳明鼓舞胃气，中气既足，清阳上升，则九窍通利；白芍敛阴和血；黄柏补肾生水，亦在平肝补肾也。本方亦可用于中气下陷之慢性前列腺炎。

6. 中成药选介　①补中益气丸：每服 6g，每日 3 次。方解同补中益气汤；②益气聪明丸：服法及方解同上。

7. 验案选粹　刘某，男，44 岁。患者原有十二指肠壶腹部溃疡、贫血。近 6 年来尿末滴白，在某医院泌尿科检查诊断为"慢性前列腺炎"，迭用西药治疗，效果不显。患者面色少华，大便常溏，纳谷尚可，终末尿滴白，会阴及腰部酸痛而有下坠感，脉细，舌苔薄白。肛指检查后会阴部作胀，四五日才消失。认证为中虚脾失健运之权。以补中益气汤原方加芡实 10g，炙鸡金 5g。10 剂后尿末滴白及尿不尽感减轻，腰及会阴部下坠感好转，大便转干。再以原法调理一个半月，面色转华，大便正常，滴白及尿频滴沥等症均消失，会阴及腰部亦无坠胀感。再以补中益气丸调理 2 个月而愈。随访 2 年，一切正常。(引自：徐福松，1987.实用中医泌尿生殖病学.济南：山东科学技术出版社)

8. 辨治按语　中虚证的前列腺炎，重点抓住会阴(或少腹、腰部)疼痛而兼有下坠之感。单纯中虚者，可迳投补中益气汤。如与其他证型相兼者，仍可同服补中益气丸，因此方消中有补，不会克伐正气；补中有消，毋虑徒增湿热。

9. 文献选录　《评琴书屋·叶案括要》曰："古人治精浊，谓分清饮、八正散是治浊套药，与精浊一症无涉。治此切勿分利，水愈利而肾愈虚。但当固补下焦，只合统治，不必与治。于是即遵先生此方法酌加分两。因其肌白脉软，中气必虚，再加吉林参一两人乳拌透蒸晒，作小丸调养，……诸恙俱安耳。"

(四)肾虚证

本证系由房室不节，肾亏于下，封藏失职，精浊混淆，精关不固而引起的一系列证候。

1. 临床表现

(1)主症：①病程较长，有手淫或房劳过度史，腰酸而软，阳痿梦遗，肉眼血精；②前列腺液中卵磷脂小体明显减少，或有红细胞；③尿末滴白，尿道口时流黏液黏丝，小便余沥不尽。

(2)次症：五心烦热，午后低热颧红，大便干结，小便黄少，失眠多梦。

(3)典型舌脉：舌红苔少，中有龟裂，或有剥苔，脉细带数。

2. 辨证分析　根据临床所见，肾虚证以肾阴不足者居多。盖房室不节则伤肾，肾亏则封藏失职，精关不固，精离其位，而见尿末滴白，尿道口时流黏液黏丝，小便余沥不尽；劳伤精血，血随精流，而见肉眼或镜下血精；腰为肾府，肾亏则腰酸而软；肾阴不足，宗筋失养则阳痿；阴虚火旺，精液不能上承，故舌红苔少，中有龟裂，或有剥苔；脉细为阴虚，脉数为火旺。

3. 诊断要求　凡具备主症①、②或①、③及典型舌脉，或主症②、③任一项和次症及典型舌脉者，均可诊为本证。

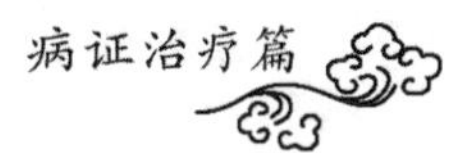

4. 论治法则　补肾涩精。

5. 方剂选要

(1)首选方剂:菟丝子丸加减。方中菟丝子、沙苑子、生地黄、熟地黄、益智仁补肾固精为君;川续断、牡蛎壮腰固涩为臣;茯苓、山药健脾助运,车前子利小便实大便为佐;远志治心即所以治肾,以心为君火,肾为相火,心火宁则相火自安,故为之使。此方适用于肾阴不足为主的慢性前列腺炎。

(2)备用方剂:地黄饮子。方中熟地黄、巴戟天、山茱萸、肉苁蓉补益肾阴;附子、官桂补肾阳,引火归原;石斛、麦冬、五味滋补阴液;茯苓、石菖蒲、远志交通心肾,宣窍化痰。诸药合用,使水火既济,虚火得清而精浊渐愈。适于肾阴阳两虚之慢性前列腺炎。

6. 中成药选介

(1)知柏地黄丸:适于阴虚火旺之慢性前列腺炎。每服 6g,每日 3 次。方解见上。六味地黄丸加知母、黄柏。

(2)右归丸:适用于肾阳不足之慢性前列腺炎。服法同上。本方主治肾阳不足、命门火衰所生诸症。故方中用附子、肉桂温壮肾阳,鹿角胶、当归补益精血,菟丝子、杜仲壮腰益精,熟地黄、山药、山茱萸、枸杞子滋补肾阴。合而用之,以奏温壮肾阳、补益精血之效。

7. 针灸疗法　取穴:白环俞、次髎、前列腺穴。白环俞、次髎穴针刺得气后以每秒 1 次频率做 180°～360°来回捻转 0.5～1 分钟,然后插入光纤输出端,留针 15～30 分钟。前列腺穴(位于肛门和会阴穴之间,距离肛门下缘 1～2cm 的正中线上)针刺入接近前列腺后,接通激光直照 15～30 分钟,隔日或每日 1 次,10 次为 1 个疗程。治疗 60 例,治愈 31 例,显效 19 例,好转 9 例,无效 1 例。按:慢性前列腺炎多由气滞血瘀、湿热下注、肾气亏虚所致,乃虚实夹杂之证。故针刺应补泻兼施,或先泻后补为主。取足太阳膀胱经穴次髎、白环俞及经验穴前列腺穴。三穴同用,共奏活血化瘀、清热利湿、益气补肾之功。[引自:陈超,高镇五,林甲芳,1989. 激光针刺治疗慢性前列腺炎的临床研究.中国针灸,(5):5-7]

灸法:甘遂、大戟各 25g,细辛 20g,白芥子、延胡索各 50g,混合共研细末,用鲜姜汁加适量温水调成糊状制成一元硬币大小,厚约 0.5cm 的圆饼置于气海、关元、水道、足三里等穴位上,在药饼的中央放置直径 1cm 的圆锥形艾柱,用线香点燃,艾柱燃尽后更换,每穴灸 3 壮,灸毕用敷贴片固定,2 小时后揭去。疗程:每周治疗 1 次,连续治疗 3～5 次,3 年为 1 个疗程。随访病情未有复发。

按语:本病属中医“劳淋”“精浊”等范畴,多认为由湿、热、虚、瘀等引起,其中肾虚为本,湿热为标,多导致气滞血瘀或夹湿热,三者多互为因果,从而造成本病缠绵难愈。艾灸关元、气海、足三里、水道等穴位可以起到补益肾脏、激发元气、温通经络、补火散寒、祛浊逐湿的功效。陈师所选之药饼成分,出自清代张璐《张氏医通》创制的名方白芥子散,该方多用于治疗支气管哮喘,且以其安全有效、简便易行的特点沿用至今。上述五药虽不是泌尿系统疾病的针对性治疗药物,主要取其对穴位的刺激作用,复加艾灸以加强刺激功效,共奏温补肾阳、通调水道之效。(引自:罗开涛.陈峰运用灸法验案赏析.浙江中医杂志 2020 年 11 月第 55 卷第 11 期)

8. 耳针疗法

主穴:肺、膀胱、肾、盆腔、尿道、外生殖器。

配穴:腹肌无力者,加腹;精神紧张者,加皮质下。

1)耳压法:取主穴 3～5 个,并随症选取配穴,用王不留行子或磁珠贴压,以直压或点压手法按揉，每次取一侧耳穴，3～5日换1次，左右耳交替，10次为1个疗程。

2)毫针法：取主穴3～5个，并随症选取配穴，采用坐位，初诊者精神紧张拒痛、怕针病重体弱者，可选用卧位进针。每次取一侧耳穴，左右耳交替，每穴直刺3～5mm，留针20～30mm。亦可接电针，疏密波，小电流。

3)埋针法：取主穴3～4个，随症选配穴，每次取1侧耳穴，左右耳交替，每日自行按揉3～5次，留针3～5日。

4)耳穴放血法：取双侧耳尖，常规消毒，一次性采血针点刺，挤出血液5～10滴，常规消毒后用干棉球稍加压迫即可，3～4日1次。

5)耳穴温熨法：选用车前草、龙胆草、萹蓄、桂枝、乳香、没药、浙贝母、川楝子各10g，布包加热在耳郭处温熨。每次温熨10分钟，也可接着温熨下腹部的关元、腰骶部的次髎各10分钟。3日1次，10日为1个疗程。

6)验案：黄某，男，35岁，干部。主诉小便频数1年余，曾在某医院诊为慢性前列腺炎，现小便频涩、疼痛，排尿终末有白浊滴出，小腹胀满，腰部酸痛，倦怠无力，头晕目眩，心悸耳鸣，舌苔薄白，脉沉迟。查耳穴：前列腺、尿道穴压痛，电测呈阳性反应。即采用耳穴压丸法，选取前列腺、尿道、三焦、内分泌、肾、肝、配耳尖放血、神门、腰椎。行耳穴贴压2周后症状缓解，患者坚持贴压3个疗程而愈，至今未复发。按语：医生要消除患者的顾虑和对本病的误解，减轻精神负担，生活有规律，适当锻炼身体，不宜久坐、长期骑自行车、骑马、开车等，并要戒酒、戒烟，多饮水。有规律性生活有助于治疗。饮食宜清淡富于营养，忌肥厚辛辣之品。可配合龙胆草、车前草、地骨皮、苦参、菊花各30g煎水，温度40～42℃坐浴，每次30分钟，有助于缓解症状，每日1次。也可独头蒜1个，栀子3枚，盐少许，捣烂，摊纸上，贴脐。(引自：单秋华，1998.耳穴贴压疗法.济南：山东科学技术出版社)

9. 验案选粹

医案一：何某，男，31岁，已婚。患者8年来腰痛，滴白，在某医院诊断为“慢性前列腺炎”，经用各科中西药治疗未能见效。婚前遗精频繁，婚后房劳过度。现大便努责后滴白，尿后余沥不尽，尿道口有黏液，会阴部及腰部酸楚不适，上肢无力，足跟疼痛，午后阴茎灼痛，手足心发热，两颧微红，体温正常，头晕耳鸣目涩，口渴喜饮，大便干结。有时遗精，舌红苔少，中有龟裂，脉细带数。前列腺液常规有红细胞少许，脓细胞(+)，卵磷脂小体少。认证为肾阴不足，虚火偏旺。治以滋阴降火，固肾涩精。菟丝子丸合大补阴丸。治疗半个月，症状明显好转。1个月后复查，前列腺液除有少许红细胞外，余均正常。乃配服二至丸2个月，前列腺液中红细胞消失，诸症均瘥。再以六味地黄丸、二至丸巩固疗效。观察2年，未见复发。(引自：徐福松医案)

医案二：某，男，36岁。主诉：少腹痛2年，加重伴有尿灼热2个月。某医院诊为前列腺炎。症见少腹胀痛，小便灼热、浑浊、淋沥不尽，阴部潮湿感，烦躁易怒，伴腰背酸痛，盗汗，舌体瘦小质红苔薄黄，脉沉弦弱。辨证为肾虚肝郁，治以补肾为主，兼以疏肝。处方：生地黄9g，炒山药9g，牡丹皮6g，茯苓9g，怀牛膝6g，泽泻6g，山茱萸9g，人参10g，生白芍9g，柴胡6g，砂仁9g，炙甘草3g。3剂后，腰背酸痛消失，余症稍减，舌质红苔薄黄稍腻，脉弦数。证属肝郁湿热，改方为：当归9g，炒白芍9g，柴胡6g，茯苓9g，牡丹皮6g，人参10g，炒白术9g，炒栀子6g，泽泻6g，郁金6g，砂仁9g，萹蓄9g，炙甘草3g。又3剂，诸症大减，惟觉小便无力而茎中作胀，阴部潮湿，舌红苔薄黄，脉弦。上方去牡丹皮、栀子、萹蓄，改人参为西洋参6g，加炒川楝子9g。再3剂，小便不适及少腹痛基本消失，唯久坐及劳累后稍有不适感，外阴潮湿，舌红苔薄白，脉弦。

上方加陈皮9g,炒山药9g。至此病情已基本控制,嘱其停药观察。未见复诊。(引自:毛海燕.山东中医药大学学报)

医案三:杨某,25岁,未婚。患慢性前列腺炎1年,腰膝酸软,头晕眼花,失眠多梦,性欲偏亢,排尿时尿道口偶有滴白,左附睾疼痛,痛及睾丸。舌红,少苔,脉弦数。前列腺液镜检:白细胞(+++),脓细胞(+),卵磷脂小体极少量;直肠指诊示前列腺痛明显,舌淡,苔薄,脉浮数。治以滋阴降火。方药:知母15g,麦冬10g,生地黄12g,怀牛膝15g,石斛12g,秦艽10g,萆薢10g,五味子、马鞭草各15g,钩藤10g,陈皮10g,川续断12g,菟丝子10g,六一散20g。服5剂后疼痛已有减轻,患诉仍有失眠,精力不济,舌诊见舌偏红,苔薄而干,脉细。遂加煅牡蛎20g,黄精20g,远志6g。又3剂后患者疼痛明显减轻,直肠指诊,前列腺质软,饱满,无明显压痛。再服5剂后复查前列腺:白细胞(+),卵磷脂小体(+++)。(引自:翟亚春医案.湖南中医药杂志)

10. 辨治按语　本病以虚实夹杂者多,而以肾虚为主,脾虚为辅,或兼血瘀,或兼湿热,其中最常见的证型是肾虚兼有湿热,故临床常以萆薢分清饮合菟丝子丸治之,一以补肾,一以导浊,洵为消补兼施之良方。

病程中,证候始终处于动态变化之中,证候变,治则、处方随之而变,案二所示,可谓典范。

阴虚火旺型多见于中年人,平素饮酒嗜辣,或久服补益壮阳之品;或因从事脑力劳动思虑过度,五志化火,或房劳过频,损伤肾阴所致。腰为肾之府,肾虚则腰痛;肾精通于脑,肾开窍于耳,故头晕耳鸣,失眠多梦,视物不明,五心烦热,口干,盗汗遗精,形体消瘦,舌红,脉细数。皆为肾阴亏虚,虚火旺盛。方用玉女煎加味。

11. 文献选录　《内科心典》曰:"精浊者,茎中如刀割,火灼而溺自清,惟窍端时有秽物,如疮之脓,淋漓不断,与便溺绝不相混,皆由败精瘀腐,龙火虚炎也。治便浊,则降火清痰分利;精浊,则益肾滋阴固脱。外有肥人多湿痰,清痰是要;瘦人多虚火,降火为先。老年人因虚寒而致,可求温补;夏月因伏暑而然,法用清凉。不可执一途而治也。"

(撰稿:徐福松　马龙侪　修订:张龙梅　杜晓萍　审定:冷方南)

第十二节　前列腺结核

【概述】

前列腺结核在中医学中无该病名。西医学认为此病继发于泌尿系结核、肺结核等身体其他部位的原发结核。临床上常无明显症状,多与精囊结核、附睾结核并见,如好发于20～40岁的青年男性。该病属中医"痰核""血精"范畴,如在阴部形成结核窦道则类似中医的"穿档漏""阴囊漏"。其基本病机为肝肾亏损、气滞痰凝血瘀。

【诊断与鉴别诊断】

1. 诊断要点　①有结核病史;②会阴部不适、酸胀、血精、射精疼痛、直肠疼痛,可持续性放射到腹股沟、臀部及下肢等;③肛门指诊可触及前列腺表面有高低不平的结节感;④前列腺液涂片或培养可找到结核杆菌;⑤X线检查:前列腺后尿道部X线片有的可见钙化改变。

2. 鉴别诊断　本病需与前列腺炎、前列腺癌加以鉴别。后者临床上也多表现会阴部或腰骶部酸沉、隐痛或掣引腹股沟与直肠内,常伴有排尿延迟、尿意不尽、尿后余沥等症,肛门指诊可触及肿大的前列腺,但无结节感,前列腺液检查可见成堆白细胞,卵磷脂小体减少,细菌培养找不到结核杆菌。前列腺癌尽管无特异症状，但通过肛诊（前列腺表面凹凸不平，质硬如石）、检测前列腺特异性抗原（PSA）及彩超等相关检查可以鉴别。

【临床分证】

临床上分气机阻滞、痰凝血瘀证、下焦湿热证和气血亏虚证。

（一）气机阻滞，痰凝血瘀证

本证系指下焦气机阻滞，津液不得输布，凝聚成痰，加之气血运行不畅，痰凝血瘀，以致以会阴部刺痛为特征的证候。

1. 临床表现

（1）主症：会阴部呈针刺样疼痛或不适。

（2）次症：①疼痛向腹股沟及下肢放射；②小便不利；③小腹胀满不适。

（3）典型舌脉：舌质暗，有瘀斑、瘀点，脉涩。

2. 辨证分析　下焦气机运行受阻，不能输布津液，运行气血，而致痰湿、气血凝滞于经脉，不通则痛，故见会阴部疼痛；迫及肝经，故疼痛沿肝经向下放射。下焦气化不利，故小便不利，气机不畅故小腹胀满不适。舌质暗有瘀斑、瘀点，脉涩，为气结血瘀之征，苔腻为痰湿内停之象。

3. 诊断要求　具备主症兼见3项次症中的2项和典型舌脉者，可确定该证候诊断。

4. 论治法则　行气活血，化痰散结。

5. 方剂选要

（1）首选方剂：橘核丸。橘核善于行气，为主药；木香、川楝子入气分，以行气止痛。桃仁、延胡索入血分，以活血散结，同为辅药。桂心温通经脉；枳实、厚朴破气分积滞；海藻、昆布咸润化痰，软坚散结；木通通利下焦湿邪，共为佐药。

（2）备用方剂：导气汤。川楝子行气止痛为主药。木香升降诸气，通利三焦；茴香行气止痛，暖肝散寒；吴茱萸辛温散寒止痛，三者皆为辛温之品，以宣通气机，使小便通利，则寒去而湿除。本方化痰活血之力不足，使用时配合化痰软坚活血之品为宜。

6. 中成药选介

（1）橘核丸（济生橘核丸）：功能理气散寒，软坚止痛。组成与首选方剂橘核丸相同，方义同上。

（2）茴香橘核丸：是济生橘核丸减海带，增小茴香所组成。其作用基本上和济生橘核丸相同，虽然减少海带，但用了小茴香，在散寒止痛、疏肝理气方面的作用有所加强。

7. 针灸疗法　取穴：关元、三阴交、会阳、八髎。手法：针刺双侧会阳穴，待会阴部有胀痛时，提插2～3次出针，不留针，其余穴位进针后，平补平泻，得气后留针30分钟左右。

8. 按摩疗法　八髎穴用点、按、攘、擦法。三阴交穴用按、点、拿法。关元穴用摩、揉、按法。

9. 气功导引　可练四字诀功。即撮、抵、闭、吸。撮即提，要提会阴、提肛门、提尾闾；抵即舌抵上腭；闭即闭目上视；吸即延长吸气。坐式，意守丹田，舌抵上腭，吸气的同时闭目上视，提会阴、肛门、尾闾，稍忍一忍后，缓缓呼出，如此做7次。

10. 饮食疗法

（1）狼毒枣：首先将狼毒按定量置锅中，清水浸满。上置蒸笼，将大枣先以冷水洗净，放入蒸笼，锅内水用猛火烧滚，以文火保持沸点3小时，取出即可服用（注意：蒸后炊具包括锅、蒸笼，必须严格刷洗消毒，以免煮饭时中毒）。用量及禁忌：成人每日服3次，每次初用少量即10

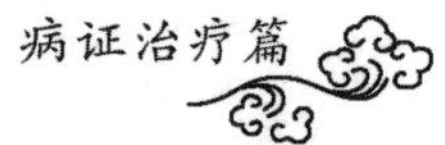

枚,如无恶心、呕吐、头晕等反应,连服2日后,每次增服1枚(如有反应可减服一二枚)。过几日若无反应,可逐渐增加服量,加到每次20枚,即每日60枚为极量。服用时间以饭前最好,如服后胃中不适,可以食后或食时同吃。除禁吃辛辣食物外,其他食物均无禁忌。最好多吃鸡、鱼、蛋、肉类等营养食物,但不可与其他药品同服。

注:狼毒,又名绵大戟,性味苦辛平有毒,逐水祛痰,破积杀虫。治恶疮,鼠瘘疽蚀,蛊毒,结核顽疮,附睾结核等。狼毒枣,祛痰散结,治结核顽疮。

(2)蜗牛煲猪瘦肉:将蜗牛壳洗净后,用沸水烫死,以竹签挑出蜗牛肉,再用清水冲洗。每次可用鲜蜗牛肉60g(干者用30g),猪瘦肉100g,煎汤调味服食。

注:蜗牛,咸寒,清热,消肿,解毒,消疮肿,去湿清热败毒。

(二)下焦湿热证

外感湿热,情志化火,湿热下注,蕴于下焦,导致本证。其临床表现以会阴部灼痛为特征。

1. 临床表现

(1)主症:①会阴部灼痛;②尿频,尿急,尿痛。

(2)次症:①小便色黄;②低热,盗汗。

(3)典型舌脉:舌质红,苔黄腻,脉濡数。

2. 辨证分析　湿热蕴结于下焦,火邪下迫,故出现尿频、尿急、尿痛;火热内炽,迫及任脉,故出现会阴部灼痛;热伤津液而阴虚,故见小便色黄、低热、盗汗;舌质红、苔黄腻,脉濡数为湿热内盛之象。

3. 诊断要求　具备3项主症中的1项及次症和典型舌脉者,可确定该证候诊断。

4. 论治法则　清利下焦湿热。

5. 方剂选要

(1)首选方剂:八正散。方中用瞿麦以利水通淋,清热凉血,木通利水降火为主药;辅以车前、萹蓄、滑石清热利湿,通淋利窍;佐以栀子、大黄清热泻火,泄热下行;使以甘草梢调和诸药,缓急止痛。

(2)备用方剂:五淋散。赤茯苓渗利湿热为主药,辅以栀子清热泻火利水,佐以当归、赤芍和血,甘草生用止痛,调和诸药。

6. 中成药选介

(1)八正散。组成、功能主治同上。

(2)分清五淋丸。方中黄芩、黄柏、栀子、知母、大黄清热泻火,木通、滑石、泽泻、茯苓、猪苓、萹蓄、瞿麦、车前子清利湿热,使之从小便出,甘草调和诸药。

7. 针灸疗法　取穴:膀胱俞、中极、阴陵泉、行间、太溪、会阳。手法:针刺双侧会阳穴,待会阴部胀痛时,提插2~3次出针,不留针,其余穴位用泻法,进针得气后留针20~30分钟。

8. 推拿疗法　部位:从尾骶部至肾俞穴。手法:患者俯卧或侧卧,按摩医生站在患者右侧或适当位置,双手拇指和手掌,按压在骶部,用力缓缓向上推搓到肾俞穴为止,连续推搓4~6次。或一手扶托,另一手的尺侧缘或手掌,在尾骶部至肾俞穴部迅速揉搓,揉搓至皮肤发红发热为度(注意不要损伤皮肤)。

9. 饮食疗法

(1)玉米须车前饮:玉米须50g,车前子20g(纱布包),生甘草10g,加水500ml煎取400ml,去渣温服,每日3次。

(2)狼毒枣:制法服法同前。

(3)猫肉:将家猫杀后,去皮及内脏,洗净煮烂,加盐、酒、酱油等内服。

注:猫肉,甘酸温,治虚劳、恶疮、痨症、结核。

10. 气功导引 可练四字诀,方法同前。

(三)气血亏虚证

气血亏虚证前列腺结核患者多久而不愈,阴部(会阴部或阴囊部)出现窦道,流出黄绿色脓液。头晕、乏力为其临床主要表现。

1. 临床表现

(1)主症:①自窦道流出黄绿色脓液;②头晕,乏力,面色微黄。

(2)次症:①自汗、低热;②畏寒肢冷。

(3)典型舌脉:舌淡,苔薄白,脉细无力。

2. 辨证分析 前列腺结核如失治、误治,形成脓肿,自阴囊部溃破,出现窦道,黄绿色脓液流出。久而不愈,必损气血,上不能荣头目,故见头晕、面色微黄;气虚卫外不固,故见自汗;阴血亏虚,阴损及阳故见低热、畏寒。舌淡,苔薄白,脉细无力乃为气血亏虚之候。

3. 诊断要求 具备主症①、②和次症①或②即可确定为该证候。

4. 论治法则 补益气血。

5. 方剂选要

(1)首选方剂:八珍汤。方中以人参、白术、茯苓补脾益气,当归、熟地黄、白芍、川芎补阴养血,茯苓、炙甘草以健脾,加生姜、大枣助人参、白术、茯苓以调和脾胃。各药配伍,共收气血双补之功。在应用时,可加入桔梗、白芷等以托脓外排。

(2)备用方剂:十全大补汤。本方为八珍汤加黄芪、肉桂而成。对久不愈合的疮疡具有较好效果。

6. 中成药选介 ①八珍合剂:组成、功能和主治同上;②十全大补丸:组成、功能和主治同上。

7. 针灸疗法 取穴:足三里、脾俞、肾俞、膈俞。手法:针刺用补法,进针得气后留针20~30分钟。也可同时配合灸法。

8. 饮食疗法

(1)芪归羊肉汤:取当归15g,黄芪30g,羊肉250g,生姜15g。黄芪、当归用布包,羊肉切块,用沙锅把肉炖熟,每日1次,连用7日。

(2)山药枸杞粥:取山药100g,枸杞子50g,大枣5枚。加适量水和小米,共熬粥。坚持每日食用。

9. 验案选粹 王某,男,24岁,工人。1月中旬开始自感尿频,按“膀胱炎”治疗。同年2月患者住结核病医院,出院诊断:右肺浸润型肺结核,钙化后出院。4月因尿痛就诊,尿痛呈灼热性疼痛,伴有尿急、尿频,偶可出现肉眼血尿,盗汗,食欲缺乏。检查:附睾尾部肿大,精索、前列腺有串珠状硬结,尿沉淀涂片做抗酸染色,查到结核杆菌。诊断:前列腺结核(同时有肾结核)。属湿热下注,热结膀胱。治宜清热泻火,利尿祛湿。药用瞿麦10g,木通10g,车前子10g,萹蓄10g,滑石30g,栀子10g,生大黄6g,甘草4g。水煎服,每日1剂。

服上方1个月后,自觉症状减轻,2个月后,临床症状消失,先后3次尿沉渣涂片做抗酸染色未查到结核杆菌,病愈而归。

(撰稿:郑永峰 审定:李德新 李 彪)

第十三节　疝　气

【概述】

睾丸、阴囊肿胀疼痛，甚则痛引少腹的一类疾病，统称疝气。至于体腔内容物向外突出的某些疾病、男女生殖器部位的某些疾病及以脘部或腹部剧烈疼痛为主症的一些疾病，虽亦名疝气，但不属本文讨论范畴。据现有文献资料和临床研究证明，本文所论疝气与西医学的腹股沟斜疝、睾丸鞘膜积液、睾丸炎、附睾炎、阴囊血肿、睾丸创伤等疾病颇相似。

疝气之病名，始见于《黄帝内经》。如《素问・骨空论》云："任脉为病，男子内结七疝，女子带下瘕聚。"明确指出疝病有七，皆是任脉为病所致。其中㿗疝、㿉疝、癃疝都是指睾丸、阴囊肿胀疼痛。在病因病机方面，《黄帝内经》认为疝主要和"寒"及"气"关系密切，任脉和肝脉是主要受病者。

隋・巢元方《诸病源候论・疝病诸候》有十一论，所论疝症之范围相当广泛，包括了睾丸之疝和腹中之疝。

金元时期关于疝气论述的一个鲜明特点是对睾丸之疝阐述较详。如《儒门事亲・疝本肝经宜通勿塞状》中将疝分为寒疝、水疝、筋疝、血疝、气疝、狐疝和㿉疝，并详述其症状、病因病机和治法。七疝之中，除筋疝外，都是睾丸、阴囊部位发病。其对临床确有指导价值，故后世治疝大都依据之。

明代张景岳《景岳全书・疝气》云："疝气病者，凡小腹睾丸为肿为痛，止作无时者，皆是也。""疝气所属，本非一经。""疝气之病，有寒证，亦有热证。""疝病遇酒而发者，多因湿热，当先理其湿。""疝遇色欲而发者，是必阴虚之属。""疝久者，必多虚证。"总之，张氏对疝症所下定义比较正确，对病因病机的认识亦较为全面。

清代陈修园在《医学从众录》中云："疝气，睾丸肿大，牵引小腹而痛。"足见陈氏所指疝气，仅限于睾丸之疝。再如林佩琴《类证治裁》亦持此说。

近代和当代关于疝气的论述，基本上都是仅指睾丸和阴囊部所发生的某些病症。如《治病法轨》、《中医男科证治》、《中医内科临床治疗学》和《实用中医内科学》等均如此。

疝之成因不一，病机复杂，概而论之，可归纳为 8 点：①素体阴寒内盛，或复感风寒，或再进寒凉，致使寒邪客于肝肾二经，聚于阴分，凝滞郁结，形成寒疝；②素体脾虚，湿邪内盛，或复感寒湿，引动内湿，或饮水食酒，水湿不化，下注阴器，发为水疝；③素有湿热，复感外寒，湿热不得外泄，或寒湿久羁，郁而化热，致使湿热下注肝经任脉，搏结不散，形成疝疾；④情志抑郁，或忿怒、号哭，致肝失条达，气不得疏，窜于阴囊睾丸所致；⑤素体虚弱，复因强力举重，或操劳过度，致使气虚下陷于少腹阴囊而发病；⑥痰湿流入下焦，注于肝经任脉，蕴结不化而罹病；⑦外伤或阴部手术后，气血不畅，瘀血阻滞于阴囊睾丸或血溢于阴囊而成疝；⑧先天禀赋不足，胎中发育不良而成。总之，疝气之发病原因主要是外感寒邪、湿热，内伤酒食，及情志不畅、体质素弱、劳倦过甚、先天不足等。病机要点为阴寒凝滞、水湿下注、湿热搏结、肝郁气滞、气虚下陷、痰湿蕴结、瘀血凝滞和发育不良。由于本病之发病部位是厥阴肝经和任脉循行之处，故与此二经关系密切，和脾肾虚弱亦有一定关系。必须指出，以上各病因病机可单独为患，然往往相合致病。

对本病的治疗，当依辨证施治原则，视具体病情，分别施以理气、益气、清热、祛湿、除痰、化瘀、软坚等法，或数法兼施。因疝气与肝经关系密切，病多在气分，故疏肝理气是治疝的主要法则，临床可单独应用，或施用他法时酌情配用。正如《景岳全书·疝气》云："治疝必先治气。""故治疝者，必于诸证之中，俱当兼用气药。"

【诊断与鉴别诊断】

1. 诊断要点　疝气之临床特征主要是睾丸、阴囊肿胀疼痛，甚或痛引少腹。本文又据其不同的临床表现，分为6种。

(1)寒疝：以阴囊肿冷、睾丸疼痛或痛引少腹、喜暖畏寒为主症。

(2)水疝：以阴囊水肿、状如水晶为主症。

(3)气疝：以阴囊肿胀偏坠或疼痛，且时缓时急为主症。

(4)狐疝：以阴囊内有肿物(小肠)，时上入腹，时下入囊，甚或下而不上，胀痛俱作为主症。

(5)㿗疝：以阴囊肿硬重坠，不知痛痒或有痛痒。

(6)血疝：因创伤而致睾丸阴囊肿胀、疼痛。

凡具备以上特征者，疝气之诊断，即可确立。

2. 鉴别诊断　按照本文给疝气所限定的范围，本病需和发生在睾丸、阴囊部位的如下疾病进行鉴别。

(1)绣球风：又称肾囊风、阴囊风。临床特征为阴囊皮肤瘙痒，发生红斑、丘疹、水疱、糜烂、结痂、皮肤增厚或脱屑等，常伴有灼痛。其与临床特征为睾丸、阴囊肿胀疼痛，甚或痛引少腹的疝气，显然不同，易于鉴别。

(2)囊痈：又称肾囊痈，是指生于阴囊的痈。临床主要表现为恶寒发热，口干喜饮，阴囊红肿热痛，甚则皮肤紧张光亮，重坠而痛；若身热不退，肿痛不减，便可成脓，但睾丸不肿大。其和各疝鉴别要点是：寒疝、㿗疝，睾丸均肿大；水疝，透光试验阳性，一般无恶寒发热等全身症状；气疝，阴囊肿胀偏痛，常与肝郁有密切关系，无恶寒发热等全身症状；狐疝，阴囊内肿物出没无常；血疝，因创伤致阴囊睾丸肿胀疼痛。

(3)脱囊：又称囊脱、脱壳囊痈。临床主要表现为阴囊红肿，继而溃烂皮脱，睾丸虽外露而无损伤。而疝气则无阴囊溃烂皮脱及睾丸外露之症。

(4)卵子瘟：为痄腮的并发症，常见于痄腮后期5～7日，其睾丸肿痛，阴囊皮肤发红，一般在7～14日多能消退。而疝气则不因痄腮而发。

(5)子痈：是指发生在睾丸部位的痈。特点为睾丸肿痛，甚则溃破流脓。子痈亦可并发水疝，但与阴囊内肿物上下往来、出没无常为特征的狐疝，容易鉴别。化脓溃破后的子痈和疝气极易区分，但未化脓溃破的子痈和疝气(狐疝除外)常不易区别。难怪历代医家往往混淆不清。本文主张，把未化脓溃破的且症状和疝气相同的子痈包括在疝气之内。

(6)子痰、子岩：和㿗疝、寒疝等疝气区别比较困难。本文主张，只要其临床表现和疝气相同，就归属于疝气。

总之，绣球风、囊痈、囊脱、卵子瘟和疝气较易鉴别，但子痈、子痰、子岩和疝气在临床上不易区分，而将其症状和疝气相同者归入疝气是否妥当，有待进一步研究。

【临床分证】

据疝气在临床上的不同表现，结合病因和气血辨证，兹将其分为寒疝、水疝、气疝、狐疝、㿗疝和血疝6种，进行辨证论治。

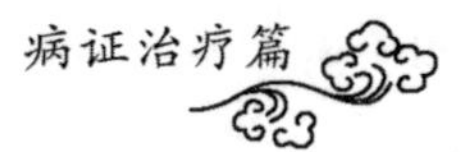

一、寒　疝

寒邪侵犯厥阴肝经，致阴囊肿冷、睾丸疼痛为主症的疝气，称之为寒疝。在临床上主要分为寒实证和虚寒证两类。

（一）寒实证

寒疝之寒实证，是指寒邪凝滞肝脉，致以阴囊肿硬而冷为主症的证候。

1. 临床表现

（1）主症：①阴囊肿硬发冷，甚则坚硬如石；②引睾而痛。

（2）次症：①少腹切痛；②畏寒喜暖；③阴茎不举。

（3）典型舌脉：舌苔白，脉沉弦而迟。

2. 辨证分析　本证为阴寒外邪侵犯机体，寒凝肝经，气滞不通所致。肝经之脉下络阴器，上抵少腹，寒凝气滞于肝经，故阴囊肿硬发冷，甚则坚硬如石，睾丸、少腹疼痛，阴茎不举。寒为阴邪，阴胜则阳气不布，故畏寒喜暖。舌脉之象乃阴寒内盛所使。

3. 诊断要求　凡具备主症①、②和 3 项次症中的 1 项及典型舌脉，或具备主症②和次症①、②或②、③及典型舌脉，本证诊断便可确定。

4. 论治法则　温肝散寒，理气通滞。

5. 方剂选要

（1）首选方剂：天台乌药散。方中乌药、木香、小茴香、良姜温散寒邪，理气通滞；青皮、川楝子疏肝理气，通滞止痛；川楝子与巴豆同炒，使巴豆烈气由川楝子导入肝络。寒甚者，加吴茱萸、干姜、附子；睾丸痛甚者，加橘核仁、荔枝核；腹痛甚者，加乳香、没药。

（2）备用方剂：椒桂汤。方中桂枝、川椒、良姜、吴茱萸、小茴香温肝散寒，理气通滞；柴胡、青皮、陈皮疏肝理气，通滞止痛。

6. 中成药选介

（1）百选十补丸：方中附子、胡芦巴、巴戟天、肉桂、荜澄茄、补骨脂温散寒邪；木香、川楝子、延胡索、大茴香理气活瘀。

（2）丹溪肾气丸：方中吴茱萸、补骨脂、胡芦巴温暖肝肾，散除寒邪；小茴香、木香理气止痛。

7. 外治疗法

（1）取肥大老姜洗净，切成薄片，用 6～10 片敷于患侧阴囊，以纱布兜之，每日更换 1 次。敷兜后，阴囊皮肤灼热刺痛，个别起小皮疹。两三日后症状缓解。

（2）小茴香、胡椒各等份，研细末，用少许放普通膏药上，敷贴阴囊底。

（3）凤凰衣连壳焙干研细末，用醋调敷阴囊上。

（4）治阴冷，冷气渐入阴囊，肿满不得眠，捣苋菜根敷之。

（5）鲜生姜汁 1 杯。用热水洗澡，待周身汗出时，再将阴囊浸入姜汁内。阴囊有针刺感时，即渐收缩，10 余分钟后缩小如常。

8. 针灸疗法

（1）针刺归来穴。

（2）主穴为冲门、三阴交。发热配曲池、足三里。冲门刺 3～5cm，呈 30°角向会阴方向斜刺（避开动脉和血管），提插刮针手法。余穴常规针刺，留针 30～60 分钟，15～20 分钟行针一次，日针 1 次。腹股沟部位的穴位应徐徐针刺，当针尖触及动脉血管时（针随脉波动或医者感到针下有阻力),应改变针刺方向,或将针提至皮下,缩小进针角度后继续针刺。

(3)耳针:取穴外生殖器区、睾丸点,强刺激,每日针1～2次。针刺入,当耳郭发热充血后,多数患者立即疼痛减轻,并有阴囊上提感。

9. 推拿疗法 《医学入门》曰:"疝病治法,以两手合搓一二百回,用热手捻大子,久久自消,而痛已止。"

10. 饮食疗法

(1)吴茱萸粥:每次取吴茱萸2g研末,南粳米50g,生姜2片,红糖适量,同入砂锅内,加清水400ml,用文火煮至沸腾,数滚之后,米花粥稠,停火盖紧焖5分钟即可。每日2次,温热服食。因吴茱萸含挥发油,煮煎时见米花粥稠即不宜再煮。吴茱萸辛苦而热,入肝、脾、肾三经,温经散寒,善开气郁;粳米健胃,红糖活瘀,故服之可治寒疝。

(2)花椒粥:南粳米50g(糯米亦可),红糖适量,葱白3根,同入砂锅,加水500ml,煮至米开汤稠,然后调入花椒粉5～6g,改文火煮5～7分钟,锅内微滚数次即可停火。每日早晚各温服1次。因花椒含挥发油,故不宜久煮。花椒味辛性大热,散寒力强;粳米温健脾胃;葱白通阳散寒;红糖活瘀,故可治寒疝。

11. 验案选粹

医案一:李某。宿病不理,奇脉病结不解。今触寒辄发,动气有声,痛引睾丸。宜导滞通络。仿茴香丸。小茴、橘核、胡芦巴、延胡索俱酒炒,当归、鹿角胶和丸,酒下效。(引自:《类证治裁》)

医案二:李某,26岁,已婚。因穿短裤冒雨涉水而受凉,晚上又加房事,次晨即右侧睾丸先胀,继之抽痛,沿少腹牵引右胁下疼痛,阵发增剧,周身无力,舌质稍红苔微黄厚腻,六脉沉细。此属寒疝。宜温阳散寒。取乌头桂枝汤为治:川乌10g,草乌10g,桂枝10g,白芍25g,甘草6g,生姜6g,大枣4枚,每日1剂,分2次水煎服。服药1剂,右侧睾丸及少腹抽痛减轻,未再阵发;服完3剂后,痛逐渐消失,仅觉疲乏无力,胃纳欠佳,舌苔厚腻,脉沉。此寒邪已去大半,唯湿浊未罢,照上方加藿香10g,苍术10g,以芳香化浊治其本,又予4剂,诸症全除。(引自:《临床验集》)

12. 辨治按语 寒滞肝脉,气血不畅,是寒疝寒实证的病机关键,故只要确诊为该证,不管兼夹何证,治切勿忘温散寒邪。伴湿为患较为常见,法当佐以祛湿。病性属寒,生冷之品必须禁食,居处环境不宜潮湿。

13. 文献选录 《诸病源候论·疝病诸候》曰:"诸疝者,阴气积于内,复为寒气所加,使荣卫不调,血气虚弱,故风冷入其腹内,而成疝也。"《儒门事亲·疝本肝经宜通勿塞状》曰:"寒疝,其状囊冷,结硬如石,阴茎不举,或控睾丸而痛。得于坐卧湿地,或寒月涉水,或冒雨雪,或坐卧砖石,或风冷处,使内过劳。宜以温剂下之,久而无子。"《不知医必要·疝气》曰:"病初起,必以温经、除湿、散寒、行气为主,切不可早用寒凉,以致留邪为害。"《景岳全书·疝气》曰:"必因先受寒湿或犯生冷,以邪聚阴分,以其肇端之始,未有不因寒湿而致然者。"

(二)虚寒证

寒疝之虚寒证是指肝肾虚弱,再感寒邪,致以阴囊肿冷、按之不坚为主症的证候。

1. 临床表现

(1)主症:①阴囊肿胀发冷,按之不坚;②引睾而痛。

(2)次症:①少腹冷痛;②形寒肢冷,喜暖畏寒。

(3)典型舌脉:舌质淡红,苔白,脉沉细迟。

2. 辨证分析　本证为肝肾不足,复感寒邪,寒入肝经,气血不畅所使。寒凝肝络,故阴囊肿胀发冷,引睾而痛,少腹冷痛。肝肾不足,复感寒邪,阳气不布,故形寒肢冷,喜暖畏寒。肝肾不足,精血不旺,故虽被寒邪凝滞,而阴囊肿胀发冷但按之不坚。舌脉之象,为阴寒内盛兼肝肾不足所为。

3. 诊断要求　具备主症,并见次症某项及典型舌脉,本证诊断便可确定。

4. 论治法则　温肝散寒,补养肝肾,理气通滞。

5. 方剂选要

(1)首选方剂:暖肝煎。方中肉桂、小茴香温肝散寒;枸杞子温补肝肾;乌药、沉香散寒理气;当归和营通滞且能养肝;茯苓淡渗利湿。尚可加入橘核仁以疏肝理气止痛。寒甚者,加附子、吴茱萸。

(2)备用方剂:茴香乌药汤。方中茴香温肝散寒且能理气止痛;补骨脂温补命火,散寒除湿;吴茱萸温暖肝经,散除寒邪;乌药行气通滞以散血凝;萆薢利除湿邪;木瓜缓急止痛;木香、砂仁理气驱寒止痛;荔枝核疏肝止痛。

6. 中成药选介

(1)治疝痛药酒:方中烧酒、巴戟天、牛膝、茴香、枸杞子、沉香温补肝肾,散寒除湿,理气通滞;六味地黄丸去山茱萸,以补阴利湿。

(2)百选胡芦巴丸:方中胡芦巴、大戟、吴茱萸温补肝肾,祛除寒湿;川乌散寒湿,通滞止痛;茴香、川楝子疏肝理气止痛。

7. 外治疗法

(1)以食盐炒热,布包之熨少腹,可使疼痛减轻或缓解。

(2)雄黄 60g,矾石 60g,甘草 24g,煮水洗阴囊,治阴核肿痛。

(3)白附子 1 枚,川楝子 30g,广木香 15g,吴茱萸 20g,小茴香 15g,桂枝 15g,共为面,每取 15g,用黄酒调匀,放于神阙穴,上盖纱布,以胶布固定,1 日或 2 日一换。

8. 针灸疗法

(1)针刺独阴穴。穴位在第 2 足趾掌面远端趾节横纹中央。直刺 0.3～0.6cm,留针 1 小时。

(2)针刺中极、三阴交、太冲,发热配大椎、曲池、合谷。

9. 饮食疗法

(1)肉桂粥:先用粳米 100g,红糖适量,入砂锅内,加水煮为稀粥,然后取肉桂粉 1～2g,调入粥中,改用文火,再煮沸,待粥稠停火即可。早晚空腹温食。肉桂内含桂皮油易挥发,故不宜久煮。肉桂为大辛大热之品,入肝肾二经,善补火助阳,散寒止痛,温通经脉;粳米温健脾胃;红糖活瘀,故可治寒疝。

(2)荜澄茄粥:南粳米 50g(或粳米 50g),红糖适量,同入砂锅内,加水 400ml,煮至米开花时,再调入荜澄茄粉 1～2g,改文火煮至粥稠即成。每日 3 次,饭前温热服。荜澄茄含挥发油,故不可久煮。荜澄茄味辛性温,与粳米煮粥,味甜兼辣,温肾暖脾,散寒行气,温中有补,补中有行,故可治寒疝。

10. 验案选粹

医案一:喻嘉言治胡翁常苦脾气不旺,迩年少腹有形,形为鹊卵,数发后,其形渐大而长,从少腹坠入睾囊甚矣，返位甚难，下体稍受寒即发，发时必俟块中冷气渐转暖热，始得缩入，不然则胀于隘口不能入也。近来益大，如卧酒瓶子于胯中，半在少腹，半在阴囊，坚紧如石，其气进入前后腰脐各道筋中，同时俱胀，上攻于胃则大吐，上攻于巅顶则战栗畏寒。即以大剂参附桂姜投之，一剂而愈。以后但发，悉用桂附速效。（引自：《续名医类案》）

医案二：佟某，80岁，素有小肠疝气病，稍劳或感寒，则少腹疼痛，睾丸下坠肿胀，近日发病。脉弦，舌淡苔薄白。此乃年老气弱，下焦虚寒，固摄失司，气虚下陷之证。法当温暖下元，补气升提。处方：党参10g，生黄芪20g，白术10g，当归10g，橘核10g，菟丝子10g，荔核10g，小茴香10g，肉桂10g，附片10g，升麻2g，炙甘草5g。经半个月治疗，服药15剂，症状消失。继服茴香橘核丸、补中益气丸扶养。追访3年未复发。（引自：《虚证论》）

11. 辨治按语　导致本证的内因主要是肝肾不足，然脾肾阳虚者亦不可忽视。正虚邪侵，扶正为本，正复则邪自去。辛甘补益之品食之有益。劳役过度、房事过频可使病情加重。

12. 文献选录　《景岳全书·疝气》曰："疝遇色欲而发者，是必阴虚之属。若阴虚兼动相火者，宜以六味地黄汤加黄柏、知母、山栀、茴香、川楝之类主之。若阴虚无火，或兼有寒而痛，精虚者，宜理阴煎，或八味地黄汤加茴香、枸杞子之类，或用暖肝煎主之。""疝久者，必多虚证，或以元气本虚而偶患之，或不耐劳苦而微劳即发者，当以脉证辨之"。《顾松园医镜·症方发明》曰："疝病初起，未有不因寒者……又肾主阴也，故仲淳以疝病责之肾虚，寒湿之邪乘虚客之所致。"

二、水　疝

由于水湿下注，致阴囊水肿为主症，且透光试验阳性的一类疝气，称为"水疝"。其有先天性和继发性之分，前者多见于婴儿，多可自愈。后者多见于成人。临床上主要分为寒湿证和湿热证两类。

（一）寒湿证

水疝之寒湿证是指寒湿流注于下，致以阴囊水肿为主症的证候。

1. 临床表现

（1）主症：阴囊水肿，状如水晶，重坠而胀。

（2）次症：囊湿汗出，或少腹按之作水声。

（3）典型舌脉：舌苔薄腻，脉弦迟。

2. 辨证分析　本证为水湿内聚，复感寒邪，寒湿注于阴部所致。寒湿注于阴囊，气不流畅，脉络不通，故阴囊水肿，状如水晶，重坠而胀。寒湿停聚，下焦气化失常，水气相搏，故少腹按之有声。水湿外渗，则囊湿汗出。舌脉之象为寒湿内阻之征。

3. 诊断要求　具备主症和典型舌脉，即可确诊。

4. 论治法则　温散寒湿，化气行水。

5. 方剂选要

（1）首选方剂：五苓散。方中猪苓、茯苓、泽泻行水利湿；桂枝通阳化气，温化寒湿；白术健脾除湿。可加橘核仁、木香、茴香疏肝调气，附子、吴茱萸温经散寒。

（2）备用方剂：腰子散。方中黑白二丑逐水消肿；川楝子、小茴香疏肝理气；猪腰子补益正气，以防泻之太过，伤人正气。

6. 中成药选介

（1）茴楝五苓散：方中四苓散利水渗湿治疝；川楝子、小茴香行气疏肝治疝；桂枝、葱白通阳

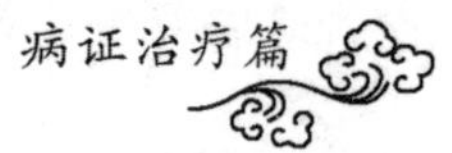

化气，温散寒湿；盐可散结。

(2)禹功散：方中牵牛子逐水利湿；小茴香理气暖肝肾而治疝。

7. 外治疗法

(1)用五倍子、枯矾各10g，煎汤，趁热浸洗，热敷患处，每日2～3次，每次20～30分钟。

(2)小茴香60g，食盐30g，放铁锅内微火炒热，装入布袋内，热敷患侧阴囊，每日1～2次。

(3)荆芥、防风、苏叶、桑皮各12g，赤小豆、葱白、柑子叶各30g，共煎水熏洗，每日3次。

(4)桂心、干姜各3g为末，棉花30g，水3碗，同煮，晒干，再浸煮，再晒，水尽为度。用棉花包水肿之阴囊，汗出数次便愈。

(5)阴囊内积水过多者，可用注射器穿刺抽水。《疡科心得集》云："又有一种水疝……宜用针针之，引去水气则安。内服五苓等利湿之药。"

(6)成年人积液较多者，若用一般治疗无效，可行睾丸鞘膜翻转术。

8. 针灸疗法

(1)取曲泉、中封、商丘、大敦、横骨、阴廉穴。每次选1～2穴。针刺时间在30分钟以上。进针后缓慢捻转，并要快慢结合，使刺激逐渐增强，必要时可用捣针。留针时间一般在30分钟至1个小时。灸法为温和灸和熨热灸，一般灸10分钟以上。针灸并用时，可先针后灸、留针时加灸或起针后再灸。

(2)针刺阑门穴、疝气穴。阑门穴在曲骨穴旁开3寸处，疝气穴在关元穴旁开3寸5分处。直刺5分至1寸5分深。

9. 饮食疗法　小茴香5g，炒黄为面，鸡蛋1个，加食盐少许，用油煎熟，每日1个，连吃7日。治小儿水疝有效。

10. 验案选粹

医案一：杨某，男，2岁。3个月前发现阴囊肿湿润，按之如触水囊，后肿胀加剧，行走不便，时时以手搔之。查阴囊肿大如鹅卵状，右大于左，透光试验阳性，诊为水疝。乃寒气凝滞，阳气不伸，水湿不化所致。服五苓散加减：桂枝6g，茯苓10g，泽泻6g，白术6g，猪苓5g，昆布10g，海藻10g，荔枝核6g，橘核仁5g，黄芪12g，党参10g。服药3剂痊愈。(引自：《中医杂志》)

医案二：某男，3岁。从出生后1岁左右开始阴囊肿，后致每2个月抽水1次，已抽水4次，近又肿甚，拟将抽水。余诊后，首先以半夏厚朴汤浸膏末(药物：半夏6g，茯苓6g，厚朴6g，紫苏叶2g，干生姜1.5g)10g，分2次服，给予10天量。服后无效，改用五苓散浸膏末(药物：泽泻5g，猪苓、茯苓、白术各4.5g，桂枝2.5g)10g，分2次服，仍给予10天量。服后囊渐缩小，10天后肿已不显，续服20天后恢复正常。停药后又见微肿，遂又服药，服后即消。共服6个月，后未见再发。(引自：《汉方辨证治疗学》)

11. 辨治按语　本证的病机关键是寒湿下注，阴囊积液。就脏腑而论，与脾肾关系密切，常伴脾肾阳虚或气虚之证。因脾主运化水湿，肾主水液，故立法处方应顾及脾、肾二脏。水疝常见于西医学之睾丸鞘膜积液。若内治等法无效，当手术治之。

12. 文献选录　《儒门事亲·疝本肝经宜通勿塞状》曰："水疝，其状肾囊肿痛，阴汗时出，或囊肿而状如水晶，或囊痒而燥出黄水，或少腹中按之作水声。得于饮水醉酒，使内过劳，汗出而遇风寒湿气，聚于囊中，故水多令人为卒疝。宜以逐水之剂下之，有漏针去水者，人多不得其法。"《医学入门·疝气》曰："水癞，外肾肿大，如斗如升，不痛不痒。得于卑湿。五苓散加小茴、韭汁为丸……久者，橘核丸。”

(二)湿热证

水疝之湿热证是指湿热流注于下，致以阴囊红肿痛痒为主症的证候。

1. 临床表现

(1)主症：阴囊红肿痛痒，皮破则流黄水。

(2)次症：小便短赤，尿道涩痛，大便不畅，肛门热黏。

(3)典型舌脉：舌苔黄腻，脉弦滑数。

2. 辨证分析　本证因寒湿郁久化热，或素有湿热，湿热下注肝经，流于阴囊所致。湿热流注于下，蕴蒸阴囊，故阴囊红肿痛痒，搔破皮肤而流黄水。湿热注于膀胱，故小便短赤、尿道涩痛。湿热注于大肠，故大便不畅、肛门热黏。舌脉之象乃湿热之征。

3. 诊断要求　具备主症和典型舌脉，即可确定诊断。

4. 论治法则　泄热利湿，清肝理气。

5. 方剂选要

(1)首选方剂：龙胆泻肝汤。方中龙胆草、栀子、黄芩相伍，以清肝热除湿邪；泽泻、木通、车前子相配，以利除湿热；柴胡疏肝清热；当归、生地黄相合，以滋阴养血，既防泻火之药苦寒伤阴，又防肝热耗伤气阴。小便短赤，尿道涩痛者，加淡竹叶、甘草梢、滑石；大便不畅，肛门热黏者，加大黄、厚朴。

(2)备用方剂：大分清饮。方中猪苓、茯苓、木通、泽泻、车前子合用，以行水利湿；栀子清利三焦湿热；枳壳疏肝理气。

6. 中成药选介

(1)川柏散：方中四逆散(柴胡、白芍、枳壳、生甘草)疏肝理气而治疝；黄芩、栀子、通草、川黄柏相伍，以清热泻火祛湿；川楝子、荔枝核、山楂、橘核仁相配，以理气止痛。

(2)金铃黄柏散：方中金铃子疏肝理气，且导小肠、膀胱湿热；黄柏苦寒而除下焦湿热；车前子、茯苓、泽泻、川萆薢相伍，以渗湿利水，祛除湿热；延胡索、山楂相配，以行瘀血；青皮、橘核仁合用，以疏肝理气而治疝。

(3)龙胆泻肝丸：方解见龙胆泻肝汤，是湿热证水疝最为常用的中成药。

7. 外治疗法

(1)牡蛎 6g，干地龙 3g，共为细末，用鸡蛋清调敷患处。

(2)枳壳、山楂、荔枝核、黑山栀各 10g，共研细末，用醋调敷患处。

(3)莲须 10g，葱白 60g，灶心土适量，共捣烂和匀，做饼敷患处，可收水。

(4)男子阴肿大如升，核痛，人所不能治者，用马鞭草捣烂敷之。

(5)阴肿痛痒，荷叶、浮萍、蛇床子各等份，煎水，每日熏洗之。

(6)男子阴囊肿大，槐白皮适量，水煎取汤，每日淋浴之。

(7)小儿阴囊肿痛，取地龙粪、甘草汁调敷。薄荷叶调敷尤好。

8. 针灸疗法　针刺三阴交、足三里、关元、曲骨、行间等穴。强刺激。留针 30 分钟。每日刺 1～2 次。

9. 饮食疗法　萹蓄粥。取萹蓄菜 50g(干者 30g)，加水 200ml，煎至 100ml，去渣留汁，入粳米 100g，再加水 600ml 左右，煮成稀粥。每日早晚温热服。萹蓄苦降下行，专入膀胱经，长于利湿通淋。对一切因湿热下注而致的病证均有功效。粳米性甘平，可调和萹蓄苦涩，且能健

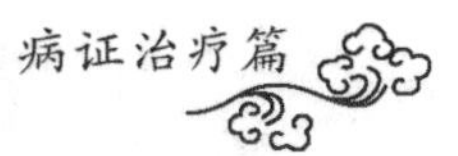

脾助药力，增强利除水湿之功。

10. 验案选粹

医案一：朱丹溪治郑子敬因吃酒后饮水与食水果，偏肾大，时作哇声，或作痛，炒枳实一两，盐炒茴香、炒栀子各三钱，研煎下，和保和丸。(引自：《续名医类案》)

医案二：李某，男，30岁。半月前，暴饮酒后觉阴囊部不适，时未重视。遂感阴囊坠胀愈来愈重，色赤而肿，时时痛痒，尿道灼热，肛门热黏。舌质嫩红苔黄而腻，脉滑数。右侧阴囊透光试验阳性。证属湿热下注，水邪停聚阴囊所致。诊为水疝湿热证。法宜清热利湿，佐以理气疏肝。方选龙胆泻肝汤加味：龙胆草10g，炒栀子10g，黄芩10g，柴胡10g，生地黄15g，车前子15g(包)，泽泻20g，木通10g，当归10g，生薏苡仁30g，猪苓20g，茯苓20g，橘核仁15g，川楝子10g，大黄3g，生甘草6g。6剂，水煎服。二诊：阴囊红肿痛痒及胀坠明显减轻，尿道灼热及肛门热黏已除，舌脉同前。继用原方去大黄，6剂，水煎服。三诊：除阴囊稍坠胀外，余症均愈，但加纳差、乏力之症，舌体肥厚质淡苔微黄薄腻，脉滑。查阴囊，双侧基本对称。此湿热已去八九，而脾虚症现。拟健脾益气、清热利湿法。用健脾丸合龙胆泻肝丸调治以善后。6个月后追访，病无复发。(引自：张宝兴医案)

11. 辨治按语　该证可由寒湿证转化而来，即寒湿郁久化热，湿热下注，流于阴囊所成。临床上，针对本证治疗，当湿热症状消除后，而阴囊积液仍不愈者，当从脾肾着手，施以补益脾肾、利除水湿之法，或可取效。

12. 文献选录　《万氏秘传片玉心书·疝气门》曰："疝气初得属寒，久则属火。"《医学入门·疝气》曰："疝本湿热标则寒。"《景岳全书·疝气》曰："疝病遇酒而发者，多因湿热，当先去其湿。湿而热者，大分清饮加茴香、川楝之属；湿兼寒者，宜加味五苓散主之；或以葛花解酲汤加减用之。"《清代名医医案精华·叶天士医案》曰："疝气有七，暴疝多寒，久疝多热，泄气痛缓，宣通可以却病。只因下焦乃深远之乡，气热、湿热，概可知也。"

三、气　疝

因气机逆乱，流窜于下，致阴囊肿胀偏痛为主症的一类疝气，亦有称之为小肠气、小肠疝者。至于《诸病源候论》等所指因饮食寒暖不调，气机阻塞而致腹中疼痛之气疝，不属本篇讨论范围。本证临床上主要分为气滞证和气虚证两类。

(一)气滞证

气疝之气滞证是指因肝郁气滞，致以阴囊肿胀偏痛而胀甚于痛为主的证候。

1. 临床表现

(1)主症：①阴囊肿胀偏痛，胀甚于痛；②少腹结滞不适。

(2)次症：①忿怒；②号哭；③情志不畅。

(3)典型舌脉：舌苔薄白，脉弦。

2. 辨证分析　本证因七情内伤，使肝郁气结，气机逆乱，气窜于阴部所致。气窜于少腹、阴囊，滞塞不通，故少腹结滞不适，阴囊肿胀偏痛且胀甚于痛。忿怒、号哭可使肝郁气滞，故常诱发本证。舌脉之象乃肝郁气滞所使。

3. 诊断要求　具备主症①、②和典型舌脉，或具备主症①并见次症中任一项及典型舌脉，本证诊断即可确立。

4. 论治法则　疏肝理气。

5. 方剂选要

(1)首选方剂:天台乌药散。方中川楝子、青皮疏肝理气;乌药、木香、槟榔行气导滞;茴香、良姜理气暖下。可加入姜黄、延胡索等行气活瘀之品,因气滞则血亦滞。若加橘核仁、荔枝核更佳。

(2)备用方剂:聚香饮子。方中木香、丁香、沉香、檀香、藿香行气疏肝;乳香、延胡索、姜黄行气活血;桂枝、川乌温下散寒;桔梗开宣肺气,以利气机升降正常;甘草调和诸药。

6. 中成药选介

(1)青木香丸:方中木香、川楝子疏肝和胃,理气止痛;乌药、小茴香散寒理气;吴茱萸、荜澄茄、巴豆温暖肝肾,散寒止痛;香附理气活血。

(2)荔核散:方中大茴香、小茴香、沉香、木香、川楝子疏肝理气;青盐破结;食盐入肾。

7. 外治疗法

(1)用生香附 60g(研粗末),食盐 60g,酒醋炒热,布包频熨患处。

(2)男子偏坠作痛,用大黄末和酢涂之,干则易。

(3)取川楝子、吴茱萸、小茴香各等份,面粉适量。诸药为面,加入面粉与适量温开水,调和成膏。取药膏如枣大 3 块,分贴于神阙、气海、中极三穴,盖以纱布,胶布固定,一日一换。

8. 针灸疗法　刺大敦,补气海、三阴交,泻急脉、章门、期门、阴陵泉。留针 10～15 分钟。亦可用灸法。

9. 饮食疗法　茴香粥。取小茴香 30g,加食盐 3～5g,炒至焦黄,研为细末,作为 1 个疗程用量。先用粳米 50g,加水 450ml,入砂锅内煮为稀粥,然后调入小茴香粉 5～6g,红糖适量,改用文火稍煮片刻,待粥稠为度。每睡前温热服食,每日 1 次,连服 5 日为 1 个疗程。小茴香辛温气香,功专理气散寒,温脾开胃,善止疼痛,向为治疗睾疝偏坠、小肠疝气要药;红糖温而活瘀;粳米健脾胃;盐可开结,故可治气疝。

10. 验案选粹

医案一:王某。由吞酸转为少腹偏坠,囊肿丸痛。夫酸为肝郁,气注下为疝,皆湿热之邪。经云:邪客于足厥阴之络,令人卒疝暴痛。以络阴气也。子和治疝,用金铃子散,泄肝导逆,与此颇符。用吴茱萸、川楝子、橘核、茯苓、青皮、延胡索、青葱管、木通。数服而安。(引自:《类证治裁》)

医案二:罗山人,年四旬,居忧怫郁,故胸膈凝聚。月余,流于胁下,渐下坠入阴囊,不时作痛,漫试诸方,二年余不效。偶检奇效良方聚香饮子,一匕而豁然如失。此七情所伤,从气治。(引自:《名医类案》)

11. 辨治按语　尽管此证是因肝郁气滞所致,但在临床上酌情加入益气升阳(如黄芪、党参、升麻)及温暖肝肾(如吴茱萸)之品,可提高疗效。气疝之气滞证,气滞于下,益气升阳可使下滞之气上提;气得温则行,温暖肝肾能使下焦气暖,从而奏效。“本为气滞,复用益气之味,恐有壅滞之患”。“此乃塞因塞用之法。”在大量疏理气机之品中佐用益气药物,相辅相成,其功益彰,不必虑也。

12. 文献选录　《儒门事亲・疝本肝经宜通勿塞状》曰:“气疝,其状上连肾区,下及阴囊,或因号哭忿怒,则气郁之而胀,怒哭号罢,则气散者是也。有一治法,以针出气而愈者,然有得失,宜以散气之药下之。”《七松岩集・疝气》曰:“积土为山,积气为疝,疝之取义,因气之所积,久而不散,日积月累,似土之久积而成形也。本无形虚假之气,随所积之处便痛,痛时便有形状可征,虽有五脏之疝,总属为气根耳。”

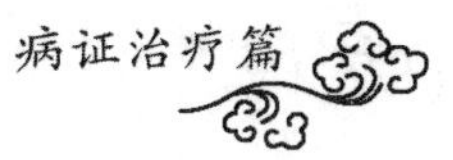

(二)气虚证

气疝之气虚证是指气虚下陷,致以阴囊肿胀偏痛而坠、遇劳则发为主症的证候。

1. 临床表现

(1)主症:①阴囊肿胀偏痛而坠;②少腹坠胀而痛;③遇劳即发。

(2)次症:①便溏;②脱肛。

(3)典型舌脉:舌质淡苔薄白,脉弱无力。

2. 辨证分析　本证为中气虚弱,下陷于少腹、阴囊所致。气陷于少腹、阴囊,故少腹坠胀而痛,阴囊肿胀偏痛而坠。劳则气耗,使气虚更甚,故遇劳即发。脾虚气陷,故便溏、脱肛。舌脉之象为脾气虚弱所致。

3. 诊断要求　具备主症①、②、③和典型舌脉,或具备主症①、②与次症中任一项及典型舌脉,本证诊断便可确定。

4. 论治法则　补中益气,升阳举陷。

5. 方剂选要

(1)首选方剂:补中益气汤。黄芪配党参,以补中益气;党参、白术、炙甘草相伍,以健脾益气;陈皮配白术,以健脾化湿,和胃理气;当归身补血,血属阴,气属阳,气虚者补血,是取阴生则阳长之理;升麻配柴胡,以升阳举陷;大枣配生姜,以理脾胃,调营卫。因气虚亦可气滞,故可加小茴香、乌药。兼肾阳虚者,加淫羊藿、肉桂之类。

(2)备用方剂:举元煎。方中黄芪、党参相伍,以补中益气;党参、白术、炙甘草相配,以健脾补中;升麻提升下陷之气;大枣与生姜相合,以调理脾胃,和畅营卫。

6. 中成药选介

(1)木香导气丸:方中木香、茴香、川楝子、香附、丁香相伍,以理气止痛;乳香配三棱,以活瘀行滞;补骨脂、杜仲、胡芦巴相配,以温补肝肾;甘草调和诸药。该方对气滞兼肝肾虚寒致疝者用之恰当。用于中气下陷致疝者,需配服补中益气丸(方解见补中益气汤)。

(2)荡疝丸:方中木香、茴香、川楝子、青皮、陈皮相伍,以理气止痛;蓬莪术活瘀;黑丑祛痰;破故纸温肾散寒。该方适用于气滞兼肾阳不足致疝者。用于气虚下陷者,应配服补中益气丸。

7. 外治疗法

(1)白胡椒7粒为末,放膏药上,贴偏坠一侧的涌泉穴。

(2)小茴香、胡椒各等份,研末,放入膏药内,贴足底。用药后即觉温暖,气散而适。

(3)用小茴香或食盐炒热,装入布袋内,熨患处。

(4)硫黄3～15g,艾叶6g。将上药用白布包裹,放大曲酒内煮热,熨小腹疼痛处。

(5)偏坠气痛,用炒陈石灰、五倍子、山栀子各等份为末,面和醋调敷之,一夜即可消。

(6)偏坠气痛,白附子1个为末,津调填脐上,再炙3壮或5壮,即愈。

(7)蓖麻子净仁7粒,面粉适量,混合捣如膏状,取药膏贴于涌泉穴,左边坠贴右边,右边坠贴左边,贴药后上盖纱布,胶布固定,每日换药2次。

8. 针灸疗法　针刺头顶发旋正中央,刺0.2～0.8cm深,针尖向前。

9. 验案选粹

医案一:劳倦奔走,元气下陷,睾丸坠胀,不能行动,胸脘不舒。肝主筋,睾丸为筋之所聚。先健其中气,俾得元气上升,睾丸自能不坠。炙黄芪三钱,炙升麻一钱,小茴香五分,炒潞党参三钱,柴胡梢五分,陈皮一钱五分,炒白术三钱,清甘草五分,广木香五分,橘核丸三钱(吞服)。

(引自:《丁甘仁医案》)

医案二:陈某,男,38岁。初因劳心过度,后又劳碌过甚,遂觉呼吸短气,劳则益甚。继又患疝气下坠作痛,每当呼吸不利时更增重。其脉关前沉而有力,右部尤甚,至数稍迟。脉证合参,证属气虚下陷所致。斯当升补其下陷之气,俾仍还其本位,则病可愈。处方:生黄芪六钱,天花粉六钱,当归三钱,荔枝核三钱,生明没药三钱,生五灵脂三钱,柴胡一钱半,升麻一钱半,小茴香一钱(炒捣),水煎,温饮。连服3剂,短气大见愈,疝气已升,时下坠但不作痛。原方加净山茱萸四钱、广砂仁一钱(捣碎)。又连服4剂,短气愈,疝气大轻,犹未全消。原方去山茱萸,改柴胡、升麻各为一钱,加党参、天冬各三钱,俾多服数剂以善其后。(引自:《医学衷中参西录》)

10.辨治按语　气虚下陷是本证的病机关键,治疗必须益气举陷。命门火壮,脾气自旺,旺则不陷,故采用脾肾双补之法,常可提高疗效。气为血之帅,气虚可致血瘀,若有瘀血症现时,只能稍佐养血活瘀之品;气虚可致气滞,如有气滞症象时,可稍佐理气之药,切勿过量。

11. 文献选录　《景岳全书·疝气》曰:“治疝必先治气,故病名亦曰疝气,非无谓也。……凡气实者,必须破气;气虚者,必须补气,故治疝者,必于诸症之中,俱当兼用气药。”《医宗必读·疝气》曰:“寒则多痛,热则多纵,湿则肿坠,虚者亦肿坠,在血分者不移,在气分者多动。……患左丸者,痛多肿少;患右丸者,痛少肿多。”《贺季衡医案·疝气》曰:“先祖治疝,认为其本在厥阴,病机的关键在于气,而气有寒、热、虚、实之不同。故气虚者用补中益气汤益气提升。……寒气重者用桂附理中丸以温阳祛寒,寒热往来者用柴胡以疏解,并随证加减,如筋梗少腹者用木瓜以舒筋,伴呕吐者配姜黄连、干姜、吴茱萸以苦辛降逆。”

四、狐　疝

指阴囊内有肿物(小肠),时上入腹时下入囊的疝气,亦称小肠气、小肠疝,俗称气蛋。因其主要表现为阴囊内肿物时上时下,性如狐之狡,故古人命之曰狐疝。咳嗽冲击试验阳性是简单而准确的诊断方法。一般认为狐疝患者,除儿童外,都不能自行痊愈;经内科正确治疗,部分病例疝内容物不易再脱入阴囊。若发生嵌顿,经内治、复位等治疗不缓解时,应及时施行外科手术治疗。本证临床上主要分为气滞证和气虚证两类。

(一)气滞证

狐疝之气滞证,是指肝郁气滞,致阴囊内肿物时上时下或结滞不上,胀痛较甚。

1. 临床表现

(1)主症:①阴囊偏有大小,胀痛较甚,囊内肿物时上时下,卧则入腹,立则入囊;②囊内肿物结滞于下而不上。

(2)次症:性情急躁。

(3)典型舌脉:舌苔白,脉弦。

2. 辨证分析　本证为禀赋素弱,复因肝气失于疏泄,聚散不定,甚则结滞不通所致。气失疏泄,流注无常,故囊内肿物时上时下;立则气流于下而郁结,故立则肿物入囊,且胀痛较甚;卧则气注入腹,故卧则肿物随之入腹;若气结滞不通于下,则肿物结滞于下而不上;性情急躁及舌脉之象,乃肝郁气滞所使。

3. 诊断要求　具备主症任一项及次症和典型舌脉,本证诊断便可确定。

4. 论治法则　疏肝理气,佐以升提。

5. 方剂选要

(1)首选方剂：导气汤。方中川楝子、木香相合，以疏肝理气；茴香、吴茱萸配用，以暖肝理气。应再加乌药、青皮、延胡索、橘核仁，以增强疏肝、理气、通滞之力；添升麻、柴胡，以升提下流之气。

(2)备用方剂：荔香散合蜘蛛散。前方为荔枝核和茴香两药组成，功为疏肝理气而治疝。后方蜘蛛性阴，散厥阴肝经气滞，泄下焦结气；桂枝通阳宣郁，能达肝胆沦陷之气，引导蜘蛛药效进入厥阴肝经。

6. 中成药选介

(1)二香丸：方中木香、香附、姜黄、莱菔子、橘核仁相伍，以理气活瘀而治疝；三棱、莪术、桃仁、山楂相配，以活血化瘀而促气行；黄连与吴茱萸同炒，既可祛除肝经湿热又能暖肝；栀子清利三焦湿热；南星除痰。该方治狐疝上下出入作痛，或疝痛作则腹内块痛止，疝痛止则腹内块痛复作。

(2)香楝酒：方中川楝肉配南木香，以疏理肝胃之气；大、小茴香合用，以暖肾疏肝；葱白通阳散寒；盐能补肾；酒可活瘀行血。

7. 外治疗法

(1)花粉 30g，胡椒 7 个，全瓜蒌 1 个，陈醋 250g，和匀。白布包之加水煎熬，熏洗患处。

(2)将艾绒装入小布袋内，以袋兜阴囊。适用于小儿疝气偏坠。

(3)嵌顿疝以手法复位。适应证为：①疝块较大，病史长，估计腹壁缺损较大，而疝环松弛者；②嵌顿时间较短，在 3～4 小时，无局部压痛和腹膜刺激征者；③年老体弱或伴有其他严重疾病，而估计肠管无绞窄坏死者。方法：让患者头低足高位，注射哌替啶 50mg，并针刺大敦、三阴交、气海、太冲等穴，以镇静止痛，令患者使腹壁肌肉松弛，然后术者用右手平托阴囊，以均等的力量持续缓慢地将疝块推向腹腔，同时以左手拇指和中指轻握疝顶部并略施向上牵引，或轻轻按摩内环和外环处，以协助疝内容物还纳。在疝块还纳腹腔时，可听到咕噜声，并且疝块消失，疝环处变空虚。注意事项：施术者手法必须轻柔，切忌粗暴，以免挤破肠管。复位后应严密观察腹部情况，注意有无腹膜炎或肠梗阻发生。

8. 针灸疗法

(1)针刺大敦、曲泉，进针得气后，做捻转刺激，可留针 15～30 分钟，或不留针。以上两穴为肝经穴位，临床应用大敦穴缓急止痛较著，用于疝气少腹疼痛者佳；曲泉穴有升提下陷之功，用于治疗疝气下坠感明显者，多能收到较好疗效。

(2)针刺气海、关元、大敦、曲泉、太冲、归来，先针后灸。

9. 点穴疗法　补大敦(本穴单用点打 200 次即可，不用本穴而补太冲穴，也有同样效力)、三阴交、关元、三角(本穴平揉，由内往外向上)等穴。如有抽痛感觉，另加补阳陵泉穴。

10. 验案选粹

医案一：乙亥重九日，有倪姓来诊。其证时发时止，今以遇寒而发，偏坠微痛，夜有寒热，睡醒汗出，两脉迟滑。方用大蜘蛛一枚炙过，川桂枝四钱，一剂即愈。(引自：《金匮发微》医案摘编)

《金匮要略》蜘蛛散：治阴狐疝气，偏有大小，时时上下，蜘蛛 14 枚(熬焦)，桂枝半两。共为散。取八分之一匕，饮和服，日再服。蜜丸亦可。[《雷公炮炙论》："凡使(蜘蛛)，勿用五色者，兼大身上有刺毛生者，薄小者，并不堪用。凡欲用……有网，身小尻大，腹内有苍黄脓者真也。"

《本草衍义》:"蜘蛛品亦多,皆有毒,《经》不言用是何种。今人多用人家檐角、篱头、陋巷之间,空中作圆网,大腹,深灰色者。"]

医案二:狐疝偏右多年矣,疝为任脉之病,有所触忤,实则下连肝气,虚则内连冲逆。今年春初即发腹痛攻逆,两者兼有之矣。然治法仍以疝为主。当归身、延胡索、橘核、小茴香、白芍、川楝子、青皮、荔枝核、木香、吴茱萸、茯苓。(引自:《清代名医医案精华》)

11. 辨治按语　狐疝和气疝,病因病机相仿,临床表现相似,治法亦基本相同,而本文仍将其分开阐述,乃尊先贤之意,传统之习而已。狐疝和西医学的腹股沟斜疝类似,"卧则入腹,立则入囊"之物,实际是自腹股沟部脱出的腹内脏器。本证治疗,临床实践证明,在施疏肝理气法时,若配合温健脾肾、益气升提法,常可提高疗效。无论狐疝或气疝,若发生嵌顿,及时而正确的手法复位尤为重要。因一般认为狐疝除儿童外,都不能自行痊愈,故主张外科手术治疗。

12. 文献选录　《金匮要略·趺蹶手指臂肿转筋阴狐疝蚘虫病》曰:"阴狐疝气者,偏有大小,时时上下,蜘蛛散主之。"《儒门事亲·疝本肝经宜通勿塞状》曰:"狐疝,其状如瓦,卧则入腹,行立则出小腹,入囊中。狐则昼出穴而溺,夜则入穴而不溺。此疝出入,上下往来,正与狐相类也。亦与气疝大同小异。今人带钩钤。宜以逐气流经之药下之。"

(二)气虚证

狐疝之气虚证,是指气虚致阴囊内肿物时上时下,或下而不上,而胀痛不甚的证候。

1. 临床表现

(1)主症:①阴囊偏有大小,胀痛不甚,囊内肿物卧则入腹,立则入囊;②肿物留于下而不上,胀痛不甚。

(2)次症:①脱肛;②乏力。

(3)典型舌脉:舌质淡苔薄白,脉细弱。

2. 辨证分析　本证为脾肾气虚,气流于下所致。气虽流注于下,但无有肝郁下注之气结甚,故阴囊偏有大小,胀痛不甚。卧则气不下行,故囊内肿物则入腹。立则气流于下,故立则肿物入囊。肿物下而不上,是气虚下陷过甚之因。脱肛、乏力及舌脉之象,均为气虚所致。

3. 诊断要求　具备主症、次症各1项与典型舌脉者,该证候诊断便可确定。

4. 论治法则　益气升举。

5. 方剂选要

(1)首选方剂:补中益气汤。方解同前。可酌情加入胡芦巴、肉苁蓉或附子、肉桂,以温补脾肾。

(2)备用方剂:举元煎。方解同前。

6. 中成药选介

(1)补中益气丸:方解同前。

(2)大小茴香丸:方中大、小茴香与川楝子相伍,以疏肝理气;吴茱萸配川椒,以暖补肝肾。临证需用益气举陷之黄芪、党参、升麻、柴胡煎汤送服该丸药。

7. 外治疗法

(1)婴儿可用棉线束带或绷带压住腹股沟管内环部位,防止疝块突出。方法是将绷带对折成双层,折端紧压疝的内环,另一端环绕腹部再套入折端,然后绕过会阴部,结扎于腰的右面。老年人或伴有其他严重疾病者,可使用疝带。先使疝内容物还纳,然后带上疝带,将附着在疝

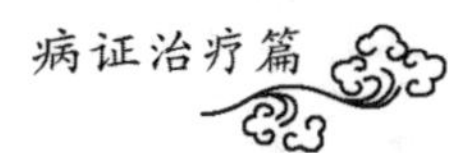

带一端的软压垫对着疝环顶着,阻止疝块外出。疝带可以白天使用,晚间睡觉时去掉。

(2)新生儿腹股沟斜疝,可用二指捏拢疝孔,用伤湿止痛膏贴紧,再用丁字带固定。

8. 针灸疗法　三角灸法:取患者两口角之间的长度为边长,以肚脐为三角形之顶点做等边三角形,三角形底线之两端是穴。用艾条灸或隔姜灸,每日1次。可根据发病部位,采取左病灸右、右病灸左的方法。此法对中气下陷兼有寒证的狐疝尤为效佳。

9. 验案选粹

医案一:吕某。因劳偏坠,脉软弱。少年病疴。补以升之。潞党参三钱,炙黄芪、当归、杜仲、熟地、焙枸杞子各二钱,升麻六分,酒炒橘核、续断各钱半,姜、枣。煎。十服效。(引自:《类证治裁》)

医案二:患儿,1岁。11个月时,发现右侧阴囊偏大,哭闹时尤剧,卧之则不见,某院诊为腹股沟疝,动员手术治疗,家长因惧未允。现患儿站立时右侧阴囊偏大,胀痛俱作,摸之有一条状物从腹股沟坠入阴囊,卧则如常。面色少华,纳食量少,舌苔薄白,指纹淡而细。证属狐疝。乃气逆而结,中气虚衰,小肠下坠所致。治宜疏肝散结,益气升举。方拟金匮蜘蛛散加味:黑蜘蛛82只(去头足),嫩桂枝12g,炙黄芪30g,土炒白术30g,党参30g,柴胡15g,荔枝核30g,川楝子15g。共研细面,每日2次,每次0.5g,蜂蜜调服。服毕上药,神健纳增,站立时已不见下坠,痛胀亦失。继服原方一料,虽哭闹亦不复下坠,苦疾痊愈。随访10年,未见复发。按:方内黑蜘蛛专破下焦结气;桂枝温肝散寒,善治阴结之疝;参、术、芪补中益气;楝、荔、柴疏肝散结,柴胡尚可升阳举陷。药证合宜,故病当愈。(引自:《国医论坛》)

10. 辨治按语　尽管先贤有"治疝必先理气"之说,但不可拘泥。本证成因乃为气虚下陷,治当求本,无论内治外治,皆应针对病情而行,切勿忘却益气升举,只能稍用理气之品,若过用理气药物,则更耗正气,加重病情。

11. 文献选录　《儒门事亲·疝本肝经宜通勿塞状》曰:"或小儿亦有此疾,俗曰偏气,得于父已年老,或年少多病,阴痿精怯,强力入房,因而有子,胎中病也。此疝不治,惟筑宾一穴针也。"《叶氏医案存真·疝气门》曰:"狐疝者,厥阴之痹也。发则睾丸引少腹,得呕气泄则止,此属寒湿之阻,议以利湿温经祛风丸方,服久自愈。川楝子、小茴香、淫羊藿、胡芦巴、茯苓、半夏、杜仲、韭菜子、砂仁、防风、当归、肉苁蓉、漂淡吴茱萸,双合水泛丸,日服二次,每服二钱半。"《清代名医医案·曹仁伯医案》曰:"狐疝原属肝经之湿随气下陷,脾阳必惫。"

五、癞　疝

癞秃是指痰湿瘀结或湿热瘀结,致阴囊肿硬重坠为主症之疝气。对既往医家所称妇女少腹肿、妇女阴户突出等之癞疝,不属本篇讨论范围。本症临床主要分为痰湿证和痰热证两类。

(一)痰湿证

癞疝之痰湿证是指痰湿瘀结,致以阴囊肿硬重坠,麻木不知痛痒为主症的证候。

1. 临床表现

(1)主症:阴囊肿大粗厚,坚硬重坠,麻木不知痛痒。

(2)次症:阴囊肿大如升如斗,四肢重着。

(3)典型舌脉:舌质紫暗,苔白腻,脉弦涩。

2. 辨证分析　本证为湿邪郁久成痰,痰凝血滞,瘀于肝脉所致。痰、湿、血瘀结于厥阴肝脉,故阴囊肿大粗厚,如升如斗,麻木不知痛痒。痰湿留于四肢,故四肢重着。舌质紫暗,脉弦涩，为痰、血瘀结所致；舌苔白腻、脉沉弦，为痰湿内阻所使。

3. 诊断要求　具备主症和典型舌脉，本证诊断便可确定。

4. 论治法则　祛痰除湿，理气活瘀，软坚消肿。

5. 方剂选要

(1)首选方剂：橘核丸。方中橘核仁、木香、川楝子、厚朴、枳实相伍，以疏理肝脾之气而治疝；桃仁、延胡索相配，以活血化瘀；木通导湿利气；肉桂温通经脉，化除痰湿；昆布、海藻、海带合用，以软坚散结。痰湿甚者，加苍术、茯苓、陈皮、半夏；寒甚者，加吴茱萸、附子；血瘀甚者，加三棱、莪术。

(2)备用方剂：加味二陈汤。方中二陈汤(陈皮、半夏、白茯苓、炙甘草)配白术，以健脾燥湿祛痰；泽泻、猪苓、木通利除湿邪；肉桂温通血脉，化除痰湿；小茴香、金铃子疏肝理气。

6. 中成药选介

(1)局方守效丸：方中苍术、南星、半夏祛除痰湿；白芷、川芎、山楂、枳实理气活瘀。

(2)海藻溃坚丸：方中海藻、昆布、海带软坚散结；桃仁、延胡索活血化瘀；木香、青皮、小茴香、荔核、橘核疏理肝脾之气；吴茱萸、肉桂温暖肝肾、祛除痰湿，使血脉流畅；木通利除湿邪；酒可行血活瘀；盐可破除瘀结。

7. 外治疗法

(1)用阳和解凝膏掺桂麝散，贴于患处。

(2)阴肿如斗，生蔓菁根捣封之。

(3)蕲艾，紫苏叶各 90g，烘干为粉；川花椒 90g，炒热。将上药拌匀，乘热用绢带盛之夹囊下，勿令走气，冷即易之。

(4)地肤子一把煎汤，用新棉花乘热蘸洗肿大之阴囊，每日 3 次，切勿冷洗。无论小儿胎疝及成人㿗疝，连洗二三十日，当时虽不见效，慢慢自然寻瘳。

(5)生大黄 60g，大枣 60g(去核)，鲜生姜 60g(去皮)，共捣如泥，敷贴阴囊外，用布包之，一日一换。

8. 针灸疗法

(1)木肾红肿如升大，不痛，针刺大敦、三阴交、会阴、归来穴。

(2)治㿗病阴卵偏大，在脐下三寸灸百壮，良效。

9. 验案选粹

医案一：万密斋治朱氏子病卵肿，逾年不消，成㿗疝。治勿求速效。用川楝肉、小茴香、青皮、山茱萸、木香、当归、川芎、海藻；三棱、莪术二味用黑牵牛同炒，去牵牛不用；共为末，神曲为丸，温酒下，更灸脐旁穴，而肿消矣。(引自：《续名医类案》)

医案二：辛稼轩初自北方还朝，官建康忽得疝疾，熏坠大如杯。有道人教以取叶珠(即薏苡仁)，用东方壁土炒黄色，然后小水煮爆，入沙盆内研成膏，每用无灰酒调下二钱，即消。程沙随病此，稼轩用之大效。(引自：《续名医类案》)

10. 辨治按语　㿗疝一般病程较长，治勿求速效，只要辨证施药准确，宜守法守方服之。因本证病机要点为痰、湿、血瘀结于厥阴肝经，故临床上常选用三组药物：除湿祛痰——苍术、薏苡仁、陈皮、半夏、茯苓、泽泻、南星；活瘀软坚——延胡索、川芎、三棱、莪术、昆布、海藻；理气疏肝——橘核仁、荔枝核、川楝子、青皮、小茴香治疗。

11. 文献选录　《儒门事亲·疝本肝经宜通勿塞状》曰：“㿗疝，其状阴囊肿缒，如升如斗，不痒不痛者是也。得之地气卑湿所生。故江淮之间，湫溏之处，多感此疾。宜以去湿之药下

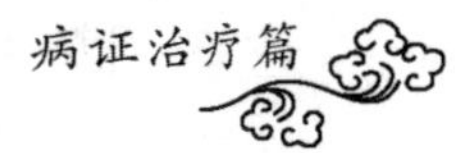

之。"《丹溪心法·疝痛》曰:"木肾者,心火下降,则肾水不患其不温;真阳下行,则肾气不患其不和。温温且和,安有所谓木强者哉?"《济生方·阴㿗》曰:"夫阴㿗之证……圣惠云:肾气虚,风冷所侵,流入于肾,不能宣散而然也。三因云:阴㿗属肝,系宗筋,胃阳明养之。考之众论,俱为至当。多由不自卫生,房室过度,久蓄忧思恐怒之气,或坐卧冷湿处,或劳役无节,皆能致之。"

(二)痰热证

㿗疝之痰热证是指痰热郁结,致以阴囊坚硬重坠、红肿痒痛为主症的证候。

1. 临床表现

(1)主症:①阴囊肿大粗厚,坚硬重坠;②阴囊红肿痒痛。

(2)次症:①小便短涩;②大便不畅,肛门热黏。

(3)典型舌脉:舌质红,苔黄腻,脉弦滑而数。

2. 辨证分析　本证为痰湿郁而化热,痰热郁结于肝脉所致。痰热郁滞于肝脉,故阴囊肿大粗厚,坚硬重坠,红肿痒痛。湿热下注膀胱,故小便短涩。湿热下注大肠,故大便不畅,肛门热黏。舌脉之象皆为痰热内蕴所致。

3. 诊断要求　具备主症①、②和典型舌脉,或具备主症①并见次症任一项和典型舌脉,本证候诊断即可确定。

4. 论治法则　清化痰湿,理气活瘀,软坚消肿。

5. 方剂选要

(1)首选方剂:龙胆泻肝汤合橘核丸。龙胆泻肝汤方解见前水疝湿热证;橘核丸方解见㿗疝痰湿症。

(2)备用方剂:葵子汤合橘核丸。葵子汤中葵子、猪苓、赤茯苓、滑石、瞿麦、木通、车前子相伍,以清热利湿;黄芩清热泻火;枳实疏理肝脾之气;甘草调和诸药。

6. 中成药选介

(1)龙胆泻肝丸合橘核丸。

(2)散结片。方中生牡蛎、夏枯草、猫爪草、昆布、海藻、山慈姑软坚散结,清热消肿;香附、郁金、红花、川芎、当归、丹参活血通络,化瘀消肿;橘红、土贝母祛除痰湿;玄参、白芍养阴清热;柴胡疏肝理气。

7. 外治疗法

(1)外敷金黄散。大黄、黄柏、姜黄、白芷各 2500g,南星、陈皮、苍术、厚朴、甘草各 1000g,天花粉 5000g,共研细末。可用葱酒、油、蜜、菊花露、银花露或丝瓜叶等捣汁调敷患处。该散功能为清热除湿、散瘀化痰、止痛消肿。

(2)鲜小茴香 1 株,生甘草 1 根(长 30cm),陈茶叶 3g,食盐少许,共煎水熏洗患处。

(3)白矾 30g,雄黄 15g,黄柏 24g,橘叶 10g,葱白 10g,共煎水熏洗患处。

(4)男子阴肿胀痛,用鸡子黄调蛇床子末外敷患处。

(5)男子阴囊肿痛皮痒,用雄黄 30g(研),矾石 60g(研),生甘草 15g(切),以水 5L,煮减半,洗患处。

(6)疝气阴囊肿硬,用地龙不去土为末,唾津调涂病处。

8. 针灸疗法

(1)体针:主穴为关元、归来、三阴交,配穴是中极、太冲。每次取主穴 2 个、配穴 1 个,中强刺激，留针20～30分钟。每日1次，10次为1个疗程。

(2)耳针：取肝、肾、睾丸、交感、内分泌、神门和皮质下。每次取5～6穴，强刺激，留针30分钟。每日1次，两耳交替针刺，10次为1个疗程。

9. 验案选粹

案一：一人嗜火酒，能饮五升。五月间，入闽中，溪水骤涨，涉水至七里，觉腹痛之甚。6个月后右丸肿大，渐如斗形。医者皆予肝经之剂及温热之品，半载无功。士材曰：嗜火酒则湿热满中，涉大水则湿寒外束，今病在右，正是脾肺之湿下注睾丸。以胃苓汤加黄柏、栀子、枳壳、茴香。十剂而略减。即以为丸，服之十八斤而安。不再发矣。(引自：《顾松园医镜》)

案二：孙文垣姪患偏坠，脐腹腰俞俱胀痛，左关脉弦大鼓指。小茴香、甘草、苍术、益智仁、防风各五分，荔核、橘核、山楂、柴胡各一钱，山栀子、青皮各七分，服后其痛如旧，脉弦数。(按：疝因湿热，误投温燥，每有此变，故虽苍术、益智仁亦当慎用也。)恐作囊痈，急为解毒。瓜蒌五钱，当归、甘草节、金银花各一钱，连翘、柴胡、青皮各七分，煎服，痛定肿消。(引自：《续名医类案》)

10. 辨治按语　对于本证治疗，清化痰湿无疑，若配用活瘀、理气之品，常可增强疗效。当痰热症除，而阴囊仍肿大粗厚，坚硬重坠者，可酌情按㿗疝痰湿证处理。

11. 文献选录　《格致余论·疝气论》曰："疝气……《素问》以下，历代名医，皆以为寒……若只作寒论，恐为未备……愚见有乌头、栀子等分作汤，用之其效亦敏。后用此方随证与形加减用之，无有不应。然湿热又须分多少而始治，但湿者肿多㿗病是也。又有挟虚而发者，当以参、术为用，而以疏导药佐之，诊其脉有甚沉紧而大豁无力者是也。其痛亦轻，惟觉重坠牵引耳。"《丹溪治法心要·疝》曰："湿热痰积流下作痛，大概因寒郁而作，即是痰饮食积并死血，专主肝经，与肾经绝无相干，不宜下。"《临证指南医案·疝》曰："湿热下注，久则囊肿形坚。""暴疝多寒，久疝多热，为疝病之大纲。"《医学入门·疝气》曰："阴㿗肿痛，硬如石者，此即㿗疝……寒胜则痛，湿胜则肿，寒湿相搏，热毒又重，则肿硬如石。"《万病回春·㿗疝》曰："一切疝气，多因热郁于中而寒束于外也。"

六、血　疝

本文所论血疝是指因创伤而致阴囊睾丸肿胀疼痛为主症者。正如《医方考》云："外肾因仆损而伤，睾丸偏大，有时疼痛者，此中有死血，名曰血疝。"

1. 临床表现

(1)主症：①阴囊部有创伤史(外伤或术后)；②阴囊肿胀、下坠，皮肤呈暗紫色或有瘀斑；③囊内出现肿块，阴囊壁粗厚。

(2)典型舌脉：舌有瘀斑，脉弦涩。

2. 辨证分析　本证是阴囊部受创伤，血络破损，血液瘀积于阴囊部所致。病初为血液瘀滞于阴囊部位，故阴囊肿胀、疼痛、下坠，皮肤呈紫色或有瘀斑。日久则血凝气滞为瘀更甚，故囊内出现肿块，囊壁增厚。舌脉之象为血瘀之征。

3. 诊断要求　具备主症①、②和典型舌脉，或具备主症①、③和典型舌脉，本证诊断便可确定。

4. 论治法则　初当止血化瘀，消肿止痛；久宜化瘀散结，理气活血。

5. 方剂选要

(1)首选方剂：病初用花蕊石散合失笑散。花蕊石止血化瘀；蒲黄配五灵脂，以活血行瘀，散结止痛，且能止血。临证需加大蓟炭、小蓟炭、侧柏炭、血余炭、三七参，以增强止血之力。病久用荔枝橘核汤。方中桃仁、延胡索、山楂理气疏肝；白术、茯苓、甘草补气和中，增强行气活血之力。当加三棱、莪术、水蛭等活瘀散结之品；亦可加附子、肉桂等以温运气血。

(2)备用方剂：川楝丸。方中木香、槟榔、青皮、川楝子、肉桂、陈皮、三棱、莪术相伍，以行气破瘀；芫花、牵牛、巴豆相配，以行导诸药，攻逐瘀结。该方适用于血疝日久者。

6. 中成药选介

(1)地黄膏子丸：方中沉香、木香、川楝子、柴胡、吴茱萸疏肝理气；血竭、全蝎、没药、莪术、延胡索、续断、川芎活血化瘀；人参、地黄、当归、白术等补益气血。该方适用于血疝较久且伴气血虚者。

(2)神圣代针散：方中乳香、没药、当归、川芎活血化瘀；芫青(又称青娘子、相思虫)辛温，有大毒，功能攻毒、逐瘀；白芷止痛。该方对血疝日久者及诸疝刺痛皆有一定疗效，但因其有毒，对剂量及服法当审慎。

7. 外治疗法

(1)血疝初期，阴囊血肿不断增大时，应卧床休息，用阴囊托压迫抬高阴囊。

(2)落得打、红花、生半夏、骨碎补各9g，甘草6g，葱须15g，水1000ml，煎沸，加醋30g，再煎沸，熏洗患处，每日3次。

(3)严重出血，造成阴囊剧烈疼痛肿胀者，可切开阴囊止血及引流。

(4)睾丸严重损伤，不易止血时，可考虑切除睾丸。

8. 推拿疗法　宜于夜分之时，自以一手托其下，另一手按其上，由轻至重，玩弄百回，弥月之间，瘀血尽散，陈气皆行。虽年深月久，无不愈之疾。

9. 饮食疗法　桃仁粥。取桃仁10～15g，捣烂，加水浸泡，研汁去渣。选用粳米50g，红糖适量，同入砂锅内，加水450ml，用文火煮成稀粥。日服3次。桃仁味苦而甘，入砂锅内与粳米为粥，则苦味不显，攻补兼施，活血而不伤正，故可治血疝日久者。

10. 验案选粹

医案一：王某，20岁。昨日与人争斗致阴部受撞，时疼痛较甚。现阴囊右侧红肿、疼痛、坠胀。查右侧阴囊下坠、红肿，无皮损，触痛明显，囊内如水状，透光试验阴性，舌质淡红苔薄白，脉弦。证属外伤致阴囊内血络损伤，血液外溢。诊为血疝(阴囊血肿)。施止血化瘀消肿法。大、小蓟炭各20g，侧柏炭20g，炒蒲黄12g，五灵脂10g，花蕊石20g，三七参粉6g(冲服)，蒲公英30g，黄芩12g，橘核仁15g，生甘草10g，水煎服。嘱卧床休息，用湿毛巾冷敷患处。服上药10剂，阴囊红肿疼痛痊愈，仍感坠胀，舌质有瘀斑苔薄白，脉弦涩。照上方去蒲公英、黄芩，加延胡索10g，赤芍10g，制乳香、制没药各10g，以增强活血化瘀之力。又连服8剂，症状全除。(引自：张宝兴医案)

医案二：邢某，35岁。半个月前，曾跌撞阴部，时阴囊虽疼而不甚，未予重视。后阴囊胀痛逐渐加重，且有冷感，阴雨天更甚。查阴囊右稍大于左，睾丸触痛较著，未触及肿块，舌质紫暗苔薄白，脉弦涩而迟。病机：血瘀气滞，阳气运行不畅。诊为血疝。治以活血化瘀，温通脉络。方选少腹逐瘀汤加减：西茴香12g，干姜10g，延胡索10g，五灵脂10g，制乳香、制没药各10g，川芎10g，当归尾15g，生蒲黄10g，桂枝12g，乌药10g，青皮10g，荔枝核15g，生甘草6g。水煎，饭前温服。服药3剂，胀痛减轻，效不更方，继服9剂，病告痊愈。(引自：张宝兴医案)

11. 辨治按语　血疝有新久之别。新患血疝又分瘀血和溢血两种。瘀血者以疼痛为主症，治宜活瘀理气为基本法则；溢血者以血肿为主症，法当止血为要，佐以活瘀之品，药物选以既能止血又能活瘀者为佳，如三七参、蒲黄、花蕊石等。临床实践证明，对新患之疾，无论瘀血和溢血，皆需加用清热凉血药，其效更著。日久者，血凝气滞为其病机之要，化瘀散结、理气通络是其根本治法，加施辛温药物（如桂枝），常可提高疗效。另外，对其他疝气，如久治不愈，且瘀血征象明显者，不管采用何法为主，切勿忘却配合活瘀理气之法。

12. **文献选录** 《血证论·创血》曰："刀伤出血，与吐衄不同。刀伤乃平人被伤出血，既无偏阴偏阳之病，故一味止血为要。"《血证论·跌打血》曰："凡跌打未破皮者，其血坏损，伤其肌肉，则肿痛。……已伤之血，流注结滞，着而不去者，须逐去之。"

（撰稿：张宝兴　审定：华良才　李德新　李　彪）

第4章　不育与绝育

第一节　不　育　症

【概述】

凡育龄夫妇婚后2年(WHO推荐1年以上),有规律的性生活,未采取避孕措施,由于男方原因,而导致女方不能怀子者称为男性不育症。

“不育”之词最早见于《周易》:“妇孕不育”。对不孕症的治疗,最早见于《山海经》,书中有“鵸食之宜子孙”“鹿蜀佩之宜子孙”的记载。至《黄帝内经》开始,不育症称为“无子”,以后方书中多用此名。《黄帝内经》中已知男子七八精少,八八天癸绝而无子。《神农本草经》称不育症为“无子”“绝育”,有相应的药物治疗。汉代张仲景对“无子”的病机有较为深刻的认识,他在《金匮要略·血痹虚劳病脉证并治》中说:“男子脉浮弱而涩,为无子,精气清冷。”南齐褚澄的《褚氏遗书》内设“求嗣”一节专门论述。隋代巢元方的《诸病源候论》论述了无子病源。唐代孙思邈的《备急千金要方》卷二第一篇就是“求子”,除论述了无子之外,还提出了两个治疗不育症最早的处方七子散和庆云散。宋代陈自明的《妇人良方大全》在“求嗣”门中也引用了这两个方子。至明代有许多生育专书,对不育症的治法方药记载内容十分丰富,最著名的有万全的《广嗣纪要》、岳甫嘉的《妙一斋医学正印种子编》。清代生育专著更多,著名的有叶天士的《秘本种子金丹》、包诚的《广生编》等。在《秘本种子金丹》中又称不育症为“男子艰嗣”。

男子无子的病因很多,唐朝太仆令王冰最早提出“五不男”,即“天、漏、犍、怯、变”。“天”即天宦,泛指男子先天性外生殖器或睾丸缺陷及第二性征发育不全;“漏”即精液不固,常自遗泄;“犍”即阴茎及睾丸切除者;“怯”即阳痿;“变”又称“人痾”,即两性畸形,俗称阴阳人。《广嗣纪要》说:“男子亦有五种病:一曰生,原身细小,曾不举发;二曰纵,外肾只有一子,或全无者;三曰变,未至十六其精自行,或中年多有白浊;四曰半,二窍俱有,俗称二仪子也;五曰妒,妒者忌也,阴毒不良。男有此五种病,不能配合太阴,乏其后嗣也”。以上两“五不男”主要说明了男子不育其病因可分为两大类,一是生殖器官形态学的改变,即先天生殖器官发育异常或后天病理损伤;二是性功能的障碍。《秘本种子金丹》对男子不育的病因叙述极为详尽。书中说:“疾病之关于胎孕者,男子则在精,女子则在血,无非不足而然。男子之不足,则有精滑,精清,精冷,或临事不坚,或流而不射,或梦遗频频,或小便淋涩,或好女色以致阴虚,阴虚腰肾痛惫。或好男风以致阳极,阳极则亢而忘阴,或过于强固,强固则胜败不洽,或素患阴疝,阴疝则脾肾乖离。此外,或以阳衰,阳衰则多寒,或以阴虚,阴虚则多热,皆男子之病,不得尽诿之妇人也。尚得其

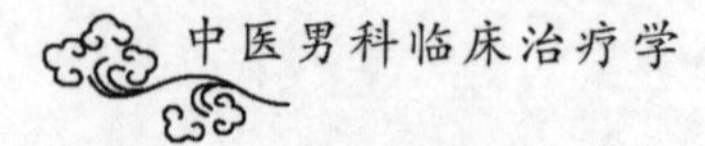

源而医之，则事无不济也。”综上所述，男子不育，就脏腑而论，主要责之于肾、肝、脾，肾主生殖，主二阴，生精血，肾虚则性功能障碍，精清，精冷，精少，精畸而艰嗣。肝肾同源，肝经络阴器，肝阴亏损则精少，肝经湿热则伤精而无子。脾胃虚弱，化源不足，则宗筋失养。此外，气血两虚、气滞血瘀、烟酒、药物毒邪等均影响生殖功能而艰嗣。

【诊断与鉴别诊断】

完整的病史、全身体格检查和实验室检查，对诊断男性不育症十分重要。有时单从详细的病史分析就能得出不育症的原因。故问诊在辨证中占相当重要的地位。问诊内容主要包括性生活情况（性交频度，有无阳痿、早泄、不射精、射精痛、血精等），生活习惯（有无烟酒及饮食偏嗜），成年时期患过何种疾病（结核、睾丸炎、附睾炎、长期发热、外生殖器损伤等），童年时期的疾病（腮腺炎、隐睾症）及妻子的健康状况（月经史、妇科检查及输卵管通畅情况）。在体格检查时注意全身情况（体型、营养情况、胡须、乳房、阴毛等）；在生殖器官检查时注意阴茎有无畸形，睾丸的位置、大小、硬度，附睾有无结节及缺陷，有无精索静脉曲张，前列腺鞘膜、精囊情况。应检查精液和前列腺液，必要时还要做内分泌、染色体、免疫、精液分析、衣原体、支原体等检查。通过全面系统的问诊及诸项检查，做到疾病诊断明确，证型清楚，有利于育麟种子。

不育症的诊断并不困难，凡婚后 2 年未避孕而无子女者，排除女方因素，即可确诊为男性不育症。因此，除男方应进行系统检查外，还应分清是生理性不育还是病理性不育，前者多指性生活过频或过稀而言，后者是指由各种疾病所引起的不育（尤其是全身性疾病）。生理性不育通常不需要服药，通过性生活指导即能受孕。此外，应分清是器质性不育还是功能性不育。生殖器官的发育异常，通过查体一般即可明确。睾丸实质的病变则应进行睾丸活检才能确诊。器质性不育除炎症外，大多难以治愈，而功能性不育则多可获愈。精液化验是男子不育必不可少的检查方法，以此确诊各种精液异常所致的不育症。

【临床分证】

本病根据脏腑辨证、气血辨证与八纲辨证的方法，分为肾阳不足、肾阴虚损、脾肾阳虚、气血两虚、肝经湿热、肝郁血瘀、痰湿内蕴 7 个证型。

（一）肾阳不足证

1. 临床表现

（1）主症：①精清精冷，婚久不育；②性欲淡漠或阳痿早泄；③精子稀少或死精子过多；④射精无力。

（2）次症：①腰膝酸软；②精神萎靡，面色㿠白；③小便清长，夜尿量多；④畏寒喜温。

（3）典型舌脉：舌质淡体胖，苔白，脉沉细弱。

2. 辨证分析　肾主生殖，主二阴，主藏精。肾阳虚衰，生精功能不足，故精清、精冷、精少；婚久不育，阳虚不能温煦肌肤，故畏寒喜温，面色㿠白；肾阳虚衰，真火不足，故性欲淡漠，阳事不举，射精无力；肾主骨，腰为肾之府，肾虚则腰酸膝软；肾气虚寒，膀胱气化无力，故小便清长，夜尿量多；舌淡苔白，脉沉细弱，均为肾阳不足之征。

3. 诊断要求　凡具备主症①、②或①、③及 4 项次症中的 2 项加典型舌脉者，即可诊断为本证。

4. 论治法则　补肾壮阳，生精种子。

5. 方剂选要

（1）首选方剂：生精种子汤（又称生精种玉汤）。方中淫羊藿、菟丝子、川续断温肾壮阳，生发精子；何首乌、枸杞子、桑椹补肝肾之阴，为生精血提供物质基础；五味子、覆盆子固肾摄精；车前子泻肾中虚火，防众多助阳药生热之弊；黄芪、当归补气养血，使血气充盛，肾足精生，玉种蓝田。

(2)备用方剂：螽斯丸。方中补骨脂、菟丝子、川续断、巴戟天、肉苁蓉、杜仲补肾气壮元阳；熟地黄、枸杞子补肾阴生精血；当归补血以养精；五味子、山茱萸、益智仁、芡实固肾摄精缩尿；牛膝引药下行，专攻于下。诸药共奏补肾壮阳、生精种子之功。

6. 中成药选介

(1)壮阳丹：主治命门火衰而无子者。方中阳起石、巴戟天、补骨脂、淫羊藿均为补肾壮阳之要药；配以补肾阴之熟地黄，使阴生阳长；桑螵蛸既可补肾壮阳，又可固精缩尿。

(2)菟丝子丸：鹿茸、菟丝子、肉苁蓉、山药补肾阳之虚，加附子更增温肾壮阳之力；乌药以行散膀胱肾间之冷气；五味子、桑螵蛸、益智仁、煅龙牡补肾气固涩小便；鸡内金主治小便频遗，且可健脾胃消食积，补气血生化之源，有利生精种子。

7. 针灸疗法　取穴：肾俞、关元、下髎、次髎、三阴交，每次取其中 2～3 个穴位，留针 15 分钟，10 日为 1 个疗程。上述穴位亦可采用艾灸法，每次选 1～2 个穴位，每次灸 10 分钟左右。

8. 气功导引　参见死精子症肾阳虚证。

9. 饮食疗法

(1)狗肉麻雀汤：狗肉 60g，麻雀 1 只(去毛及内脏)，加盐及小茴香少许，炖煮熟后食肉喝汤。每日 1 次，连用 7 日为 1 个疗程。狗肉补脾肾，暖腰膝，安五脏，壮元阳；麻雀肉补肾壮阳，其性燥热，主治肾阳虚衰。

(2)炒核桃仁：核桃仁 300g，炒香食用，每日食 30g。核桃仁味甘性温，能敛肺补肾摄精。

(3)羊肾汤：山羊外肾(睾丸)1 对，加盐及小茴香少许煮熟，食羊睾喝汤。每日 1 次，7 日为 1 个疗程。取羊睾以脏补脏，取其同类相求之意，加盐更引药入肾，小茴香暖下元。

10. 验案选粹　马某，山东利津县人，结婚 3 年不育。精液化验：精子数极少，0～20 个/高倍视野。性生活 7～10 日 1 次，有时腰酸怕冷，舌淡苔薄脉细沉。证属肾阳虚不育症。嘱服生精种子汤：淫羊藿、川续断各 15g，黄芪 30g，当归、何首乌、怀牛膝各 12g，菟丝子、五味子、枸杞子、车前子、覆盆子、桑椹、陈皮各 9g，水煎服。每日服 1 剂，连服 3 日停药 1 日。连服 3 个月后，诸症悉除。之后间断服药约计 100 余剂。1 年后其妻怀孕。(引自：李广文医案)

11. 辨治按语　因肾阳不足而不育患者，不论精子过少或死精过多，均可用生精种子汤治疗。该方治弱精或死精过多收效较快，20 剂左右即可见功。而对精子过少，则治疗时间较长。因为新的精子产生过程约计 3 个月。精确的时间是 74 日加减 4 日。故应告诉患者耐心治疗，医家也不可因数十剂不效而更方。

(二)肾阴虚证

本证因房劳内伤，久病及肾，或温热病后期热极伤阴而致肾阴亏损，进而导致相火妄动。

1. 临床表现

(1)主症：①性欲强烈，性交过频，婚久不育；②精液不液化或死精子过多，或精子过少，畸形精子过多。

(2)次症：①五心烦热，盗汗口干；②腰膝酸软，头晕耳鸣或足跟疼痛。

(3)典型舌脉：舌质红，少苔或无苔，脉象细数。

2. 辨证分析　肾阴亏损，相火失却肾阴滋养而妄动，故性欲亢进，性交过频；肾阴虚，虚火灼精,故精液不液化、死精子多、畸形精子亦多;加之性交过频,精子数目更加不足,故婚久不育;肾阴亏损不能生髓充骨养脑,故头晕耳鸣,腰膝酸软,足跟疼痛;阴虚生内热,故五心烦热,盗汗口干。舌红无苔脉细数均为阴虚内热之象。

3. 诊断要求　具备主症1项及次症任何1项即可诊断为本证。

4. 论治法则　滋阴补肾,生精种子。

5. 方剂选要

(1)首选方剂:知柏地黄汤加丹参、连翘、生甘草。方中知母清热泻火,滋阴润燥;黄柏泻肾火,清下焦湿热;熟地黄滋阴补肾,填精益髓而生血;山茱萸补肝肾,收敛精气;山药健脾兼可固精;牡丹皮泻肝火;泽泻泻肾火;茯苓渗脾湿;加丹参活血祛瘀,连翘、甘草清热泻火即为液化汤。用于临床,对因相火妄动,性欲亢进,死精过多,精液不液化等引起的男子不育症有效。

(2)备用方剂:加味滋阴丸。该方是知柏地黄丸加五味子、麦冬而成。知柏地黄丸清热滋阴泻火,加麦冬增强养阴生津润燥清热之力;配五味子可滋肾水养肾阴,且能涩精生津。

6. 中成药选介

(1)滋阴种子丸:方中知母、黄柏清热泻火;生地黄、熟地黄、桑椹、何首乌、枸杞子、菟丝子滋肾阴养精血;五味子、干山药生津固精;天冬、麦冬滋阴生津润燥;川牛膝活血通络,引药下行;黄精益气养阴;白茯苓、柏子仁养血安神。诸药共奏清热泻火、滋阴填精之效,故治阴虚不育有良效。

(2)大补阴丸:该方知母、黄柏滋阴泻火;熟地黄滋阴补肾,填精生血;配天冬以增强清热滋阴润燥之力。四药配合精炼,滋阴泻火之功甚强,治疗因相火妄动、纵欲无度而精少不育者甚效。

7. 针灸疗法　取穴:肾俞、膀胱俞、三阴交。手法:中强刺激,隔日1次,10日为1个疗程。刺关元时针尖向下,使针感传到外生殖器。

8. 饮食疗法

(1)黑豆绿豆山药粥:黑豆20g,绿豆30g,生山药60g切片,加水适量煮熟,再加糯米粉或藕粉适量煮沸成粥,每日服1次。黑豆煮食偏凉,功能补阴益肾,又能解诸毒,绿豆清热滋阴解毒;山药养阴生津,益肾固精。

(2)芝麻盐:黑芝麻250g,炒香,压碎,加盐少许佐餐。每日服15g。黑芝麻性味甘平,多脂,能滋肾阴养肝血,润肠燥,加盐更能引药入肾。

9. 验案选粹　沈某,31岁,结婚4年未育,3月11日就诊。自述性欲较强,性生活每周3次,腰酸膝软,有时烦热,口干,便秘,溲赤,舌红,脉细数。精液24小时不液化。证属肾阴虚证。处方:知母、黄柏、牡丹皮、泽泻、生地黄、熟地黄、山茱萸、茯苓各9g,丹参18g,连翘12g,生甘草6g,水煎服。上方服20多剂,精液30分钟液化,症状明显减轻。6月21日妻子停经2个多月,子宫2个月孕状,诊断早孕。11个月后分娩一女婴。(引自:李广文医案)

10. 辨治按语　肾阴虚损证治疗所用诸方中多有知母、黄柏,以泻肾火。但因知母、黄柏有降低性神经兴奋性的作用,用量过大可致阳痿。为避免性欲减退太过,方中可加入淫羊藿12～15g、肉苁蓉15g,因两者能增强性欲,且能使精液增多,不会因助阳生热而致精液不液化。

(三)脾肾阳虚证

本证为脾阳虚肾阳虚的复合证候,多由脾病及肾,也有由肾病及脾者。

1. 临床表现

(1)主症:①婚久不育,性欲淡漠或阳痿早泄;②纳谷不香,或腹胀便溏,或五更泄泻;③精清,精稀,精冷,精少。

(2)次症:①精神疲乏,气弱懒言;②腰膝酸软,头晕耳鸣,夜尿量多;③畏寒肢寒,面色㿠白。

(3)典型舌脉:舌淡苔白润,脉沉细弱。

2. 辨证分析　脾阳根于肾阳,脾虚则不能以后天养先天,肾阳虚弱则不能温煦脾阳,故现脾肾阳虚的复合证候。脾阳虚运化失职,故纳谷不香、腹胀便溏;气血生化之源不足,则精神疲乏、少气懒言;肾阳虚不能温化四肢肌肤,故畏寒肢冷、面色㿠白;肾主骨生髓通于脑,腰为肾之府,肾虚则腰膝酸软、头晕耳鸣。脾虚气血生化无权,不能以后天养先天,故性欲低而精稀精少,男子艰嗣。

3. 诊断要求　凡具备主症①、②及次症③;或主症③及次症①、③和典型舌脉,即可确定本证之诊断。

4. 论治法则　温补脾肾,生精种子。

5. 方剂选要

(1)首选方剂:脾肾双补丸。方中党参、砂仁、肉豆蔻、炒山药、陈皮健脾和中;菟丝子、巴戟天、补骨脂温补肾阳;莲子补脾益肾固精,山茱萸补肾涩精缩尿;五味子涩精止泻。本方脾肾双补,对因脾肾阳虚而不育有效。

(2)备用方剂:理中汤加附子、肉桂。方中干姜温中散寒,为恢复脾阳之主药;辅人参补气健脾,振奋脾胃功能;佐白术健脾燥湿;使以甘草调和诸药而兼补脾和中。加附子、肉桂更增强温中壮阳之力。附子功能峻补下焦之元阳,肉桂辛甘大热入肝肾二经,能补火助阳温通经脉。上方再加淫羊藿补肾壮阳而生精,精生则能种子。

6. 中成药选介

(1)附子理中丸:本方比桂附理中丸少肉桂。

(2)福幼理中丸:方中肉桂、补骨脂补肾火壮元阳;熟地黄、枸杞子补肾阴,使阴生阳长;山茱萸补肾涩精;人参、白术以补气;当归、芍药以养血;干姜温中散寒;酸枣仁养心安神,敛汗固虚。对脾肾阳虚而兼见自汗者尤宜。

7. 针灸疗法　取穴:足三里、肾俞、命门、关元、中极、气海,每次除足三里外再取其中1～2个穴位,均用补法,留针5～10分钟,7日为1个疗程。

8. 饮食疗法

(1)山药大枣核桃粥:生山药60g切片,大枣5枚,核桃仁3个,加水适量,煮熟后加藕粉或糯米粉少许煮沸成粥状,日服1次。山药补脾止泻,益肾固精;大枣补脾和营;核桃仁补肾强腰。

(2)韭菜子山药粥:韭菜子9g,生山药60g,加水适量煮熟后加藕粉或淀粉少许煮沸成粥状,每日服1次。山药健脾补肾,韭菜子温肾固精。

9. 验案选粹　公某,30岁,结婚4年未育。自述性欲要求不强,性生活10～15日1次,射精后大汗淋漓,气喘。食欲欠佳,怕冷,稍食凉食则大便溏稀。精液化验数次,精子计数3000万～4000万/ml,成活率40%～50%,舌淡,苔薄白,脉细弱。证属脾肾阳虚。治宜健脾补肾,方用脾肾双补丸加减:党参、黄芪各30g,炒山药、炒白术各15g,菟丝子、肉豆蔻、巴戟天、补骨脂、莲子、山茱萸、陈皮、五味子各9g,炙甘草6g,水煎服。2个月内共服药36剂,自觉食欲大增,性欲增强,未再服药。5个月后其妻怀孕,后剖宫产一女孩。(引自:李广文医案)

10. 辨治按语　脾肾阳虚证,以脾虚而导致肾虚者为多,后天气血生化之源不足不能养先天故也,治宜健脾为主,补肾为辅。先因肾虚导致脾虚者较少,多因性欲低下或阳痿早泄,精神不振,忧思而伤脾,治宜温肾为主,扶脾为辅。肾阳不虚,脾亦随之健运。

(四)气血两虚证

本证多为身体虚弱或患全身性慢性疾病所致的气虚与血虚同时并存的证候。

1. 临床表现

(1)主症:①形体衰弱,面色萎黄,少气懒言;②精液量少,精子计数不足,精子活动力差,婚久无子。

(2)次症:①心悸失眠;②头晕目眩;③纳呆便溏。

(3)典型舌脉:舌淡苔薄,脉沉细无力。

2. 辨证分析　精血同源,相互资生。气血两虚则精失化源,故精少动力差而无子;气血虚弱,阳气不足,故形体虚弱,少气懒言;脾失健运,故纳呆便溏;血虚心失所养,则失眠心悸;髓海空虚则头晕目眩。舌质淡,脉细无力,均为气血不足之象。

3. 诊断要求　具备主症①、②及典型舌脉者,即可确诊。

4. 论治法则　补气养血,益肾育麟。

5. 方剂选要

(1)首选方剂:毓麟珠。方中四君补气;四物养血;菟丝子,怀山药、枸杞子、胡桃肉、巴戟天、鹿角胶、鹿角霜、杜仲、山茱萸、川花椒补肾生精,怀麟种子。

(2)备用方剂:十全大补汤加淫羊藿。方中四君补气,四物养血,加黄芪以增强补气之功,添肉桂助阳以温化,使气血更易生发;淫羊藿补肾壮阳,生精种子。

6. 中成药选介

(1)十全大补丸:方义分析同十全大补汤。

(2)卫生培元丸:方中党参、白术、黄芪、茯苓、甘草以补气;川芎、地黄、当归、白芍以养血;砂仁、陈皮健脾益气血生化之源;杜仲、枸杞子、鹿茸补肾生精;酸枣仁、远志养心安神。

(3)补气养血丸:方中人参、黄芪、白术、茯苓、陈皮、甘草、大枣健脾补气;熟地黄、当归、白芍养血;肉桂助阳;干姜温中;远志、五味子宁心安神。

(4)党参养营丸:本方是十全大补丸去川芎加远志、五味子、陈皮等组成,在补益气血方面与十全大补丸相同。但由于五味子、远志功能安神、治失眠,所以用于不育症气血两虚兼心悸失眠者尤为适宜。

7. 针灸疗法　取穴:足三里、天枢、中脘。方法:每次取足三里,隔日分别配天枢、中脘,10日为1个疗程。体质过于虚弱者,用灸法为宜。

8. 饮食疗法　大枣山药桂圆粥。大枣10枚(劈),生山药60g切片,桂圆肉10g加水适量煮熟,再加糯米粉或藕粉适量煮沸成粥状,每日服1次。山药健脾益肾,大枣补气,桂圆养血。

9. 验案选粹　韩某,结婚3年不育。自述身体虚弱,体力差,活动后气喘,易出汗,常感冒,性生活10日1次。形体消瘦,面色萎黄。精液化验:精液1ml,精子2000万/ml,成活率50%。证属气血两虚。治宜补气养血,佐以补肾填精。方用毓麟珠加减:党参、黄芪各30g,怀山药、当归、杜仲、川续断各12g,白术、茯苓、白芍、菟丝子、枸杞子、胡桃肉、山茱萸各9g,川芎、

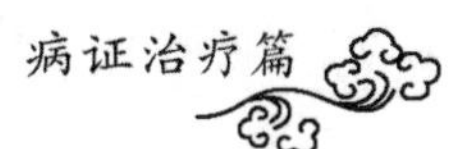

鹿角霜、鹿角胶、炙甘草各 6g，川花椒 1.5g。水煎服。上方服 20 剂后自觉体力增强，食欲好。之后断续服药，11 月份爱人怀孕已 2 个月。复查精液，精液量 3ml，精子数 6500 万/ml，成活率 65%。其妻于来年生一女婴。(引自：李广文医案)

10. 辨治按语　毓麟珠同名方有二：一为女用方(《景岳全书》)，即八珍汤加鹿角霜、菟丝子、杜仲、川花椒；一为男用方(《秘本种子金丹》)，即上方加淮山药、鹿角胶、枸杞子、巴戟天、胡桃肉。后者少为人知。在男子服用本方时，可让女方每月从月经第 7 日开始服景岳毓麟珠 6 剂，每日 1 剂，以增强生育能力。服药期间禁欲养精。待"真机""的候"之时，两情欢畅，百脉齐到，交而孕，孕而育，育而生子，坚壮强寿。

(五)肝郁血瘀证

1. 临床表现

(1)主症：①胸闷不舒，善太息；②胸胁胀痛；③睾丸坠胀而痛。

(2)次症：①烦躁易怒；②精索静脉曲张；③睾丸或附睾有结节；④阳痿或不射精；⑤死精子过多。

(3)典型舌脉：舌质暗或有瘀斑瘀点、脉沉弦。

2. 辨证分析　情志不遂，郁怒伤肝，肝失条达，故胸闷不舒，胸胁胀痛，善太息；肝失疏泄，宗筋弛纵，故阳痿不举；气滞则血瘀，血瘀则脉络瘀阻不畅，故睾丸胀痛或有结节及精索静脉曲张；气滞血瘀，精窍不利，故不射精；气滞血瘀，精失所养，故死精子增多。

3. 诊断要求　凡具备主症①、②、③或具备主症 1 项和次症 1～2 项及典型舌脉者，即可确诊为肝郁血瘀之不育症。

4. 论治法则　疏肝理气，活血通络。

5. 方剂选要

(1)首选方剂：开郁种玉汤加柴胡、桃仁。方中香附、柴胡疏肝理气解郁；当归、白芍养血柔肝；牡丹皮凉血化瘀；桃仁破瘀血而止痛；白术、茯苓益气健脾；花粉清热生津，以防肝郁化热。睾丸及附睾有结节者加橘核、王不留行、水蛭、浙贝母以通络散结。

(2)备用方剂：柴胡疏肝散加当归、桃仁。方中柴胡疏肝解郁；香附、川芎行气止痛；当归、芍药养血柔肝；枳壳醒脾理气；桃仁活血散瘀；甘草缓急止痛。

6. 中成药选介

(1)丹栀逍遥散：是逍遥散加牡丹皮、栀子而成。柴胡疏肝解郁；当归、白芍养血和营以柔肝；茯苓、白术、甘草、煨姜健脾和中；薄荷协同柴胡调达肝气；牡丹皮、栀子清热泻火，以防肝郁化热。

(2)济生橘核丸：用橘核为主药，能入肝经，消肿止痛；配海藻、昆布、海带均能软坚化痰散结；木香、川楝子疏肝行气止痛；枳实、厚朴行气破滞；桃仁、延胡索活血消肿止痛；又配木香增加通行功效，故对睾丸有结节、肿痛者最为适宜。

7. 针灸疗法　取穴：维胞、府舍、关元、三阴交、太冲。方法：每次选 2～3 穴，隔日 1 次，10 次为 1 个疗程。

8. 验案选粹　焦某，结婚 3 年未育。睾丸胀痛，烦躁易怒。在外院检查附睾有结节，轻度精索静脉曲张。精液化验：精子 6000 万/ml，死精子 80%，舌质暗，脉弦。证属肝郁血瘀。治宜疏肝理气，活血祛瘀。方用开郁种玉汤合济生橘核丸加减：香附、柴胡、牡丹皮、桃仁、天花粉、白术、茯苓、橘核、木香、川楝子、荔枝核、延胡索、赤芍、白芍各 9g，当归、海藻各 12g，水煎服。上方服12剂睾丸疼痛消失，服20剂后结节变软变小。精液化验：精子6000万/ml，成活率60%。上方共服60剂停药，后来信说妻子已怀孕3个月。（引自：李广文医案）

9. 辨治按语　本证无器质性病变者，一般容易治愈。睾丸疼痛者多数服10剂左右疼痛即消失。若附睾结节由结核引起者，结节不易消失。精索静脉曲张者疗效欠佳。

（六）肝经湿热证

本证多因素嗜肥甘饮酒，复感湿热之邪，湿热蕴结肝经所致。

1. 临床表现

（1）主症：①胁肋胀痛；②睾丸肿痛，灼热或有红肿；③射精疼痛或血精；④死精、畸精过多。

（2）次症：①面红目赤；②小便短赤；大便秘结；③阴囊湿痒；④口苦咽干。

（3）典型舌脉：舌质红，苔黄腻，脉弦数滑。

2. 辨证分析　肝经绕阴器抵少腹，肝经湿热蕴结，故睾丸肿痛，射精疼痛；热伤血络，精室络伤，故有血精，死精过多；肝气不疏则胸胁胀痛；肝胆相表里，肝胆湿热则口苦咽干。舌红苔黄脉弦数滑，均为肝经湿热之征。

3. 诊断要求　凡具备主症2项及典型舌脉，或主症任何1项和次症2项及典型舌脉者均可确诊为本证。

4. 论治法则　疏利肝胆，清泄湿热。

5. 方剂选要

（1）首选方剂：龙胆泻肝汤。本方以龙胆草泻肝胆实火，除下焦湿热为主；黄芩、栀子泻火清热，协龙胆草益增其泻火之力为辅；木通、泽泻、车前清热利湿，使下焦湿热由小便而出，当归、生地黄养血益阴以和肝，使泻火之药不致苦寒伤阴，俱以为佐；肝喜条达，火邪内郁而肝气不疏，故用柴胡疏畅肝胆之气，甘草调诸药，缓急调中，皆为之使。

（2）备用方剂：当归龙荟丸作汤剂。当归龙荟丸是以黄连解毒汤为基础，更加大黄、芦荟、青黛等而成。方中龙胆草泻肝胆实火；栀子协助龙胆草清热，更增其清热泻火之功；黄芩、黄连、黄柏清三焦之热；大黄、芦荟、青黛通便泻火，使邪热从大便而出；当归、生地黄补血养肝，以防泻肝之品祛病而伤肝；为防肝木克脾土，故用木香行气醒脾；配麝香一味活血消肿，通经达络。

6. 中成药选介　①龙胆泻肝丸；②当归龙荟丸。

7. 验案选粹　刘某27岁，结婚2年多未育。自述因工作关系每日饮酒吸烟，婚后第1年性生活过频，近6个月时常睾丸疼痛，射精痛，曾出现肉眼血精，经注射抗生素后消失。但性欲较前减退，盼子心切，烦躁易怒，有时胸胁胀痛，小便赤，大便干。精液化验：24小时不液化，死精子占60%，畸形25%。证属肝经湿热证。龙胆泻肝汤加减：龙胆草、木通、炙甘草各6g，柴胡、栀子、黄芩、泽泻、车前草、天花粉、当归、赤芍、白芍各9g，生地黄15g，水煎服。上方服20剂后诸证悉除，妻子怀孕，自然流产。之后未再服药，接连再孕，于一年后足月产一女婴。（引自：李广文医案）

8. 辨治按语　肝经湿热证与饮酒吸烟、嗜食辛辣厚味有密切关系，故治疗期间应忌烟酒，饮食宜清淡。尤其是烈性酒必须严格禁戒，并远离毒品等有害之物，以防辛温燥热之性重伤肝脾。

（七）痰湿内蕴证

本证多因过食膏粱厚味，痰湿内生而致。

1. 临床表现

(1)主症:①形体肥胖,肢体困倦;②精液稀薄,精子量少;③性欲淡漠或不射精。

(2)次症:①面色㿠白,神疲气短;②头晕心悸。

(3)典型舌脉:舌淡胖苔白腻,脉沉细。

2. 辨证分析　平素嗜食肥甘厚味,斫伤脾胃,脾主运化水湿,脾虚运化失职,痰湿内生,故形体肥胖、肢体困倦、神疲气短;水湿过盛,则精液稀薄、精子量少;痰阻清阳,故面色㿠白、头晕心悸;痰阻精窍,则射精不能;湿困脾阳,导致命门火衰,故性欲淡漠;舌淡苔腻,脉沉,均为痰湿内蕴之征。

3. 诊断要求　凡具备主症①、②和次症任一项及典型舌脉者,即可确诊为本证。

4. 论治法则　燥湿化痰。

5. 方剂选要

(1)首选方剂:苍附导痰丸作煎剂。方中苍术燥湿健脾;香附、枳壳理气行滞;半夏、陈皮化痰燥湿,和胃健脾;南星燥湿化痰;生姜温中和胃。全方可燥湿健脾,行气消痰,或加浙贝母、白芥子增强化痰之力。

(2)备用方剂:实脾饮。本方专为脾气虚弱,痰湿过盛而设。方中白术、甘草、生姜、大枣健脾和中,干姜、附子、草豆蔻温脾健运;均为实脾治本而设。大腹皮、茯苓、木瓜利湿行水;厚朴、木香理气宽中,气行则有助于利湿。

6. 中成药选介

(1)健脾除湿丸:方中白术健脾利湿,泽泻、茯苓皮、土茯苓利湿健脾;胡桃强腰补肾而利水。

(2)香砂胃苓丸:方中木香、砂仁、白术、陈皮健脾利湿;苍术燥湿化痰;厚朴行气化湿;茯苓、泽泻利湿健脾;肉桂温阳化气,以助利水;甘草调和诸药。

7. 验案选粹　张某,29岁,结婚3年未育。自述近3年体重增加而食量减少,动则气喘心悸,性欲减退。精液化验3次,精子计数3000万～4000万/ml,成活率50%～60%。形体肥胖,面色虚浮。舌淡苔白,脉细。证属痰湿内蕴。治宜燥湿化痰。苍术、白术、香附、木香、陈皮、枳壳、南星、姜半夏、茯苓、干姜、菟丝子各9g,淫羊藿、川续断各15g,水煎服。上方每日服1剂,连服3日停药1日。另加甲状腺片每日服1片。4个月后其妻子怀孕,后足月生一男婴。(引自:李广文医案)

8. 辨治按语　痰湿内蕴之证,多见于形体肥胖之人。肥胖分内源性肥胖和外源性肥胖。外源性肥胖并不一定影响生育。内源性肥胖因内分泌失调引起,多影响生育。故除按辨证论治外,尚应进一步做内分泌系统检查,为提高疗效必要时可中西医结合治疗。

(撰稿:李广文　修订:王子融　审定:冷方南　卢丙辰)

第二节　节　育

节育即节制生育,是指通过一定的方法达到避孕的目的,从而控制人口增长速度,达到人与社会、环境的和谐统一,对于改善生存环境、共享人类文明具有重要意义,同时也是国家繁荣昌盛、经济持续发展的百年大计。因此,积极开展生育调节研究具有重大意义。

一、医史回顾

早在《山海经》中就记载有节育的药物。如《山海经·西山经》有:“……名曰萆荔,食之使人无子。”《山海经·中山经》记载:“黄棘服之不字”(不字即不孕)。说明夏商周时代就已发现了节育的药物。由于封建礼教的影响,节育被贬为“不道”,主张“多子多福”,因此在医籍中记载节育的内容逐渐消失了。但是,人民群众还是从古书“求嗣”“房中术”“房中补益”中演变出一些徒手节育的方法。如体外排精法、交而不射法、尿道压迫法等。新中国成立之后,尤其在20世纪60年代大力开展计划生育工作,逐渐使用了工具避孕法、手术绝育法及口服药物避孕法等。

二、避孕方法

(一)徒手避孕法

徒手避孕法是不用任何避孕工具和药物的避孕方法。古人早就知道,男精与女血不相结合则不能受孕,这就是徒手避孕法的理论依据。

1. *交而不射法*　即只进行男女交媾,而不射精的方法。因男精(精子)女血(卵子)不能结合,故可避孕。此法见于《备急千金要方》“房中补益”。书中说:“以人疗人,真得其真,故年至四十须知房中之术。夫房中之术者,其道甚近,而人莫能行。其法一夜御十女,闭固而已。此房中之术毕矣。”又曰:“凡御女之道,不欲令气未感动,阳气微弱即已交合,必须先徐徐嬉戏,使神和意感良久,乃可令得阴气,阴气推之,须臾自强。所谓弱而内迎,坚急出之,进退欲令疏迟,情动而止。不可高自投掷,颠倒五脏,伤绝精脉,生致百病……能百接而不施泻者,长生矣。”本来“房中补益”之法的交而不射,开始用于养生保健,后逐渐用于避孕。此法因在性高潮时难以控制,后被体外排精法取代。但至今仍有人使用交而不射或数交而一泻之法养生。

2. *体外排精法*　在性交进入高潮,即将射精之前,立即把阴茎从阴道中抽出,使精液排在女方体外。此法简便易行,而且可以得到性的满足。缺点是避孕不是绝对有效。因为在正式射精前,有时有少许精子随前列腺液一起进入阴道,仍有致孕的可能性。

3. *尿道压迫法*　性交进入高潮时,即将射精之前用手指强力压迫会阴部尿道(阴茎根部),阻止精液从尿道排出,因精液不能进入阴道而达到避孕目的。此法比较简单,在熟悉男性会阴部解剖的基础上可选择使用。古人采用该法是从养生节精角度出发的,认为精液逆流进入膀胱,经回吸收后对身体有补益作用。其实精液进入膀胱后,即随尿液排出,对身体并无补益作用。此方法虽可达到节育的目的,但其缺点可能导致后尿道和膀胱颈部充血而产生刺激症状。

4. *避忌“真机”“的候”法(即安全期避孕法)*　古人早知受孕有一定的时间性,避开容易受孕的时间即能达到避孕效果。所谓“真机”“的候”即排卵期。如《妙一斋医学正印种子篇·交合有时》曰:“天地万物必有细缊之时,万物化生必有乐育之时,如猫犬至微,将受妊也。其雌必狂呼而奔跳,以细缊乐育之气触之,而不能自止耳。此天地之节候,生化之真机也。凡妇人月经行一度,必有一日细缊之候,于一时辰间,气蒸而热,昏而闷,有欲交不可忍之状,此的候也。”排卵期一般在下次月经前14日,即月经周期减14天所得之天数即是排卵期。在排卵期的前5日和后4日之间的10日是容易受孕的,应避免性交。其余的日期均为安全期。此方法简便易行,但有的妇女“真机”“的候”征象并不明显,而且排卵期可因生活环境、精神因素及健康状

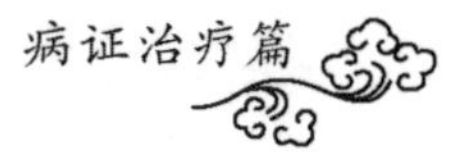

况而发生变化，以致影响避孕效果。

(二)器具避孕法

男性避孕器具目前普遍应用的是安全套。在性交时，套在阴茎上，射精时精液排入套内，不致流入阴道。避孕套是乳胶制品，形如圆筒，近端是一个松紧圆口，套上阴茎后可以束在阴茎上。远端有一小囊，用以盛集射出的精液。在性交前挤出小囊中的空气，把卷折的安全套套在已勃起的龟头上，然后把卷折部分推向阴茎根部，将整个阴茎包住。射精后立即按住套口，使阴茎连套一起抽出。此法只要安全套不破裂，避孕成功率为 100%。但要避免阴茎在疲软状态不抽出，导致安全套脱落而致避孕失败。

(三)手术绝育法

以手术方式避免受孕的方法称手术绝育法。动物的手术绝育法古称阉割，最早始于三国华佗。历代皇宫的太监亦要割除睾丸及阴茎，与动物的阉割类同。太监不仅失去了生殖功能，而且也失去了性功能。现代男性绝育术又称输精管结扎术，与阉割不同。输精管结扎术是切断和结扎两侧输精管，使精子不能排出体外(不影响精液排出)，性交时男子的射精过程仍然正常，也不影响性欲，只是精液中没有精子，因而达到绝育的目的。输精管结扎的方法简单，创伤小，安全可靠而易于掌握。但是如果手术操作稍有不慎，可能会出现阴囊血肿，局部感染，痛性结节等术后并发症。

(四)药物避孕法

目前药物避孕法以女用占多数，推广的避孕药亦多局限于女用，男用避孕药的研究仍处于萌芽状态。国内外的科学家做了大量的工作，取得了一些进展。我国应用棉酚进行男性抗生育的研究，取得了可喜成果，另外我国科技人员发掘出的另一种节育药雷公藤。

棉酚作为男性节育药的研究，是从我国首先开始的。1957 年刘宝善发表文章，称江苏某农村食用粗制棉子油造成男性不育的现象，推测可能是棉酚的作用。1964 年以后，山东、江苏、河北、河南、湖北、陕西等产棉区亦发现食用粗制棉子油的许多男子有不育现象。1970 年之后，我国科学工作者通过大量的动物实验，证实了生棉子油中含有的棉酚是抗生育的有效成分。并从棉酚衍生物中筛选出效果较好、毒性较低的醋酸棉酚和甲酸棉酚提供临床使用，从 1972 年开始应用棉酚作为男性口服避孕药在临床逐步使用，而且逐步对棉酚的化学抗生育作用原理、作用部位、体内代谢过程、毒性反应等方面进行了广泛的研究。1978 年全国协作组在《中华医学杂志》上发表了棉酚抗生育的科研论文，引起了国际上的高度重视。

1. 作用原理　动物实验说明，给大白鼠口服棉酚或醋酸棉酚，每日每千克体重 15～40mg，连续 2～4 周后，大白鼠即失去生育能力。停药后抗生育能力持续 3～5 周，以后生育功能逐渐恢复。病理检查发现，雄性大白鼠服药后，睾丸生精小管中的精子细胞首先出现损伤，活力减低，随着剂量的增加和给药时间的延长，精母细胞也受损，以后脱落死亡。生精上皮层减少，细胞组合紊乱，生精小管萎缩，睾丸间质细胞微细结构未见明显异常。血清黄体生成素(LH)水平和垂体对黄体生成素释放激素(LHRH)的反应，与对照组无明显差异，性行为亦未受到影响。可见棉酚抗生育原理主要是影响睾丸生精小管的生精作用，而不损伤间质细胞，不影响雄性激素的分泌。

2. 临床应用

(1)使用对象及禁忌证：凡已婚男子需要节育者，在医师指导下均可服用。有严重心、肝、肾脏疾病，消化道溃疡，神经官能症者慎用。

(2)使用方法：每次服用20mg，每日1次，连服75日为超效量。之后改为维持量，每周1次，每次50mg，持续服用1～2年，总剂量应在6g以下(即服药不超过2年)。应当注意的是，在起效前应采用其他避孕措施，起效后方可改为维持量，服药应按时按量，不可漏服，若有漏服，应在次日补服。

(3)临床疗效：棉酚抑制精子发生的作用十分可靠，在服药期间服药者的精液中，精子活动率下降，畸形精子增多，精子数量减少，甚至完全无精子，抗生育有效率达99%以上，可逆率90%以上。停药后，先是精子数量的恢复，其次是成活率回升，精子形态恢复得最慢，停药后精子形态恢复正常约1年。

(4)毒副作用：服药不超过总量，一般毒副作用不明显。在全国使用棉酚的8806例中，有66例出现低血钾肌无力现象(占0.75%)，经补钾后多于短期内恢复正常。有9.92%的人停药后1～4年精子仍不恢复，为零，这与服棉酚者年龄较大(40岁以上)，原有精索静脉曲张，或睾丸体积偏小等有关。此外，在起效期有少数人发生一过性乏力(12%)、食欲减退(7%)、性欲减退(5%)，在1～2周多可缓解。

(撰稿：李广文　修订：毛凤仙　审定：冷方南　卢丙辰)

第三节　绝育术后诸症

【概述】

男性绝育术后并发症是随着男性绝育术的开展而出现的男科疾病，男性绝育术包括输精管结扎术、输精管粘堵术等，用得最多的是输精管结扎术。输精管结扎术具有操作简单、施术安全、效果可靠等优点。由于该手术只是阻断精子的通路，并不影响雄性激素的分泌，故对身体健康、第二性征及性功能均无不良影响。但是，在手术的全部过程中，如果任何一个环节稍有疏忽，就会出现某些并发症。常见的有阴囊出血与血肿、局部感染、痛性结节、附睾郁积，术后性功能障碍等。一旦有并发症出现，将会给患者带来肉体和精神上的痛苦，也将给计划生育工作带来不利影响。因此，必须重视绝育术后诸症的防治。

【临床治疗】

(一)阴囊出血与血肿

输精管结扎可以引起局部出血和血肿，包括阴囊皮下出血和瘀血、阴囊内出血和血肿、精囊血肿，是输精管结扎术后常见的早期并发症之一。

1. 临床表现

(1)主症：①术后数小时阴囊疼痛、肿胀；②阴囊有包块。

(2)次症：①出血表浅者皮肤色紫暗；②触痛甚有囊性感。

(3)典型舌脉：舌质正常或稍暗，脉象沉弦。

2. 辨证分析　术中损伤血络，致血失故道而外溢，血溢于脉道之外组织之间，瘀积成块则为阴囊血肿。瘀血阻滞经脉，“不通则痛”，故阴囊疼痛肿胀。

3. 诊断要点　凡具备主症①、②及典型舌脉，或主症①、次症①、②及典型舌脉者，即可诊断为阴囊出血与血肿。

4. 论治法则　化瘀止血、消肿止痛。

5. 方剂选要

(1)早期化瘀止血:选用十灰散加减。方中大小蓟、侧柏叶、茜草根、棕榈炭止血,大黄、牡丹皮、白茅根、栀子凉血化瘀,花蕊石化瘀止血,痛甚加延胡索、川楝子理气止痛。

(2)中期活血化瘀:选用桃红四物汤。本方由四物汤(川芎、当归、地黄、白芍)加桃仁、红花组成。并将四物中滋阴补血的熟地黄改为凉血清热的生地黄,补血养阴的白芍换为活血祛瘀的赤芍,当归养血活血,川芎行气活血,变补血之方为活血凉血之剂。再加入活血祛瘀的桃仁、红花为主药,则全方突出了活血祛瘀之功效。

(3)晚期破瘀活血散结:复元活血汤。本方原主治跌仆损伤,瘀血停滞,胸肋疼痛之证。柴胡疏肝胆之气,当归入肝养血活血,穿山甲破瘀通络,桃仁、红花祛瘀生新,天花粉润燥散血,甘草缓急止痛,大黄荡涤凝瘀败血,使瘀去新生,气血畅行,则肿消而痛止。

6. 中成药选介

(1)七厘散:方中血竭、红花祛瘀活血;乳香、没药行气祛瘀,消肿止痛;儿茶清热止血;朱砂镇心安神;麝香、冰片辛散走窜,善于行气血、止疼痛。合用以奏活血散瘀,定痛止血之效。内服外敷,收效甚捷。

(2)失笑散:方中五灵脂甘温走肝,生用则行血,蒲黄辛平入肝,生用则破血,佐醋煎以行其力,庶可直破厥阴之滞,而有推陈致新之功。用于阴囊血肿疼痛者,疗效显著。

(3)云南白药:重者先服保险子1粒,以后每服0.5~1g,每日2~3次,冷开水调服。

7. 辨治按语　阴囊血肿,除用以上活血祛瘀方药外,为预防血肿继发感染,可适当加入紫花地丁、野菊花、金银花、连翘等清热解毒药。

(二)局部感染

输精管结扎术后的继发感染,多发生在切口或精索、阴囊内、附睾、睾丸等邻近输精管的组织或器官,急性感染多发生在术后2~3日。感染的原因,多由消毒不严所致,与患者体质较弱、抵抗力差也有一定关系。

1. 临床表现

(1)主症:①局部皮肤切口充血红肿触痛明显;②切口处有分泌物;③局部肿胀疼痛。

(2)次症:①发热恶寒;②病程数周至数月。

(3)典型舌脉:舌质红,苔黄,脉弦数。

2. 辨证分析　消毒不严,感染邪毒,正邪相争,故局部红肿,发热恶寒;局部肿胀,气血瘀滞不通故作痛。舌红苔黄脉弦数,为湿热蕴积肝经之象。

3. 诊断要点　凡具备主症①、②及典型舌脉,或主症①、次症①及典型舌脉,或主症②、次症①及典型舌脉,或主症③、次症②及典型舌脉,即可诊断为局部感染。

4. 论治法则　清热解毒。

5. 方剂选要

(1)首选方剂:五味消毒饮。方中紫花地丁、天葵子、金银花、蒲公英、野菊花均有清热解毒,消散痈肿之功效,五药合用清热解毒之力更强。本方用于输精管结扎术后的急性感染,效果较好。

(2)备用方剂:银花解毒汤。方中金银花、紫花地丁、黄连泻火清热解毒;连翘散血凝气聚;夏枯草清肝火,散热结;赤苓清热利湿;犀角(代)、牡丹皮清营凉血,且有防止火毒炽盛,内陷营血的作用。合用以奏清热解毒之功,兼有凉血利湿之效。现因犀角禁用,可用水牛角代替。

6. 中成药选介

(1)疮毒丸:方中牛黄、珍珠、雄黄、熊胆、朱砂等清热解毒;乳香、没药、血竭活血祛瘀。诸药合用具有清热解毒,活血消肿之效。

(2)外科蟾酥丸:此方组成与疮毒丸相仿,而除去了珍珠、牛黄、熊胆等清热药,加入寒水石、枯矾等,着重于解毒消肿。

7. 辨治按语　局部感染,一般单用清热解毒之剂即可获得疗效。若局部感染未得到及时处理,或处理不当,而出现感染扩散,引起高热、寒战等全身症状者,则应进行中西医结合治疗。

(三)痛性结节

输精管结扎术后1个月以上,在术后出现的单侧或双侧大小不等的疼痛性结节称为痛性结节。多是由于术后血肿、感染、线头等因素引起,个别患者有精液肉芽肿或神经纤维瘤。

1. 临床表现

(1)主症:①结扎手术后1个月以上,局部有放散性疼痛,多向同侧腹股沟和下腹部放散;②局部有一硬性结节。

(2)次症:局部触痛明显。

(3)典型舌脉:舌质暗或有瘀点,脉弦。

2. 辨证分析　局部损伤,离经之血,瘀滞不散,聚而为结,气滞血瘀,闭阻经脉而作痛;血瘀属实,故触之痛甚;肝脉布少腹,环阴器,故痛引少腹;舌质暗有瘀点,为肝经血瘀之征。

3. 诊断要点　凡具备主症、次症及典型舌脉者,即可诊断为痛性结节。

4. 论治法则　软坚散结,化瘀止痛。

5. 方剂选要

(1)首选方剂:橘核丸。方中橘核、木香、川楝子入厥阴气分以行气;桃仁、延胡索入厥阴血分以活血;木通导下焦之湿;肉桂疏肝暖胃;厚朴、枳实行气破滞;昆布、海藻咸润软坚。合用以奏散肿消肿、化瘀止痛之效。

(2)备用方剂:少腹逐瘀汤。方中当归、赤芍、川芎、蒲黄、五灵脂、没药、延胡索活血化瘀,理气止痛;小茴香、肉桂、干姜温经散寒,以助血行,可增祛瘀止痛之效。

6. 中成药选介

(1)鳖甲煎丸:方中鳖甲为主药,有软坚散结之功;配大黄、土鳖虫、桃仁、鼠妇虫、蜣螂虫、凌霄花、牡丹皮等能加强活血化瘀之力;硝石攻坚散结,蜂房功能消肿,更增强其消散结节之效。

(2)化癥回生丹:方中鳖甲软坚散结;又用大黄、水蛭、虻虫、干漆、三棱、桃仁、红花、苏木、川芎、乳香、没药、姜黄、两头尖、益母草、阿魏、降香等活血祛瘀,消癥散结;配用香附、延胡索、蒲黄、五灵脂活血理气止痛;麝香走窜消散;丁香、肉桂、高良姜、艾叶、茴香、川花椒、吴茱萸温通消散。诸药共奏软坚散结、祛瘀止痛之效。

7. 验案选粹　李某,自述行输精管结扎术时左侧费时较长,术后左侧时常坠痛,2年来曾间断口服抗生素与镇痛药,效果不显。查左侧输精管断端结节如花生米样大小,触痛,舌质淡,苔薄,脉弦紧。治以疏肝行气,化瘀散结,给以加减橘核丸:橘核、青皮、木香、川楝子、枳实、厚朴、桃仁、延胡索、赤芍、当归尾各9g,昆布、海藻各15g。服药3剂后痛减,续服6剂后硬结缩小为黄豆粒般大小,已无触痛。(引自:山东中医学院学报)

8. 辨治按语　痛性结节如能早期确诊,只要治疗得当,一般短期内即可治愈,如失治误

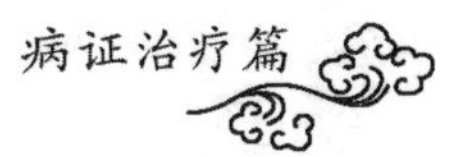

治，往往给患者带来沉重的思想负担，可引起性欲减退及神经官能症，严重的痛性结节可影响日常生活和工作，降低工作效率，因此，对本病应做到早发现、早治疗，对影响劳动力的痛性结节以手术切除为好。

(四)附睾郁积

输精管结扎后，以睾丸产生的精子与分泌液不能排出，一般都能在附睾内分解吸收。若发生附睾炎症或附睾血液供应障碍，可影响对它们的吸收，而导致附睾郁积。或因性生活过频，睾丸分泌液增多，超越了附睾的吸收极限，也可引起附睾淤积。

1. 临床表现

(1)主症：①输精管结扎3～6个月或以上，阴囊局部出现明显胀痛、隐痛、沉重不适；②附睾增大，表面光滑，张力高，近附睾端输精管亦增粗，管壁薄而腔大。

(2)次症：①胀痛可向腹股沟、少腹及腰部放射；②劳累或性生活后加重。

(3)典型舌脉：舌苔正常，脉弦。

2. 诊断要求　凡具备主症、次症及典型舌脉者，即可诊断为附睾郁积。

3. 论治法则　因炎症所致者，治宜清热解毒；非炎症所致者宜祛瘀散结，兼泻肾火。

4. 方剂选要

(1)首选方剂：香棱丸配知母、黄柏、浙贝母、败酱草。方中木香、丁香、茴香、枳壳均为行气导滞之品；青皮疏肝达郁；川楝子清下焦之郁热，有行气止痛之效；佐三棱破血中之气滞，莪术逐气分血瘀，以助行气导滞之力；朱砂为衣取其护心宁神；配知母、黄柏(适量)泻相火；浙贝母、败资酱草消肿散结，有利附睾郁积消散。适用于有炎症者。

(2)备用方剂：橘核丸(见痛性结节)加茯苓、车前子，以渗利水湿。适用于无炎症者。

5. 中成药选介　同痛性结节。

6. 验案选粹　王某，输精管结扎术后3个多月就诊。自述结扎后解除了怕怀孕的思想顾虑，性欲增强，每周4～5次，近几日发现阴囊局部胀痛，沉重不适，劳累和性交后加重，因而性欲减退，在某医院诊为附睾郁积症，转我院中医治疗。舌质正常苔薄白，脉稍弦。附睾增大，张力高，近附睾端输精管增粗，符合附睾郁积症。方用香棱丸加味作煎剂。木香、枳壳、青皮、川楝子、三棱、莪术、知母、黄柏、香附、荔枝核各9g，小茴香6g，丁香3g，水煎服，每日服1剂，连服3日停药1日，上方共服12剂后，症状明显减轻，服24剂后诸症悉除。(引自：李广文医案)

7. 辨治按语　附睾郁积症的发病及预后与性交频度有密切关系。性交过频则睾丸分泌液增多，超越了附睾分解吸收的极限则发病。发病后在用药的同时适当减少性生活的次数有利于附睾郁积的消散。知母、黄柏清泄相火，可减低性欲和减少睾丸分泌液的产生，故治疗附睾郁积有良效。但用知、柏必须中病即止，不可过服，否则易致阳痿。

(五)性功能障碍

输精管结扎仅阻断精子的排出，并不影响睾丸间质细胞的性激素分泌，因此不应影响性功能。若因局部炎症、痛性结节、附睾郁积等器质性病变，则可出现性欲低下，甚至阳痿。但也有少数患者是由于对输精管结扎不够了解，产生恐惧心理，担心性生活失败而致痿弱者。

1. 临床表现

(1)主症：①结扎术后，性欲减退或全无；②阳事不举；③恐惊多疑，夜不安眠。

(2)次症：①腰膝酸软；②头晕耳鸣。

(3)典型舌脉：舌淡苔薄白，脉细弱。

2. 辨证分析　对手术恐惧，担心性生活失败，惊恐则伤肾，肾气不足，阳事不举则无法交合；腰为肾之府，肾主骨生髓通于脑，开窍于耳，肾气不足故腰膝酸软，头晕耳鸣。

3. 诊断要求　凡具备主症①、②及典型舌脉，或主症①、次症①、②及典型舌脉者，即可诊断为本证。

4. 治疗法则　有器质性病变者，针对病变性质，采取相应治法。无器质性病变者，则宜用温肾壮阳之法。

5. 方剂选要

(1)首选方剂：补肾医痿汤。本方适用于绝育术后无器质性病变的阳痿。方中阳起石、巴戟天、胡芦巴、淫羊藿、仙茅、肉苁蓉、川续断、菟丝子，温肾壮阳，以振不举之器：配枸杞子、五味子、何首乌、山茱萸，滋肾填精，使阴精充足而阳事更易举发；羊睾丸为血肉有情之品，可以脏补脏，取其同类相求之义。山羊睾丸最好，绵羊睾丸欠佳。

(2)备用方剂：加减羊睾丸汤。本方适用于肾阳虚衰兼气血两亏者。方中阳起石、淫羊藿、巴戟天、仙茅、胡芦巴温肾阳，强筋骨；菟丝子、川续断、枸杞子、鹿角霜入肝肾益精血。重用黄芪补气，配伍当归养血，使气充血足，玉茎易举且坚，阳痿可愈矣。

6. 验案选粹　刘某，农民。行输精管结扎术后，自认为输精管结扎如同动物之阉割，术后4个月内一直阴茎不举，或举而不坚，或坚而不久无法交合，夜不安眠，纳谷不香，头晕耳鸣，腰膝酸软，痛不欲生。舌淡红苔薄白，脉象细弱。证属惊恐伤肾之阳痿。处方：阳起石30g，淫羊藿、川续断、何首乌各15g，巴戟天、胡芦巴、仙茅、五味子、山茱萸、木香、陈皮、合欢花各9g，水煎服。并耐心说明绝育术与动物阉割之不同。上方服6剂后交合如常，偕妻谢医。（引自：李广文医案）

7. 辨治按语　绝育术后阳痿因感染、血肿、痛性结节、附睾郁积而致者，应详查病因辨证施治。无器质病变者，多属缺乏医学知识，惊恐伤肾所致，故术前术后(包括病后)的宣教工作不可忽视。

（撰稿：李广文　修订：王子融　审定：华良才　李德新　卢丙辰）

第5章 男科杂病

第一节 男性乳房发育症

【概述】

正常男子的乳房呈不发育状态，仅有较小乳头与乳晕。如其增大，甚而状若妇乳者，即称男子乳房发育症，简称“男性女乳”。严格说来，本病分两个类型，即生理性与病理性的男性乳房发育，生理性男性乳房发育者多见于新生儿、青春期、更年期，如青春期男子约70%有乳房增大，但可不治而愈。病理性的称为男性乳房发育症，以男性乳房肥大，单侧或双侧结块，有时伴有胀痛为主要特征。多见于中老年男性，10岁左右男童也可发生。故本篇所讨论者仅限于后一种类型。相当于中医所称的“男子乳疬”。

本病的病因病机多由于肝气郁结，痰浊凝聚，或肾气不充，肝失所养。盖男子乳头属肝，乳房属肾，故男子乳疬之发病与肝肾有关。《医学入门》说：“男子乳疾，治与妇人微异者，女损肝胃，男损肝肾。盖由怒火房欲过度，以致肝虚血燥，肾虚精怯，不得上行，痰瘀凝滞，亦能结核。”故俞听鸿《外证医案汇编》说：“乳中结核，虽云肝病，其本在肾。”

【诊断与鉴别诊断】

1. 诊断要点 本病诊断并不困难。于一侧或两侧乳晕部出现一个扁圆形或椭圆形肿块，状若棋子，触之稍硬，压痛，边缘清楚，有的乳房变大增厚，甚则状若妇乳，有时乳头有少量乳汁样分泌物。若发生于青春期，与先天性睾丸发育不全有关，则患者有时具女性化征象，如声音变尖、面部无须、臀部变宽等，有时伴有生殖器畸形，如假两性畸形、尿道下裂或隐睾等。成年人或老年人，病前还可有睾丸炎、睾丸萎缩、睾丸恶性肿瘤、前列腺增生、前列腺癌、肝炎、肝硬化等病史，或有使用雌激素治疗史，一般于数月后常能自愈。

2. 鉴别诊断 需与男子乳痈和男子乳癌相鉴别。

(1)男子乳痈：临床少见。乳房部可见红肿热痛，甚而化脓，且可有畏寒发热等全身症状，溃后创口容易收口。

(2)男子乳癌：鲜见。乳晕部可触及无痛性的结节状肿块，坚硬如石，界限不清，表面高低不平，活动度差，乳头有血性溢液，腋窝部淋巴结可肿大，故与男子乳房发育症不难鉴别。

【临床分证】

(一)肝郁化火，痰浊凝聚证

本证为情怀悒郁，肝气郁结化火，炼液成痰，痰浊凝聚于乳晕而成。

1. 临床表现

(1)主症:①乳晕部扁圆形结块,轻压痛;②随喜怒而消长,但不消失。

(2)次症:①自觉乳部胀痛;②胸胁郁闷不舒;③乳头溢液。

(3)典型舌脉:舌边尖红,苔薄黄,脉细弦带数。

2. 辨证分析　郁怒伤肝,肝气不舒,气郁化火,炼液成痰,痰气互结,络脉失和,则生乳疬。肝郁气滞则乳晕部隆起,并随喜怒而消长;气滞于胸,则胸闷叹气;气滞痰凝,络脉不和,则乳晕部结块疼痛;肝郁化火,则乳头灼热,全身低热;火灼津伤,水液不能上承,则口干,舌红苔薄黄;脉细为肝阴虚,脉数为肝火旺。

3. 诊断要求　凡具备主症①、②及典型舌脉,或主症①和次症①、②及典型舌脉者,即可确诊为本证。

4. 论治法则　疏肝清火,化痰散结。

5. 方剂选要

(1)首选方剂:加味乳疬汤。乳疬汤原名"男妇乳疬方",源出于叶天士《种福堂公选良方》。香附、青皮、橘叶疏肝理气,夏枯草清肝化痰,药仅四味,组方缜密,正合本证肝郁化火、痰浊凝聚之病机。复加入牡丹皮、山栀子以助清泄肝火之功;加海藻、昆布、海浮石、牡蛎以增软坚散结之力。肝气得舒,肝火得平,痰浊得化,则男子乳疬能消散于无形矣。

(2)备用方剂:加味逍遥散。方出自《薛己医案》。牡丹皮、山栀子为清泄肝火之要药,柴胡、薄荷疏肝解郁而散热,当归、白芍养血活血而平肝,茯苓、白术健脾利湿而散结,煨姜、甘草调和中土而解毒。全方具有解肝郁、清肝火、化痰结之功效。

6. 中成药选介

(1)丹栀逍遥丸:每服 6g,每日 2～3 次。方解见加味逍遥散。

(2)消瘰丸:每服 6g,每日 2～3 次。普明子消瘰丸原主治瘰疬,有清火化痰之功,故用治男子乳疬之痰气痰火互结者。方中牡蛎软坚散结,川贝母开郁化痰,玄参滋阴降火。唯其疏肝理气一层尚嫌欠缺,故常与丹栀逍遥丸合用。

7. 外治疗法

(1)阳和解凝膏加黑退消,盖贴患处,5～7 日换 1 次。

(2)太乙膏加八将丹,盖贴患处,5～7 日更换 1 次。

8. 饮食疗法　干海带(鲜品亦可),用水漂洗后切成丝条或条块状,加调料炒熟,当菜食用,有软坚散结消痰作用。

9. 验案选粹　胡某,男,31 岁,已婚。左乳晕部肿胀 3 个月余,曾在某医院外科诊断为"男子乳房发育症",注射丙酸睾酮未效,乃来就诊。诊得左乳房外观明显隆起,呈成年女性乳房状,左乳晕部有鸡卵大包块,质较硬,边缘光滑,与表皮及基底无粘连,稍存胀痛。平时性情较急躁,有血吸虫性肝脾大及血小板减少症,全身乏力,小便黄,脉舌正常。认证为肝郁化火,炼液成痰,而成乳疬。兹拟清泄肝火,化痰软坚之法调治。内服加味乳疬汤 5 剂,乳房肿胀消退 1/3,核子未缩小;再服 5 剂,核子缩小 3/4,质地亦变软;原方续服 15 剂,核子消失,乳房恢复男性状态。(引自:《许履和外科医案医话集》)

(二)肾阴不足,肝失所养证

本证为肝肾精血不足,虚火内炽,炼液成痰,痰浊凝聚于乳房而成。

1. 临床表现

(1)主症:①一侧或双侧乳房呈妇乳之状;②腰酸膝软;③自觉乳部胀痛,排精后加重。

(2)次症:①遗精;②乳头有乳汁样分泌物溢出;③眼眶黧黑、盗汗、五心烦热。

(3)典型舌脉:舌红少苔,脉细数。

2. 辨证分析　房劳过度,遗精滑精则伤肾,肾精不足,虚火自炎,亦可炼液成痰,致使痰火互结,结于乳络而成乳疬。肾水亏损,则不能涵养肝木,木气不舒,则其阳不能上达,以致乳晕部结核。肾亏精关不固,则遗精频作;排精后疼痛加重,此为虚痛之象;腰膝为肝肾之府,肝肾不足则腰酸膝软;肾阴不足,阴虚内热,逼溢外泄,则夜寐盗汗,并五心烦热;肾色主黑,肾亏其色外露,见眼眶黧黑;阴虚津液不能上承,故舌红苔少,口中干渴;脉细为阴虚,脉数为火旺。其本在阴虚,其标为乳肿,此之谓也。

3. 诊断要求　凡具备主症①、②及典型舌脉,或主症①、③及典型舌脉者,即可确诊为本证。

4. 论治法则　补益肝肾,化痰软坚。

5. 方剂选要

(1)首选方剂:加味地黄汤。即六味地黄汤加当归、白芍、牡蛎、川贝母。地黄丸平补肝肾,复入当归、白芍补养肝血,则成归芍地黄汤;再加牡蛎、川贝母化痰软坚,寓有消瘰丸之意。全方以滋益肝肾为主,化痰软坚为辅,诚治病必求其本,标本兼顾之法也。

(2)备用方剂:左归丸。方中熟地黄、山茱萸、淮山药滋补肾阴;再配以菟丝子、枸杞子补益肝肾;鹿角胶、龟甲胶峻补精血,怀牛膝强壮筋骨。诸药合用,补肾阴而益精血。本方纯甘壮补,是"精不足者,补之以味"的较典型的方剂。临床对肝肾精血亏损而内热不明显,且胃纳尚可者较为适宜。

6. 中成药选介　①六味地黄丸,每服 6g,每日 2～3 次;②消瘰丸,每服 6g,每日 2～3 次,方解见前证。

7. 饮食疗法　牡蛎肉(蚝肉、蛎黄)炒鸡蛋,加调料后可当菜佐膳。

8. 验案选粹　王某,男,41 岁。患者于 1 年前两乳晕部结块,在某医院诊断为男子乳房发育异常,建议手术治疗而来我院。诊得两乳晕部结块大如鸡卵,呈椭圆形,突出于皮肤,呈妇乳状,压之疼痛,皮色不变,断为男子乳疬。先服加味乳疬汤 2 个月,核子缩小 1/3,以后不再继续缩小。询得患者有遗精腰酸,并见右眼眶黧黑,舌红少苔,脉细弦。认证为肝虚血燥,肾虚精怯,内服加味地黄汤,外贴八将膏。经治 1 个月,两乳晕部核子全部消散,眼眶黧黑退尽,遗精腰酸等症亦痊愈。(引自:《许履和外科医案医话集》)

9. 文献选录　李文杰在《中医中药治疗男子乳晕部乳疽 11 例疗效小结》中指出:"本组 11 例,年龄最小者 20 岁,最大者 62 岁,病程最短 10 天,最长 6 个月以上。乳晕部栗子一般为 2cm×2cm、1.5cm×1.5cm,最大 1 例 3cm×3cm。治疗方法:内服小金丹 1 粒,每日 1 次,外敷红灵丹加入黑退消等份,放太乙膏中央,贴患处,7 天换 1 次。治疗结果:10 例全部消散,1 例好转。疗程最短 26 天,最长 145 天,一般 2～3 个月。此法打破了过去认为本病一定要手术治疗才能根治的旧概念。"(引自:《1961 年上海市医药联合会年会论文汇编》)

(三)肝气郁结,瘀血阻络证

本证为肝气郁结,瘀血阻滞于乳房而成。

1. 临床表现

(1)主症:①单侧或双侧乳房增大,或可触及肿块;②痛点固定,以刺痛为主。

(2)次症:心烦胸闷。

(3)典型舌脉:舌质紫暗或有瘀点、瘀斑,脉弦涩。

2. 辨证分析　肝气不舒,气滞血瘀,阻于乳房出现乳房增大,或可触及肿块;肝郁气滞则心烦胸闷;血瘀于乳房则痛点固定,以刺痛为主,且舌质紫暗或有瘀点、瘀斑,脉弦涩。

3. 诊断要求　凡具备主症①、②及典型舌脉,或主症、次症及舌脉均见,或主症任一项、次症任一项和典型舌脉,即可确诊。

4. 论治法则　行气活血,祛瘀散结。

5. 方剂选要

(1)首选方剂:散结Ⅱ号加减(黄吉棠《男科病》)。处方:柴胡10g,赤芍15g,三棱10g,莪术10g,郁金10g,当归10g,丹参15g,素馨花10g,三七9g,甘草6g。每日1剂,水煎2次取汁400ml,分2次温服。本方具有理气活血,消肿散结功能,适用于气滞血瘀的乳疬。

(2)备用方剂:血府逐瘀汤。方出自《医林改错》。本方系由桃红四物汤合四逆散加桔梗、牛膝而成,方中当归、川芎、赤芍、桃仁、红花、生地黄(桃红四物汤)活血化瘀;生地黄凉血清热,合当归又能养阴润燥,使祛瘀而不伤阴血;四逆散行气和血而疏肝。有气行则血行之意。柴胡疏肝解郁,升达清阳;桔梗开宣肺气,载药上行,又可合枳壳一升一降,开胸行气,使气行则血行;妙在牛膝祛瘀血,通血脉,引瘀血下行。甘草调和诸药。诸药相伍,既行血分瘀滞,又解气分郁结,活血而不耗血,祛瘀又能生新。合而用之,使瘀去气行,则诸证可愈。

6. 中成药选介

(1)复方丹参片:口服,每次3～4片,每日3次。

(2)复方丹参滴丸:口服,每次8～10粒,每日3次。

(3)丹七片:口服,每次5片,每日3次。

7. 单方验方　柴胡疏肝散加味(黄吉棠验方)。处方:柴胡10g,赤芍15g,枳壳10g,丹参20g,三棱10g,莪术10g,郁金10g,香附10g,川芎10g,陈皮6g,青皮6g,当归10g,丝瓜络10g,甘草6g。水煎2次分2次服,每日1剂。

(四)肾阳亏虚,寒痰凝结证

本证为肾阳不足,脾阳亏虚,水湿痰凝集于乳房而成。

1. 临床表现

(1)主症:①单侧或双侧乳房增大,或可触及肿块;②肿块无压痛。

(2)次症:①体形肥胖,神疲乏力;②腰膝酸软;③畏寒肢冷。

(3)典型舌脉:舌质淡白而胖嫩,苔白腻,脉沉细。

2. 辨证分析　肾阳不足,脾阳失于温养则腰膝酸软,体形肥胖,神疲乏力;水湿痰凝集于乳房则单侧或双侧乳房增大,或可触及肿块但肿块一般无明显压痛;舌质淡白而胖嫩,苔白腻,脉沉细均为阳虚水泛之象。

3. 诊断要求　凡具备主症①或②及典型舌脉,或主症任一项、次症任一项和典型舌脉,即可确诊。

4. 论治法则　温补肾阳,化痰消散。

5. 方剂选要

(1)首选方剂:阳和汤。方出自《外科证治全生集》。方中重用熟地黄,滋补阴血、填精益髓;配以血肉有情之鹿角胶,补肾助阳、强壮筋骨,两者合用,养血助阳,以治其本,共为君药。

寒凝湿滞，非温通而不足以化，故方用姜炭、肉桂温热之品为臣。脾主肌肉，姜炭温中，破阴通阳；寒在营血，肉桂入营，温通血脉。佐以麻黄，辛温达卫，宣通经络，引阳气，开寒结；白芥子祛寒痰湿滞，可达皮里膜外，两味合用，既能使血气宣通，又可令熟地黄、鹿胶补而不滞。甘草生用为使，解毒而调诸药。纵观全方，其配伍特点是补血药与温阳药合用，辛散与滋腻之品相伍，宣化寒凝而通经络，补养精血而扶阳气。用于乳疬，犹如离照当空，阴霾自散，化阴凝而布阳气，使筋骨、肌肉、血脉、皮里膜外凝聚之阴邪，皆得尽去，故以阳和名之。

(2)备用方剂：右归饮。方出自《景岳全书》。处方：熟地黄 20g，山茱萸 15g，枸杞子 10g，山药 15g，菟丝子 10g，杜仲 15g，熟附子 10g，鹿角胶 9g(烊化)，肉桂 6g(冲服)。每日 1 剂，水煎 2 次取汁 400ml，分 2 次温服。本方用附子、肉桂温补肾阳以温煦全身，但肾中有肾阴肾阳，纯用热药势必伤阴，故配六味丸中之山药、山茱萸、熟地黄以滋阴，使阳有所附，枸杞子补肝肾，杜仲益肾强腰脊，炙甘草补中和肾，合成甘温壮阳之剂。

6. 中成药选介

(1)右归丸：口服，每次 9g，每日 3 次。

(2)附桂肾气丸：口服，每次 9 克，每日 3 次。

7. *单方验方*　补阳化痰散结汤(方永明验方)。处方：附子 9g，肉桂 6g(冲服)，熟地黄 20g，山茱萸 12g，茯苓 15g，山药 15g，赤芍 10g，泽泻 10g，牡蛎 30g(先煎)，丝瓜络 10g，陈皮 6g，法半夏 10g。水煎 2 次分 2 次服，每日 1 剂。

【其他疗法】

1. *男性乳房发育症的针灸疗法*　艾灸：主穴乳中、足三里。配穴法：肝火型患者，去足三里，加太冲穴；气血两虚型，加灸气海；肝肾阴亏型，去足三里，加太溪。用艾条灸，每日灸 1 次，10 次为 1 个疗程，休息 3 日，可进行下一个疗程。肝郁患者，用泻法，每次灸 20 分钟；气血两虚、肝肾阴亏型用补法，每次灸 40 分钟；火力要足，灸后以胸内发热及下肢有热、酸、困感为佳。

2. *男性乳房发育症的外治法*　阳和解凝膏外贴，贴时注意避开乳头及乳晕。每日 1 次。轻者，可用芒硝局部热敷，每日 2 次。

3. *男性乳房发育症的手术疗法*　若乳房过大，胀痛，或引起患者精神上焦虑不安，而药物治疗等均无效时；或疑及肿瘤时，可考虑手术切除。

4. *男性乳房发育症的饮食疗法*

(1)明矾绿豆丸：生明矾 250g，绿豆粉 250g，研细末，用饭和丸如梧桐子大，每日早晚各服 5 丸，或明矾 7 粒(如米粒大)，晨起空腹温开水送下。适用于气滞痰凝型男性乳房发育症。

(2)海带绿豆水：海带 60g，薏苡仁 50g，绿豆 100g。上物加水煲熟烂，加入红糖适量调味，每日早晚各食 1 次。适用于阳虚痰凝型男性乳房发育症。

(3)牡蛎肉炒鸡蛋：牡蛎肉 250g，鸡蛋 1 个，精盐少许，生姜丝 3g。文火炒熟食，每日分早晚各食 1 次，15 日为 1 个疗程。

【乳疬的预防】

修身养性，保持心情舒畅；加强体育锻炼，节制房事，避免过劳；饮食富含营养而易消化的食物，忌肥腻，避免寒冷及刺激性、霉变食品；积极治疗各种原发病；慎用可能扰乱内分泌的药物。

（撰稿：徐福松　修订：毛凤仙　审定：冷方南　卢丙辰）

第二节　白　淫

【概述】

白淫，在这里是指尿液中混挟精液，或排尿后有精液流出的疾病，又称尿精。本病最早见于《黄帝内经》，《素问·痿论》曰："思想无穷，所愿不得，意淫于外，入房太甚，宗筋弛纵，发为筋痿，及为白淫。"《诸病源候论》确立了"尿精"这一病名，并强调其病机以肾虚为主，指出："虚劳尿精候，肾气虚弱故也。肾藏精，其气通于阴，劳伤肾虚，不能藏于精，故因小便而精液出也。"后世医籍一般将本病与便浊或滑精合并论述，但都注意到了尿精与两病的区别，如《医碥》强调："精浊出自精窍，与便浊之出于溺窍者大异。"

尿精有虚有实，而以虚证居多。肾主蛰，封藏之本，受五脏六腑之精而藏之。肾虚精关不固，是尿精的主要原因。或因先天禀赋不足，或因高年久病亏耗，或因房劳太过、忍精不泄、手淫频繁、生育过多，皆可损伤肾精肾气。肾阴不足则虚火妄动，扰乱精室，致精随尿出；肾阳不足则封藏失职，精关不固，使精随尿漏。除虚证外，若因思想无穷，所愿不得，或因过嗜烟酒、肥甘厚味，以致气郁生湿，湿蕴生热，湿热下注，扰动精室，亦可形成尿精实证。总之，虚证病多在肾，或属气虚不摄，或属阴虚火旺；实证病多在肝，以湿热下注为主。

【诊断与鉴别诊断】

1. 诊断要点　凡小便中混杂精液，或排尿后尿道口有精液流出者，可以诊断为尿精。

2. 鉴别诊断　尿精需与遗精滑精、尿浊、膏淋及逆行射精等相鉴别。

(1)遗精、滑精：遗精是指不因性交而精液外泄的疾病，其有梦而遗者为梦遗，多伴有性兴奋而无尿意。滑精一般指无梦而遗或在清醒状态下，无尿意而精液滑出，往往伴有性的意识活动。而尿精是在清醒状态下尿中挟精或尿后有精液流出，有尿意而不伴有性的意识活动。

(2)尿浊：小便浑浊不清，或白如泔浆，溲时无尿道疼痛，出自溺窍，尿液中无精子。尿精虽可使尿液浑浊不清，但溲时可有尿道疼痛，且出自精窍，尿液中有精子存在。

(3)膏淋：小便浑浊如米泔，或有滑腻之物，以小便淋沥、尿道热涩疼痛为特征，尿液中无精子。

(4)逆行射精：性交后男子第一次尿液中有大量精子，但平时无尿精现象。这是因为同房时精液反流膀胱，同房时虽有射精感觉和情欲高潮，但尿道口无精液流出，可资鉴别。

此外，在性欲冲动时，尿道口会有多少不等的液体流出，属生理现象，既非遗精，亦非尿精。

【临床分证】

对尿精病，临床上常根据脏腑辨证和病机辨证分为肾气不固、阴虚火旺、湿热下注 3 种常见的证候。

(一)肾气不固证

尿精肾气不固证是因久病失养或房劳过度，乃至肾气亏耗，失其固摄之权，精随尿失。

1. 临床表现

(1)主症：①尿后有精丝流出；②尿液不清，小便频数或夜尿频多。

(2)次症：①面白少华，精神不振，头晕耳鸣，腰脊酸痛；②形寒肢冷，小腹拘急，阴头寒。

(3)典型舌脉：舌淡或胖嫩，苔白。脉象沉细，两尺尤弱。

2. 辨证分析　气有摄精之能，肾为封藏之本。生殖之精虽贮藏精室，精关开合实操权于肾。先天禀赋不充或后天年老久病，足以耗伤肾气；房事劳伤过度，亦可使精伤气耗，皆可致精关不固，则精液混入尿中而成尿精之患。肾气不固，膀胱开合失司，故尿多频数、夜尿增多。肾为生命之根，元气不足，脏腑功能衰退，故精神萎靡、头晕耳鸣。肾府空虚，故腰膝酸痛。甚则阳虚寒生，而见形寒肢冷、小腹拘急、阴头寒等症。面白舌淡、脉沉尺弱，均为肾气不足之象。

3. 诊断要求　凡具备主症任一项、次症任一项和典型舌脉者，可确定尿精肾气不固证之诊断。

4. 论治法则　补肾益气，固摄精关。

5. 方剂选要

(1)首选方剂：大菟丝子丸。本方针对肾气不足、精关不固之病机，选用菟丝子、补骨脂、鹿茸、肉苁蓉、续断、牛膝、石龙芮，乃至附子、肉桂等大队补肾助阳之品温补肾气，以复其固摄之权。辅以熟地黄、石斛滋阴配阳，泽泻、茯苓利水渗湿，制约诸药温燥之性，且引药下行。复配山茱萸、五味子、桑螵蛸、覆盆子等益肾涩精之品以收涩精关。更配川芎之行血、防风之走散以通行药力。

(2)备用方剂

1)金锁丹：本方选羊石子(公羊睾丸)、补骨脂、胡芦巴、炒茴香温补肾阳，胡桃肉补肾益精，配白龙骨固秘精关，佐木香行气化滞，且令全方补而不滞。共成温补肾阳、固涩肾精之方，确有金锁把关之用。

2)右归饮加味：原方以熟地黄、山茱萸、枸杞子、山药、杜仲等药滋补肝肾精血，以为补阳之根基。用附子、肉桂于阴中求阳，振奋肾气。用甘草调药和中。临床常在此方填精温肾的基础上酌加菟丝子、沙苑子、覆盆子、煅龙牡等药，以加强其固摄作用。

6. 中成药选介

(1)固精丸：精能化气，气可生精，依据阴阳之间互相转化的关系，本方选取鹿茸、鹿角霜、巴戟天、肉苁蓉、阳起石、韭菜子、附子等温补肾阳诸药以治阳气不足之本；配赤石脂、煅龙骨固涩精关，以治精随尿出之标；复配白茯苓健脾宁心，淡渗利湿。对精气不固之尿精，每收显效。

(2)秘真丹：本方组成与固精丸略同，唯配伍更为周密。用鹿角胶、菟丝子、补骨脂、韭菜子、巴戟天、枸杞子、杜仲大队温补肾阳又益精血药物补益肾气，温阳而不伤阴。配山茱萸、赤石脂、覆盆子、金樱子、芡实、山药、龙骨、牡蛎益肾而固涩精关。佐干姜温中，黄柏制约诸药之热，复用柏子仁、远志宁心安神，俾心肾相交，水火共济，而尿精自止。

7. 针灸疗法　取气海、三阴交、志室、肾俞，针用补法，可益肾气而固肾精。阳虚明显或病程较久者，应配合灸法。耳针可取精宫、内分泌、神门、心、肾，每次取 2～3 穴，用轻刺激，留针 3～5 分钟。

8. 饮食疗法　取韭菜子 1L，糯米 2L，水 17L，煮如粥，取汁 6L，分 3～6 次服。治虚劳尿精、精溢。

9. 验案选粹　一男小便日数十次，如稠米泔，色亦白，神思恍惚、瘦悴食减，以女劳得之。服桑螵蛸散，未终剂寻愈。(引自：《名医类案》)

10. 文献选录　《证治要诀》曰："有似淋非淋，小便色如米泔，或有如鼻涕之状，此乃精尿俱出，精塞窍道，故便欲出不能而痛。宜大菟丝子丸、鹿茸丸之类。"《景岳全书·淋浊》曰："有浊在精者……及其久也……有相火已杀，心肾不交，精滑不固而遗浊不止者。"

(二)阴虚火旺证

尿精之阴虚火旺证，是由肾阴素虚，复因房室不节，或因热病伤阴，以致虚火亢旺，扰动精室，使精随尿出之候。

1. 临床表现

(1)主症：①尿后尿道口有赤色浊物滴出；②小便短少而黄，尿液不清。

(2)次症：①阳强易举，举而不坚；②夜半咽干，眩晕耳鸣，腰膝酸软；③颧红唇赤，五心烦热，潮热盗汗。

(3)典型舌脉：舌红，少苔或无苔，脉细数。

2. 辨证分析　肾藏阴精而寓元阳，水火相济，阴阳平衡，是肾维持生理功能的必要保证。若阴虚失涵，则虚火亢旺，火扰精室，精离其位，从尿窍而出，则小便不清或尿后滴精。阴虚火扰，则阳强梦遗、小便短赤。虚火上炎，故眩晕咽干、颧红唇赤。内热蒸腾，故五心烦热、潮热盗汗。舌红苔少、脉象细数，是虚热证常见之征。

3. 诊断要求　凡具备主症任一项、次症任一项及典型舌脉者，可确定本证候诊断。

4. 论治法则　滋阴降火，固肾涩精。

5. 方剂选要

(1)首选方剂：知柏地黄汤。证由肾阴亏损而起，故重用熟地黄填补肾阴。肝肾精血同源，故用山茱萸补肝肾而涩精。脾为生化之源，故用山药补脾肾而固精。配泽泻清泻肾火，并防熟地黄之滋腻。牡丹皮清泻肝火，又制山茱萸之性温、茯苓淡渗脾湿，以助山药之益脾。六味相合，滋阴不留邪，降火不伤正。复以知母、黄柏清泻亢旺之虚火。本方寓泻于补，标本并治，有滋阴降火之功，对阴虚火旺之尿精者，最为适宜。

(2)备用方剂：三才封髓丹加味。本方以天冬、熟地黄滋补肺肾阴精而治本，用黄柏清泻亢旺虚火而治标。气旺则精生，故配人参、甘草益气生精，配砂仁制约冬地滋腻之性。更以苁蓉煎汤空腹送服，不但令诸药直达病所，且引火下行。临床常加沙苑子、金樱子、芡实、怀牛膝等益肾固涩之品以增强疗效。若虚火过旺，苁蓉汤宜以淡盐汤代之。

6. 中成药选介　知柏地黄丸。方义分析同知柏地黄汤。

7. 针灸疗法　选肾俞、太溪、关元、中封、三阴交。肾俞、太溪用补法以滋补肾阴，关元用补法以补固元气，三阴交平补平泻以补益三阴，清泻虚火，中封用泻法降肝火而止尿精。

8. 验案选粹　李士材治李郡侯白浊，服五苓散数剂无功。诊之，两尺大而涩，是龙火虚火，精瘀窍道，用牛膝、茯苓、黄柏、麦冬、山药、远志、细生甘草，十剂而安。(引自：《续名医类案》)

9. 文献选录　《景岳全书·淋浊》曰："便浊证有赤白之分，有精溺之辨……白浊证有浊在精者，必由相火妄动，淫欲逆精，以致精离其位，不能闭藏，则源流相继，淫溢而下，移热膀胱，则溺窍涩痛，清浊并至，此皆因于热也。"

(三)湿热下注证

湿热下注见于尿精病者，是指脾胃或肝胆湿热流注下焦，扰动精室，以致精随尿出的证候。

1. 临床表现

(1)主症：①尿后尿道口有米泔样或糊状浊物，滴沥不断；②小便短赤、尿液浑浊；③尿道热涩刺痛。

(2)次症：①睾丸肿胀，阴囊湿痒；②口苦咽干，胸闷脘痞，大便不爽。

(3)典型舌脉：舌红，苔黄腻，脉象濡数或弦滑。

2. 辨证分析　嗜食肥甘厚味或烟酒过量，常可酿成中焦湿热；思想无穷，所愿不遂，气郁生湿，湿蕴生热；行房忍精不泄，离室败精内郁化为湿热；或形体肥胖多湿；或热病后余蕴未清，亦可酿成湿热。诸般湿热，均可流注下焦。湿热下注，扰动精室，故精随尿泄，尿后尿道口有糊状物流出。湿热蕴结于膀胱，则小便短赤，尿道热涩疼痛。湿热困阻气机，故胸闷脘痞，大便不爽。湿热郁阻肝经，宗筋失荣，则睾肿囊湿。舌红苔黄腻、脉濡数或弦滑，俱为湿热之象。

3. 诊断要求　凡具备主症①、③或②、③，兼见次症任一项和典型舌脉者，可以确定本证候之诊断。

4. 论治法则　清利湿热。

5. 方剂选要

(1)首选方剂

1)程氏萆薢分清饮：本方以萆薢渗湿利浊为主药，以黄柏、车前子之清泄湿热者辅之，用白术、茯苓之健脾燥湿者佐之。复选莲子心清心除热，丹参清腐化瘀，尤妙在用石菖蒲宣通窍道，使湿热、败精尽从尿道而出，则尿精涩痛诸症皆可消除。

2)抽薪饮：治湿热下注而偏于热者。以黄芩、黄柏、栀子苦寒之品清热燥湿，而用木通、泽泻渗利水湿，用甘草调药和中，复取一味枳壳行气而通其滞塞，以利祛邪之途径。

3)大分清饮：治湿热下注之偏于湿者。故选茯苓、泽泻、木通、猪苓、车前子等渗利水湿之品为主，辅以栀子清心利尿，仍以枳壳行气而通其滞塞。

(2)备用方剂：鱼脑石散。本方取石首鱼头石清化湿热为主，辅以滑石、瞿麦、冬葵子清利下焦湿热，佐以蒲黄炭活血化瘀，逐其败精。

6. 中成药选介

(1)龙胆泻肝丸：龙胆草泻肝火除湿热为主，辅以黄芩、栀子泻火燥湿，泽泻、木通、车前子清利湿热，引邪从小便而出，佐以生地黄、当归益阴养血活血，柴胡疏利气机，甘草调中和药。对肝经湿热下注的尿精病，可以收到较好的疗效。

(2)分清五淋丸：全方药物可以分为两组：黄柏、黄芩、大黄、栀子、知母以清热为主，兼予燥湿；茯苓、猪苓、滑石、泽泻、瞿麦、萹蓄、木通、车前子以渗湿为主兼予清热，复用甘草调药和中，共奏清利湿热之效。

7. 针灸疗法　取阴陵泉、三阴交、太冲、中封等穴，针用泻法，可清降肝火，清利下焦湿热。

8. 验案选粹　孙文垣治一人，禀质素强，纵饮无度，忽小便毕有白精数点。自以为有余之疾，不治。经三月以来，虽不小便时有精出，觉头目眩晕，医者以固精涩脱之剂治之，两月略不见功。诊之六脉滑大，此因酒味湿热下注精藏。遂以白术、茯苓、橘红、甘草、干葛根、白豆蔻加黄柏少许，两剂即效，不十日全安。(引自：《续名医类案》)

9. 辨治按语　尿精一病，有虚实之分，临床辨别虚实的要点，不在尿中挟精还是尿后流精，不在尿浊与否，亦不在白浊还是赤浊，而在于病程的久暂、疼痛与否及舌脉。一般初病多实，久病多虚；实证多伴尿道热痒涩痛，虚证多无痒痛感；实证苔厚腻色黄，虚证苔少色淡，质嫩；实证脉多有力，虚证脉多无力。

本案因纵饮无度，肝经湿热下注阴窍，阻滞气机，兼败精离位，腐浊阻塞，精随尿出。故以白术、白豆蔻、干葛根醒脾除湿；橘红理气助运；茯苓淡渗利湿；黄柏清利下焦湿热。脾湿去热清，病去人安。

(撰稿：王鸿谟　修订：王子融　审定：李德新　华良才　卢丙辰)

第三节　赤　白　浊

【概述】

赤白浊，指以小便浑浊不清而溲时并无尿道淋漓涩痛为主要特征的疾病，又称溺浊。临床上根据小便浑浊的颜色区别为两类：尿浊而色白如泔浆者为“白浊”；溺色浑浊而带赤者，称为“赤浊”，两者合称“赤白浊”。此外，初尿不浑，留置稍长，沉淀呈积粉样者亦属本病。

本病的病名，《素问·至真要大论》称“溺白”，《诸病源候论》称“白浊”，《世医得效方·漩浊》有“心浊”“脾浊”“肾浊”的记载，《丹溪心法》分为“赤、白浊”，并在《赤白浊》篇明确指出：“赤浊是心虚有热，因思虑得之。白浊肾虚有寒，过于淫欲而得之。”明清时代，对本病的认识更加深入。《证治要诀》也分为赤、白浊，称：“无他热证，纵虽赤浊，不可以赤为热，只宜以治白浊施之。”说明赤浊不一定都属于热，较《丹溪心法》的认识更为全面。《医学正传》称为“便浊”。《景岳全书》称之为“遗浊”“便浊”。《类证治裁·淋浊》则称“溺浊”。《杂病源流犀烛》称为“二浊”。

本病的病因病机，多由过食肥甘，中焦酿湿生热，下渗膀胱；或病后湿热余邪未清，蕴结下焦，清浊不分，而成尿浊；若湿热灼络，络损血溢，则尿浊夹血；饮食不节，或劳倦思虑太过，损伤脾气，脾虚中气下陷，则谷气精微下流，而成尿浊；若脾不统血，也可形成尿浊夹血；病延日久，或劳欲过度，或年老体弱，肾元亏虚，固摄无权，则脂液下流，而成尿浊；若肾阴亏损，虚火伤络，也可见赤浊。如再恣食肥厚，或劳欲过度，又可使尿浊加重，或引起复发。总之，本病的发生，与脾肾二脏关系最为密切。初起以湿热为多，属实，病久则脾肾虚亏。此外，还有嗜肥酗酒，暴怒抑郁，肝胆湿热内生，流注下焦而成尿浊者；暑天湿热，气机阻滞，浊气下流而致小便浑浊者；痰浊内蕴，清浊不泌，产生尿浊者；劳心过度，心阴不足，移热小肠，尿下赤浊者。

【诊断与鉴别诊断】

1. 诊断要点　凡小便浑浊如泔浆，或夹血呈红白相兼色，并无尿道淋漓涩痛者，即可诊断为赤白浊。

2. 鉴别诊断　本病需同膏淋、精浊、白淫相鉴别。

(1)膏淋：多因湿热下注，蕴结于膀胱，以致气化不行，不能制约脂液而下流，故小便浑浊如米泔，或如膏脂，小便频数，不畅，且溲时尿道热涩疼痛，甚则牵引小腹作痛，与赤白浊不同。

(2)精浊：乃由所愿不得，色欲过度，精离其位，精败淫溢所致。尿道口时时流出糊状浊物，如脓如眵，淋漓不断，尿后有精液精滴流出，但小便并不浑浊。《医碥·赤白浊》说：“精浊出自精窍，与便浊之出于溺窍者大异。”此属精病，与溺病之赤白浊有异。

(3)白淫：是指精浊日久不愈，渐至肾虚不固，情欲触动则流精清稀而不痛，是精浊症之严重阶段。

【临床分证】

现代临床依据病因及脏腑辨证方法，可将其分为脾胃湿热、脾虚气陷、肾阳虚衰、肾阴亏损、肝胆湿热、暑湿郁蒸、痰湿内蕴、心虚有热等证候类型。

(一)脾胃湿热证

赤白浊病之脾胃湿热证，乃因脾胃运化失职，中焦湿热壅滞，下流膀胱所致。

1. 临床表现

(1)主症:①小便浑浊,或白或赤;②胸脘痞闷,不思饮食。

(2)次症:①头重胀痛,肢倦身重;②恶心呕吐;③烦热口渴或渴不欲饮或口甜黏腻。

(3)典型舌脉:舌红苔黄腻,脉濡数或滑数。

2. 辨证分析　脾胃酿湿生热,蕴阻中焦,浊气下注膀胱,气化受阻,泌别失职,脂液下流,故见小便浑浊;清浊相干,中焦枢机不利,故胸脘痞闷,不思饮食;胃失和降,故恶心呕吐;湿热郁蒸,水精不布,故口甜黏腻,渴不欲饮;脾气不升,湿蒙清空,故头重胀痛;清阳之气不布,故肢倦身重;舌红,苔黄腻,脉滑数或濡数,均为脾胃湿热之征。

3. 诊断要求　凡具备主症①、②,或主症①和次症任一项,以及典型舌脉者,即可诊断为本证。

4. 论治法则　清利湿热,泌别清浊。

5. 方剂选要

(1)首选方剂:程氏萆薢分清饮。方用萆薢、石菖蒲清利湿浊;黄柏、车前子清热利湿;茯苓、白术健脾化湿;莲子心、丹参清心除烦。诸药合用,共奏清热利湿、分利清浊之功。

(2)备用方剂:萆薢饮。方用萆薢、石韦、车前子清热利湿;茯苓、灯心草淡渗利湿;石菖蒲醒脾利窍;文蛤、五倍子清热生津而不助湿;黄柏燥湿坚阴;莲子健脾摄精。脾湿去热清,中焦健运,尿浊自愈矣。

6. 中成药选介

(1)松石猪肚丸:方中以苦参为主,清热利湿;白术、猪肚健脾燥湿;牡蛎收敛固涩。共成清热利湿之剂,用于湿热下注引起的小便浑浊。

(2)威喜丸:方中茯苓淡渗利湿;猪苓滋阴利水渗湿;黄精既补脾气,又益脾阴;黄蜡益气温阳。本方以利湿为主,适于湿热下注以湿为主者。

7. 针灸疗法　取中脘、天枢、合谷(双)、上巨虚、阴陵泉,毫针直刺,泻法。赤浊者加商阳、内庭点刺出血。每日1次。

8. 推拿疗法

(1)按揉胃脘部:以一手中指螺纹面,在胃脘部由内向外,顺序由上而下,适当用力按揉,酸胀为宜。

(2)拿脘部肌:一手拇指紧贴胃脘中部,食、中两指紧贴胁肋相对用力提拿,一呼一吸,一提一拿,慢慢由里向外松之,5次左右。

(3)拍脘:以一手虚掌,五指张开,用掌拍击脘部,10次左右。

(4)擦脘:一手大鱼际紧贴脘部体表,往返用力擦,防止破皮,发热为止。

9. 气功导引　选择一处安静地方,面南而立,双脚分开与肩等宽,双手指交叉,自然地放于腹前,约相当丹田部位。接着深吸气,待无可再吸而将欲呼气时像吞食物一样将气强吞入丹田。接着又自然呼吸,再按前法吞气,以腹部膨胀为度。在此反复过程中始终意守丹田,想象吞入之气落入丹田。此外,从第一次吞气开始,以头与足的连线为轴,将腰向左、前、右、后做弧形旋转,每分钟30～40周。如此做功,一会儿便感肠道在迅速蠕动,有时还听到肠鸣,还有矢气由肛门排出。有利于清利脾胃湿热。

10. 饮食疗法　泥鳅炖豆腐。泥鳅鱼500g,去鳃肠内脏,洗净,放锅中,加食盐少许,水适量,清炖至五成熟,加入豆腐250g,再炖至鱼熟烂即可。吃鱼和豆腐,喝汤,分顿用之。有清热利湿功效。

11. 验案选粹　杨某，男，78岁。小溲浑浊如米泔，静置则沉淀，咳嗽痰稠，胸闷，口渴，大便干燥，数日始得一解，肛脱不收，体丰气短，舌红色滞，苔黄白厚腻，脉濡数。素嗜肥甘厚味，湿热内蕴，变生诸病。法拟清热泄浊，开上达下。粉萆薢15g，川黄柏5g，石菖蒲2.5g，生白术10g，白茯苓12g，杏仁泥10g，全瓜蒌12g，炒枳壳6g，绵黄芪15g，当归身10g，肉苁蓉10g。连服上方6剂后，尿浊稍清，仍有沉淀，咳嗽、胸闷、口渴大减，痰稠转薄，大便渐润，舌苔黄白厚腻已松，脉濡细而滑，数象渐平。中、上痰浊已开，下焦湿热未化。原方加清半夏10g，改川黄柏为6g，再服5剂。三诊时尿浊已清，偶有沉淀，痰嗽渐除，大便已爽，苔黄厚腻已化。再服5剂。（引自：《中医内科学》）

12. 辨治按语　脾主湿而恶湿，脾主运化，故湿热之证，病机不离脾胃。治以清利二法，但须注意清利不伤阴，或清中寓补，如此则易于见效。

13. 文献选录　《丹溪心法·赤白浊》曰："浊主湿热，有痰有虚。""胃中浊气下流，渗入膀胱，青黛、蛤粉。""浊主湿热……赤属血，白属气……赤者湿热伤血分，白者湿热伤气分。"《医学入门·赤白浊》曰："赤白浊，皆因脾胃湿热，中焦不清，浊气渗入膀胱也。"《医学正传·便浊遗精》曰："夫便浊之证，因脾胃之湿热下流，渗入膀胱，故使便溲或白或赤而浑浊不清也。"《赤水玄珠·白浊》曰："不可先用补剂及止涩之药，盖此症始未有不因于湿热下流者，补涩太早，反闭其邪，浊愈甚矣！"《医学心悟·赤白浊》曰："浊之因有二种，一由湿热渗入膀胱……湿热者，导湿之中必兼理脾，盖土旺则能胜湿，且土坚凝则水自澄清也……导湿，萆薢分清饮主之。"《景岳全书·淋浊论证》曰："白浊证有浊在溺者，其色白如泔浆。凡肥甘酒醴辛热炙煿之物，用之过当，皆能致浊，此湿热之由内生者也。"《病机临证分析·小便浑浊》曰："脾胃湿热下流者，多淋漓不尽，宜治浊固本丸，燥湿渗热。"

（二）脾虚气陷证

赤白浊病之脾虚气陷证，乃因脾气虚弱，脾不升清反而下陷所致。

1. 临床表现

（1）主症：①尿下浑浊，日久不愈，遇劳加重；②神疲乏力。

（2）次症：①面色无华，饮食无味；②小腹坠胀，小便不畅。

（3）典型舌脉：舌质淡，苔白，脉虚弱。

2. 辨证分析　脾虚气陷，约束无力，精微下注，故见小便浑浊；劳倦损伤脾气，故易发作，且遇劳加重；中气下陷，清气不升，故小腹坠胀；浊阴不降，则小便不畅；脾虚气陷，人体不得水谷之气的充养，气血生化不及，故面色无华、神疲乏力、饮食无味；舌淡苔白、脉虚弱，均为脾虚气陷之证。

3. 诊断要求　凡具备主症①、②，或主症①和次症①，或主症①和次症②，以及典型舌脉者，即可确定本证之诊断。

4. 论治法则　健脾益气，升清固涩。

5. 方剂选要

（1）首选方剂：醒脾升陷汤。方用黄芪、白术、甘草甘温补脾益气；川萆薢利尿治浊；桑寄生、川续断补益肝肾；山茱萸酸温滋阴涩精；龙骨、牡蛎收敛固涩。全方补益心脾为主，兼强壮肝肾。对脾虚气陷而尿浊之甚者尤为相宜。并可选加砂仁、益智仁，以增健脾收敛之功。

（2）备用方剂：补中益气汤。方中重用黄芪益中气，升清阳；人参、炙甘草补脾益气；白术燥湿健脾;陈皮行气去滞,醒脾和胃,补而不滞;当归养血调营,协参、芪类以益气养血;少量升麻、柴胡协参、芪以升清举陷。诸药合用,脾胃下陷之清阳可举,水谷精微亦不下流成浊。

6. 中成药选介　补中益气丸。方义分析如上。若脾不统血之赤浊者,可用藕节、阿胶为引送服。

7. 针灸疗法　气海及关元,交替使用,直刺 3～4cm;三阴交,从内向外直刺 3～4cm。均用补法,针后并灸,且气海及关元宜重灸。《百症赋》曰:"针三阴与气海,专司白浊久遗精。"

8. 推拿疗法

(1)揉中脘:一手大鱼际紧贴中脘穴,用力要柔和,顺时针方向旋转揉动2～5 分钟。

(2)揉腹:一手掌心贴脐部,另一手按手背,顺时针方向旋转揉动2～5 分钟,动作较快,用力要柔和。

(3)擦少腹:以两手小鱼际紧贴肚脐两旁,即天枢穴上下,做上下往返擦动,发热为止。

(4)擦胁:以两手大鱼际紧贴两侧胁部,做前后往返擦动,快速有劲,擦热为止。

9. 气功导引　舒适端坐,行腹式呼吸,做到松静自然,约 30 分钟后,左右手臂交替前后摆动,掌心向里,前对脐,后对命门,次数不限。功能:健脾胃,强中焦。

10. 饮食疗法　猪肚粥。猪肚 500g,洗净,加水适量,煮七成熟,捞出,改刀切成细丝备用。再用大米 100g,猪肚丝 100g,猪肚汤适量,煮成粥。可加葱姜、五香调料。

11. 验案选粹

医案一:黄某,男,34 岁。患乳糜尿病 1 年,稍疲劳或食油脂后即发作,形体消瘦,精神不振,舌苔薄白,脉细软。病由脾虚气陷,脂液下流,致成尿浊。治拟补中益气,处方:党参、怀山药各 12g,当归、白术、黄芪各 9g,陈皮 6g,升麻 4.5g,柴胡、炙甘草各 3g。上药共服 30 余剂,尿浊转清,活动及食油脂亦无影响,小便乙醚试验 3 次均为阴性。(引自:《中医内科学》)

医案二:少宰汪涵斋,患头晕、白浊,用补中益气汤加茯苓、半夏。愈而复,患腰痛,用山药、山茱萸、五味子、萆薢、远志,顿愈。又因劳心,盗汗,白浊,以归脾汤加五味,而愈。后不时眩晕,用八味丸痊愈。(引自:《续名医类案》)

12. 辨治按语　久病不愈多为脾肾虚弱,或虚中夹实之证。虚证宜补益,但须注意补中寓通,做到补而不滞。

13. 文献选录　《医学正传·便浊遗精》曰:"血虚而热甚者,则为赤浊……气虚而热微者,则为白浊。"《景岳全书·淋浊论证》曰:"有热者当辨心肾而清之,无热者当求脾肾而固之、举之,治浊之法,无出此矣。"《杂病源流犀烛·五淋二浊源流》曰:"有因脾虚下陷者,宜补中益气汤。"《病机临证分析·小便浑浊》曰:"脾虚下陷者,则宜补中益气汤加砂仁、益智之类,以健脾升清。"

(三)肾阳虚衰证

赤白浊病之肾阳虚衰证,乃元阳不足,气化无权,或久病不复,命门火衰,膀胱虚冷,精气下流,而致溺下浑浊。

1. 临床表现

(1)主症:①溺下浑浊,迁延不愈;②腰脊冷痛。

(2)次症:①形寒肢冷,精神萎顿;②阳痿早泄;③小便频数。

(3)典型舌脉:舌质淡嫩,苔白滑,脉沉弱而迟。

2. 辨证分析　肾阳虚衰,膀胱泌别失职,脂液失约,故小便浑浊,尿频,或尿有余沥;阳虚不固,精失秘藏,故阳痿早泄;下元虚惫,不能温煦,故形寒肢冷;督脉贯脊络肾,总督一身之阳,阳气不足，故腰脊冷痛；阳虚不能布达周身，故精神萎顿；舌质淡嫩，苔白滑，脉沉弱而迟，均为肾阳虚衰之证。

3. 诊断要求　凡具备主症①、②，或主症①和次症①、③，或主症①和次症②，以及典型舌脉者，即可诊断为本证。

4. 论治法则　温肾固涩。

5. 方剂选要

(1)首选方剂：鹿茸补涩丸。方中鹿茸、附子、肉桂、补骨脂、菟丝子温补肾阳；人参、黄芪、茯苓、山药、莲肉健脾益气；龙骨、五味子、桑螵蛸补肾固涩；更用桑白皮一味理肺气以清下源。肾气固，气化行，水源清利，尿浊自愈。

(2)备用方剂：右归丸。方中鹿角胶、附子、肉桂、菟丝子、杜仲温补肾阳，填精益髓；熟地黄、山茱萸、枸杞子滋养肝肾；山药、当归调补气血。全方共成温补肾阳、填精止浊之剂。

6. 中成药选介

(1)济生肾气丸：用益智仁为引送服。方中熟地黄、山茱萸、山药、茯苓，牡丹皮、泽泻，即六味地黄滋补肾阴；附子、肉桂温补肾阳；川牛膝强壮肝肾，引药下行；车前子助苓、泽分利清浊；加益智仁温肾固涩。

(2)下消丸：菟丝子既能补肾阳，又可益阴精；何首乌补肝肾，益精血；莲子、茯苓、山药、芡实健脾化湿；泽泻利水渗湿；莲须、诃子、金樱子收敛固涩；龙骨、酸枣仁、远志安神定志；地骨皮滋阴清热。共成平补脾肾、涩精化浊之剂。用于下元虚损、小便浑浊者。

7. 针灸疗法　命门，直刺3～4cm，艾条灸，10～20分钟；肾俞，直刺3～4.5cm，艾条灸，10～20分钟。温肾助阳，固涩下元，以治肾阳不足之白浊。

8. 推拿疗法　用轻揉的按揉法在气海、关元治疗，每穴约3分钟。直擦背部督脉，横擦腰部肾俞、命门及骶部八髎穴，以透热为度。

9. 气功导引　自然盘膝坐于床上，双目轻闭，微露一线之光，目视鼻尖；口轻闭，舌抵上腭，用鼻呼吸，双肩自然放松，双手重叠，拇指交叉相握，左手在上，右手在下，右掌心劳宫穴置于脐下气海穴处。采用逆呼吸法，吸气时小腹回收，胸廓扩大，呼气时小腹膨起，胸廓回缩，呼吸采用“稳、细、慢、深、长、静”的呼吸方式。意守两乳头之间的膻中穴，以意领气，吸气时想象清气贯入膻中，同时小腹回收，想象气海真气沿任脉进入膻中与清气相合。以这样的姿态、呼吸和意识，静坐数息50次。然后左手留置小腹前，右手把示指、环指指端压在中指末节背面，拇指指端抵住中指末节掌面，做深吸气至闭气，想象气从胸中发往右手中指，将中指指端顶压在肛门与阴囊之间的会阴穴上，用力按压，以穴部感到酸胀为宜，直至不能坚持闭气时为止，在30秒左右，连续3次结束。每晚睡前练功1次，直到病愈。

10. 饮食疗法　芡实茯苓粥。芡实15g，茯苓10g，捣碎，加水适量，煮至软烂时，再加入淘净的大米适量，继续煮烂成粥。一日分顿食用，连吃数日。

11. 验案选粹　李某，男，47岁。腰痛、尿浊1个月多，尿为白色，或浊如马尿状，有时淋漓不畅，无尿痛、尿频等症。素日食纳好，多年来常感两手麻木，有时嗜睡，睡眠多梦，时有遗精，舌苔薄白，脉弦细。本病为肾虚关门不固，乃以补肾、利湿、分清化浊为法，处方：生菟丝子25g，山药30g，狗脊15g，生杜仲18g，怀牛膝10g，酸枣仁18g，萆薢12g，瞿麦10g，生石决明25g，龙胆草5g，白芷10g，竹茹10g，甘草6g。服药6剂，尿已转清，手指麻木也见减轻，唯仍腰痛，睡眠多梦，遗精，舌脉同前。原方加莲须12g，锁阳12g，千年健12g。又服数付，诸症渐愈。

随访尿浊症未再复发。(引自:刘惠民医案)

12. 文献选录 《诸病源候论·虚劳小便白浊候》曰:“劳伤于肾,肾气虚冷故也。肾主水而开窍在阴,阴为溲便之道,胞冷肾损,故小便白而浊也。”《丹溪心法·赤白浊》曰:“人之五脏六腑,俱各有精,然肾为藏精之脏,而听命于心,贵乎水火升降,精气内持。若调摄失宜,思虑不节,嗜欲过度,水火不交,精元失守,由是而为赤白浊之患。赤浊是心虚有热,因思虑得之;白浊肾虚有寒,过于淫欲而得之,其状漩自如油,光彩不定,漩脚澄下,凝为膏糊。治法:赤者当清心调气,白者当温补下元。又须清上,使水火既济,阴阳协和,精气自固矣!”

(四)肾阴亏损证

肾阴亏损证之见于赤白浊,是因素体阴虚,或热病伤阴,阴虚内热,热移膀胱,气化失司,清浊不分,而尿下浑浊。

1. 临床表现

(1)主症:①小便黄浊,甚或带赤,尿量不多;②腰膝酸软。

(2)次症:①潮热盗汗;②阳兴梦遗。

(3)典型舌脉:舌质光红,脉细数。

2. 辨证分析 肾为水脏,内寓相火,肾阴亏损,阴不涵阳则相火亢胜,水道不清故小便黄浊且量少;若虚火灼络,则尿浊带赤;肾精匮乏,清窍失聪,则头晕耳鸣;腰为肾之府,肾气虚惫,故腰膝酸软;阴虚不纳,元阳不敛,故颧红唇赤,潮热盗汗;水亏不能上济心火,心火翕然而动,神不守舍,故虚烦不寐;肾阴亏损,相火妄功,精关失守,故阳兴梦遗;舌质红,脉细数,均为肾阴亏损之征。

3. 诊断要求 凡具备主症①、②和次症任一项及典型舌脉者,即可确诊为本证。

4. 论治法则 滋阴清热。

5. 方剂选要

(1)首选方剂:大补阴丸合二至丸。方中熟地黄、龟甲滋阴填精,滋水以制火,知母、黄柏清泄相火,降火以保真阴;更用猪脊髓、蜂蜜等血肉甘润之品,滋补骨髓;女贞子、墨旱莲滋补肝肾,补血止血。诸药合用,共成滋阴精、降虚火、止赤浊之代表方。

(2)备用方剂:知柏地黄丸加萆薢、石菖蒲。方用六味地黄滋补肾阴;知母、黄柏滋阴降火;萆薢、石菖蒲分清泌浊。诸药合用,共成壮水之主以制阳光之剂。

6. 中成药选介 还原固精丸。方中熟地黄、山茱萸、山药、茯苓、牡丹皮、知母、黄柏,即知柏地黄去泽泻,滋肾阴,泻相火;龙骨、牡蛎重镇安神固涩;远志宁心安神开窍;莲须、芡实、金樱子、锁阳收敛固涩。诸药合用,共奏滋阴补肾、涩精化浊之剂。

7. 针灸疗法 取耳穴的精宫、内分泌、神门、心、肾。每次取2~3穴,用轻刺激,留针3~5分钟,每10~15分钟捻针1次,每日1次。

8. 推拿疗法 横擦肾俞、命门部,以透热为度,再擦两足涌泉穴以引火归原。

9. 气功导引 每晚入睡前和早晨醒后的短暂时间,取侧卧位先练习意通任督法,具体方法是:收视、返听,一志凝神,使所吸之气下行归于丹田,当吸气下行之时,即以意默运真气转过尾闾,循夹脊而上贯脑部,略停一停,又乘气外呼之机,以意送此气下丹田,如此3~5次后,再练主法1次;将手从臂部放于两腿之间,掌心握在肛门处,手指按在阴茎根部,自尾闾将气提起,如忍大便之状,且纵肩,缩颈,如用力顶重物,同时将手一松一按助意气上行。

10. 饮食疗法 地黄豆瓣酱。豆瓣酱30g,加干地黄粉100g,调匀,放置7日,继续发酵,蒸熟即可。配合主食,或调粥食用,可滋阴清热。

11. 验案选粹　夏某，男。其热弛张起伏，小溲如浊涕，兼有红色，但不痛，舌红，脉细数。处方以猪苓汤为主，陈阿胶24g(烊冲)，猪苓9g，赤茯苓9g，泽泻9g，飞滑石12g，马鞭草9g，瞿麦穗9g，冬青子9g，墨旱莲9g，杭白芍12g，生侧柏叶30g。(引自:《章次公医案》)

12. 文献选录　《赤水玄珠·白浊门》曰:"久浊不愈者，多阴虚，而渗利在所当忌。"《病机临证分析·小便浑浊》曰:"肾阴虚而膀胱火盛者，溺时常微痛，地黄丸去山萸加萆薢、黄柏治之，以养阴泻火。"

(五)肝胆湿热证

赤白浊病之肝胆湿热证，是指酗酒嗜肥，抑郁暴怒，肝胆湿热内生，流注下焦，渗入膀胱，致使小便黄赤浑浊。

1. 临床表现

(1)主症:①小便热赤浑浊;②阴肿或阴痒或阴湿。

(2)次症:①胸胁苦满;②口苦;③耳鸣耳聋;④目赤肿痛。

(3)典型舌脉:舌质红，舌苔黄腻，脉弦数或滑数。

2. 辨证分析　肝胆湿热炽盛，循经发病，在上则见目赤、耳鸣耳聋、口苦;在中则见胸胁苦满，心烦;在下则见小便热赤浑浊，前阴湿、痒、肿等症。

3. 诊断要求　凡具备主症①、②，或主症①和次症任一项，以及典型舌脉者，即可确定为该证候。

4. 论治法则　清利肝胆湿热。

5. 方剂选要

(1)首选方剂:龙胆泻肝汤。方中龙胆草大苦大寒，为凉肝猛将，其气味厚重而沉下，善清下焦湿热;黄芩清少阳于上，栀子泻三焦于下，二味苦寒清热，助胆草以泻肝胆经湿热;车前子、木通渗湿泻热，从小肠、膀胱以导之，泽泻甘寒，从肾与膀胱以导之;以上三药使邪有出路，则湿热之邪无留;生地黄、当归养血益阴以柔肝，使祛邪而不伤正;柴胡疏畅肝胆之气，引诸药归于肝经;甘草缓肝急，调和诸药。全方泻中有补，降中有升，祛邪不伤正，伐火不伤胃，为治疗肝胆湿热而尿浊之良剂。

(2)备用方剂:小蓟饮子。方用小蓟、藕节、蒲黄、生地黄凉血止血化瘀;滑石、木通、竹叶因势利导，导湿热外出;栀子清利三焦湿热;当归养血和血化瘀;甘草调和诸药。本方适用于肝胆湿热迫及血分而小便赤浊者。

6. 中成药选介　当归龙荟丸。方中龙胆草、黄芩、黄连、黄柏、大黄、栀子、芦荟，苦寒清热，泻肝胆实火;木香辛温，理气止痛;麝香温香，通窍解郁;当归养血行血。共成大苦大寒之剂，专泻肝胆实火，导热攻滞下行，直泻火邪从二便而出。

7. 针灸疗法　志室，直刺1.5～2.5cm;三阴交，从内向外直刺1.5～2.5cm。用泻法，每日1次。清利肝胆湿热。

8. 推拿疗法　沿背部两侧膀胱经用㨰法治疗，约6分钟。再按胆俞、肝俞、膈俞各1分钟。用擦法治疗背部膀胱经，以透热为度。然后施按、揉法于两侧章门、期门各1分钟，以酸胀为度。

9. 气功导引　同治疗脾胃湿热证之练功法。

10. 饮食疗法　选取旱芹菜及根，洗净，加水500ml，浓缩至200ml，为头汁，早晨空腹服用。以同量水分再煮一次为二汁，傍晚空腹进服。可长期内服。

11. 验案选粹　相火与湿热由肝下注，小便浊而不爽。法当清肝疏浊，俾瘀热得以通行，萆薢、猪苓、甘草梢、牛膝梢、黑山栀、牡丹皮、牡蛎、川黄柏、砂仁、金银花、通草、竹叶、灯心草。另：西柏屑 1.2g，酒炙大黄炭 2.4g，二味研末，冲服。(引自：柳宝治医案)

12. 文献选录　《类证治裁·淋浊》曰："瘦人多赤浊，系肝火，龙胆泻肝汤。"《病机临证分析·小便浑浊》曰："肝经湿热者，左关脉弦数，宜龙胆泻肝汤，泻其湿热。"

(六)暑湿郁蒸证

赤白浊病之暑湿郁蒸者，乃因三夏之时，湿热气蒸，阻滞气机，清浊不得泌别，浊气下流膀胱而致小便浑浊。

1. 临床表现

(1)主症：暑日而见小便浑浊，面赤口渴。

(2)次症：①胸脘痞闷，呕恶；②身重肢倦；③烦热自汗；④便溏不爽。

(3)典型舌脉：舌苔黄白而腻，脉象濡数。

2. 辨证分析　暑湿热蒸，浊气下注膀胱，故小便浑浊；湿热之邪阻滞中焦气机，故胸脘痞闷；胃气不降，则呕恶；温热重浊，则身重肢倦；暑热耗津，则烦热自汗；湿胜则濡泄，故便溏不爽；舌苔黄白而腻，脉濡数，皆暑湿郁蒸所致。

3. 诊断要求　凡具备主症，兼见次症之一及典型舌脉者，即可诊断为本证。

4. 论治法则　清暑化湿。

5. 方剂选要

(1)首选方剂：杏仁滑石汤。方中杏仁苦平，苦降上焦肺气，盖肺主一身之气，气化则湿亦化；滑石、通草淡渗利湿；半夏、厚朴、橘红理气燥湿，除满止呕；郁金芳香醒脾除湿；黄芩、黄连清湿热。全方清暑化湿，利尿通浊。

(2)备用方剂：四苓散加香薷、藿香、人参、麦冬、莲子肉。四苓散健脾利湿；香薷、藿香祛暑化湿，乃夏月解暑之要药；因暑邪伤气耗津，故用人参、麦冬、莲子肉益气生津，顾护心脾。本方适用于暑热较轻，湿重于热，且伤气耗津而尿浊者。

6. 中成药选介　六合定中丸。方中藿香、香薷、紫苏叶，辛温芳香，解暑发表，其中藿香、香薷且能内化湿浊而和中；陈皮、茯苓、白扁豆、木瓜化湿健脾；枳壳、厚朴、木香、檀香、桔梗行气滞，消胀满，燥湿浊；谷芽、麦芽、山楂、六神曲消食积，健脾运；甘草调和诸药。综合全方配伍，具解表消食和胃之功效，可使内热蓄湿、中暑感寒之症得以悉除。本药适用于暑湿内蕴且外感风寒之溲浊。

7. 针灸疗法　取大椎和双侧曲池、合谷、内关、足三里，直刺，用泻法，每日 1 次。

8. 推拿疗法　按、揉大椎、曲池；配合拿肩井、合谷。拍击背部两侧膀胱经，以皮肤微红为度。余方法同治疗脾胃湿热证之推拿。

9. 气功导引　同治疗脾胃湿热证之练功法。

10. 饮食疗法　西瓜番茄汁。西瓜取瓤，去子，用洁净纱布绞挤汁液；番茄用沸水冲烫，剥皮，去子，也用洁净纱布绞挤汁液。两液合并，代水随量饮用。

11. 验案选粹　翟某，男，35 岁，农民。因近日小溲浑浊，心中恐惧不安而求诊。详询病史，无尿频、尿急、尿痛等症状，伴见烦热，脘闷不饥，时有呕恶，口渴不欲饮，舌苔白腻，脉濡。此乃暑湿郁蒸，气机逆乱所致。治以清暑化湿，升清降浊。萆薢 10g，藿香 10g，桔梗 10g，石菖蒲 10g，广郁金 10g，半夏 10g，茯苓 10g，白术 10g，荷叶 10g，厚朴 10g。服药 3 剂，诸症悉减，上

方减郁金，加陈皮10g，续服3剂，疾病痊愈。(引自:《吴大真医案》)

12. 辨治按语　暑病湿热与一般湿热病证不同，除清利之外，多加解暑之药，方可收功。

13. 文献选录　《景岳全书·淋浊论证》曰:“又有炎热湿蒸，主客时令之气侵及脏腑者，亦能致浊，此湿热之由外入者也。”

(七)痰湿内蕴证

痰湿内蕴之见于赤白浊病者，是指痰浊内蕴，下注膀胱，致使清浊不泌，而生小便浑浊，状如米泔之候。

1. 临床表现

(1)主症:小便浑浊如米泔。

(2)次症:①胸膈满闷，纳呆呕恶;②咳唾痰涎;③头晕眩悸，体重懈惰。

(3)典型舌脉:舌苔白滑，脉象濡滑。

2. 辨证分析　本证多因过食肥甘生冷之物，或饮茶嗜酒，令湿浊停聚，不得消散，凝而为痰，痰浊下注，则下白浊如泔;浊气窒塞中焦，则胸膈满闷，纳呆，呕恶;浊邪阻滞清阳之道，则头晕眩悸;痰浊上壅，肺失清肃，故咳唾痰涎。苔白滑，脉濡滑，皆为痰湿内蕴之象。

3. 诊断要求　凡具备主症，兼见次症任一项及典型舌脉者，即可诊断为本证。

4. 论治法则　燥湿化痰。

5. 方剂选要

(1)首选方剂:二陈汤。半夏燥湿祛痰，和胃降逆止呕;橘红理气燥湿，芳香醒脾;茯苓淡渗利湿;甘草调和诸药，健脾和中。本方为治疗痰湿内蕴而尿浊之基本方。

(2)备用方剂:小半夏加茯苓汤。半夏、生姜降逆化痰;茯苓健脾利湿，以防水饮之停聚。

6. 中成药选介　二陈丸。方义同上。

7. 针灸疗法　丰隆、中脘，直刺3～4cm，用泻法，每日1次。

8. 推拿疗法　用一指禅推法及摩法在腹部治疗，重点在中脘、天枢穴，时间6～8分钟。按揉脾俞、肾俞、大肠俞，然后在背部横擦，以透热为度。按、揉两侧足三里、丰隆、内关。

9. 气功导引　同治疗脾胃湿热证之练功法。

10. 饮食疗法　生白果10枚，去壳存衣，捣碎，用煮沸豆浆1碗冲服。每日1次。

11. 验案选粹　潘兄所患白浊、精淫、淫下，治3年不效。孙诊之，两寸短弱，两关滑，两尺洪滑。曰:疾易愈，等待来年春仲，一剂可瘳。问故。曰:素问云，必先岁气，勿伐天和。今所患为湿痰下流症也，而脉洪大，见于尺部，为阳乘于阴，法当从阴引阳，今冬令为闭藏之候，冬之闭藏，实为来春发生根本，天人一理，若强升提之，是逆天时而泄元气也。后医者接踵竟无效。至春分逆。孙以白螺蛳壳火煅四两为君，牡蛎二两为臣，半夏、葛根、柴胡、苦参各一两为佐，黄柏一两为使，面糊为丸，名端木丸，令早晚服之，不终剂而愈。(引自:《续名医类案》)

12. 文献选录　《丹溪心法·赤白浊》曰:“胃中浊气下流，为赤白浊。用二陈加柴胡、升麻、苍术、白术。”《类证治裁·淋浊》曰:“肥人多白浊，系湿痰，二术二陈汤。”《病机临证分析·小便浑浊》曰:“肥人脉滑者，多为湿痰流注，治宜燥湿化痰，用平胃散合二陈汤;或用一味白果研浆，最祛湿浊”。

(八)心虚有热证

赤白浊病之心虚有热证是指心阴不足，移热小肠，泌别清浊之功能失职，而尿下赤浊，心悸而烦。

1. 临床表现

(1)主症:①小便赤浊;②心悸而烦。

(2)次症:①惊悸不安,多梦少寐;②口舌生疮或舌赤碎痛;③夜卧盗汗,健忘梦遗。

(3)典型舌脉:舌质赤,脉细数。

2. 辨证分析　心主血脉,下合小肠,心阴不足,则见尿下赤浊;心失所养,神不守舍,故心中悸烦,悸惕不安,多梦少寐;汗为心液,若阴虚火动,逼液外泄,故夜卧盗汗;心火上炎,故口舌生疮,或碎痛;阴虚有热,则舌质赤,脉细数。

3. 诊断要求　凡具备主症,兼见次症任一项,以及典型舌脉者,即可确诊为本证。

4. 论治法则　养心清热。

5. 方剂选要

(1)首选方剂:清心莲子饮。方用石莲子、黄芩清心热;地骨皮清阴分之虚热;茯苓,车前子清利小肠,泻热清浊;人参、黄芪、麦冬,益气生津;生甘草清热解毒,调和诸药,共成清心养阴、泌别清浊之剂。

(2)备用方剂:导赤散加味。导赤散为清心利水之常用方剂,生地黄用量加大,以加强清热凉血,养阴生津之力;木通苦寒,上能入心清热,下能通利小肠;淡竹叶甘淡寒,清心除烦,引热下行,使邪从小便而出;甘草清热解毒,调和诸药。本方重在导引心与小肠之热从小便而解。可加沙参、麦冬、五味子,敛阴生津;白茅根清热凉血,通利而不伤阴;石菖蒲开心气,分清浊。

6. 中成药选介　导赤丸。方义同上。

7. 针灸疗法　心俞,直刺1～1.5cm,再斜向脊柱方向刺3～4cm,以清上为主;白环俞,直刺3～4.5cm,以安下为要;气海,直刺3～4cm。每日1次。本方清上安下,交通心肾,以治心火亢盛、心肾不交的赤白浊。

8. 推拿疗法　按揉心俞、肝俞、胃俞、小肠俞、足三里,每穴约1分钟。横擦左侧背部及直擦背部督脉,以透热为度。

9. 气功导引　以意守劳宫及意想真气进入劳宫两种方式交替使用为宜,该穴位就如同呼吸一般,且有热感和麻胀感,似在进行着气的交流。劳宫穴在掌中央,是心包络的荥穴,有利于清心热。注意排出体内废气时,也只要意在劳宫即可,切不可想有废气排出,否则对体弱和功夫尚不到家者,会造成“跑气”“漏气”现象。

10. 饮食疗法　茅根赤豆粥。鲜茅根200g或干茅根50g洗净,加水适量,煮30分钟,捞去药渣,再加淘净的赤小豆200g,继续煮成粥。一日内分顿食用。

11. 验案选粹　戴某,男,50岁,干部。因小便有血,久治不愈,邀余会诊。患者入夏以来,小溲色赤,化验仅可见红细胞,经多种检查,排除泌尿系结核及占位性病变等。详询其症状,无排尿痛,腰亦不痛,但素有失眠、健忘、心悸、多梦、盗汗等症,舌尖赤,脉细数。此患者素日劳心,心阴暗耗,心神不安,又心移热于小肠,致泌别清浊之功失职,今以养心安神、泌别清浊为治。白茅根10g,赤小豆10g,木通10g,生地黄15g,丹参15g,牡丹皮10g,柏子仁10g,墨旱莲10g,黄连6g,赤茯苓10g。以上方加减,服药10剂,赤浊全除。后嘱其用白茅根10g煎汤送服天王补心丹,神经衰弱之恙亦除。(引自:《吴大真医案》)

12. 文献选录　《寿世保元》曰:“心不足而挟热者为赤浊”。《医学入门・赤白浊》曰:“赤者,血分湿热甚,心与小肠主之,导赤散、四物汤加樗白皮、青黛、滑石。”《丹溪心法・赤白浊》曰:“赤浊是心虚有热,因思虑得之……治法,赤者,当清心调气。”《病机临证分析・小便浑浊》

曰:“心虚有热者,宜清心莲子饮,养心泻火。”

(撰稿:吴大真　修订:毛凤仙　审定:华良才　李德新　冷方南　卢丙辰)

第四节　色　欲　伤

【概述】

色欲伤,属虚损病范畴,是先天禀赋薄弱,后天淫欲无度,所产生的伤气、损精、丧神等综合临床表现的概称。

色欲伤,又称“色劳”“房劳”。《金匮要略》所述五劳中的“肾劳”、七伤中的“房室伤”皆属之。明代《症因脉治》称“精虚劳伤”“肾虚劳伤”。也有情窦初开,积想在心,真阴煎熬而成者,称为“情劳”。“色欲伤”作为病名,首见于清代《杂病源流犀烛·色欲伤源流》。

精、气、神为人身之“三宝”,“精”是基础,“气”为活力,“神”系主导,由气以生精,由精以生神。色欲过度,精伤则气馁,气馁则神散,精血一败,神气无所依附,则精、气、神俱病。逞心淫荡,少阴受伤,甚而连及各脏腑。五脏皆有精,肝精不守,目眩无光;肺精不足,肌肉瘦削;心精不充,昏冒恍惚;脾精不坚,齿发脱落;肾受诸脏之精而藏之,肾精耗,诸脏之精亦耗;肾精竭,诸脏之精亦竭。肾主闭藏,肝主疏泄,二脏皆有相火,其系上属于心,心动则相火亦动。人交接之先,必先心动,心动则相火翕然而起,相火动则肾藏之精则暗动,交接时则倾泻而出;于此知节,隔许久再行,减少之精,可以充满,虽交无伤。若不知节,日日行,甚或日几度行之,则肾藏之精有去无来,精藏空虚,肾水大伤,水涸火盛,发为色欲伤之阴虚火旺证。精与气相养,气聚则精盈,精盈则气盛,精盈气盛则神足;入房太甚,损精耗气,体质偏损,可变生气虚渐至阳虚或阴阳两虚证。《素问·通评虚实论》云:“精气夺则虚”,故色欲伤以虚证为主。

【诊断与鉴别诊断】

1. 诊断要点　①有房劳过度,或手淫频频,或情窦初开,积想在心,肾精煎熬等明确病史。②有精、气、神俱伤之典型临床表现,如精伤则以阴血不足为特点;气伤则以脾肾气虚为主;神散则是精、气两伤的综合表现。③典型脉象:浮大、极虚为主脉。兼见细、弱、沉、小、迟,为阳虚或阴阳两虚;兼见细数、弦、芤为阴虚。具备上述病史、病机证候、典型脉象者,本病诊断即可确立。实际上,本病即是虚劳病以色欲过度为病因者。

2. 鉴别诊断

(1)五劳:五劳者,《内经》中只有病机论述,《金匮要略》则正式以五劳立论。《三因方》云:尽力谋虑则肝劳,曲运神机则心劳,意外致思则脾劳,预事而忧则肺劳,矜持志节则肾劳,皆为先天禀赋薄弱,后天不量禀赋,临事太过,伤及五脏所致。色欲太过,包括在矜持志节范畴;色欲伤属肾劳范围。但色欲太过,致肾精耗竭之后,所出现的五脏藏精偏损证候,可表现出心劳、肝劳、脾劳、肺劳等证候类型,不独肾劳证候类型,鉴别的关键是在病史。

(2)六极:《诸病源候论》云:“六极者,谓气极、血极、筋极、骨极、肌极、精极。”此为在虚劳病五脏分类(五劳)的基础上,发展为按气血、筋骨肌肉,着眼于虚劳病对气血的影响和对机体器官的影响进行分类。这种分类方法的理论基础,是着眼于五脏输精的部位。《三因方》则认为:脏主里,腑主表,虚劳病是腑虚之后,致脏虚,阴阳失度,荣卫走散,无以养筋、脉、皮、肉、骨髓,致六物皆极,并指出这种命名方式,同《尚书·洪范》所云六极同,故为立论根据。

六极中的精极,同色欲伤有直接关系,但色欲过度,也可表现为气、血、筋、骨、肌五极之证。

(3)七伤:《诸病源候论》所载七伤有两说,一说指阴寒阴痿、里急精漏遗、精少、阴下湿、精清、小便苦数、临事不举,此说同色欲伤有直接关系;另一说指脾伤、肝伤、肾伤、肺伤、心伤、形伤、志伤。后世医家关于七伤的说法亦不一,清代《医家四要》提出:久视伤血、久行伤筋、久坐伤肉、久卧伤气、久立伤骨、房劳思虑伤心肾为七伤等说法。

(4)痨瘵:色欲伤,精损致肾阴不足,虚火内生时,同痨瘵病晚期的肺肾阴虚火旺之候极为相似。但痨瘵具传染性,而色欲伤绝无传染性。痨瘵病若犯房欲无度,症情更加险重。

(5)失精、白淫、白浊:色欲伤有以失精、白淫、白浊为主要临床表现者,但病属虚劳范畴,此与一般遗精病、白淫病、白浊病,精气神未大伤之候,不难区分。

【临床分证】

色欲伤病,古以五劳、六极、七伤等分类方法概括本病于其中,后世则以虚劳(损)统之。现代男科临床,为发展专科专病辨证理论,执简驭繁,以八纲辨证方法,将本病分为气虚证、阴虚证、阳虚证、阴阳两虚证。

(一)气虚证

色欲伤病之气虚证,因房劳过度,素体虚弱致心气受伤,脾气受损,肾气不充,出现以心气不足、健运失司、肾气不固为主的证候。

1. 临床表现

(1)主症:心悸,房事时心窝部汗出多;食后胃脘胀闷;腰膝酸软,耳鸣失聪。

(2)次症:面色皖白,精神萎靡,气短懒言。

(3)典型舌脉:舌质淡、舌边有齿痕,苔薄白,脉大。

2. 辨证分析　精与气相养,气聚则精盈,精盈则气盛,精盈气盛则神足。素禀虚弱之体,房欲太过,泄精无度则劳伤心脾肾之气。心气伤则气短心悸、自汗,汗为心之液,房欲戕伤心气,则性交时自汗出,且心窝部膻中穴汗出尤著;脾气伤则健运失司,出现食后脾运不振,胃脘堵闷;肾气伤则腰膝酸软,耳鸣失聪;脾为中州,气血化生之源,若心脾肾气俱不足,故见面色不华,惨淡皖白,神倦不振,精神萎顿。舌质淡、舌体边有齿痕、苔薄白,皆为气虚之象;男子脉大为劳。本证候主要病机特点为色欲不节,致精耗,精耗则神离气怯,病位涉及心、脾、肾三脏,病性为气虚,临床所见,可以某一脏虚证为主,余脏虚证为辅,因而演化出较多变证。

3. 诊断要求　具备主症、次症某项和典型舌脉者,可以确定本证诊断。

4. 论治法则　甘补心脾肾之气。

5. 方剂选要

(1)首选方剂:归脾汤加枸杞子、山茱萸、金毛狗脊。方中黄芪、白术、酸枣仁、当归、远志、茯神甘补心气,收敛心液,宁心安神;党参配白术,合以炙甘草、大枣、龙眼肉补益脾气;于大队甘补之剂中,少佐木香醒脾,令全方补而不滞,合奏补益心脾之功。本方再加山茱萸、枸杞子、金毛狗脊补肾气,对心脾肾俱虚证尤宜。

(2)备用方剂:参术膏。方中人参补元气,白术补脾气,二味相合,用于心脾气虚为主要表现者适宜。

6. 中成药选介

(1)四君子丸:方以党参甘温益气补中为君;白术甘苦温补脾气为臣;配以茯苓健脾,甘草甘缓和中,合为专益脾气之方。用于色欲伤病气虚证,以脾胃之气虚弱为主要表现者。

(2)补中益气丸:方中以人参(今多以党参代之)、黄芪为主药,补益脾气,健运中州,实卫固表；辅以白术、炙甘草健脾实脾，当归和血；佐以陈皮、升麻、柴胡升发脾气，使参、芪、术补而不滞。全方共呈补脾实脾，升发脾气之剂，对于色欲伤病，以心脾气虚为主，房劳自汗、短气、懒言、精神萎顿者，用之适宜。

(3)参苓白术散(丸)：以人参、白术、茯苓、甘草四君甘温补脾气，为主药；辅以山药、扁豆、莲子、大枣、薏苡仁平补脾气；佐以砂仁醒脾气，桔梗升发脾气，陈皮理脾气；共为益气健脾之方。适用于色欲伤以脾虚大便不实为主者。

(4)五加参冲剂：以刺五加浸膏加砂糖适量制成冲服剂。据药理研究，五加参有提高各器官功能、抗疲劳、调节人体功能等作用，对于色欲伤病气虚证可作为平补之剂使用，可长期服用，无毒副作用。该药能发挥人参样的强壮作用，而无人参补气生火之偏。

7. 针灸疗法

(1)取手少阴、手厥阴经穴及俞募穴，针宜补法。取穴：心俞、巨阙、间使、神门。心俞、巨阙为俞募配穴法，功能调补心气；间使、神门宁心安神。用于治疗色欲伤气虚证以心气不足为主要表现者。

(2)取手少阴、足太阴经穴和背俞穴，针宜补法，针灸并用。取穴：脾俞、心俞、神门、三阴交。脾俞、三阴交健脾益气，心俞、神门养心定志藏神。用治色欲伤心脾气虚证。

(3)中脘、关元、足三里，针宜补法加灸，补益脾肾之气，治脾肾气虚之色欲伤病。

8. 气功导引

(1)气功呼吸法：全身放松立正，两手自然下垂于大腿两侧，百会、丹田、会阴对准成三点一线。舌舐上腭，足尖稍向里扣，两足分开与肩同宽，二膝微屈，虚领顶颈，含胸收腹。呼吸自然均匀。站桩时意守涌泉穴，首先要使涌泉穴有热的感觉(约3分钟)，然后开始做气功呼吸法。吸气时，意念引气从肾经井穴涌泉上升，通过会阴，再从任脉(阴经)贯入丹田(脐下1.5寸)；呼气时，意念引气从丹田经督脉(阳经)的命门(与丹田相对)下降，通过会阴，下达涌泉。如此一呼一吸，循环周流。每次20～30分钟，每日1～2次。色欲伤病之气虚证，采用气功呼吸法，吸长呼短为补法，坚持锻炼6个月左右，必见功效。

(2)炼精之诀：《杂病源流犀烛·色欲伤源流》曰："真诠曰，炼精者，全在肾家下手，内肾一窍名玄关，外肾一窍名牡户，真精未泄，乾体未破，则外肾阳气至子时而兴，人身之气，与天地之气两相吻合。精泄体破，则吾身阳气之候渐晚，有丑而生者，次则寅而生者，又次则卯而生者，有终不生者，始与天地不相应矣。炼之之诀，须半夜子时，即披衣起坐，两手搓极热，以一手将外肾兜住，以一手掩脐，而凝神于内肾，久久习之，而精旺矣。"

9. 饮食疗法

(1)莲肉红枣扁豆粥：莲肉10g，大枣20g，怀山药20g，白扁豆20g，芡实10g，大米适量，煮粥。具有养心、健脾、益肾气之功，色欲伤病的气虚证，可通用之。

(2)神仙粥：山药150g，鸡头实150g，粳米100g，韭菜籽末25g，以清水1000ml煮粥。此粥系从敦煌史料残卷中发现。食粥后，可饮2～3杯热米酒，借酒势发挥药势。残卷中云："此粥善补虚劳，益气强志，壮元阳，止泄，精神妙。"

(3)腊八粥：糯米20g，粳米20g，粟米20g，秫米20g，赤豆20g，菱角20g，栗子20g，大枣20g，花生仁10g，瓜子仁3g，核桃仁3g，葡萄干10g，红糖50g，白糖20g，青丝1g，红丝1g，桂花卤1g，玫瑰卤1g，清水1500ml。将糯米、粳米、粟米、秫米、赤豆、红枣(切小丁块)、栗子(煮熟去壳切小丁块)、菱角(煮熟去壳切小丁块)加清水，上火烧开，慢慢熬煮成粥，加入红糖、桂花卤、玫瑰卤调拌均匀，粥盛入碗内，放上青丝、红丝、花生仁、葡萄干、瓜子仁、核桃仁。有补中益气、健脾暖胃、益肾清热消食之功。

(4)羊肚粥：熟羊肚1只，粳米100g。调料：葱姜末15g，豆豉10g，料酒10g，味精1.5g，胡椒粉1.5g，花椒粉1.5g，麻油25g，清水1000ml。将熟羊肚切成细丝，粳米加入清水在火上烧开，加入羊肚丝、料酒、豆豉、葱姜末，熬煮成粥，调入味精、精盐、胡椒粉、花椒粉、麻油，稍煮入味即好。补中益气，止虚汗，治虚羸。

10. *敷贴疗法* 十全大补加陈皮各等份，远志减半，麻油熬，黄丹收，制成外贴用膏药。贴气海穴。治内外诸虚证，宜于药补不受者。

11. *验案选粹* 刘某，男，年四旬，多妻妾，中年早衰，目无精采，入房则涔涔自汗，平索肢体倦怠，懒于语言，夜凉昼热，热在上午，脉浮大无力，舌边有齿痕，苔白腻。某医云男子脉大为劳，劝进河车大造丸二百余丸，症情非但未减，反招胃纳呆顿，中焦堵塞。辨证：属房室劳倦，脾肾之气戕伤；昼热(午前)非阴虚，此东垣所谓劳倦伤脾之证也。能知脉大为劳，已属不易，但气虚作阴虚治，杂投久服熟地黄、龟甲、黄柏、麦冬、天冬等苦寒碍脾之品，后天运化之力果顿，似治病实致病哉！遂处救误挽治方为：党参15g，生白术9g，茯苓12g，升麻3g，柴胡6g，生黄芪9g，陈皮6g，六神曲9g，砂壳9g。7剂，水煎服。脾醒胃口已开，午前低热大减，白厚腻苔渐化转为薄白苔，虚象毕露。房劳虚证，治当从长计议，处膏滋方：淮山药200g，台党参400g，北黄芪200g，野冬白术200g，云茯苓400g，生薏苡仁400g，炙甘草300g，南柴胡50g，蜜升麻50g，黑大豆200g，砂壳50g，椴树花蜜收膏，秋冬服，历二载，痊愈。(引自：冷柏枝医案)

12. *辨治按语* 房欲过度导致气虚证，临床似属少见，实非少见，只是坦认以色欲过度为病因者鲜见。病史不明确，尽管有男子脉大为劳作凭证，也难将内伤气虚证作色欲伤诊断。历来医家论色欲伤，多以阴虚内热立论，于是造成一种错觉：凡色欲伤必见阴虚，如有“发热”则必属阴虚生内热无疑，其实不然，气虚亦可发热。临证，应据症辨证，不可舍症臆断，以致产生误将气虚作阴虚治，错投河车大造丸之例。

本病得之于渐，治之亦不可操之过急，采用膏滋药缓图，选择适宜季节进药，得天时之助，功效益彰，论治策略，不可轻视。

13. *文献选录* 《杂病源流犀烛·色欲伤源流》曰：“人年三十而气壮，节欲少劳则气长而缓；多欲劳倦则气少而短，气少则身弱，身弱则病生，病生则病危”。

(二)阴虚证

色欲伤之阴虚证是指因房劳竭精所致精血不足或阴津亏损而出现的阴虚液少，阴不制阳的临床表现。

1. *临床表现*

(1)主症：耳中蝉鸣，腰膝酸软或足跟痛。

(2)次症：形体消瘦，头晕，午后颧红，潮热盗汗，五心烦热，失眠，口燥咽干。

(3)典型舌脉：舌质红，少苔或无苔，脉沉细数，尺弱。

2. *辨证分析* 肾藏天一之水，以悭为事，志意内治则精安而涩。若思想外淫，房室太甚，欲心一动，精随念去，阴精亏耗，出现形体消瘦、口燥咽干、舌红、脉细数等症。肾阴亏损为主者，可见腰膝酸软，甚则足跟痛、尺脉弱。真水枯竭，君相火炎，轻则五心烦热、午后颧红；重则潮热盗汗，心肾失于交通而失眠；阴亏液少，阳气失所御制，阳亢化风，而见头眩晕、耳中蝉鸣等阴虚动风表现。

3. 诊断要求　具备主症、次症任一项和典型舌脉者，可确定本证诊断。

4. 论治法则　滋补肾阴，潜降虚阳。

5. 方剂选要

(1)首选方剂：左归丸。左肾属水，右肾属火，本方乃六味地黄丸减去"三泻"之牡丹皮、茯苓、泽泻，化裁而成纯甘壮水之剂，功归于左，因名左归丸。方中重用熟地黄滋肾填阴为主药；山茱萸、枸杞子助熟地黄滋补肾精之力；山药补脾肾之阴，开拓肾精化源，共为辅药；鹿角胶、龟甲胶为血肉有情之品，阴阳兼顾，峻补精血为佐；菟丝子、怀牛膝补肝肾，强腰膝，引药入肾为使。前人认为"六味是壮水以制火，左归是育阴以潜阳"，方遵《黄帝内经》"精不足者补之以味"之意而出。色欲伤病属肾精不足，虚火未起者，可以选用。

(2)备用方剂：清离滋坎丸。方中六味地黄补肾水，麦冬、天冬、生地黄、当归、白芍填肾精；知母、黄柏降阴火；白术、甘草补脾，慎防填阴降火之品伤脾，为方中佐药。本方对色欲伤病所致真水枯竭，相火擅权者，用之适宜。《类证治裁》设此方，治疗"情窦初开，积想在心，真阴煎耗而成劳者"，称为"情劳"。

6. 中成药选介

(1)归芍地黄丸：本方为填精益血之剂，六味地黄丸滋补肝肾之阴，当归、白芍养血柔肝，对色欲伤病属阴亏血虚者，极为合适。

(2)大补阴丸：方用熟地滋补肾阴，龟甲育阴潜阳，合为主药以培本；盐知母、黄柏坚肾阴而泻相火为辅；猪脊髓为血肉有情之品，填精髓兼制知母、黄柏苦燥；全方有滋阴降火之功，对真水枯竭，阴火上炎，而脾运胃纳功能尚佳者可用。

(3)首乌片：方以何首乌、生地黄补肝肾益精血，为主药；配以桑椹、女贞子、墨旱莲、黑芝麻、菟丝子协同滋肾养肝；豨莶草、牛膝强筋骨；补骨脂、金樱子补肾气，敛精秘精，于大队滋肾药中使用，亦寓阳生阴长之意；桑叶、金银花清热敛汗，合为平补肝肾阴精不足之剂。对色欲伤病，阴虚轻症，或滋补不受者、年少早衰者，用之宜。

(4)滋补肝肾丸：方中熟地黄、女贞子、墨旱莲、川续断、五味子为主药，滋补肝肾；当归、何首乌为辅药，养肝柔肝；北沙参、麦冬滋肺阴，令金水相生；浮小麦收敛心气，助阴液恢复；佐以陈皮行气醒脾，使虽补不滞。对色欲伤病，属肝肾阴亏血虚之体，用之平和。

(5)封髓丹：以黄柏坚肾阴、泻相火，为主药。砂仁行气和中，芳香醒脾，炙甘草补中调和诸药，以制黄柏苦寒。色欲伤病，属肾阴虚、相火旺者，用之能泻火坚阴固精封髓而不伤中州。

7. 针灸疗法

(1)灸崔氏四花穴法(《医学正传·卷三·劳极》)：先二穴，令患人平身正立，取一细绳(蜡之勿令展缩)，于男左女右脚底贴肉坚踏之，其绳前头与大䠒趾端齐，后头循当脚跟中心向后引绳，从脚腨肚贴肉直上，至曲脷中大横纹截断(横纹即委中穴)。又令患人解发分两边，令见头缝，自囟门平分至脑后，却平身正坐，取向所截绳一头，令与鼻端齐，引绳向上，正循头缝至脑后贴肉垂下，循脊骨引绳向下，至绳尽处，当脊骨中，以墨点记之(墨点不是灸处)。又取一绳子，令患人合口，将绳子按于口上，两头至吻，却钩起绳子中心至鼻柱根下如"△"，此便齐两吻截断，将此绳展令直，于前量脊骨上墨点处，横量取平，勿令高下(其量口绳子，先中摺，当中以墨记之，却展开绳子横量，却以中摺墨点记处，按于脊骨中先点处，两头是穴也)，两头以白圈记之。

以上是第1次点二穴。

次二穴，令患人平身正坐，稍缩臂膊，取一绳绕项，向前双垂，头与鸠尾齐(胸前歧骨间尽处也)，双头齐截断，却翻双绳头向后，以绳子中心按于喉咙结喉骨上，其绳两头双垂，循脊骨以墨点记之(墨点不是灸处)。又取一绳子，令患人合口，横量齐两吻截断，还于脊骨上墨点横量如法，绳子两头以白圈记之(白圈是灸处)。

以上是第2次点二穴，通前共四穴，同时灸各三七壮，累灸至一百余壮，候灸疮将瘥，又依后法灸二穴。

又次二穴，以第2次量口吻绳子，于第二次双绳头尽处墨点上，当脊骨直上下竖点，其绳子中心放在墨点上，于上下绳头尽处，以白圈记之，白圈是灸处也。

以上是第3次点二穴，通前共六穴也，择取离日及火日灸之，一应虚劳发热尪羸等症，灸之立愈，真济世之妙法也。

(2)取手足少阴、厥阴经穴。针宜补泻兼施。取穴：肾俞、太溪、太冲、中封。前二穴滋补肾阴，后二穴平降相火；兼眩晕者加风池；耳中蝉鸣者，加听宫；遗精加志室；失眠加神门。

8. 饮食疗法

(1)芝麻粥：芝麻50g，粳米100g，蜂蜜50g，清水1000ml。小火熬煮成粥，后调入蜂蜜。补益肝肾，养血和血。

(2)甲鱼粥：甲鱼1个、糯米100g，精盐5g，料酒25ml，猪油50g，胡椒粉10g，葱头25g，姜块25g，肉汤1500ml。将甲鱼剁去头，去掉硬盖、尾、爪尖，除去内脏，削成小块，在开水锅中煮一下，捞出刮去黑皮。炒锅烧热下猪油，投入甲鱼，炒至无血水时，加入料酒、葱、姜、肉汤烧开，移到小火上炖烂。将鱼骨刺及葱姜拣去不用。加入糯米(淘洗干净)、精盐，熬煮成粥，调入胡椒粉即好。功用：补劳伤，壮阴气，滋补肝肾之阴，清虚劳之热。

甲鱼，又称鳖、团鱼、元鱼，俗称“王八”，以每年公历4～5月的质量最好，肉质鲜美。亦可制成清炖团鱼、红烧团鱼、鸡火鳖汤等。

(3)龟肉粥：活乌龟1只，糯米150g，精盐15g，葱姜各25g，料酒25g，味精1.5g，胡椒粉1.5g，肉汤1000ml。将龟放冷水锅内，旺火烧开捞起，剁开龟甲，去内脏、头、足，剥皮去尾，切成小块，下开水锅重煮一下，再放入冷水中，刮去龟身上皮膜，洗净。放平锅内，加料酒、葱、姜、精盐，上旺火蒸烂，拣去葱、姜、龟骨，取肉及汤。糯米淘净下锅，加入肉汤上火烧开，熬煮成粥。倒入龟肉及汤，调入味精、胡椒粉，稍煮，粥稠即可食用。有补阴血、治虚劳之效。

9. 敷贴疗法

(1)知柏四物膏：贴肾俞处，主治阴虚火动梦遗等症，填肾水，降相火。色欲伤病之阴虚火旺证，脾胃薄弱，不任药疗者，用之较宜。

(2)右庵心肾膏：贴心口、丹田处。治劳损心肾，阴虚潮热。

(3)地仙膏：贴脐处。治五脏阴亏所致五心烦热等症。

10. 验案选粹

医案一：男子思念未遂，阴火内燔，五液日夺，但孤阳升腾，熏蒸上窍，已失交泰之义。此非外来之症，凡阴精残惫，务在胃旺，纳谷生阴。今咽、喉、耳、鼻诸窍，久遭阴火之逼，寒凉清解，仅调六气中之火，而脏真阴火，乃闪电迅速莫遏，清凉必不却病。良由精血内空，草木药饵，不能生精充液耳。处方：猪脊髓、阿胶、川石斛、天冬、生地黄。(引自：《清代名医医案精华》)

医案二：华左，庚子冬诊，肾阴早亏，阳亢不制，未冠而喉痧劫阴，渐以不仁。愈后足弱腿瘠，交冬腿冷，左足尤甚，气升胸灼，目昏咽痛。炎暑则怕热便坚，多汗厌烦。其金令一肃，发落爪脆，异于他人，齿则豁而时疼，痰则浊而如糜。脉弦数不敛，苔白薄润。按先贤吴氏谓肾主五液而恶燥，肝木全赖肾水滋养。肾水亏，肝即亏，所谓乙癸同源。治须专翕纯静，摄阳动之太过。喻西昌谓阴不足畏暑，犹水田不怕旱。阴亏则暑易侵，自毋待化。丸方以育阴为主，兼参气主煦之。熟地黄、当归身、白芍、何首乌、杜仲、川续断、枸杞子、五味子、覆盆子、金樱子、沙苑子、狗脊、龟甲、鳖甲、牡蛎、龙骨、墨旱莲、人参、茯苓、白术、甘草、山药、二泉胶、霞天胶溶化丸。服之阴平阳秘，各症均减。（引自：周小农医案）

11. 辨治按语　古谓虚损之病，有自上损下与自下损上之说。色欲伤病，为由下损上。自下损上者，一损肾，二损肝，三损脾，并有“过脾则不治”之说，无非强调脾胃为气血生化之源，故有虚劳以能食为主的警言。阴虚证或相火势著者，治以滋阴，清降相火，用药皆有妨碍脾运胃纳之嫌，所以须强调：滋肾不妨脾，不得偏用苦寒以戕胃。组方配伍应注重佐药之运用。阴虚舌红无苔者，轻症不用知柏，只有舌红苔黄，胃纳尚佳者，方可用知柏，且须佐以陈皮、砂仁、莲子等护脾灵动之品。

12. 文献选录　《医原·内伤大要论》曰：“若劳、色伤精之辈，更有甚焉者。先动心以伤神，既劳力以伤气，终纵情以伤精。伤精则阴亏，阴亏则易动相火，愈动愈伤，一旦精、神、气三者皆耗，多致不起。脉证较劳心伤神者更重。治法亦不外填补真阴。但久则阴虚不复，真阴不能摄纳真阳，真阳即不能归附真阴，由是龙火上炎，一火兴而五火炽，满腔皆虚阳充塞，而见颧红、面赤、喉干、咽痛、咳喘、音哑、五心如烙、筋急酸疼、骨痛如折、上咳、下利种种危证。古法往往见龙雷飞越，用知、柏苦寒直折，非徒无益于真阴，而又戕害乎脾胃。春山先生曰：龙雷为水中之火，春夏湿升水旺之时，龙雷多动，雨势越大，电光愈腾，必得西方风起，天之燥起下降，龙雷乃藏。介类禀乾金之燥气，得坎水之阴精，滋阴潜阳，较胜于丹溪用知柏多矣。”

（三）阳虚证

本证由色欲伤肾，肾气虚弱，进而发展为命门火衰，出现以腰膝酸软、怯寒为主要表现的证候。肾病及脾，则可有以食减无味、呕胀飧泄等见症，当属脾肾阳虚证。

1. 临床表现

(1)主症：腰膝酸软，疾行喘喝，五更溏泻，阳痿，精冷不育，夜尿多，小便清长。

(2)次症：怯寒，肢冷，少气，自汗，食减乏味。

(3)典型舌脉：脉沉细迟，右尺脉尤弱，舌淡苔薄少。

2. 辨证分析　肾藏精而主骨，房劳损精，精竭骨失所养，出现腰膝酸软无力；本病之发生，多因体质有偏损，肾气虚导致肾阳虚，肾病及脾，而出现脾肾阳虚为多见。怯寒、疾行喘喝、阳痿早泄、精冷不育，皆为肾阳匮乏之征；肾气、肾阳不足，肾不纳气则气短，动即喘促，静则喘止；肾阳不足，膀胱气化不振，既可表现为小便清长，夜间尿多，也可因肾阳衰弱，不能化气行水，以致小便不利，少腹拘急；若肾病及脾，可有肢冷、五更泻、食减乏味等脾运胃纳不佳之症出现。肾阳虚的典型舌脉，可见沉细迟之里虚寒表现；右肾为命门，所以右尺尤弱；舌质淡，苔薄少。

3. 诊断要求　具备主症、次症任一项及典型舌脉者，即可确立本证候诊断。

4. 论治法则　甘温益火，补阳配阴。

5. 方剂选要

(1)首选方剂：八味肾气丸。熟地黄、山茱萸滋肾精；桂枝、附子暖肾阳；山药、茯苓补土，泽泻、牡丹皮泻肾浊。全方滋阴敛阳，补纳肾中之阳。若方中加入龟鹿二仙胶，效果更佳。用于肾阳虚衰，以腰膝酸软、阳痿、精冷、小溲清长、夜尿多为主要临床表现者相宜。

(2)备用方剂:薯蓣丸。本方以山药、甘草分量最重,专理脾胃;人参、白术、茯苓、干姜、神曲、大枣补脾气,振脾阳;桂枝、柴胡、桔梗、防风开发脾阳;当归、川芎、芍药、地黄、麦冬、阿胶滋阴敛阳,阴中求阳;杏仁、白敛下气敛精。全方以振脾阳、补脾气为主,补肾阳为辅,用于色欲伤,肾病及脾者。

6. 中成药选介

(1)右归丸:重用熟地黄滋阴填精补髓,阴中求阳;鹿角胶为血肉有情之品,补肾温督脉,生精髓,强筋骨,与熟地黄伍用,有阴生阳长、刚柔相济之妙。杜仲、山茱萸、当归、山药滋肝肾涩精;枸杞子、菟丝子、肉桂、附子温肾阳。全方系温壮肾阳、填精止遗之剂。用于肾阳虚证为主者。

(2)全鹿丸:方中以全鹿补肾阳、益肾精,大补虚损为主药;辅以肉苁蓉、锁阳、补骨脂、巴戟天、胡芦巴固肾精;佐以五味子、覆盆子、菟丝子、枸杞子、青盐、秋石、楮实、芡实、麦冬、天冬、山药滋肾阴,阴中求阳;小茴香、花椒温肾阳,散寒浊;牛膝、杜仲、续断补肝肾,强筋骨;人参、白术、茯苓、甘草、当归、川芎、生地黄、熟地黄、黄芪补气养血;沉香纳气,陈皮理气,使全方补而灵动。诸药合用,共成大补虚损阳衰之剂,对色欲伤病肾阳虚衰、阳虚精脱者,用之有效。

(3)龟龄集散:方中红参、鹿茸、生熟地、枸杞子、墨旱莲、黑芝麻、天冬、莲子肉、当归、牛膝补益气血,益肾填精,阴中求阳;补骨脂、大青盐、制附子、海马、肉苁蓉、麻雀脑、锁阳、巴戟天、丁香、蜻蜓、石燕等温肾壮阳;穿山甲、炒槐角、急性子、地骨皮、炒莱菔子活血凉血,调理气血;朱砂镇心安神,甘草调和药性。合为温壮肾阳而不伤阴,补而不滞之剂。

(4)斑龙丸:方中鹿角胶、鹿角霜温补肾阳,填精养血,为主药;菟丝子、补骨脂辅以补阳;熟地黄补肾阴,用以配阳;茯苓健脾,柏子仁养心。合奏补肾壮阳之功。色欲伤病肾阳虚证皆可用。

(5)苁蓉补肾丸:方以肉苁蓉补肾阳、滋肾精,为主药,故以为名;巴戟天、鹿茸、菟丝子、川花椒补肾壮阳为辅;山茱萸、磁石、石斛、茯苓补肝肾摄下元;沉香纳气导火归原,石菖蒲交通心肾。全方以补肾阳为主。方中因有肉苁蓉、石菖蒲性滑开窍之品,故肾阳虚证见滑遗不止者慎用。

(6)三肾丸:方中以三肾(鹿、驴、狗肾)、鹿茸补肾壮阳,附子、肉桂温补命门,淫羊藿、枸杞子、菟丝子、补骨脂、杜仲补肝肾,共为主药;辅以沙苑子、龟甲、山茱萸、熟地黄、鱼鳔补阴精,当归、阿胶补阴血,人参、黄芪补元气,白术、茯苓补脾气,以滋化源,诸药相合,温肾壮阳,补脾养气血,为脾肾阳虚者效方。

(7)人参卫生丸:传统名牌产品,始创于清朝光绪(1925)年间,粤东池潘济药房秘传。本方以人参并重用芡实为主药,辅以狗脊、续断补肾强腰膝,枸杞子、菟丝子、胡芦巴、锁阳、巴戟天、肉苁蓉、淫羊藿补肾气;山药、白术、楮实子、茯苓、党参、黄芪、甘草补脾气,秘精气,生气血,共为臣药。佐以当归、熟地黄、白芍、何首乌补肝血,酸枣仁、石菖蒲宁心安神;泽泻除肾浊泄肾火,以防补肾助阳之偏。使以一味白豆蔻芳香醒脾之品,令全方虽补不滞。全方共呈补脾肾、甘温益火,补阳配阴之功。对肾阳虚之色欲伤,用之颇益。

7. 针灸疗法

(1)取任脉、足阳明、足少阴经穴及背俞,针用补法并灸。取穴:肾俞、脾俞、气海、太溪、足三里。肾俞配太溪温补肾阳;脾俞与足三里补益脾气;重灸气海,温暖命门之火。

(2)中脘、天枢、关元俞、命门,针用补法并灸。中脘、天枢、关元俞健脾止泻;命门温肾壮阳。主治色欲伤病，以五更泻之脾肾阳虚证为主要表现者。

(3)膏肓、肾俞、太溪，针用补法，灸气海。膏肓、肾俞、太溪补肾纳气；灸气海补命门之火。本方适用于色欲伤病，疾行喘喝为主要表现者。

8. 气功导引　踞坐俯首祛寒法。踞坐，两足交叉，两手由两大腿外侧，经膝下从足弯中伸入，两手相握，用力互相牵引，头颈尽力向下俯屈。这样保持 7～9 息，松手仰头。每次行功可反复进行 3～5 次。治虚劳阳虚久寒不能自己转温。如“两手从曲足中入，低头叉手项上”，因难度大而无法进行时，可改为“两手互挽，尽力低头”，可达到相似效果。本功法意图在于培益和疏通督脉经气；四肢为诸阳之本，手足相交，阳气得以通达，故可治阳虚之久寒不能自温。(引自：《诸病源候论·虚劳候》)

9. 饮食疗法

(1)狗肉粥：狗肉 500g，糯米 100g。做法：将狗肉放砂锅内，加清水 2kg，料酒 25g，上火烧开，煮到肉烂骨脱，去骨，将肉捣碎，加糯米同煮成粥，加精盐、味精、胡椒、豆豉、葱蒜姜末、麻油，稍煮即好。能壮肾阳，暖腰膝，安五脏，益气力。亦可将狗肉做成“清蒸狗肉”“红烧狗肉”“辣子狗肉”“砂锅狗肉”等。色欲伤病肾阳虚证出现阳痿、腰膝冷痛酸软等症时，服之尤宜。

(2)羊肾粥：羊腰子 1 对、糯米 100g。做法：将羊腰子劈开，切去中间的腰骚，白萝卜、胡萝卜各 100g，切成细丝；糯米加清水烧开，加入羊腰丝、白萝卜丝、胡萝卜丝、料酒、精盐、豆豉、葱、姜，同煮成粥，再调入味精、胡椒粉、麻油稍拌即成。补肾阳，益精髓，治肾阳虚所致小便清长、夜尿多、腰酸膝软、阳痿等。

(3)鸽肉粥：鸽肉 150g，粳米 100g，猪肉末 50g。做法：将鸽肉、猪肉加姜、葱、料酒、盐，上笼蒸至能拆除骨刺(不用)为度；粳米加入，烧开，加入鸽肉等，共煮成粥，调入麻油、味精、胡椒粉即成。补肾益精气，治虚羸。

(4)麻雀肉饼：麻雀 5 只、猪瘦肉 200g。做法：猪肉剁至半碎时，加入麻雀肉同剁成泥，放碗内加适量豆粉、豉油、白糖、盐、黄酒拌匀，做成肉饼，蒸熟食用。有补肾壮阳之功。

10. 敷贴疗法

(1)补阳涩精膏。贴肾俞处，治阳虚精脱不禁。

(2)涌泉膏。贴足心，主补命门之火。

11. 验案选粹

医案一：吴门周复庵，年及五旬，荒于酒色，忽然头痛发热，医以羌活汤散之，汗出不止，昏晕不苏。余与之灸关元十壮而醒，四君子加姜桂，日服三剂，至三日少康，分析家产，劳而且怒，复发厥，余用好参一两、熟附二钱、煨姜十片，煎服，稍醒，但一转侧即厥，一日之间，计厥七次，服参三两，至明日以羊肉羹、糯米粥与之，尚厥二三次，至五日而厥定。向余泣曰：已蒙再生，不知有痊愈之日否？余曰：脉有根蒂，但元气虚极，非三载调摄不能康也。幸其恪信余言，遵守用药，两月之间，服参四斤。三年之内，进剂六百帖，丸药七十余斤，方得步履如初，亲友众多，议论杂出，若非患者任之专，或久而见疑，服药少怠，未有获生者也。(引自：《医宗必读》)

医案二：州同韩用之，年四十有六，时仲夏，色欲过度，烦热作渴，饮水不绝，小便淋沥，大便秘结，唾痰如涌，面目俱赤，满舌生刺，两唇燥裂，遍身发热，或时如芒刺而无定处。两足心如烙，以冰折之作痛，脉洪而无伦。此阳无所附而发于外，非火也。盖大热而甚，寒之不寒是无水也，当峻补其阴。遂以加减八味丸料一斤，内肉桂一两，以水顿煎六碗，冰冷与饮。半晌已用大半。睡觉而食温粥一碗，复睡至晚。乃以前药温饮一碗，乃睡至晓，食热粥两碗，诸症悉退。翌日畏寒足冷至膝,诸症仍至,或以为伤寒。余曰:非也。大寒而甚,热之不热,是无火也,阳气亦虚矣!急以八味丸一剂,服之稍缓,四剂诸症复退。大便至十三日不通,以猪胆导之,诸症复作,急用十全大补汤数剂方应。(引自:《内科摘要》)

医案三:举人陈履贤,色欲过度,丁酉孟冬,发热无时,饮水不绝,遗精不止,小便淋沥。或用四物、芩、连之类,前症更甚,更加痰涎上涌,口舌生疮;服二陈、黄柏、知母之类,胸膈不利,饮食少思;更加枳壳、香附,肚腹作胀,大便不实。脉浮大,按之微细。余朝用四君为主,佐以熟地黄、当归;夕用加减八味丸;更以附子唾津调搽涌泉穴,渐愈。后用十全大补汤,其大便不通,小腹作胀,此直肠干涩,令猪胆通之,形体殊倦,痰热顿增。急用独参汤而安,再用前药而愈。但劳发热无时,其脉浮洪。余谓其当慎起居,否则难知。彼以余言为迂。至乙巳夏复作,乃服四物、黄柏、知母而殁。(引自:《内科摘要》)

12. *辨治按语* 色欲伤病阳虚证,虽为阳虚,但有精竭之一面,故补阳宜甘温,尽量少用辛温,因辛能散,有耗阴之弊。且补阳不可偏用温阳,须注意于阴中求阳,否则孤阳不长。

13. *文献选录* 《杂病源流犀烛·色欲伤源流》曰:"交接后,小腹肾痛,外肾搐缩,冷汗出,均为脱阳危症,须臾则不救欤。宜先以葱白炒热熨脐,后服葱白酒。"(注:葱白三七茎,打烂,用酒煮灌之,阳气即回)。

集要曰:"西番人多寿考,每夜卧,常以手掩外肾,令温暖,此亦一术也。"

(四)阴阳两虚

本证是在阳虚或阴虚的基础之上进一步发展,而致阳损及阴,或阴损及阳,元阳不足、阴精亏损的病机并见,不能温煦、濡养脏腑经络,而出现的一系列症状。

1. *临床表现*

(1)主症:腰膝酸软,耳鸣耳聋,发脱齿摇,阳痿遗精,小便不利或清长。

(2)次症:畏寒肢冷蜷卧,神疲乏力,自汗盗汗,失眠多梦,五心烦热,咽干唇燥不欲饮水。

(3)典型舌脉:舌淡苔少或舌红少苔,脉沉细弱或兼数。

2. *辨证分析* 本证常出现于色欲伤病的晚期。入房太甚,正气大衰,水衰火旺,阴阳两伤,是病机发展的最终转归,甚则出现阴阳离决之死候。阳虚生外寒则畏寒、肢冷、蜷卧;阴虚生内热则五心烦热、咽干唇燥、盗汗。肾司二便,真元虚惫故小便不利或清长,阳痿,遗精。腰为肾之府,膝为肾之络,肾开窍于耳,肾虚精枯则腰膝酸软,耳鸣耳聋。阴虚不能制阳,阳虚不能生阴,阳入于阴则多寐,阳不入阴则少寐,阴阳两虚,循环逆乱,有时阳气少降,有时阴火多升,因而失眠多梦。阴阳两虚证,阳损及阴而以阳虚为主者,舌质淡苔少,脉沉细弱;若阴损及阳而以阴虚为主者,舌质红少苔,脉沉细弱兼数。

3. *诊断要求* 具备主症之一项,并见次症及典型舌脉者,可确定该证诊断。

4. *论治法则* 补阳配阴,补阴配阳,协调阴阳为主。

5. *方剂选要*

(1)首选方剂:桂枝加龙骨牡蛎汤。桂枝伍白芍,生姜伍大枣,相须为用,协调营卫,两和阴阳,为方中主药;炙甘草甘温补中缓急为辅;龙骨、牡蛎秘固精气,有潜阳入阴之效,令阳固阴守。色欲伤病,营卫不和,阴阳两虚,以自汗盗汗、失精梦交、少腹弦急、阴头寒、目眩等为主要表现者,用之宜。

(2)备用方剂:鹿胎丸。鹿胎性温味咸甘,益肾壮阳,补虚生精,阴阳双补,为主药;菟丝子、枸杞子、巴戟天壮肾阳,熟地黄、何首乌滋肝肾之阴;人参、黄芪补元气,金石斛养阴生津;以青蒿熬膏为丸，可除骨蒸退虚热，共奏补益肾之阴阳之功，用于肾阴阳两虚证为宜。

6. 中成药选介

(1)人参鹿茸丸：本方以人参大补元气，鹿茸壮阳补督脉，共为君药。补骨脂、巴戟天、菟丝子、黄芪补阳益气；冬虫夏草、龙眼肉、当归、五味子、茯苓、黄柏坚阴补精血，共为辅药。牛膝、杜仲健腰膝，引药达肝肾；香附行气开郁，令全方虽补不滞，为佐使药。全方功在补肾壮阳，填精益血，对阳损及阴所致阴阳双虚证，以阳虚为主者适宜。

(2)补肾益脑丸：方中鹿茸补督脉，壮元阳，生精髓，强筋骨，用以为君；人参、茯苓、山药补气，熟地黄、当归、川芎补血，合以益气养血，助阳生精，为臣药；补骨脂、怀牛膝、枸杞子强壮腰膝，玄参、麦冬、五味子、酸枣仁、远志、朱砂滋阴养血安神，为佐使。全方为滋肾生精，益气补血、强壮腰膝的阴阳双补之剂。用于色欲伤病，阴损及阳者。

(3)龟鹿补肾片：方中龟甲胶补阴精，鹿角胶壮肾阳益精髓，合之阴阳双补为主药；以熟地黄、生地黄、山药、茯苓、泽泻、何首乌、黄精、玉竹、天冬、当归、川芎、龙眼肉增强补阴血之功；用鹿角、巴戟天、肉苁蓉、狗脊、牛膝、续断、大青盐补肾气，强筋骨，壮腰膝；芡实、菟丝子、覆盆子收敛精气，涩精止遗；沉香、五味子入肾纳气；党参、白术、木香、陈皮、甘草补中气，健脾运，开后天化源。全方为阴阳、气血、脾肾双补之剂。

(4)无比山药丸：山药性味甘平，补肺脾肾之气阴，重用为方中主药；六味地黄去牡丹皮之凉泻，专司补阴，巴戟天、肉苁蓉、菟丝子补肾阳，合为阴阳双补；配以赤石脂、五味子秘涩精气；杜仲、牛膝补肝肾，强腰膝。全方熔补阴益阳于一炉，适合用于色欲伤病，阴阳俱虚者，补而不偏。

7. 针刺疗法　针背俞、足少阴经、任脉、督脉穴，用补法，不灸。取穴：肾俞、脾俞、气海、肝俞、关元、命门等。

8. 气功导引　琢齿炼精内视法：每日不拘时候，轻叩上下齿若干次(最好磨牙、切齿分别叩击)，再以舌体沿齿外、唇内，上下扰动18～36次，令口内充满津液。不可将津吐出，以此津鼓漱3次，分三口徐徐咽下，下咽时以意领之达于丹田，然后取坐势、站式或卧式，闭目内视丹田，同时调匀呼吸，鼻吸口呼，不可呼吸有声，吸多呼少，5～10分钟后，用意念内视五脏及胃腑，五脏及胃腑颜色如下：心——红色，肝——青色，脾——黄色，肺——白色，肾——黑色，胃也为白色。如此至觉体倦汗出为止。如无疲倦或汗出，则以练15～30分钟为宜，第2日再练。然后意想雷电走入腹中，驱走腹内腐蚀之气。叩齿、练精、内视法，能排除杂念，诱导入静，收敛阴虚浮火，调摄精神情志，助脾运胃纳，使阴津气血生化有源。色欲伤病阴阳两虚证，由阴损及阳而以阴虚为主者，练之甚为合宜。

9. 饮食疗法

(1)人参银耳晶：人参、银耳等，制成冲剂，气阴双补。每次3g，每日3次。阴阳两虚证以口燥咽干、神疲乏力为主要表现的轻证，久用有宜。

(2)燕窝粥：燕窝10g，糯米100g，冰糖150g。糯米浸泡过夜，水淘净，下锅加水在火上烧开，待米粒煮开时，加入燕窝、冰糖，小火熬煮至熟。补益气阴，用于阴阳两虚证，可作为经常食用之补剂。

(3)鸡肉粥：鸡肉200g，粳米100g。做法：鸡肉切成小丁，粳米淘净；炒锅下麻油、葱、姜，煸炒出香味后，加入鸡丁稍炒，烹上料酒，入鸡汤、粳米烧开，捞去浮沫，转用小火慢熬成粥，再调入精盐、味精、胡椒粉即成。益气补虚，生精填髓。

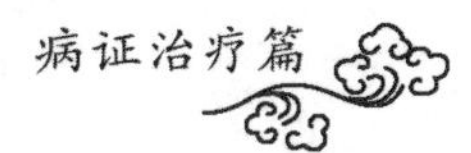

(4)龟羊汤:羊肉500g,龟肉500g,枸杞子10g,制附子6g,当归6g,加适量调料,炖烂,去药后,食肉饮汤。有补阴血、壮肾阳之功。用于阴阳两虚证,由阳损及阴而以肾阳虚为主要表现者。

10. 验案选粹　某男,幼年成婚太早,精气未充先泄。上年泄泻,继加痰嗽,纳食较少,形肌日瘦。今秋深喉痛,是肾精内乏,阴中龙雷闪烁无制。当此秋令肃降,藏职失司,明岁谷雨,万花开遍,此病危矣。处方:秋石伴人参、生紫石英、紫花胡桃肉、茯神、女贞实、五味子。

11. 辨治按语　单纯阳虚或阴虚证,较易识别;阴阳两虚证,既有阳虚见症,又有阴虚症状,症情复杂而不稳定,诊断比较困难;同时应当仔细诊断分析出是阳损及阴还是阴损及阳,有时正确诊断须借助病史,否则难以断定。

对阴虚、阳虚以及阴阳两虚,治疗原则虽为"补",但病至阴阳俱虚时,多属晚期,往往是久虚不受补,正如《傅青主男科》所说:"久虚之人,气息奄奄,无不日宜急治矣。不知气血大虚,骤加大补之剂,力量难任,必致胃口转膨胀,不如缓缓清补之也。"虚不受补者,临床屡见,正确掌握"久虚缓补"要领,实属必要。

12. 文献选录　《辨证录·虚损门》曰:"人有入房纵欲,不知葆涩,以致形体削瘦,面色痿黄,两足乏力,膝细腿摇,皮聚毛落,不能任劳,难起床席,盗汗淋漓,此损精而成痨症也。夫阴精足者其人寿,未有阴虚而能长年者也。然而精足者,举世绝无其人,所以肾有补而无泻,其或病或不病,亦分之于能节与不能节耳。世人贪片刻之欢,至于死亡无论也。泄精未至于死亡,乌忍其病而不救,要不能舍填精而别求异术也。然而填精实难,泄精既多者,不特伤肾,必且伤脾,脾伤胃亦伤矣。胃为肾之关门,胃伤则关门必闭,虽有补精之药,要能直入于肾宫,是补肾必须补胃。胃与脾为表里,补胃而补脾在其中,故填精之药,断宜合三经同治耳。方用开胃填精汤:人参9g,白术15g,熟地黄30g,麦冬9g,山茱萸15g,北五味子3g,巴戟天30g,茯苓9g,肉豆蔻1枚,水煎服。连服10剂,精神生,饮食知味,胃气大开。再用10剂,可以起衰,前症顿愈。"

《勿药元诠》曰:"男子二八而天癸至,女人二七而天癸至,交合太早,斫丧天元,乃夭之由。男子八八而天癸绝,女人七七而天癸绝,精血不生。入房不禁,是自促其寿算。人身之血,百骸贯通,及欲事作,撮一身之血,至于命门,化精以泄。夫精者,神倚之如鱼得水,气倚之如雾覆渊,不知节啬,则百脉枯槁。交接无度,必损肾元,外虽不泄,精已离宫,定有真精数点随阳之痿而溢出,如火之有烟焰,岂能复返于薪哉!"

(撰稿:冷方南　邓中炎　修订:毛凤仙　审定:李德新　卢丙辰)

第五节　血吸虫病

【概述】

血吸虫病是一种人和动物都能受传染的寄生虫病,当人体接触疫水后,在正气不足的条件下,蛊毒虫邪(血吸虫)经皮肤侵入人体而发病。男性发病率较高。每年8～9月为本病流行季节。我国江南沿海地区为本病流行疫区。

本病多因男子参加劳动接触蛊毒之水(疫水)而感染;或因素体虚弱,腠理不密,接触疫水;或因炎夏汗出,即入疫水沐浴;或因病后正气未复,反复接触疫水,蛊毒进入人体后发育而成为蛊虫(血吸虫),寄生于腹内而致病。

蛊毒之邪由皮肤侵入，首犯肺卫，卫阳被郁，出现早期急性症状，甚或波及气管，下涉大肠，因反复感邪，病情发展，蛊毒由经入脏，留滞于肝脾，肝失疏泄，脾失健运，经脉涩滞，日久气结，血凝水裹，则痞块、蛊胀、黄疸、下痢、出血等症叠现。

本病临床表现复杂多样，分急性期、慢性期及晚期。急性期以实证为主，慢性期及晚期为虚实夹杂。根据感邪程度和正气强弱，临床表现有偏阴、阳虚或气、血虚之异。本病病情复杂，变化多端，预后欠佳，一旦发生须抓紧时机，积极治疗。

中医学原无"血吸虫病"之病名，但据"血吸虫病"的临床表现，与中医学的"蛊病""蛊毒"颇相类似。历代文献关于"蛊病"的记载颇多，最早见于《山海经》，《史记》上亦有秦德公杀狗以御蛊的记载。说明公元前 7 世纪时，已认识到本病具有传染性。隋代巢元方《诸病源候论·蛊毒候》曰：病发之时，身体乍冷乍热"，蛊毒"啾人心肝尽，乱下脓血，羸瘦，颜色枯黑而死"，或可"腹内胀满，状如蛤蟆"。唐代孙思邈《备急千金要方·蛊毒》曰："蛊毒千品，种种不同。"其症状可有吐血、赤痢、下血、肌肤消索、腹大如水状、腹内坚如石、面目青黄。"古代医籍中关于蛊毒的病因、证候、治疗都有较详尽的阐述。1949 年以后，我国十分重视血吸虫病的防治工作，从中央到地方成立了血防工作领导小组，开展了防治血吸虫病的群众运动，取得了显著的成绩，丰富和小便淋漓，病变无常等发展了中医学防治血吸虫病的理论和方法。

【诊断与鉴别诊断】

1. 诊断要点

(1)曾居住在血吸虫病流行区，有接触疫水史。

(2)每年 8～9 月为流行季节，如突然起病，表现为发热恶寒，干咳胸痛、发疹奇痒或腹痛泄泻、苔黄、脉滑数之表里夹杂证者为血吸虫病急性期。

(3)慢性及晚期血吸虫病主要表现为形体消瘦、面色憔悴，腹大青筋显露、胁下痞块、小便短少，或黄疸、下利、苔白滑、脉弦紧等一派里证。其临床证候复杂，因人而异。临床上可结合环卵试验等一系列实验室数据以协助诊断。

2. 鉴别诊断　本病病程中出现的几个主症须与有关症候进行鉴别。其中痞块需与疟母、蛊胀须与臌胀、蛊痢须与腹泻和痢疾进行鉴别。

(1)疟母：疟母的痞块位于胁下，患者曾居住疟疾流行区，有疟疾病史。血吸虫病痞块，两胁都可见，痞块如杯如盘，有疫水接触史，伴舌边有瘀点，脉沉细缓，面色萎黄，肌肉瘦削之程度较疟母为重。

(2)臌胀：蛊胀与臌胀都可见腹中积水和单腹胀大，但两者伴见症状有所不同。蛊胀者，患者神态自如，能从事轻体力劳动，黄疸少见，食欲尚可，腹内痞块较大，腹部青筋显露，晚期才伴水肿，舌淡胖，舌边有瘀点，脉沉缓。而臌胀则精神萎顿，乏力明显，食欲差，面色灰暗，腹胀难忍伴水肿明显，舌红绛，舌下系带两侧血管暗紫粗大，脉弦细数。

(3)腹泻、痢疾：血吸虫病的下利古称"肠蛊痢"，与慢性泄泻、休息痢有相似之处。但一般泄泻无典型疫水接触史，无伴见痞块、蛊胀等症状，这是它们的鉴别要点。

【临床分证】

本病的病情变化是由外感及内伤，急性转慢性，无形变有形，由实转虚，虚实夹杂的过程，临床分型一般按病程不同阶段的主症而确定，分为急性期、慢性期及晚期。慢性期及晚期按病情的主要矛盾之表现而分为痞块、蛊胀、下利、虚损。

(一)急性期

急性期是指感受蛊毒较重而发生的早期急性症状,其表现以外感热病证候为主。血吸虫病后期如重复感邪而程度较重者,亦可发生此期症状。

1. 临床表现

(1)主症:发热恶寒,咳嗽胸痛。

(2)次症:头身疼痛,瘾疹奇痒,恶心呕吐,胸胁苦满,腹痛腹泻。

(3)典型舌脉:舌苔白或黄腻,脉浮数。

2. 诊断要求　凡具备主症,兼次症任一项及典型舌脉者,并结合流行病史,可诊断为血吸虫病急性期。

3. 论治法则　杀虫,解蛊毒,和解表里。

4. 方剂选要

(1)首选方剂:柴胡桂枝汤。为小柴胡汤合桂枝。小柴胡汤为少阳病主方,方中柴胡、黄芩和解少阳,白芍、黄芩助柴胡清肝胆,半夏和胃降浊,人参、甘草扶助正气,姜、枣既助桂枝调和营卫,又助半夏和胃止呕。

(2)备用方剂

1)若腹痛下痢用葛根芩连汤加白头翁、木香、芍药解表清里。若干咳胸痛,痰血明显者,为肺经邪热化燥,用清燥救肺汤加贝母、百部、连翘清肺润肺。若大热、大汗、大渴、谵妄者,用竹叶石膏汤或白虎人参汤甘寒以清阳明经热。

2)南瓜子粉:南瓜子去壳、去油、研粉,成人每日 80g,分 3 次服,连服 30 日为 1 个疗程。生南瓜子研粉,有杀虫解蛊毒作用。不良反应有头晕、腹泻、食欲减退等,一般连续服药 10 日后不良反应可以减少或消失。临床可与西药锑剂同时应用。

3)鸦胆子:鸦胆子去壳取仁,每次 10 粒装胶囊内吞服。每日 3 次,10 日为 1 个疗程。本品清热解毒,是治疗热毒血痢之良方,但不宜久服。

5. 中成药选介　复方槟榔丸。方中枣儿槟榔、雄黄、榧子肉都有杀虫功效;茜草、红藤清热凉血解毒。炼蜜成丸,具有杀虫解蛊毒作用。每次 10g,每日 2 次,饭前温开水吞服,20 日为 1 个疗程。

6. 针灸疗法　应用西药锑剂驱虫时可配合针灸治疗。发热取大椎、合谷;上腹痛取期门、章门、中脘;腹泻取天枢、神阙、足三里;下腹痛取中枢、大横、肾俞、大肠俞;恶心呕吐取足三里、内关、中脘。

7. 验案选粹　张某,男,46 岁。因夏季在湖里打捞鱼苗,赤足涉水,两腿红疹奇痒数月,旋见恶寒发热,头晕目眩,精神不振,痢下赤白,日行 7～8 次,腹痛腹胀,胃纳不馨,苔薄白,脉浮数。入院后由中西医协同诊断为急性血吸虫病,采用中西医综合治疗。先以三黄石膏汤配银翘散治标,3 日后体温下降至 37℃。遂用锑剂和活血杀虫丸治本。

活血杀虫丸方剂组成:荜澄茄 250g,枣儿槟榔 250g,川木香 150g,百部根 200g,枯矾 9g,苦参根 150g,炮牙皂 18g,当归 200g,川蜈蚣 15 条,海桐皮 100g。上药共研细末,用瞿麦 200g,萹蓄 200g 煎浓汁,水泛为丸。成人每日 50g,分 3 次服,连服 20 日为 1 个疗程。(引自:《上海中医药杂志》)

8. 辨治按语　凡有疫区感染病史,突然发热、恶寒,咳嗽者,须及时明确诊断。治疗上力求灭虫彻底,达到根治目的。正气较盛者易治愈;正气较虚,感邪较重者,或治不得法,往往可因长期高热而出现危象。因此未病早防，有病早治是保障疫区男性健康的根本大法。

（二）慢性期及晚期

蛊毒由经入脏，由表传里，肝脾受损，甚则及肾，五脏交亏，阴阳两虚，气血衰惫。随人体禀赋不同和脏腑盛衰之异，此期证候表现甚为复杂：按感邪程度可见痞块、蛊胀、虚损、下痢或黄疸、出血、低热等症。蛊胀不除，正气日衰，病程即由慢性迁延期进入晚期。

痞块

1. 临床表现

（1）实证：面华有神，食欲尚可，痞块小而软，胸胁胀满，时有作痛，舌红苔白滑有瘀点，脉弦紧。

（2）虚证：面黄少神，食欲减退，痞块如盘，质坚如石，舌红苔白滑，有瘀点，脉细弱涩。

2. 辨证分析

（1）实证：蛊毒虫邪入于肝脾，气结血凝，结为痞块，脏气尚盛，正气未虚，痞块较小，腹内无积水。

（2）虚证：痞块日久，素体薄弱，脏气本虚，或反复攻削，或复感虫邪，毒势难当，元气日益亏损，五脏交亏，气血衰少，而呈现种种不足之症。

3. 论治法则　实证以攻邪为主，活血化瘀，破气通络，软坚散结。虚证以补虚为主，健脾补肝，正气恢复后再行攻坚消痞。

4. 方剂选要

（1）首选方剂

实证：①大黄䗪虫丸。方中大黄、桃仁、干漆破血祛瘀，土鳖虫、虻虫、水蛭、蛴螬破血逐瘀而散癥，黄芩、苦杏仁清热宣肺，生地黄、白芍、甘草滋养血脉，缓急止痛。适用于正气尚盛，痞块较大而坚者。服法：4.5～6g，每日3次，9日为1个疗程。空腹温开水送服。②膈下逐瘀汤。为攻坚缓剂。方中五灵脂、当归、川芎、桃仁、赤芍、红花、牡丹皮破血、活血、祛瘀；延胡索、香附、枳壳理气止痛；甘草调和百药。合而具有活血祛瘀、行气止痛功效，适用于正气尚盛之痞块患者。

虚证：逍遥散加减以补肝健脾。方用逍遥散，选加何首乌、枸杞子、山茱萸、五味子、女贞子、墨旱莲以增加当归、白芍养肝血、滋肝阴之功；加香附、郁金、茵陈、青皮、乌药以增柴胡疏肝解郁，并理气健脾；方中还可加黄芪、党参、山药等味，以助白术、茯苓益气健脾之力。待正气恢复后再行攻痞。

（2）备用方剂

1）实证：如夹气滞，胸胁痞满胀痛，可合用金铃子散。方中金铃子能泄肝火，行气滞；延胡索能行瘀活血。

2）虚证：对久泻者，补肝同时可合参苓白术散。方中人参、茯苓、白术、甘草益气健脾；山药、扁豆、莲子健脾和胃；砂仁健脾燥湿；薏苡仁渗湿；桔梗引药上行。

5. 中成药选介

（1）瓦楞子丸：瓦楞子、鳖甲、穿山甲、雷丸、水蛭、鹤虱、阿魏解毒攻痞；三棱、莪术、桃仁破血化瘀；当归、黄芪、白芍、白术扶正补虚；柴胡、枳壳疏肝理气；海藻软坚。炼蜜为丸，效同大黄䗪虫丸，可交替使用。每次9～15g，每日3次，服10日后休息3～5日。

（2）肝脾消肿丸：当归、川芎、桃仁、红花、鸡巨子、五灵脂破血活血化瘀；柴胡、金铃子、青皮破气散结;牡丹皮、郁金凉血清热;荜拨、荜澄茄温里祛寒,合而为攻坚缓剂,可与膈下逐瘀汤同服。每次 3g,每日 3 次,温开水下。

6. 针灸疗法　取合谷、列缺、内关、足三里、委中,于锑剂注射前 15～30 分钟针刺,轻度或中等度刺激,留针 5～10 分钟,可减少锑剂不良反应。

7. 饮食疗法　扁豆粥。用扁豆同大米煮粥。扁豆性微温味甘,功能和中健脾,主治泄泻呕吐。食用扁豆粥可强壮身体,脾胃虚弱者食用更有益。

8. 辨治按语　痞块是本病过程中突出的临床表现,辨别痞块的大小、软坚、病位(胁下)及活动情况可以确定病情性质属虚、属实。依据正气之强弱选择峻下或缓下之剂。

蛊胀

1. 临床表现

(1)实证:面皖有神,腹部胀满如鼓如箕。呼吸气粗,不能平卧,溲少黄赤。舌苔白滑,脉弦滑有力。

(2)虚证:面皖无神,形体羸瘦,腹胀脐平,按之坚满,呼吸低微或畏寒肢冷或身微热。苔白润,脉沉迟无力,或舌红光剥无苔,脉细无力。

2. 辨证分析

(1)实证:浊水实邪,停聚腹中,日积月累,壅滞腹内,故腹中胀满,按之浮动有振水声,血脉涩滞见青筋怒张;水溢犯肺,肺气不降,故呼吸气粗,时欲太息;食欲尚可表明胃气未败,脉息有力,说明此属正气未虚之实证。

(2)虚证:水停腹中,气机升降失调,五脏日益亏损,脾虚不运,故食少肌削;肺气虚弱故呼吸短浅;心气虚则心悸气短;肾气虚则开阖不利而溲少。

3. 论治法则　对实证以攻水为主要治法,可分泻下与分消二法,视病情性质而定。对虚证则应先补虚后逐水,视气血、阴阳、脏腑虚弱情况,有的放矢,遣方用药。

4. 方剂选要

(1)首选方剂

1)实证:①舟车丸。方中甘遂、大戟、芫花攻逐胸腹经隧之水;大黄泻火通便,牵牛子攻下逐水,协助君药泻水,使积水从二便分消;青皮、陈皮破气理气;木香、槟榔行气导滞;轻粉去积痰。如病势较重,形气俱实,可应用此攻逐实邪之峻下剂。每次 6～9g,日服 1 次,清晨空腹温开水送服。②十枣汤。芫花、甘遂、大戟三药,药性峻烈有毒,逐水饮,除积聚。大枣益气护胃,缓和峻药之毒性,下不伤正。本方为攻逐水饮之峻剂,上三味等份为末,装入胶囊,每次服药末 1.5～3g,每日 3 次。大枣 10 枚煎汤调服,清晨空腹服。

2)虚证:参苓白术散。人参、茯苓、白术、甘草益气健脾,山药、白扁豆、莲肉健脾和胃,砂仁健脾燥湿、薏苡仁渗湿,桔梗引药上行。

若兼肺气虚,加黄芪补土生金。心脾血虚加柏子仁、酸枣仁、龙眼肉养心健脾、益气补血。若气血两虚加当归、黄芪、熟地黄、白芍、川芎益气养血。若肝肾阴虚加山茱萸、山药、熟地黄、龟甲滋补肝肾。若脾肾阳虚加附子、肉桂等温补肾阳、化气利水。

(2)备用方剂

1)实证:消水丹。为攻下缓剂,方中煨甘遂、黑丑峻下逐水;沉香、琥珀活血散瘀,理气止痛。上药共研细末装入胶囊,每次 1～3g,温开水送服,每日 1 次。

2)虚证:补中益气汤。以黄芪、人参、甘草益气健脾,白术补脾,当归补血,陈皮理气,升麻、柴胡升阳为引药。

5. 饮食疗法　血吸虫病晚期,腹胀腹水伴水肿应注意饮食宜忌:①忌吃生冷瓜果,戒烟酒,忌吃肥腻油炸硬固食物;②宜吃清淡蔬菜;③每日蛋白质供给20g,热量1000cal,葡萄糖100g;④少尿而引起明显浮肿者应严格限制水及钠盐的摄入,钠盐限制于每日0.5~1g。

腹水患者常服:①赤小豆120g,水煎当茶饮。②纯黄豆制成的豆浆2000ml,加糖200g,分6次进服。

腹水伴水肿可服:鲤鱼(500g)1条,赤小豆50g填入鱼腹中,用厚粗纸包裹数层,铜线缚定,放清水中浸至内外湿透,置炭火中煨熟,取出淡食,分数次吃,每日1条,连吃5日为1个疗程。

6. 验案选粹　宋某,男,39岁。患者平素体质健康,自1959年起,自觉腹满胀痛,逐渐形成腹水,卧床不起,曾经某钩防治所确诊为晚期血吸虫病、肝硬化症,并建议中医治疗。患者腹大如鼓,青筋暴露,阴囊肿大,二腿肿胀,脐凸,足心平,右胁下疼痛引小腹,肝于肋下可触及四指半,气喘头眩,大便溏泄,小便浓,口渴,舌质暗红,无苔,脉沉紧。久病气血凝滞,脾运失职,以致升降失常,清浊相混,通道壅塞而成水臌。治以化积理气、健脾和中,以和中丸加减3剂,症势不减。

柴胡、青皮、莪术各50g,鳖甲、槟榔各100g,甘遂15g,共为细末,每次吞服3g,早晚各1次,红糖水送服。

药后第1日大便轻泻4次,小便显著增多,胃纳尚好,至第3日溏泻3次,小便转淡黄量多,肿势已减,无不良反应。服药10日后大便减至每日2次,已成形,小溲多,肿已减半。继服18日,肿胀全消,胃纳倍增,已能走动,共服药一料,计35日后患者已能轻度劳动,以后未服他药,2个月后情况良好,健康基本恢复。(引自:浙江中医杂志)

7. 辨治按语　本病虚实夹杂,有形之邪积聚,治疗比较复杂。临床须辨清虚实,实证要攻,虚证要补,因病属晚期,大多正虚邪实,攻邪之时,勿忘补虚,注意固护正虚;补虚之时,勿忘祛邪,以免留邪为患。

应用泻下逐水之剂必须从小量开始,逐渐加大剂量,严格排除禁忌证。凡是虚证患者,均在禁下之列。应用泻下法不可持续使用,3~4日后必须停用,改用补脾胃之剂,2日后才能继续应用泻法。攻逐积水后易复发,临床必须密切观察病情,俟正气恢复即当攻痞块,杀虫邪。

血吸虫病后期还会出现下痢、出血、低热等症,临床宜对症处理。

(撰稿:杨菁华　修订:毛凤仙　审定:李德新　冷方南　卢丙辰)

第六节　狐　惑

【概述】

狐惑是一种以口咽、前后二阴反复发生蚀烂溃疡,并伴有眼疾及全身症状为特征的疾病。因病情复杂多变,又可出现神情恍惚、惑乱狐疑的精神症状,故名狐惑。本病可先后或单独表现在眼及口腔咽部,亦可只表现在外阴部,故前人亦有蚀于咽为惑,蚀于阴为狐,同时发生者为狐惑的说法。至于"射工""水弩"为病之说,系古人借喻之词,实非病因也。

狐惑,最早见于汉代张仲景《金匮要略·百合狐惑阴阳毒病脉证治》,"狐惑之为病,状如伤寒，默默欲眠。目不得闭，卧起不安。蚀于喉为惑，蚀于阴为狐。不欲饮食，恶闻食臭。其面目乍赤、乍黑、乍白。蚀于上部则声嗄，甘草泻心汤主之。蚀于下部则咽干，苦参汤洗之。蚀于肛者，雄黄熏之。"又谓："病者脉数，无热，微烦，默默但欲卧。汗出，初得之三四日，目赤如鸠眼；七八日，目四眦黑。若能食者，脓已成也，赤小豆当归散主之。"

狐惑病名，多数医家释为狐疑惑乱之意，形容病情变化不定，令人狐惑，难于捉摸，故取类比象而名。《说文》释"狐"云："妖兽也，鬼所兼之"；《埤雅》云："狐性疑，疑则不可以合类，故从狐，疑词也"。《离骚》亦云："心犹豫而狐疑"。综上所述，可归纳为：①"狐"，兽名。②因其兽性多疑，故引申为"狐疑"一词；以"惑"字而论，《说文》释云："乱也，从心或声；迷也，疑也，满志多穷曰"惑"，又通"棫"。《荀子・中苟篇》云："谁能已之僬僬受人之棫棫"(棫通或)。《孟子》曰："无或乎，王之不智也"(或通惑)。《史记・贾谊鵩鸟赋》云："众人或或，本作或，后加心字以别之"(说明或通惑)。《战国策・秦策》云："诸候乱惑"；《韩非子・狐玟》云："惑主法败，以乱世民"；《灵枢・大感论》云："精神乱而不转。卒然见非常处精神魂魄。故曰惑也。"综上所述："狐"与"惑"因其词义相近，故组成"狐惑"一词。《金匮要略》以该词为其病名。

如宋代《医说・疾证》指出："古人之论疾者，多取象取类，使人易晓。以时气、声嘎、咽干、欲睡复不安眠为狐惑，以狐多疑惑也。"《医宗金鉴》则认为狐惑为牙疳、下疳，谓："狐惑，牙疳、下疳等疮之古名也。近时惟以疳呼之。下疳即狐也，蚀烂肛阴；牙疳即惑也，蚀咽、腐龈、脱牙、穿腮、破唇。"唐容川《金匮要略浅注补正》认为：狐惑当改为"狐蜮"，"惑"相传为水生小虫，有水弩、射工、短狐等称。唐氏认为："狐惑二字为对举，狐字着实，惑字托空，文法先不合矣。虫蚀咽喉，何惑之有？盖是蜮字之误耳。'惑'字，篆文似'蜮'，传写滋误。"故猜疑本病为虫毒所致。历代医家对狐惑之名众说纷纭，莫衷一是。若结合现代临床分析，则狐惑近似于西医学的眼、口、生殖器综合征，即贝赫切特综合征(又称白塞病)。还有报道称，瑞特综合征(以关节炎、结膜炎、尿道炎为基本特征的一类疾病)、杜诺凡病(又称腹股沟肉芽肿，是由于肉芽肿荚膜杆菌感染引起的一种以外阴部与腹股沟部位发生渐进性无痛性匍行性溃疡和慢性肉芽肿为特点的性传播疾病)也有与本病相近之处。

狐惑的概念、临床表现、治疗、方药等，均有详尽记载。晋代・王叔和《脉经》除记述本病外，另出猪苓散治疗。隋代巢元方《诸病源候论》除狐惑外，亦有"湿䘌"病的记述，与狐惑相似。唐代孙思邈《备急千金要方》提出本病因"湿毒气所为"，并以黄连、薰草内服治疗。《外台秘要》记载与《金匮要略》相似，但附方后指出本病忌食猪肉、冷水、菘菜、海藻、羊肉汤等。宋代朱氏《类证活人书》提出"狐惑与湿䘌皆虫证"的看法。元代赵以德《金匮要略衍义》提出了"湿热生虫"之说。明代《医学纲目》《医学入门》《景岳全书》及清代《张氏医通》《谢映庐医案》《金匮要略方论本义》等，均对本病有所论述，然而泛及者多，专论者少。

综上所述，前人对本病的论述，虽有所异，但大体均宗仲景之垂训，认为其病因多为湿热内蕴，上蒸下注，或循经上犯，或下注二阴，若病久不愈，或因循失治，则亦能出现伤阴损阳，或阴虚内热，或脾肾阳虚。一般早期发病急者，多为实证，可有湿热阻络、湿毒下注、肝脾湿热，脾胃积热等证候。若起病较缓，或病久不愈，或妄用汗、吐、下法，过施苦寒，伤津耗液，损阳耗气者，可多为虚证，常见有肝肾阴虚、脾肾阴虚、脾肾虚寒等证候。以发病部位而论，发于二阴为主，眼、口损害为辅者，多见于湿毒下注证。若以口腔内损害为主，眼、二阴部损害居次者，可见于脾胃积热、脾肾阴虚证。以发病脏腑而言，多涉及肝、脾、肾诸脏。脏腑不足为本，湿热毒邪为标。

【诊断与鉴别诊断】

1. 诊断要点

(1)口咽蚀烂:口唇、舌、颊、龈、咽、颃颡或鼻内,反复生有溃疡,数目不定,少则一二个,多则五七个,大小不等,小似赤豆粟粒,大若豌豆梅核。匡廓鲜明,圆形或椭圆,其底略平,上覆白膜,周边红晕。

(2)二阴溃疡:前后二阴蚀烂,生有溃疡,多少不定,小似黍豆,大若梅李,周边焮赤,上生白腐,或长或圆,浸渍延蔓。

(3)目赤如鸠:眼目灼热,或觉干涩,或有白睛暴赤,热泪如汤,羞明隐涩,赤膜下垂,痛痒交作。

(4)胫生肿核:腿胫生有肿核,如梅似李,半在皮下,多少不定,对称生出,绕胫而发,似瓜藤所缠,四畔焮红,周边肿胀,触之痛甚。

(5)典型脉象:滑数、弦数、弦滑为主脉,兼见细数、沉细、沉迟者为阴虚、阳虚或阴阳俱不足。

具备上述病史、病机证候、典型舌脉者,其中前述4项诊断要点中,具备3项以上者,本病诊断即可确立。

2. 鉴别诊断

(1)口舌疮:口、舌、颊、腭、唇等处反复生疮,疼痛溃烂。初起生有红斑,小如粟粒,大若赤豆,继则长有粟疹,色黄而淡,渐则灰白,溃烂成疮,疮底色灰,触之略硬,肿胀红晕,痛如火燎。但皮损仅限于口舌内,而无眼、二阴部症状。

(2)湿䘌:据《类证活人书·卷十一》记载:"上唇有疮,虫食其脏也;下唇有疮,虫食其肛也,杀人甚急,多因下利而得。"治䘌桃红汤,黄连犀角汤,雄黄锐散主之。"因此可知,湿䘌亦可有上下蚀烂症状,但为三虫求食,上蚀口唇,下蚀肛门;而狐惑多系湿热内蕴,上蒸口咽,下注二阴,或循经走窜,上攻于目。《诸病源候论》《备急千金要方》已将两病分别列论,治法各异,予以鉴别。

(3)阴蚀:本病起多急剧,阴中生疮,溃烂不已,上覆黄脓,愈后结疤,但不会累及口、眼等处。

【临床分证】

对本病前人多以单方、外洗、熏蒸法等予以治疗,但缺乏系统辨证。现代临床按脏腑辨证、八纲辨证与病因辨证相结合的方法,将本病分为湿热阻络证、湿毒下注证、肝脾湿热证、脾肾阴虚证、脾肾阳者证。

(一)湿热阻络证

狐惑病之湿热阻络证,是指因中土虚弱,运化失职,水湿停滞,酿成湿邪,郁久化热,上熏下蒸,阻遏经络,出现以眼、口、二阴溃疡为主的证候。

1. 临床表现

(1)主症:①目赤如鸠眼;②口咽溃疡;③阴部蚀烂;④溃疡疼痛时作;⑤面目多赤。

(2)次症:①胸中烦热;②呕吐吞酸;③腹痛喜按或下利;④口干咽燥;⑤小便清长而足胫冷;⑥心下痞满。

(3)典型舌脉:舌红苔腻,边有齿痕,脉象滑数或弦数。

2. 辨证分析　脾胃为后天之本,四运之轴,升降之枢,运化之舟楫。中土运化失职,则水液转输不利，酿成湿邪，久而不去，郁滞生热。湿热内存，上下熏蒸，阻塞经络。熏于上则目赤如鸠眼，口咽溃疡，胸中烦热。火性炎上而热，故口燥咽干，面目色赤，湿邪中阻，则肠鸣下利；湿热内蕴，则舌红苔腻，脉象弦数或滑数。本证候以脾胃运化失调及口、眼、二阴部溃疡为主。

3. 诊断要求　具备主症前3项中2项、次症中2项以上及典型舌脉者，可以确立本证候诊断。

4. 论治法则　辛开苦降，清化湿热。

5. 方剂选要

(1)首选方剂：甘草泻心汤加丝瓜络。方中黄芩、黄连苦寒，清热燥湿；干姜、半夏辛温，开通散结；甘草、大枣补脾和中。苦辛通降，寒热并施，上下得治。人参补虚和中，加丝瓜络通行经络，不仅使中气运而湿热自化，抑辛苦杂用，足胜开通之任。

(2)备用方剂：半夏泻心汤加苍术。方中以半夏为主，除湿即健脾；伍以黄芩、黄连清化湿热；干姜辛温祛寒；配甘草、人参健脾和中，再加苍术除湿助运。此方补虚而化湿热，辛苦杂投，寒热并用，对于兼有胃气不和，心下痞鞕，干呕不食等症者，尤为贴切。

(3)外洗方：蚀于前阴者，配苦参汤洗之；蚀于后阴者，配雄黄烟熏之。苦参汤熏洗前阴，取其味苦性寒，功擅清热燥湿杀虫，外用熏之洗之，就其近而治之耳。雄黄辛温，为燥湿解毒杀虫之要药。

6. 中成药选介

(1)芩连理中丸：以黄芩、黄连清热除湿，苦寒以折上蒸之湿热；干姜辛温，除下趋之寒湿；人参、白术、炙甘草甘温之品，补中益气，健脾助运，扶正即寓驱邪。用于狐惑病湿热阻络证，以脾胃气虚为主要表现者。

(2)小温中丸：用针砂养血健脾；半夏、陈皮理气健脾，燥湿助运；茯苓、白术、神曲燥湿健脾，消食导滞；黄连、苦参燥湿清热；香附理气宽中，消除胀满；甘草调和诸药。方名虽温中，但实为清化湿热，健运中土的良方。对于狐惑病以脾胃气虚为主，兼有食滞者，用之颇宜。

(3)香连化滞丸：方中以黄芩、黄连清热燥湿；配木香、厚朴、陈皮行气除湿；青皮、枳实、槟榔导滞行气；滑石利湿渗水；当归、白芍、甘草清化湿热，气血调和。用于狐惑病湿热阻络证，伴有腹胀腹泻者，尤为合适。

(4)湿热痹冲剂：用苍术、黄柏、防己、萆薢、生薏苡仁清热利湿；配以防风、威灵仙疏风胜湿；金银藤、川牛膝，地龙不仅清热，尚可定痛。诸药合用，能上能下，疏通经脉，清利湿热。对于狐惑病湿热阻络证，伴有关节疼痛者，更属切合。

7. 针灸疗法

(1)取足阳明胃、足太阴脾经穴及俞募穴，针宜平补平泻法。取穴：隐白、足三里、中脘、上脘、太白为脾经穴，用平补法，可有健脾助运，除湿通络之功；足三里、中脘、上脘可用平泻法，意在通降胃气，清除湿热。用于治疗狐惑病湿热阻络证，以湿热内蕴，升降失职为主要表现者。

(2)取足阳明胃、足太阴脾和背俞穴，针宜补法，针灸并用。取穴：三阴交、足三里、脾俞、胃俞。足三里、三阴交可健壮脾胃之气，使中土健运，水湿得化，经络畅通；脾俞、胃俞可健脾益胃，渗湿利水。湿邪既除，热生无源。用治狐惑湿热阻络证，以中土虚弱、湿邪偏盛者，颇为合拍。

(3)耳针：取脾、胃、交感、腹、内分泌穴，用平补平泻法。脾、胃、腹三穴，可健运脾胃，清热除湿;交感、内分泌穴,可调理脾胃,疏通经络。适用于狐惑病湿热阻络证,偏于经络阻滞者。

8. 气功导引

(1)气功呼吸法。姿势:采用站桩式。功法:松静站立,排除杂念,含胸拔背,收腹提肛,双肩自然下垂,两肘微屈,双手呈半握拳状,舌舐上腭,使督任二脉相通。虚领顶颈,自然呼吸,呼吸时要先呼后吸,呼气时舌体前伸,舐住下齿。吸气时,舌体上卷,舐住上腭,使呼吸自然均匀。站桩时应意守中脘及丹田穴。吸气时,以意领气,使意到则气到,气到则力到。意念引起自丹田上达中脘,觉腹部温暖舒畅;呼气时,意念引气,自中脘达丹田,再自丹田通过会阴,沿脾经下达三阴交,功力熟练后,可达隐白穴,复由原路上升达丹田。如此循环周流,一呼一吸,每次20～30分钟,每日晨起一次。狐惑病之湿热阻络证,采用气功呼吸法,呼吸长短相同,为平补平泻法。坚持6个月左右,可见功效。

(2)导引按摩法。姿势:采用仰卧式。功法:自然放松,仰卧伸平。呼吸匀调后,以双手相叠,置于神阙、中脘之间,顺时针轻轻揉按,做环形运转,一周时间约30分钟,共做72次;然后再做逆时针揉按,用力,运转速度同前,再72次。然后坐起,自然屈膝,以双手拇指分别按住足三里穴,做小范围揉按,顺、逆时针,分别72次,局部可有酸、麻、胀、痛之感为宜。最后用同样方法揉按三阴交穴。要求每日临睡前做一次,每次约30分钟。收功前,应起身站立,松动周身,双手掌摩擦后,做干洗脸动作,方可入睡。狐惑病之湿热阻络证,采用本法,轻按为补,重按为泻。轻重适宜,为平补平泻,坚持3个月以上,可见功效。

9. 饮食疗法

(1)三汁饮:冬瓜汁30g,扁豆汁20g,车前草汁10g。先取大米适量,煎煮取汁约200ml,放入少许白糖,加上述三汁,调服。具有清热除湿、疏通经络之功。

(2)冬瓜粥:鲜冬瓜100g,白术10g,粳米60g,白茅根10g,煮粥。具有健脾助运、清利湿热之功。

(3)车前草叶粥:新鲜车前叶30g,粳米60g,葱白1茎,马齿苋15g,大枣10枚,莲子肉10g,姜汁少许,煮粥。先将粳米煮粥,待粥烂后,加入诸药,离火后再入姜汁。具有健运脾胃、除湿清热之功。

10. 验案选粹　王某,19岁,3周前双小腿内侧出现结节,皮色发红,疼痛肿胀,伴发热恶寒,关节疼痛,胃纳不馨,经治不效。追询病史,有口腔及阴部溃疡,反复发作1年余。溃疡豌豆大小,边缘不整,上覆白膜,脉象弦数,舌红苔腻。证属湿热阻络,上下相蚀。遂拟苦辛通降,清化湿热法。选甘草泻心汤化裁。药用:生甘草9g,川黄连4.5g,黄芩9g,干姜4.5g,大枣5枚,制半夏6g,5剂,水煎服。服尽复诊,牙龈糜烂已轻,溃疡缩小,结节尚无变化,发热恶寒亦祛。但仍觉口干不思饮,关节时痛,知方药对症,遂效不更方,再进6剂。复诊时双腿结节消退,口腔及阴部溃疡已愈合,但胃纳仍欠佳,二便尚调。前方干姜改为生姜6g,共进16剂,结节大多已退,溃疡未再新生。(引自:《朱仁康临床经验集》)

11. 辨治按语　狐惑病主要表现为口腔溃疡、外阴溃疡、视网膜炎及虹膜睫状体炎,故称眼-口-生殖器综合征。并可伴有结节性红斑、关节痛、发热等。但有些人不一定诸症悉具。只要有两种以上主症即可诊断。本例初起不久,认证较早,故用方辄应。方以黄连,黄芩苦寒清化湿热;干姜、半夏辛温,开通散结;并以甘草、大枣补脾和中。苦降辛通,寒热并用,故上下得治。

12. 文献选录　《金匮悬解》曰:"土湿则脾陷而不消,胃逆而不纳,故不能饮食。君火不降,则见赤色;辛金不降,则见白色;壬水不降,则见黑色。病见上下,而根在中焦,总由中焦太阴湿土之旺。甘草泻心汤温中土而清上，培土降浊，狐惑之的方也。”

(二)湿毒下注证

狐惑病之湿毒下注证是指因水湿不化，顺其就下之性，酿成湿邪，郁久生热，热甚为毒，致湿毒为患的证候。

1. 临床表现

(1)主症：①起病急骤；②外阴部生有溃疡；③外阴红肿疼痛；④溃疡上覆白腐；⑤目赤如鸠眼、口咽部溃疡。

(2)次症：①发热倦怠；②食欲不振；③咽干口燥；④便结溲赤。

(3)典型舌脉：舌红苔白腻或黄腻，脉象沉数或滑数有力。

2. 辨证分析　饮入于胃，游溢精气，上输于脾，脾气散精，上归于肺，通调水道，下输膀胱，此为常人。若饮食不适，劳倦失时，则水湿不化，顺其就下之性，湿邪由生。郁久生热，热甚为毒，湿毒下注，故其来甚速，发病多急，以外阴溃疡为主，眼、口咽溃疡为辅。湿毒蓄于膀胱，则水道不行，小溲淋涩不畅；经脉闭阻，气血不畅，则外阴红肿，溃疡痛甚，致行走不便；气机不畅，则发热倦怠，纳谷不馨；阴津被灼，则口干喜饮。湿毒下注，故脉沉数，舌红而苔腻。本证候主要病机特点为湿热蕴毒，下注于阴。病位涉及脾、肾、三焦三脏。病性为湿毒为患，属实。

3. 诊断要求　具备主症 3 项、次症 2 项以上和典型舌脉者，可以确立该证候诊断。

4. 论治法则　清热解毒，除湿健脾。

5. 方剂选要

(1)首选方剂：解毒除湿汤加金莲花、马蔺子。方中六一散、黄柏、冬瓜皮、茯苓皮、瞿麦、萆薢、生薏苡仁清热除湿，理脾化浊，意在水湿热邪除去，则毒无由生；木通、紫花地丁、连翘、金莲花、马蔺子解毒清热，散结凉血。诸药合用，有除湿解毒，消肿止痛，理脾助运之功。对于湿毒下注证之狐惑而偏于湿邪盛者，尤为适宜。

(2)备用方剂：解毒汤加冬瓜皮、生薏苡仁。方中大黄、黄连、黄芩、黄柏，清热解毒，凉血除湿，止疼消肿；栀子、赤芍凉血解毒，清热除烦；枳壳、连翘、甘草解毒清热，行气开郁；妙在防风，深寓“火郁发之”之理。诸药合用，共奏解毒除湿、消肿止痛之功。对狐惑病属湿毒下注而毒热偏盛者，尤为适合。

6. 中成药选介

(1)银黄注射液：方以金银花为主，清热解毒，消肿止痛；黄芩清热除湿，解毒散肿。方仅两味，制成注射剂，药少而力专。对于狐惑病湿毒下注证，偏于毒盛者尤宜。

(2)分清五淋丸：方中用木通、车前子、萹蓄、瞿麦诸利湿通淋之品，清热利湿；栀子、黄芩、黄连苦寒之辈，泻热降火，清除湿热；茯苓、泽泻、滑石等淡渗之品，利湿清热，以助驱毒；知母清热护阴，防止苦寒之弊；甘草调和诸药，兼解毒邪。诸药合用，共奏清热解毒、除湿消肿之功。用于狐惑病湿毒下注证偏热盛者，颇为合适。

(3)甘露消毒丹：用藿香、石菖蒲、白豆蔻芳香化浊，行气醒脾；连翘、黄芩清热解毒，除湿消肿；木通、茵陈、滑石清热利湿；贝母、射干清热解毒，散结止痛；薄荷辛散。诸药合用，清热解毒，除湿泻火。用于狐惑病湿毒下注证，以外阴溃疡伴胸脘痞闷，腹胀便秘者适宜。

7. 针灸疗法

(1)取足阳明胃、足太阳膀胱经穴，针宜泻法。取穴：足三里、条口、内庭、三焦俞、膀胱俞。足三里、条口、内庭可以清热泻火，除湿祛毒；三焦俞、膀胱俞可除湿泻火，引热下行。用于治疗狐惑病湿毒下注，以湿热毒邪为主要表现者。

(2)取足太阴脾、足少阴肾经穴，针宜泻法。取穴：公孙、三阴交、地机、水泉、阴谷。公孙、三阴交、地机，可除湿利水、引火下行；水泉、阴谷清热利湿，祛毒泻火。

8. 饮食疗法

(1)滑石粥：滑石 30g，瞿麦 10g，粳米 60g。先将滑石用布包扎，然后与瞿麦同入砂锅煎汁，去渣，入粳米煮为稀薄粥。本方出自元代《寿亲养老新书》，具清热解毒，利水通淋之功。

(2)白茅根粥：白茅根 30g，茵陈 15g，绿豆 15g，鲜地黄汁 15ml，粳米 60g。先将绿豆煮开，后下白茅根、茵陈，煮 30 分钟，去渣，下粳米煮成稀粥，再入生地黄汁。具清热解毒，除湿凉血之功。适于狐惑病湿毒下注证。

9. 验案选粹　叶某，21 岁，外阴溃疡 5 年之久。初起眼、鼻、口腔先后出现溃疡，外阴肿痛，舌苔白腻。证属湿毒下注。治宜清热解毒，健脾除湿法。用药：黄柏 12g，土茯苓 15g，茵陈 12g，茯苓 15g，白术 12g，泽泻 9g，车前子 12g，炒薏苡仁 15g，女贞子 9g，当归 9g，白芍 9g，苍术 6g，厚朴 6g，陈皮 6g。服药 3 剂后体温恢复正常，药后 10 天外阴溃疡缩小。后依此法，稍事加减，配以外用药物适量，经治月余，痊愈出院。(引自：《赵炳南临床经验集》)

(三)肝脾湿热证

狐惑病之肝脾湿热证是指素有肝脾湿热，或恣食肥甘厚味，辛辣炙煿，乃致湿热之邪，上蒸下注而出现的口、眼、外阴部溃疡为主的证候。

1. 临床表现

(1)主症：①口腔、牙龈、舌面出现溃疡；②外阴部溃疡；③白睛暴赤，热泪如汤，羞明隐涩；④睾丸肿痛。

(2)次症：①胸满胁痛，口苦咽干；②聋、耳肿；③小便黄浊。

(3)典型舌脉：舌红苔黄腻，脉弦滑数或濡数。

2. 辨证分析　肝脾湿热不除，每可循络上犯耳目、口舌，下侵外阴，甚则溃疡。本证候主要病机特点为肝脾湿热内蕴为患，病位在肝、脾二脏为主。病性为湿，为热，属实。临床所见均以肝、脾二经湿热实证为主。

3. 诊断要求　具备主症 3 项、次症 2 项及典型舌脉者，可以确定该证候诊断。

4. 论治法则　泻肝脾湿热，疏通经络。

5. 方剂选要

(1)首选方剂

1)龙胆泻肝汤加芦荟、锦灯笼、生薏苡仁、白花蛇舌草、半枝莲、败酱草。方中龙胆草苦寒，清下焦实火及湿热；黄芩、栀子苦寒，燥湿泻火；木通、车前子、泽泻清利湿热；又恐耗伤津液，加生地黄、当归，滋养肝血，使邪去而正不伤；柴胡条达肝气；甘草和中解毒；加入芦荟、锦灯笼、生薏苡仁、白花蛇舌草、半枝莲、败酱草更益清泻湿热之功。

2)龙胆泻肝汤合泻黄散加减。药用：龙胆草 10g，栀子 12g，黄芩 10g，柴胡 12g，黄连 8g，生石膏 15g，生地黄 15g，藿香 12g，泽泻 12g，牡丹皮 15g。加减：目赤肿痛者，加杭菊花 12g，千里光 15g；口腔溃疡甚，加穿心莲 10g，淡竹叶 10g；阴部溃疡甚，加黄柏 10g，土茯苓 30g；关节痛甚，加秦艽 10g，金银藤 30g。

泻黄散中石膏、山栀清泄脾胃积热，防风疏散伏热，藿香化湿和中，甘草调和诸药。

3)龙胆泻肝汤合清胃散加减。龙胆草、黑山栀各 12g，淡黄芩 6g，大生地黄 12g，川黄连

6g,木通 12g,生草梢 5g,滑石(包煎)、春柴胡各 12g,全当归 9g,生大黄 6g,泽泻 9g,牡丹皮 6g。眼赤烂重者加野菊花 9g;口舌糜烂甚者加生石膏 30g;前后阴糜烂重者加黄柏 6g,苦参 20g,龙胆草、黑山栀、黄芩泻肝经实热;木通、滑石、泽泻清利湿热;川黄连泻胃火,生大黄通腑下行,清胃中实热;生草梢引药下行;生地黄、当归、牡丹皮防其火盛动阴兼清血热;柴胡条达肝气。全方以达清肝经湿热,下潜胃火以护阴液。

(2)备用方剂:泻青丸加白茅根、生薏苡仁、六一散。方中川芎、栀子、大黄清热泻火,除湿解毒;羌活、防风、龙脑,清热祛风,条达肝木;当归养血柔肝。诸药合用,可奏清理肝脾湿热之功效。再加白茅根、生薏苡仁、六一散则更利于湿热祛除,免生余患。

6. 中成药选介

(1)当归龙荟丸:用龙胆草泻肝经实火,清下焦湿热;芦荟清肝泻下;当归养肝血;大黄、黄芩、黄连、黄柏、栀子、青黛通上下三焦之火;麝香、木香通窍行气以助化湿。全方共呈泄肝经湿热之剂,用于本证以肝经湿热为主者。

(2)萆薢分清丸:方中以萆薢清热利湿;石菖蒲化浊利窍;茯苓、甘草利湿健脾;乌药、益智仁化浊通淋。诸药合用,共奏燥湿健脾、分化湿浊之功。对于狐惑病肝脾湿热证中,偏于湿浊盛,浊盛多在外阴者,尤为合适。

7. 针灸疗法

(1)取足太阴脾经、足厥阴肝经及俞募穴,针宜泻法。取穴:公孙、阴陵泉、太白、行间、太冲、中封。公孙、阴陵泉、太白清除脾经湿热;行间、太冲、中封清泻肝火,祛除湿热。用于治疗狐惑病肝脾湿热证,以湿热盛为表现者。

(2)耳针取肝、脾、三焦、内分泌、交感穴。肝、脾、三焦穴可清利肝脾湿热,使邪自三焦而解。内分泌、交感穴可调节肝脾,疏通气血。用于治疗狐惑病肝脾湿热证,以肝脾不调为主要表现者。

8. 饮食疗法

(1)绿豆苡米粥:绿豆 30g,生薏苡仁 30g,车前子 10g,粳米适量。先煮车前子,去渣,后下诸药。具有清热除湿、健脾助运之功。狐惑病肝脾湿热证偏脾湿者,尤为适宜。

(2)决明子粥:炒决明子 20g,粳米 60g,冰糖 6g,白菊花 10g,煮粥。具有清泻肝热、除湿健脾之功。用于肝脾湿热证之狐惑,偏于肝经者,可做辅助治疗。

9. 验案选粹

医案一:徐某,男,28 岁。双目干涩,黄液潜伏,视糊睛痛,伴有口疮舌糜,双胫生有结节,触之疼痛,阴部糜烂,有多个溃疡,反复 5 年未愈。舌红苔腻,脉象滑数。辨属肝脾湿热内蕴,上冲下注所致。治宜清泻肝脾湿热法,仿龙胆泻肝汤之意:龙胆草 10g,炒栀子 10g,黄芩 10g,柴胡 10g,车前子 10g(包煎),木通 6g,当归尾 10g,苍术 10g,生薏苡仁 30g,生地黄 30g,甘草 10g,竹叶 6g,水煎服。7 剂后,皮损开始减轻,部分开始消退。知方药对症,遂于前方稍事加减,再进 10 余剂,红肿退去,目中黄液消失,其余皮损亦基本消除。(引自:《金匮要略诠释》狐惑病治疗验案)

案二:刘某,男,36 岁。8 年前口腔反复出现溃疡,2 年后龟头部亦出现溃疡,曾在某医院确诊为“贝赫切特综合征”,长期服用激素治疗,迁延未愈。症见:体温 38.7℃,口腔、龟头、阴囊共见 6 个小溃疡,左小腿见散在半球形高起的红色结节,双眼结膜充血,视力下降,舌质红绛,苔黄腻,脉弦数。诊断:狐惑病。辨证:肝脾湿热。治法:疏肝清热,健脾除湿。方用龙胆泻肝汤合泻黄散加减：龙胆草 8g，黄芩 10g，柴胡 10g，栀子 12g，黄连 10g，生石膏 30g，生地黄 30g，千里光 15g，淡竹叶 10g，苦参 10g，淮山药 30g。同时给予雷公藤多苷内服及中药漱口、浸泡。服上方 20 剂，发热逐渐消退，溃疡面缩小。上方去龙胆草、生石膏、苦参，加牡丹皮 15g，土茯苓 30g，白花蛇舌草 30g，继服 30 剂，症状基本消失。随访 3 年。病情较稳定。其间曾复发 1 次，经治疗 2 个月后临床痊愈，目前激素已停用。[引自：陈明岭，艾儒棣，2003.狐惑病辨治体会.四川中医，21(9)：14-15.]

10. 辨治按语　本病关键在于根除而不在于缓解症状。湿热之为病，上蚀口咽、眼目，下及二阴、腿胫。故上下交病者，独治其中，使中气运而湿热自化，湿除热无所附，热清湿无所逞。治虽以清理肝脾湿热取胜，最终仍以甘草泻心汤调理中土，是为正治。名为泻心，实际是清理中土湿热。

(四)脾肾阴虚证

狐惑之脾肾阴虚证，是指因房劳过度，伤损肾精，或热病伤阴，津亏血燥而出现脾、肾先后天精血不足的证候。

1. 临床表现

(1)主症：①口舌溃疡；②病久反复；③外阴溃疡；④目赤如鸠眼，头晕目眩；⑤双下肢生有红斑、结节。

(2)次症：①牙齿松动；②五心烦热；③腰膝酸软；④咽干便结；⑤入夜盗汗。

(3)典型舌脉：舌红少苔，脉象细数。

2. 辨证分析　若病久不愈，或因循失治，则伤及阴液。津液不能上承，虚火炎灼，则口舌溃疡，目赤如鸠眼；津液失于下濡，则外阴溃疡，下肢变生结节；精血受损，肾阴不足，则五心烦热，牙齿松动；腰为肾之府，故肾虚则腰酸软；脾阴不足，运化失职，则咽干便结，阴虚火旺，则入夜盗汗。舌红少苔，脉象细数，均是脾肾阴虚之候。

3. 诊断要求　具备主症 3 项、次症 3 项以上和典型舌脉者，可以确定本证诊断。

4. 论治法则　滋阴降火，补益脾肾。

5. 方剂选要

(1)首选方剂：滋阴降火汤。方中生地黄、熟地黄、天冬、麦冬、白芍、知母滋养脾肾之阴；当归养血和阴；黄柏、知母清除虚火；沙参、玄参、山药、天花粉滋脾阴。诸药合用，具有滋阴降火、补益脾肾之功。

(2)备用方剂：脾肾方。方中以锦灯笼、马蔺子、金莲花清上焦之邪热，并能解毒消肿，收敛溃疡，又兼生津解渴，祛热止痛，对于口腔溃疡尤宜；南北沙参、耳环石斛、山茱萸、枸杞子、天花粉补益脾肾之阴；玄参、牡丹皮清降浮火；生黄芪益气生阳，有“阳生阴长”之功。诸药合用，滋阴降火，补益脾肾。对于狐惑病脾肾阴虚证，伴虚火上炎者适宜。

6. 中成药选介

(1)知柏地黄丸：方中用熟地黄滋阴补肾；山茱萸补益肝肾之阴；山药健脾益阴；牡丹皮清泻虚火；知母、黄柏除虚热。诸药合用，滋肾水，清虚火。狐惑病脾肾阴虚兼有虚火上炎者适用。

(2)滋阴甘露丸：方中生熟地黄、玄参清热养阴；天冬、麦冬、石斛、枇杷叶补益脾阴，兼能生津除烦；黄芩、茵陈清虚火；甘草、枳壳使诸药调和，补而不滞。本方虽为阴虚干咳所设，然用诸狐惑病之脾肾阴虚者亦效。

(3)玉泉丸：方中以葛根、天花粉、麦冬益脾胃之阴，升腾津液；生地黄、五味子补益肾阴，使化源有根；甘草、粳米养护脾胃之阴，又兼调和诸药，共呈补益脾肾阴津的良方。适宜狐惑病脾肾阴虚证以脾阴不足为主者。

7. *针灸疗法*　取足少阴肾经、足太阴脾经穴位。针宜补法。取穴：阴陵泉、血海、地机、太溪、阴谷、三阴交。阴陵泉、血海、地机滋阴补脾；太溪、阴谷、三阴交滋补肾阴。脾肾之阴得复，虚火得除。

8. *饮食疗法*

(1)银耳粥：银耳 15g，粳米 60g，冰糖 10g，生山药 15g。制法：先将银耳泡发，另炖成汤状。粳米煮成粥状后，将山药切细丝，纳粥中，入冰糖，待溶化后，入银耳汤。狐惑病脾肾阴虚证，出现腹胀纳差、五心烦热、舌红少苔时，可做辅助治疗。

(2)山药糕：生山药 500g，枣泥 20g，冰糖 10g，葛根 20g，鲜生地 60g，枸杞子 10 枚。制法：先将生山药洗净去皮，捣成泥状。葛根煮水取汁，约 150ml，调于山药泥中，成厚饼状，将枣泥平摊于上，并将枸杞子摆放其上，再将冰糖溶于鲜地黄汁中，浇于糕上。本方平补脾肾之阴，狐惑病脾肾阴虚证出现口干低热、五心烦热时宜用。

(3)小麦粥：小麦 60g，粳米 30g，玉竹 15g，黑木耳 10g，白木耳 10g，大枣 10 枚，黄精 15g。制法：先将小麦洗净，加水煮熟，捞去小麦，再入粳米、大枣、玉竹、黄精同煮，黑白木耳水泡后切碎，纳入粥中。狐惑病脾肾阴虚证，出现乏力倦怠、腰酸腿软等症时宜用本方。

9. *敷贴疗法*　取大补阴丸，以藕汁调成糊状，敷于涌泉、阴陵泉处。治脾肾阴虚，五心烦热。

10. *验案选粹*　王某，男，38 岁。口腔内反复溃疡 14 年，累及口颊、下唇、牙龈处，外阴部渐生溃疡，倦怠乏力，五心烦热，大便秘结，舌质红绛，脉象细数。证属脾肾阴虚，虚火上炎。拟滋阴降火法。药用南北沙参各 15g，玄参 15g，牡丹皮 10g，耳环石斛 12g，山茱萸 10g，枸杞子 10g，锦灯笼 10g，天花粉 15g，黄芪 10g，金莲花 12g，马蔺子 10g，水煮服。外用锡类散。上方连用 35 剂后，溃疡基本消失，未出现新溃疡，低热已减轻，饮水、进食、吞咽时已不痛，纳食好转。按前法去锦灯笼、马蔺子，加生地黄、地骨皮继服十余剂，溃疡完全愈合，精神体力好转，二便已调，低热已退。改用赤小豆 30g（水浸生芽风干），当归 120g，共研细末，每日 2 次，每次 6g，白开水送服。随访 3 个月未复发。（引自：赵炳南临床经验集）

11. *辨治按语*　本例病程 10 余年之久，以口腔、生殖器溃疡为主，尤以口腔为甚。证属脾肾阴虚，湿毒与虚火交炽上炎为患，故治以补益脾肾之阴为主。因其临床表现以口腔为主，故用锦灯笼、金莲花、马蔺子清上焦之湿热毒邪。其中锦灯笼清上焦热毒；金莲花明目解毒治浮热，且能引药上行，有良好的消肿解毒、收敛溃疡的作用。马蔺子性平甘味而无毒，能生津止渴，清热解毒，对溃疡消肿止痛甚好。因此，抓住补益脾肾阴虚为主，清热解毒为辅，以治本为主，兼顾其标，标本同治，故 10 余年顽固之疾，可得尽快痊愈。

（五）脾肾阳虚证

本证由先天不足，禀赋素弱，久病失养，则肾阳虚损；饮食不节，饥饱劳碌，则脾阳受损，出现以脾肾阳虚为主要表现的证候。

1. *临床表现*

(1)主症：①口腔、牙龈反复溃疡；②目赤如鸠眼，视物昏花；③外阴部溃疡反复发作；④舌体反复溃疡，疼痛不甚。

(2)次症：①面色苍白，食少纳呆；②憎冷恶寒，腿胫浮肿；③腹胀便溏，四末不温。

(3)典型舌脉:舌淡苔白,脉象沉迟或沉细。

2. 辨证分析　脾阳不振,则后天乏源,无以滋养先天;肾阳虚则命火不温,无以暖后天。脾肾阳虚,则阴寒自盛,故肢体浮肿,四末不温;清阳不升,则腹胀便溏。脾肾阳虚,抗邪无力,故溃疡色淡而疼痛不甚,寒水不得温化,则肢体浮肿。本证候主要病机特点为损脾伤肾,先后天阳气虚亏。

3. 诊断要求　具备主症 3 项、次症 2 项和典型舌脉者,可以确定该证候诊断。

4. 论治法则　温补脾肾,温阳祛寒。

5. 方剂选要

(1)首选方剂:真武汤。方中用附子温暖脾肾之阳;茯苓、白术健脾利湿,使浮肿得去,便溏可止;生姜温中散寒;芍药和里,与附子同用,能入阴破结,敛阴和阳。诸药合用,共奏温补脾肾虚寒之功。

(2)备用方剂:附子理中汤。方中附子温肾壮阳,专逐阴寒;干姜辛温,祛寒温中,暖运中土;白术健脾助运,甘温扶正;人参甘温,补脾益气;甘草甘温,补中调和。诸药合用,共成温暖脾肾之剂。

6. 中成药选介

(1)理中丸:方中取干姜为君,性味辛热,温散脾寒,兼暖肾阳;人参甘温,大补元气为臣,补后天之虚;白术健脾燥湿为佐;甘草炙用,补中益气,调和诸药。四药相伍,以温中焦为主,下焦为辅。用于狐惑病之脾肾阳虚证,以脾阳虚为主要表现者,尤为适宜。

(2)还少丸:方中以山药、枸杞子、熟地黄为主,补肾益精,兼益脾气;巴戟天、怀牛膝、肉苁蓉、杜仲温肾壮阳,阴阳并补;山茱萸、楮实子、五味子补肾填精;远志肉、石菖蒲、茯苓、大枣补益心脾。故本方补益脾肾之阳,又可兼顾精血虚惫。适宜狐惑病脾肾阳虚证,兼有精血不足者。

(3)苁蓉补肾丸:用肉苁蓉、山茱萸温补肾阳,鹿茸、巴戟天、菟丝子、川花椒补肾壮阳;金石斛、茯苓、磁石固摄下元;石菖蒲交通心肾;沉香导火归原。诸药合和,共成温补脾肾元阳之功。适宜狐惑病脾肾虚寒证,以肾阳不足、命火虚衰为主者。

7. 针灸疗法

(1)取足太阴脾、足少阴肾、督、任脉穴。针宜补法。取穴:隐白、太白、然谷、气海、关元、命门。其中隐白、太白穴可温补脾阳;气海、关元、然谷可温补肾阳。虚寒甚者,可加用温针或艾灸法。用于治疗狐惑病脾肾虚寒证,以气虚不足为主要表现者。

(2)艾灸法。上述穴位用艾灸法。每日可灸 1～3 次,每次 5～10 壮,视病情轻重,每次选取 2～4 穴。

8. 饮食疗法

(1)桂姜粥:肉桂粉 2g,干姜粉 2g,食盐 0.5g,粳米 30g。制法:先煮粳米成粥,后纳食盐,待盛出后,将肉桂粉、干姜粉撒于其上。具有温运脾肾之功。

(2)附子粥:炮附子 6g,干姜 3g,粳米 60g,葱白 2 根,红糖 10g。做法:将附子、干姜研极细粉。先用粳米煮粥,待粥沸后,加入葱白及药末、红糖。本方出自《太平圣惠方》,具有回阳散寒之功。

9. 敷贴疗法

(1)白芥子、吴茱萸各等份,分别研细末,蛋清调成糊状,敷于双涌泉及气海、关元穴。可温脾暖肾。

(2)暖脐膏贴肾俞、命门处，主治脾肾阳虚诸症。

10. 验案选粹　刘某，男，46岁。口舌、外阴部反复生有溃疡10余载，伴胫冷腹胀，便溏溲清，倦怠无力，面色苍白，六脉沉细。遍查前方所用，多以甘草泻心汤为主，加减进退，执泥一法。遂观其舌，质淡苔白，余症同前。此脾肾阳虚之证候，虽用甘草泻心汤而不能温暖脾肾，遂拟温补脾肾之法。仿真武汤之意，用药：炮附子10g，干姜10g，生姜10g，白芍10g，炒白术10g，补骨脂10g，炙甘草10g，茯苓12g，肉桂末6g(冲服)，水煎服7剂。外用锡类散调涂。一周后复诊，诸症悉减，前方化裁，再进24剂后，皮损基本消退。惟肢冷便溏犹存，故嘱其服用附子理中丸月余，遂得痊愈。(引自：李博鉴医案)

11. 辨治按语　狐惑病，临床所见湿热为患者居多，阴虚内热者少，而脾肾阳虚者，尤为少见。省疾问病，务在辨证论治。师古人之法，而不泥其方，理法方药之中，法尤贵矣。

(撰稿：周吾圣　李博鉴　修订：王子融　审定：冷方南　卢丙辰)

第七节　色　盲

【概述】

色盲乃指失去正常人辨别颜色能力的先天性色觉障碍，为视网膜锥体细胞内感光色素不全或异常所致。色觉障碍应包括色盲与色弱，色盲是指辨色能力消失，色弱是指对颜色辨认能力降低。色盲与色弱的界限一般不易严格区分，只不过轻重程度不同罢了。

色盲有红色盲、绿色盲、红绿色盲、黄蓝色盲和全色盲之分，其中以红绿色盲为最常见。根据“三色学说”，视网膜组织的椎体细胞具有感觉3种基本颜色——红、绿、蓝的感色成分。每一种感色成分主要是对一种基本颜色发生兴奋，而对其他有色光则只表现有限程度的反应。例如，在红色的作用下，仅是(视网膜上)红色成分发生兴奋，其绿色成分的兴奋程度就要弱些，而蓝色(或紫色)成分的兴奋则更为微弱。如果只是单独一种感色成分发生兴奋，则引起相应的饱和度色觉。如果三种成分同时按不同比例受到刺激，则可同时感觉到不同的颜色。如果三种成分受到刺激的程度是均匀一致的，则其混合的结果，得到白色感觉。根据这一学说，不难推测某种色盲之所以产生，可能就是有关感色成分丧失的结果。全色盲(又名单色视)极为少见，患者看任何物体均如看黑白电影一样，只有明暗之分，而无颜色之别。丧失红色辨别力者，称红色盲(又称第一色盲)；丧失绿色辨别力者，称绿色盲(又称第二色盲)；丧失紫色辨别力者称紫色盲(又称第三色盲)。对颜色的辨别能力降低(辨色功能不足)而并非完全丧失者，称为色弱，色弱亦分红色弱、绿色弱与紫色弱。

临床调查显示，色盲的发病率，男性约为4.71%，女性约为0.67%，男女发病率的差异，是由于色盲是一种隐性伴性遗传疾病，主要为X连锁隐性遗传：

人类的细胞内有23对染色体，其中有一对是控制性别的性染色体(一则来自父方，另一则来自母方)，女性为XX，男性为XY。色盲遗传因子携带于X染色体短臂上，本篇将携带红绿色盲遗传因子的X染色体用“X°”来表示，Y染色体短小，没有相应的等位基因。男性只有一个X染色体，因此只要这个X染色体上有色盲基因就表现为色盲，其基因表现形式为$X^{\circ}Y$；女性要在两条染色体都有色盲基因，即$X^{\circ}X^{\circ}$(纯合子)才表现为色盲，如为$X^{\circ}X$(杂合子)就不呈色觉异常，而是基因携带者。其中X°可以传给她的后代，故她被称为媒介者或隐性色盲者。

归纳起来,红绿色盲遗传规律应如下述。

如果一个色觉正常的女子(XX)和一个红绿色盲男性患者(X°Y)结婚,在他们的后代中,儿子的色觉都正常(XY);女儿虽表现正常,但由于从父亲那里得到了一个红绿色盲基因,因此女儿必然是红绿色盲基因的携带者(X°X)。

如果一个红绿色盲基因携带者女性(XX°)和一个色觉正常的男性(XY)结婚,在他们的后代中,儿子可能表现为(XY)或(X°Y),即男孩中正常人和红绿色盲者发生的概率均为50%;女儿则可能表现为(XX)或(X°X),即女儿都不是色盲患者,但有50%的概率成为色盲基因携带者。在这种婚配情况下,儿子的色盲症是从母亲那里遗传来的。

如果一个红绿色盲基因携带者女性(X°X)和一个红绿色盲男性患者(X°Y)结婚,在他们的后代中,儿子可能是正常(XY)的,也可能表现为红绿色盲(X°Y),其发生概率各为50%;女儿有则有50%的概率为红绿色盲(X°X°),50%的概率是色盲基因的携带者(X°X)。

如果一个红绿色盲女性患者(X°X°)和一个色觉正常的男性(XY)结婚,在他们的后代中,儿子都是红绿色盲(X°Y);女儿虽表现正常,但由于从母亲那里得到了一个红绿色盲基因,因此都是红绿色盲基因携带者(X°X)。

当然还有另外一种较为难遇的婚配方式,即色盲男性(X°Y)和色盲女性(X°X°)结婚,其所生的儿子和女儿必然都是红绿色盲,分别表现为(X°Y)和(X°X°)。

通过对以上多种婚配方式的分析,可以看出,男性红绿色盲基因都是从母亲那里传来,以后只能传给女儿,这种遗传特点,在遗传学上称为交叉遗传。这种遗传方式,决定了男性患者必然远多于女性患者。

又因色盲的上述遗传因素,一般认为是无法治疗的。即使无法治疗,应该也是可以避免的:如果男性是色盲,一定要和正常女性(不是携带致病基因者)结婚,选生男孩就非色盲(生女孩则可能是致病基因携带者);如果女性是色盲,一定要和正常男性结婚(男性非色盲就是正常者),并且一定要选择生女孩(生男孩则为色盲),不过这个女孩是色盲基因携带者,但不是色盲;父亲是色盲,或母亲色盲而父亲正常的女孩,必然是色盲基因携带者,和正常男性结婚,选择生女孩,就会避免其下一代色盲。

色盲亦有后天发生的,常发于视瞻昏渺、视惑、高风内障等水轮疾病的病中或病后,较先天性色盲容易治愈。后天性色盲的发病与性别无关,故不属本书讨论范围(但后天性色盲亦可参考本节介绍的方法辨证论治)。

西方医学,自18世纪英国科学家道尔顿发现色盲以来,它一向被认为是不治之症,故而鲜有研究其治法的。我国古代原无色盲之病名,但文献中的“视物易色”,即类似本病。在明代《证治准绳·七窍门》中则记载为“视赤如白证”。该篇对本病的症状和病因已有比较详细的描述,其曰:“视赤如白证,谓视物却非本色也,因物着形之病……或观太阳若冰轮,或睹灯光反粉色,或视粉墙如红如碧,或看黄纸似绿似蓝等。”比较英国化学家道尔顿提出色觉异常(色盲)早200余年。《审视瑶函·视赤如白症》在描述本病诸多表现之前,曾统称这些表现为“视物易色”,曰:“视物易色,病源非一。要当依色辨分明,方识重轻与缓急。”这里,“视物易色”虽非病名,却是该词的最早出处。后世医家均沿用此说,并把本病症状或描述为“视赤如白,视黑为赤”(《目经大成·视惑》),或描述为“视白为黄,视红为紫”(《银海指南·肾经主病》)等。

眼睛色觉的发生,《灵枢·脉度》曰:“肝气通于目,肝和则目能辨五色矣。”《素问·脉要精微论》曰:“夫精明者,所以视万物、别黑白、审长短。以长为短,以白为黑,如是则精衰矣。”说明眼的色觉与肝气和否、肾精充否密切相关，肾精充足，则辨色分明；精气衰弱，则色泽不清或视色变易；肝气充和，则目能辨五色，肝气不和，则目不能辨色。《证治准绳》《审视瑶函》根据上述经意，归纳视物易色症的病因病机为“内络气郁，玄府不和之故”，并提出用复明汤、益气聪明汤治疗本病。近代中医眼科文献，亦常有使用针刺、按摩、中药等治疗色盲的报道，并且取得了一定疗效；邻邦日本，在治疗红绿色盲（弱）的研究方面也有一定的进展。对待色盲，患者和医者都不应该悲观，不应该视为绝对的不治之症，而应当积极地对其进行临床研究。

【诊断与鉴别诊断】

1. 诊断要点　本病的诊断并不难，患者本人对所患的眼病可能向不知觉，但可因偶然情况需要正确辨别颜色或在体检时即可发现。现代临床，可用色盲检查表对患者进行确诊，按表内的说明书来判定其为何种色盲或色弱。

2. 鉴别诊断　色盲的视物易色应与视瞻有色证相鉴别。《证治准绳》指出，视物易色是“因物着形之病”，指患者所见的变易之色是附于物体的，物形如何，色形亦如何，只是并非物体的本来颜色而已。而视瞻有色则自视眼前似有带色的片状阴影，色影之形状各异，但与物体之形、色无关，向空看则色影在空，视物体则色影隔物，与视物易色是完全不同的。

【临床分证】

按照脏腑辨证、病因辨证及眼科的五轮辨证等方法，可将色盲分为肝气郁结证，心气不足证、脾气虚弱证、肾阳不足证、肾精不足证 5 个证候。其中肝气郁结证为实证，其余四证是虚证。

（一）肝气郁结证

本证多为先天脉络气滞，目窍不和所致，或兼情志不遂，气机郁结之证。

1. 临床表现

（1）主症：①不能正确辨认色盲检查表；②兼眼珠胀困或隐隐胀痛；③兼有胁肋胀痛、胸闷不舒、精神抑郁等。

（2）次症：乳房、少腹胀痛。

（3）典型舌脉：舌质淡红苔薄白，脉弦。

2. 辨证分析　眼的辨色功能与肝气调和与否关系至为密切。如《灵枢·脉度》云：“肝气通于目，肝和则目能辨五色矣。”肝气和畅则经脉通利，肝气始能上达于目，目中即有主宰，五脏之精各展其用，眼即能正确地分辨五色。从这个角度讲，色盲、色弱之色觉障碍，原本即是肝气不和所致。患者先天肝气本不和畅，致肝经经脉郁阻，肝气难以与目窍流通，目中不和，五脏之精颠倒混乱，故不能分辨颜色。但患者之经脉郁阻主要在于目部玄府，故除色盲之外全身可别无兼证。其兼有眼珠胀困者，乃肝郁较甚之故；兼有胸闷胁痛，太息不乐，乳房、少腹胀痛，苔白脉弦者，均为肝气郁滞之象。

3. 诊断要求　具有主症①而无明显的全身兼症，或兼主症②、③中的一项和典型舌脉者，均可确定本证诊断。

4. 论治法则　调气和肝，疏通络脉。

5. 方剂选要

（1）首选方剂：逍遥散。方中当归、白芍和血柔肝；白术、茯苓、甘草健脾益气；柴胡、薄荷、生姜疏肝解郁，条达气机，升举清阳。服用本方则肝和气舒，络脉调畅，肝气达于目窍而渐辨五色。

(2)备用方剂:色盲主方。方中熟地黄、何首乌养肝血,配走窜升散之川芎则补而无滞,并上行而荣目;柴胡引香附、桃仁疏肝化瘀,少佐桂枝温通血脉,以使肝之气血冲和;复用炙甘草补后天化生精血以荣肝木,黄芪补气以助诸药之力。服此则气血冲和,五脏协调,阴阳平衡,察色不变。

6. 中成药选介

(1)逍遥丸:方义同逍遥散。

(2)调经和血散:方中当归、生地黄、阿胶养血和血;香附、小茴香、延胡索、川芎疏肝调气;白术、山药益气健脾。全方有疏肝调气,益气和血之功。原方乃为经血不调、气虚带下而设,据药物组成可知,用于视物易色属于肝气不和,脉络郁滞者,也有一定疗效。

7. 针灸疗法

(1)体针:第1组,足三里、四白、上关、瞳子髎、睛明;第2组,太阳、球后、攒竹、翳风、合谷;第3组,太冲、鱼腰、阳白、风池、睛明;第4组,承泣、翳明、上关、养老、三阴交;第5组,天牖、丝竹空、肝俞、光明。均取双侧穴。每日一组,轮流进行。进针得气后,留针15~20分钟,每5分钟行针一次,使用提插补泻手法,少捻转,四肢穴位用补法,眼区及邻近穴用平补平泻法,或通电20分钟,电流强度以能耐受的最大量为度,每日1次,10次为1个疗程,疗程间休息3~6日。

(2)耳针:第1组,眼、脑点、肾、肝;第2组,目1、目2、肾上腺、皮质下。每日1次,两组交替针刺,留针30~60分钟,10次为1个疗程。休息5~7日进行第2个疗程;亦可用急性子置穴位上,胶布固定,每日按压3~5次,每次5分钟,每隔3日治疗1次,4次为1个疗程,疗程间休息3日。

(3)穴位按压:指压四白穴(眼球正中央下2cm处),能提高眼睛辨色力。要睁眼指压,一面吐气一面用示指强压,可坚持6~10秒。不断进行这种指压,能逐渐祛除色觉异常。

8. 验案选粹

医案一:黄某,男,16岁。1975年体检发现红绿色盲,眼科及其他检查正常。在门诊选用①睛明、丝竹空透瞳子髎、上关、足三里;②球后、攒竹、翳明、合谷;③阳白透鱼腰、太阳、风池、太冲三组穴,给予电针治疗,每日选一组穴位,通电15~20分钟,治疗19次痊愈。2年后随访未见复发。

医案二:唐某,男,19岁。1976年体检发现红绿色盲,眼科及其他检查正常,在门诊治疗18次(疗法同案一)而痊愈。2年后随访未复发。(上二案均引自:《新中医》)

9. 辨治按语　根据“五脏六腑之精气,皆上注于目而为之精”(《灵枢·大惑论》)的理论,眼的辨色视物功能与五脏六腑之精气的充盈和调畅均有密切关系。但据色盲患者的临床表现看,多数除辨色功能低下外,别无任何明显症状。所以历代医家均据“目为肝窍”的理论,认为视物易色是“内络气郁,玄府不和”所致。现代临床,凡遇不兼全身症状的色盲患者,均可视为目部经络气郁,玄府不和,治疗可用逍遥散(丸)或色盲主方以疏达肝气。

针灸疗法对疏通经络、调和气血常见较好的疗效,所以治疗本病,且不可忽视针灸疗法。以上所举的两个案例全用针灸疗法而未用内服方药,选用上关、翳明、风池、阳白等穴疏经络、和气血,睛明、太阳、攒竹、合谷通络明目并达气血精微上注目窍,目中气血和畅,故而色盲痊愈。当然,最好能针、药并施,则疗效更著。

近贤张望之在《眼科探骊》中提出:“视赤如白,是肺气胜而心气衰;视黄如赤是心气胜而脾气衰;将黑绿、青蓝互混指名者,在于肝肾功能失常,导致视能紊乱。”张氏云:“余以此理作为本症辨证施治的原则,历经试用,往多取效。”此种辨证方法,可资临床参考。临床上,遇没有全身症状的色盲,可在疏肝理气法的基础上,再配用本法予以加减,如视赤如白者加桑白皮、柏子仁以抑肺气,养心神;视黄如红者加黄连、白术以益脾胃,清心火,余类推。

许多临床资料证明,先天性色盲并非绝对的不治之症。如能认真对待,积极辨治,常可收到一定的效果。关键在于努力从临床角度进行科学研究,一定能探索出行之有效的治疗方案来。

(二)心气不足证

本证是指色盲禀于先天,但因久病体虚,汗下太过,劳伤心神等,导致心气耗损,或先天心脏功能虚衰,而兼心悸、气短等心气不足症状者。

1. 临床表现

(1)主症:①视物易色;②心悸怔忡,气短,遇劳累则加剧。

(2)次症:①面色㿠白;②神疲乏力;③常自汗出。

(3)典型舌脉:舌质淡,苔薄白,脉细弱或结代。

2. 辨证分析　视物辨色,乃目之神光的作用。而《证治准绳》认为,神光乃“发于心,原于胆,火之用事。”即谓心属火,神光发于心,亦属火,眼能分辨五色,离不开心神之主宰。若先天心气不足,神光失其主依,则可引起色盲,且兼一系列心气不足之症。色盲患者后天因各种原因而出现心悸怔忡、短气乏力、神疲自汗等症状者,亦当辨为心气不足而论治。至于面色㿠白,舌淡苔薄,脉细弱或结代等,均为心气不足之征。

3. 诊断要求　具备主症①、②,或兼次症之任何1项,或主症①,兼全部次症,且兼典型舌脉者,即可确定本证诊断。

4. 论治法则　养心,益气,明目。

5. 方剂选要

(1)首选方剂:安神定志丸。方内人参大补元气;茯苓、茯神益气安神;远志、石菖蒲散痰郁,开心窍;龙齿安神,更用镇心安神的朱砂为衣,使全方有益气养心、安神定志、开窍明目的作用。

(2)备用方剂:炙甘草汤。方中炙甘草、人参、大枣补脾益气养心;桂枝、生姜温阳通里,促气血流通;生地黄、麦冬、麻仁、阿胶滋养阴血。全方可使心经气血充盈,血脉流通,神光充沛而明辨五色。色盲证属心气不足兼心血亏虚,证兼心悸、脉结代者,可用本方治之。

6. 中成药选介

(1)安神定志丸:本方即《医学心悟》安神定志丸去龙齿、朱砂之重镇,加黄芪、白术、炙甘草之益气,酒地黄、龙眼肉、当归、杭白芍之养血。全方补益心气之力更强,且有养血安神之功。原方本为心脏衰弱而惊悸失眠、精神恍惚者而设,色盲患者属于心经气血不足者,亦可用本成药治之。

(2)增光片:本方取前述安神定志丸的主药党参、茯苓、远志、石菖蒲益气养心,并用枸杞子、北五味子养肝明目,配泽泻、牡丹皮利水散结,防滋补药之壅滞。全方有益气养心、安神定志、养肝明目之效,可用于心气不足且兼肝血亏虚之色盲患者。

7. 验案选粹

医案一:张某,男,17岁。参加中专考试因色盲未予录取。后来求治,检查:右眼视力0.8,左眼视力0.7,重极红绿色盲。经服加味定志丸(即安神定志丸去龙齿,加枸杞子、楮实子、菟丝子、沙苑子、薏苡仁、丹参、决明子、夜明砂、青葙子等)40余日(每日1剂,日服3次),同时配合针灸治疗(穴位是:①足三里、四白、瞳子髎、睛明;②太阳、球后、翳风、合谷;③太冲、鱼腰、风池、睛明;④承泣、翳明、上关、养老。每日一组,轮流进行,采用补法,进针得气后通电20分钟,10次为1个疗程。),双眼视力均上升为1.5,色觉正常。半年后复查,双眼视力均1.2,色觉正常。(引自:眼科通讯)

医案二:张某,男,19岁。检查:双眼视力0.1(近视),重极红绿色盲。经40余日治疗(方法同案一)后,双眼视力均上升至0.7,色觉正常。6个月后应考,双眼视力0.5,被广东中山大学录取。(引自:眼科通讯)

8. 辨治按语　色盲的辨证论治,虽依临床兼证可分为本文所列的五种证候类型,但因"目为肝窍""瞳神属肾""神光源于命门,通于胆,发于心",所以在辨证论治的基础上,常须兼以疏调气血、滋补肝肾。上面所举两个案例,即在补益心气的基础上配服丹参及电针疗法通经络、调气血,加服枸杞子、楮实子、菟丝子、沙苑子滋补肝肾,更配决明子、夜明砂、青葙子诸明目药,从而收到了较好的疗效。由此可以证明,调气血,补肝肾两法,在色盲治疗中具有重要的意义。

(三)脾气虚弱证

本证是指色盲发于先天,但因饮食不节,劳倦过度,损伤脾胃,或久病伤脾,或先天脾气不足,以致清阳不升,不能上荣清窍而兼头晕、视昏、耳鸣、耳聋及一系列脾虚症状者。

1. 临床表现

(1)主症:①视物易色;②口淡纳呆,食后作胀,体倦乏力,气少懒言,畏寒肢冷,面色㿠白。

(2)次症:①头晕眼花时作,日久不愈;②视物不清;③耳鸣耳聋;④脱肛。

(3)典型舌脉:舌体肥大,质淡白苔白,脉虚或弱。

2. 辨证分析　《兰室秘藏》云:"五脏六腑之精气,皆禀受于脾,上贯于目……脾虚则五脏之精气皆失所司,不能归明于目矣。"脾主升清,目赖精养,今各种原因导致脾气虚损,则清阳不升,目窍失养而五色不辨,且兼视物模糊之症;肢体失清阳之温煦,则畏寒肢冷;脾不升清,又可致胃气不降,浊邪滞留,故见腹胀食少;脑府失滋故现头晕眼花,耳鸣耳聋之症等。至于面色淡白或萎黄,口淡纳呆,食不知味,舌体肥大,舌质淡苔白,脉虚或弱等,均为脾气虚弱之象。

3. 诊断要求　具备主症①、②,或具备主症①及次症的任何一项,兼典型舌脉者,即可诊为本证。

4. 论治法则　补脾益气,升举清阳。

5. 方剂选要

(1)首选方剂:益气聪明汤。方内人参、黄芪、炙甘草益气明目;白芍养血柔肝;佐黄柏以制诸药之温;升麻,葛根升举清阳;蔓荆子清头目。全方可益气健脾、升阳明目,用之则清阳之气上升于目,而复其分辨颜色之功。

(2)备用方剂:复明汤。方中黄芪、甘草、苍术、陈皮健脾益气;当归、生地黄、川芎养血活血;柴胡调和肝气而升清阳;黄柏、连翘以清邪热。诸药合用,功能益气升阳,养血清热,适用于清阳不升,兼血虚而有热者。

6. 中成药选介

(1)益气聪明丸:组成及方义同益气聪明汤。

(2)补中益气丸:方内人参、白术、黄芪、甘草健脾益气,当归养血活血,陈皮调理气机,升麻、柴胡升举清阳。全方有益气健脾、升举清阳之功,色盲源于脾虚而清阳不升者,可用本方治之。

(四)肾阳不足证

本证是指色盲因先天元阳不足所致,或色盲患者由于房事、劳役过度,或久病及肾,而致命门火衰,兼见腰膝酸软、畏寒肢冷及性功能衰弱等主要表现者。

1. 临床表现

(1)主症:①视物易色;②腰膝酸软,畏寒肢冷。

(2)次症:①面色皖白,眩晕耳鸣;②阳痿不举,遗精早泄,精冷不育;③大便溏或五更泄泻,小便清长,夜间尿多。

(3)典型舌脉:舌体胖质淡苔薄白,脉沉迟或尺脉沉细。

2. 辨证分析　目之神光属火,与身之诸阳有关。而《审视瑶函》认为其"源于命门,通于胆,发于心"可知眼的辨色功能与肾之阳气密切相关。若先天元阳不足,神光失于命门真火的温煦,则可无分辨五色之功。或先患色盲而仍恣意斫丧真元,兼有肾阳虚衰症状者,亦当属于肾阳不足之证型。脑府失于温煦,故可兼见眩晕耳鸣;肾阳不足则阴寒盛,故于五更阳气未复,阴气盛极之时,可生泄泻;肾阳不足,封藏失职,膀胱不约,故可兼小便清长或夜尿频多;肾阳不足则面色皖白,腰膝酸软,畏寒肢冷,久婚不育,或阳痿早泄。舌淡苔白,尺脉沉细或沉迟,均为肾阳不足,命门火衰之象。

3. 诊断要求　具备主症①、②,或具备主症①及 3 项次症中的 2 项,且兼典型舌脉者,即可确诊为本证。

4. 论治法则　补肾壮阳。

5. 方剂选要

(1)首选方剂:杞菊巴蓉丸。方中枸杞子、菊花养肝血、滋肾阴,因阴阳互根,用之可于阴中求阳;巴戟天、肉苁蓉、补骨脂、附子、肉桂补命门,壮元阳。服之可益神光之源,而复识辨五色之功。

(2)备用方剂:右归丸。方内熟地黄滋肾填精,附子、肉桂、鹿角胶、菟丝子、杜仲温补肾阳;当归、枸杞子、山茱萸滋肾而补肝;山药补中养脾以资化源。该方以壮元阳为主,且有滋肾精、养肝血的作用,可用于色盲因肾阳不足,兼肝经阴血亏虚所致者。

6. 中成药选介

(1)参桂鹿茸丸:方中六味地黄丸及枸杞子滋阴养肾,补骨脂、杜仲炭、巴戟天、肉苁蓉、锁阳、肉桂、附子、鹿茸温肾壮阳,人参、黄芪益气健脾,当归、酸枣仁、茯神、远志养心安神,木瓜、川牛膝、陈皮调气血祛风而健筋骨。全方原治气血不足,脾胃虚损,神困体倦,腰膝酸软,筋骨不舒,元阳衰败等,据其药物组成,治疗元阳不足所致的色盲当有疗效。

(2)桂附八味丸:本方即六味地黄丸加肉桂、附子,可用于命门火衰、下元虚惫的色盲患者。

(五)肾精不足证

本证是指色盲因先天真精不足所致,或色盲患者由手淫、房事过频、劳役过度、久病失养而耗伤阴精,出现耳鸣眩晕、腰膝酸软、遗精、不育等肾精不足症状者。

1. 临床表现

(1)主症:①视物易色;②头晕,耳鸣,视昏,腰膝酸软。

(2)次症:①形体消瘦,神疲乏力,发脱齿摇;②遗精,阳痿;③小儿发育迟缓,骨骼痿弱,智力和动作迟钝。

(3)典型舌脉:舌淡红苔薄白,脉沉细。

2. 辨证分析　肾主骨髓，脑为髓海，目系与脑相连，所以眼的视物辨色功能与肾精的关系极为密切。另据眼科的五轮学说，色盲当属水轮疾病，水轮在脏属肾，所以色盲之发病亦可责之于肾精不足。肾精不足，神光失养，故可失去分辨五色之功。肾精又是小儿生长发育的必要物质，所以儿童色盲合并发育迟缓、骨骼痿弱，或智力和动作迟钝者，通常是元精不足所致。至于成人患者兼见头晕、耳鸣、遗精、阳痿，腰膝酸软等症，以及形瘦目眩、神疲乏力、发脱齿摇、舌淡红、苔薄白、脉细无力等，均为肾精不足之征。

3. 诊断要求　具备主症①、②，或兼次症任一项者，均可确定本证诊断。

4. 论治法则　补肾益精。

5. 方剂选要

(1)首选方剂：加减驻景丸。方中熟地黄、枸杞子、五味子、菟丝子、楮实子滋补肾精；当归养血；川花椒入命门而补元阳；车前子利水除湿而明目，使补而不滞。全方补益肾精，且能养血。色盲属于肾精不足，或兼肝血亏虚者，可以选用。

(2)备用方剂：大补元煎。方中熟地黄、山茱萸、枸杞子、杜仲养阴补肾；当归、人参、山药、炙甘草益气养血，使气血充盈而生肾精。本方可用于色盲属于肾精不足，且兼形体羸弱及小儿发育迟缓者。

6. 中成药选介

(1)大补元煎丸：组成及方义同大补元煎。

(2)左归丸：方内熟地黄滋肾填精；山茱萸、枸杞子滋肾阴且养肝血；山药补中养脾以滋化源；菟丝子、牛膝养肝肾而益阴；鹿角胶、龟甲胶补肝肾，养血益阴。本方有养阴补肾的作用，可用于色盲源于肝肾阴精不足者。

7. 辨治按语　色盲的肾精不足证和肾阳不足证，必兼肾经亏损症状者方是。否则，切不可贸然诊为虚证而滥施滋补，导致脉道淤塞，病终不愈。对无肾亏症状者，只宜如前判为肝气郁结证，施以疏肝调气、疏通脉络之法，或者在此基础上酌加滋肾益精之品，方可使脉道疏利，补而无滞。肾精不足证若兼五心烦热、潮热骨蒸、失眠盗汗、口干咽燥等症，属阴虚火旺证，可选滋阴地黄汤滋阴降火，养血明目。根据阴阳互根的理论，阴损可及阳，阳损可及阴，故色盲患者可出现阴阳两虚证。临床遇此可选左右合归丸以滋肾阴、培元阳。

若遇较为少见的全色盲患者，七彩世界在其眼中是一片灰暗，如同观看黑白电视一般，仅有明暗之分，而无颜色差别。所见红色发暗、蓝色光亮、伴有视力差、弱视、中心性暗点、畏光喜暗，甚者伴发摆动性眼球震颤等症状。它是色觉障碍中最严重的一种，辨证当属先天肾精不足，肝郁络滞，玄府阻遏，可用《墨宝斋集验方》明目益肾丸(药物组成：酒洗当归身、天冬、麦冬、盐知母、醋炒白芍、酒洗生地黄、炒怀山药、陈皮，酒炒川杜仲、酒洗川牛膝、甘菊花，酒炒黄芪、百部、盐炒川黄柏)加菟丝子、枸杞子、覆盆子等试治，全方有滋补先天、通窍活络、调肝养血的作用，虽不一定能治愈色盲而改善上述伴发症状当有一定效果。

(撰稿：卢丙辰　审定：冷方南)

第八节　血　友　病

【概述】

血友病是一组血液中某些凝血因子的缺乏而导致患者产生严重凝血障碍的遗传性出血性

疾病，男女均可发病，以男性多见，为男科疑难杂病之一。其特征为终身在受轻微创伤后组织即发生出血的倾向。临床上，血友病分为甲、乙、丙三类。血友病甲即传统称谓的血友病，亦称抗血友病球蛋白（AHG）缺乏症；血友病乙即血浆凝血活酶成分（PTC）缺乏症；血友病丙即血浆凝血活酶前质（PTA）缺乏症，亦称血管性假性血友病。血友病丙少见，血友病甲、乙的比例为（3～4）∶1。

中医学中原无“血友病”这一病名，根据其临床表现，当属于“血证”等范畴，但它是一类具有特殊意义的血证。

血液生化于脾，藏受于肝，总统于心，输布于肺，化精于肾。脉为血之府，血液生成之后，在脉中运行不息，环周不休，以充润营养全身。当各种原因导致脉络损伤或血液妄行时，就会引起血液溢出脉外而形成血证。

导致血友病发生的病因病机颇为复杂。它是由于先天禀赋不足，肺、脾、肾之气暗伤，故病多发于婴幼儿时。脾主统血，脾虚不能统血则血溢脉外；肺主皮毛，肺气亏损，则皮毛不坚，故轻微创伤即可诱致血溢络外；肾主藏精，乃五脏之根蒂，肾精先天不足，五脏为之不固，致内脏脉络失坚，易于出血。肺、脾、肾三脏病变互相转化演变，导致阴阳脉络俱为损伤。阳络伤则血外溢，血外溢则衄血；阴络伤则血内溢，血内溢则后血。

肺脾肾受损日久，全身脏腑经络俱受累及，导致病情错综复杂，变证丛生。离经之血不得消散，进一步可发生痹证、诸痛、骨痨、流痰、痿证等多种病证。

【诊断与鉴别诊断】

1. *诊断要点* 根据病史、临床表现、实验室检查进行综合评定。

(1)病史：血友病甲及乙是伴性隐性遗传性疾病。有50%～70%的患者有家族史。一般只发生于男性，而女性仅为传递者，故病史中应详细询问母系家族中男性有无出血病史。极少数女性传递者可能有出血史，尤其是血友病乙，但一般不严重。血友病丙以常染色体显性遗传，男女都可发病，也可传递，故病史中母系、父系家族都要询问有无出血病史。

(2)临床表现：血友病甲、乙的临床表现相似，出血常较严重。表现如下。

1)出血始于婴幼儿，25%的患者出生后3周即发病，一般2岁左右发病，少数成年后发病。

2)出血部位可在关节（踝、膝、肘、腕等关节肿痛）、肌肉、深部组织（胸、腹腔、腹膜后、大网膜等处出血）、消化道（黑粪）、泌尿道（血尿）。影响中枢神经系统较少见。偶见鼻衄和阴囊血肿。一般都由轻微外伤引起，如多走路、踢球、扭伤等。

3)小手术如拔牙、割包皮、小脓肿切开、引流等，可引起持久性的严重出血，甚至致死。

4)血友病丙的出血一般较轻，表现为鼻衄、紫癜等。关节、肌肉出血少见，小手术后出血持久。

(3)实验室检查：分常规、初筛、确诊三步。常规检查：血小板计数、出血时间、血块收缩都正常。出血发作时束臂试验偶可阳性。凝血时间（试管法）有3/4的患者延长（血浆AHG＜1%），凝血时间正常不能排除本类疾病，可能属于轻型。初筛试验：白陶土部分凝血活酶时间（KPTT）延长，凝血酶原时间正常，但凝血酶原消耗不佳（占70%）。确诊试验包括凝血酶原消耗纠正试验及KPTT试验、简易凝血活酶生成试验、Biggs凝血活酶生成试验等，对三类血友病可做出鉴别诊断。

2. *鉴别诊断* 三类血友病的鉴别诊断取决于实验室检查。根据中医临床，血友病尚需考虑与下列疾病相鉴别。

(1)一般血证:血友病虽亦属于血证范畴,但可了解到患者多有血友病的遗传因素,一般只发生于男性,受轻微创伤后局部即发生出血,且持续时间长,不易止血等。

(2)痹证、腹痛、流痰、痿证:因外伤致血友病出血时,可表现出类似关节疼痛、肌肉血肿、急腹症、消化道溃疡等临床表现,但根据病史和出血特征不难做出鉴别。关节反复出血可致关节强直、畸形,易误诊为流痰或者骨痨(关节结核);血肿压迫神经,可引起痿证(肌肉萎缩)、神经痛、麻痹等。骨膜下反复出血可形成假的骨肿瘤;眼球后出血可引起眼球凸出,易误诊为球后肿瘤等。根据病史和出血特征不难做出鉴别。

【临床分证】

根据血友病的病因病机,血友病可概括分为 3 个类型。

(一)阳络损伤证

阳络损伤证是由于禀赋不足,肺气受损,在表、在上的脉络受到伤害所致。

1. 临床表现

(1)主症:轻微外伤或小手术即致持久性阳络出血,齿衄或鼻衄,量少势缓。

(2)次症:①头晕乏力;②气短自汗;③心悸失寐;④耳鸣,面色㿠白。

(3)典型舌脉:舌质淡,脉细无力。

2. 辨证分析　素体肺气不足,皮毛功能失司,故受轻微外伤即易出血。阳络伤,故表现为肌衄、齿衄、鼻衄;气虚血亏,则量少势缓;血虚不能上荣于面,故面色㿠白;脑海失养则头晕耳鸣;心失所养则心悸失寐;肺脾不足则神疲乏力、气短自汗;气血不足,血脉不充,故舌淡、脉细无力。

3. 诊断要求　凡具备主症和次症任 2 项及典型舌脉者,可确定本证候之诊断。

4. 论治法则　益肺止血。

5. 方剂选要

(1)首选方剂:补肺汤(《永类钤方》)加味。方中人参、黄芪、五味子补气益肺,紫菀、桑白皮利肺降气,熟地黄补血填精。可加仙鹤草、阿胶、茜草等加强其止血作用。

(2)备用方剂:黄芪建中汤(《金匮要略》)加味。方中黄芪、桂枝、甘草、姜、枣益肺健脾,振奋阳气,白芍养血柔肝,与桂枝相配又可调理毛腠功能。需加药同上。

6. 中成药选介

(1)止血宁糖浆:每次 20ml,每日 3 次,口服。本品为花生衣制剂。

(2)红血宁片:每次 3～4 片,每日 3 次,饭后口服。本品为花生衣制剂。

(3)止血宁注射液:20～40ml 加入 5%～10%葡萄糖溶液中静脉滴注。本品为花生米红内衣提取物。

上述花生米制剂应用到出血停止后,方可酌情减量,并长期服用。临床观察表明,花生米皮类制剂治疗血友病可以减少出血,缩短凝血时间,但作用缓慢且不持久,可作为轻型血友病的辅助治疗。

现代药理研究表明,花生米皮能使血友病患者的凝血时间缩短至正常,其止血与抗纤维蛋白溶解有关,球蛋白血块溶解时间也明显延长。另有报道,其提取物能降低血友患者的再钙化时间,加速血浆凝血致活酶的活性,增进血栓弹性,但其确切止血机制尚不完全清楚。

(二)阴络损伤证

阴络损伤证是由于禀赋不足,脾肾受损,在里、在下的脉络受到伤害。

1. 临床表现

(1)主症:轻微外伤或运动即致持久性阴络出血(黑粪或血尿)。

(2)次症:①食少腹胀,面色萎黄,倦怠乏力;②心悸少寐;③腰酸膝软;④耳鸣目眩。

(3)典型舌脉:舌质淡,脉濡细。

2. 辨证分析　素体脾肾不足,内脏功能失调,故外伤及运动均可致在里、在下之脉络损伤,脾不统血而血溢脉外。血溢大肠则为黑粪;血注膀胱则为血尿;腹腔出血,气机逆乱则发为腹痛;脾虚血亏,则面色萎黄,食少腹胀,倦怠乏力;气血亏虚,心失所养则心悸少寐;肾精不足则腰膝酸软、耳鸣眩晕;脾肾不足,故舌淡、脉濡细。

3. 诊断要求　凡具备主症和4项次症中的2项及典型舌脉者,即可诊断为本证。

4. 论治法则　健脾益肾,和络止血。

5. 方剂选要

(1)首选方剂:八珍汤合六味地黄汤加减。八珍汤中,党参、白术、茯苓、甘草健脾益气,当归、白芍、川芎、熟地黄养血和血。六味地黄汤中,山药、山茱萸、茯苓、熟地黄、泽泻益肾健脾,牡丹皮尚能凉血行瘀。二方合用,共奏健脾益肾、摄血入脉之功。可酌加阿胶、三七、仙鹤草、白及、花蕊石等,以助止血之力。

(2)备用方剂:以便血为主者,可用黄土汤加减。方中灶心土温中止血,白术、附子、甘草温中健脾,阿胶、地黄养血止血,黄芩苦寒坚阴,起反佐作用。以尿血为主者,可用无比山药丸加减。方中以熟地黄、山药、山茱萸、怀牛膝补肾益精,肉苁蓉、菟丝子、杜仲、巴戟天温肾助阳,茯苓健脾,五味子、赤石脂益气固涩。

6. 中成药选介

(1)花生米衣制剂:见前。

(2)血见宁:粉剂,每日服3次,每次3g。方中大蓟根凉血止血,白及收敛止血。临床观察表明对消化道出血等效果较佳。

(3)花蕊石止血散:粉剂,每日服3次,每次4～8g。功能化瘀止血,对胃及十二指肠出血及轻度呼吸道出血效果颇好。

(三)血瘀阻滞证

血瘀阻滞证是由于血友病出血日久,离经之血不得消散所致。

1. 临床表现

(1)主症:①出血日久,出现肌肉、关节肿痛;②出血间发,胸腹刺痛,痛处固定而拒按。

(2)次症:①肢体麻木;②皮肤粗糙;③健忘心悸,烦躁迷乱。

(3)典型舌脉:舌质紫或有瘀斑,脉涩。

2. 辨证分析　罹病日久,出血间发,离经不散,瘀于肌肉、关节则为局部肿痛;阻于胸腹则为刺痛拒按,甚则出血积呈包块;肢体经络受阻则麻木不仁;血脉不畅,心神失养则健忘心悸,烦躁迷乱;血瘀于内,新血不生,皮肤失养而现粗糙;舌脉均为瘀血之征。

3. 诊断要求　凡具备主症①和次症①、②及典型舌脉,或主症②和次症②、③,即可诊断为本证。

4. 论治法则　化瘀止血,益气养血。

5. 方剂选要

(1)首选方剂:补阳还五汤。方中重用黄芪益气扶正以助血行,桃仁、红花、当归、川芎、赤芍、地龙活血化瘀通络。心胸刺痛、关节肿痛甚者，可加郁金、三七、苏木活血定痛。腹中积块疼痛，加丹参、三棱、莪术、牡蛎、鳖甲软坚散结。

(2)备用方剂：①活络效灵丹。方用丹参、当归养血活血；乳香，没药活血止痛。②桃红四物汤。方用桃仁、红花、地黄、当归、川芎、白芍养血活血。

6. 中成药选介

(1)跌打丸：方用三七、血竭、自然铜、乳香、没药等大量活血祛瘀、消肿止痛药，专用于跌打损伤、皮青肉肿、瘀滞疼痛。

(2)三七片：方用参三七止痛消肿。

(3)七厘散：方用乳香、没药、红花、血竭等活血祛瘀药，再配麝香、冰片走窜通气，全方具有较强的活血祛瘀、消肿止痛作用。

(4)云南白药：方用白药止痛止血，祛瘀生新。

7. 验案选粹　杨某，男，2 岁半。自半岁起，皮肤、黏膜常有紫红色斑块，此起彼消，关节周围也常见。关节肿胀、发硬、发热、活动障碍。伴低热、烦躁、哭闹等。2～3 个月发作一次，春夏尤甚。身体轻微碰伤即出血不止，需经多次输新鲜血方能止。西医诊为血友病。辨证为阳虚火盛，脾失统摄。治以滋补肝肾，健脾益气，清热凉血，佐以益阴养血，活血行瘀。方药：①胡萝卜干 500g，小麦 1000g，小米 500g。共研细粉，蒸馒头吃。②紫荆花(去蒂)40g，加面粉少许调糊，油煎成饼，加白糖食之。③牡丹皮 25g，当归 30g，红花 22g，生地黄 25g，仙鹤草 22g，生白术 37g，鸡内金(炙)25g，赤芍、白芍各 22g，砂仁 19g，玄参 25g，黄精 25g，何首乌 25g，天冬 22g，银柴胡 22g，远志 22g，琥珀 22g，天竺黄 22g，地骨皮 22g，骨碎补 22g，炒神曲 19g，水牛角 25g。上药共研细末，以钩藤 62g，薄荷 37g，茵陈 31g，墨旱莲 46g。煎水取汁，打小丸，每服 3g，每日 3 次，服药 1 周，停药 3 天。

来人述及，得处方后即服药，每年①方服月余，②方每春服 7～10 天，③方每年配 1～2 料，服 3～4 个月。出血重时配合维生素 K、维生素 C。数年来坚持用药，已能坚持上学。止血时间与正常人相近，未再到医院输血以止血。嘱继服①、②方，③方加熟地黄 46g，威灵仙 50g，没药 50g，血竭 37g，三七 31g，茜草根 62g，续断 77g，菟丝子 93g，桑螵蛸 62g，白羊角尖 46g，胎盘 1 具，配丸药继服。

随访，症状明显减轻，至今 1 年余，全身未再发现出血斑块，偶尔表皮擦破，也无出血不止情况。(引自：《现代名老中医类案选》)

8. 辨治按语　血友病是男科的一大疑难杂症，临床辨证论治的关键在于两点：一是根据出血发生的部位，从里到外，从上到下，条分缕析，辨清阳络还是阴络损伤，从而确立治疗大法；二是从禀赋不足的遗传学角度着眼，分析肺、脾、肾亏损的侧重程度，从而达到治标不离本、治本不离标的原则。

辨证论治过程中，还可参考其他出血性疾病的辨证论治方法。

9. 文献选录　《灵枢·百病始生》曰："阳络伤则血外溢，血外溢则衄血；阴络伤则血内溢，血内溢则后血。"《景岳全书·血证》曰："凡治血证，须知其要，而血动之由，惟火惟气耳。故察火者，但察其有火无火；察气者，但察其气虚气实，知此四者而得其所以，则治血之法无余义矣。"《血证论·吐血》曰："惟以止血为第一要法……消瘀为第二法……宁血为第三法……补虚为收功之法，四者乃通治血证之大纲。"

(撰稿：麻仲学　修订：毛凤仙　审定：华良才　冷方南　卢丙辰)

第九节　蚕　豆　病

【概述】

蚕豆病亦称胡豆黄，是一种葡萄糖-6-磷酸脱氢酶缺乏所导致的疾病。在进食蚕豆或闻及蚕豆花粉及蚕豆气味后出现急性贫血、黄疸及血红蛋白尿等主要临床表现。此病90%以上见于男性，而且大多数见于5岁以下儿童，大多食蚕豆1～2日发病，早期症状有厌食、疲劳、低热、恶心、不定性的腹痛，接着因溶血而发生眼角黄染及全身黄疸，出现酱油色尿和贫血症状。严重者如不及时抢救，可于1～2日死亡。

在我国明朝初年已有"胡豆黄"一病的记载。

"邪之所凑，其气必虚"。成年人，尤其小儿因先天不足，正气未充，在进食蚕豆后导致脏腑不和，水谷相并，湿热积于脾胃，郁蒸而发本病。临床出现发热、黄疸、呕吐、纳少、肢倦、尿赤等湿热之象，故本病又有"胡豆湿热"之称。现代医学研究证实本病是一种性链不完全显性遗传性代谢缺陷，由于红细胞中缺乏葡萄糖-6-磷酸脱氢酶，食入蚕豆后，在蚕豆的分解代谢产物的某种氧化性物质作用下，促使红细胞迅速破坏、溶血而发病。我国以四川、广东、广西、福建、湖南等省区发病率较高，每年当初夏蚕豆成熟时节常有发病。

【诊断与鉴别诊断】

1. *诊断要点*　凡在蚕豆开花、成熟、收获季节接触蚕豆花、蚕豆，特别是有进食蚕豆诱因，临床上出现发热、黄疸、呕吐、腹痛、神疲嗜卧、小便红赤如酱油样等症状并有贫血体征即可诊断为蚕豆病。特别是患者为男性小儿更有诊断价值。

2. *鉴别诊断*　本病以发热、贫血、黄疸、尿赤为特征，黄疸为主症，因此必须与其他原因引起的黄疸相鉴别。

(1)黄胖病：由钩虫匿伏肠中，耗伤气血引起。面部肿胖色黄，皮肤色黄兼白，但双目不黄，可见易饥善食、嗜食异物等兼证，该病发病与进食蚕豆无关，且病程较长。

(2)黄疸：系感受湿热或饮食不节致湿热交蒸于肝胆，肝失疏泄，胆汁外溢，肌肤、面目、小便均黄，常伴有纳呆、腹胀、呕恶等症，成年人、小儿均可见到，其发病与进食蚕豆无关。

(3)阵发性睡眠性血红蛋白尿：是一种获得性造血干细胞良性克隆性疾病，发病高峰年龄在20～40岁，个别发生在儿童或老年，男性显著多于女性。以慢性血管内溶血、血红蛋白尿及含铁血黄素尿为主要表现，常出现贫血、黄疸、小便赤红如酱油样等症状，晨起明显。其发作为间歇性，与睡眠有关，病程迁延，病情轻重不一。与进食蚕豆无关。

【临床分证】

本病发病有明显的季节性，且表现有发热、黄疸等症，临床一般分为湿热困脾证、肝胆湿热证、热毒内陷证、气血两亏证四种证型进行辨治。

(一)湿热困脾证

夏日湿热偏盛季节，以先天不足加之服食蚕豆，损伤肠胃，正虚邪劫，湿热内困，出现湿热困脾之象，为本病早期的一种证型。

1. 临床表现

(1)主症：①有夏日接触、服食蚕豆史；②发热；③黄疸、尿黄；④纳少、呕恶、腹胀、肢倦。

(2)次症：①恶寒汗出；②头晕头痛；③腹痛。

(3)典型舌脉:舌苔白腻,脉濡缓。

2. 辨证分析　湿困脾阳,清阳被阻,故恶寒汗出,头晕闷痛;湿性重着,客于肌表,故身重肢倦;湿热交蒸故面色微黄,发热午后为甚;湿遏气机故胃纳不佳,胸脘痞闷,舌苔白腻,脉象濡缓。

3. 诊断要求　凡具备主症①、②、③及典型舌脉,或主症①、③、④及典型舌脉者,即可诊断为本证。

4. 论治法则　宣化畅中,清热利湿。

5. 方剂选要

(1)首选方剂:三仁汤加减。本方用杏仁宣通肺气以开上;白蔻仁、半夏化浊理气以畅中;薏苡仁、通草、滑石、竹叶以渗下,使三焦宣畅,湿热分消。方中重加茵陈清热除湿,利胆退黄。如黄疸较明显且小便黄赤尚可加槐花清热凉血。

(2)备用方剂:藿朴夏苓汤。方中藿香、杏仁轻开上焦肺气;白蔻仁芳香苦辛,行气化湿;薏苡仁甘淡,渗利湿热;制半夏、厚朴行气散满,除湿消痞;猪苓、赤苓、泽泻渗湿利尿。诸药合用宣通气机,燥湿利水退黄。

6. 针刺疗法　取穴:脾俞,足三里,胆俞,阳陵泉,三阴交,气海。针宜采用平补平泻手法,每日1次。功效:健脾祛湿,清热解毒。

(二)肝胆湿热证

湿热交蒸,蕴酿成毒,充斥肝胆,影响肝胆正常疏泄功能,为本病急性发病常见证型。

1. 临床表现

(1)主症:①夏日接触、服食蚕豆史;②发热;③黄疸,尿赤;④呕吐、腹痛。

(2)次症:①头晕头痛;②腹胀肢酸倦怠。

(3)典型舌脉:苔黄腻,脉弦数。

2. 辨证分析　湿热蕴毒充斥肝胆,故发热口苦口渴;热毒上壅清阳不升而见头晕头痛;湿热交蒸,胆汁外溢故身目发黄;湿热阻滞中焦,气机受困故见纳差腹胀,肢酸倦怠,升降失常,故见呕吐;下焦湿热蕴毒损伤脉络,故见小便红赤如茶;苔黄腻脉弦数乃湿热交阻之证。

3. 诊断要求　凡具备主症①、②、③及典型舌脉,或主症①、③、④和次症②及典型舌脉者,即可诊断为本证。

4. 论治法则　清热解毒,除湿消黄。

5. 方剂选要

(1)首选方剂:甘露消毒丹加减。本证因湿热蕴毒热势偏盛,故用黄芩、连翘、薄荷清热透邪;湿阻气机用藿香、白蔻仁、石菖蒲等芳香化浊;下焦湿热蕴结伤络故用茵陈、滑石、槐花、木通利湿泄热,凉血止血。如面色苍白等气血两亏证象明显者,宜加黄芪、太子参、鸡血藤膏、阿胶等品;如出现血红色小便,宜加墨旱莲、生地黄、紫珠草等品。

(2)备用方剂:茵陈蒿汤。方中重用茵陈蒿清利湿热,退黄疸,为主药;辅以栀子清泄三焦湿热;佐以大黄降泄瘀热。三药合用,清利降泄,且引湿热由二便而去,使邪有出路,则黄疸自除。

6. 针灸疗法　取穴:至阳、腕骨、阳陵泉、太冲、阴陵泉、足三里。采用泻法,每日1次。功效:清热解毒,祛湿退黄。

(三)热毒内陷证

热毒炽盛,正不胜邪,毒邪内陷,蒙蔽心包,气血大伤,正虚邪盛,为肝胆湿热证进一步发展而来，也可发病。

1. 临床表现

(1)主症：①夏日接触、服食蚕豆史；②发热烦躁；③呕吐腹胀；④皮肤发黄，尿色红。

(2)次症：①抽搐；②神昏不语。

(3)典型舌脉：舌淡苔黄腻，脉虚数。

2. 辨证分析　热毒内陷，气血大伤，故见发热、烦躁、呕吐腹胀、黄疸尿赤，苔黄腻，脉数等热毒之象；舌淡脉虚乃气血不足之征；湿热盛肝风动则见抽搐；神昏不语主要与热毒内陷心包有关，本证属正虚邪实证。

3. 诊断要求　凡具备主症①、②、④和次症①及典型舌脉，或主症①、③、④和次症②及典型舌脉者，即可诊断为本证。

4. 论治法则　清热解毒，补益气血。

5. 方剂选要

(1)首选方剂：白茵汤。本方以白头翁、茵陈、车前草清热解毒，除湿消黄；竹茹止呕；生地黄、白茅根凉血止血；鸡血藤膏补血祛瘀。湿热毒重者用此方。

(2)备用方剂：八珍汤加减。方用党参、熟地黄为主，甘温益气养血；辅以茯苓、白术健脾燥湿，当归、白芍养血和营；更用炙甘草和中益气，川芎活血行气，共为佐药；使以生姜、大枣调和脾胃之气。可加茵陈、鸡血藤等治疗湿热不明显而气血亏虚明显者。

6. 针灸疗法　取穴：足三里、曲泽、劳宫、委中、行间、十宣。针用泻法，每日 1 次。神昏加针刺人中，体质明显虚弱者加灸足三里。

(四)气血两亏证

病程后期，湿热毒邪已去，正气大伤，气血未复致成本证。

1. 临床表现

(1)主症：①接触或进食蚕豆史；②头晕眼花；③面色苍白；④肢倦神疲；⑤尿黄或白。

(2)次症：①食欲不振；②微有发热。

(3)典型舌脉：舌淡苔薄，脉细弱虚数。

2. 辨证分析　湿热毒邪已去，故黄疸消退，尿色转淡；气血不足不能荣养头面四肢，故见头晕眼花、面色苍白、肢倦神疲、舌淡脉虚弱等症；血不养心则心悸少眠；时有微热者既可是气血两亏之象，亦可为余邪未尽之证。

3. 诊断要求　凡具备主症①、②、③，或①、③、④及典型舌脉者，即可确诊为本证。

4. 论治法则　益气补血，健脾养心。

5. 方剂选要

(1)首选方剂：归脾汤加减。方中以党参、黄芪、白术、甘草补脾益气；当归、鸡血藤膏、生地黄补血益阴，茯神、酸枣仁养心安神，少佐木香理气醒脾，补而不滞。

(2)备用方剂：如无心悸、少眠等象，亦可用当归补血汤加鸡血藤膏、生地黄。

6. 针灸疗法　取穴：水沟、素髎、关元、太溪、气海、足三里。采用补法，加灸。功效：补益气血，健脾温阳。

7. 验案选粹

医案一：张某，男，3 岁半。服食蚕豆后出现发热口苦、身目发黄、腹胀纳减，头晕肢倦、小便黄赤如酱油样等症已 5 日。一年前曾有“胡豆黄”病史。查体舌淡苔黄腻，脉弦数。实验室检查：白细胞计数 $9.8\times10^9/L$（$9800/mm^3$），中性粒细胞 0.56，淋巴 0.4，酸性白细胞 0.04。诊断为“蚕豆病”（肝胆湿热证）。以茵陈蒿汤加减治疗。茵陈 6g，栀子 6g，茯苓 6g，泽泻 6g，猪苓 6g，白术 10g，白茅根 15g，芦根 15g，滑石 10g，甘草 3g。服上方 5 剂，病状大减，继以此方加减再进 4 剂，病获痊愈。

按：患者有服食蚕豆史，临床出现黄疸、贫血、酱油色尿，加以上年有类似病史，诊断为“蚕豆病”。发热、口苦、黄疸、苔黄腻、脉弦数属湿热蕴毒之象，故用茵陈、栀子、滑石、甘草、芦根清热除湿解毒，白茅根止血。以头晕肢倦、纳呆、舌质淡白属脾虚湿滞，故用白术、茯苓、泽泻、猪苓健脾利湿，组成清热解毒、健脾除湿之方，而获疗效。

医案二：李某，男，38 岁。因头晕重、站立不稳、黄疸等症 7 日，发病前曾服食蚕豆，某院诊断为“蚕豆黄”，服中药茵陈蒿汤加味，疗效不显，前来就诊。现症：微有寒热、头晕重、呕恶纳呆、胸脘痞闷、身目发黄、小便黄少、苔白腻、脉濡数。诊断为“蚕豆病”（湿热困脾证），仿三仁汤意立方：茵陈 18g，杏仁 9g，白蔻仁 6g，薏苡仁 20g，法半夏 20g，白术 15g，蚕沙 15g，茯苓 12g，藿香 10g，白茅根 20g，滑石 15g，甘草 3g。药后病减，以此方加减进 8 剂，病得临床治愈。

按：患者以“蚕豆黄”在某院经用茵陈蒿汤加减治疗，病情未获明显好转，详察现症，实属湿热困阻脾胃不解，故用三仁汤宣化畅中，清热利湿而获效。

8. 参考资料　据广东省五华县人民医院报道，用田艾治疗蚕豆病收到满意疗效，以田艾、茵陈、槐花制成汤剂、针剂，供口服、肌内注射、静脉注射治疗 47 例，平均 3.3 日治愈出院，无一例死亡。故认为该方治疗本病能缩短疗程，无不良反应。

（撰稿：石恩权　修订：王子融　审定：华良才　卢丙辰）

第6章 男科肿瘤

第一节 阴 茎 癌

【概述】

阴茎癌是男性泌尿生殖系常见肿瘤之一。主要为鳞状上皮细胞癌。其发病率与卫生条件有密切关系。据有关文献报道，在欧美发病率仅占男性全部恶性肿瘤的1%；20世纪50年代我国阴茎癌的发病率占全部泌尿生殖系肿瘤的44.4%～51.6%，仅次于消化系肿瘤。但至20世纪70年代末期，发病率已明显下降。

本病中医称“肾岩”。因其后期溃烂，翻花若榴子样，故又称“肾岩翻花”，俗名“翻花下疳”。按此则本病既可归属“岩证”范畴，又可从“疳疮”论治。现代研究发现，阴茎癌的发生与包茎及包皮过长有非常密切的关系。包皮垢淤积于包皮腔内，长期刺激，导致该部细胞增殖过度而发生癌变。犹太男婴出生后2～3周，即根据宗教要求做包皮环切术，所以极少发生阴茎癌，至今仅有5例报道。伊斯兰教徒，在3～14岁做包皮环切术，发生阴茎癌者亦少见。这说明儿童早期行包皮环切术是预防阴茎癌的有力措施。然而瑞典男性极少做包皮环切术，亦很少发生阴茎癌。有关专家认为这很可能与他们注意阴茎局部卫生有关。当然确切的原因还有待于研究。

中医学认为本病的发生取决于内、外两个因素。《疡科心得集·辨肾岩翻花绝症论》说，本病“由其人肝肾素亏，或又郁虑忧思”而发；《马培之医案》更进一步指出肾岩乃“肾脏阴虚，火郁心肝，二脏之火，复会于此”所致。肝肾素亏，郁怒忧思，相火内灼，水不涵木，肝经血燥，而肝之经脉络阴器，久之损者愈损，阴精消涸，灼津为痰，痰火郁结而成。此乃内因。外则垢秽痰浊淤积，聚结不散，久之遂致癌变。

【诊断与鉴别诊断】

1. 诊断要点

(1)多见于中年以后，有包皮过长或包茎病史。

(2)好发于龟头、冠状沟处。

(3)早期常以无痛性结节或硬块开始，逐渐长大。

(4)癌肿长大，形成溃疡，有奇臭的脓性分泌物，或呈菜花状增生，若榴子状。

(5)可有腹股沟淋巴结肿大。

(6)活体组织检查可确定诊断。

(7)阴茎癌的分期一般分为4期。Ⅰ期:肿瘤局限于龟头或包皮;Ⅱ期:肿瘤浸润阴茎干或海绵体,无淋巴结或远处转移;Ⅲ期:肿瘤局限于阴茎干,有腹股沟淋巴结转移;Ⅳ期:肿瘤自阴茎干向周围浸润,不能切除转移的淋巴结,或远处转移。

2. 鉴别诊断

(1)阴茎尖锐性湿疣:亦有包茎或包皮过长病史,部位常发生于龟头、冠状沟、包皮内板等处,初起为小淡红色丘疹,渐次增大加多,呈乳头样或蕈样,或菜花状突起,常有蒂,红紫色,且易发生糜烂、渗出。有时可长得很大,称为巨大型尖锐湿疣,临床很似癌肿。最后确诊有赖于活体组织检查。

(2)阴茎乳头状瘤:可发生于包皮、龟头及冠状沟等处。初发为一小的局部隆起,渐增大呈乳头状,有蒂或无蒂,呈红色或淡红色,质地较软,生长缓慢。继发感染者,可有恶臭样分泌物。临床易误为阴茎癌。诊断有疑问时,依赖于活体组织检查。

(3)硬下疳:有不洁性交史,见于梅毒初期。始发为小红斑,继之隆起为硬结,溃烂成疡,中间如臼,四边坚硬凸起,形如缺口,分泌物中含大量螺旋体,传染性强。潜伏期约3周,约1个月可暂时自愈,转入二期梅毒。

(4)下疳型脓皮病:多发于外生殖器等部位。初起为小丘疹、脓疱或硬结节,溃疡形成时,边缘呈堤状隆起,质硬似软骨,色暗红而有光泽,可有浆液性或脓性分泌物。病程一般为4~8周,愈后可复发。损害常具有静止、活动再静止和迅速愈合4个阶段。附近淋巴结多肿大,且有压痛。

(5)软下疳:有不洁性交史、龟头、会阴部溃疡。腹股沟淋巴结肿大、疼痛、溃破。通过实验室检查可确诊。

【临床分证】

本病临床经过可分为初期、中期及后期,结合病因、脏腑辨证,基本上可按初期(肝郁痰凝证)、中期(肝经湿热与阴虚火旺证)、后期(气血两虚证)论治。但本病古谓"四大绝症"之一,病势险恶,变化多端,则又非以上四证所能辖括,仅言其大概而已。

(一)肝郁痰凝证

本证由肝气郁结,痰浊凝聚于阴器,而以龟头出现肿结为主症的一种证候。

1. 临床表现

(1)主症:①局部出现硬结,逐渐增大;②范围小,质硬;③无痛或微痛。

(2)次症:①自觉局部痒;②两胁胀痛,郁闷不舒;③少腹不舒。

(3)典型舌脉:舌淡或红,苔白腻,脉弦。

2. 辨证分析　阴茎为宗筋所系,而肝主宗筋,前阴为肾之外窍。肾亏而水不涵木,恚怒忧思,令肝失疏泄,痰浊凝结,不仅阴器局部出现硬结,渐见增大,且可出现肝郁不舒的症状,但主要病灶在前者。

3. 诊断要求　具备主症①、②、③和次症①、②及典型舌脉,或主症①、②、③和次症②或③及典型舌脉者,均可诊断为本证。

4. 论治法则　清肝解郁,软坚化痰。

5. 方剂选要

(1)首选方剂:散肿溃坚汤加减。用柴胡、白芍疏肝;法半夏、陈皮、天花粉化痰;昆布、海藻、当归尾、三棱软坚散结;龙胆草、黄芩清泄肝热。还可酌情加入半枝莲、山豆根、土茯苓等。

(2)备用方剂

①加减白蛇六味丸:癌肿所发,不外气滞血瘀、痰湿凝聚、邪毒结滞。故用龙葵、蛇莓、白英、葎草、半枝莲等消肿散结;重楼、土茯苓、山豆根、萆薢等,解毒利湿;丹参、当归、莪术、仙鹤草等活血化瘀。凡癌肿所发之初期,皆可悉用之。

②菊藻丸:本方立意,旨在解毒消肿,软坚化痰,攻溃破结,佐以扶正。菊花、山豆根、金银花、山慈菇、漏芦、紫草、海藻解毒消肿,软坚散结;三棱、莪术、蜈蚣活血化瘀,尤以蜈蚣合马钱子、马蔺子等攻坚破结,通络止痛;用黄连、熟大黄者清热泄腑,防癌毒内结;用党参、黄芪者一防大队攻坚之品耗伤正气,二则补益正气,断绝癌毒内走脏腑之径。纵观本方,配伍高明之处在于立足从病源出发,重在解毒攻坚,非此莫能消散;从标本论治着手,破中有补,所以不论早、中、晚癌肿者皆可服用。唯长期内服,才有效果,关键贵在坚持。

6. 外治疗法

(1)手术治疗:包皮上小于2cm的肿块,可做包皮环切术,但应严密随诊,因该病手术后可有复发。阴茎部分切除,于肿瘤2cm以上切断阴茎,适用于Ⅰ期或Ⅱ期阴茎癌。怀疑有腹股沟淋巴结转移者,做活体组织检查阳性的,于原发癌伤口愈合3周后,做淋巴结清除术。

(2)局部外敷阴茎癌药粉,用凡士林纱布保护,每日换一次,待肿块脱落后,改用生肌玉红膏纱布换药,直至愈合。

(二)肝经湿热证

本证由湿热火毒蕴结,以致肿块溃烂翻花为主的一种证候。

1. 临床表现

(1)主症:①肿块溃烂,状若翻花;②时有血脓样分泌物,气味恶臭;③腹股沟淋巴结肿大压痛。

(2)次症:①小便不畅,涩痛短赤;②心烦口渴。

(3)典型舌脉:舌质红,苔黄腻,脉弦数。

2. 辨证分析　湿热蕴结,聚毒化火,血脉瘀滞,皮肉腐坏,故肿块溃烂,如翻花状;湿毒浸淫,则渗流血脓样分泌物,奇臭难闻;湿热侵扰膀胱,则小便涩痛、短赤;循经上攻,则两侧少腹淋巴结肿大。舌红、苔黄、脉弦数为湿热肝经之证。

3. 诊断要求　凡具备主症①、②、③和次症任一项及典型舌脉者,均可诊断为本证。

4. 论治法则　清热利湿,解毒消肿。

5. 方剂选要

(1)首选方剂:龙胆泻肝汤加半边莲、藤梨根、龙葵等。龙胆泻肝汤功能清肝泻火,利尿祛湿,善治肝胆湿热证。龙胆草、栀子、黄芩清泄肝火,柴胡疏肝泄热,木通、泽泻、车前子利尿泄湿,当归、生地黄养血柔肝,甘草调和诸药。加半边莲、藤梨根、龙葵以益解毒消肿之功,三味合用有抗癌之效。

(2)备用方剂

1)萆薢渗湿汤。本方重在利尿渗湿,用于下焦湿热而湿偏胜者尤宜。萆薢、泽泻、滑石、木通利尿渗湿,薏苡仁、茯苓健脾理湿,黄柏泻热,牡丹皮和血,与黄柏同用,能泻血中之热。临证还可随症伍入半枝莲、白花蛇舌草、白英、苦参之类,既利湿解毒,又消肿散结。

2)解毒驱邪汤。功能清热解毒,凉血活血。方中土茯苓、半枝莲、蜈蚣、白僵蚕解毒散结,金银花、生薏苡仁清热利湿,当归、赤芍凉血活血,甘草调和诸药。用于本证而体质尚未虚者,确有解毒驱邪之效。其中蜈蚣可不入药煎煮，直接用酒浸泡后吞服，每日1～2条。据报道，长期饮用者不仅未见"中毒"，反而使体质增强，于此蜈蚣之抗癌消肿散结效果可见一斑。

6. 中成药选介　小金丹。功能软坚散结、活血化瘀，主治皮肤结节肿物、瘿瘤瘰疬及癌瘤等。白胶香、草乌、地龙、木鳖攻坚止痛，五灵脂、乳香、没药、当归活血化瘀，墨炭解毒，善治无名肿毒，麝香透达，率领群药直入病所，软坚破结。

7. 外治疗法

(1)阴茎全切除术：适宜于肿瘤过大，或肿瘤限于阴茎干者。有腹股沟淋巴结转移，并同时行腹股沟淋巴结清除术。

(2)阴茎癌药粉：外敷肿块溃烂处，上盖黄连素纱布包扎，每日换一次，促使肿块脱落。

(3)五虎丹糊剂：涂于溃疡面上，或五虎丹锭剂插入瘤体中央，外用万应膏盖贴。前者适用于溃疡型，后者适用于菜花型。俟瘤体组织脱落后，改用红升丹药粉撒于疮面，以万应膏覆盖，隔3日换药一次；最后疮面平整，肉芽新鲜时，改用生肌散外敷疮面，外盖黄连素纱布，直至疮面愈合。

8. 饮食疗法　菱角苡米粥。菱角肉(洞庭湖区所产之大菱角，剥去外壳即得)与薏苡仁等份，煮成稀粥，随意饮用，有健脾和胃之效，长期饮用的有一定效果，尤适用于化疗、放疗后，饮食不佳者。

(三)阴虚火旺证

本证由肾水亏损，不能涵养肝木，相火内炽，以局部溃烂、痛如汤泼火灼为主症的一种证候。

1. 临床表现

(1)主症：①局部溃烂，痛如汤泼火灼；②有血样渗出物，腐臭难闻；③双侧腹股沟淋巴结肿大，固着不移。

(2)次症：①腰酸疼痛，口渴咽干；②神乏无力，胃纳不佳，全身消瘦；③头晕失眠，耳鸣眼花。

(3)典型舌脉：舌红少苔，脉细数。

2. 辨证分析　肾阴亏损，水不涵木，相火内炽，又夹湿火邪毒，壅阻经脉，化腐溃烂，外损阴器，内害脏腑，损者愈损，阴津消涸，故见一派阴虚火旺之象。

3. 诊断要求　具备主症①、②、③及次症任一项和典型舌脉者，本证即可确诊。

4. 论治法则　滋阴降火，软坚解毒。

5. 方剂选要

(1)首选方剂：大补阴丸加味。方用生地黄、玄参、女贞子、墨旱莲等，滋水涵木；知母、黄柏泻火；白芍柔肝；丹参活血；白英、龙葵、白花蛇舌草、藤梨树根解毒攻坚，合而用之，共奏滋肾养肝、生水涵木、泻火解毒之功。必要时可佐服鳖甲煎丸软坚散结。

(2)备用方剂：青蒿鳖甲汤加减。药用知母、生地黄、鳖甲凉血育阴，且鳖甲与莪术配伍可软坚散结；青蒿芳香透络，善泄伏热，与知母相伍，其效尤宏；龙葵、猕猴桃树根、半边莲解毒消肿，且不伤正，于正虚邪实之体用之，颇为适合。诸药共用，可清泄伏热、凉血育阴、解毒软坚。火甚者加黄柏，阴虚甚者合二至丸，潮热者加地骨皮。

6. 外治疗法　此证外用手术切除已不相宜，唯用药物外治，先用五虎丹蚀去恶肉，继用红升丹等撒敷创面，直至愈合。具体方法见肝经湿热证。

(四)气血双虚证

本证是由病久缠绵,耗损气血;或因化疗、放疗术后,气血俱损,而以气血亏损为主的证候。

1. 临床表现

(1)主症:①肿块脱落,疮面肉色淡红,或暗红无泽;②化学治疗、放射治疗术后;③疮色紫暗,迟不长出新肉;④双腹股沟淋巴结肿大。

(2)次症:①神疲体弱;②形体消瘦,面色㿠白。

(3)典型舌脉:舌淡少苔,脉沉细弱。

2. 辨证分析　疾病晚期,肿块虽脱(或因手术,或由药物外蚀),而脏腑已衰,气血俱损,尤以化疗、放疗患者更为显著。气血衰少,新肉无滋生之源,故疮面淡白,或暗红无华,甚则紫暗,迟不长出新肉。气血不充,则神疲体弱,面色㿠白,舌淡少苔,脉沉细弱等,接踵而至,而况本病所发,正气已先告亏。

3. 诊断要求　具备主症①、④,或②,或③,兼次症任一项及典型舌脉者,均可诊断为本证。

4. 论治法则　扶正固本,佐以解毒软坚。

5. 方剂选要

(1)首选方剂:人参养荣汤。党参、黄芪、白术、茯苓、陈皮、大枣补脾益气,以资生化之源;当归、熟地黄、白芍、肉桂等,养阴和营,生化血液;五味子、远志养肺阴而宁心神。纵观本方,立意于脾肺。盖脾为生化之源,脾旺则气血充盈;肺主一身之气,肺气充足,则一身气机旺盛。举凡惊悸、健忘,身热自汗、咽干唇燥、饮食无味、体倦肌瘦、毛发脱落、气短、腰背酸痛等症,皆可用之。但癌症不同于一般病证,其根源难除,故必补虚固本之时,伍用夏枯草、土茯苓、半枝莲等品,既不碍其补虚之宗旨,又有益于抑其癌毒之扩散,事半功倍,全在左右变通。

(2)备用方剂

1)加减当归补血汤。方中黄芪重用,补气以资生血之源;当归、阿胶养营生血;白术、陈皮、大枣补脾,助黄芪资生血之源。有条件者,每服药时加人参蜂王浆 1 支口服;口渴者改用西洋参蜂王浆口服,每日用 2 支。

2)滋阴扶正汤。由黄芪、山茱萸等组成,功能益气养阴,健脾生津。适用于恶性肿瘤患者术后体质渐衰,气阴不足之证;放疗、化疗后有阴液不足,食不知味者亦可使用。据现代研究,黄芪、山茱萸等品确能提高人体免疫能力。方中沙参、生地黄养阴,白术、山药、茯苓补脾生津,山茱萸、肉苁蓉养肝肾之精,当归和血养阴,黄芪益气,与养阴之品同用,意在益气以生化阴液。若胃阴虚者可配入金石斛,肾阴亏损者可加入玄参、天冬,阴虚气亏重者,可加入西洋参,阴虚发热者可加青蒿、鳖甲之类。总宜随症而施。

6. 外治疗法　本证肿块已经脱落,形成溃疡,若有脓腐者用银灰膏外涂疮面,外用黄连膏纱布覆盖,包扎;若疮面洁净,重在生肌长肉,可选用九一丹、生肌散或康复新液外涂,日数次。

7. 饮食疗法

(1)洋参瘦肉汤:西洋参 3～6g,猪瘦肉 60g,切成薄片,加少许食盐,隔水蒸煮,饮汤及肉,晨晚各一次。西洋参益气养阴,猪瘦肉乃血肉有情之品,功能生精补血,固本养身,长时间服用,慢慢即显出功力。

(2)莲子木耳汤:莲子 30g,白木耳 10g,枸杞子 10g,加少许食盐及其他调味品,共煮汤服用。莲子肉补脾生津,白木耳养阴生津,兼能益气,枸杞子入肾,生精养阴。气阴两亏,津液不足者服之尤宜。亦贵长期饮用，自有健身之效。

8. 验案选粹　陈某，男，44岁。主诉龟头肿块2年余。查肿物约4cm×4cm大小，质硬，呈菜花状，有少量脓性分泌物，奇臭，伴局部疼痛，双侧腹股沟可扪及数个黄豆大小淋巴结，病理分期为阴茎鳞癌Ⅰ～Ⅱ级。局部外插五虎丹钉剂3次，共8个半支（约3g重），瘤体脱落，创面愈合，阴茎长5cm，出院时活检未见癌细胞，随访情况良好（引自：《新中医》）。

9. 辨治按语　据有关文献报告，本病预后与临床分期及组织分级有关。Ⅰ期阴茎癌手术后，患者约3/4存活5年；临床诊断为Ⅱ级者，5年生存率下降至1/2；对已有转移并行腹股沟淋巴结清除术者5年生存率仅约1/3。本文仅从阴茎癌的发展过程分为4型论治，并不能将所有实际情况概括无遗，尤其是治疗方法上仍以综合治疗为佳。例如，放射治疗用于小而表浅的Ⅰ期阴茎癌，可以保持完整的阴茎，特别适合年轻的患者，再加上中药辨证治疗，其效果尤令人满意。另如博来霉素治疗阴茎癌亦有良好效果，亦不妨采用。总之，宜从临床实际出发，制订恰当的治疗方案，绝不可按图索骥，拘泥一方一法之治。

10. 文献选录　《疡科心得集·辨肾岩翻花绝证论》曰："夫肾岩翻花者，俗名翻花下疳。此非由交合不洁，触染淫秽而生。由其人肝肾素亏，或又郁虑忧思，相火内灼，水不涵木，肝经血燥，而络脉空虚，久之损者愈损，阴精消涸，火邪郁结，遂遘疾于肝肾部分。初起马口之内，生肉一粒如竖肉之状，坚硬而痒，即有脂水。延至一二年，或五六载时，觉疼痛应心，玉茎渐渐肿胀，其马口之竖肉处，翻花若榴子样，此肾岩已成也。渐至龟头破烂，凸出凹进，痛楚难胜，甚或鲜血流注，斯时必脾胃虚弱，饮食不思，即食亦无味，形神困惫；或血流至两三次，则玉茎尽为烂去；如精液不能灌输，即溘然而毙矣。此证初觉时，须用大补阴丸，或知柏八味，兼用八珍、十全大补之属。其病者再能怡养保摄，可以冀其久延岁月。若至成功后，百无一生，必非药力之所能为矣。"

（撰稿：李　彪　审定：冷方南）

第二节　前列腺癌

【概述】

前列腺癌是老年性疾病，很少在50岁前发病。在我国不是常见病，远低于欧美国家。据北京医科大学一附院报道，在1949～1975年本病仅占泌尿科肿瘤的3.8%。发病年龄多在60岁以上，而40岁以前者鲜见。年龄80岁以上男性前列腺切片50%以上有镜下癌，但因其潜伏期长，多数患者反死于心血管或呼吸系疾病。

由于本病在临床症状表现方面无特殊性，除5%左右的患者因转移而就诊外，75%的患者临床症状与良性前列腺增生症相似。

至于病因，确切的机制仍不十分清楚。但多数临床和实验材料报道与内分泌异常有关。例如，无睾丸者不发生前列腺癌及前列腺增生；雄性激素能加速实验动物前列腺癌的生长，而给予雌激素或切除睾丸后癌生长变慢，原已升高的酸性磷酸酶相应下降等。当然还与其他因素有关。病理上95%以上为腺癌。可能与种族、遗传、生活环境、性激素失调等因素有关。

中医学认为本病的发生主要由于肝肾亏损，败精瘀浊不化，痰湿凝结所致。按前列腺的生理功能，辖属"男子胞"无疑。年逾花甲肾虚而天癸亦衰，水亏不能涵养肝木，虚火内动，灼津成痰，久之痰浊凝结；或因房事不节，欲念过旺，忍精不泄，败精瘀浊蓄积胞内，均可发生本病。肾与膀胱相表里。膀胱者，州都之官，主化气而排泄尿液，但赖于肾阳之温煦，肝之疏泄。所以，本症症状在膀胱，而根本则在肝肾。

【诊断与鉴别诊断】

1. 诊断要点　①多发生于老年人；②早期不出现症状，晚期则出现与前列腺增生相仿的症状，如尿频、尿痛、排尿困难、尿流变细等；③或由于癌转移骨骼而出现后背及腰部疼痛，并伴有消瘦、乏力、食欲不振等全身症状；④肛指检查前列腺肿大坚硬如“石”，表面高低不平；⑤血清酸性磷酸酶和前列腺特异性抗原(PSA)增高；⑥经直肠针吸细胞学检查或会阴穿刺活检可找到癌细胞。

2. 鉴别诊断

(1)前列腺增生症：75%的前列腺癌患者的临床症状与前列腺增生症相仿，则两者的鉴别十分重要。前列腺癌一旦出现排尿困难等症状，则呈进行性发展，无缓解趋势，而前列腺增生症则病势缓和，时好时坏；肛门直肠指诊，良性肥大者按之质韧，表面光滑；但确切的区别诊断有待于活体组织检查。

(2)前列腺肉瘤：不多见，发生在40岁以下，亦见于儿童。主要症状亦是排尿困难，病势发展更迅速。直肠指检前列腺增大，甚而摸不到边缘，质地软如肉感。早期即出现血行转移。

(3)前列腺肉芽肿：因直肠指检可触及结节性石样硬的腺体，而误诊为癌。但患者常先有畏寒发热等泌尿系急性感染史。会阴穿刺活检或经直肠针吸细胞学检查可以区分。

(4)其他：如前列腺结核、前列腺结石、前列腺纤维化、慢性前列腺炎等，亦宜与本病区分。详见有关章节。

【临床分证】

本病按脏腑辨证、病因辨证、八纲辨证，可分为湿困脾阳证、肝气不调证、湿热下注证、气滞血瘀证、阴虚火旺证、阳气虚弱证和气血亏虚证7个证型。

(一)湿困脾阳证

本型以湿阻中焦，脾阳受困为主要病机特点。

1. 临床表现

(1)主症：①从肛门触及前列腺部包块；②排尿困难；③少腹胀痛；④小便闭塞不通或有尿血。

(2)次症：①胸腹满闷，纳差，口渴而不欲饮；②身重倦怠，嗜卧。

(3)典型舌脉：舌苔厚腻，脉象濡缓。

2. 辨证分析　本证多由嗜食膏粱厚味、生冷浓茶烟酒，伤及脾胃。脾失健运则水湿停聚，阻于中焦而清浊不分，膀胱气化失常，因成癃闭。中焦脾阳为湿邪所阻，则脾胃升降失司，脾失健运，上不得输精于肺，下不得运水膀胱，而脾湿逐渐下沉膀胱，以致膀胱开阖失常，故小便量少点滴而下或不通。脾为湿困，清浊不分，故尿液浑浊。湿为阴邪，敛滞阳气，阳气不得宣舒，故见胸腹满闷、倦怠身重、嗜卧。水谷精微不化津液，咽喉无以濡润，故口渴，湿邪内停故不欲饮。苔厚腻，脉濡缓均属湿邪内阻之象。

3. 诊断要求　具有主症①、②、③或①、③、④，以及次症任一项和典型舌脉者，即可确定本证诊断。

4. 论治法则　健脾燥湿，通利小便。

5. 方剂选要

(1)首选方剂：四苓散加萆薢、土茯苓、海金沙、蟾蜍、半枝莲、草河车。茯苓、炒白术健脾利湿，脾运健则水湿无以停，湿邪得利则小便畅通。泽泻甘淡渗利，化决渎之气，畅利小便。猪苓清热利湿，使湿热从小便排出，且有抗前列腺癌的作用。车前子、萆薢利窍通尿，分利清浊。土茯苓、海金沙、蟾蜍、木通、瞿麦、半枝莲、草河车能抗癌、解毒、利尿。诸药合用，共奏清热解毒、健脾利湿、通利小便之效。

(2)备用方剂：胃苓汤加土茯苓、蟾蜍、海金沙、半枝莲、瞿麦。胃苓汤即平胃散与五苓散之合方。平胃散中苍术燥湿健脾，厚朴除满宽中，陈皮理气化湿，甘草健胃调中。五苓散中桂枝辛温，化膀胱之气以利开合；白术健脾燥湿；泽泻、猪苓、茯苓甘淡渗湿，化决渎之气畅利水道。两方合用，则有燥湿健脾、化气行水之功。

6. 中成药选介

(1)胃苓丸：以草河车、海金沙煎汤送服为引。其丸系胃苓汤组成药物如法制丸。

(2)香砂胃苓丸：方中苍术燥湿健脾，厚朴除满宽中，陈皮、砂仁、木香理气化湿，肉桂温阳化膀胱之气行水利开合，白术健脾燥湿，泽泻、茯苓、猪苓渗湿利尿，共奏祛湿健脾之功。服用时以具抗癌作用的海金沙、土茯苓、半枝莲等煎汤为引送服。

(二)肝气不调证

本证主要以肝气不舒，肝郁血滞为主要病机特点。

1. 临床表现

(1)主症：①从肛门指检触及前列腺部包块；②排尿困难；③少腹胀痛或有血尿；④目眩，口苦，两胁胀痛，嗳气欲呕。

(2)次症：①心烦易怒；②胸闷不利，不欲饮食。

(3)典型舌脉：舌质淡红，苔白或黄薄，脉弦有力或弦涩。

2. 辨证分析　本证多因烦恼喜怒或情志不舒，以致肝气郁结。肝主疏泄，性喜条达，若其气郁滞不行，则疏泄不及，水道失其通畅，而成前列腺肿瘤。水道运行，全赖气运的推动，气机畅行则全身水液周运不息，小便通畅。若肝失条达，则疏泄失利，气机滞涩，水道受阻。肝开窍于目，肝胆相表里，肝气上逆则目眩、口苦。心烦易怒乃肝气郁结，郁而化热化火之象。肝经循两胁挟阴器，肝气郁结则两胁、小腹、会阴部胀痛。肝旺则乘侮脾土，气郁则脾胃升降失常，故见胸闷不舒，嗳气欲呕，不欲饮食。脉弦数有力或弦涩，均为肝气郁结，气血运行不畅之象。

3. 诊断要求　具有主症①、②、③或①、②、④和次症任一项及典型舌脉者，即可确定本证候诊断。

4. 论治法则　疏肝理气，通利膀胱。

5. 方剂选要

(1)首选方剂：逍遥散加车前子、牛膝、龙葵、土茯苓、苦参、木通、草河车。逍遥散方中当归、白芍养血柔肝；柴胡疏肝解郁；佐以薄荷少许可助疏散调达之功。肝郁得疏，气机通畅则疏泄有权，可使小便通利。茯苓、白术、甘草培补脾土，扶土抑木，使湿邪得以运化；生姜辛散行气，与归、芍相配可调和气血，血行则利于气行。逍遥散中加入车前子、牛膝可引药下行，淡渗通利，标本同治，以使小便通畅排出。龙葵、土茯苓、苦参、木通、草河车具有抗癌作用。

(2)备用方剂：陈夏六君子汤加柴胡、白芍、草河车、木通、龙葵、牛膝。本方以健脾为主。

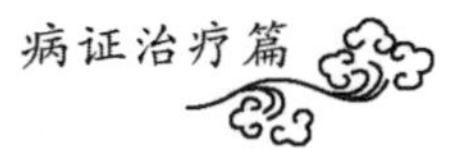

柴胡、白芍疏肝解郁，养血柔肝；陈皮、半夏和胃理气，燥湿止呕；参、术、苓、草培补脾土，扶土抑木；草河车、龙葵抗癌；木通利尿；牛膝引药下行。

6. 中成药选介

(1)舒肝止痛丸：以龙葵、牛膝、草河车煎汤为引送服。方中柴胡、香附、郁金、延胡索、川楝子、木香、陈皮疏肝行气止痛；当归、白芍、薄荷柔肝；生姜、白术、甘草和胃。诸药共奏疏肝理气、和胃止痛之功。

(2)柴胡舒肝丸：以牛膝、草河车、土茯苓煎汤为引送服。方中柴胡、枳壳、香附、陈皮、厚朴、槟榔、青皮疏肝理气止痛，消胀除满；并配三棱、当归、莪术等活血化瘀止痛。诸药共奏疏肝理气、消胀止痛之效。

(三)湿热下注证

本证多因外感热邪不解，郁而化热，或五志化火，过食辛热，火盛于内，热流下焦，与下焦湿相结，下注膀胱；或因肾热移于膀胱，膀胱为湿热阻滞所致。

1. 临床表现

(1)主症：①肛门指检触及前列腺部肿块；②小腹急胀难忍；③小便短赤，点滴而下。

(2)次症：①口渴，口舌糜烂；②心烦，睡眠不安。

(3)典型舌脉：舌质红，黄腻苔，脉数有力。

2. 辨证分析　《诸病源候论》曰："小便不通，由膀胱与肾俱有热故也……热入于胞，热气大盛，故涩结，令小便不通，小腹胀满。"口渴，或口舌糜烂，口干口苦，舌红苔黄腻，脉数而有力均为热邪内盛，伤及津液所致。

3. 诊断要求　具有主症①、②或①、③和次症任一项及典型舌脉者，即可确定本证候诊断。

4. 论治法则　清热解毒，利尿通淋。

5. 方剂选要

(1)首选方剂：八正散。膀胱湿热在下，须用通利之法，才能使邪热从小便排出。方中木通、车前子、灯心草利水导热；益以萹蓄、瞿麦则通利水道之功更强；滑石通窍行水；栀子引火下行；佐大黄荡涤瘀热；甘草清热解毒，和其中气，能防苦寒太过。加半枝莲、冬葵子、莪术、苦参，以清热解毒、抗癌消肿。

(2)备用方剂：导赤散和黄连解毒汤加乌药、蛇莓、海金沙、重楼、大蓟、小蓟。生地黄清热凉血养阴；木通利尿清热；甘草解毒利尿；三黄、栀子苦寒燥湿、清热解毒。诸药合用，清热泻火，通利膀胱湿热。外加具抗癌作用的乌药、蛇莓、海金沙、重楼、大蓟、小蓟，并有理气、通利、解毒、止血之功。

6. 中成药选介

(1)茵陈五苓丸：以乌药、海金沙、草河车煎汤为引送服。本方以茵陈为主药，配以五苓散化气利湿，使湿从小便而去。且乌药、海金沙、草河车有抗癌作用。

(2)中满分消丸：以蛇莓、海金沙、草河车煎汤为引送服。方中黄芩、黄连、知母清热化湿；厚朴、枳壳、半夏、陈皮理气燥湿；茯苓、猪苓、泽泻等淡渗利湿，以达到清湿热、利小便效果。配以蛇莓、海金沙、草河车抗癌解毒。

(四)气滞血瘀证

本证主要系因气滞血瘀所致前列腺癌之尿闭。

1. 临床表现

(1)主症:①肛门指检触及前列腺肿块;②小便点滴不畅或如细线,甚则点滴难出;③少腹急痛难忍。

(2)次症:下腹部固定性疼痛。

(3)典型舌脉:舌质暗红有瘀斑,苔白或黄,脉沉涩。

2. 辨证分析　本证多由跌扑损伤,瘀血内停,下蓄膀胱;或因淫欲太过,房事不节,精关不固,因成败精;或因嗜烟酒过度,气血逆乱,气滞血瘀于下;瘀血败精阻于膀胱,水道不通而致肿瘤癃闭。瘀血败精阻于膀胱,水道塞滞则小便滴沥不畅;若阻塞不甚则尚可少有通路,故见尿如细线;甚则尿道塞滞则小便点滴难出,多为前列腺癌中、晚期。尿无出路,膀胱迫急,故少腹急痛难忍。舌质紫暗或有瘀斑均属瘀血内阻之象。脉沉而涩是瘀血阻滞,气血流通不利所致。《景岳全书·小便不通》云:"凡癃闭之证……则或以败精或以槁血阻塞水道而不通也。"

3. 诊断要求　凡具备主症①、②或①、③及次症和典型舌脉者,即可确定本证诊断。

4. 论治法则　破瘀散结,通利水道。

5. 方剂选要

(1)首选方剂:抵当汤加蟾蜍、猪殃殃、猪苓、半枝莲、当归、黄芪。抵当汤为祛瘀重剂,专攻下焦瘀血。方中水蛭、虻虫攻恶血、逐败精、破癥瘕、散积聚;配桃仁破血行瘀;大黄荡涤攻下,导瘀下行。加入具抗癌作用的猪苓、猪殃殃利尿通淋;蟾蜍、半枝莲解毒抗癌;当归、黄芪扶正补气。

(2)备用方剂:牛膝膏加猪苓、蟾蜍、黄芪(改汤剂)。本方为行气活血祛瘀之剂。方中麝香活血散结行气;桃仁活血祛瘀;牛膝散瘀而引血下行;川芎理血中之气;当归、生地黄和血凉血。加海金沙、猪苓利尿通淋,配合蟾蜍抗癌,黄芪补气扶正。

6. 中成药选介

(1)消瘤丸:以猪苓、牛膝、海金沙煎汤为引送服。方中桃仁、红花、莪术活血化瘀;配桂枝温通血脉,逐瘀消癥;香附行气以助祛瘀活血;更用海藻、昆布、鳖甲软坚散结;同时用蒲公英、夏枯草、牡丹皮、茯苓清热解毒,凉血、祛湿结合消瘤。全方共奏活血化瘀、攻坚消瘤之功。所加猪苓、牛膝、海金沙有抗癌和利尿通淋作用。

(2)鳖甲煎丸:以猪苓,牛膝、海金沙、车前子煎汤为引送服。方中鳖甲入肝软坚化瘕为君药;灶下灰消癥祛积;清酒活血通经;三者混为一体,共奏活血化瘀,软坚消瘀之效。复以赤硝、大黄、䗪虫、蜣螂、鼠妇攻逐之品,以助破血消癥之力。余者柴胡、黄芩、白芍和少阳而调肝气;厚朴、射干、葶苈子、半夏行郁气而消痰癖;干姜、桂枝温中,与黄连相伍,辛开苦降而调解寒热;人参、阿胶补气养血而扶正;桃仁、牡丹皮、凌霄花、蜂窠活血化瘀而去干血;瞿麦、石韦利水祛湿。综合诸药,乃攻补兼施,寒温并用之剂,实有攻邪不伤正、气畅血行、癥积内消之功。

(五)阴虚火旺证

本证是因病久邪盛阴虚、虚中夹实之证型。

1. 临床表现

(1)主症:①肛门指检触及前列腺部肿块;②小便滴沥或不通,尿少色赤;③头晕目眩,腰膝酸软;④耳鸣耳聋,五心烦热。

(2)次症:①口燥咽干,潮热盗汗;②腿胫发热,夜梦遗精。

(3)典型舌脉:舌红苔薄,脉细数。

2. 辨证分析　本证可由色欲过度、肾脏疾病或其他原因所致肾精大伤,肾阴虚而不制阳,相火偏亢,邪热逼灼膀胱,膀胱开合不利所致。膀胱开合失司,故见小便滴沥或不通。相火过旺,膀胱津液受灼,故尿少色赤。精虚不能上充髓海,相火上炎头目,故头晕目眩。肾开窍于耳,肾精不足则耳鸣、耳聋。肾藏精,精亏而肾府空,故见腰酸膝软。腿胫发热、口烂咽干、潮热盗汗、五心烦热等症均为真精亏,阴不制阳,阴虚发热之象。相火妄行,引动心神不宁,致使精关开泄,故见多梦遗精。

3. 诊断要求　凡具备主症①、②、③或①、③、④或①、②、④,次症任一项及典型舌脉者,即可确诊为本证。

4. 论治法则　滋阴清热,通利水道。

5. 方剂选要

(1)首选方剂:知柏地黄汤加海金沙、瞿麦、半枝莲、草河车、莪术。本方清热坚阴而清利水道,为标本兼治之剂。方中熟地黄补益肾精;山茱萸补肝肾;牡丹皮清泄肝火;山药补脾益肾;知母、黄柏清下焦相火;泽泻宣泄肾之浊并利水道;茯苓淡渗脾湿。加入有抗癌作用的海金沙、瞿麦通淋利尿;半枝莲、草河车、莪术解毒化瘀,抗癌消肿。

(2)备用方剂:六味地黄汤加木通、竹叶、黄柏、莪术。六味地黄汤方解同上。加具有抗癌作用的木通、竹叶、黄柏清热利尿坚阴;莪术活血化瘀。

6. 中成药选介

(1)大补阴丸:以牛膝、莪术、木通、泽兰煎汤送服。方中熟地黄、龟甲滋补真阴、潜阳制火;猪脊髓、蜂蜜俱为血肉甘润之品,用以填精补阴以生津液,此为培本一面。黄柏苦寒泻相火以坚真阴;知母苦寒,上以清润肺热,下以滋润肾阴,用为清源一面。两面配合,以收培本清源之效。

(2)补肾丸:以牛膝,路路通、莪术煎汤送服为引。方中熟地黄、枸杞子、天冬、白芍、龟甲滋补真阴,潜阳制火;知母、黄柏清下焦虚火。锁阳、肉桂为阳中求阴之意;五味子酸涩生津,以补虚火伤气阴之损。合用具有滋阴补肾之功效。

(六)阳气虚弱证

本证系前列腺癌晚期,表现为一派脾肾阳虚证候。

1. 临床表现

(1)主症:①肛门指检触及前列腺部肿块;②小便不通或滴沥不爽;③尿色清白,排出无力;④食欲不振,四肢冷。

(2)次症:①面色㿠白;②语音低弱,全身虚弱;③阳痿、早泄。

(3)典型舌脉:舌淡苔薄,脉沉弱。

2. 辨证分析　本证多因思虑过度或久病失养;或因肾精亏竭,延迁日久则阴损及阳,真阳虚弱,命门不足。或年老肾虚,阴阳俱衰。脾为后天之本,为中气之所系,脾运健则水湿运化正常,其气虚则升降失常,水液不得转输,水道不通则小便不利。中气不足,运化失职,不得吸收输布精微,故食欲不振,舌淡,脉沉弱。真阳虚弱,不能温煦全身,上荣于面,故见全身虚弱,面色㿠白。下元不得命火温养则腰以下冷,小腹发凉。阳痿早泄,亦为肾阳虚之故。

3. 诊断要求　具备主症①、②、③或①、②、④,次症任一项及典型舌脉者,即可确诊为本证。

4. 论治法则　温阳益气，通利膀胱。

5. 方剂选要

(1)首选方剂：济生肾气丸加海金沙、半枝莲、猪苓。山药、生地黄、山茱萸补益肾精，壮水之主；附子、肉桂温补命火，益火之源；泽泻、茯苓、牡丹皮健脾利湿清热；牛膝引药下行，活血补肾。加用抗癌作用的海金沙、半枝莲、猪苓通利解毒，则补阳在补阴的基础上，则无燥化之弊，补阴配合补阳，则无腻滞之虑。以肾阳虚为主者用此方为佳。

(2)备用方剂：保元汤加牛膝、车前草、草河车、莪术。方中以人参、黄芪补益脾肺之气；甘草健脾和中；肉桂助阳温肾；牛膝、车前草引药下行，利尿而兼抗癌；草河车、莪术活血祛瘀，解毒抗癌。以脾虚为主者用此方为佳。

6. 中成药选介

(1)右归丸：以牛膝、土茯苓、莪术煎汤送服。方中桂、附加血肉有情之品的鹿角胶，均属温补肾阳，填精补髓之类；熟地黄、山茱萸、山药、菟丝子、枸杞子、杜仲俱为滋阴益肾，养肝补脾而设；更加当归补血养肝。诸药配伍，共具温阳益肾，填精补血以收培补肾中元阳之效。

(2)还少丸：以半枝莲、草河车煎汤送服。方中肉苁蓉、巴戟天、杜仲温补肾阳；枸杞子、熟地黄、山茱萸、山药补阴益肾；茯苓、大枣健脾。全方共有温脾补肾之功。

(七)气血亏虚证

本证常见于前列腺癌的晚期或化疗后，以气血虚弱为其主要表现。

1. 临床表现

(1)主症：①肛诊前列腺增大，质地硬，表面凹凸不平；②小便困难；③头晕，乏力。

(2)次症：①自汗、面色微黄；②言语低微，易感冒。

(3)典型舌脉：舌淡，苔薄白，脉细弱无力。

2. 辨证分析　前列腺癌发展到晚期，或者化疗之后，必损气血，上不能荣头目，故见头晕、面色微黄；气虚卫外不固，故见自汗、易感冒；舌淡，苔薄白，脉细无力乃为其气血亏虚之候。

3. 诊断要求　具备主症①、②、③，或主症①、②和次症①或②，即可确诊为本证。

4. 论治法则　补益气血。

5. 方剂选要

(1)首选方剂：八珍汤加山慈菇、半枝莲、海金沙、土茯苓。方中以人参、白术、茯苓补脾益气，当归、熟地黄、白芍、川芎补阴养血，茯苓、炙甘草以健脾，加生姜、大枣助人参、白术、茯苓以调和脾胃。山慈菇、半枝莲、土茯苓清热解毒，海金沙清热利湿。各药配伍，共奏解毒清热、补益气血之功。

(2)备用方剂：十全大补汤加丹参、鸡血藤、草河车、莪术。本方为八珍汤加黄芪、肉桂而成。草河车、莪术解毒抗癌。

6. 中成药选介　①八珍合剂。组成、功能和主治同上；②十全大补丸。组成、功能和主治同上。

【其他疗法】

前列腺癌病因复杂，治疗棘手，早、中期多为实证，晚期体质日虚多为虚中夹实。实证时治以清热利湿、疏肝理气、活血化瘀消肿、抗癌解毒。晚期虚中夹实时，治以扶正祛邪，即以补中益气、滋补肾阴、温补脾肾等结合行气活血、清热祛湿、抗癌解毒等。除中药内服治疗外，尚可根据实际情况，配合针灸、气功、饮食疗法等。

1. 针灸　主穴：中极、三阴交、膀胱俞。随症配穴：湿困脾阳证配足三里、商丘；肝气不调证配阳陵泉、期门；湿热下注证配阴陵泉、脾俞；气滞血瘀证配血海、行间；阴虚火旺证配心俞、太溪；阳气虚弱证配阴谷、肾俞、三焦俞、委阳、气海。方法：实证用泻法，虚证用补法。功效：用泻法可清热解毒，活血化瘀，健脾渗湿；用补法可补益气血，健脾补肾，增强体质，起扶正祛邪作用。

2. 饮食　注意饮食，对癌症的发生有预防作用。少吃或不吃熏制食品，因为这类食物含有亚硝胺一类的致癌物质。不吃烧焦和发霉制品，因焦化了的蛋白有毒性，黄曲霉是一种强烈的致癌物质。

饮食宜多样化，切忌偏食，因偏食可造成维生素和微量元素缺乏而导致癌症。适当吃些维生素A、维生素C、维生素E药片，以及含各种维生素的食品，因为这些维生素具有一定的抗癌作用。经常换吃下列食品，对预防癌症有一定作用：①蘑菇、萝卜、圆心菜、南瓜、豌豆、菠菜、番茄、紫菜等新鲜蔬菜；②牛奶或羊奶；③蜂蜜；④茶，尤其是饮乌龙茶；⑤动物肝脏；⑥大蒜；⑦豆芽；⑧杂粮和粗粮。

3. 外治　如小便排出困难，少腹胀痛，救急时可选用以下方法：①导尿法。②取嚏或探吐法，打喷嚏或呕吐，能开肺气，举中气而通下焦之气，是一种简单而有效的通利小便的方法。其方法是用消毒棉签向鼻中取嚏或喉中探吐，使上窍开则下窍通，亦可先服汤药，后再探吐。③外敷法，用独头大蒜1个，栀子3枚，捣烂，摊纸贴脐上，如小便未通可涂阴囊处；或用活田螺1个，连壳捣烂如泥，加麝香少许置脐上，蛤壳合之，外用纱布扎住；或用食盐250g炒热，布包熨脐部；或用淡豆豉，食盐、生葱（切碎）、米饭捣烂煮热敷脐部。④手术疗法是治疗前列腺癌的最好办法。癌发早期或早、中期尚无淋巴结转移时可行根治性前列腺全切除术。对不能行根治疗法的中、晚期患者，可行手术姑息疗法，对阻止前列腺癌的发展和延缓前列腺癌的转移有好处。

（撰稿：蒋瑞峰　陈耀葵　审定：李　彪　孙自学）

第7章 男科老年病

第一节 男性老年前期诸症

老年前期，是人体由中年向老年过渡的生理转折期。男性老年前期诸症，是指男性机体在这一特定的生理时期中所出现的一系列病变。它与女性之"经绝前后诸症"相对应而存在，而类似于西医之男性更年期综合征、更年期忧郁症等。

历代医籍无这一病名，亦未见有专题论述。然而，对这一时期生理、病理、症状、治疗及预防保健的记载却丰富多彩。

古今中外文献，对于老年期和老年前期的年龄界限，看法不尽一致。如《说文》认为："七十曰老"。《灵枢·卫气失常》认为："人年五十以上为老"。国外对老年年龄的界限划分，也不尽相同。美国华盛顿大学史密斯、比尔曼、鲁宾逊3位教授主编的《人类生物学年龄·从受孕到老年》(1978年第2版)，中年指35～65岁。美国迈阿密大学医学院布劳恩斯坦教授等主编的《行为科学在医学中的应用》(1981年)一书则认为，中年指40～65岁，同时又把40～45岁看成是向中年的转变期，把60～65岁看成是向老年的转变期。美国弗里等4位医师合著的《家庭健康指导》(1982年)一书则认为，中年为35～55岁。

我国在传统习惯上，历来把"花甲"之年，即60岁作为进入老年的标志。著名保健专家黄树则主编的《老年保健顾问》也认为："目前我国以60岁以上为老年比较恰当"。我国老年医学会在1982年规定，60岁以上为老年期，90岁以上为长寿期，而45～59岁为老年前期。

综合所述关于老年年龄界限的看法，本书认为，我国老年医学会的规定是比较合适的，它既符合我国的传统习惯，又符合国人生理、心理的基本情况。因此，本书采纳这一规定，将45～59岁定为老年前期，而在这一特定生理阶段所出现的一系列病变，定名为男子老年前期诸症。当然由于身体素质、营养状况、生活条件和工作环境等的不同，每个个体历法年龄和生理年龄之间是有差别的，这种差别在青年时期较小，但随着年龄的增长，其差别就显著增大，其中以老年时差别最大，两者相差可达10～15年。因此，对于这一病变，在具体诊断疾病时，在考虑年龄因素的时候，还不能把历法年龄规定绝对化，而应该向前和向后都有5年的幅度(即40～64岁)，在这个历法年龄阶段上出现的，而又符合该病临床特点的病变，均可属于本病症范畴。

人类随着年龄的增长，必然会出现一个老化的生物学过程。"老化"包括生理性的"变老"和病理性的"衰老"或"早衰"两种。主要表现为活动效能的降低，思维和体力的减弱，以及协调功能的丧失等。对于这一系列生理病理变化，早在《黄帝内经》中就始有记载，《素问·上古天真论》说："丈夫……五八肾气衰，发堕齿槁；六八阳气衰竭于上，面焦，发鬓颁白；七八肝气衰，筋不能动，天癸竭，精少，肾脏衰，形体皆极；八八则齿发去。"这是描述男子在这一年龄阶段的衰老过程。其对个体历法年龄的衰老和生理年龄的衰老的不同也做了分析，认为是"天寿过度，气脉常通，而肾气有馀"的表现。《灵枢·天年》谓："人生……四十岁，五脏六腑十二经脉，皆大盛以平定，腠理始疏，荣华颓落，发鬓颁白，平盛不摇，故好坐。五十岁，肝气始衰，肝叶始薄，胆汁始减，目始不明。六十岁，心气始衰，苦忧悲，血气懈惰，故好卧。七十岁，脾气虚，皮肤枯。"这里对于这一年龄阶段的男子生理性"变老"的过程的描述，与当今国人的现实情况仍相符合。对于病理的"衰老"或"早衰"的病因病症，在《素问·阴阳应象大论》中也记载明确："能知七损八益，则二者可调，不知用此，则早衰之节也。年四十而阴气自半也，起居衰矣；年五十，体重，耳目不聪明矣；年六十，阴萎，气大衰，九窍不利，下虚上实，涕泣俱出矣。"这里明确地指出"早衰"的病因，是不遵循男女生长发育的阶段来调和人身之阴阳气血，并指明了各年龄阶段早衰的病理表现，这种早衰比《素问·上古天真论》里描写的生理性变老早4～8年。

《千金翼方·养老大例》说："人年五十以上，阳气日衰，损与日至，心力渐退，忘前失后，兴居怠惰，计授皆不称心。视听不稳，多退少进，日月不等，万事零落，心无聊赖，健忘瞋怒，情性变异，食欲无味，寝处不安。"其系统地描述了50岁以后老年前期的症状。

后世著家罕见这种把年龄阶段的病症综合描述的情况，而是把这一阶段的各种症状横断到各个病（如阳痿、健忘、耳聋耳鸣等）中去，而把年龄因素分别作为疾病的病因病机之一来看待。之所以如此，原因有二：①中医诊断疾病是证候诊断；②男性虽然随着年龄的增长有诸多生理病理变化，但却不像女性那样有"绝经"这一个明显的标志，故对年龄阶段及其病证的划分相对来说比较模糊。这一现象约持续到20世纪70年代中叶国外男性学的崛起，在人们探讨男性疾病时，提出了男性是否和女性一样有"更年期症状"的问题。开始人们对这一问题的认识较为肤浅且并不一致。1973年上海第一医学院《实用内科学》提出"男性更年期忧郁症"发病年龄通常在55～65岁，病因是内分泌腺功能减退。1974年湖南医学院等《精神病学》将此病定名为"更年期精神病"。阮芳赋等在《性激素的发现》(1979年)中说："男性更年期出现症状较女性为少。进入更年期后，男性生精作用逐渐减弱，但并不完全停止，老年期内仍可有精子的生成，这和女性完全停止排卵、停止月经是有所不同的。不过，也有些男性在更年期出现所谓'更年期忧郁症'等，有失眠、疲乏，工作能力减退，进而出现焦虑、猜疑、疑病等"。王天胜在《生命·衰老·长寿》(1982年)中说："由于……男性更年期综合征出现得晚，发生率低，症状表现多不明显，故而常被人们忽视，很少有人提到男性更年期综合征的防治，好像它不存在似的。其实，男、女都有更年期综合征"。1980年，皮敦厚编的《老年医学知识》将本症定名为"更年期忧郁症"，把此症分为两种类型，分别以甘麦大枣汤、百合地黄汤随症加减施治。1982年蔡醒华等编著的《实用老年病手册》提出更年期综合征分4种证型进行辨证论治。而李家振、庞国荣在1984年12月出版的《中医男科证治》一书中，将此病名首先"引进"中医男科专著。该书认为："近年来，男性更年期已受到国内外学者的重视和肯定。一般说，男性更年期的各种生理变化不如女性突出，且出现的时间稍晚，多在48～58岁"。该书并把此病分为肝肾阴亏、脾肾阳虚、心肾不交、肝郁胆热4种类型进行辨证论治。笔者认为，老年前期（或称"中后年期""更年期"）的人是社会和家庭的中坚，担负着承上启下的历史使命，随着社会的发展，人类生活节奏的加速，男性老年前期诸症的发病率有增多的趋势，与此相应地，随着男性学科的发展，对这一病症的生理、病理及防治手段的研究也必将出现更加深入和广阔的局面。

【诊断与鉴别诊断】

1. 诊断要点

(1)首先要注意“老年前期”这一年龄因素，即45～60岁，年龄过轻或过老均不宜诊断为本病。

(2)要具备“诸症”的特点，即不是一个，而应该有数个症状同时或交替出现，方可以诊断为本病。

(3)本病以“功能衰退”为特征，诊断应该在充分排除其他器质性病变的情况下进行。一般来说，患者症状虽很明显，但临床体检及辅助检查均无特殊发现。

(4)在排除其他器质性病变之后，若具有以下各类症状之一或以上者，可诊断为本病：失眠，心悸，头晕头痛，全身乏力，注意力不集中，感觉迟钝，忘前失后，精神恍惚，悲伤欲哭；心悸怔忡，心胸憋闷，动辄汗出，精神空虚，对自己的工作能力缺乏甚至丧失信心，工作能力减退；夜热盗汗，发作性面部及四肢潮红，自觉“热往上冲”，于情感激动时尤甚，耳鸣耳聋，腰膝酸软，大便秘结，小便频数，便而不畅；性欲减退，阳痿早泄，阴茎及睾丸觉凉，阴部汗多，清稀而凉，小便清长，大便稀溏；情志不畅，忧郁烦闷，烦躁易怒，头晕眼花，耳鸣失聪，关节酸痛，不耐疲劳，皮肤瘙痒发麻，皮下有蚁行感，尤以面部及四肢明显，白发、脱发进展甚速；精神疲倦，乏困无力，肌肉酸痛，形寒肢冷，少腹冷痛，食欲减退，大便稀溏，五更泄泻，形体消瘦，苍老憔悴；头晕目眩，耳鸣失聪，潮热盗汗，虚烦不寐，夜寐多梦，口燥咽干；焦虑忧郁，多愁善感，自卑胆怯，寐多噩梦，神思敏感，嫉妒猜疑，甚至有恐怖心理。

2. 鉴别诊断

(1)阳痿：可发生于青春期以后任何年龄，以阴茎痿软不举或举而不坚为主症。因本症为主诉而就医者，多系青年或中年患者。

(2)糖尿病：成年型糖尿病也发生在45岁以后，一部分患者可能有疲乏无力、性欲减退、阳痿、腰腿酸软等症状，相当一部分病例不一定具有“三多”的典型症状。其鉴别诊断主要依据尿糖、血糖的检验结果。

(3)高血压病：本病虽可发生于任何年龄，但40岁以后发病率明显增加，50岁以后增加尤著。缓进型高血压早期亦有头痛、头晕、失眠、记忆力减退、注意力不集中、乏力、心悸等症状，反复多次地检查血压以及胸透、心电图等检查可资鉴别。

(4)冠心病：有心悸、怔忡、心前区憋闷等症，心电图及实验室检查异常，可资鉴别。

(5)躁狂症、忧郁症：躁狂症常亦先有乏力、烦躁、忧郁和严重的失眠，持久的情绪高涨，伴以言语动作增多和夸大的思维内容为本症特点。忧郁症常有失眠、乏力，情感淡漠，持续的情绪低落。此两种病症发病年龄较早，初次发病年龄多在青壮年。

【临床分证】

依脏腑辨证法，本病可分为心阴虚、心阳虚、肾阴虚、肾阳虚、肝肾阴虚、脾肾阳虚、心肾不交、心胆气虚8种证型。

(一)心阴虚证

老年前期诸症之心阴虚证是指由于劳心过度，或情怀失畅，心阴暗耗，阴液不足所致的证候。

1. 临床表现

(1)主症：①失眠健忘；②心悸怔忡。

(2)次症:①全身乏力;②注意力不集中,头晕头痛;③感觉迟钝;④精神恍惚;⑤悲伤欲哭。

(3)典型舌脉:脉细数,舌质暗红。

2. 辨证分析　老年前期诸症发生的根本原因,在于“天癸”的变化,男子“六八”以后,天癸渐衰,天癸即阴精。然“精之藏制虽在肾,而精之主宰则在心”(《景岳全书》),故本证表现心经症状首当其冲。由于劳心过度,或情怀失畅,心阴暗耗,心阴亏则心阳偏亢,阴不能制阳,则阳易于浮动,故失眠以早醒和睡眠时间不足为主。头为诸阳之会,心阴虚,阳浮于上,故头痛昏闷,似七窍闭塞,遇劳尤甚。心阴不足,心气亦虚,故全身乏力,不耐疲劳。阳浮于外则自汗头汗增多,阴不敛阳故注意力不集中,精神恍惚。血不养心,神明失养,故忘前失后,感觉迟钝,心不在焉。心阴虚亏,脏失濡养,虚火躁扰,神志不宁,故悲伤欲哭。心阴虚亏,血不盈脉,故脉细左寸尤著,心阳相火亢盛,故脉数。心阴虚亏,阴主晦暗,故舌色暗红。

3. 诊断要求　凡具备主症①,次症任意1项及典型舌脉,或主症②,次症任意1项及典型舌脉者,即可确定本证之诊断。

4. 论治法则　滋养心阴,安神强志。

5. 方剂选要

(1)首选方剂:天王补心丹。此方为补心阴、敛心阳的代表方剂。以生地黄为主药,养心阴为主,兼顾肝肾之阴;丹参、当归身、五味子、柏子仁、天冬、麦冬,助生地黄滋养心阴;玄参助生地黄滋肾阴,滋阴以制亢盛之阳;酸枣仁、远志、朱砂,宁心安神;人参、白茯苓益气宁心,取“善补阴者必于阳中求阴”之义,使浮越之阳得归于阴;桔梗载药上行而归于心。全方共奏养心血、安心神、制阳亢、谐阴阳之效。阴平阳秘则精神自安。

(2)备用方剂:甘麦大枣汤。本方以甘草配大枣甘润生阴,滋心阴之燥;浮小麦以养心气。三药配伍,使阴阳协调共济,可治本证之悲伤欲哭,神不守舍者。

6. 中成药选介　朱砂安神丸。本方以生地黄、熟地黄为主药,养心血滋心阴;当归、黄芪助二地养血补血;柏子仁、酸枣仁、茯苓、远志养心安神;黄连、甘草清泻心火;朱砂、龙齿镇摄浮越之心阳。诸药合用共奏宁心安神之效。

7. 针灸疗法　①治法:取心经俞、募穴,手少阴、厥阴经为主。针刺用补法,酌灸。②处方:心俞,巨阙,神门,内关。③随症选穴:失眠日久加安眠、四神聪;心悸甚加通里;头晕、头痛可加风池、百会、印堂等。

8. 推拿疗法　主要采用额前分推法、按神门法、分掌法、揉三阴交法等。

(1)额前分推法:患者仰卧或直坐,医者坐或站其前,以两手拇指掌侧对置额前正中处,自内向头部外侧分推2～5分钟,再以两手拇指分置头部两侧头维穴处,向枕后横摩至后顶穴止1～2分钟。分推或摩动时用力应均匀一致,分推时额前有微胀及舒适感,治疗后有局部温热及头脑和鼻部清爽的感觉。

(2)按神门法:患者直坐或仰卧,前臂平伸,手掌向上。医者坐其侧,以手拇指置于患者肘窝正中曲泽穴处,自上向下推动,经内关至掌心劳宫穴止,反复操作1～2分钟;再以一手拇指掌侧置于患者前臂下端内关穴处,另一手拇指按患者神门穴,反复按揉3～5分钟。操作时手法应从轻从缓,按揉穴位用力的大小,以患者能耐受为度,按神门穴时可适当配合指掐法。操作时患者可有酸、麻、胀的感觉。治疗后有心胸舒畅及安静感。

(3)分掌法:患者直坐,手掌向上。医者坐其侧,以拇指置患者腕关节掌侧大陵穴处轻揉后,再以拇指掌侧向上向下经劳宫穴推动至中指端止1～2分钟。再以两手拇指对置患者大陵穴处，其余四指置患者手背之两侧扶定，然后以两手拇指掌侧沿大、小鱼际分摩至拇指少商穴及小指少泽穴处止，反复分摩3～5分钟。操作时着力应轻缓而有节律。治疗后可有头脑安静的感觉。

(4)揉三阴交法：患者仰卧，左或右下肢屈曲。医者坐其侧，以左手或右手四指置患者踝关节下方，自照海穴经然谷穴至足大趾端之隐白穴止按1～2分钟；再以一手拇指掌侧点按患者足大趾顶端3～5次。其后再用左或右手四指置足外踝上方悬钟穴长按3～5分钟，长按用力的大小，应以患者能耐受为度。长按后可续以抚摩法，以消除按压后之不适。

9. 气功导引　用养心站桩功、平衡气血保健功、正玄功均可。

10. 饮食疗法

(1)龙眼肉500g(鲜品更佳)，白糖50g。将龙眼肉放碗中加白糖，反复蒸、晾3次，使色变黑，将龙眼肉再拌以少许白糖，装瓶备用。每日2次，每次4～5颗，连服7～8日。

(2)猪瘦肉250g，莲子30g，百合30g。共放砂锅内加水煮汤，调味服食。每日1次，连服数日。

(二)心阳虚证

老年前期诸症之心阳虚证，是指因心阳不足，失于温煦而出现的一系列症状的概称。

1. 临床表现

(1)主症：①心悸怔忡；②心胸憋闷；③动辄汗出。

(2)次症：①精神空虚；②对自己的工作能力缺乏甚至丧失信心；③工作能力减退。

(3)典型舌脉：舌质淡胖嫩，脉迟弱。

2. 辨证分析　《素问·上古天真论》说："六八阳气衰竭于上，面焦，发鬓颁白。"这里所说的"阳气"主要指心、肾的阳气。由于劳心过度，或情志所伤，或脏腑功能失调，致使心阳虚衰，不能温养心脉，心失温养，阳气内弱，心中空虚，故心悸怔忡。心位胸中，为阳位之阳脏，心阳虚衰，则胸中阳气不足，气运无力，不能充支于胸，故胸闷气短。心阳虚衰，血运迟缓，肢体失于温煦故畏寒肢冷。心阳虚亏，虚阳外越，故动辄汗出，汗清而凉。面部心窝部乃心脏所主，故汗出尤多。心主神志，心阳虚亏，心神失于温养，神气虚惫，故觉精神空虚，神不由主，思想无所倚托，乏味无求，神无所归，坐立不安，顾此失彼，做此思彼。心之阳气为一身精神活动功能之主宰，心阳虚亏，心力匮乏，故工作能力减弱，做事缺乏勇气，精力衰减，不耐疲劳。心阳虚弱，鼓动无力，故脉迟而弱。舌为心之苗，心阳虚弱，舌失温养，故舌淡胖嫩，心阳有温化布散水津的作用，心阳虚亏，温运失职，故舌苔白滑。

3. 诊断要求　凡具备主症①、②和次症任意1项及典型舌脉，或主症①、③和次症任意1项及典型舌脉者，即可确诊本证。

4. 论治法则　温补心阳，宁心安神。

5. 方剂选要

(1)首选方剂：桂枝甘草龙骨牡蛎汤加味。本方以桂枝为主药温通心阳，龙骨、牡蛎安神定悸，甘草缓和桂枝之辛散、龙骨之甘寒、牡蛎之咸寒，使诸味药力集中于温补收敛心阳，安神定悸，并使药力缓慢而持久地发挥作用。若心阳虚亏，精神疲惫，心力衰减较重者，非一味桂枝所能挽回，可酌情加入人参以增温补心阳之力；冷汗过多者，可加附子、五味子以增助阳敛汗之力。

(2)备用方剂：保元汤。方中黄芪，人参为主药，温补心阳，固表敛汗；肉桂补火助阳，以增

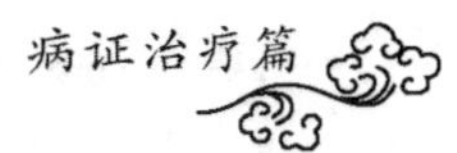

参、芪温阳之力；甘草缓和诸药以防燥烈，使药效作用缓和而持久。若神志不定，心无聊赖等症重者，可加煅龙骨、煅牡蛎、五味子等药，以增安神宁心之力。

6. 中成药选介　柏子养心丸。此方系补心阳为主，兼顾心阴之成药。方中黄芪、人参、肉桂温补心阳，当归、川芎养心血益心阴，茯苓、酸枣仁、柏子仁、五味子、远志肉安神宁志，半夏曲助参、芪温阳化湿，防因阳气虚弱，水饮代谢障碍，以增解除心胸憋闷之力。甘草调和诸药，并使全方作用持久。

7. 针灸疗法　①治法：取背俞和手少阴、厥阴经。针后加灸。②处方：心俞，厥阴俞，内关，通里，膻中。③随症选穴：善惊加大陵；多汗加膏肓俞；肢冷加灸气海或关元。

8. 推拿疗法

可采用按胸骨法、点肋补气法、分肋法及背部抚摩法治疗。

(1)按胸骨法：患者仰卧。医者坐其侧，以手四指或两手四指并置患者胸骨上璇玑处，逐步向下点按至中庭穴止，反复操作2～3分钟。点按时应迎随患者呼吸，呼气时均匀着力。治疗后患者可有心胸开阔、呼吸畅快、增益精神的感觉。

(2)点肋补气法：患者俯卧，两手握拳交叉置于锁骨下。医者站其侧，以两手拇指背屈，置于患者脊柱两侧，自大杼穴平高处之肋间隙，自上向下沿肋间向下点按至膈俞穴止2～5分钟。每次点按应迎随患者呼吸，呼气时均匀着力。治疗后患者可有心胸开阔、精神振奋之感觉。

(3)分肋法：患者仰卧。医者站其头部前方或坐其侧，以两手拇指分置患者胸骨旁两侧俞府穴处，其余两手四指抱定胸部两侧，沿肋间隙自内向外分推至腋中线止，由上向下至乳根穴平高处肋间隙止3～5分钟。治疗时，患者呼吸应自由；手法宜轻柔缓慢，并着力均匀。治疗后有心胸舒适、头脑轻松及增益精神的感觉。

(4)背部抚摩法：患者俯卧。医者坐其侧，以右手掌心置患者背部大椎穴处，自上向下经至阳穴到悬枢穴止；再以手掌心置脊柱一侧肩外俞处，向下经膈关至肓门穴平高处止，进行抚摩法，反复操作2～3分钟。手法宜轻柔，掌心应密接背部皮肤，以皮肤表面有微汗为度。治疗后皮肤肌肉有舒适轻柔感。

9. 气功导引　练养心站桩功，动桩功、长寿功均可。

10. 饮食疗法

(1)人参末3g(或党参末15g)，粳米60g，冰糖适量。同入砂锅煮成粥。秋冬季节可供早餐常食。

(2)海参25～50g，大枣5枚、冰糖适量。将海参炖烂后，再加大枣、冰糖炖15～20分钟，每日早饭前空腹服食，疗程不限。

(三)肾阴虚证

老年前期诸症之肾阴虚证是指肾阴不足、阴虚火旺所导致的证候。

1. 临床表现

(1)主症：①夜热盗汗；②耳鸣耳聋；③腰膝酸软。

(2)次症：①发作性面部及四肢潮红，或自觉热往上冲；②夜尿频数，或便而不畅；③大便秘结。

(3)典型舌脉：脉沉细尺弱，舌红少苔或无苔。

2. 辨证分析　由于房事过度或少年误犯手淫，戕伤肾精，或由长期超负荷工作，真阴暗耗，以致肾阴虚亏，天癸衰少，阴虚而不能制阳，阳亢失制，故夜热盗汗，阴部汗多，汗出觉热而黏，发作性面部及四肢潮红，自觉体内有热上冲。辛辣刺激性食物及烟酒性属辛热助阳损阴之物，故可以加剧以上症状。七情过激可伤五脏，虽各有侧重，但都以心为基点，穷必及肾，情志化火，内竭肾阴，势必加剧诸症。肾开窍于耳，肾阴虚亏不能上荣耳窍，故耳鸣耳聋。腰为肾之府，肾司二便，肾阴虚亏，府失所荣，故腰膝酸软，不耐疲劳，二便失于通调。脉沉细尺弱，舌红少苔或无苔，皆肾阴虚亏之征象。

3. 诊断要求　凡具备主症①、②和次症任意 1 项及典型舌脉，或主症①、③和次症任意 1 项及典型舌脉者，即可确定本证之诊断。

4. 论治法则　滋补肾阴。

5. 方剂选要

(1)首选方剂：左归饮。本方意在滋阴补肾，使阴精得归其原。以熟地黄为主，和山药、枸杞子、山茱萸补益肾阴，茯苓淡渗而疏利为阳药，与前药同归肾经，以防补阴而滋腻，取“善补阴者，必于阳中求阴”之意。甘草调和诸药，并使药物作用持久。

(2)备用方剂：六味地黄丸。本方为治疗一般肾阴虚亏之代表方剂。方中以熟地黄为主，和山茱萸、山药滋补肾阴，泽泻、茯苓、牡丹皮防止滋腻偏颇之弊，整个方剂组成的构思，贯穿了中医辨证论治的主导思想。

知柏地黄丸。本方即六味地黄丸加知母，黄柏，以增滋阴清热之力，阴虚阳亢之症状显著者可选用此方。

6. 中成药选介　①六味地黄丸；②知柏地黄丸；③耳聋左慈丸。本方即在六味地黄丸滋补肾阴的基础上加五味子、磁石，以增补肾纳气、滋阴潜阳之力。肾阴虚亏，耳鸣耳聋症状偏重者，可选用之。

7. 针灸疗法　①治法：取肾之俞、募穴，以及足太阳、少阳等经穴为主，针宜平补平泻。②处方：肾俞，京门，后溪，阴郄，关元，翳风，听会。③随症选穴：腰痛重加委中、腰阳关、志室；便秘加天枢、支沟。

8. 推拿疗法　可采用聪耳法、腰横摩法、下腹摩按法等配合治疗。

(1)聪耳法：患者直坐。医者站或坐其侧，以两手拇指分置患者两耳前，按盖两耳孔后，令其作深吸气后闭口暂停呼气，并迅用两手中指掌侧分置鼻孔两侧并按压之，稍停，随即将两手中、拇指突然放开，同时使其用力呼气，反复操作 3～5 次。再以两手掌心分置两耳孔，并密切按紧，两手四指交叉置于枕骨粗隆处，以一手示指轻叩另一手中指末节指关节，此时在耳中有“嗒”声，反复轻叩 1～2 分钟。操作前应将治疗意图告知患者，使其密切配合，治疗后有头耳清爽之感。

(2)腰横摩法：患者俯卧，腹部可稍垫高，医者坐其侧，以手掌部置于腰部一侧之肾俞、气海及大肠俞穴处，先向内摩动至带脉穴处，然后再向前摩动至对侧带脉穴处止反复横摩 3～5 分钟。操作时着力宜均匀，局部有温热、沉重及舒适感，治疗后腰部有轻松感。

(3)下腹摩按法：患者仰卧。医者坐其侧，以两手手指或手掌并置于患者下腹部左侧或右侧之髋骨内缘的五枢、府舍穴处，经水道、气穴、关元至对侧之髋骨内缘止，反复横摩 5～10 分钟。横摩水道、气穴处，用力宜稍重，其余部位应稍轻，便秘患者左侧用力应重。治疗后有小腹轻松及温热感。

9. 气功导引　练正玄功、强壮功、动桩功等，对该病症均有较好疗效。

10. 饮食疗法

(1)何首乌 10～30g(布包)，大米(或小米)100g。放砂锅内共煮粥。每日 1 剂，供早、晚餐

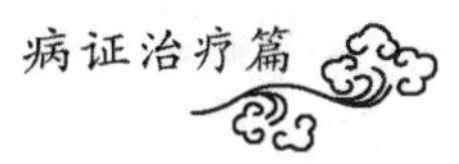

服食。

(2)芝麻10g,大米100g。将芝麻用水淘净,轻微炒黄后研成泥状,加大米煮粥。每日1剂,供早餐食用。

(3)黄精15～30g,山药100～200g,鸡1只或半只。将鸡洗净切块,用上药放入盘中;隔水炖熟,调味服食。分2次食用,隔日1剂,连服数剂。

(四)肾阳虚证

老年前期诸症之肾阳虚证是指劳伤过度,年高肾亏而致元阳不足、命门火衰之证候。

1. 临床表现

(1)主症:①腰膝酸软,精神萎靡;②性欲减退;③阳痿早泄。

(2)次症:①阴茎及睾丸觉凉;②阴部汗多,清稀而凉;③小便清长,或大便稀溏。

(3)典型舌脉:脉迟尺部弱,舌淡质胖。

2. 辨证分析　本证多由先天禀赋不足,或由房事太过,色欲竭精,或由少年误犯手淫,或由久恐不释,耗伤真阳,或由长期过用心神,命火受累,以致肾阳虚亏。阳主动阴主静,阳虚举动无力,故性欲减退,阳事举而不坚。阳虚则阴寒盛,阴寒盛则封藏失职,精易外泄,故同房早泄,甚至一触即射,射精无力。睡眠时乃阳气得入于阴,心肾相交,水火既济之象,故睡中可有自发阴茎勃起,而醒来心神既动,阳气走散,故欲交之时,却痿而不举或举而不坚。肾阳虚衰,萎惫无力,加之性生活屡不满意,以致性欲淡漠,由于力不从心,甚至产生畏惧心理,而此种心理通常又可和阳痿早泄形成恶性循环,导致性功能迅速衰退。命门火衰,阳虚阴盛,故阴茎及睾丸觉凉,天寒尤甚。肾阳虚不能密固于皮腠,故阴部汗多,清稀而凉。肾阳虚亏,命门蒸腾水液力弱,故小便清长,日夜尿多或余沥不尽。肾司二便,肾阳虚亏,蒸化无力,体内废水和糟粕分流失司,故大便稀溏。脉迟尺部弱,舌淡质胖皆肾阳虚亏之征象。

3. 诊断要求　凡具备主症①、②和次症任意1项及典型舌脉,或主症①、③和次症任意1项及典型舌脉者,即可确定本证之诊断。

4. 论治法则　补肾壮阳。

5. 方剂选要

(1)首选方剂:右归饮。本方意在温阳补肾,使元阳(命火)得归其原。以肉桂、附子、山茱萸、山药、杜仲补肾壮阳,熟地黄、枸杞子填精益阴,取"善补阳者必于阴中求阳"之意。甘草调和诸药,兼以延长药效。肾阳充足,功能得健,诸症可愈。

(2)备用方剂:金匮肾气丸。此方为温补肾阳之代表方。本证均为肾阳虚亏,命门火衰之候,本方纳桂、附于滋阴剂中,意在微微生长少火以生肾气,肾有生气则性欲得复,阳痿早泄诸症自愈。

本论补肾阴补肾阳之所以把左归饮、右归饮列为首选方,把六味地黄汤、金匮肾气丸列为备用方,缘后两者都是补泻相配,作用缓慢而温和;前两者重于补阴补阳,作用集中,力强而功专,于老年前期这一人生的转折时期,需要力挽狂澜之势更相适应。但也不可操之过急,若在具体患者使用过程中,补阳而显偏燥烈,或补阴而觉滋腻,或用之效不明显,则可改用备用方。

6. 中成药选介　①金匮肾气丸。②延龄保肾丸。此方由淫羊藿、巴戟天、胡芦巴、覆盆子、蛇床子、阳起石、韭菜子、沙苑子、补骨脂、肉苁蓉、五味子、小茴香、肉桂等补肾壮阳药及茯苓、远志两味安神补心药组成,适用于肾阳虚亏、阴寒偏重之病症。

7. 针灸疗法　①治法:取任脉、足少阴经穴为主。针用补法,并用灸法。②处方:肾俞,关元，命门，太溪，阳痿（肾俞上 2.5 寸，督脉旁开 1 寸处）。③随症选穴：腰膝酸软加委中、腰阳关、志室；肢冷加灸气海、关元。

8. 推拿疗法　可采用揉命门法、揉腰眼法，掌分腰法及按腹中法治疗。

(1)揉命门法：患者俯卧。医者坐其侧，以示指背屈或拇指掌侧揉腰部之命门穴 2～5 分钟，再以命门穴为中心，以左手或右手掌心置其上，做旋转团摩 1～2 分钟。揉动时应嘱患者腰背肌肉放松。治疗后有局部温热及小腹部舒适的感觉。

(2)揉腰眼法：患者直坐，背部向前倾，两手握拳交叉置于胸前。医者以手握拳，置左侧或右侧背腰部京门穴下方，拳揉 5～10 分钟。操作时用力宜均匀，体质较强者用实拳揉，体质虚弱者用空拳揉，用力大小以局部微红为度。治疗后有局部温热及轻松感。

(3)掌分腰法：患者俯卧，两手握拳置于胸前，仰头挺胸。医者站其侧，以两手掌根部对置于脊柱正中，然后向两侧肾俞穴处分推，其余四指附于腰际，掌根自内向外推动 3～5 分钟。分推时两手掌根缓慢着力，用力均匀。治疗后有局部温热及腰部舒适感。

(4)按腹中法：患者仰卧。医者坐其侧，以拇指掌侧置于上腹部上脘穴处，沿腹正中线向下点按，经中脘、下脘、水分、气海、关元、曲骨穴止，反复操作 5～10 分钟。气海、关元、曲骨三穴可多点按几次，点按时下腹部有酸胀及温热感放射至下肢。

此外患者可采用按摩脚心法辅助治疗。方法如下：患者自用左手心按摩右脚心（涌泉穴，下同）100 次，再用右手心按摩左脚心 100 次，每日起床和临睡前各行一次，动作宜缓慢、连贯，轻重合适。

9. 气功导引　用强壮功、固精功、内养功均可。

10. 饮食疗法　患者平时可加意食用补肾壮阳之品，如羊肉、狗肉、牛肉、鱼肉、韭菜粥、羊骨粥，附片粥等。另外，可以选用以下处方辅助治疗。

(1)熟附子 6g，杭菊花 9g，决明子 15g。共煎水当茶饮，每日 1 剂。

(2)核桃仁 20g，芡实 18g，莲子 18g，粳米 60g。以上诸味煮粥，常食。

(3)枸杞子 15g，栗子 18g，羊肉 60g，调料适量。将羊肉洗净切块，同枸杞子、栗子、调料一次炖熟。每日 1 剂，连服数日。

(五)肝肾阴虚证

在本病中，肝肾阴虚证是指肾阴不足而致肝阴不足，或肝阴不足而致肾阴不足，终致肝肾阴亏之候。

1. 临床表现

(1)主症：①腰膝酸软，头晕眼花；②耳鸣失聪，发脱齿摇；③忧郁烦闷，或烦躁易怒。

(2)次症：①潮热盗汗，五心烦热；②周身关节疼痛；③不耐疲劳；④皮肤瘙痒发麻，或皮下有蚁行感；⑤便干溲黄。

(3)典型舌脉：舌红少苔，脉弦细数。

2. 辨证分析　本证型多由中青年时体弱多病，耗伤阴血，或房事失节，损伤肾阴所致。乙癸同源，肝为风木之脏。老年前期，天癸减少，肾阴虚亏，水不涵木，终致肝肾阴虚。肝为刚脏，体阴用阳，在志为怒，阴血不足，肝失荣养，致情志不畅，忧郁烦闷或烦躁易怒。肝藏血，皮肤得血之濡养而滋润，肝血不足，皮肤失养，故瘙痒发麻，状如蚁行。肝为罢极之本，肝血不足，关节筋脉失养，故周身关节疼痛，不耐疲劳。肾阴虚亏不能生髓上荣于脑，髓海空虚，故耳鸣失聪。肝肾阴虚，肝阳偏亢，则头晕眼花。阴不敛阳，故潮热盗汗、五心烦热。肾之华在发，肾阴虚亏，发失荣养，故白发、脱发进展甚速。肾司二便，肝肾阴虚，故便秘溲黄。脉弦细数，舌红少苔为肝肾阴虚之征象。

3. 诊断要求　凡具备主症①和次症任意1项及典型舌脉，或主症②和次症任意1项及典型舌脉，或主症③和次症①及典型舌脉者，即可确定本证之诊断。

4. 论治法则　滋养肝肾。

5. 方剂选要

(1)首选方剂：六味地黄汤加当归、枸杞子、菊花。本方在滋补肝肾之六味地黄汤的基础上，加枸杞子、菊花以增滋养肝肾，养阴抑阳之力，更加当归补血活血，养肝柔肝。九药共奏滋肾养肝之功。

(2)备用方剂：二至丸。方中女贞子、墨旱莲皆滋养肝肾之阴的要药。女贞子滋养肝肾，配墨旱莲养阴益精，补肝肾养阴血而不滋腻。《简便方》更在其中加入甘寒之桑椹以滋阴补血，而倍增滋肾养肝之效。

6. 中成药选介　六味地黄丸；二至丸。

7. 针灸疗法　①治法：取背俞，足厥阴、足少阴经穴为主，针刺宜补泻兼施。②处方：肝俞，肾俞，太冲，太溪，神门。③随症选穴：关节酸痛加委中、足三里；皮肤瘙痒加曲池、血海、三阴交；心烦加大陵；烘热加涌泉、照海。

8. 推拿疗法　可采用点按侧胸腹法、腹直肌横摩法及内外关按法治疗。

(1)点按侧胸腹法：患者仰卧，两下肢伸直。医者坐其侧，以一手四指并置于左侧或右侧锁骨下气户穴处，自上向下沿胸旁侧线之肋间隙逐渐点按，经膺窗、乳根、期门、日月、腹哀、大横、腹结、府舍至冲门穴止，反复按压2～4次。点按胸部时应迎随患者呼吸，点按时机在呼气时。点按腹部时有温热感，治疗后有呼吸舒畅及温热放射至下肢的感觉。

(2)腹直肌横摩法：患者仰卧。医者坐其侧，以一手或两手四指并置患者左或右侧腹直肌上缘，再自其内缘向外缘横摩。自幽门穴平高处顺腹直肌向下腹部之横骨、归来穴止反复横摩5～10分钟。横摩时脐上部分较脐下部分用力为大。操作时局部有微酸胀痛，治疗后腹部有舒适、增益精神的感觉。

(3)内外关按法：患者直坐或仰卧床上，前臂伸直。医者坐其侧，以手拇指掌侧置患者腕掌侧大陵穴处，其余四指置腕背侧阳池穴处，自上向下逐渐揉动，经内、外劳宫穴至中指端止，反复操作1～2分钟。再以拇、示指分别置于患者前臂屈侧内关穴处及伸侧外关穴处，对过合按3～5分钟。摩动自腕至指端时，动作轻揉，合按后可配合指揉法，以解除按后之不适。

9. 气功导引　练正玄功、强壮功、内养功均可起到较好的辅助治疗作用。

10. 饮食疗法

(1)何首乌20g，枸杞子20g，大枣10枚，鸡蛋2个。加水适量同煮，蛋熟后去壳再煮，将水煮至1碗，去药渣调味，饮汤食蛋。每日1次，连服15～30日。

(2)虾壳15g，酸枣仁、远志各9g。水煎服。每日1次，连服数日。

(3)黑芝麻、白糖适量。将黑芝麻炒熟研末，拌白糖备服。每日2次，每次1匙，开水冲服，冬天常用。

11. 验案选粹　贾某，男性，55岁。患者平素体健，近数月来常感头晕耳鸣，甚至眩晕欲倒，走路不稳，夜间潮热汗出，失眠多梦，腰膝无力，心烦易怒。检查：心肺阴性，血压146/80mmHg，心电图和脑血流图均正常，舌红，苔薄微黄，脉弦细。证属更年期，肝肾阴亏，虚风内动。拟滋补肝肾，填精益髓，熄风潜阳为治，予杞菊地黄汤加减：枸杞子 18g，菊花 10g，桑椹 24g，枣皮 10g，熟地黄 24g，龟甲 30g（先煎），龙骨、牡蛎各 30g（先煎），丹参 20g，天麻 10g，茯苓 15g，牡丹皮 12g，5 剂。服药后眩晕明显减轻，盗汗止。仍感气短乏力，睡眠欠佳，原方去天麻、菊花、牡丹皮，加黄芪、党参各 24g，酸枣仁 15g，首乌藤 30g，继服 12 剂，诸症悉除。（引自：《中医男科证治》）

（六）脾肾阳虚证

本证是指脾病及肾或肾病及脾而导致脾肾两虚之候。

1. 临床表现

(1)主症：①精神疲倦，形寒肢冷；②大便稀溏或五更泄泻；③阳痿早泄。

(2)次症：①形体消瘦，肌肉酸痛；②食欲减退；③少腹冷痛。

(3)典型舌脉：脉沉尺弱，舌质淡胖，或有齿痕。

2. 辨证分析　脾为后天之本，肾为先天之本，若由饮食不节或房事过度损伤脾肾，或由思虑过度损伤脾阳，脾病及肾，故精神疲倦，困乏无力，行为懒惰。精力不充，故懒于交往。脾主运化，主肌肉四肢，脾阳虚衰，运化失职，肌肉四肢失其荣养，故形体消瘦，肌肉疼痛。肾阳衰弱，命门火衰，温煦无源，故形寒肢冷，少腹冷痛，大便稀溏或五更泄泻。元阳不足，性失振奋，故阳痿早泄。先后天虚亏，生命之本衰减，未老而先衰，故较之同龄人苍老憔悴。脉沉尺弱，舌淡质胖而有齿痕，为脾肾阳虚之征象。

3. 诊断要求　凡具备主症①、②或①、③，次症 1 项或以上及典型舌脉者，即可确定本证之诊断。

4. 论治法则　温补脾肾。

5. 方剂选要

(1)首选方剂：温补二天汤。本方以仙茅、淫羊藿、附子、肉桂温补先天真阳；党参、白术、陈皮炭、干姜炭、炙甘草温补后天脾阳；五味子、制何首乌补血益精，取阴阳互根之意，并防止补阳药之燥烈。诸药合用，共奏温补先后二天之阳，补阳而不伤阴之效。

(2)备用方剂：右归饮合理中丸。方中人参、干姜、白术、山药、炙甘草温补脾胃，枸杞子、山茱萸、杜仲、肉桂、附子温补肾阳，熟地黄滋肾养阴，以阴和阳。诸药配伍，具有温肾暖脾、培补先后天阳气之功效。

6. 中成药选介　金匮肾气丸合理中丸，金匮肾气丸补肾壮阳，理中丸温补脾阳，共收温补脾肾之功。

7. 针灸疗法　①治法：取背俞、肾经及任、督脉腧穴为主，针用补法并灸法。②处方：肾俞，脾俞，命门，关元，太溪，足三里。③随症选穴：肢冷加灸气海；少腹冷痛加内关、公孙、下巨虚。

8. 推拿疗法　可用上腹横摩、摩侧腹、按天枢、揉腰眼及揉命门等法治疗。

(1)上腹横摩法：患者仰卧。医者坐其侧，以一手或两手四指掌侧并置于患者腹部左或右侧之腹哀、章门穴处，经关门、太乙、商曲至对侧腹哀、章门穴处止，反复横摩 5～10 分钟。横摩在腹哀、章门穴处用力稍大，可轻轻将侧腹之肌肉拉起；至腹中部时用力应缓而小。治疗后有上腹轻松感。

(2)摩侧腹法：患者侧卧，两下肢微屈曲。医者坐其侧，以一手四指掌侧置患者侧腹上部不容、承满穴下；另一手四指掌侧置患者背部魂门穴处，前后对置，再自上向下合摩侧腹部，操作经大横、腹结至府舍穴止，腰背部操作经意舍至志室穴止，反复摩动5～10分钟。腹部操作以摩法为主，用力宜轻。腰背部以摩按法为主，用力宜重。

(3)按天枢法：患者仰卧，医者坐其侧，以一手拇、示指掌侧分置患者脐部两旁之天枢穴处，着力长按2～5分钟。操作时用力均匀，逐步增加压力，以患者能耐受为度。操作时有下腹部和下肢温热或放射性温热感，治疗后腹部有温暖舒适感。

(4)揉腰眼法：见肾阳虚证的推拿治疗。

(5)揉命门法：见肾阳虚证的推拿治疗。

9. 气功导引　练延年益智桩、强壮功或长寿功均有较好疗效。

10. 饮食疗法

(1)土豆100g，生姜10g，橘子1个。将土豆、生姜洗净切碎，橘子去皮核，3味混合用洁净纱布绞汁，每次饭前一汤匙，连服数剂。

(2)生姜适量。洗净切片，用米醋浸腌24小时后即可。用时取3片，加红糖适量，以沸水冲泡，温浸片刻，代茶饮用。常服。

(3)猪腰子(猪肾)1对，补骨脂10g，将猪腰子去筋膜臊腺，切划细花，与补骨脂加水适量煎煮1小时，调味分2～3次食用。隔日1次，连吃数日。

(4)干荔枝肉50g，山药、莲子各10g，大米50g。将前3味捣碎，加水适量煮至烂熟时，加大米煮粥。每晚服食，经常食用。

11. 验案选粹　李某，男，50岁。1年来常觉疲乏无力，工作耐久力锐减，食欲减退，大便稀溏，五更泄泻，阳痿早泄，体重日渐，已由1年前62kg减至55kg，经系统检查无异常发现。脉沉迟而弱，舌质胖淡有齿痕。详询病史，患者素体健康，于1983年初开始担负一项科研课题负责人，每日工作10余个小时，思虑过度，饮食不周，眠不应时，起居无常，渐至此症。西医诊断为男性更年期综合征。中医诊断：男性老年前期诸症。脾肾阳虚型。拟温补脾肾之法，予温补二天汤主之：仙茅、淫羊藿各15g，附子8g，肉桂6g，党参20g，白术10g，陈皮炭10g，干姜炭10g，五味子15g，制何首乌15g，炙甘草6g，水煎服每日1剂，并嘱注意劳逸结合，力争生活规律。服药14剂，饮食增加，腹泻已止，精力渐复，唯阳痿早泄无明显改善。予前方加枸杞子20g，桑螵蛸15g，服药20日，诸症悉除。为巩固疗效，以二诊处方3剂，加工为末，每服6g，每日二三次，1986年6月随访，身体健康。(引自：华良才医案)

(七)心肾不交证

本证系指肾阴亏损不能上济心火，心火上亢不能下交于肾，水火不济而导致的证候。

1. 临床表现

(1)主症：①心烦不寐，入睡困难；②腰膝酸软；③头晕耳鸣。

(2)次症：①心悸不安，或有梦魇；②口干舌燥，五心烦热；③盗汗。

(3)典型舌脉：脉沉细数，舌红少苔少津。

2. 辨证分析　本证系心肾两脏阴虚所致。多因劳神过度，心阴暗耗，阴不制阳，心火上亢，不能下降以治肾水，或因先天禀赋不足，或因房室不节，或因少年误犯手淫，损伤肾阴，肾阴亏损，不能上升以济心火，致成心肾失交，水火不济。水火失济，阴阳失调故心烦难以入眠，虽则入睡却多梦，惊恐可怕，甚至惊醒。心肾阴虚，脏失濡养，故梦魇，心悸不安；头失濡养，故头晕耳鸣。肾水不足，不能上滋咽喉，故口咽干燥。虚热内灼，故五心烦热，或有盗汗。腰为肾之府，肾阳亏虚，故腰膝酸软。脉沉细数，舌红少苔少津为心肾阴虚之象。

3. 诊断要求　凡具备主症、次症各1项及典型舌脉者,可确定本证之诊断。

4. 论治法则　交通心肾。

5. 方剂选要

(1)首选方剂:既济汤。本方以制何首乌、熟地黄、枸杞子、女贞子滋补真阴,使肾水上承,以五味子、酸枣仁、柏子仁、磁石滋养心阴,使心阳不亢,且能下降以滋肾水,合欢花、首乌藤养心安神解郁除烦,并可防阴药之过腻,何首乌入肾经,首乌藤归心经,属同一植物的阴阳两部分,两者合用可起到交通心肾的中介桥梁作用。诸药合用,可奏交通心肾、水火既济之功。使用方法,每剂药煎3次,头两煎内服,第3煎于每晚临睡前洗脚。

(2)备用方剂:知柏地黄汤加五味子、合欢花、首乌藤;或天王补心丹去桂枝、天冬加制首乌、枸杞子。前者适用于偏于肾阴虚为主兼心阴虚者,后者适用于心阴虚为主兼肾阴虚亏者。

6. 中成药选介　朱砂安神丸与知柏地黄丸合用。可早服知柏地黄丸,晚服朱砂安神丸,也可二药早晚各同时服用。前者为滋养心阴,宁心安神的常用药,后者为滋补肾阴,治疗阴虚火旺的常用药。两者合用可收交通心肾、水火既济之功。

7. 针灸疗法　①治法:取背俞、手厥阴、足太阳经穴。针宜补泻兼施。②处方:膈俞,肾俞,心俞,内关,三阴交。③随证选穴:耳鸣失聪加翳风、听会;潮热盗汗加后溪、阴郄;虚烦不眠加神门、四神聪。

8. 推拿疗法　宜用额前分推法、揉风池法,按上下关法,按神门法、腰横摩法及按水泉法等辅助治疗。

(1)额前分推法:见心阴虚证推拿疗法。

(2)揉风池法:患者直坐。医者坐其后方,以一手扶定患者前额部,另一手拇、示指分置颈项两侧之风池穴处,指揉1~3分钟后,再以手四指掌侧自枕部左或右侧之脑空穴处,自上而下经风池至肩部之肩井穴处止,两侧反复摩动1~3分钟。指揉用力的方向应向前并微向上方揉动。治疗时有酸胀及头颈温热感,治疗后有头肩舒适及头脑清爽之感觉。

(3)按上、下关法:患者仰卧。医者坐其侧,以两手拇、示指掌侧分置患者两侧上、下关穴位处,施以指按法,再以拇指掌侧分置上关处,自下向上推动至头维穴处后,再向下推动至颊车穴止,反复操作1~3分钟。推动时两侧用力应均匀缓慢。治疗后有局部温热及头面部舒适感。

(4)按神门法:见心阴虚证推拿疗法。

(5)腰横摩法:见肾阴虚证推拿疗法。

(6)按水泉法:患者仰卧,左或右下肢屈曲。医者坐其侧,以手四指自三阴交穴起,向下推摩经水泉至然谷穴止,反复操作1~2分钟。再以拇指置足内踝下之水泉穴处点按2~3分钟,点按时应逐渐加力,按压后可配合指揉法。治疗时局部及足心有热胀感,治疗后有足部轻松的感觉。

9. 气功导引　练正玄功、强壮功、延年益智功均有较好的治疗效果。

10. 饮食疗法

(1)沙参15g,玉竹15g,粳米60g。将沙参、玉竹用布包好,同粳米煮粥食。每日1次,连服数日。

(2)鲜桑椹1000g(干品500g),蜂蜜300g。将桑椹洗净加水适量煎煮,每30分钟取煎液1次,加水再煮,共取煎液2次,合并煎液,再以小火熬浓缩,至较黏稠时加蜂蜜,至沸停火,待冷装瓶备用。每次一汤匙,以沸水冲服,每日2次,连服6~7日。

(八)心胆气虚证

本证系指由于情怀失畅,精神刺激,致心胆气虚,失其决断,所表现出的胆虚不眠,焦虑不安为主要表现的证候。

1. 临床表现

(1)主症:①焦虑忧郁,多愁善感;②自卑胆怯;③寐多噩梦。

(2)次症:①神思敏感,悲观消极;②嫉妒猜疑,自杀心理。

(3)典型舌脉:脉弦细无力,舌淡苔薄白。

2. 辨证分析　人至老年前期,心力渐衰,由于中青年时期思虑过度,情怀失畅,或精神压力长期不解,胆气渐虚,终成疾病。或在老年前期突受精神刺激,心胆受挫,以致心胆气虚,心气虚则神明不安,胆气虚则失其决断,以致焦虑忧郁,多愁善感,自卑胆怯,悲观消极,诸症丛生。心胆虚怯,故寐多噩梦,神思敏感,嫉妒猜疑。脉弦细无力、舌淡苔白为心胆气虚之象。

3. 诊断要求　凡具备主症其中2项、次症任意一项和典型舌脉者,可确定本证之诊断。

4. 论治法则　养心益胆,安神定志。

5. 方剂选要

(1)首选方剂:安神定志丸加五味子。本方以人参、五味子补益心胆气虚,茯苓、茯神、远志、石菖蒲补心安神定志,龙齿镇惊安神。诸药合用,共奏养心益胆,安神定志之功。

(2)备用方剂:酸枣仁汤。方中酸枣仁养心益胆,川芎调血,茯苓安神,助枣仁养心,知母清胆宁神。证情较重者,可与首选方剂同用。

6. 中成药选介　①安神定志丸;②宁神定志丸。本方由党参、茯苓、石菖蒲、远志等药组成,有益气安神定志之功。

7. 针灸疗法　①治法:取心、胆之俞穴以及手少阴、厥阴和足少阴、厥阴经穴。针宜补泻兼施。②处方:心俞,胆俞,膻中,神门,肝俞,太冲。③随症选穴:多梦加厉兑、隐白(针后加灸);失眠加三阴交。

8. 推拿疗法

采用头对按、按百会、扩胸、束腹及按神门诸法治疗。

(1)头对按法:患者直坐,医者站其后,以两手四指分置额前两侧,自两侧头维穴平高处向头枕后摩动至后顶穴止,反复操作1～3分钟;再以两手掌心分置两侧头颞部,着力对按1～3分钟;再以两手掌心对按两耳孔处,进行掌合按1～2分钟。整个操作中用力应均匀而有节律。治疗后有头、耳轻松与舒适感。

(2)按百会法:患者直坐,医者站其前方,以一手拇指掌侧置头顶百会穴处长按后,以拇指自前顶穴经百会直摩至后顶穴止。再以拇指自左或右侧络却穴经百会横摩至对侧络却穴止,反复操作2～3分钟。用力大小应以患者能耐受为度。治疗后有头脑清爽及增益精神的感觉。

(3)扩胸法:患者直坐,两手交叉置于枕后,医者站其后方。医者以两手拿定患者两肘部,再以膝关节置其胸椎陶道穴上,嘱患者向前挺胸进行深呼吸,然后将两肘紧拉向后的同时,在背部用膝推按向前,反复推按3～5次。膝按时应随患者呼吸,膝按时机应在呼气动作时进行。治疗后有心胸开阔、呼吸畅快的感觉。

(4)束腹法:患者仰卧,医者坐其侧,以两手四指对置脊柱正中线之悬枢及命门穴处,再经三焦俞、肾俞、肓门、志室,再向腹部京门、章门至腹正中线止,反复作束腹或摩动3～5分钟。束腹时应用两手将两侧腰部用力抱拢,束腹至正中线时,两手应将腹部肌肉交叉捏紧,并微向

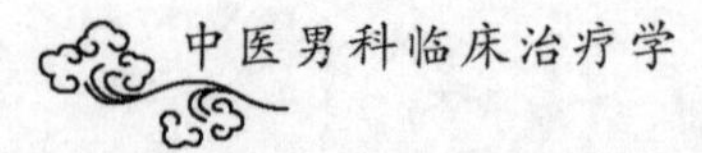

上拿提。治疗后有腹部轻松及增益精神的感觉。

(5)按神门法:见心阴虚证推拿疗法。

9. 气功导引　练内养功、正玄功均有较好治疗效果。

10. 饮食疗法

(1)核桃仁5个,佛手片6g,白糖50g,丹参15g。将丹参、佛手煎汤,核桃仁、白糖捣烂成泥,加入丹参、佛手汤中用小火煎至10分钟服食。每日2次,连服数日。

(2)黑芝麻、核桃肉、桑叶各50g,金橘15g。将上药捣如泥状,做成9g的药丸,每日服2次,每次1～2丸,连服7～8日。

(3)酸枣仁15～25粒,黄花菜20根。炒至半熟,捣碎研成细末。睡前1次服完。或用酸枣树根50g,丹参12g水煎顿服,连服10～15日。

(撰稿:华良才　程畅和　审定:李德新)

第二节　前列腺增生症

【概述】

前列腺增生症,即良性前列腺增生的简称,是老年男性的常见疾病之一。由于前列腺良性增生,造成下尿道梗阻,而以排尿困难为主要临床症状。病势缓者,小便不利,夜尿增多,尿流无力;病势急者,小便闭塞,点滴不通。

现代研究发现,本病的治疗既要着眼于形体(腺体增大),又要调整功能(膀胱排尿功能),两者兼顾,收效较为满意。

前列腺增生的原因仍有争议,但公认与雄性激素有肯定关系。现已知前列腺组织内二氢睾丸酮的增加是本病发生的主要原因。至于动脉硬化、炎症、生活环境、饮食习惯、遗传等因素与本病的关系,尚缺乏充分的证据。

中医学认为在正常生理状况下,小便的通畅有赖于三焦气化的正常,而究其三焦气化之本,则源于肾所藏的精气。肾主水液而司二便,与膀胱相表里。肾之气化失常,开阖不利,该开不开,则成癃闭。肺为水之上源,下通于肾,肺失肃降,金气不及州都;脾主水液运化,枢机不运,该升不升,应降不降;肝主疏泄,调畅一身气机,瘀浊内停,气机交阻等,皆可影响三焦气化,导致癃闭。故本病病位在膀胱,而其根本在肾,又与肺、脾、肝紧密相关。

【诊断与鉴别诊断】

1. 诊断要点

(1)多见于50岁以上的老年男性,早期表现为尿频,夜尿增多,排尿困难,尿流无力。

(2)晚期可出现严重的尿频、尿急、排尿困难,甚至点滴不通。

(3)小腹胀满,可触及充盈的膀胱。

(4)直肠指检,前列腺增大,质地较硬,表面光滑,中央沟消失。增大程度以下法表示:Ⅰ度增生,前列腺增生如鸡蛋大;Ⅱ度增生,前列腺增大如鸭蛋大;Ⅲ度增生,前列腺增大如鹅蛋大。

(5)残余尿量增加。

(6)B型超声检查可显示增生的前列腺。

(7)其他有关检查如膀胱镜、排泄性尿路造影等对诊断本病亦有帮助。

2. 鉴别诊断　本病主要表现为小便困难,而引起小便不利者非限于本病一种,临证时宜

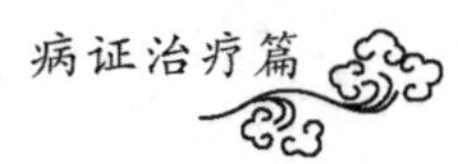

与下列病症相鉴别。

(1)诸淋：其尿频、排尿困难与本病相似。但诸淋小便频数而刺痛，且24小时内排出的尿液总量多为正常；而本病小便频多而无疼痛，即有亦甚轻微，且可触及充盈之膀胱，排尿总量反低于正常。故两者鉴别并不困难。

(2)关格：亦有小便不通之候，与本病突然发作、小便点滴全无类似。但关格除小便不通之外，且有大便不通以资区别。

(3)尿道狭窄：亦有排尿困难和慢性尿潴留症状，但多发于青壮年，有尿道外伤或尿道炎(特别是淋病性尿道炎)等病史，尿道扩张后有明显疗效，和本病易区别。鉴别诊断确有困难时可行尿道造影检查，即可明确诊断。

(4)前列腺癌：亦常见于老年男性，且有学者报道前列腺增生症中10%以上有癌肿并存，因此两者的鉴别极为重要。一般来说，前列腺癌病程较短，进展快，且年龄越轻，病变发展越快，肛门指检可发现前列腺增大，表面凹凸不平，坚硬如石，活体组织检查可获得确诊。只要提高警惕，早期与本病鉴别并不困难。

(5)前列腺肉瘤：症状亦是排尿困难、尿痛、血尿等，但发病率以青年较高，1/3发生在15岁以下男童。直肠指检，前列腺增大呈卵圆形，质地柔韧，有特殊的弹性感。病势发展快，预后不良。

(6)前列腺结石：可与前列腺增生症合并存在，具有尿频、排尿困难等症状，因而与本病易于混淆，或有漏诊。直肠指检可扪及正常或增大的前列腺，质硬，边界清楚，较大的结石亦可扪及或有结石摩擦感。在骨盆X线片上，可见耻骨联合区的一侧或双侧有阳性结石影。

(7)神经源性膀胱功能障碍：下尿道梗阻症状与前列腺增生相似，但神经源性膀胱功能障碍常有明显的神经损害病史和体征，如横贯性脊髓炎、多发性脊髓硬化症等，常伴有下肢感觉和运动障碍，且多伴有肛门括约肌松弛和反射消失，必要时可通过膀胱测压试验或尿流检查协助诊断。

【临床分证】

本病本虚标实，病势时缓时急，加上年届花甲，多伴有他种病症，治疗颇为棘手。根据病因辨证、脏腑辨证，本病可分为湿热下注证、肝郁气滞证、下焦瘀阻证、肾阴亏损证、肾阳不足证、脾肾阳虚证、脾气下陷证等论治。

(一)湿热下注证

本证由湿热蕴结下焦，膀胱气化不利所致，是以前列腺增大、小便频涩而热为主症的一种证候。

1. 临床表现

(1)主症：①前列腺体积增大；②小便点滴不通或频数；③小便短涩，赤热浑浊。

(2)次症：①小腹胀满；②大便秘结；③口苦口黏。

(3)典型舌脉：舌红苔黄腻，脉滑数或弦数。

2. 辨证分析　湿热蕴结于膀胱则小便不利而灼热；湿热互结，膀胱气化不利则小腹胀满；湿热内盛则口苦口黏；津液不布故口渴而不欲饮；便秘、舌红苔黄腻、脉弦数或滑数乃湿热内蕴所致。

3. 诊断要求　凡具备主症①、②和次症①、②及典型舌脉，或主症①、③和次症①、③及典型舌脉者，即可诊断为本证。

4. 论治法则　清热利湿。

5. 方剂选要

(1)首选方剂:八正散加减。方中木通,车前子、萹蓄、瞿麦通闭利小便,使湿热之邪从小便而利;栀子清下焦之热;滑石、甘草清利下焦之湿;大黄通便泻火。若舌苔黄厚而腻者加黄柏、苍术;若兼心烦、口舌生疮者可合导赤散。

(2)备用方剂:龙胆泻肝汤加减。方中龙胆草泻肝胆之实火,除下焦之湿热;栀子、黄芩泻火;柴胡疏肝解郁;泽泻、车前子、木通渗利湿热;生地黄、当归以滋阴养血,使邪去正不伤。

6. 中成药选介　龙胆泻肝丸。方中龙胆草苦寒泄热,清下焦之湿热为主药;黄芩、栀子苦寒清热泻火,助龙胆草清湿热;当归、生地黄活血养血;柴胡疏肝解郁;泽泻、木通、车前子助龙胆草清热利湿使湿热从小便而出;甘草清热缓急。诸药合用,共奏清利肝胆湿热之效,适用于前列腺增生湿热下注证。凡脾胃虚弱者不宜久服,以防伤脾胃。

7. 针灸疗法　取关元穴,小便不通急刺。取双合谷穴、双三阴交穴用强泻法。留针20分钟。每日1次,10次为1个疗程。

8. 外治疗法　独头蒜1个,栀子3枚,盐少许,捣烂,摊纸上贴脐部。

9. 验案选粹　刘某,62岁。自述55岁起排尿有困难,2年前出现腰酸困痛、梦遗失精等症。予以温阳补肾药,近又自服参茸枸杞酒数日。突发尿频、尿急、尿痛、肉眼血尿。尿化验,蛋白(++),红、白细胞满视野。经住院治疗数周,诸症悉减。病程反复发作后就诊。尿化验有红、白细胞及脓球,前列腺肿大Ⅲ度,触痛,体检可见膀胱胀满,大便秘结,三四日一行。舌质暗红,苔黄腻,脉濡数。予清热解毒、利尿通淋为治之。处方:生大黄8g,车前子、黄柏、木通、瞿麦、栀子、竹叶、龙胆草各10g,滑石18g,生甘草6g,白花蛇舌草20g,白茅根30g,川萆薢15g。每日1剂,经治10日,除仍有排尿不畅外,余症悉除,尿检正常。2个月后症状消失。随诊未见复发。(引自:《新中医》)

(二)肝郁气滞证

本证系由肝气郁结,气郁化火所致。

1. 临床表现

(1)主症:①前列腺增大;②小便不通或不爽;③胁腹胀满。

(2)次症:①情志抑郁;②心烦易怒;③口苦咽干。

(3)典型舌脉:舌红,苔薄微黄,脉弦或弦数。

2. 辨证分析　情志内伤,肝气郁结,则见情志抑郁,胁腹胀满。气郁化火则心烦易怒。肝气失疏,气化受阻则小便不通或通而不爽。舌红苔薄微黄、脉弦数乃气郁化火之象。

3. 诊断要求　凡具备主症①、②和次症任意1项及典型舌脉,或主症①、③和次症任意1项及典型舌脉者,即可诊断为本证。

4. 论治法则　疏利气机,通利小便。

5. 方剂选要

(1)首选方剂:印氏疏肝散结方。方中当归、赤芍、丹参养血活血,调理肝经,疏通经脉;柴胡疏肝解郁,条达气机;牡蛎、海藻、昆布、海浮石、玄参、贝母、夏枯草化痰软坚,消肿散结;牛膝引药下行,直达病所,发挥药力。

(2)备用方剂:沉香散加减。方中沉香、陈皮、白芍以舒理肝气;当归、王不留行以行下焦气血;石韦、冬葵子、滑石以利水通淋。若气郁较甚可用六磨汤加味增加理气之功。

6. 中成药选介　六郁丸。方中香附、木香、青皮、陈皮、砂仁等行气；三棱、莪术、郁金活血行瘀；牙皂软坚祛痰；牵牛子利水消痰；藿香化湿；神曲、麦芽、槟榔行气消食；大黄、黄芩清热泻火；甘草和诸药。共奏行气开郁之功。适用于前列腺增生之肝气郁滞证。

7. 外治疗法　食盐250g，炒热，布包熨小腹。

8. 针灸疗法　可针刺三阴交、中极、阴陵泉，取泻法，留针30分钟。每日1次，10次为1个疗程。

9. 气功导引　可采用顾氏返还功治疗本症。

10. 验案选粹　李某，78岁。北京某医院，诊断为老年性前列腺肥大。因血压高不适于手术，长期留置导尿管，常诱发尿路感染，甚感痛苦。患者形体瘦弱，精神萎靡，舌苔黄腻，脉弦重按有力。印教授治以疏肝散结开闭方：柴胡、牛膝各10g，生牡蛎30g（先煎），丹参、当归、赤芍、海浮石（先煎）、海藻、昆布、夏枯草、玄参各15g，川贝母粉3g（冲），肾京子5粒（以龙眼肉包裹，于第一次服药时吞服），5剂。服药2剂后，自觉诸症减轻，并有排尿感，服3剂后，取出导尿管已能自行排尿。5剂服毕，尿道通畅无阻。患者自知有效，又按原方进服5剂。共服药10剂，排尿爽利。多次追访未见复发。（引自：印会河医案）

（三）下焦瘀阻证

本证由痰浊、瘀血、败精瘀阻下焦而致。

1. 临床表现

（1）主症：①前列腺增大；②小便点滴而下或阻塞不通；③尿细如线或时断时续。

（2）次症：①小腹胀满；②精出涩痛，或精液稠厚如团块状。

（3）典型舌脉：舌质紫暗有瘀点或瘀斑，脉细涩。

2. 辨证分析　痰浊、瘀血、败精等瘀阻下焦，气化失司则小便点滴而下，或阻塞不通，或尿细如线，或时断时续。下焦瘀阻，气机不通，则小腹胀满而痛。精液稠厚如团块状乃败精瘀阻之征。舌质紫暗有瘀点瘀斑，脉细涩为内有瘀阻之象。

3. 诊断要求　凡具备主症①、②和次症任意1项及典型舌脉者，或主症①、③和次症任意1项及典型舌脉者，即可诊断为本证。

4. 论治法则　化瘀散结，通利小便。

5. 方剂选要

（1）首选方剂：代抵当丸。本方适用于气血瘀阻者。方中当归尾、穿山甲、桃仁、大黄、芒硝等通瘀化结，或加红花以活血化瘀，加牛膝引药下行达病所。若兼气虚血瘀者可加黄芪以补气行血。若小便一时不通，胀闭难忍，可加麝香少许吞服，取其开窍活血之用，以促小便排出。

（2）备用方剂：①王氏前列腺方。本方适于偏痰凝瘀阻者。方中牙皂攻痰散结为主，辅以滑石清热利湿，大黄逐瘀清热，通腑泻浊，重用生麦芽疏肝散结，荔枝核行膀胱之气滞，白术、茯苓健脾除湿以除痰浊再生之源。合而为攻痰散结、通关利窍之方。②加味桂枝茯苓丸。方中桂枝、茯苓、车前子、泽泻、茅根以利湿化瘀；桃仁、赤芍、牛膝、益母草以化瘀散结；党参、黄芪补脾肺之气，扶正以行血；大黄、牡丹皮泻热消瘀。

6. 中成药选介　桂枝茯苓丸。方中桂枝温通血脉；茯苓渗湿益脾，助行瘀血，牡丹皮辛苦寒除热，赤芍、桃仁以化瘀血。诸药合用，共奏活血化瘀、缓消癥块之效。本方适用于前列腺增生偏瘀血阻于下焦者。

7. 针灸疗法　取足三里、三阴交、关元、照海等穴。平补平泻，留针30分钟。每日1次，10次为1个疗程。

8. 敷脐疗法　若小便不通可用麝香适量填脐中，再以葱白捣烂填脐上，外用胶布固定。

9. 验案选粹

案一：关某，42岁，未婚。自诉排尿困难已2年，逐渐加重，近年来排尿迟缓，每次2～3分钟方可排出，小便分段，尿线细而分叉，余沥不尽，尿道涩痛，严重时痛引小腹。无适当刺激下缓慢地渗出精液，甚至见色流精，梦遗失精，精液呈团块状。精神萎顿，腰及双足跟刺痛，头晕目胀，耳鸣重听。尿化验：蛋白微量，白细胞0～2，畸形精子(＋＋)。前列腺液检查：有多量白细胞，卵磷脂小体明显减少。前列腺肥大Ⅲ度，质较坚韧。舌紫暗，舌边两侧有大片瘀斑，脉沉涩。详询病史，自13岁始至今有严重手淫史，症由败精瘀阻精道而致。予活血通精、软坚散结、利尿通淋之法。处方：制何首乌、益母草各30g，鸡血藤20g，当归、牛膝、昆布、海藻、夏枯草、山慈菇各15g，黄酒30ml为引，每日1剂，嘱力戒手淫。治疗98日，诸症悉除。小便及前列腺液化验转为正常。前列腺肥大缩小至Ⅱ度，较软。又以原方5剂(去黄酒)，为末炼蜜为丸，每服10克，每日3次，每次以黄酒10ml送服。至1985年5月20日随访，未见复发。(引自：《新中医》)

案二：李某，男，75岁。患者尿频2年，去冬起转觉不畅，滴沥不尽，是月日趋艰涩，点滴不通已有4日，少腹急结胀痛，欲尿不出。某医院B超提示：前列腺肥大，中央沟消失。确诊为前列腺增生引起急性尿潴留，因年高而拒绝导尿。延请先师诊治，询知大便1周未解，腰骶若折，恶心欲吐，纳寐几废，面色晦滞，脸浮足肿。舌质红、边带瘀斑、根苔黄腻，脉呈弦数。辨证：此乃瘀阻水道、热结阳明之危象，急投桃核承气汤加味。药用桃仁、海金沙、生大黄(后入)、玄明粉(冲)各10g，桂枝、琥珀(冲)各5g，冬瓜子、虎杖各20g，牛膝12g，麦芽15g。生甘草6g。药进1剂，大便已通，小便行而不畅，少腹胀痛尚有，守方去玄明粉、桂枝，加当归、赤芍各10g，大黄改熟制。服7剂后，小便无阻。浮肿消失，少腹转舒，末方加减，连服1个月，腰骶痛停，诸证尽去。

按：是案引《医贯》“渴而小便不利，此属上焦气分……如不渴而小便不利，此属下焦血分”，及《伤寒论》第109条“太阳病不解，热结膀胱……外解已，但少腹急结者，乃可攻之，宜桃核承气汤”，提示瘀阻水道。小便不通特征，及本例通下逐瘀已备主症。以后大便已通，小便行而不畅，少腹胀痛尚有，又从《吴鞠通医案·滞下门》丁案“少腹胀痛，不小便，仍系肝郁不主疏泄之故”，提示使用桃仁、大黄、琥珀，并加用当归、赤芍诸入肝药的缘由。(引自：王以文医案)

(四)肾阴亏损证

本证乃由房劳内伤，久病及肾而致。

1. 临床表现

(1)主症：①前列腺增大；②腰膝酸软，伴有耳鸣；③小便频数或淋漓不断。

(2)次症：①遇劳即发，时发时止；②五心烦热。

(3)典型舌脉：舌红少苔，脉细数，尺脉无力。

2. 辨证分析　肾阴亏虚，髓海不足，则腰酸膝软，耳鸣；阴亏阳无以化，故小便频数、淋漓不畅。阴虚内热，则五心烦热，舌红少苔，脉细数。尺脉无力乃肾虚之证。

3. 诊断要求　凡具备主症和2项次症中的1项及典型舌脉者，即可诊断为本证。

4. 论治法则　滋阴清热，软坚散结。

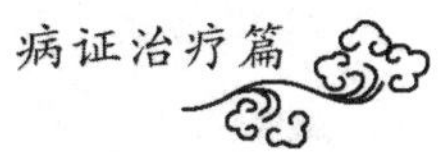

5. 方剂选要

(1)首选方剂:知柏地黄汤加味。方用熟地黄、山药、山茱萸滋阴补肾。茯苓、泽泻、牡丹皮寓泻于补,以促小便通利。知母、黄柏滋阴,清下焦之热。再加山慈菇、夏枯草、海藻、昆布以软坚散结。

(2)备用方剂:左归饮。方中熟地黄、山茱萸、枸杞子补肝肾之阴。茯苓、甘草、山药益气健脾补肾。加山慈菇、昆布、夏枯草、牡蛎以软坚散结。

6. 中成药选介　左归丸。本方重用熟地黄甘温滋肾以填真阴。山茱萸、枸杞子滋养肝肾,养阴益精,合熟地黄可增强滋补肾阴之功,山药健脾益肾,可补养脾胃之阴,开拓肾精化源,使肾精不断得到补充。鹿角胶补肾阳,龟甲胶滋阴益肾,两药同用,可育阴潜阳,峻补精血。菟丝子益阴而固阳。牛膝补肝肾,共奏补益肾阴之效。本方适用于前列腺增生肾阴亏损证。

7. 针灸疗法　中极、阴陵泉、照海为主穴。平补平泻,留针 30 分钟。每日 1 次,10 次为 1 个疗程。

8. 验案选粹

案一:郭某,65 岁。自述排尿困难已四五年,日渐加重。在某医院泌尿外科检查,诊断为前列腺增生,服己烯雌酚 1 个月,症状一度缓解。近 1 个月来症状加重,每次排尿需 2～3 分钟方可排出,尿线细,伴尿道灼热,甚则尿道灼痛。腰膝酸软,便干溲赤。又服己烯雌酚未效。直肠指检前列腺肥大Ⅲ度。患者小腹胀满,舌红少津,脉弦细数。予滋肾清热,育阴通淋,佐以软坚散结之法。处方:生地黄 30g,茯苓、泽泻各 20g,山茱萸 12g,知母、牡丹皮、黄柏各 10g,山药、山慈菇、夏枯草、昆布、海藻各 15g。每日 1 剂,每剂煎药 3 次,头两次煎出液内服,第 3 次煎出液坐浴。每日自我按摩会阴部 20～30 分钟。治疗 35 日,排尿困难等症均除。继以原方 3 剂,炼蜜为丸,每服 10g,每日 2～3 次。白开水送服。1984 年 7 月随访未见复发。(引自:《新中医》)

案二:某男,67 岁。夜尿频、排尿不畅 3 年,加重 2 周而就诊。近 3 年来夜尿次数增多,每晚 4～5 次,有时排尿中断,变细,尿后余沥不尽,在外院诊断为前列腺增生症,长期服用保列治。近 2 周来夜尿次数达 6～7 次。B 超检查示:前列腺 49mm×40mm×51mm,轮廓模糊,形态饱满,内部光点增粗,分布欠均匀,内外腺之间见多枚小结石,前列腺中叶向膀胱突入 33mm×15mm,残余尿 120ml。舌质偏红,苔薄黄脉细弦。诊断:前列腺增生症。证属肾阴不足,湿热下注。处方:知母、黄柏各 15g,生地黄、熟地黄各 12g,龟甲 9g,玄参 9g,象贝母 9g,牡蛎 15g,半枝莲 15g,白花蛇舌草 15g,蜀羊泉 15g,石上柏 15g,萹蓄 15g,瞿麦 15g,龙葵 15g,婆婆针 15g,金钱草 15g,凤尾草 15g。另服复方琥角片,每次 5 片,每日 3 次。

上方加减治疗 5 个月后,症状明显改善,夜尿 2 次,排尿畅。复查 B 超示:前列腺 43mm×31mm×48mm,内外腺之间见多枚小结石,前列腺中叶向膀胱突入 26～15mm,未见残余尿。(引自:彭培初医案)

(五)肾阳不足证

本证乃因肾气虚弱渐致命门火衰,阴寒内生所致。

1. 临床表现

(1)主症:①前列腺增大;②小便不通或点滴不爽;③腰酸膝软,畏寒肢冷。

(2)次症:①阳痿或滑精;②夜间多尿。

(3)典型舌脉:舌淡少苔,脉沉细或尺脉不足。

2. 辨证分析　肾阳亏虚,气化不足,则现小便不通或点滴不爽,排出无力。小便余沥不尽、阳痿、滑精、阴冷乃肾阳虚衰之象。腰酸膝软为肾精亏虚之候。舌淡少苔、脉沉细、尺脉不足是肾阳不足之征。

3. 诊断要求　凡具备主症和2项次症中的1项及典型舌脉者，即可诊断为本证。

4. 论治法则　温阳补肾，益气固摄，佐软坚散结。

5. 方剂选要

(1)首选方：济生肾气丸加减。方中熟地黄、山药、山茱萸滋补肾阴；附子、肉桂温补肾阳；牛膝、车前子通利小便。加淫羊藿、桑螵蛸、沙苑子补肾以固摄；荔枝核、夏枯草、山慈菇，以软坚散结；黄芪补气以扶正。

(2)备用方：右归饮。方中附子、肉桂温阳补肾；山茱萸、枸杞子补养肝肾；山药、甘草补脾；杜仲补肾。再加软坚散结之品。诸药合用，共奏温阳补肾、益气固摄、软坚散结之功。

6. 中成药选介　右归丸。方中重用熟地黄补肾阴以助肾阳。鹿角胶咸温纯阳，为血肉有情之品，补肾而温督脉，与熟地黄伍用有温阳补血之特长。山茱萸、山药、枸杞子滋养肝肾而涩精，菟丝子温肾壮阳，肉桂、附子温肾助阳，当归、杜仲补肾养血。诸药合用，共奏温阳补肾之功，适用于前列腺增生肾阳不足证。

7. 针灸疗法　选穴：中极、气海、照海。施以补法。留针30分钟。每日1次，10次为1个疗程。亦可用艾条温灸上穴。每日1次，每次3～4分钟。也可针灸交替进行。

8. 热熨疗法　食盐250g，炒热至50℃左右，布袋装后熨于少腹部。

9. 验案选粹　周某，52岁。自述排尿困难3年多。尿后余沥不尽。有时遗出小便，小便清白，常于受寒、劳累或饮食时出现白浊。畏寒，小腹及腰以下冷痛，阴囊及阴茎冷缩。阳痿已2年余，常于睡中滑精及小便前渗出精液，大便稀溏，每日2～3次。双耳鸣如蝉，近2年听力明显下降。直肠指检前列腺肥大Ⅲ度，较硬，未及结节。舌淡胖嫩有齿痕，苔白厚腻。脉沉迟。予以温肾壮阳、益气固摄、利尿通淋之法。熟地黄、茯苓、荔枝核、补骨脂、沙苑子、山茱萸、山药各15g，怀牛膝、肉桂、制附子各10g，沉香5g，桑螵蛸12g，黄芪20g。共治疗49日。除尚有轻度耳鸣重听外，余症悉除。仍以原方4剂制成蜜丸缓之，以巩固疗效。1985年3月25日随访，未见复发。(引自：《新中医》)

(六)脾肾阳虚证

本证多由脾病日久及肾或肾病累及于脾，而致脾肾两脏阳虚证候共见。

1. 临床表现

(1)主症：①前列腺增生；②小便频数，余沥不尽；③腰酸膝软；④食少便溏。

(2)次症：①少腹冷痛；②形瘦神疲，面色㿠白；③便秘尿少。

(3)典型舌脉：舌质淡胖有齿痕，脉沉细或沉迟。

2. 辨证分析　肾阳虚衰，气化固摄失职则小便频数，排出无力，余沥不尽。阳虚失煦则腹痛肢冷，面色㿠白。脾阳不足，运化失职则食少便溏，形瘦神疲。舌淡胖，脉沉细或沉迟乃脾肾阳虚之候。

3. 诊断要求　凡具备主症①、②、④和次症①、②及典型舌脉，或主症①、③、④和次症①、③及典型舌脉者，即可诊断为本证。

4. 论治法则　温补脾肾，通利小便。

5. 方剂选要

(1)首选方剂：老人癃闭汤加减。方中淫羊藿、肉桂、吴茱萸温补脾肾之阳；党参、黄芪、莲子、黄精补脾益气；萆薢、车前子、王不留行、甘草梢通利小便。若阳虚甚可酌加附子、肉苁蓉。

(2)备用方剂：林氏经验方。附子、肉桂、淫羊藿温肾助阳；党参、黄芪、山药补脾益气；茯苓、泽泻利湿行水；乌药理气醒脾。

6. 中成药选介　三肾丸：方中以三肾(鹿肾、驴肾、狗肾)、鹿茸等血肉有情之品补肾壮阳；附子、肉桂温补命门；淫羊藿、枸杞子、沙蒺藜、菟丝子、补骨脂、杜仲等滋补肝肾共为主药；辅以龟甲、山茱萸、熟地黄、鱼螵益精补髓，当归、阿胶滋补阴血，人参、黄芪、白术、茯苓健脾益气以滋化源。诸药相合，共奏温补脾肾之功。适用于前列腺增生脾肾阳虚证。

7. 针灸疗法　针刺取穴：关元、阴陵泉、太溪、足三里。取补法，留针 30 分钟。每日 1 次，10 次为 1 个疗程。灸法可用艾条灸上述穴位。每穴灸 3～4 分钟。每日或隔日一次均可。亦可针灸交替应用。

8. 验案选粹

案一：陈某，78 岁。患者小便频数、尿急，小便淋漓不尽，昼夜达二三十次，尤以夜间为甚，气短，腰酸，全身疲乏，小腹坠胀，食少便溏，面色晦暗，下肢不温及轻度水肿。舌淡苔薄白，脉弱。直肠指诊：前列腺体大Ⅱ度，有弹性感，中央沟消失，乃脾肾亏损，命门火衰，气化不利之证。拟温补脾肾，化气行水法。用北黄芪 15g，白术 10g，党参 15g，肉桂 5g，台乌药 10g，茯苓、泽泻各 10g，附子 6g，桑螵蛸、升麻各 10g，炙甘草 5g。连服 9 剂后，症状日趋好转，小便畅行，遂用上方药与济生肾气丸交替调治。6 个月后随访未有症状复发。(广州中医学院学报)

案二：谢某，71 岁。患者 1 年前出现尿频、夜尿增多症状，此后渐感排尿不畅，尿后余沥。近周症状加重，滴沥不尽，伴头晕、畏冷，腰膝酸软。刻诊：面色淡白，肢凉，夜间口干，舌质淡红有齿印、苔薄白润，脉沉细尺弦。直肠指诊：前列腺Ⅱ度肿大，质较硬，中央沟消失，表面光滑有压痛。西医诊断：前列腺增生症。中医诊断：癃闭，证属脾肾两虚，湿热内蕴，治以益气温阳，清热祛瘀通络。处方：黄芪 60g，王不留行、菟丝子、怀牛膝、穿山甲(先煎)、淫羊藿各 15g，肉桂 3g，生大黄、熟附子各 10g，蜈蚣 2 条。服 3 剂后排尿困难明显减轻，继服 7 剂，症状基本消失，尿线已变粗。依上方加减连服 21 剂，排尿已畅通，精神好转，已无头晕，畏冷减轻。(引自：梁乃津医案)

(七)脾气下陷证

本证乃因脾气虚日久，脾气当升不升，反而下陷所致。

1. 临床表现

(1)主症：①前列腺增生；②小便不畅，溺后余沥；③少腹坠胀，少气懒言，食少便溏。

(2)次症：①神疲乏力；②脱肛。

(3)典型舌脉：舌胖嫩，苔薄白；脉沉细无力。

2. 辨证分析　脾虚气陷，清气不升，浊气不降则小便不畅，点滴而下，溺后余沥等。中气不足则少气懒言，动则气短。气虚下陷，升举无力则少腹坠胀、脱肛等。神疲乏力，食少便溏乃脾虚失运之征。舌淡胖嫩苔白，脉沉细无力乃气虚之候。

3. 诊断要求　凡具备主症和 2 项次症中的 1 项及典型舌脉者，即可诊断为本证。

4. 论治法则　补益脾气，升清降浊。

5. 方剂选要

(1)首选方剂：补中益气汤加减。方中党参、白术、黄芪补脾益气，柴胡、升麻升阳举陷。加萆薢、木通、萹蓄以分清化浊，夏枯草、海藻、昆布软坚散结。

(2)备用方剂:补中益气汤合增液汤加减。方中党参、黄芪、柴胡、升麻补脾益气升陷,生地黄、沙参、麦冬养阴生津,萆薢、木通利湿化浊,夏枯草、海藻、昆布软坚散结。本方适用于气阴两虚兼见口渴欲饮,舌红苔薄之症。

6. 中成药选介　补中益气丸。方中人参补脾益气,健运中焦,黄芪益气升举,两药相伍,补中益气相得益彰;当归补血和血,白术健脾;佐以陈皮理气燥湿,柴胡、升麻升阳举陷;甘草和中。本方适用于前列腺增生症之脾气下陷证。

7. 针灸疗法　针刺可选足三里、隐白、三阴交、气海。施以补法。留针 30 分钟。每日 1 次,10 次为 1 个疗程。灸法可选用上穴施艾条灸,每穴 2~3 分钟。可针灸交替应用,或每日灸 1 次。

8. 验案选粹　马某,67 岁。自诉患前列腺肥大 10 余年。经治疗时缓时急。近 1 周来感小便困难,尿后余沥不尽,神疲乏力,手足发凉,胃纳不佳。经查前列腺肥大Ⅲ度。尿化验蛋白阴性,白细胞 5~7 个/HP。周围血象在正常范围。舌淡苔白,脉沉细。予以补脾益气软坚散结治之。方剂:太子参 20g,炒白术 10g,黄芪 30g,柴胡 10g,升麻 5g,当归 10g,生牡蛎 30g,夏枯草 30g,昆布 15g,海藻 15g,神曲 15g,沙苑子 15g,日进 1 剂。经服前药 17 剂后自觉排尿通畅,尿后余沥明显减轻,胃纳渐增。服药 39 剂后诸症尽除。为巩固疗效,继以上方调服 9 剂后告愈。经随访 1 年未见复发。(引自:李士杰医案)

(撰稿:李士杰　审定:李　彪　冷方南)

第8章 性　　病

第一节　淋　病

【概述】

淋病是由淋病双球菌引起的最常见的性传播疾病之一，是性病中蔓延较广的常见急、慢性传染病，是仅次于梅毒的第二大性病，主要表现是泌尿生殖系统的急性或慢性传染性或化脓性炎症。本病俗称“流白浊”，属于中医“淋证”“尿浊”“精浊”范畴。在临床上，症见尿道口常流出白色或黄白色分泌物，滴沥不断，阴茎内痛，溺时明显涩痛。急性淋病的主要症状为尿道口流脓，排尿疼痛，尿道口红肿、灼热感、尿急、尿频。慢性淋病在某些刺激条件下，可转化为急性，故常反复发作，平时有较轻的尿道刺激征象，尿道口排出少量稀薄黏液状分泌物。本病侵犯部位，主要是泌尿系及生殖器官的黏膜，偶尔也可引起全身性的感染。

本病由淋病双球菌引起，在男性患者的尿道口流出的脓液及精液中，都带有这种病原菌。其传染途径有直接接触传染、间接接触传染和产道传染。直接接触传染，是通过与女性患者性交后感染病原菌，通过尿道口进入尿道，引起淋病尿道炎而得。间接接触传染，是由于接触过淋病患者用过的被服、内裤、毛巾、便器、浴池(缸)、凳子等感染而得。产道传染，是婴儿通过患有淋病母亲的产道而感染。

本病在中医古籍中早有记载，清代《外科真诠》即有“因嫖妓恋童，沾染秽毒……溺管必病，小便淋沥”的记载。《证治要诀》(1443 年)有“尿道口常流出白色浊物，小便涩痛明显，但尿不浑浊”，属于精浊症状的记述。《证治准绳》(1602 年)也有类似的论述。尔后《赤水玄珠》有“症见尿时阴茎痛，精浊下滴如败脓，有恶臭，治宜解毒败浊”的论述。《医宗金鉴·杂病心法要诀》中的“浊带总括”，概括了浊病的病位、症状及临床诊治方法。

【诊断与鉴别诊断】

1. 诊断要点

(1)应根据临床表现并结合接触史、冶游史进行诊断。

(2)沿尿道突然出现不适感，并伴有排尿疼痛和尿频；尿道口有很多黏性脓状分泌物流出；当感染蔓延至后尿道、前列腺、精囊及附睾时，可引起这些部位的疼痛感。

(3)现代检测手段中的淋病双球菌检查及淋病双球菌的荧光素标记抗体试验，对本病可做出诊断。

2. 鉴别诊断　应与非淋菌性尿道炎相鉴别。非淋菌性尿道炎临床症状虽与淋病性尿道炎相似，但尿道分泌物或尿液涂片不见淋病双球菌，可见其他致病菌。

非淋菌性尿道炎主要由衣原体或支原体感染所致。淋病与非淋菌性尿道炎的鉴别要点见表 8-1。

表 8-1　淋病与非淋菌性尿道炎的鉴别

项目	淋病	非淋菌性尿道炎
潜伏期	2～7 日	7～21 日
全身症状	偶见	无
尿痛、排尿困难	多见	轻度或无
尿道分泌物	脓性，量多	少或无，多为稀薄黏液状
革兰阴性双球菌	+	−
病原体分离	淋球菌	沙眼衣原体、解脲支原体或其他病原体

【临床分证】

本病在临床上可分为膀胱湿热证、心火上炎证、膀胱虚寒证、肾阴不足证 4 个证候。

(一)膀胱湿热证

本证为感受湿热毒邪(直接或间接传染)，湿热蕴结，浸淫膀胱。

1. 临床表现

(1)主症：①尿道口常流出白色或黄白色脓状恶臭分泌物；②尿道口红肿，有明显灼热感；③后尿道、前列腺、精囊、附睾疼痛，阴囊作胀。

(2)次症：①寒热，口渴咽干；②小便热、涩、刺痛。

(3)典型舌脉：苔黄腻，脉滑数。

2. 辨证分析　感受湿热毒邪蕴结于膀胱，气血壅滞，热盛故尿道口红肿、有灼热感，肉腐故尿道口流白色或黄白色脓状的恶臭分泌物。由于湿热下注，故尿频及尿后疼痛加重，后尿道、前列腺、精囊、附睾疼痛，阴囊作胀。正邪相争则发寒热。热盛伤津，故口渴咽干。膀胱湿热，故小便热、涩、刺痛。湿热蕴结，毒邪炽盛，故舌苔黄腻，脉数。

3. 诊断要求　凡具备主症①、②、③及典型舌脉，或主症①、②和次症①、②及典型舌脉者，即可确定本证之诊断。

4. 论治法则　清热泻火利湿。

5. 方剂选要

(1)首选方剂：八正散。方中萹蓄、瞿麦清利湿热，降火通淋为君药。车前子清肺利膀胱，木通、灯心草清心利小便，滑石解热利尿，共为臣药。栀子清泻三焦湿热，大黄泻热降火，两药合用，引湿从二便而出，合为佐药。甘草清热利窍，调和诸药，为使药。全方共奏清热、泻火、利湿之功。

(2)备用方剂：治浊固本丸。方中黄柏、黄连清利湿热，茯苓、猪苓淡渗利湿热，半夏燥湿化痰，以正本源，砂仁、益智以理气益脾固肾，莲须收涩止浊，更以炙甘草与砂仁相合，既可健脾，又可防止黄连、黄柏的苦寒伤肾。故本方既能清热利湿，又能健脾益肾。淋病湿热者，可用本方。

(二)心火上炎证

本证是因心火偏旺，气阴不足，虚火内动，膀胱复有湿热所致。

1. 临床表现

(1)主症:①尿道口红肿;②常流出恶臭稠厚的脓状分泌物;③阴茎内痛,有灼热感。

(2)次症:口干舌燥,心胸烦热,面赤口渴,小便黄赤。

(3)典型舌脉:舌尖红绛,苔薄黄,脉数。

2. 辨证分析　气阴不足,心经火旺,而膀胱复有湿热,伤及下焦,后尿道、前列腺及精囊受累,因热腐成脓,故尿道口流出恶臭稠厚的脓状分泌物,尿道口红肿,阴茎内痛,有灼热感。由于心火上炎,热毒上涌,湿热上蒸,故舌尖红绛苔薄黄,热甚则脉数。心火炽盛,热伤津液,故口干舌燥,面赤口渴,心胸烦热,小便黄赤。

3. 诊断要求　凡具备主症①、②、③及典型舌脉者,即可确定本证之诊断。

4. 论治法则　益气阴,清心火。

5. 方剂选要

(1)首选方剂:清心莲子饮。方中人参、黄芪、甘草补气,麦冬养阴,地骨皮清肝肾虚热,黄芩、麦冬清心肺之火,茯苓、车前子利下焦湿热,地骨皮配黄芩可坚阴而退虚热,再加石莲子清心火。本方虚实兼顾,益气阴,清心火,利湿热,用于心火上炎之淋病,效果较好。

(2)备用方剂:导赤散。本方有清心养阴利水导热之功。以生地黄清热凉血养阴,木通、竹叶清心降火,甘草清热解毒泻火。

6. 验案选粹　一人用劳,茎窍作痒,时出白物,发热口干,以清心莲子饮而安。(《引自:外科理例》)

(三)膀胱虚寒证

因淋病迁延日久,久病及肾,肾阳不足,失于温煦气化,致膀胱虚寒。

1. 临床表现

(1)主症:①尿道口时有少量脓液流出;②淋病尿道炎自觉症状时轻时重。

(2)次症:小便清白,淋沥不尽,腰酸。

(3)典型舌脉:舌质淡,苔白润,脉沉细。

2. 辨证分析　久病肾虚,温煦不足,气化失司,膀胱虚寒,正虚湿浊不化,故尿道口时有少量脓液流出,病易反复发作。膀胱虚寒故小便清白,淋沥不尽。肾虚府失所养,故见腰酸。久病体虚,气血不荣,故舌质淡而苔白润。血虚脉道不充,则脉象沉细。

3. 诊断要求　凡具备主症①、②及典型舌脉者,即可确定本证之诊断。

4. 论治法则　温暖下元,利湿化浊。

5. 方剂选要

(1)首选方剂:萆薢分清饮加减。方中川萆薢渗湿化浊,为君药。益智温肾缩尿,为臣药。乌药温肾行气逐寒,石菖蒲化浊通窍,开九窍而通心,共为佐药。方中如加茯苓、甘草二味,可以倍增利湿分清之力;入食盐少许,为以盐之咸味,引诸药入肾经,以增强药效。

(2)备用方剂:五苓散。方中重用泽泻之甘淡,以直达膀胱,淡渗水湿,为君药。臣以茯苓、猪苓,以增强淡渗利水之功。佐以白术之健脾燥湿,并配茯苓以实脾利水;以桂枝外解太阳之表,内助膀胱之气化,并助茯苓以化气利水。本方有利水渗湿、温阳化气之功,适用于淋病之膀胱气化不利,脾虚不运,水湿壅盛泛溢,小便不利,淋浊,苔白脉浮,外有头痛发热等太阳表证之证候。

(四)肾阴不足证

久患淋病及肾,肾阴亏损,而产生一系列肾阴虚症状。

1. 临床表现

(1)主症:①尿道口时有少量白色脓状分泌物流出;②淋病尿道炎自觉症状时轻时重。

(2)次症:①腰膝酸软;②头晕目眩,耳鸣;③骨蒸潮热盗汗,手足心热;④消渴,口燥咽干。

(3)典型舌脉:舌红少苔,脉象细数。

2. 辨证分析 淋病日久,正气已虚,故尿道口有时流出少量白色脓状分泌物。腰为肾之府,由于久病虚损,肾虚髓减,阴精不足,故腰膝酸软。脑为髓海,精不上承,故头晕、目眩、耳鸣。阴不制阳,阴虚火旺,故骨蒸潮热,手足心热,口燥咽干,小便淋漓。热迫津出,故盗汗。阴虚内热,虚火上炎,故舌红少苔,脉象细数。

3. 诊断要求 凡具备主症①、②和次症①、②及典型舌脉,或主症①、②和次症③及典型舌脉,或主症①、②和次症④及典型舌脉者,即可确定本证之诊断。

4. 论治法则 滋阴清热降火。

5. 方剂选要

(1)首选方剂:知柏地黄丸。方中黄柏泻火清热。知母滋阴降火。熟地黄滋阴补肾,益精生血。山茱萸酸温,滋补肝肾。山药甘平补益脾阴,养肝血。熟地黄之甘温,性滋腻,山茱萸酸收性热恐助肝火,山药益脾性偏涩,各有偏性。故佐以泽泻配熟地黄宣泄肾浊,防其滋腻;牡丹皮配山茱萸凉散肝火;茯苓配山药淡渗脾湿。复以知母、黄柏相配,滋阴清热泻火之力更强。故本方适用于淋病阴虚火旺,骨蒸潮热,虚烦盗汗,腰膝酸痛者。

(2)备用方剂:菟丝子丸。方中菟丝子,辛甘平,补肝益肾。桑螵蛸咸平,入肾经,可收涩而约膀胱之液。泽泻甘寒,利水渗湿,能泻肾经之火及膀胱之热。本方适用于淋病日久,肾气虚衰者。

6. 针灸疗法

(1)针刺出血疗法及灸法。治法:用三棱针刺出血;或灸3~7壮。处方:外踝(双)、横骨。每次选上述穴位之一。

(2)打脓灸。以拇指大的艾柱,在臀部灸成火伤,于灸伤处敷以赤药膏取脓,排脓10~40日(对实证体质,出脓越多,疗效越显著)。

(3)针刺。处方:中极、交信(实证用泻法,虚证用补法)和阴谷(对慢性淋病较为有效,用补法)。

(撰稿:叶杰民 修订:孙自学 审定:李德新 华良才 冷方南)

第二节 梅 毒

【概述】

本病古称黴疮、霉疮、疳疮等。历代中医文献根据其临床分期表现分为下疳、横痃、杨梅疮、杨梅结毒、小儿遗毒等。中医学认为,本病为机体受邪气侵袭或感染,毒气(苍白螺旋体,下称病原体)乘肝肾之虚从外而入,而先后出现男性前后阴、冠状沟、龟头、肛门、口唇、眼睑等处的粟状丘疹或硬块(疳疮),甚或溃疡;腹股沟一侧或两侧出现形如李核,渐大如鸡卵的横痃;在发热、头痛、骨节酸痛、咽痛等症状后,出现形如风疹的杨梅疹、翻花杨梅、杨梅痘等一系列的梅

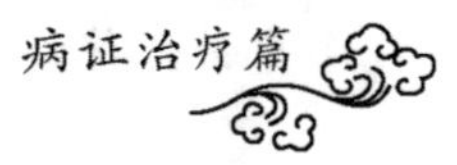

毒症状。

本病的传播方式有精化、气化、胎中染毒3种。

所谓精化传染（直接传染），是指与梅毒患者性交，于精泄时毒气（梅毒病原体）乘肝肾之虚入里而罹病。属后天梅毒范畴。

所谓气化传染（间接传染），是指由于接触过梅毒病原体污染了的器皿、食具、毛巾、被褥、衣物等生活用品；或与梅毒患者接吻、同寝、同厕等感染，毒（梅毒病原体）乘肝肾之虚从外入而罹病。属于这一途径而罹病者，亦称后天梅毒。

所谓胎中染毒，为患有本病的孕妇，其体内的病原体经过胎盘脐带的血流而传染给胎儿。属于这一途径而罹病者，称先天梅毒。

早在金元间窦杰《疮疡经验全书》就有关于霉疮的论述。明代薛己的《薛氏医案》和韩懋的《韩氏医通》也有关于梅疮的记载。1531年明代汪机的《外科理例》卷三及卷七，分别有下疳、便毒、杨梅疮的治法及医案。1617年陈实功的《外科正宗》有下疳、鱼口、便毒及杨梅疮的治法、治验及方剂介绍。1632年陈司成的《黴疮秘录》是我国第一部有关梅毒的专书。书中谓："余家业医，已历八世，方脉颇有秘授，独见霉疮一证，往往处于无法……于是遍访专门，亦无灼见。细考经书，古未言及。究其根源，始于午会之末，起自岭南之地，致使蔓延通国，流祸甚广。""一感其毒，酷烈匪常，入髓沦肌，流经走络……或攻脏腑，或巡孔窍……可致形损骨枯，口鼻俱费，甚则传染妻孥，丧身绝育，移患于子女。""王子王孙，奢游花柳，病源传染。"该书在总结前人经验的基础上，揭示了梅毒的性交传染、非性交传染、遗传和体内传播，提出了解毒、清热、杀虫为主的治法，并首创砷剂治疗梅毒，有良好的治疗效果，曾盛用一时，在世界医学史上，开创了使用丹砂、雄黄等含砷的药物，以治疗梅毒的先河。17世纪初，龚廷贤的《寿世保元》有鱼口、便毒及杨梅疮的治疗方药的介绍。尔后，傅青主的《青囊秘诀·下卷》有杨梅疮论。1729年的《灵验良方汇编》及《灵验良方续编》有治杨梅疮方。1742年《医宗金鉴·外科》有杨梅疮、杨梅结毒治法的介绍。1770年《续名医类案》有下疳，梅疮治法及医案的介绍。吴仪洛《本草从新·土茯苓条》介绍了搜风解毒汤治疗杨梅疮。1805年高秉钧《疡科心得录·杨梅疮结毒总论》有关于杨梅疮、下疳、鱼口、便毒的论述及方剂的介绍。1831年许克昌等的《外科证治全书》有杨梅疮的论述及治法和方药的介绍。王孟英的《回春录新诠·梅毒》述及梅毒病名。1926年《中国医学大辞典》简要地选录了前人有关治疗杨梅疮、杨梅结毒及下疳的有关方剂。

【诊断与鉴别诊断】

1. 诊断要点　在临床诊断中，详细询问病史（不洁性交史或冶游史），发病部位和临床主要症状，诸如质硬的单个下疳，双侧腹股沟质硬无痛的淋巴结，呈淡红色而分布较广的红褐色斑和丘疹等，有助于本病的诊断。病灶渗出液在暗视野显微镜检查中找到梅毒螺旋体或血清絮状试验（康氏反应）及补体结合试验（华氏反应）阳性，即可确诊本病。

2. 鉴别诊断

（1）梅毒硬下疳应与软下疳、筋疝、包皮龟头炎相鉴别。

1）软下疳：病原体为杜克雷杆菌，潜伏期1～3个月，病位几乎全在生殖器，且常为多发性，溃疡深而不平，渗出液稠而多，创面不洁，边缘不清，基底软。疼痛与压痛明显。附近局部淋巴结明显肿大，互相融合，与皮肤粘连，压之软而疼痛，呈急性炎症，常破溃流脓。溃疡愈合后常留瘢痕。梅毒血清反应检查阴性。溃疡渗出液涂片革兰染色检查，可发现杜克雷杆菌。

2)筋疝:下疳与筋疝虽有相似之处,但筋疝阴茎中作痛,筋脉挛缩,或表皮作痒,或阴茎作肿,或筋脉弛缓不收,并有白色的似精液的液体随小便流出;但与下疳初起,小便淋漓涩痛,阴茎逐渐肿痛,甚至腐烂是有区别的。

3)龟头包皮炎:龟头包皮处潮湿、红肿、疼痛,继则发生浅小溃疡,局部有乳白色而带臭味的脓性分泌物。一般可无全身症状,后期可引起包皮和龟头部的粘连,使包皮不能上翻,甚则使尿道口狭窄。

(2)横痃应与血疝相鉴别:血疝少腹两旁发时有块顶起,大如黄瓜,内部出血,渗入脬囊,结成痈脓疼痛,脓少血多。它与便毒、鱼口完全不同。便毒、鱼口都生于少腹之下,腿根之上折纹中,属肝肾二经,初起像杏核一样大的肿块,逐渐增大如鹅卵,坚硬木痛,微热不红,脓少血多,溃后即成鱼口。

(3)杨梅疮疹(二期梅毒疹)应与白疕、体癣、扁平苔藓、尖锐湿疣、脓疱疮相鉴别。

1)白疕:又名松皮癣或银屑病。银屑病(松皮癣)皮损表面覆盖似金属层干燥的银白色鳞屑,刮除鳞屑后可见点状似露水珠样出血。而银屑病样梅毒疹的皮疹形态及鳞屑等表现颇似银屑病,但无薄膜现象与露滴现象。

2)体癣:发于面、颈、躯干及四肢,皮损为钱币形红斑,边界清楚,病灶中央尚有自愈倾向,边缘及周围有丘疹、水疱、结痂及鳞屑。

3)扁平苔藓:为多形褐红色或正常皮色的扁平丘疹,表面平滑,有蜡样光泽。

4)尖锐湿疣:为淡红色或污灰色的菜花状隆起,小如针头,大如拳头,可有糜烂,渗液恶臭。

5)脓疱疮:为化脓性皮肤病。特点为发生丘疹、水疱或脓疱,周围有炎性红晕,易破溃而结痂。

(4)杨梅结毒(三期梅毒疹)应与寻常狼疮、硬红斑、结节性红斑相鉴别。

1)寻常狼疮:皮损初为半透明红褐色或褐色米粒至豌豆大小、触之柔软的扁平结节。结节破溃后为形态不一的潜行性浅溃疡,四周暗红,浸润明显,疮色紫暗,脓水稀薄,常一侧结疤痊愈,而另一侧破溃、扩大。愈后为高低不平的条索状瘢痕组织。常发于颜面、鼻和双颊。偶可见于臀部、四肢和肢干。

2)硬红斑:皮疹初起为大小不等,颜色潮红的硬性皮下结节。破溃后形成边缘不整齐而呈凹陷的深溃疡,流出薄脓液,并夹败絮样物质。同时有萎缩性瘢痕和色素沉着。皮损此起彼愈。常分布于小腿下部的外侧面和后侧面,偶有侵入前侧、臀部及大腿等处(梅毒橡胶样肿应与其相鉴别)。

3)结节性红斑:皮损为鲜红色大小不等、高出皮肤表面、自蚕豆至杏核或桃核甚至大如鸡卵、数个融合一起的结节,触痛明显,易于破溃,常伴有关节疼痛等症状。多发于下肢,以小腿前侧为多见(梅毒橡胶样肿应与其相鉴别)。

本病可外发于皮肤、黏膜,内损及脏腑、肌肉和筋骨。有一定的潜伏期和多次的显发期及较长的隐性期,在临床上一般分为早期(含一、二期梅毒)、晚期(三期梅毒)。感染在4年以内者,称早期梅毒;4年以上者,称晚期梅毒。此外,按传染方式,又可分为后天获得性梅毒与先天性胎传梅毒;同时尚有后天获得性与先天潜伏性的潜伏梅毒等。由于病期不同,因而在临床上的表现也有所区别。

根据本病不同病期的临床表现,可分为疳疮、横痃、杨梅疮、杨梅结毒及小儿遗毒等。

一、疳 疮

疳疮亦称硬下疳、湿阴疮。于不洁性交后3周左右发病，常为单发(多发者仅为20%左右)，无痒痛感，局部可在1个月左右不治而愈。病变多在外生殖器的冠状沟、龟头及肛门等处，8%可见于口唇、舌、乳头、眼睑和手指等处。初起为粟米大丘疹或硬结，周围焮肿，亮如水晶，破后溃疡，呈暗紫红色浸润而无脓水，周围凸起，形如缸口，坚硬如软骨样，并有轻度浮肿。无明显的自觉症状。如无混合性感染，则无明显的疼痛及压痛。

【临床分证】

(一)肝经湿热证

本证为淫欲过度，或不洁性交感染，复感湿热之邪，湿热蕴结肝经，气机阻滞而出现的证候。

1. 临床表现

(1)主症：①阴茎冠状沟、龟头及肛门等处，有粟米大丘疹或硬块，四周焮肿，亮如水晶；②阴茎及皮肤麻痒肿胀发热。

(2)次症：①胁胀痛；②纳呆厌食油腻；③尿短赤，大便秘结。

(3)典型舌脉：舌苔黄腻，脉弦数。

2. 辨证分析　热毒郁结并湿阻于生殖器及肛门等处，故见粟米大丘疹及硬块。热毒炽盛流窜，故周围焮肿及麻痒肿胀发热。湿热蕴结肝经，气机阻滞，故见胁胀痛，纳呆厌食油腻，尿短赤，大便秘结。舌苔黄腻，脉弦数为湿热蕴结之象。

3. 诊断要求　具备主症任一项、次症任一项及典型舌脉者，可确定本证之诊断。

4. 论治法则　清泄肝经湿热。

5. 方剂选要

(1)首选方剂：龙胆泻肝汤。方中龙胆草善泻肝胆之实火，除厥阴之热及下焦之湿热，有泻火燥湿两全之性；黄芩、栀子清肺与三焦之热；黄芩清热解毒燥湿；栀子苦寒降泄，泻三焦之火，利尿除湿；泽泻除肾经之湿；木通、车前子除热利湿，使邪有下泄之路；因肝主藏血，善调达，肝性体阴而用阳，热盛则气机壅滞，易伤阴血，故用生地黄以滋阴生津；用当归、柴胡以养血，使肝用得疏，肝体得养；用甘草以缓中并调和诸药。本方除热祛湿，诸症可除。

(2)备用方剂

1)清肝导湿汤：方中萹蓄入肝经，泻火解毒消炎；瞿麦清热利尿，破血通经，疗疹；滑石清热渗湿；大黄泻实热，破积滞，疗便秘；甘草清热解毒，调和诸药。本方治疳疮肝经湿热证，阴茎肿痛，兼小水涩滞作痛者。

2)清肝渗湿汤：方中苍术、白术健脾燥湿；茯苓渗水利湿，健脾补中；栀子清热利湿，泻火解毒；厚朴化湿行滞；泽泻清热渗湿；陈皮理气健胃燥湿；木通清热利尿，镇痛排脓；天花粉清热生津解渴，降火润燥，消肿排脓；昆布软坚散结；木香行气止痛，温中和胃；川芎活血行气，止胸胁胀痛；甘草调和诸药。本方治疳疮阴囊、阴茎湿肿如猪肚，小便不利，坠重作痛。

(二)胆经郁热证

本证为疳疮患者，邪毒侵犯胆经，郁而化热的证候。

1. 临床表现

(1)主症：①阴茎上的冠状沟、龟头及肛门等处，出现亮如水晶的粟米大丘疹及硬块，四周焮肿；②阴茎及皮肤麻痒肿胀发热。

(2)次症：①寒热往来；②胸胁苦满或疼痛；③口苦咽干，目眩，便秘，烦渴易怒。

(3)典型舌脉：舌苔黄，脉弦数。

2. 辨证分析　热毒郁结，湿恋阴茎及肛门等处，故见丘疹及硬块。热毒炽盛，火性浮越，故四周焮肿及麻痒肿胀发热。正邪相搏，故寒热往来。胆经循行于胸胁，邪毒侵犯胆经，热郁不解，胆气不宁，故胸胁苦满或疼痛。肝胆火盛，故口苦咽干。热结肠道，故便秘。热伤津液，扰动心神，故烦渴易怒。热邪熏灼，故苔黄。脉弦数为热邪炽盛之象。

3. 诊断要求　具备主症及次症任一项和典型舌脉者，可确定本证候之诊断。

4. 论治法则　疏肝解郁，和解表里。

5. 方剂选要

(1)首选方剂：小柴胡汤。方中以柴胡疏肝解郁，宣半表之邪；以黄芩解半表之热；黄芩配柴胡，可内透外清，使邪得以和解；人参、大枣、甘草益气调中，扶正祛邪，防邪内传；半夏、生姜和解降逆；生姜、大枣和营卫，调寒热；甘草调和诸药。

(2)备用方剂：荆防败毒散。方中荆芥发汗解表；防风祛风胜湿止痛；人参补气、生津、安神；羌活祛风解表，除湿止痛，疗疹及皮肤瘙痒；独活祛风胜湿，散寒止痛，去肿毒；前胡散风清热；柴胡解表和里，疏肝解郁，解寒热往来及胁痛；桔梗宣肺，解胸闷；枳壳破气，行痰，解胸胁胀满；川芎活血行气止痛；枳壳、川芎合用加强止胸胁胀满或胀痛之功；茯苓渗水利湿，健脾补中，宁心安神；甘草清热解毒，调和诸药。

6. 外治疗法

(1)鹅黄散：方中石膏收敛生肌，治溃疡久不收口，且能清热泻火；黄柏泻火、燥湿、解毒；轻粉杀虫攻毒。三味研末合用，有清热解毒之功，用于疳疮溃烂成片，脓秽而疼痛者。每日干撒烂处 2～3 次，即可结痂，再烂再撒，毒尽即愈。

(2)珍珠散：方中青缸花破血止血，水磨涂疮灭瘢，研末敷痈肿，可代碱；珍珠收敛生肌，治溃疡久不愈合；轻粉杀虫攻毒。凡下疳皮损初起，擦之即愈。腐烂者，甘草汤洗净，用猪脊髓调搽。如诸疮不生皮者，用此干撒，即可生效。

注：青黛，别称青缸花、靛花、蓝露。

7. 验案选粹

案一：王锦衣，年逾四十，素有疳疮，焮痛倦怠，用小柴胡汤加黄连、黄柏、青皮、当归而愈。(引自：《续名医类案》)

案二：一人患下疳，肿硬，焮痛寒热，先以人参败毒散二剂而止，更以小柴胡汤加黄连、青皮而愈。(引自：《外科理例》)

案三：薛立斋治一男子下疳，肿痛不消……以小柴胡汤合吞芦荟丸，数服而愈。(引自：《续名医类案》)

案四：一男子患下疳，肿痛发热，以荆防败毒散二服而退。又以龙胆泻肝汤，肿痛亦减，用四物汤加黄柏、知母而消。(引自：《外科正宗》)

案五：陈某，男，35 岁，患下疳，龟头起硬块，四周焮肿，寒热往来，大便秘结，烦渴。诊为胆经郁热证，治宜疏肝解郁，以小柴胡汤加川贝母、天花粉，连服 8 剂而愈。(引自：《惠阳·罗卓球医抄》)

8. 文献选录　《外科证治全书·前阴证治》曰：“下疳一证，属肝、肾、督三经之病……其治不外乎内外二法。内者，由欲火猖动，不能发泄，致败精湿热留滞为患，加味逍遥散、六味地黄丸主之，外敷螵蛸散，湿热即清，其疮自愈，无足虑也。外者，由娼妇阴器瘀浊未净，辄与交媾，致淫精邪毒，感触精宫，最不易愈。如治得法，亦必发出便毒秽疮下疳，以泄其毒始愈。宜服龙胆泻肝汤、三黄丸；疼痛难忍者，用五灵丹五分，数服奏功；倘溃烂日久，真阴亏损，须禁用苦寒，惟用三黄丸，八味地黄汤，早晚轮服为妙。外以忍冬藤、生甘草各一两，赤皮葱之茎，槐枝六十寸，煎汤，日洗三次，螵蛸散敷之。"

二、横　痃

横痃，指梅毒发于腹股沟，相当于性病引起的腹股沟淋巴结炎。本症首载于《外科正宗》。发于两腿合缝间，左名鱼口，右名便毒（出《刘涓子鬼遗方》）。前贤也称便毒为横痃，故鱼口、便毒、横痃三者，名虽异而实属同类。本症也是一期梅毒的病症。表现为硬下疳发生后1～3周，胯腹部一侧或两侧（初为一侧，以后为两侧）肿起如杏核，渐大如鸡卵，色白坚硬，无疼痛和压痛，皮核不相称，推之可动。可存在数月或数年。不软化，不化脓，一般不溃破。经过治疗，可迅速消退。偶可见红肿灼痛，或破溃，疮口呈空壳状，脓带臭味（以淋巴穿刺液做暗视野检查，可见梅毒螺旋体）。

【临床分证】

(一)肝经湿热证

1. 临床表现

(1)主症：①腹股沟一侧或两侧淋巴结肿大，初起如杏核，渐大如鸡卵，色白坚硬（偶可见红肿灼痛）；②胁肋胀痛。

(2)次症：①纳呆厌食油腻；②尿短赤，大便秘结。

(3)典型舌脉：舌苔黄腻，脉弦数。

2. 辨证分析　湿热郁结肝经，阻滞气机，故腹股沟一侧或两侧淋巴结肿大，初发如杏核，渐大如鸡卵白色坚硬之横痃。由于实火炽盛，故局部红肿灼痛；肝经实火循经上扰，故胁肋胀痛，纳呆厌食油腻。湿热循经下注，故小便短赤，大便秘结。舌苔黄腻，脉弦数，为肝经湿热之象。

3. 诊断要求　具备主症①、②和次症任一项及典型舌脉者，可确定本证之诊断。

4. 论治法则　清泄肝经湿热。

5. 方剂选要

(1)首选方剂：龙胆泻肝汤。方义分析见疳疮肝经湿热证。

(2)备用方剂：左金丸。本方有清泻肝火之功。方中重用苦寒之黄连，以泻心胃之火，而不刑肺金，金旺则能制木；吴茱萸温中散寒，疏肝解郁，散结；吴茱萸与黄连相配，可以泄肝和胃。本方适用于肝经火盛，气郁不舒，肝火犯胃，胁肋胀痛，口苦咽干，嗳气吞酸之症。

(二)气郁痰结证

1. 临床表现

(1)主症：①腹股沟一侧或两侧淋巴结肿大，坚硬木痛，微热不红；②二便涩滞。

(2)次症：①胸闷不舒；②口苦；③食欲不振。

(3)典型舌脉：舌红，脉数。

2. 辨证分析　气血瘀阻，气火内郁，痰火壅滞，痰浊内结，故腹股沟一侧或两侧淋巴结肿大，坚硬木痛，微热不红。热郁化火故二便涩滞，食欲不振，口苦，胸闷不舒，舌红，脉数。

3. 诊断要求　具备主症①、②及次症任2项和典型舌脉者，可确定本证之诊断。

4. 论治法则　清热解毒，化痰散结。

5. 方剂选要

(1)首选方剂：犀黄丸。方中牛黄苦寒，气味芳香，清热祛痰，散结消肿为君；麝香辛散温通，活血止痛，并助牛黄化痰散结为臣；麝香与牛黄相配，辛温走窜，而无助火毒之弊；乳香、没药芳香走窜，活血止痛，消肿生肌为佐；黄米饭为丸，调养胃气，并加少许陈酒，以行气活血，宣通经络以助药势为使。犀黄丸既治气郁痰结证之横痃，又治满身具火毒之广豆，更兼治阴虚症状之横痃患者。

(2)备用方剂：仙方活命饮。本方妙在通经散结，行气之滞，豁痰理气。方中以金银花为君，清热解毒，疏散透达，清气凉血。以防风、白芷之疏风散邪；当归尾、赤芍、乳香、没药、陈皮之行气通络，活血散瘀，消肿止痛，合为臣药。以贝母、天花粉之清热化痰，消肿散结，穿山甲(代)、皂角刺之溃坚排脓，合为佐药。以甘草之清热解毒，并加酒以活血消肿，协同诸药以直达病所，为使药。本方对未成脓者，服之可消，已成脓者，服之可溃。已溃者忌用。

(三)气血两虚证

1. 临床表现

(1)主症：①腹股沟一侧或两侧肿大的淋巴结破溃，口大不敛，疮口呈空壳状，有时脓带臭味；②时发潮热，面色萎黄。

(2)次症：①五心烦热；②神疲，足膝无力；③胃纳不佳。

(3)典型舌脉：舌质淡，苔薄白，脉细虚。

2. 辨证分析　病程日久，气血两亏，更因脾虚邪盛，脓毒不易外达，故患部溃而口大不敛，而呈空壳状，或脓带臭味。素体肾虚，体内阴液不足，故时发潮热。脏腑真阴亏损，胃纳不佳，故面色萎黄，神疲，脚膝无力。气血两虚，故舌质淡，苔薄白，脉细虚。

3. 诊断要求　具备主症①、②及次症任2项和典型舌脉者，可确定本证之诊断。

4. 论治法则　扶正固本，益气补血。

5. 方剂选要

(1)首选方剂：十全大补汤。方中人参、熟地黄益气养血；肉桂温中；川芎活血行气；白术、茯苓健脾燥湿；黄芪补中益气，增强机体抗病力，疗溃久不敛；当归、白芍养血和营；甘草益气和中，调和诸药。

(2)备用方剂：托里消毒散。方中人参益气养血；川芎活血行气；当归、白芍养血和营；白术健脾、燥湿、和中；金银花清热解毒；茯苓健脾渗湿；白芷排脓、生肌、止痛；桔梗排脓；皂角刺活血消肿排脓，配合白芷、桔梗，加强了消肿排脓之效；黄芪补中益气；甘草益气和中，并调和诸药。

6. 外治疗法

(1)冲和膏：方中紫荆皮、赤芍活血消肿止痛；白芷、独活消肿排脓，止痛；石菖蒲化湿。为末，于溃前调葱汁、陈酒外敷。

(2)五五丹：方中熟石膏收敛生肌；升丹拔毒，祛腐生肌。研末，用于溃后提脓祛腐，掺疮口；或用药线，蘸药插入，外盖油膏，或贴药膏，每日换1～2次。

(3)生肌散：方中炉甘石，收敛并吸收疮面分泌物；钟乳石、滑石保护黏膜及疮面；琥珀活血散瘀；朱砂消肿毒；冰片清热止痛，疗疮毒。本方各药研末，掺于疮口中，外盖药膏或贴膏药，治横痃溃后脓尽收口。

7. 验案选粹

案一：刘某，男，左腹股沟患横痃，大逾杏核，触之坚硬，时见红肿及灼痛，胁胀，尿短赤，舌苔黄腻，脉弦而数。内服龙胆泻肝汤，并外敷冲和膏，三剂而效，十一剂而消。（引自：《惠阳·张柏林医抄》）

案二：福建客，满身广豆，又患横痃，余想横痃乃阴虚之证，药利温补；广豆系火毒之证，药利凉解。二证相背，即利于毒，定祸于疽，必使二证皆宜之药，除犀黄丸外无他法。令其每日空心时酒送三钱(9g)，十服二证痊愈。后一人毒重，倍服而愈。（引自：《外科全生集》）

案三：一男子患鱼口，溃而口大不敛，此先泄药之故也，以十全大补汤加泽泻、牡丹皮 10 余剂，外搽玉红膏，月余而敛。（引自：《外科正宗》）

案四：一男子患鱼口 10 余日，形势已成，肿痛日甚，因公事急出，不能行走。以火针针之，出紫血钟许。外用膏贴，拔出微脓，服托里消毒散而便可行，亦且速愈。（引自：《外科正宗》）

案五：一人便毒溃而肿不消且不敛，诊之脉浮而涩，以豆豉灸四三，更以十全大补汤十三，月余而愈。（引自：《外科理例》）

案六：一人患便毒，用尅伐药以求内消，致泻利少食，以二神丸先止其泻，以十全大补倍加白术、茯苓，数剂而消。（引自：《外科理例》）

8. 辨治按语　十全大补汤为益气补血之剂，偏于温补气血，治横痃病程日久，溃而口大不敛；而托里消毒散，虽然也是扶正固本，双补气血，但更有托毒消肿之功，适用于体虚邪盛，脓毒不易外达者。故临床时，宜详为审证选方，辨证论治，庶可收事半功倍之效。

三、杨　梅　疮

本病为淫欲大妄，以至阴处火起，及纵口恣味，三焦皆热，精竭血结，遗滞诸经而成。本病通常于感染梅毒后 10 周左右发病。疮发前，有发热、头痛、骨节疼痛及咽喉痛等症状。在出现上述症状 2～3 日后出现皮疹，随之全身症状渐消失。皮疹形态有破烂肉翻，色如黄蜡的翻花杨梅；有嵌入肉内，形如赤豆的杨梅痘；有形似风疹的杨梅疹；有先起红晕，后起斑片的杨梅斑。其损害部位，一般先见于胸部，后见于腰腹、四肢屈侧、颜面、颈部等，最后见于手部。皮疹一般可无痒痛感，但有时也可偶觉轻微瘙痒。

【临床分证】

(一)表里俱热证

本证为感染邪毒，风热壅盛，表里三焦皆实的证候。

1. 临床表现

(1)主症：①胸部、腰腹、四肢屈侧、颜面、颈部等处，出现颜色鲜红的皮疹(杨梅疹)、杨梅斑；②憎寒壮热。

(2)次症：①咽喉不利，口苦咽干；②唾液稠黏，便秘溲赤。

(3)典型舌脉：苔黄干燥，脉洪数。

2. 辨证分析　风热壅盛，表里俱实，风助火势，毒邪鸱张，故发颜色鲜红的皮疹、痘、斑。邪毒伤人肌表，故憎寒壮热；风热上攻，故咽喉不利；风热伤津，故口苦咽干，唾液稠黏；内有蕴热，故便秘溲赤；苔黄干燥，脉洪数，均为热象。

3. 诊断要求　具备主症任一项和次症任一项及典型舌脉者，可确定本证之诊断。

4. 论治法则　解表通里，清热解毒。

5. 方剂选要

(1)首选方剂：防风通圣散。方中防风、荆芥、麻黄疏风解表，使邪从汗出而解为君药；芒硝清热通便，石膏、黄芩、连翘清泄肺胃之热，山栀子、滑石清热利尿，使里热从二便而下，合为臣药；更以当归、川芎、白芍养血活血，养肝散风，白术健脾燥湿，桔梗宣肺化痰，泽泻利湿泄热，三药升降并用，使降中有升，共为佐药；甘草和中、缓急、调和诸药为使药。使表里、气血、三焦得到通治，而收汗不伤表、下不伤里之效。

(2)备用方剂：厚朴七物汤。本方为行气泄满，解肌发表，疏泄里实，表里双解的方剂。方中重用厚朴、枳实以消痞除满，行气导滞；大黄泻热通便，桂枝、生姜、大枣解表散寒，调和营卫；以甘草调和诸药。适于杨梅疮患者外感风寒表证未罢，里已成实，发热、腹满时痛，脉浮而数，大便不通者。

(二)胆经郁热证

本证为邪毒感染，侵犯胆经，郁热不解的证候。

1. 临床表现

(1)主症：①胸部、腰腹、四肢屈侧、颜面或颈部等处，出现鲜红色的杨梅疹、杨梅痘或杨梅斑；②寒热往来。

(2)次症：①胸胁苦满或疼痛；②口苦咽干；③便秘烦渴；④头痛。

(3)典型舌脉：苔黄，脉弦。

2. 辨证分析　感染邪毒，侵犯胆经，郁热不解而化火，故发杨梅疮的鲜红色疹、痘、斑；邪正相搏，阴阳相胜，故寒热往来；胆热气逆，故口苦咽干，头痛；热盛而致胆经经气壅滞，故胸胁苦满或疼痛；苔黄、脉弦为胆经炽热之象。

3. 诊断要求　具备主症①、②和次症任 2 项及典型舌脉者，可确定本证之诊断。

4. 论治法则　疏郁利胆，消疮止痛。

5. 方剂选要

(1)首选方剂：荆防败毒散。方义分析见疳疮胆经郁热证。

(2)备用方剂：仙方活命饮。方中金银花甘辛轻清，疏散透达，清热解毒，清气凉血为君药；防风、白芷疏风散邪，当归尾、赤芍、乳香、没药、陈皮活血散瘀，行气通络，消肿止痛，共为臣药；贝母、天花粉清热化痰，消肿散结，穿山甲、皂角刺溃坚排脓，合为佐药；甘草清热解毒，加酒以活血消肿，协调诸药以直达病所，为使药。

(三)湿热壅盛证

本证为感染邪毒，湿热郁于肌肤，湿重于热的证候。

1. 临床表现

(1)主症：胸部、腰腹部、四肢屈侧、颜面及颈部等处，先后出现红中透白的杨梅疹，杨梅痘或杨梅斑。

(2)次症：①口渴不欲饮；②腹胀纳差，便溏。

(3)典型舌脉：舌淡嫩，舌边有齿痕，苔白腻，脉濡。

2. 辨证分析　湿热郁于肌肤，湿重于热，湿热流窜于肌肤之间，故发杨梅疮、痘、斑，红中透白。湿浊内停，脾失健运，故口渴而不欲饮，腹胀纳差，便溏。脾虚水湿阻滞，故舌淡胖而有齿痕。苔白腻，脉濡系血脉为湿邪所困之象。

3. 诊断要求　具备主症和次症任一项及典型舌脉者，可确定本证候之诊断。

4. 论治法则　健脾利湿，清热解毒。

5. 方剂选要

(1)首选方剂：土茯苓合剂。方中土茯苓清热解毒，利湿；金银花清热解毒；威灵仙祛风除湿，通络止痛。白鲜皮清热解毒，化湿，止痒；苍耳子散风祛湿；生甘草清热解毒，调和诸药。诸药配合，健脾、利湿、凉血，清热解毒之功特强。

(2)备用方剂：搜风解毒汤加减。本方重用清热解毒之土茯苓为君药；薏苡仁清热健脾利湿；金银花清热解毒；防风祛风胜湿，解热，止痛；木通清心降火，利尿；木瓜化湿；白鲜皮清热解毒，化湿，止痒；皂角刺搜风杀虫，活血排脓。诸药配伍合拍。有健脾利湿、搜风、清热解毒之功。疮生项上加白芷，咽内加桔梗，胸腹加白芍，肩背加羌活，下肢加牛膝。

6. 验案选粹

案一：一人患杨梅疮，发寒热，作渴，便秘，两手脉实。用防风通圣散而退，以荆防败毒散并龙胆泻肝汤而愈。(引自：《外科理例》)

案二：范某，男，41岁，腰腹部患杨梅疹，憎寒壮热，口苦咽干，溲赤，舌苔黄，脉洪数。治以防风通圣散加紫草，连服9剂而愈。(引自：《惠阳・黄光中医抄》)

案三：薛立斋治一男子，遍身皆患梅疮，左手脉浮而数，以荆防败毒散治之，表证乃退，以仙方活命饮6剂渐愈。兼饮萆薢汤月余而愈。(引自：《续名医类案》)

四、杨梅结毒

杨梅结毒发于梅毒后期。发无定所，随处可生。其损害所及不仅侵犯肌表皮肤，亦可侵入脏腑，而危及生命。发于皮肤者，为结毒逐渐肿起，小如豌豆，大及胡桃，数目可由数个乃至数十个不等。皮色变褐，不见疼痛，将溃前色方变红；溃后疮口凹陷，边界整齐，穿溃后黄脓泛滥，污水淋漓，而腐臭不堪。溃疡迁延经年累月，难以愈合，愈合后则留有瘢痕。发于巅顶者，能引起头痛欲破，两眼胀痛，以至脑顶塌陷。发于鼻者，可致崩梁、唇缺、硬腭穿孔，而导致鼻腔相通，甚或帝丁毁坏。发于骨关节者，则可致筋骨疼痛，日轻夜重，损筋伤骨。即使痊愈也会导致强直而伸屈不便(在四肢长骨者，可不影响伸屈功能)。

【临床分证】

(一)毒热壅阻证

本证为毒积日久，毒热壅阻外攻的证候。

1. 临床表现

(1)主症：筋骨疼痛，随处结肿，红肿日渐肿起，溃前色方暗红，溃后黄水泛滥，污水淋漓，腐臭不堪。

(2)次症：口渴，咽干，心烦。

(3)典型舌脉：舌红苔薄黄，脉浮数或浮滑数。

2. 辨证分析　毒积日久外攻，熏火收遏疮毒而沉于骨髓，以致结毒倒发，致先从筋骨疼痛，而后随处结肿。毒热外攻，肌肤失固，故发于肌肤。结肿日渐肿起，溃前色方暗红，溃后黄脓泛滥，污水淋漓，腐臭不堪。热郁化火伤阴，故口渴咽干、心烦。舌红、苔黄为热象。脉浮数或浮滑数为毒热之象。

3. 诊断要求　凡具备主症，兼次症任一项及典型舌脉者，可确定本证候之诊断。

4. 论治法则　搜风清热解毒。

5. 方剂选要

(1)首选方剂：搜风解毒汤。方中土茯苓清热解毒；薏苡仁健脾利湿，清热排脓；金银花清热解毒；防风祛风胜湿止痛；木通清心降火，利尿；木瓜和胃化湿，舒筋活络；白鲜皮清热解毒，祛风止痒；皂角刺溃坚排脓。气虚加人参，血虚加当归。

(2)备用方剂

1)仙遗粮汤：方中仙遗粮、黄芩清热解毒利湿；防风祛风除湿；荆芥祛疮毒寒热，川芎活血行气，止胸胁胀满或胀痛；当归养血和营；天花粉清热生津止渴，降火润燥，排脓消肿；白蒺藜疏肝祛风；薏苡仁健脾利湿，清热排脓；威灵仙通络止痛；栀子、黄连清热利湿，泻火解毒，除肿毒；连翘清热解毒，消肿散结；干葛根解肌退热，生津止渴；白芷祛风散湿，排脓，生肌止痛；甘草调和诸药。本方适用于治疗杨梅结毒初起，筋骨疼痛，已破，肌肉溃烂者。

2)萆薢汤：方中川萆薢祛风胜湿；苦参清热利湿；防风祛风胜湿，止痛，疗骨节疼痛；何首乌补肝肾，益精血；威灵仙通络止痛；当归养血和营；白芷祛风散湿，排脓，生肌止痛；苍术健脾燥湿，祛风辟秽；胡麻补肝肾，润五脏；石菖蒲去湿，解毒；黄柏清热解毒，泻火燥湿；羌活解表，胜湿，止痛，疗疹及皮肤瘙痒；川花椒温中，止痛，燥湿；龟甲滋阴降火，益肾健骨；红花活血通络，祛瘀止痛；甘草调和诸药。本方治疗结毒筋骨疼痛，头胀欲破，已溃腐烂并效。

3)透顶神功散：方中鹿茸补精血，强筋骨，促使溃疡愈合；穿山甲消肿排脓；贝母清热润肺；白芷祛风散结，排脓生肌；僵蚕祛风散结；大黄泻实火，破积滞，行瘀血。清代田间来是庵辑《灵验良方续编》谓："本方治疗杨梅疮，初起已结毒者，服此药七八日即愈；未结毒者，服此药半月即从手足发出痘疮数粒，两三日干净，永无后患。"

(二)脾虚湿困证

本证因久患梅疮，素体脾虚，运化失司，湿困脾土的证候。

1. 临床表现

(1)主症：①结毒肿起，小如豌豆，大及胡桃，皮色变褐，不见疼痛；②溃后疮口凹陷，边界整齐，腐肉败臭，难以生肌收敛。

(2)次症：①筋骨疼痛；②胸闷不饥，食少便溏；③肢体困重倦怠，足膝酸软。

(3)典型舌脉：苔黄，脉濡数。

2. 辨证分析　久病气血不足，积毒外攻，故结毒肿起，皮色变褐，不见疼痛，或溃后腐肉臭败，难以收敛。脾气虚弱，运化无力，胸闷不饥，食少便溏，肢体困重倦怠，足膝酸软。脾虚湿困，湿邪侵袭，附着于筋骨，故筋骨疼痛。苔黄，脉濡缓，为脾虚湿阻之象。

3. 诊断要求　凡具备主症①、②和次症任2项及典型舌脉者，可确定本证候之诊断。

4. 论治法则　健脾渗湿，佐以解毒。

5. 方剂选要

(1)首选方剂：芎归二术汤。方中白术健脾，燥湿，和中；苍术健脾燥湿，祛风辟秽；川芎活血行气止痛，疗胸胀满或胀痛；当归养血和营；人参补气、生津、安神；茯苓利水渗湿，健脾补中；薏苡仁健脾利湿，清热排脓；皂角刺溃坚排脓；厚朴化湿行滞；防风祛风胜湿，治骨节酸痛；木瓜和胃化湿，舒筋活络；木通清心降火，利尿；穿山甲消肿排脓；独活祛风胜湿；金银花清热解毒；精猪肉补肾，并疏通热闭血脉；土茯苓清热解毒，利湿。

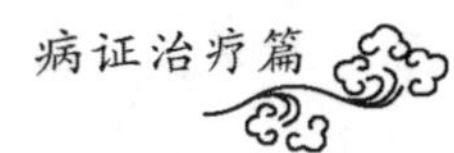

(2)备用方剂:四君子汤加减。方中人参大补元气;白术健脾燥湿;茯苓渗湿健脾助白术,使湿从小便排出,以加强健脾除湿之功;以甘草调和诸药。并加土茯苓、金银花二味,以清热解毒利湿,从而加强了本方健脾渗湿及解毒之功效。

(三)气血两虚证

本病为久病虚损,大泄脓血而致的气血两虚证候。

1. 临床表现

(1)主症:①结毒溃疡面肉芽苍白,脓水清稀,久而不敛;②面色苍白或萎黄。

(2)次症:①头晕眼花;②四肢倦怠,气短懒言;③心悸怔忡;④食欲减退。

(3)典型舌脉:舌质淡苔白,脉细虚。

2. 辨证分析　久病虚损,气血两虚,元气受损,故结毒溃疡面肉芽苍白,脓水清稀,久而不敛。脾气虚,运化无力,故食欲减退,四肢倦怠。肺气虚,故气短懒言。血虚心体失养,故心悸怔忡。血不上荣,故面色苍白或萎黄,头晕眼花,舌淡苔白。气血不充,故脉象细虚。

3. 诊断要求　凡具备主症①②,次症任意2项和典型舌脉者,可确定本证之诊断。

4. 论治法则　补益气血,托疮生肌。

5. 方剂选要

(1)首选方剂:八珍汤。方中人参、熟地黄益气养血;白术、茯苓健脾燥湿;当归、白芍养血和营;川芎活血行气;生姜、大枣调和脾胃;甘草益气和中,调和诸药。

(2)备用方剂:十全大补汤。方义分析见横痃气血两虚证。

6. 外治疗法

(1)冲和膏:本方用于结毒未溃前,以葱汁或陈酒调敷。方义见横痃外治方剂冲和膏方义。

(2)五五丹:用于结毒溃后,腐肉难脱,脓水不尽的提脓祛腐。用法:以本方药末撒于疮面;或制成药线插入疮中。方义见横痃外治方剂五五丹方义。

(3)生肌散:用于结毒溃后脓水将尽的生肌收口外敷。方义见横痃外治方剂生肌散方义。

(4)七神散:方中黄柏泻火解毒;僵蚕散结,治咽喉肿痛;儿茶清热化痰,收敛,治疮疡久不收口;制乳香活血行气止痛,治痈疽肿毒;制没药活血行瘀,止痛,生肌,治痈疽肿毒,溃疡久不收口;冰片清热止痛,治咽喉肿痛;人中白清热解毒,治咽喉肿痛。本方用于结毒在喉,以七神散吹之。

(5)碧云散:方中鹅不食草,祛风利湿,通窍;川芎活血行气,散风止痛,治偏正头痛;细辛、辛夷止头痛;青黛清热解毒。本方为末,用于结毒入于巅顶,以致头痛胀痛如破者。上药时患者口中含清水一口,以药末搐鼻中,取嚏为效。

7. 验案选粹

案一:郑某,男,39岁,患杨梅结毒,下肢结肿,未成脓,筋骨疼痛,发热,口渴咽干,舌苔薄黄,脉浮数。以搜风解毒汤21剂,各症俱除,结肿全消而愈。(引自:《惠阳·叶邓二嫂医抄》)

案二:一男子熏药已过,六年后两腿骨痛,半年始肿。以雷火针肿小者一处,肿大者三处,针之七日后,作脓腐烂,内服仙遗粮汤,两月余其疼渐止,肿亦渐消,又二月方得病尽肌生,更十全大补汤,三月而敛。(引自:《外科正宗》)

案三:一男子额烂,外搽解毒紫金膏,内服萆薢汤两月余而敛。又一人小腿患之年余,仍以前药而愈。(引自:《外科正宗》)

案四:一男子患此,自膝以下腐烂无空,伏枕半年,内以芎归术汤,外以甘草、白芷、归尾、葱白煎洗，三日一度，以解毒紫金膏搽之，如此三月余，渐渐而安。惟足不能履，以史国公酒，加土茯苓一斤浸煮，又服半年，其足方能步履，又一料，行步亦然如旧。（引自：《外科正宗》）

附：小儿遗毒

本病一般发于出生后3周至3个月之婴儿。华氏反应和康氏反应多呈阳性，疳疮初起2～3周呈阴性，但局部涂片检查，可发现梅毒螺旋体。多由患儿在胞胎内禀受父母精血遗毒，或患儿在出生之时经过母亲产道感染而得，出生之后热汤洗浴，或者烘熏衣服，由于外热触动，触发内毒而发于肌肤之表，故先出红点，次成烂斑。甚者毒攻口角、眼眶、耳鼻及前阴、谷道，出现这些部位皮肉破烂等一系列小儿遗毒的表现。

1. 临床表现　婴儿消瘦，皮肤干枯，貌似老年人，口角可有光亮斑片及大水疱；臀部皮肤剥落，形成烂斑。鼻孔肿胀，有脓血性鼻涕，乳儿呼吸、吮吸皆感困难，如不治疗，可致鼻骨塌陷。膝及踝关节附近，可发生肿胀和剧痛，导致四肢运动障碍。

2. 论治法则及治疗　本证治之宜早，可内用土茯苓汤，调入人中黄细末1.5g服之，日进数次。外破烂处，以蜜炙黄柏末掺之，或以滑石、绿豆粉铺席上令卧。此外，可根据临床症状，参考疳疮、横痃、杨梅疮、杨梅结毒等的论治法则，进行辨证论治，药量可按小儿常规药量酌减裁处。

3. 辨治按语　在过去的历史上，中医中药对治疗梅毒已做出了不可磨灭的贡献。由于青霉素的发现，逐步取代了曾盛行一时的砷剂等及其他行之有效的方剂，因而使中医在治疗本病方面，临床日益减少。尤其在1949年后，由于加强了对性病的防治工作，并把查封妓院作为消灭性病的重要措施，因而仅用了15年的时间，基本消灭了梅毒等性病。因此，中医对治疗本病的临床实践，处于停顿状态。由于当前梅毒重新在一些地方流行，因而对本病的治疗和研究工作就应扬长避短，不断总结经验，在前人的基础上，进行创新，发掘祖国医学宝藏，在临床上，总结出一套具有中医特色、不良反应少、高效、速效的治法和方药。

（撰稿：叶杰民　审定：华良才）

第三节　获得性免疫缺陷综合征

【概述】

获得性免疫缺陷综合征(acqalred immunodeticiency syndfrome，AIDS)简称艾滋病，是由人类免疫缺陷病毒感染引起的一种独特的免疫性疾病。

艾滋病的病原为一种反转录RNA病毒，此病毒具有包膜，对热敏感，在56℃经30分钟可灭活，对紫外线不够敏感，对许多化学物质敏感，如乙醚、0.02%戊二醛丙酮、0.1%次氯酸钠、70%乙醇等对其具有良好的灭活作用。

艾滋病的主要传播途径为性接触、血液接触和垂直传播。艾滋病的传染源包括艾滋病患者、前艾滋病患者和感染者。业已证明，可以从艾滋病患者和感染者的各种体液与组织液（如血液、脑脊液、精液、泪液、唾液、尿粪、阴道分泌物和人乳等）中分离到人类免疫缺陷病毒，也可从一些器官和组织（如单核细胞、淋巴细胞、肾脏等）分离到这种病毒。

艾滋病发源于非洲，是中非某部落一种局部地方性传染病，随着探险、经商、旅游等社会活动，被带到了外部。1979年在海地青年中已有传播，后由移民带入美国。1981年6月5日美国亚特兰大市疾病控制中心(CDC)发现5例同性恋,吸毒者患病。1982年被命名为获得性免疫缺陷综合征(艾滋病)。1983年法国巴斯德研究所从一名男性同性恋患者的淋巴结中分离出一种艾滋病的淋巴结病相关病毒(LAV)。1984年,美国国立肿瘤研究所报告从艾滋病血液标本中分离到多株反转录病毒。这两种病毒,被认为是同一种反转录病毒的变种,并确定为引起艾滋病的病原体,把它称为LAV/LTV-Ⅲ。1986年7月25日,世界卫生组织(WHO)发布公报,国际病毒分类委员会会议决定,将艾滋病病毒改称为人类免疫缺陷病毒(HIV)。现已证实,艾滋病病毒是嗜 $CD4^+$ T淋巴细胞和嗜神经细胞的病毒。

艾滋病病毒由皮肤破口或黏膜进入人体血液,主要攻击和破坏的靶细胞是 $CD4^+$ 淋巴细胞($CD4^+$ 淋巴细胞在细胞免疫系统中起重要的中心调节作用,它能促进B细胞产生抗体),使得 $CD4^+$ 细胞失去原有的正常免疫功能,为条件性感染创造了有利机会。艾滋病病毒对神经细胞有亲和力,能侵犯神经系统,对脑组织造成破坏,或继发条件性感染而致中枢神经系统病变。艾滋病病毒和其他反转录病毒一样,当反转录酶使病毒的RNA作为模板合成DNA而成前病毒DNA整合到宿主细胞的DAN中时,艾滋病病毒带有致癌基因可使细胞发生癌性转化,特别是在细胞免疫遭到破坏,丧失免疫监视作用的情况下,细胞癌变更易发生。

1985年6月,一名从上海入境到中国旅游的美籍阿根廷青年患者入住北京协和医院后很快死亡,后被证实为艾滋病。这是在中国发现的第1例艾滋病患者。

1988年1月,世界卫生组织在伦敦召开了有140个国家参加的“全球预防艾滋病”部长级高级会议,会上宣布每年12月1日为“世界艾滋病日”;1996年1月,联合国艾滋病规划署在日内瓦成立;1997年,联合国艾滋病规划署将“世界艾滋病日”更名为“世界艾滋病防治宣传运动”,使艾滋病防治宣传贯穿全年。每1年的艾滋病日皆有不同的主题,意在提高公众对艾滋病危害的认识,更有效地唤醒人们采取措施预防艾滋病的传播和蔓延。

【诊断与鉴别诊断】

艾滋病临床病程可分为3个阶段。①无症状期:患者体内携带病毒,血清内可测到HIV-1的抗体或HIV-1,而无症状。②艾滋病相关综合征:患者有全身性淋巴结肿大、持续发热、恶心、呕吐、慢性腹泻、咽喉肿痛及口腔炎、血小板减低、出血倾向等,并伴有免疫功能异常。③典型艾滋病:有明显的免疫缺陷,出现机会性感染(以并发卡氏肺囊虫肺炎较为常见)及卡波西肉瘤等。

1. 诊断

(1)流行病学:①患有性病或有性病史;②有不安全性生活史(包括与同性和异性性接触);③有共用注射器吸毒史;④有医源性感染史;⑤有职业暴露史;⑥HIV感染者或艾滋病患者的配偶或性伴侣;⑦HIV感染母子所生子女。

(2)临床表现:①急性HIV感染综合征;②持续性全身性淋巴腺病;③HIV感染中后期临床表现。

艾滋病患者的主要症状:①持续长期不明原因的发热、盗汗、头痛,乏力和体重减轻。②消化道症状,如长期腹泻、恶心、呕吐及吞咽疼痛及口腔炎等。③肺部感染,如咳嗽,气喘,短气,呼吸困难或咳痰、咯血。④皮肤疱疹、带状疱疹,或皮肤黏膜出血、紫斑,着色性干皮病等。⑤全身淋巴结肿大,肝大,或淋巴系统和其他系统肿瘤,如卡波西肉瘤等,有的发展成为霍奇金病。⑥神经系统感染,如脑炎、脑脓肿、脑膜炎等。

(3)实验室检查:主要包括免疫学检查(T_4 减少、T_4 与 T_8 小于1)、艾滋病病毒检测、艾滋病抗体检测(包括筛查试验、确证试验)及条件致病性感染病原体的检查。

2. 鉴别诊断　本病应与以下疾病相鉴别:①皮质类固醇、化疗、放疗或已存在的恶性肿瘤等引起的继发性免疫缺陷病;②原发性免疫性缺陷病;③血液病;④中枢神经系统病变等。

【病因病机】

中医学认为,艾滋病的病因应属"疫毒"范畴,但艾滋病的"疫毒"与传统意义上的"疫毒"除了均有较强的传染性,在其他性质方面却有很大区别。该"疫毒"首先损伤脾,导致脾气亏虚,继而引起五脏气血阴阳俱虚,这是艾滋病的主要病机。一般而言,艾滋病无症状时多以正虚为主,或兼有邪气,而当症状明显时,尤其是机会性感染者,则多以邪实为主,或虚实兼杂。

(1)由性行为途径,感染疫毒,疫毒通过精窍或皮毛黏膜内侵,由气伏营入血,或因接受输血、静脉注射,疫毒直入血分,累及脏腑。正虚毒盛,阴阳失调,脏气衰败。

(2)湿热疫毒,伤气伏营入血,在正气不足、卫外抗邪不力之时,疫毒邪气乘虚而入,首伤人之气分,迅而内伏营分,此时毒力不盛,正气尚可,病情一般不重;若疫毒邪气内伏营分,可耗伤营阴或壅遏营血。如疫毒太盛,可耗血动血,或毒火攻心,心神被扰。

(3)正不胜邪,内脏虚衰,正气衰弱,疫毒内侵,更伤气血,致内脏虚衰,气血津液亏耗,最终导致五脏衰败。

(4)脏气不调,内生痰浊瘀血,疫毒内伤,脏腑气血亏虚,功能失调,常致痰浊内聚,瘀血内停,产生恶核、瘰疬、瘀积等。最后五脏虚极、气血津液耗竭,阴阳不能维系,则阴阳离决而死亡。

本病之病机为正气不足和感染疫毒。正气不足、脏气亏虚是其根本原因,故虚贯穿在本病的全过程。但初起多为实,继而疫毒伤脏,以虚为主。当出现病理产物时则又虚实夹杂。其虚当辨清气血阴阳脏腑,其"实"也当辨清寒热燥湿,属痰属瘀。艾滋病可伤五脏,但主要涉及脾、肾、肺三脏,兼夹症出现时,亦涉及肝、心。

【临床分证】

(一)体虚外感

由于免疫功能低下,多表现为虚体感冒特点。

1. 阴虚痰凝外感发热(先有阴虚痰凝,新感风邪表证)

(1)临床表现:平素周身乏力,手足心热,腰膝酸软,遗精早泄,心悸少寐,盗汗,颈后、腋下及腹股沟等处淋巴结肿大;恶风或恶寒发热,口渴,咽痛,咳嗽咽痒,咳痰量少,胸痛,舌红少苔,脉浮细数。属阴虚痰凝体质状况下的新感风邪,治当养阴解表,加减葳蕤汤加味,急则治其标。

(2)处方:玉竹12g,白薇9g,苦桔梗6g,生甘草6g,薄荷6g,淡豆豉6g,全瓜蒌12g,蝉蜕6g,天花粉9g。

禁用养阴恋邪之品如玄参、麦冬、生地黄之属;慎用板蓝根、大青叶、桑白皮之属,引表邪入气、入营。软坚化痰消瘀之品暂缓用,急当治标,待阴复表解之后,再图痰凝,以免分散兵力。

2. 气虚外感发热(先有气虚,新感风邪表证)

(1)临床表现:极度无力,自汗,语声低微,神疲倦怠,周身不适,动则心悸气短,劳累则发热加重,微恶风寒,咳嗽少痰,面白,或有淋巴结肿大,舌淡苔薄白,脉浮无力。属气虚外感,治当益气解表。玉屏风散加味主之。

(2)处方:黄芪9g,防风9g,白术6g,人参6g,荆芥6g,桔梗6g,生甘草6g,葛根9g,桑枝

30g，蜂胶3g(兑服)。

外感风寒，酌加苏紫叶9g；外感风热，金银花9g，连翘9g，桑叶9g。

3. 少阳感冒

(1)临床表现：外感风邪，在表失解，邪入半表半里，出现寒热往来，口苦，咽干，默默不欲饮食，舌苔薄黄，脉细弦。治当和解少阳枢机。小柴胡汤化裁。

(2)处方：柴胡6g，黄芩9g，法半夏9g，人参6g，生姜3片，大枣4枚，生甘草9g，苦桔梗6g，生麦芽9g，天花粉9g，生桑枝30g。

注意若挟湿则邪伏募原，用小柴胡汤与达原饮合方化裁，常取效甚捷。有湿者不用天花粉，以防助湿。

4. 气虚阳明热盛发热

(1)临床表现：高热，汗出热不退，口渴，烦躁不安，咳嗽，胸痛大便干；素体气虚倦怠乏力，背微恶寒；舌质红，苔黄，脉数虚大。属气虚体质状态，外感风寒，在表失于疏解，入里化热，热入阳明气分。治当清泄阳明气分之实热，佐以益气。白虎加人参汤主之。

(2)处方：生石膏18g，知母9g，粳米9g，天花粉9g，生甘草9g，人参9g。

5. 卫气同病证

(1)临床表现：发热头痛，恶心呕吐，乏力纳差，咽痛，腹泻，脉浮滑数，舌苔薄白腻。本证属艾滋病初起阶段，其临床表现属卫气同病，可用银翘散合藿朴夏苓汤或加甘露消毒丹。

(2)处方：金银花15g，连翘壳10g，荆芥穗9g，广藿香9g，姜半夏9g，光杏仁9g，生薏苡仁12g，川厚朴9g，玉桔梗6g，竹叶心9g，淡豆豉10g，白蔻仁9g，生甘草9g。甘露消毒丹9g，分2次早晚吞服。

(二)病在营血证

(1)临床表现：持续发热不退，头晕头痛，烦躁或嗜睡，脉弦数，舌绛，苔黄糙或灰黑，大便溏泻或便秘。症属气营或气血两燔(或见出血倾向等)。治以气营双清或凉血解毒。可用清宫汤或清瘟败毒饮加减，或可加用牛黄丸、紫雪丹。

(2)处方：大青叶12g，生石膏120g，连翘心12g，肥知母9g，天花粉9g，鲜竹叶12g，紫草9g，牡丹皮10g，焦栀子9g，川雅连6g，京玄参10g，或加牛黄清心丸、紫雪丹冲服。

(三)邪陷营血证

(1)临床表现：壮热不退，神昏谵语，惊厥抽搐，痴呆癫痫，麻木呆顿，皮肤黏膜出血，吐血，衄血，尿血，便血，脉洪大弦数，舌绛苔焦黄或灰黑。邪陷营血，病情危笃，急于清营凉血，泻热解毒为主，佐以开窍熄风，兼顾救阴复脉。方用清瘟败毒饮、羚羊钩藤饮或加安宫牛黄丸、羚羊角粉、牛黄粉等。

(2)处方：大青叶20g，板蓝根15g，天花粉9g，鲜生地黄30g，牡丹皮10g，京赤芍10g，金银花15g，连翘心15g，京玄参12g，知母9g，紫草10g，生石膏120g，川雅连9g，淡黄芩10g，龙胆草10g，鲜竹叶20g，大地龙20g，另安宫牛黄丸2粒日3次，羚羊角粉1g日3次。

(四)脾虚血亏证

(1)临床表现：面色皖白无华，乏力神萎，纳差，腹泻不止，恶心呕吐，消瘦，舌淡胖，苔薄白，脉细弱。拟补气健脾养血。用归脾汤、四君子汤、补中益气汤加减。

(2)处方：干晒参9g，北黄芪15g，云茯苓12g，炒白术9g，白归身10g，炒白芍12g，淮山药12g，南芡实15g，炒白扁豆10g，姜半夏9g，生甘草6g，大枣9枚。

(五)气阴两虚证

(1)临床表现:发热咳嗽,气短或干咳无痰,或咯痰黏稠,脉细,苔薄质淡红。治拟气阴双补。生脉饮加减。

(2)处方:人参 9g,大麦冬 12g,五味子 9g,天花粉 10g,光杏仁 9g,大生地黄 12g,阿胶珠 12g,炙甘草 9g。

(六)肾精亏损证

(1)临床表现:持续低热不退,咳嗽,形体消瘦甚至骨瘦如柴,恶病质,脉沉细,舌质淡,苔薄白。治以填补肾精,可用参茸固本丸合河车丸加减。

(2)处方:鹿茸 3g,紫河车粉 3g(冲服),熟地黄 12g,山茱萸 10g,枸杞子 12g,厚杜仲 12g,五味子 9g,菟丝子 12g,肉苁蓉 9g,巴戟天 10g,大麦冬 10g,肥知母 9g,炙鳖甲 10g,福泽泻 9g。

(七)肾阴不足证

(1)临床表现:潮热起伏,纳差,倦怠神疲,咳嗽,脉弦细数,舌质红苔少。拟滋补肾阴佐以泻火。知柏八味丸合秦艽鳖甲汤加减。

(2)处方:大生地 10g,山茱萸 9g,淮山药 9g,川黄柏 9g,肥知母 9g,天花粉 9g,炙鳖甲 12g,左秦艽 9g,云茯苓 9g,福泽泻 9g,女贞子 10g,京玄参 12g。

(八)肺肾阴虚证

(1)临床表现:潮热,盗汗,乏力倦怠,咳嗽气喘,咽喉疼痛,进行性消瘦,口干舌燥,咳痰带血或咯血,脉弦细,舌质红苔少。治以救阴滋液,补虚润燥,同时兼以清营补血解毒。以大补阴丸合犀角地黄汤、牛黄解毒丸加减。

(2)处方:生地黄、熟地黄各 12g,大麦冬 10g,京玄参 12g,败龟甲 20g,天花粉 9g,生鳖甲 12g,煅牡蛎 15g,五味子 9g,西洋参 9g,寒水石 20g,川黄柏 9g,炒白芍 9g,紫石英 15g,藏红花 3g,京赤芍 6g,粉牡丹皮 9g。参三七粉 3g,每日 3 次冲服,牛黄粉 1.5g 每日 3 次冲服。

(九)中气亏虚证

(1)临床表现:长期发热,时轻时重,神疲乏力,短气懒言,舌淡,苔薄白,脉虚数无力。治以补中益气,方用补中益气汤加减。

(2)处方:黄芪 30g,党参 15g,白术 15g,升麻 10g,柴胡 10g,陈皮 10g,丹参 25g,当归 15g,炙甘草 6g,蜂胶 3g(兑服)。

(十)上实下虚证

(1)临床表现:咳喘短气,痰涎壅盛,苔白滑或白腻,脉沉滑。治以降气化痰,纳气平喘。方用苏子降气汤。

(2)处方:紫苏子 12g,半夏 12g,陈皮 5g,厚朴 10g,前胡 15g,当归 10g,肉桂 3g,炙甘草 5g,沉香末 3g(分冲),鹅管石(钟乳石)6g。

(十一)痰凝血瘀证

(1)临床表现:肋下痞块,瘰疬,面色暗黄,肝脾大或内脏肿瘤,舌质紫斑,脉细涩。治以祛痰消瘰、软坚化瘀。方以桃仁四物汤化裁。

(2)处方:桃仁 9g,赤芍 9g,川芎 9g,胆南星 9g,法半夏 9g,山慈菇 12g,夏枯草 9g,乳香 9g,没药 9g,牡蛎 30g,贝母 9g,党参 9g,蜈蚣 1 条,桔梗 6g,白芥子 6g,竹茹 6~9g。

如体质虚弱者,可结合补气,滋阴、养血之品。

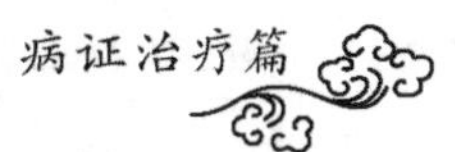

此外,中国中医科学院危剑安将艾滋病临床治疗分为12个证型,进行辨证论治。

这12个证型分别为风热型,风寒型,气血两虚型,肝郁气滞火旺型,痰热内扰型,热毒内蕴、痰热壅肺型,气阴两虚型,气虚血瘀、邪毒壅滞型,肝经风火、湿毒蕴结型,气郁痰阻、瘀血内停型,脾肾亏虚、湿邪阻滞型,元气虚衰、肾阴亏涸型。

上述12个分型,均从临床实际出发,反映了艾滋病治疗的复杂性、多样性,是根据临床实际总结出的治疗典范。一些学者将艾滋病按初期、潜伏期、发病期等简单化分期做法推出中医方药与单味药、针灸穴位等,不加任何辨证,机械照搬的做法有失中医辨证治疗特色,是把复杂的问题,简单化处理,丧失了中医辨证论治的优势,是不可取的。

【辨证使用某些中药】

(一)促进干扰素诱生的中药

据近年来国内外学者的研究,许多中药具有促进干扰素诱生的作用。干扰素具有抗病毒繁殖、抗细胞分裂、调节免疫反应等多种生物活性,因此许多单味中药或中药合剂在临床上已证实对艾滋病有治疗作用,可能与其具有提高机体诱生干扰素的能力有关。根据中药对T细胞、B细胞和单核细胞的作用,经临床和实验证实,以下中药可能具有促进干扰素的诱生作用。

1. *α干扰素诱生作用类* 具有促进单核细胞吞噬功能的中药,如党参、灵芝、香菇、青黛、白术、怀山药、茯苓多糖、猪苓多糖、当归、地黄、蝮蛇、淫羊藿、补骨脂、刺五加、杜仲等,都可能具有促进β干扰素或α干扰素诱生的作用。

2. *β干扰素诱生作用类* 能促进抗体形成,促进IgM、IgG,IgA产生,对B细胞有激发作用的中药,如黄芪、人参、茯苓、香菇、何首乌、紫河车、地黄、淫羊藿、蝮蛇、补阳方、养阴方、参苓白术汤等,都可能具有促进β干扰素或α干扰素诱生的作用。

3. *γ干扰素诱生作用类* 能激活T淋巴细胞功能,提高淋巴母细胞转化率的中药,如黄芩、黄连、生地黄、金银花、蒲公英、紫花地丁、甜瓜蒂、五味子、芍药、菟丝子、淫羊藿、巴戟天、玉竹、女贞子、何首乌、山药、枸杞子、人参、黄芪、灵芝、甘草、黄精、茯苓、猪苓、薏苡仁、阿胶等均可能诱生γ干扰素。

经实验已证实有较强促进干扰素诱生作用的中药有:香菇、甘草、人参、黄芪、刺五加、板蓝根、参三七、知母、茵栀黄注射液(由茵陈、山栀、黄芩组成)、清瘟合剂(由大青叶、金银花、大黄、青蒿、白茅根组成)、中华猕猴桃注射液、天麻多糖等。

具有较强促进干扰素诱生作用的中药可分为两大类,一类为清热解毒药,一类为扶正祛邪药,而这两类中药都是临床上治疗艾滋病必用的。若结合中医辨证观点,从有较强诱生干扰素作用的中药中选用于治疗艾滋病的临床,对艾滋病的治疗有一定的指导意义。

(二)抑制、杀灭艾滋病毒的中药

1. *清热解毒类* 金银花、蒲公英、板蓝根、贯众、薏苡仁、七叶一枝花、大豆、穿心莲、紫草、大蒜、黄连、菊花、牛蒡子、甘草。适用于热毒壅盛的艾滋病毒阳性患者。在诸多清热解毒药中加入甘草、薏苡仁、大豆、大蒜等,既能抑制艾滋病病毒,又可反佐清热解毒类药性苦寒碍脾伤胃之弊,有利于长期用药。

2. *活血化瘀类* 紫草、黄连、牡丹皮、赤芍、地黄、川芎、桃仁、红花、天花粉、虎杖、甘草,适用于艾滋病病毒阳性表现为血脉瘀滞者。方剂以桃红四物汤为基础,加天花粉透毒,紫草疏理血分热毒,黄连清热解毒,甘草既能抑制艾滋病病毒,又调和诸药。

3. *攻补兼施类* 人参、白术、茯苓、地黄、川芎、薏苡仁、贯众、板蓝根、天花粉、柴胡、白头翁、黄柏、牛蒡子、甘草等。适用于体虚羸弱、气短乏力的艾滋病病毒阳性者。方以四君子汤为主，地黄、川芎、柴胡辅之，共奏扶正祛邪之功。

（三）免疫促进剂

1. 防治艾滋病的免疫促进类单味中药

（1）能增加白细胞数量的中药：人参、党参、黄芪、灵芝、阿胶、紫河车、鸡血藤、女贞子、山茱萸、补骨脂、刺五加、菟丝子等。

（2）增强中性粒细胞吞噬功能的中药：人参、山药、甘草、白术等。

（3）增强T细胞数量的中药：人参、菜豆、白术、薏苡仁、当归、地黄、天冬、女贞子、淫羊藿、灵芝、香菇等。

2. 益气类免疫增强剂　人参、白术、茯苓、黄芪、当归、地黄、白芍、川芎、柴胡、陈皮、桂枝或肉桂等，适用于艾滋病免疫功能低下者及T细胞数量减少者，临床主要表现为气虚、乏力、喘促等。方以四君子汤、四物汤、补中益气汤、保元汤，合方化裁。

3. 补肾类免疫增强剂　山茱萸、山药、菟丝子、女贞子、茯苓、泽泻、地黄、淫羊藿、仙茅、肉桂、附子、黄柏、车前子、麦冬、五味子等。

4. 健脾类免疫增强剂　人参、白术、茯苓、木香、砂仁、白扁豆、大枣、陈皮、山药、莲子、薏苡仁等。用于脾胃虚弱，食少羸弱者。

5. 滋阴类免疫增强剂　何首乌、黄精、阿胶、地黄、女贞子、墨旱莲、玄参等。

6. 蜂胶　性味微甘，性平。是蜜蜂从胶原植物的新生枝叶或花蕾处、树皮或茎干伤口处采集来的黏性树脂类物质，掺入其上腭及腊腺分泌物，经蜜蜂反复加工而形成的一种胶状物质。性状呈棕黄色或黄褐色固体块状，遇热变软，具有黏性，特有芳香气味。蜂胶是蜜蜂用于维持整个群体健康的有效物质，一个5万～6万只的蜂群，1年只能生产蜂胶100g左右，因此蜂胶被誉为“紫色黄金”，是一种稀有的、珍贵的蜂产品。科学工作者已基本搞清蜂胶的组成成分，并可以人工合成，遗憾的是人工合成的蜂胶，并没有蜂胶的多种生物活性及不可替代的保健功效。市售品有国产蜂胶和进口蜂胶（主要以巴西蜂胶、美国蜂胶为主）。需鉴别真伪。伪品多掺入树脂，或用杨树芽为原料加工提取制成树胶，再添加槲皮素和芦丁等化工原料，用来提高“总黄酮”含量（国家标准规定：总黄酮含量是检测蜂胶的一项重要指标）。

蜂胶保健功效广泛，其抗肿瘤、增强免疫、对虚体易感冒、口腔溃疡、疱疹、疲劳等保健功效，适用于艾滋病患者有特殊需要者。

（四）免疫调节剂

1. 活血化瘀类免疫调节剂　地黄、赤芍、川芎、当归、丹参、红花、紫草、虎杖、犀角（代）、鸡血藤等，宜于免疫功能低下，表现为瘀血、出血者。

2. 清热解毒类免疫调节剂　鱼腥草、大青叶、一见喜、贯众、半枝莲、金银花、菜豆、薏苡仁、黄柏等。用于免疫功能相对亢进，表现为热毒实证。

吴伯平提出以下观点：

（1）能增强白细胞的中药：人参、党参、黄芪、灵芝、绿豆、阿胶、紫河车、鸡血藤、女贞子、山茱萸、补骨脂、刺五加、肉桂等。

（2）能增强中性白细胞吞噬功能的中药：人参、黄芪、白术、甘草、山药等。

（3）能促进单核巨噬细胞的中药：茯苓、香菇、甘草等。

（4）能促进巨噬细胞吞噬功能的中药：黄芪、人参、白术、灵芝、猪苓、香菇、当归、地黄、蝮

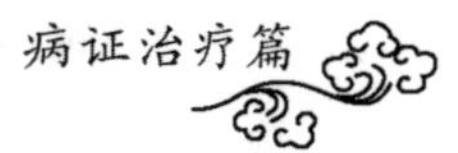

蛇、淫羊藿、补骨脂、刺五加、杜仲等。

(5)能增加 T 细胞数量的中药：人参、灵芝、茯苓、香菇、绿豆、白术、薏苡仁、黄精、天冬、女贞子、淫羊藿等。

(6)促进淋巴母细胞转化的中药：黄芪、人参、党参、白术、灵芝、茯苓、猪苓、薏苡仁、何首乌、当归、黄精、阿胶、地黄、女贞子、五味子、淫羊藿。

(7)有诱生干扰素作用的中药：黄芪、植物凝集素(PHA)。

(8)对抗体产生有促进作用的中药：黄芪、人参、茯苓、香菇、何首乌、紫河车、地黄、淫羊藿等。

(9)对抗体产生有抑制作用的中药：甘草、大枣、当归、补骨脂等。

(10)促进免疫球蛋白的中药：IgA：香菇、黄芪、参苓白术汤；IgG：胎盘、地黄、黄芪、灵芝、何首乌、淫羊藿等；IgM：黄芪、茯苓等；IgE：黄芪等。

(11)抑制免疫球蛋白的中药：补骨脂等。

(12)能抑制Ⅰ型(过敏型)变态反应的中药：灵芝、茯苓、紫河车、补骨脂、淫羊藿、甘草、当归、山茱萸、肉桂、人参等。

(13)能缓解 E 型(溶细胞型)变态反应的中药：甘草、阿胶、猪皮胶、地黄、人参、党参、刺五加等。

(14)能兴奋垂体-肾上腺皮质激素的中药：人参、党参、白术、灵芝、薏苡仁、紫河车、五味子、刺五加、淫羊藿、杜仲、附子、蝮蛇等。

(15)能抑制肾上腺皮质激素的中药：地黄、甘草等。

【针灸防治艾滋病】 针灸具有强身保健、祛除病邪的作用，实验研究也证实针灸有增强人体免疫能力和抗病能力。针对艾滋病是获得性免疫缺陷，表现免疫功能低下的情况，属卫气虚弱，采用增强卫气的针灸穴位和手法，可以防治艾滋病。

选穴：足三里、膏肓俞、外关、列缺、合谷、曲池、大椎等，采用补法或平补平泻法。

灸法取穴：足三里、肺俞、膏肓、膈俞、神曲、关元、气海、命门、肾俞、三阴交、骑竹马灸等。

根据阴虚、血虚、血滞等证型，涉及各脏腑经络见症，可辨证选穴：①肺见症为主者，取中府、列缺、太渊、肺俞；②脾胃见症为主者，取太白、三阴交、足三里、脾俞、胃俞；慢性腹泻用灸法；③心见症为主，取神门、内关；④肾见症为主，取肾俞、太溪；⑤肝见症为主，取太冲、血海、肝俞。

耳针：神门、交感、肺、肝、肾，留针 20 分钟，补法为主，每周 2 次。

此外，尚可结合气功导引等综合疗法。

【预防】

(1)学习艾滋病基本知识，了解艾滋病的主要临床表现。艾滋病是一种传染病，主要经性接触、输血、血液制品及垂直传播。

(2)禁止与艾滋病患者发生性接触，包括同性间及异性间的性接触，同性恋者的肛门性交。

(3)尽量使用国产血液制品；使用国外进口血液制品时，必须经加热处理。

(4)高危人群不能献血，供血者进行 HIV 抗体检测，抗体阳性者禁用其血、血浆、器官、其他组织及精液。不共用针头及注射器，做各种治疗及预防注射时，必须做到一人一针头、一注射器，尽量使用一次性注射器。

(5)不共用牙刷、剃须刀及其他可能被污染的物品。

(6)患艾滋病的妇女避免妊娠,以防经胎盘传给胎儿。

(7)密切接触患者的医护人员及实验室工作者应注意:防止被艾滋病患者使用过的针头刺伤;避免直接接触患者的血液及体液,可戴手套、穿隔离衣;操作污染物品时,应避免破损伤口直接感染;偶然被患者血液或其他体液污染时,应立即彻底清洗和消毒。

(8)加强国境检疫,严防艾滋病的传入。

(撰稿:孟宪益　修订、审定:冷方南)

第9章 男科急症

第一节 男科外伤

男科外伤就其特殊性而言，仅指男性外生殖器官损伤，而不包括泌尿道的损伤，后者是泌尿外科讨论的内容。但随着现代文明的发展，交通事故等创伤性因素增加，两者又不能截然分开。为与外肾损伤对应，而增加一节“内肾损伤”相关内容。

一、外肾损伤

【概述】

外肾的概念不是十分明确。有谓外肾仅指阴茎；有谓泛指外生殖器，包括睾丸在内。本文所言外肾则取后说。故外肾损伤实际包含阴茎、阴囊及其内容物的损伤。由于阴茎位置隐蔽，易于移动，发生损伤者并不多见。故本部分仅讨论阴囊及其内容物的损伤。

本病发生的原因多是直接打击，如踢伤、跌仆，或是挤压伤等，除了枪伤等火器伤，多数为闭合性损伤。由于外伤脉络，血溢于脉外，瘀着不去，气血瘀滞，不仅肿痛，且有瘀积之症；瘀血久积不去，则可结滞成块，甚者血脉不生，可使睾丸萎缩。

【诊断与鉴别诊断】

1. 诊断要点　①会阴部损伤史；②阴囊肿胀、压痛、皮下瘀斑，严重者阴囊皮肤撕裂；③睾丸、附睾损伤者，阴囊肿大，明显压痛或牵涉少腹、会阴部痛；④阴囊血肿，可穿刺抽到血液；⑤精索扭转者常突然发病，患侧精索及阴囊部剧痛拒按。

2. 鉴别诊断　本病诊断容易，但需要注意是否同时存在尿道损伤。若此，则排尿困难，尿道口滴血，尿道完全断裂者导尿管不能插入。并注意有无骨盆骨折存在。

【临床分证】

本病属损伤性疾病，据病理演化过程，可分为初、中、后 3 期，而论治则大体上分为两个阶段，即初期与中、后期。

(一)血络损伤证

本证多由外力撞击，血络破裂，血溢脉外，瘀积不散而致。

1. 临床表现

(1)主症：①会阴部外伤史；②睾丸或阴囊肿胀、剧痛；③阴囊皮色青紫，或有大块瘀斑；④局部触痛明显。

(2)次症:①会阴部坠胀,控引少腹;②小便不利或有微热。

(3)典型舌脉:舌红,舌面有瘀点,脉弦涩。

2. 辨证分析　外伤脉络,血液错经妄行,阻塞脉道瘀于外肾,有碍气机,瘀阻阴器,故见以上诸症。

3. 诊断要求　具备主症①、②及典型舌脉,或主症①和次症①、②及典型舌脉者,皆可诊断为本证。

4. 论治法则　活血化瘀,消肿止痛。

5. 方剂选要

(1)首选方剂:活血舒筋汤。本方以四物汤加味取当归、川芎、赤芍、红花、苏木、落得打等,复加乳香、没药皆入肝经,既可活血祛瘀,又可行气止痛;土鳖虫破血逐瘀,消瘀散结;橘核、橘叶、茴香、荔枝核、青皮、乌药亦均为疏肝理气、舒筋通络止痛之品。全方共奏活血祛瘀、理气止痛、舒筋通络、消瘀散结之效。

(2)备用方剂:琥珀散加牛膝。本方是散瘀止血、利尿通淋的有效方剂。琥珀利尿通淋,散瘀止血;炒蒲黄收敛止血,且止血不留瘀;海金沙配合琥珀利尿通淋;没药活血化瘀,散瘀血于内;加牛膝引药下行。

6. 中成药选介　十宝散。散中没药、乳香、红花、血竭、当归尾活血散瘀止血;雄黄、麝香配合消肿止痛;冰片、儿茶、朱砂收敛止血,解毒清热。加金钱草、车前草、泽泻等清热利尿药煎汤为引。

7. 外治疗法　①阴囊撕裂伤应尽量保留睾丸,在短期内将睾丸覆盖,必要时可做植皮术。②睾丸裂伤可做缝合,除非广泛的睾丸损伤,一般不做切除。③精索扭转者,应急症手术,松解扭转,固定睾丸。④闭合性损伤者,用“丁”字带托起阴囊,卧床休息,局部外敷消炎散。

8. 验案选粹　吴某,16 岁,学生。主诉:右侧睾丸被人踢伤 2 小时。患者与同学戏闹时,不慎右侧睾丸被踢伤,当时即感剧痛,不能行走。2 小时后即送我院门诊。查:右侧睾丸轻度肿大,触痛明显,阴囊皮肤尚正常。拟诊为右侧睾丸轻度挫伤。即用消炎散外敷,托起阴囊。内服活血化瘀、消肿止痛方,药用当归 10g,赤芍 10g,桃仁 10g,川楝子 10g,蒲黄 5g,五灵脂 5g,川芎 6g,广木香 8g,车前子 15g,甘草 3g,嘱服 5 剂。一周后复诊病愈。(引自:蒋瑞峰医案)

(二)血脉瘀滞证

血脉瘀滞证由死血久而不化,结滞成块所致。

1. 临床表现

(1)主症:①阴部外伤,睾丸刺痛,时轻时重;②触之变硬或萎缩;③阴囊皮色紫暗,按之较硬。

(2)次症:①少腹下坠,走路时尤重;②伴腰酸或阳痿。

(3)典型舌脉:舌质可正常,或舌边紫,脉沉涩。

2. 辨证分析　死血不去,新血不生,经脉阻塞,气机不通,则见以上诸症。

3. 诊断要求　具备主症①、②及典型舌脉,或主症①、③及典型舌脉者,即可确诊为本证。或时间在 1 个月以上亦可确诊为本证。

4. 论治法则　行气化瘀。

5. 方剂选要　首选方剂:活血散瘀汤合补阳还五汤。当归尾、红花、赤芍、桃仁、苏木等大

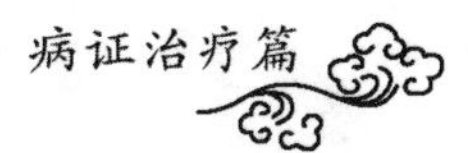

队化瘀之品为主，以祛死血；瓜蒌、槟榔、枳壳、黄芪等行气益气之品，皆在宣畅气机，气行则血行，瘀血何以不去？地龙善走经脉而宣通之。合而用之，正切病机。

6. 中成药选介

(1)跌打活血散。方中红花、当归、血竭、三七、乳香、没药、儿茶、土鳖虫等养血、活血、祛瘀；骨碎补、续断等舒筋活络。诸药合用，共奏舒筋活血，散瘀止痛之功。

(2)活血止痛散。方用当归、三七、乳香、冰片、土鳖虫、自然铜，诸药和丸，共奏活血散瘀、消肿止痛之效。

7. 验案选粹　陶某，39岁。2日前不慎从1m高处坠落，外肾损伤，局部肿胀，皮色青紫，疼痛难忍，步履艰难，小便见红，阴茎涩痛如刺。治宜活血化瘀、通淋止血。药用当归尾、赤芍、生延胡索、川郁金、车前子、猪苓、海金沙各9g，参三七(分吞)、木通、石韦各6g。进2剂后肿痛顿减，步履如常，尿血基本停止。阴茎涩痛仍存。原法加王不留行9g，3剂后诸恙全除。(引自：《浙江陆氏验案》)

8. 辨治按语　外肾损伤应辨轻重，视病情选择是否手术治疗。手术后应积极应用中药治疗，外肾损伤有损害睾丸，导致睾丸萎缩，引起性功能下降之虑，故在治疗过程中应时刻注重保护睾丸，恢复睾丸功能。

二、内肾损伤

【概述】

内肾即谓肾脏，内肾损伤即指肾脏实质的损伤。由于肾脏在解剖上受到周围组织的保护，位置较深，因而内肾损伤病例相对较少见。在国内报道的腹部损伤病例中，肾损伤占14.1%，腹部穿透伤中，肾损伤为7.5%。但实际发生率可能还要高些。肾损伤以20～40岁男性患者为多见。临床分为闭合伤及开放伤两种，前者多见于和平时期，后者多见于战时。肾损伤轻者仅引起镜下血尿，严重者可引起肉眼血尿，大出血者引起休克和死亡。

肾损伤由直接或间接暴力引起，损伤程度可有很大差异，常分为：①肾挫伤，最为常见，占闭合伤的60%～80%；②肾部分裂伤；③肾全层裂伤；④肾破裂；⑤肾带断裂伤。由于后几种损伤严重，需要采取以手术为主的多种治疗措施，故本部分不将其包括在内，而仅以肾挫伤及肾轻微裂伤为主要讨论内容。

【诊断与鉴别诊断】

诊断要点：①肾区损伤史；②血尿(肉眼或镜下)；③腰部疼痛和压痛，腰肌紧张，腹壁强直，甚有剧烈的肾绞痛；④尿常规检查可见多量红细胞；⑤泌尿系X线、B型超声、放射性核素扫描、计算机X线体层摄影(CT)等检查有利于本病的早期诊断。

如前所述，肾脏位置较深，非强大外力不足以致伤，故凡遇肾脏损伤者宜注意有无其他脏器损伤，如肝、脾等损伤。

【临床分证】

本病由外伤所致，属中医伤科内损范围。外伤形体，内伤气血，此乃一般规律。究之本病，两者兼具。以其病理进程，按病因及脏腑辨证，可分脉络损伤、膀胱湿热、肾气亏损3个证型论治。

(一)脉络损伤证

本证由外力伤损，肾之络脉破伤，血溢脉外而致。

1. 临床表现

(1)主症:①肾区损伤史;②腰部刺痛,肌肉板硬;③尿血(肉眼或镜下);④肾区有叩压痛。

(2)次症:①痛引少腹;②或有微热。

(3)典型舌脉:舌面有瘀点,脉沉涩或沉紧。

2. 辨证分析　脉络破伤,血溢于外,阻滞气机,故腰痛如刺,局部压痛等;血不归经,则见尿血;余皆是肾之脉络伤损的表现。

3. 诊断要求　具备主症①、②、③及典型舌脉,或主症①、③、④及典型舌脉,或主症①、③及次症①、②与典型舌脉者,皆可诊断为本证。

4. 论治法则　活血化瘀,利尿止血。

5. 方剂选要

(1)首选方剂:陆氏“二一散”合“海底方”加减。本方主治泌尿生殖系损伤。方中三七活血止血,散瘀止痛,琥珀通淋止血,通经破瘀,均为主药;桃仁、赤芍、郁金活血化瘀,散瘀血于内;车前子、海金沙、猪苓、木通通淋,驱瘀血于外,共为辅药;另以金铃子散行气活血而止痛,作为佐使。诸药配合,有活血化瘀、止血通淋之功。

(2)备用方剂:琥珀散加减。方中琥珀利尿通淋,散瘀止血;炒蒲黄收敛止血,且止血不留瘀;海金沙配合琥珀利尿通淋;没药活血化瘀,散瘀血于内。全方合用有散瘀止血、利尿通淋等作用。

6. 中成药选介　十宝散。用车前子、木通、海金沙煎水为引而送服。方中没药、乳香、红花、血竭、当归尾活血散瘀止血;雄黄、麝香配合消肿止痛;冰片、儿茶、朱砂收敛止血,解毒清热。取其活血化瘀止血之义。合用利尿通淋之引药加强其治疗作用。

7. 针灸疗法　取穴阳关、足三里、关元、三阴交、腰俞、大肠俞等穴,每次 3 穴为一组,交替针刺,泻法,每日 1 次,留针 10～15 分钟。

8. 外治疗法　肾区可外敷消炎散,每日换 1 次,至疼痛消失为止。

9. 验案选粹　李某,男,40 岁。主诉:左腰部撞伤,自觉腰痛。前医以腰部软组织挫伤论治,回家时小便,发觉颜色变红,复诊小便检查红细胞(+++),肾区有明显叩击痛。诊断为左肾挫伤。B 超检查未发现肾脏明显增大。拟用活血化瘀,利尿止血法。方用当归、桃仁、赤芍、郁金、川楝子、车前子、木通、白茅根、三七、藕节等出入。10 剂服完,腰痛、血尿均止,继续卧床 1 周而愈。

(二)膀胱湿热证

本证是因外伤,感受湿热,或瘀血发热,下注膀胱,膀胱气机不利所致。

1. 临床表现

(1)主症:①腰部有外伤史;②尿急、尿痛、尿血;③肾区有明显叩压痛。

(2)次症:①畏寒发热,或身热不扬;②口渴不欲饮,小便短涩。

(3)典型舌脉:舌红,苔黄腻,脉滑数。

2. 辨证分析　肾与膀胱相表里。外伤瘀而化热,或外受湿热,下注膀胱,气化不利,清浊不分,则见尿急、尿痛、尿血诸症;湿热下注,一时难解,故又可见身热不扬、口渴不欲饮等症。舌脉亦是湿热在里的表现。

3. 诊断要求　具备主症①、②、③及典型舌脉,或主症①、②和次症①、②及典型舌脉者,均可诊断为本证。

4. 论治法则　清热利湿，活血行瘀。

5. 方剂选要

(1)首选方剂：八正散合王不留行散加减。方中车前子、萹蓄、滑石等利尿清热，再加大黄更具推导之功，既可清热，又可化瘀，与王不留行、牛膝同用，其效更宏。若尿血重者可伍白茅根、仙鹤草；尿痛重者加入地龙、泽兰之品。

(2)备用方剂：小蓟饮子。功能凉血止血，利尿通淋。主治瘀热结于下焦之证。小蓟、生地黄清下焦热，凉血止血；蒲黄、藕节止血消瘀；滑石、川木通、淡竹叶、栀子清热通淋；当归活血和营；甘草缓急止痛。凡肾脏损伤合并感染者，用本方治疗，确有捷效。

(三)肾气亏损证

本证是因肾脏损伤日久，瘀血留滞，暗耗肾气所致。

1. 临床表现

(1)主症：①外伤腰痛日久，腰痛无力；②小便频数。

(2)次症：①神疲乏力，头晕心悸、面色㿠白；②阳痿。

(3)典型舌脉：舌淡，脉细而弱或迟。

2. 辨证分析　损伤日久，耗伤肾气，阳虚不足，水液化生有碍，则小便频数；腰府失于温煦，则腰酸难伸。余症亦皆肾气不足之征。

3. 诊断要求　具备主症①、②及典型舌脉，或主症①和次症①及典型舌脉，或主症①和次症②及典型舌脉者，即可确定本证之诊断。

4. 论治法则　补益肾气。

5. 方剂选要

(1)首选方剂：金匮肾气丸加减。方中用干地黄滋补肾阴，山茱萸、山药滋补肝脾，辅助滋补肾中之阴，配少量桂枝、附子温补肾中之阳，意在微微生少火以生肾气。泽泻、茯苓利水渗湿，牡丹皮清泻肝火，与温补肾阳药相配，意在补中寓泻，以利补而不腻。诸药合用而温补肾阳。

(2)备用方剂：右归丸或左归丸。偏阳虚者，选用右归丸为主方而温养命门之火。方中熟地黄、山药、山茱萸、枸杞子培补肾精，是阴中求阳之用。杜仲强腰益精，菟丝子补益肝肾，当归补血行血。诸药合用，共奏温肾壮腰之功。偏阴阳两虚者合用左归丸以阴阳双补。

6. 中成药选介

(1)壮腰健肾丸：方中黄精味甘性平，质润，补养脾阴而强筋骨。女贞子苦甘偏凉，补肝肾为纯阴之品，熟地黄大补肾阴，何首乌大补肝肾之阴，金樱子酸涩微温，固精涩肠，缩泉止泻，千斤拔甘辛性温，祛风利湿壮筋骨，狗脊苦甘温补肝肾。综诸药，主要以补肾阴健肾，兼扶肾阳。力量缓和，可为健肾常服之品。但滋腻之品过多，脾阳虚弱，消化不良者宜慎用。

(2)青娥丸：方中胡桃肉补肾助阳、强腰膝，配杜仲、补骨脂补肾壮阳、强筋骨。本药性较平和，用于肾阳肾阴虚不明显者尤优。

7. 针灸疗法　针刺肾俞、委中、命门、志室、太溪。用补法。

8. 饮食疗法

(1)桑寄生煲鸡蛋：每次可用桑寄生15～30g，鸡蛋1～2个，加水同煮。

(2)川断杜仲煲猪尾：每次可用川续断25g，杜仲30g，猪尾1～2条，去毛洗净，加水用瓦罐煲，明火煮熟，放少许盐，调味服用。

9. 验案选粹　邬某，男，44岁。碎片飞击腰部，挫伤肾脏，血尿鲜红，小便不利，解小便时少腹疼痛颇剧，腰部少腹胀痛难以转侧，步履艰难，治以止痛利尿，活血为先。药用参三七（分吞）、西琥珀（分冲）各3g，赤芍、车前子、猪苓、泽泻、王不留行各9g，木通、瞿麦、石韦各6g。1剂，服药4小时30分钟后，小便自利，疼痛亦减，少腹胀痛见瘥，血尿亦止，腰酸胀痛仍存。拟活血化瘀、补肾壮腰。药用生地黄、茯苓、泽泻、当归、杜仲、赤白芍、川续断、补骨脂、郁金各9g，牡丹皮6g，服8剂而愈。（引自：《浙江陆氏验案》）

10. 辨治按语　内肾外伤程度轻者，只要诊治及时并无大碍。若重度损伤，非手术莫治。故本病论治之先，宜明确伤损程度。本病不仅因伤而有瘀血留内，且可因瘀血化热，或受湿热，而有膀胱湿热之变，诊治中时刻宜加留意。至于后期，注重补肾强腰又属必须。

（撰稿：李　彪　蒋瑞峰　审定：冷方南）

第二节　夹阴伤寒

【概述】

房劳之后，感受风寒而发生的伤寒病或因先患伤寒，病中又犯房事以致病势增剧，称之为挟阴伤寒。本病由于先犯房劳，复感外邪，故临床表现比一般伤寒证为重。

人身阴阳之根蒂，皆本于肾。好色房劳，肾精受伤，必致伤阴损阳之变。若阴虚之体，入房过度，精失过多，则见肾水枯竭。所泄之精，皆为水而属阴。加之作强之时，心火必炽，火炽则水耗，水愈伤则火愈炽，以致阴亏燥热，复感伤寒，病邪从热而化，其灼热尤甚，证见发热面赤，其人烦躁，舌黑生芒刺，证情危重；若阳虚之人，命门火衰，其素日即见少气懒言，语声低微，饮食不化，四肢痿厥，腰以下冷，前阴不举，小便清白，此为正气不足，若房劳伤肾，复被寒邪所袭，则见表里四末皆冷，寒极尤甚，形成夹阴伤寒的真寒证。

夹阴伤寒，一名伤寒夹房劳。历代对于本病证治的认识各有专长。如元代王海藏《阴证略例》主张治疗夹阴伤寒，初用温经散寒，继则温补命阳，热壮脾肾，善后则用双补气血，调理阴阳。可见此说认定本证乃房劳后中寒而成，皆为寒证，故宗破阴回阳之法治之。明清以降，诸多医学大家，对此持有不同见解。如喻嘉言、徐灵胎等指出：当时医者，一见有人入房之后，复感风寒，而发热者，皆以阴寒统论，不问其见证如何，概用参、附、姜、桂等温热峻补之剂，被其阴证之名所惑而致，可谓绝对失误。然房劳而致伤寒者，所感外邪亦由太阳而入，其病势只不过比一般伤寒为重，如发热则热之极，恶寒则寒之甚，头痛则痛之剧，同时又常伴有邪入精室之危候。若寒入精室，可见阴肿足冷，小腹绞痛，甚则阳缩、筋惕肉瞤等阴寒重证；若热入精室，欲火与热交蒸，其症更险，恐有转瞬间阴液枯竭，而见神昏肢厥之虞。本证病情又多变化，常有阳热之证，在阴竭阳衰之时，阳气欲脱，瞬息之变，病入三阴；或是阳虚阴寒，在阳气来复之时，病可由阴转阳。所以临症时当据病性而辨证，依辨证而论治，统观全局，洞察变化，辨别病机，才能使“夹阴伤寒”的论治更臻全面。因此，后世医家何廉臣明确提出，治疗夹阴伤寒，在于医者识时审证，辨体立方，宜发表者，则当发表，宜温中者，则当温中，宜清里者，则当清里，察其受病之深浅，决其用药之轻重，量其素体之阴虚阳虚，于发表、温中、清里等法之中，兼顾其虚而补托之。

夹阴伤寒，在病因病机上有其固有的特点。所谓夹阴，是指房事之后，感受风寒而发病，然发病情况有多种。如房劳伤精，骤感风寒；或夏月行房，恣意乘凉，触犯风寒；或曾犯房劳，冒雨涉水而伤肾；或遗精滑精之后，又感风寒；或伤寒患者，因房事而病情加剧；或伤寒瘥后，房事不慎，又复发热者，称女劳复。不论何种情况，皆有损精伤肾在前，阴阳先虚为本，复感外邪致病，这是夹阴伤寒发病的基本条件。然临床也当注意，虽为行房之后又患伤寒，但病不从行房而得，更无夹阴而言，则当按伤寒常证辨治。

【诊断与鉴别诊断】

1. 诊断要点

(1)具有典型的发病过程：首先有房劳伤肾的病变基础，而后复感外邪，因此房事不节，肾精先伤，是诊断本病的特殊依据，房劳是先决条件。

(2)具有典型的临床表现：症见身热面赤，或不热面青，伴有小腹绞痛，足胫逆冷，或吐或利，心下胀满，甚则舌卷囊缩等阴寒之象。

2. 鉴别诊断　夹阴伤寒的临床表现，与阴证伤寒、热证伤寒、两感伤寒有相似之处，故当进行鉴别。

(1)夹阴伤寒阳虚证与阴证伤寒：皆为阴寒证，但阴证伤寒乃因素体阳虚，外感寒邪直中少阴而致，无明显的房劳伤肾之病史。

(2)夹阴伤寒阴虚证与热证伤寒：皆见热证，但热证伤寒，由于素禀阳盛，外感寒邪，入里化热，初起微恶风寒，身热无汗，或见汗出，头身疼痛，心烦恶热，口渴引饮，舌苔初起，黄白相兼，继则舌红少苔，脉见浮紧或洪盛。然夹阴伤寒阴虚证，必有肾精先伤，水亏火旺之病史，复感外邪，症见发热面赤，其热必甚，烦躁不安，口渴咽干，甚则面赤肢厥，小腹绞痛，神昏不清，而见阴竭之危象。故两证病因不同，证候亦异，区别较易。

(3)夹阴伤寒与两感伤寒：两感伤寒，多指太阳与少阴两经同时受邪，故称太少两感。症见头痛体痛，身重恶寒，目瞑欲寐，少气懒言，手足微冷，或身热不渴，或下利清谷，脉沉微细。所以两感伤寒与夹阴伤寒，虽皆为外感寒邪而致，但前者并无房劳伤肾病史，发病又具太少两经证候，以此不难鉴别。

【临床分证】

夹阴伤寒，按临床证候表现的不同性质，可分为阳虚证、阴虚证、劳复证等，其中阳虚证较为多见。

(一)阳虚证

本证乃因肾精先伤，阳虚火衰，下元虚损，复感寒邪。临床表现一派阳虚阴盛之真寒证。

1. 临床表现

(1)主症：①身热或不热而面色青冷；②足冷踡卧；③小腹绞痛，或吐或利。

(2)次症：①心下胀满，甚则舌卷囊缩，阴极发躁；②或昏沉不省，手足指甲青冷，甚则越过肘膝。

(3)典型舌脉：舌苔淡白滑嫩，或苔黑滑，舌本胖嫩，脉沉细或反浮大无伦，按之无力，或见伏绝。

2. 辨证分析　淫欲过度，房劳所累，肾精先伤，若阳虚者，命门火衰，防御功能低下，复被寒邪所袭，遂成夹阴伤寒，而以阳虚证为主。外邪侵袭，或发热或不发热，但必夹阴寒，阳虚阴盛，为病理基础。阳虚，机体失于温煦，故面青，足冷踡卧；阴寒凝聚，营血不润，筋脉拘急，则小腹绞痛；寒邪内阻，升降失职，气机壅阻，则心下胀满，而吐利发作；若寒入精室，则阴肿或囊缩。病情进一步发展，阴寒至极，虚阳欲脱，则见躁动不安，或昏沉不省；寒凝血滞，则手足甲青，厥冷过肘与膝。舌苔淡白滑嫩，舌本胖嫩是阳虚阴盛证的标志；舌苔见黑，正是阴寒盛极之兆，说明病势危笃。色欲精伤，阳气已衰，阴寒独盛，故脉沉细无力，或见伏绝。

3. *诊断要求*　凡具备主症①、②和次症①及典型舌脉，或主症①、③和次症②及典型舌脉者，可确定本证之诊断。

4. *论治法则*　夹阴伤寒阳虚证，以阳虚感寒为主要病机，故温经散寒，助阳解表是主要治则。若两尺脉沉弱无力，中阳不足，足冷腹痛者，宜温中扶阳；若脉沉迟，恶寒足冷，下利清谷者，宜温阳散寒，升提止泻；若脉沉微或伏绝，手足指甲皆青，四肢冷过肘膝，舌卷囊缩，甚则神昏不省人事，宜急救回阳，温补命门。若病势平稳，善后可双补气血，调和阴阳。

5. *方剂选要*

(1)首选方剂：参附再造丸。本方为助阳益气、发汗解表之剂。方用黄芪、人参为主药，补元气，固肌表，助正驱邪，又可防止阳气随汗而脱；更用熟附子、桂枝、细辛助阳散寒以解表邪，方中用温阳祛邪的药物为主，用羌活、防风，以加强解表散寒之力，甘草甘缓，使汗出不过，扶正而邪出。诸药配伍周密，旨在助阳发汗，以祛表邪。

(2)备用方剂

1)麻黄附子细辛汤：本方为助阳解表之剂。方中麻黄解散表邪，附子温壮肾阳；细辛气味辛温雄烈，佐附子以温经，佐麻黄以解表。三药合用，于温阳中促进解表，于解表中不伤阳气，更可于本方中加人参、干姜，以增强益气助阳之功。

2)黄芪建中汤：本方温中补气，和里缓急，适于中阳不足者。方中黄芪甘温纯阳，补诸虚不足，益元气，固肌表，壮脾胃；甘草、大枣、饴糖之甘，建中而缓急；生姜、桂枝之辛，温中通阳而调卫气；芍药之酸，益阴血，和营卫。诸药相合，使中气建立，阳气内充，达于四末，从阴引阳，从阳引阴，使阴阳得以调和，诸症得解。

3)附子理中汤：本方温阳祛寒，健脾益气，适于里寒为甚，恶寒足冷，下利清谷者。方中附子、干姜大辛大热，温补脾肾，祛散里寒；人参大补元气，助运化而调升降；白术健脾燥湿；炙甘草益气和中。诸药相合，温补脾肾，回阳祛寒。若下焦寒甚，可加吴茱萸、肉桂，补火助阳，通经脉，散寒止痛。

4)回阳救急汤：适用于阳气将脱，神昏不省人事者。方用四逆汤加桂枝温补回阳为主，并合入生脉散，益气生脉；合入二陈、白术，健脾和胃，上止呕吐，下止泻利；更用麝香少许，斩关直入，助参、附、姜、桂以奏速效。诸药相合，乃回阳生脉之剂。

6. *中成药选介*

(1)桂枝合剂：本方为桂枝汤制剂，辛温解表，发散风寒。为了增强温阳扶正之力，可用附子、人参煎汤，调送本药，以增助阳解表之力。

(2)柴麻解表丸：为发汗解表之剂。方用麻黄、细辛、桂枝、荆芥、紫苏、防风、羌活、白芷辛温解表之品，发散风寒；并伍用葛根、柴胡、薄荷辛凉之品，以增解表之力；用川芎祛风止痛；杏仁入肺平喘；黄芩泻热解毒；地黄养阴生津。为增强辛温之力，可用附子、人参煎汤，送服本品，以助阳解表，并可制其苦寒药性。

7. *针灸疗法*　用灸法。取关元、气海两穴，以回元阳，配合内服之剂，发散寒邪。

8. *外治疗法*　若寒入精室，少腹绞痛，阳缩者，可用外罨通阴达阳法。取生姜汁一碗，浸肾囊，汁渐收干，阴茎即出。或用回阳散二三分，放入脐中，外贴阳和解凝膏，可使痛除而阴茎出。还可用蒸脐法：将麝香、半夏、皂荚末一匙，填入患者脐中，后用生姜薄片，贴于脐上，将大

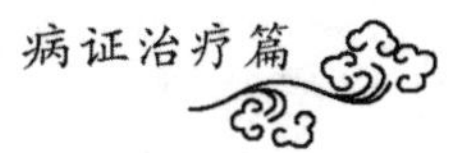

艾炷放姜片上，蒸二七壮。灸关元、气海二七壮，热气通其内，逼寒出于外，阴退而阳复矣。如手足温暖即止，知人事者生。

9. 验案选粹

案一：姜孔进，年近四旬，住江西永修北乡官塘区。病名：伤寒夹阴。原因：其人冒寒邪微热未除，入房耗精，更使寒邪乘虚直入前阴。证候：大寒不止，少腹极疼，腰痛而堕，睾丸缩小，冷汗遍身，膝胫拘急。诊断：两手尺脉非常沉细，按至骨乃有一毛之延，惟寸关稍和。以脉合症，此少阴伤寒夹阴也。疗法：用黑附子、黑姜为君，回阳益火而祛寒，用妇人裈裆烧灰为臣，取其能引邪仍由原路而去，肉桂为佐，俾虚火仍归原位，使以艾叶、甘草，引寒邪达外也。处方：黑附子一钱半，黑姜一钱，肉桂八分，艾叶八分，甘草六分，以妇人裈裆烧灰，共水煎服。效果：服一剂，龟头上微肿，病即减半，连服二剂，病痊愈。后更用附桂地黄汤加龟板，服四剂，月余复旧矣。廉按：此症似阴阳易而非，非女劳复而却是，今用四逆汤合裈裆散加味，方较程钟龄用人参三白汤，马良伯用五苓散合豭鼠矢汤，尤为周到，所引陈修园说发明病理，语亦精凿，真苦心精诣之佳案也。（引自：《重印全国名医验案类编》）

案二：吴氏子二十余，素有梦泄，十月间患伤寒，头痛足冷，发散消导，屡汗而昏热不除，反加喘逆，更医投麻黄，头面大汗，喘促益加，或以为邪热入里主芩连，或以为元气大虚主冬地，张诊之，六脉细微，按之欲绝，正阳欲脱亡之兆，急须参附，庶可望其回阳，遂与回阳反本汤，加童便以敛阳，三啜安卧，改用大剂独参汤，加童便调理数日，频与糜粥而安。（引自：《宋元明清名医类案》）

案三：薛院使已治一人，年七十九，仲冬将出行，少妾入房，致头痛发热，眩晕喘急，痰涎壅盛，小便频数，口干引饮，偏舌生刺，缩敛如荔枝然，下唇黑裂，面目俱赤，烦躁不寝，或时候间如烟火上冲，急欲凉茶少解，已濒于死，脉洪大而无伦，且有力，扪其身烙手，此肾经虚火游行于外，投以十全大补合六味地黄汤、生脉散，再加附子，服一剂，熟寝良久，脉证各减三四，再与八味丸服之，诸证悉退，后忌冷物而痊。（引自：《古今医案按》）

10. 文献选录　《伤寒绪论》曰："复有房室不谨之后，感冒风寒，及恣意乘凉，触犯风露，劳役伤精而病者，谓之夹阴，其证亦发热头痛，胸膈痞闷。若阴火上乘，则面赤而足胫逆冷，盖阳病必头痛，阴病必足冷，《内经》所谓阳病者上行极而下；阴病者下行极而上也。以其虚阳外发，故发热烦渴，而躁乱不宁，其阳不能下达于阴分，故足不能热，而阳道痿缩也……亲乎表者，宜发表；亲乎里者，宜通泄。假热亦发热恶寒，而足必不热，脉大而虚，按之微弱，身虽炽热，而不躁不渴，或见虚狂而烦之即止，终不及声高詈骂者也。经曰寒热有真假，治法有逆从，此之谓也。"

(二)阴虚证

本证为房劳伤肾，肾中水竭，阴虚火旺，复又伤寒，邪从热化的虚热证。

1. 临床表现

(1)主症：①身热面赤，或高热；②口燥咽干。

(2)次症：①其人发烦，不寐；②便闭不通；③甚则神昏，手足厥冷。

(3)典型舌脉：舌黑生芒刺，脉数有力，或沉细数无力。

2. 辨证分析　凡入房过度，或遗精之后，则精损失遗，所遗之精，皆为水而属阴，故房劳而损肾阴；加之作强之时，心火必炽，火炽水耗，肾水必涸，复感寒邪，入里化热，或病邪热，邪由外入，其热必盛，故见身热面赤。由于病始于房事之后，在伤肾阴的基础上，感受外邪，故所见之症较一般伤寒为重，其热亦甚。热盛津伤，则口燥咽干、热扰心神，故心烦不安；水亏阴虚，虚热亢盛，水火失济，阴阳不交，则烦而不寐；热盛灼津，津伤化燥，故便闭不通；若热入精室，欲火与邪热交蒸，可有转瞬阴竭之变，故见神昏手足厥冷；邪热亢盛，气血运行加速，故脉数而有力。或阴虚血少，脉道不充，而见脉沉细。水亏津伤，火热内炽，则舌黑少津而生芒刺。此为肾阴枯竭、阳亢火旺之兆，亦为险候。

3. 诊断要求　凡具备主症①、②及典型舌脉者，即可诊断为本证。

4. 论治法则　初起滋阴养血，解表发汗；邪热入里，便闭不通者，宜泻热下实；热盛津亏，阴虚火旺者，当清里泻热，救阴泄浊。

5. 方剂选要

(1)首选方剂：葱白七味饮。本方为滋阴养血，解表发汗之剂。方用葱白、豆豉、葛根、生姜以发汗解表；又用地黄、麦冬以养血滋阴，更用劳水轻宣流利，以养脾胃，此乃阴血虚发汗之良剂。凡阴血亏者，用纯表药全然无汗者，用此方可养血益阴，使汗出表解。

(2)备用方剂

1)加减葳蕤汤：本方为滋阴发汗之剂。方用葳蕤(玉竹)甘平柔润，滋阴益液而资汗源；配以葱白、豆豉、薄荷、桔梗解表宣肺，疏散外邪。佐以白薇苦寒降泄，凉血清热；又用甘草、大枣甘润滋脾，以助玉竹滋阴润燥。诸药配合，滋阴清热而不碍解表，发汗解表而不伤阴气，故适用于夹阴伤寒之阴虚证。

2)增液承气汤：本方为滋阴增液、泄热通便之剂。方中用芒硝、大黄软坚润燥，泄热通下，配合玄参、生地黄、麦冬滋阴增液，润燥利肠。适用于肾水枯竭，燥结便闭不行者。

6. 中成药选介

(1)羚翘解毒丸：本方辛凉解表，清热解毒。用金银花、连翘、薄荷为主辛凉透邪；伍用荆芥穗、豆豉，开皮毛而逐邪；桔梗宣肺利咽；甘草清热解毒；竹叶清上焦热；芦根清热生津；更用羚羊角清热解毒而镇惊。可用麦冬、生地黄、白芍煎汤送服，增强滋阴养血之力。

(2)清热安宫丸：本品是清热解毒、镇惊开窍之品，配合汤剂服用，增强清热镇惊省神之功。

7. 针灸疗法　补太溪以壮水，灸关元以散寒壮火，针大椎以通阳解表。

8. 外治疗法　若热入精室，神昏肢厥者，可外用通窍透邪法，用安宫牛黄两颗，研细，用银花露调和成饼，安入心下，上罨对剖白鹁鸽半只，用帛扎紧，一俟鸽有臭气，即揭去之。

9. 验案选粹

案一：吴煦野子，年二十三，精神素旺，清明自馆中归，有房事，五更小解，忽脐下作痛，肠中雷鸣，小便不利，明日遂发寒热头痛，因未告以酒后犯远归之戒，医疑是阴症伤寒，以理中汤二剂，令一日夜服之，次日呕逆大作，烦躁口渴，饮食不进，昼使不卧，已三日矣。诊之，其脉左弦右洪，寸关有力，尺部尚和，面赤戴阳，乃与柴葛解肌二剂，病家因述远归阴虚，投理中不减，咸拟倍加参附，陆曰：脉症俱阳，纵有房事，阴未尝虚，若再投参附，不可为矣。令今夜必服此二剂，庶不传里。病者心虚，只服一剂，明早诊之，症不增剧，脉仍洪大，并两尺亦大。曰：热邪已入腑，日晡必剧，以白虎汤二剂与之，病者犹豫。谓曰：今日怕石膏，明日大黄也怕不得，延挨未服，而烦渴躁热大作，且有谵语。遂连进二服，热略不减，再与前方二剂与之，至五更始得少睡。早间诊视，两尺沉实，舌苔已厚，改用小陷胸汤送润字丸一钱，至晚又进一钱，夜半出燥屎数十枚，热减泻止，又服枳实黄连至数十剂，少用滋补即痞隔，饮食不能进，调治二月，方得痊愈。(引自：《续名医类案》)

案二：黄长人犯房劳，病伤寒，守不服之戒，身热已退，十余日外，忽然昏沉，浑身战栗，手足如冰。举家忙乱，亟请余至，一医已合就姜、附之药矣。余适见而骇之，姑俟诊毕，再三辟其差谬。主家自疑阴症，言之不入，又不可以理服，只得与医者约曰：此一病入口中，出生入死，关系重大，吾与丈各立担承，倘至用药差误，责有所归。医者云：吾治伤寒三十余年，不知甚么担承。余笑曰：有吾明眼在此，不忍见人活活就毙，吾亦不得已也。如不担承，待吾用药。主家方才心安，亟请用药。余以调胃承气汤，约重五钱，煎成热服半盏，少顷又热服半盏。其医见厥渐退，人渐苏，知药不误，辞去。仍与前药，服至剂终，人事大清，忽然浑身壮热，再与大柴胡一剂，热退身安。门人问曰：病者之系阴症见厥，先生确认为阳证，而用下药果应，其理安在？答曰：其理颇微，吾从悟入，可得言也。凡伤寒病初起发热，煎熬津液，鼻干，口渴，便秘，渐至发厥者，不问知其为热也。若阳症忽变阴厥者，万中无一，从古至今无一也。盖阴厥得之阴症，一起便直中阴经、唇青面白，遍体冷汗，便利不渴，身踡多睡，醒则人事了了，与伤寒传经之热邪，转入转深，人事昏惑者，万万不同。诸书类载阴阳二厥为一门，即明者犹为所混，况昧者乎！如此病，先犯房劳，后成伤寒，世医无不为阴症之名所惑，往往投以四逆等汤，促其暴亡，而诿之阴极莫救，致冤鬼夜嚎，尚不知悟，总繇传派不清耳。盖犯房劳而病感者，其势不过比常较重，如发热则热之极，恶寒则寒之极，头痛则痛之极。所以然者，以阴虚阳往乘之，非阴盛无阳之比。况病者始能勿药，阴邪必轻，旬日渐发，尤非暴症，安得以阴厥之例为治耶！……盖伤寒才一发热发渴，定然阴分先亏，以其误治，阳分比阴分更亏，不得已从权用辛热，先救其阳，与纯阴无阳，阴盛格阳之症，相去天渊。后人不窥制方之意，见有成法，转相效尤，不知治阴症以救阳为主。治伤寒以救阴为主。伤寒纵有阳虚当治，必看其人血肉充盛，阴分可受阳药者，方可回阳。若面黧舌黑，身如枯柴，一团邪火内燔者，则阴已先尽，何阳可回耶？故见厥除热，存津液元气于什一，已失之晚，况敢助阳劫阴乎！（引自：《喻嘉言医学三书》）

10. 文献选录　《医学源流论·肾虚非阴症论》曰："今之医者，以其人房劳之后，或遗精之后，感冒风寒而发热者，谓之阴症，病者遇此，亦自谓之阴症，不问其现症如何，总用参、术、附、桂、干姜、地黄等温热峻补之药，此可称绝倒者也。夫所谓阴症者，寒邪中于三阴经也，房后感风，岂风寒必中肾经，即使中之，亦不过散少阴之风寒，如《伤寒论》中少阴发热，仍用麻黄细辛发表而已，岂有用辛热温补之法耶？若用温补，则补其风寒于肾中矣。况阴虚之人而感风寒，亦必由太阳入，仍属阳邪，其热必甚，兼以燥闷烦渴，尤宜清热散邪，岂可反用热药。若果直中三阴，则断无壮热之理，必有恶寒倦卧、厥冷喜热等症，方可用温散，然亦终无用滋补之法。即如伤寒瘥后，房事不慎，又发寒热，谓之女劳复，此乃久虚之人，复患大症，依今人之见，尤宜峻补者也，而古人治之，用竹皮一升煎汤服，然则无病而房后感风，更不宜用热补矣。故凡治病之法，总视目前之现证现脉，如果六脉沉迟，表里皆畏寒，仍系三阴之寒证，即使其本领强壮，又绝欲十年，亦从阴治，若使所现厥证，仍系阳邪，发热烦渴，并无三阴之症，即使其人本体虚弱，又复房劳过度，亦从阳治。如《伤寒论》中阳明大热之证，宜用葛根、白虎等方者，瞬息之间，转入三阴，即改用温补；若阴症转阳症，亦即用凉散，此一定之法也。"

（三）劳复证

本证系指伤寒新瘥，触犯房事而致病复发者。本证是伤寒瘥后劳复证的一种，由于房劳而复，故又称女劳复。

1. 临床表现

(1)主症：①身重少气；②头重不举，目中生花；③腰背疼痛，少腹里急绞痛。

(2)次症:①憎寒发热;②头面烘热,心胸烦闷;③甚则手足挛拳而逆冷,阴器冷缩。

(3)典型舌脉:脉沉或微,舌淡苔少。

2. 辨证分析　大病新瘥,正气尚虚,气血未复,阴阳两虚,若早犯房事,耗损精气,真元大伤,或余邪未尽,或复感外邪,以致邪入下焦,耗灼阴精,病发则极重。症见身重少气等精气不足之证;腰背疼痛,少腹里急绞痛,乃因阴精被伤,筋脉失养;邪毒在下,阴火向上攻冲,故见头面烧热,心胸烦闷;正虚邪入,营卫失和,而见寒热。若阳衰阴盛,则手足挛拳而逆冷,少腹急痛,阴器冷缩,而成危候;气血未复,故脉沉或微,舌淡苔少。

3. 诊断要求　凡具备主症①、②、③及典型舌脉者,即可诊断为本证。

4. 论治法则　虚极热盛者,当滋阴清热;若下虚寒盛者,宜温阳祛寒;阳缩危证,当回阳救逆。

5. 方剂选要

(1)首选方剂

1)逍遥汤:阴虚热盛者,宜逍遥汤调服烧裈散。逍遥汤救阴清热泄浊,方重用人参,大补元气,治劳复之虚,配知母、生地黄、黄连,清热养阴,泻火解毒,生津润燥,以治虚热;用滑石、甘草,合为六一散,清热利湿而不留邪;柴胡退热升举阳气;竹茹甘寒凉血清热,而主治女劳复证;犀角清热凉血,泻火解毒,并能安神定惊;韭根补肝肾,暖腰膝,而兴阳道;生姜、大枣调营卫,生津液。诸药共奏救阴清热,解毒泻浊之功。烧裈散,乃取裈裆烧灰服用,烧以洁其污,灰取色黑下行,亦有同气相求而导邪外出之义。

2)当归四逆汤:壮阳散寒,温养肝肾,适用于阳虚寒盛者。方用当归、芍药养血和营;桂枝、细辛温经散寒;甘草、大枣补益中气;通草通行血脉。可加吴茱萸辛苦且热以散寒下气,温中止痛。

(2)备用方剂:若阴虚有热者用竹皮汤,调服烧裈散。方用竹皮甘寒清热凉血,专主女劳复,合入烧裈散,清热解毒,调和阴阳。若阳虚寒盛者,用附子理中汤、四逆汤。理中汤用干姜温中散寒;白术健脾燥湿;人参大补元气,助运化而健升降;甘草益气和中;附子大辛大热、回阳祛寒,以壮肾阳,诸药合奏温阳散寒调理升降之功,合入烧裈散,调和阴阳。四逆汤用干姜、附子大辛大热之品,温阳祛寒;炙甘草甘温,温养阳气;诸药相合,驱散阴寒,回阳救逆,配合烧裈散,适于伤寒房劳复阳虚阴盛证。

6. 中成药选介

(1)六味地黄丸:伤寒房劳复,证属阴虚有热者,可用六味地黄丸和烧裈散,益以麦冬、豆豉、栀子煎汤送服。取六味地黄丸,滋补肝肾,以补肾阴为主;同时用栀子、淡豆豉清宣郁热,更配麦冬养阴清心除烦。诸药相合养阴清热,调和阴阳。

(2)附子理中丸:伤寒房劳复,证属阳虚阴盛者,可用附子理中丸,用法及意义同备用方剂。

7. 针灸疗法　对伤寒房劳复,阳虚阴盛证,可配合针灸疗法,温经散寒。取关元、气海、三阴交温灸回阳。针刺肾俞、命门、三阴交、关元,针用补法。针灸并用,温补肾阳,以消阴翳。

8. 外治疗法　用吴茱萸以酒拌炒热,熨于少腹部位,温散寒邪,以止腹痛。

9. 验案选粹　王海藏治李良佐子病太阳证,尺寸脉俱浮数,按之无力,谓其内阴虚,与神求加干姜汤,愈后再病,海藏视之,见神不舒,垂头不欲语,疑其有房过,问之犯房过乎,必头重目暗,曰然。因与大建中三四服。外阳内收,脉反沉小,始见阴候,又与已寒加芍药茴香等丸五六服,三日内约服六七百丸,脉复生,又用大建中接之,大汗作而解。(引自:《古今医案按》)

10. 文献选录 《诸病源候论·伤寒交接劳复候》曰："夫伤寒病新瘥，未满百日，气力未平复而以房室者，略无不死也。有得此病，愈后六十日，其人已能行射猎，因而房室，即吐涎而死。病虽云瘥，若未平复，不可交接，必小腹急痛，手足拘拳，二时之间亡。"《伤寒全生集·辨伤寒瘥后女劳复例》曰："伤寒男子病新瘥，早犯女色而为病复发者，名曰女劳复也，其候头重不举，目中生花，腰背痛，小腹里急绞痛，或憎寒发热，或时阴火上冲，头面烘热，心胸烦闷者，以竹皮烧裈散，猳鼠粪；若有热，加柴胡调赤衣散；人虚弱者，用参胡三白汤调赤衣散；若小腹急痛，脉沉足冷，用当归四逆汤加熟附、吴茰送下赤衣散，若见卵缩入腹，脉离经者，死也。"(注：猳鼠粪，即雄鼠粪两头尖者)

（撰稿：聂惠民　审定：华良才　冷方南）

第三节　夹色伤寒

【概述】

在中医学临床及一些著作中，不少医家曾屡屡提及"夹色伤寒"这一病名。南粤民间俗称本病为"夹色"。世代相传谓患本病者，羁迟七日不治，则预后不佳，甚或有致死的危险。且死后每于爪甲及尾闾长强穴附近的肌肤中，可见青黑色圆斑。

本病为房劳外感和男科急症。属于广义伤寒的湿温、热病、温病(见《难经》)范畴。其致病因素，肾虚和精泄是内因，外邪是外因。即素体肾虚和精泄，精室正开而空虚，外邪太过，超过了精室的防御功能，为外邪的侵入提供了有利条件。故本病多为肾经虚损而素体虚弱者，于房事射(泄)精时，因精室空虚，外卫不固而感受外邪(指风、热、湿、暑诸邪)，出现热入精室的伤寒实热或少阴热化的肾阴虚证候。本病属广义伤寒，与伤寒相类似，但以其主症头部沉重、胸翳(闷)及腰部刺痛而与一般伤寒不同。故岭南后贤称之为"夹色伤寒"。

民间对本病的诊治经验，多为口传心授，大都没有留下文字记载；而家传秘录，也甚少公诸于众，甚或有借此一技之长，以谋私利而秘不外传。考《黄帝内经》对本病早就有所论及，如《素问·风论》曰："入房汗出中风，则为内风"。这里所谓的"内风"，包括因房事时外邪由外入内而导致的证本一源、而症治迥异的夹色伤寒与夹阴伤寒，而非指以风性喻病机变化之速的内风病变。前贤如张景岳、李念莪、张志聪，后世医家如陈修园、陈懿斋、何炳元、符霁光、秦伯未、张柏林、叶邓二嫂、罗卓球、赵思兢、陈典周等，对本病都有所阐发，从而进一步明确了本病的病因、病机、受邪途径、病位、诊断及鉴别诊断、治法、方药等，为澄清对本病的认识及有关诸问题，做出了应有的贡献。

【诊断与鉴别诊断】

1. 诊断要点　临床诊断，除根据病史及夹色伤寒虚实两证的临床表现，四诊合参，进行综合分析诊断外，对实证的诊断，尚可用白矾末置于患者舌中，如觉味甜者为夹色伤寒，如觉味涩者则非是(此法经陈典周氏屡试屡验)；或用生木芋头(又名痕芋头或野芋头)切开，擦患者前后心处，不见皮肉痒者是此症也。如见痒则非是此症，可用黄糖擦之，其痒则止(此法见于符霁光《新增经验良方》)。《理瀹骈文》亦有以野芋头验伤寒之法，而以野芋头擦患者背脊第3骨节，以确诊伤寒病的方法介绍。以上诸法，属唯象学范畴，原理待释。

2. 鉴别诊断　本病应与外感及夹阴伤寒相鉴别。

(1)外感：与夹色伤寒均可见头痛、骨痛、恶寒发热、呕吐、烦渴等伤寒类症。夹色伤寒为素体肾虚,因房事精泄而感受外邪的内风病变,具有头重、胸翳、腰部刺痛重坠三大指征。但外感在病因及病机上,主要与岁时不和、温凉失节、感乖戾之气而生有关,且多相染易。并以风寒、风热为多见。此外尚与时令之暑、湿,燥邪的杂感有关。因而有夹暑、夹湿、夹燥的不同兼证。在症状上以恶寒、发热、头痛、肢体疼痛等肺卫症状,以及喉痒、咳嗽、鼻塞、喷嚏、流清或浊涕等肺系症状为主要表现。

(2)夹阴伤寒:与夹色伤寒同为肾经虚损,因房事而感受外邪所致的内风病变。夹色伤寒属广义伤寒,具有头重,胸闷、腰部刺痛重坠三大指征,而夹阴伤寒属狭义伤寒范畴,主要为感受寒邪所致。在症状上主要为面赤微热或不热而青,小腹绞痛,足冷踡卧,或吐或利,心下胀满,甚则舌卷囊缩、阴极发躁,脉沉细或反沉大无根。

【临床分证】

(一)实证

本证为房室精泄,感受热邪,热郁不解,出现以实热内蕴、热蒸动湿、气血不畅、气机升降阻滞、热邪聚结等为主的证候。

1. 临床表现

(1)主症:头部沉重,胸闷,腰部刺痛重坠。

(2)次症:恶寒发热,午后潮热,或冷或热,咽干口渴,食物入咽即吐,咳嗽,痰中带血。如不及时诊治,则可见高热、神志不清乃至谵语等。

(3)典型舌脉:舌质微红,苔少或有薄黄白苔,脉象除尺脉沉数,重按有力外,寸关脉弦而微数。

2. 辨证分析　头为诸阳之会,五脏六腑之气血,皆上会于此。由于感受热邪,热蒸动湿,湿痰内阻,且初起兼有表邪,故头部沉重。热邪内伏,扰及胸中,阻碍胸中气机之升降,故见胸闷。腰者肾之府,为肾之外候,下开窍于二阴。肾合骨主藏精,上连肺,为气血之根,主纳气。由于素体肾虚,加之房劳,肾精亏损,不能充养筋骨,筋脉阻滞,气血不能畅通,故腰部刺痛。由于正邪相搏,邪伤则恶寒,病邪与阳气相争则发热,兼之初起病,带有表邪,故见恶寒发热。阳气受湿邪遏制,故午后潮热。心为热所扰故烦。热邪聚结,热郁于里,故口渴咽干,舌红苔黄,脉数。素体肾虚,积热犯肺,热邪(火)炽热壅阻,热伤肺络,兼之热蒸动湿,湿盛生痰,痰与热结,故咳而痰中带血。热入心包,邪阻清窍,热伤神明,故见神志不清或谵语。病属里证、热证而夹湿,湿热内蕴,故尺脉重按有力(尤以右尺为甚)而独见沉数。

3. 诊断要求　根据房事精泄病史,具备主症,兼见次症某项和典型舌脉者,可确定本证之诊断。此外,诊断与鉴别诊断项中的白矾末点舌助诊法及木芋头擦前后心助诊法,可资参考。

4. 论治法则　清热解毒,化浊利湿。

5. 方剂选要

(1)首选方剂:夹色伤寒经验一方。生海金沙清热解毒、利水、退壮热。生老虎脷清热消炎解毒、退热。鬼箭羽(玄参科,下同)清热解暑。老筋蕴清热利湿。方中药物配伍合拍,用药精专。四药配合,加强了清热解毒利湿之效(将鬼箭羽、老筋蕴先煎;后将海金沙及生老虎脷擂烂冲服)。符霁光《新增经验良方》谓:"本方治疗夹色,百发百中,有起死回生之功。并亲见经验多人。"

(2)备用方剂

1)夹色伤寒经验二方:蚝豉外刚内柔,为血肉有情之品,清热利湿、止渴、化痰、止痛、除烦热。武夷茶(青茶——乌龙茶)味苦微寒,助阴、清热消暑、除瘴气、降下热、除痰热、止渴生津、清头目、解头部刺痛。鬼箭羽清热解暑。淡豆豉解表除烦、利小便、去外邪头痛。符霁光谓:“本方经验多人,不可轻视。”

2)鬼箭羽岗梅细叶榕汤:鬼箭羽清热解表。岗梅根为苦寒泄热之品,清热解毒,生津止渴。细叶榕树须清热利湿、退热、通络。熊胆草清热泻火。路兜簕清热解毒、利湿化痰。木槵根清热解毒、利咽。蛇泡簕清热解毒、除骨蒸、利咽、镇咳。以上七味,配以入肾经,能助阴、去痰热、除烦渴,清心、除翳、降下热、利小便、清头目、止头部刺痛之细茶(绿茶)为引,使药直入病所,使热、毒清利而出,收到清热解毒,化浊利湿之功(本方以细茶为引,冷饮有聚痰之弊,故宜温饮)。张柏林、叶邓二嫂、罗卓球等在临床上用本方进行验证,认为对夹色伤寒初起,连服数次即可痊愈。

3)夹色伤寒经验三方:白茅根清热利尿、解烦渴、镇咳。生扁柏清肺止咳。老簕蕴清热利湿、通络止痛。木芋头清热解毒、止痛、镇咳。榕树吊须清热、除骨痛。符霁光谓:“本方治疗夹色,百发百中,并经验多人,轻症一剂痊愈,重症煎服多剂,要双倍药味。”

4)夜香牛汤:方中夜香牛(别名伤寒草、消山虎)一味,味淡、性凉,疏风热,消积滞,凉血解毒,退高热,除胸闷、止痛。每日用鲜药 30g,和适量水酒各半同煎。日服一杯,涂擦头、胸、腰及腹部。本方经罗卓球临床验证,疗效满意。

5)苦寒坚阴一方:苦瓜干 20g,鬼箭羽 15g,榕树须叶 15g,鸭脚皮 15g。如高热不退加如意花根 30g,算盘子根 30g,水 600～800ml,煎成 200ml 温服,留渣再煎服,可连服 2～3 日。本方为赵思兢临床经验方。适用于轻型夹色伤寒的头重、胸闷症状。

6)苦寒坚阴二方:鲜痕芋头 500g 削去外皮,不能用水洗,切成 3cm 厚块(干片 30g)、木槵根 50g,水 1600ml 煎成 200ml,待温尝之,以喉舌不觉麻痒为合,一次服完。可连服 2～3 日。本方为赵思兢临床经验方。适用于中型夹色伤寒头重、胸闷及腰刺痛重坠的症状。

7)苦寒坚阴三方:槐角子 10g 捣碎,水 500ml,煎成 150ml,温服。可连服 2 日。本方为赵思兢临床经验方。适用于重型夹色伤寒的头重、胸闷、腰刺痛重坠、爪甲紫瘀蓝黑、尾闾长强穴皮肤见青黑圆斑者。服本方症状好转后,爪甲由蓝黑转为红活后,可转服苦寒坚阴二方,以资善后。

6. 中成药选介

(1)石岐凉茶:每日用 1～2 包,加水约 100ml,煎成 200ml 温服。

(2)沙溪凉茶:服法同上。

(3)广东凉茶:为广州市历史上常用大同小异的大复方生草药制成,一般以救必应,三椏苦、鬼箭羽、岗梅根、鸭脚皮、千张纸制成,服法同上。过去以王老吉、常炯堂、神农茶、牛栏茶、三虎堂等名称制售,现在一般通称为广东凉茶。但处方组成大同小异。

7. 针灸疗法　取气海穴,艾灸一壮,灸后闻小腹处“咕噜”一响为效。

8. 饮食疗法　蚝豉武夷茶汤。蚝豉为血肉有情之品,外刚内柔,清热利湿,止渴化痰,止痛降火,除烦热。武夷茶苦微寒,入肺、脾、肾诸经,清热下气消食,去痰热除烦渴,清头目,利小便。两味配伍,清热利湿除烦,退壮热之功效特强。

9. 验案选粹　医案作者本人,18 岁结婚,于翌年三四月间,患发热、头痛、骨痛。各医作外感治,未效。求治于西医,亦然(及后神志渐不清)。内人近身,疑为夹色,将白矾末放于我舌心上,觉甜而不涩,证实为夹色。即将蚝豉、武夷茶两味同煎,服后发热大减,再服一剂,则热退身

凉，还我健康。(引自:《陈典周医案》)

10. 辨治按语　在临床上，夹色伤寒以实证为多见。实证为实热内蕴，郁热不解，热蒸动湿，忌用辛温助热碍湿之品。然而从病情来看，实证为实热郁结内闭的里热，如不及时对症治疗，因邪无出路，一再迁延，显而易见，可以导致预后不良。因而在临证中，应掌握病史，详为审证，以分清虚实，而鉴别于其他疾病。于探本求源之后，切切抓住主症。以品方用药，庶不致误诊误治。至于俗称本病有“七日不治则死”之说，可能言之过重。

11. 文献选录　《夹色证治》曰:“夹色伤寒，为吾粤民间常见的房事外感症。实证为精泄感受热邪而发。病位主要在肾而兼及他脏。病因则主要是因房事热邪为患。症状主要为头部刺痛，腰部和骨节疼痛，胸翳(闷)及发热等。在治疗上切忌用辛温助热碍湿之品及方剂，诸如附子、细辛之类，及麻黄附子细辛汤、参附再造汤等温经、回阳之剂。如误用辛温助热碍湿之品，或温经、回阳之剂，则可使病情急变，给预后转归导致麻烦。因热是夹色伤寒实证致变、致急的主要因素，即病寓于邪，火热毒生，热蒸而动湿。是故变由毒起，危由变来。热不去，则毒、湿不祛，变必由生，而危候易现。因而清热解毒，为夹色伤寒实证除热祛毒利湿，防变治危之要法。方宜鬼箭羽岗梅细叶榕汤。由于病位主要在肾，故处方中，应酌加细茶之类的肾经药为引，使药物直入病所，以加强药效。是本证初起，为邪实正盛，如对症治疗，数剂可愈。”

(二)虚证

本证为精泄感受外邪，而致肾阴亏损所产生的一系列以少阴热化证为主的临床表现。

1. 临床表现

(1)主症:低热，头晕目眩，咳而痰血，盗汗，骨蒸，手足心热，口燥咽干。

(2)次症:五心烦热，面赤，两颧潮红，入夜发热，尿赤短。

(3)典型舌脉:舌质红、少苔或无苔、脉细数无力。

2. 辨证分析　本病为素体肾虚，因房室精泄，真阴亏损，水不制火，虚火上升而发热。肾精不足，不能上充脑髓，兼之肝肾阴虚火动，故见头昏目眩;体内虚热过盛，气阴受伤，则五心烦热。素体肾虚，火旺刑金，耗伤肺阴，肃降无权，故咳而痰血。里热炽盛，虚火上升，真阳上浮，见面赤及两颧潮红。肾主骨，因肾精亏耗，髓海空虚，虚火内亢，热由内生，故骨蒸。肺肾阴虚生热，故手足心热、口干咽燥、舌红少苔或无苔、脉象沉细无力。体内阴液不足故入夜发热及盗汗。

3. 诊断要求　根据房事精泄病史，凡具备主症，兼见次症某项和典型舌脉者，可确定本证之诊断。

4. 论治法则　泻火益阴，清热除烦。

5. 方剂选要

(1)首选方剂:黄连阿胶鸡子黄汤。本方为泻热益阴、交通心肾稳妥之要方。黄连、黄芩为苦寒泄热之品。黄连入心，直折心火，使虚火下降;黄芩清上焦之热，使神能入舍。阿胶甘平，为滋阴养血之品，阴虚血亏之要药，通入于肾，补坎宫之精，以滋补肾阴。芍药酸寒敛阴，养血和阴，收敛神明。鸡子黄甘寒，气血有情，禀离宫之火色，入通于心，可补心中之血，有养心血和营气之妙用。方中黄芩佐黄连，清火力大;芍药佐阿胶，滋阴养血，于补阴之中而敛阴气，故益水力大。黄连合阿胶，滋阴降火，养血安神。黄连配芍药，泄火而不伤阴，芍药伍黄连，敛阴而不碍邪。是故方中合阿胶、芍药、鸡子黄之甘，主在救阴;而以黄连、黄芩之苦，旨在泻火。使阴复火降,水火相济,心肾相交,而收泻火益阴、降火归原、清热除烦之效。

(2)备用方剂:竹皮大丸方。竹茹、石膏清热除烦,降逆止呕;白薇凉血清热除燥,治邪气;桂枝、甘草辛甘化气,健中补虚;枣肉滋补阴血。本方非为补益,而是清热益气,而平了壮火,间接起到安中益气的效应。方中重用甘草,主在健中补血,益阴泻火;桂枝用量特少,旨在温中化气,通脉舒肝。两药用量一多一少,耐人寻味。

6. 辨治按语　虚证属少阴热化证范畴。忌用附子、干姜等大辛大温之品和回阳救逆之剂。虚证为肾阴亏损,虚火上升,少阴热化,如不及时诊治,久热不解,阴液大伤,也常可出现亡阴之象。

(撰稿:赵思兢　叶杰民　审定:冷方南)

第四节　色厥色脱

【概述】

色厥、色脱是指男女性交时,精液倾泻不止,气随精去而暴脱,遂至手足厥冷或厥逆,神志昏迷,或大汗淋漓等气阳虚脱之证的疾病。

本病的发生,多见于先天不足,元气虚衰或房事无节,纵欲竭精者,房劳时精脱于下,气衰于上,精脱阳走,遂致手足厥冷。神志昏迷,阳气亡脱,大汗淋漓而阴阳离决。《类证治裁·厥证》曰:“色厥乃纵欲竭情,精脱于下,气脱于上。”

【诊断与鉴别诊断】

1. 诊断要点　凡男女性交时,精液倾泻不止,气促,手足厥冷,大汗淋漓,神志昏迷,不省人事,即可诊断为色厥、色脱。或素体虚弱,房劳过度之人,于解小溲时,突然昏晕而倒,手足厥冷者,亦属色厥、色脱范畴。轻者昏厥时间较短,自会逐渐苏醒,清醒后无偏瘫、失语、口眼㖞斜等后遗症。重者一厥不醒而导致死亡。

2. 鉴别诊断　本病需与中风、痫证相鉴别。

(1)中风:多由忧思恼怒、饮食不节、恣酒纵欲等原因,以致阴阳失调,脏腑气偏,气血错乱所致。临床虽也有突然昏倒,不省人事,但同时伴有口眼㖞斜,半身不遂,醒后多留下后遗症。色厥、色脱,一般经急救治疗后,即渐恢复,没有半身不遂、口眼㖞斜等征象。因房事诱发的中风,应注意与色厥、色脱鉴别。

(2)痫证:或因先天因素,从幼年即发病,或续发于某些疾病之后,其病因病机,总不离惊恐、积痰、火郁,而其中尤以积痰为主要。临床表现也有突然仆倒,昏不知人,但口吐涎沫,两目上视,肢体抽搐,或口中如作猪羊等异常叫声,移时苏醒,无后遗症。且有反复发作之病史不限于房事后发病。而色厥、色脱发生于性交过程中,这是其重要的鉴别点。

【临床分证】

根据病因辨证,本病常见证型为气脱证。本证系素体正气虚怯,或房劳伤肾,元气衰惫,男女性交时,精液外泄不止,气随精脱,出现阴阳欲离的证候。

1. 临床表现

(1)主症:①男女性交时,突然四肢厥冷,神志昏迷;②性交后,四肢厥冷,精神萎靡,目合口张,面色苍白。

(2)次症:①气促;②大汗淋漓。

(3)舌脉:舌质淡,脉微欲绝。

2. 辨证分析　由于素体先天不足,又纵欲伤精,以致精泄不止而阴竭于下,气脱于上。肾不纳气,则气促;阳不敛阴,卫外不固,则见大汗淋漓;阳气不能达于四末,故见四肢厥冷,甚或肢冷过肘膝;气虚下陷,清阳不展,脑海空虚,则突然昏厥;气虚不能上荣于面,则面色苍白;舌淡脉微欲绝,乃正气衰惫之证。

3. 诊断要求　凡具备主症①及典型舌脉,或主症②及典型舌脉者,即可确定本证之诊断。

4. 论治法则　益气回阳救脱。

5. 方剂选要

(1)首选方剂:参附汤。方用人参补气固脱,滋补强壮为主药;配以大辛大热之附子温补元阳。参附配伍,上助心阳,下补肾阳,中建脾气,气阳同救,故能益气回阳救脱。

(2)备用方剂:加减大固阳汤。方中附子为回阳救逆之第一要药;辅以干姜,两者相辅相成,干姜助附子壮肾阳,附子助干姜健脾阳,两者一守一走,使温阳之力更为雄厚;白术健脾益气;去木香之耗气;再加人参益气固脱;五味子收敛阴气。全方共奏益气回阳救逆之功。

6. 中成药选介

(1)人参注射液:本品系由人参提制而成的灭菌水溶液,具有滋补强身之功。

(2)生脉注射液:人参大补元气;麦冬养阴生津;北五味子味酸以敛肺止汗。全方共奏益气生津、敛阴止汗之功。

7. 针灸疗法　涌泉,直刺1.3～1.7cm,灸10～30分钟;足三里,直刺1.7～4cm,灸10～30分钟;灸神阙、气海、百会。本组穴位有明显的回阳救脱之功效,可以兴奋呼吸,回升血压。

百会、神阙、关元、气海、足三里、素髎、十室,强刺激不留针,适用于气郁内闭证。耳针皮质下,肾上腺内分泌交感、心肺,强刺激,有回阳开窍之功。

8. 推拿疗法　以两手示指屈成弓状,第二指节的内侧面,紧贴印堂,由眉间向前额两侧抹,为40次左右。以两手拇指螺纹面,紧按两侧鬓发处,由前向后往返用力抹,为30次左右,酸胀为宜。以两手拇指螺纹面,紧按风池,用力做旋转按揉,随后按揉足少阳胆经的脑空,为30次左右,酸胀为宜。两手掌心紧按两耳,然后作快速有节律地鼓动,为30次左右。人正坐,眼睛睁开前视,牙齿咬紧,用手掌心在囟门处做有节律的拍击动作,为10次左右。先将两手搓热,随后掌心紧贴前额,用力向下擦到下颌,连续做10次左右。

9. 气功导引　静功铜钟劲,对防病治病有很好的疗效,能使许多危重患者绝处逢生。

姿势:正直站立,两脚八字分开与肩同宽,足尖向外成45°;头颈端直,意如顶天;目光平视,眼神不动;两肩松沉;手臂向两侧分开,与身成45°;手掌向下微向后;大拇指与示指分开,余三指稍并拢,成蛇口状。

呼吸:姿势摆好后,全身放松,意守丹田,先以自然呼吸,使之匀细渐长,吸气时下腹部自然充实。在此基础上进一步练逆呼吸,呼气时使下腹部充实。随着功夫的深入,逐渐延长呼气,使内气经两腿下达于踵,吸气时下腹部自然回松,同时微微提肛,行足踵之气随意念经会阴沿后背(督脉)缓缓上升而至头顶。在有了顺、逆式呼吸功夫的基础上,再进一步达到无论是吸气或呼气,内气都要充实丹田,使下腹部沉实;还要求胸部自然舒畅,所谓畅胸实腹。按以上步骤长期锻炼,丹田内气会缓缓向两胁、腰胁充实,中腹部、上腹部及至整个身体都有内气充实,整体内外坚若“铜钟”。

习练铜钟劲,需掌握以下要领。

沉肩笔立，顶天立地。两肩松沉，全身自然伸直，头顶端正，意如顶天，两脚踏地，脚底及十趾意如粘贴在地面。

四指落地，六指朝天。两手拇指与示指分开，意向下落，两手中指、环指、小指稍合，意向上朝。

掌含抑力，意顾指尖。掌心好像抑住东西，指尖微寓起意。

气按丹田，神贯元首。呼气时用意将内气按至丹田，达到下腹部沉实；吸气时下腹部回松，意由丹田向命门沿督脉上升至头顶。

上至于顶，下至于踵。随气按丹田，神贯元首功夫的深入，丹田、四肢的内气均能随吸气汇升至头顶；而呼气时内气分向两臂达手掌指尖，经两腿达脚底足趾。

定神觉耳。定神是练眼神。要求两眼睁开，目光平视，眉毛上扬。在室内面向墙壁2m左右，在室外面向东南，距树木2m以外；晚上点燃一支香，相距2m左右。久而久之，两目光明，能在一支香的光线下视物。觉耳是练耳神。要求静心息虑，觉察各种极细微的声音。

呼吸自然。无论顺、逆式呼吸，都不要勉强深长，要循序渐进。

用意不用力。以上练法都要求肌肉自然放松，毫不用力，而要用心体察，注意力放在练功要领上，做到形松意紧，以达到意气合一。

10. *饮食疗法*　人参酒。白人参50g捣碎，装细口瓶中，加60度白酒至500ml。封紧瓶口，每日振摇一次，半个月后开始饮用，随饮随添加白酒约500ml。每日晚餐时饮用10～30ml。

11. *验案选粹*

案一：韩某，男，25岁，农民。春节凌晨，邀余急诊。患者面色苍白，大汗淋漓，四肢厥逆，气息衰微，舌淡苔薄，脉沉弱无力。详询其家属，乃为新婚之夜发病，观患者体质瘦弱，知其操办婚事，劳累困顿，加之新婚情欲失度，精竭于下，气脱于上所致是症。应以益气回阳固脱为治，急用大剂灸百会、神阙、气海、足三里、涌泉，此乃《扁鹊心书》重灸之法。俟汗止息稳，色脉转和，再处以人参9g浓煎频服。后以党参10g，附子10g，干姜10g，麦冬10g，五味子10g，5剂，以善其后，并嘱月余内忌房事。(引自：王凤岐医案)

案二：某男，23岁，辰溪某煤矿工人。某星期日早晨猝死。其单位当即报县公安局。笔者应召同公安局侦破人员前往尸检。死者之妻代诉：死者生前身体健康，性欲很强。无心脏病、高血压、胰腺炎病史。结婚3个月，夫妻和谐，因工区离家较远，夫妻分居，每星期六同居一次。死亡前一天下午回家过周末，晚上8点多钟就寝，一晚性交16次，共计约7小时(后几次性交其阴茎持续强硬勃起不萎)，最后一次性交在早晨5点多钟进行，在性交期间死亡。在尸检和侦破过程中，未发现死者有心脏病、急性胰腺炎、脑血管意外等猝死病症，无自杀、他杀现象。基本可以肯定其死亡原因与性交有关。(引自：《法医的自述》)

12. *辨治按语*　本病为虚脱证，益气回阳固脱为要，切记不可使用开窍药，否则加速阴阳之气亡脱，待患者苏醒后，再缓图补正，以防复发。临床上把大汗、大吐、大泻、大失血、大失精等精气急骤耗损，导致阴阳离决者称为暴脱；若久病元气虚弱，精气逐渐消亡所引起的则称为虚脱。从临床表现来看，色厥、色脱是气阳暴脱为主，故其治则应以益气回阳救逆为主，辅以敛摄固脱。

13. *文献选录*　《景岳全书·厥证》曰："凡色厥之暴脱，必以其人本虚，偶因奇遇而悉力勉为者有之。或因相慕日久而纵竭情欲者亦有之。故于事后，则气随精去而暴脱不返。宜急掐人中，仍令阴人搂定，用口相对，务使暖气嘘通以接其气，勿令放脱以保其神，随速用独参汤灌之,或灸气海数十壮,以复阳气,庶可挽回。第以临时慌张,焉知料理,故每致不救。然此以即病者言,所见诚不多也。”“以其精去亦频,而气脱于渐,故每于房欲二三日之后,方见此证。第因其病不在即,故不以此为病,兼之人多讳此,而不知中年之后,多有因此而病者,是皆所谓色厥也。奈时师不能察,而每以中风毙之耳。凡治此者,单宜培补命门。”《医宗必读·遗精》曰:“久旷之人,或纵欲之人,与女交合,泄而不止,谓之走阳。其女须抱定,勿使阴茎出户,急呵热气于口中,以指捻住尾闾即救矣;若女人惊而脱去者,十有九死……灌以大剂独参汤,亦有活者。”《石室秘录·厥证》曰:“人有小解之时,急然昏眩而倒者,亦阴阳之气脱也。此症多得之人内过于纵欲,即景岳所谓不即病者而病此者也。拟有逢土丹,用参、附、术、石菖蒲、半夏、生酸枣仁。“苟能以独参汤数两急煎之,内可加附子一钱,乘热灌之,亦有已死重生者。”《宝元带》(皇清宫廷秘籍)曰:“脱精病的变证是精液泄出太多,元气突然亡失,冷汗如雨而死在女人腹上(死后肢绵软得像没有骨头一样……这时女人不可惊惶失措,并切切不可拔出阳具,应该用针灸刺男人臀部,使他的痛觉神经受刺激,精液就会停止,此方法极为神效)。”

(撰稿:王凤岐　审定:华良才　冷方南)

第五节　缩　阳

【概述】

缩阳,又名缩阴,亦称阳缩或阴缩,是指以阴茎、睾丸和阴囊突然内缩;伴有少腹拘急疼痛为主要临床表现的一种疾病。多因寒邪或湿热之邪侵犯而引发,亦可因阴亏火旺诱发,而与足厥阴经、督脉和肝、肾两脏关系最为密切。

对此病之症状,《素问·热论》谓之“囊缩”,《灵枢·邪气脏腑病形》谓之“阴缩”,《伤寒论》言为“阴中拘挛”。以后,历代医家之著作述及此病者颇多,然而多数仅为症状的描述,而且名称不一。至明清时代,对此病的认识才逐步深入,已不仅是症状的涉及,而是明确地将本病单独列出加以论述,指出了本病的病因为寒邪侵袭而致,对其名称亦趋于规范为“阴缩”。如《杂病源流犀烛》曰:“足厥阴之筋……伤于寒则阴缩也。”《张氏医通》则准确地提出:“阴缩谓前阴受寒入腹内也。”

以上所言“卵缩”“囊缩”者,其阴茎不一定内缩;而言“阴缩”、“阴挛缩”和“外肾缩入”者,则是指阴茎、睾丸和阴囊同时内缩。是以知其临床表现有轻重之不同。然究其病因、病机和治法则均相同,故一并归为“缩阳”。

本病之发生可分为下元虚寒、阴亏火旺和肝经湿热三大类。其下元虚寒者,可因阳气虚弱,复感寒邪而发。患者禀赋不足,脾肾阳虚,或是劳倦过度及重病初愈之人,而又复感寒邪,因正气不支,邪气得以直中厥阴。足厥阴之脉,循阴器而络于肝,肝主筋,寒主收引而凝滞,致使筋脉拘挛而少腹拘急疼痛、阴器内缩。亦可因脾肾虚弱,阳气久亏,而又啖食生冷或坐卧阴寒之地,致使形寒饮冷伤于内,而重创脾肾已虚之阳。前阴乃宗筋之会,而阳明为之长,阳明气血之化源衰而宗筋不振则阴器内缩。或是因久病、重病初愈,伤寒未愈,而又房事不节或劳倦过度,致使气虚阳衰、冲任督三脉受损,少阴虚寒,前阴失其温煦滋养而内缩。以上几种情况若不及时治疗,进而虚阳耗竭,不能敛阴,阳脱欲绝,则可现阴器内缩、四肢厥逆、冷汗自出、人事不省的危重症候。设或肝气虚弱,木气不升,反致经气下厥,宗筋失主,亦可见阴器内缩。其阴亏火旺者,乃因素体肾阴不足或病后阴虚未复,又恣情纵欲、劳神过度及情志不遂,五志化火;

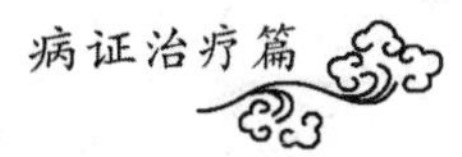

或过用温燥之药物，致使肾阴亏耗，相火炽盛，热灼宗筋而使其失于滋养，阴器内缩。其肝经湿热者，乃由过食辛辣或嗜酒无度，湿热内生；或湿邪外侵，积渐而不去，郁而生热。湿热熏蒸，进而侵及肝胆，循经下注，浸淫宗筋，气血阻滞而致缩阳。

【诊断与鉴别诊断】

1. 诊断要点　本病症状比较明显，根据患者发病急骤的主诉：睾丸、阴囊内缩，或睾丸、阴囊和阴茎一并内缩之症状，诊断一般并不困难。但需与以下情况鉴别。

2. 鉴别诊断

(1)生理性阴缩：由于人体的生理调节作用，当受到寒冷的刺激时，阴囊会收缩，以使阴囊内保持一定的温度。有时可出现阴囊、睾丸明显内缩，但阴茎并不内缩，亦无其他兼症及全身不适，此属正常的生理现象，不作疾病论。

(2)隐睾症：隐睾症患者，是由于先天发育不良而致睾丸在出生后未降入阴囊或睾丸异位。这类患者常伴有阴囊发育不良。且隐睾症以单侧为多见，也无阴茎内缩及其他兼症，还有先天病史可资鉴别。

另外，有些疾病中有阴缩症，但不作为主症者，亦不属本病范畴。

【临床分证】

按病因辨证和脏腑经络辨证，本病可分为寒客厥阴、少阴虚寒、肝气虚弱、肝经湿热和阴虚火旺 5 种证候。

(一)寒客厥阴证

本证是指阳气不足，复感寒邪，邪气直中厥阴而致阴器内缩的证候。

1. 临床表现

(1)主症：①阴器内缩；②少腹拘急冷痛。

(2)次症：①畏寒肢冷，甚者唇青舌卷；②身体痛重；③小便清长或不禁，下利清谷。

(3)典型舌脉：舌质淡或紫暗，脉沉迟细微或沉紧。

2. 辨证分析　脾肾阳虚，则小便清长或不禁，下利清谷；寒邪侵袭，乘虚直入厥阴，因寒主收引凝滞，气血阻滞厥阴经脉，致少腹拘急而冷痛、阴器内缩；阳虚寒盛，畏寒肢冷，加之寒邪外侵，身体疼重；厥阴之脉，环唇内、络舌本，邪在厥阴，重则唇青舌卷；舌质淡或紫暗，脉沉迟细微或沉紧，皆阳虚寒盛之象。

3. 诊断要求　凡具备主症①、②和次症 1 项和典型舌脉者，即可确定本证之诊断。

4. 论治法则　温阳散寒，理气通络。

5. 方剂选要

(1)首选方剂：吴萸内消散。方中肉桂、小茴香、吴茱萸益肝肾之阳而逐阴寒之邪；辅以山茱萸、山药益精培中，以资生化之源，使中宫有权，阴寒难以再犯；兼以木香、青皮、马蔺花疏肝行气，活血通络止痛；藉吴茱萸引诸药直达厥阴，共奏温散厥阴寒邪而治阴缩之旨。

(2)备用方剂：当归四逆加吴茱萸生姜汤。本方用桂枝、细辛散寒温通血脉；再以吴茱萸、生姜温中暖肝增加温散寒邪之力；辅以当归、芍药养血和营；甘草、大枣温养脾气，使脾胃健运，营血得以充养筋脉；更加通草入经通血脉；亦藉吴茱萸引药入厥阴，合成温经散寒通脉之剂。

6. 外治疗法

(1)驱寒止痛砂：方用铁砂与醋混合，发生温热反应，熨敷气海，可以散寒、活血、止痛；再加麻黄、川乌、草乌、肉桂、丁香、小茴香温经通络散寒；乳香、没药、马钱子行瘀活血，通络止痛。

(2)茴香生姜汤：小茴香 40g，生姜 20g，煎水熏洗。

7. 针灸疗法　取穴：急脉、气海、关元。手法：提插行针，使针感向前阴扩散；温针 15 分钟。急脉，足厥阴肝经之穴，针灸并用，可散肝经之寒并缓其拘急收引；关元、气海皆为强壮之要穴，可以温阳调补冲任。

8. 饮食疗法　①枸杞粥。枸杞子、白米，如常法煮粥服用。②麻雀肉。煮熟食之。

9. 验案选粹　王某，34 岁。夜尿遇冷而发作，阴器向内抽缩，小腹拘急内抽，时伴有疼痛。近日每晚均有发作，天明始缓。舌诊未见异常，脉象弦稍紧。初以温肾驱寒剂不效，改投疏肝温经法。处方：柴胡 15g，木香 15g，青皮 15g，吴茱萸 15g，肉桂 10g，胡芦巴 15g，荔枝核 15g，一剂而愈。(引自：于文清医案)

10. 辨治按语　本证之发乃因阳气虚弱，寒邪侵袭得以长驱直入厥阴。是其直接病因为寒邪，而病位则在足厥阴肝经，此为论治之关键。须紧扣寒客厥阴、气滞脉痹之病机，温通散寒，更兼疏肝理气通络，方能药中肯綮，效如桴鼓。

(二)少阴虚寒证

素体不健或久病初愈，脾肾阳气虚弱，又贪凉饮冷；或病中入房，或瘥后劳复，致使寒入少阴，腹痛而阴器内缩。

1. 临床表现

(1)主症：①阴器内缩；②小腹拘急冷痛；③畏寒肢冷，食少脘痛。

(2)次症：①腰膝酸痛，身重少气；②小便频数或不禁，腹泻。

(3)典型舌脉：舌质色淡，脉沉细或濡弱。

2. 辨证分析　肾阳虚衰，则腰膝酸痛，身重少气；肾虚失其固摄，则尿频或不禁；脾阳不足，失其健运之职，则食少脘痛，腹泻；阳虚不温，畏寒而肢冷，甚则四肢厥逆；阳虚被寒，气血阻滞，筋脉挛缩，故小腹拘急冷痛，阴器内缩；阳虚寒甚，则舌质色淡，脉沉细或濡弱。

3. 诊断要求　具备主症①、②或①、③，次症 1 项及典型舌脉者，即可确定本证之诊断。

4. 论治法则　温补脾肾，散寒除湿。

5. 方剂选要

(1)首选方剂：苓桂逐阴汤。方以辛温之附子、桂枝、胡芦巴益阳逐阴而散寒；辅以芳淡之茯苓、藿香梗、苍术化湿健脾安中；佐以芍药、甘草缓急止痛。方药对证，丝丝入扣，合而用之，阴寒可逐，虚阳得复，腹痛可除，囊缩得舒。

(2)备用方剂：固阳汤。方中附子、干姜壮阳祛寒通脉；配以白姜、良姜、厚朴温中和胃，燥湿散寒；再辅以人参、黄芪、白术、茯苓益气健脾渗湿。本方乃四逆汤，附子汤和肾着汤化裁而成。温补脾肾，散寒除湿，功专力宏，对于下焦寒湿重者尤为适宜。

6. 中成药选介　安肾丸。该药以肉苁蓉、巴戟天、补骨脂补肾壮阳；更以川乌、肉桂补火散寒；辅用白术、茯苓、山药、草薢健脾运化水湿；稍佐石斛以防辛燥伤阴；白蒺藜、桃仁行血祛风。

7. 针灸疗法　取穴：关元、气海、足三里、三阴交、肾俞。关元、气海取灸法，温肾散寒；针刺足三里、三阴交健脾通络祛湿，调和气血；针刺肾俞，取补法，以强肾壮筋。

8. 饮食疗法　①海马 1 对，浸入酒中，2 周后，常饮。②核桃，随意食用。③胡桃肉、栗子炒去壳，共捣碎后加糖食用。

9. 验案选粹　于某,46岁。平素房事不节。昨夜因感寒咳喘,未愈即又行房事。今晨3点左右,突然小腹疼痛,起则头眩身重,仍畏寒,尿频。继而发现阴茎内缩,而来院急诊。急诊室邀余会诊。查患者小腹凉,并见阴茎内缩,睾丸未见缩入。舌体胖,色淡,边有齿痕,苔薄,脉沉细。患者平素房事不节,肾气亏耗,伤寒未愈,病中入房,致寒入少阴,筋脉挛缩,阴器内缩。此缩阳少阴虚寒证。治当温肾散寒,冀少阴得温,阳缩可解。拟苓桂逐阴汤加减。处方:茯苓12g,苍术12g,附子20g,桂枝30g,胡芦巴10g,炒白芍24g,厚朴10g,干姜15g,炙甘草10g,两剂。水煎服。复诊:阳缩已解,腹痛缓,仍身重乏力,头眩。处方:桂枝24g,白芍15g,高良姜10g,生龙骨、牡蛎各30g(先煎),大枣10枚,炙甘草10g。7剂。水煎服。(引自:郜树义医案)

10. 辨治按语　此病证治疗宜脾肾同调。火能生土,温肾可以健脾;土为后天,温脾阳可以助肾阳。有同气相求之妙。临证时能悟得此理,便探骊珠,左右逢源,得之真谛矣。

寒客厥阴和少阴虚寒两证,如病情进一步发展,寒盛火微,阳衰不能敛阴,阳脱欲绝。除阴器内缩外,并可现四肢厥逆、冷汗自出、人事不省、脉微欲绝的亡阳虚脱证,是缩阳的危急重证。此时急宜回阳固脱,可以四逆汤加参、桂或三仙散,以敛逾越之阳。

(三)肝气虚弱证

本证乃劳倦久视,七情过度,导致肝气虚弱,木气不升,疏泄失职,不能淫气于筋,宗筋失主而致阴器内缩之候也。

1. 临床表现

(1)主症:①阴器内缩;②头晕目眩,胆怯乏力。

(2)次症:①自汗短气;②纳呆腹泻。

(3)典型舌脉:舌质色淡,脉弦细或虚弱。

2. 辨证分析　肝胆气虚,则胆怯乏力,自汗短气;木虚土壅,中州升降失利,则纳呆腹泻;木失升发,不能上承清窍,故头晕目眩;气失升发而陷,失于疏泄,不能温煦,宗筋失主,则筋脉蜷缩,阴器内缩。肝气虚弱则舌淡,脉弦细或虚弱。

3. 诊断要求　具备主症和典型舌脉者,可以诊断为本证。

4. 论治法则　补气升肝。

5. 方剂选要

(1)首选方剂:暖肝煎加黄芪、柴胡。方用黄芪、茯苓补肝益气;小茴香、乌药、木香畅达气机;黄芪、柴胡善能升提肝气;再配肉桂、生姜温中暖肝;枸杞子、当归温养精血,使气有所源,气机不绝。如此虚者得复,木气得升,宗筋得主,诸症自愈。

(2)备用方剂:补中益气汤加当归、枸杞子、熟地黄。方以黄芪、人参、白术、甘草补气健脾;配当归、枸杞子、熟地黄补血以滋肝肾之源;再配陈皮理气,使补而不腻;柴胡、升麻助少阳之升发。如此肝虚得复,温润宗筋,阴缩自复。

6. 中成药选介　补中益气丸合当归补血丸。补中益气丸方义已如前述。当归补血丸乃黄芪、当归两药相合,以当归补血;并加大黄芪之量以增补气升肝之力。

7. 饮食疗法　黄芪粥。白米50g,黄芪30g。如常法煮粥服用。

8. 验案选粹　庞某,34岁。禀赋不足,素体羸弱。因病久卧于床,病已见愈,而感头眩乏力,无意中发现阴茎短缩,家属延余诊视。查舌淡脉虚。处方:党参15g,黄芪30g,当归15g,小茴香10g,熟地黄15g,柴胡10g,升麻6g,陈皮10g,桔梗6g,白术10g,乌药6g。10剂,水煎服。月余,偶遇患者家属,询之,告以服药10剂后,不仅阴缩已除,头眩之苦亦解。(引自:郜树

义医案）

9. 辨治按语　此证属肝气虚弱，木气不升，失其条达。治宜补气，并温养肝肾精血，所谓"补气必及血，补阳必及阴"，此气血阳阴互根之理。更应顺其春升之气，条达肝木，是以黄芪、柴胡补气升肝，必不可少。

10. 文献选录　《医学衷中参西录·黄芪解》曰："黄芪之性温而上升，以之补肝原有同气相求之妙用。愚自临证以来，凡遇肝气虚弱不能条达，用一切补肝之药皆不效，重用黄芪为主，而少佐以理气之品，服之复杯即见效验。"

（四）肝经湿热证

本证多因醇酒厚味，损伤脾胃，湿热蕴结，继而浸淫肝胆，并循经下注，阻滞经脉气机，熏灼宗筋，而致阴器内缩的证候。

1. 临床表现

（1）主症：①阴器内缩，拘挛疼痛；②口苦或渴。

（2）次症：①头晕失眠；②小便热赤。

（3）典型舌脉：舌红苔黄腻，脉弦数。

2. 辨证分析　湿热上蒸，故头晕失眠，口苦或渴；湿热下移膀胱、小肠，则小便热赤；湿热浸淫肝胆，循经下注，熏灼宗筋，阻滞筋脉，则阴器内缩，拘挛疼痛。舌红苔黄腻、脉弦数均湿热之象。

3. 诊断要求　凡具备主症①、②，次症 1 项及典型舌脉，即可确定本证之诊断。

4. 论治法则　清泻肝经湿热。

5. 方剂选要

（1）首选方剂：龙胆泻肝汤。方中龙胆草泻肝胆之火，清下焦湿热为主药；黄芩、栀子苦寒，助龙胆草清热燥湿之力；佐以泽泻、木通、车前子清利湿热，利尿驱邪；当归、生地黄益阴养肝血，使邪去而不伤正；柴胡条达肝气，引诸药入肝经。

（2）备用方剂：三妙散。方中黄柏苦寒清热，苍术苦温燥湿，两药相配，共起清热燥湿之功；再加牛膝引药下行，对于下焦湿热最为适宜。

6. 中成药选介　三妙丸（组成、功效同三妙散）。

7. 针灸疗法　取穴：太冲，内庭，阴陵泉，阳陵泉。太冲取泻法，泻肝止痛；阴陵泉、内庭二穴相配能泻湿热从小溲蠲除；阳陵泉为八脉交会穴之筋会穴，舒解筋脉之拘挛。四穴配用，湿热得除，阳缩得解。

8. 饮食疗法　车前饮。车前子 15g，煎水代茶饮。

9. 验案选粹　孙某，28 岁。因阴茎、阴囊抽痛上缩，反复发作，遇怒加重而就诊。平素嗜酒，有阳痿病史。曾服滋肾壮阳药，阳痿未愈，又增此疾。经常口苦，头晕失眠，大便不爽。舌质红，苔黄腻，脉滑数。证属肝经湿热下注。方取龙胆泻肝汤加减。处方：龙胆草 10g，栀子 10g，黄芩 10g，柴胡 10g，木通 10g，车前子 20g（包），泽泻 20g，川楝子 15g，当归 12g，黄柏 12g，甘草 10g，青皮 15g，茯苓 18g，合欢花 20g，滑石 15g（包）。水煎服。12 剂愈。（引自：《河北中医》）

10. 辨治按语　本证乃湿热为患，因湿热郁遏熏蒸，灼伤宗筋，宗筋失养而致阴缩。自宜用苦寒。但苦寒之品亦能伤胃，是以应中病即止，毋使过剂。且湿为阴邪，易阻遏气机，应少佐理气舒肝之品，以顺应肝木条达之性。

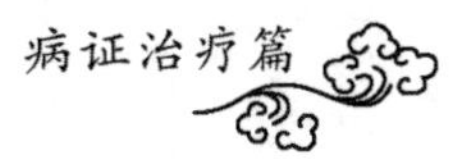

(五)阴虚火旺证

本证多由肾阴亏耗,虚火炽盛,热灼阴津,筋脉失滋而出现的阴器内缩之证。

1. 临床表现

(1)主症:①阴器内缩;②少腹疼痛。

(2)次症:①潮热盗汗;②心悸心烦,目涩;③耳鸣耳聋。

(3)典型舌脉:舌质红,脉细数。

2. 辨证分析　肾阴亏耗,精不上承,清窍失濡,故耳鸣耳聋、目涩;阴虚失守,则潮热盗汗;虚火上炎而口苦;相火偏旺,心肾失交,故心悸心烦;阴虚火旺,热灼阴精,筋脉失滋,不得舒纵,则阴器内缩,少腹疼痛。舌质红,脉细数,乃阴虚火旺之象。

3. 诊断要求　具备主症和次症①、②或①、③及典型舌脉,可以确定本证之诊断。

4. 论治法则　滋肾阴,清虚热。

5. 方剂选要

(1)首选方剂:滋肾丸。方以黄柏、知母滋肾阴而清虚热;配少量肉桂,引火归原,导龙入海。如此,肾阴得滋,虚火可降,筋脉乃荣,舒纵自宜,缩阳自愈。

(2)备用方剂:知柏地黄丸。方以熟地黄、泽泻补肾水,泻肾浊;山茱萸、牡丹皮温涩肝经,清虚热;山药、茯苓补脾,益气血之源;知母、黄柏清虚热,滋肾阴,壮水之主以制阳光。

6. 中成药选介　滋肾丸或知柏地黄丸(方解已如前述)。

7. 针灸疗法　取穴:关元,三阴交,照海,足三里。

8. 饮食疗法　①生地黄粥。生地黄汁 150ml,加入陈仓米粥内,拌匀食。②海蜇马蹄汤。海蜇头 60g,漂净,同马蹄等量煮汤服。

9. 验案选粹　张某,54 岁。工人。素来身体健康,嗜酒。数日前自觉睾丸时有坠痛,服补肾强身片,其痛不减。三日前入睡前觉少腹疼痛,阴茎阴囊上缩,汗出,心悸心烦。4～5 分钟后缓解。此后又发作一次,遂来就诊。诊其脉细数有力,舌质红,目涩口苦,心烦心慌。服滋肾汤 3 剂告愈。(引自:《辽宁中医杂志》)

10. 辨治按语　本证以肾阴亏耗为甚,不可囿于缩阳为寒的观念。若妄投桂、附,更灼真阴。宜滋阴清热,少佐肉桂引火归原。

(撰稿:郜树义　审定:冷方南)

第六节　癃　闭

【概述】

癃闭是指排尿困难,甚则小便不通的一种疾病。所谓"癃"是病势较缓,小便点滴不畅;"闭"是病势较急,小便不通,欲解不得之意。一般多合称为癃闭。它包括了西医中各种原因所引起的尿潴留和无尿症。如尿路结石、尿路肿瘤、尿路损伤、前列腺增生、脊髓炎、肾衰竭等。

癃闭之名,首见于《黄帝内经》。但在《黄帝内经》中"癃"与"淋"是假借互通,如《素问·宣明五气论》说:"膀胱不利为癃"。《素问·气厥论》指出:"胞移热于膀胱,则癃溺血"。《素问·奇病论》也说:"有癃者一日数十溲"。后世少数医家也认为"癃"与"淋"是同义互用,如《医宗金鉴·小便闭癃遗尿不尽总括》说:"闭则尿闭无滴出,少腹胀满痛难伸,癃则淋沥滴出,茎中涩痛数而勤。”《医宗必读·淋证》指出：“淋证即癃证也，小便不通谓之闭，小便淋沥谓之癃。”但多数医家均认为“癃”与“淋”是两个不同病症，如《医阶辨证·癃淋辨》说：“癃，少腹满，小便闭而不通；淋，小便淋沥茎中痛。”《医学摘粹·五淋癃闭》指出：“淋病者，小便短数，淋漓不断，茎中痛是也。癃闭者，小便点滴不通，胀闭欲死是也。”所以，两者不可混淆。

癃闭的病因，是过食肥甘，蕴生湿热，郁阻膀胱；或饮食劳倦，损伤脾气，中气升运无力，水湿失于蒸化、转输，尿蓄膀胱；或房事不节，情志损伤或久病水肿，尿浊而致肾元亏虚，膀胱气化不利；另外各种原因所致的尿路阻塞，如瘀血、外伤、肿瘤、结石等均能导致癃闭。其病机是责之于三焦气化不能运行。膀胱为聚尿之所，尿聚膀胱赖气化以运行，若三焦气化失常，则决渎失司，而水道闭塞。上焦为肺之分野，上焦气化失常，则不能通调水道，下输膀胱；中焦为脾之分野，中焦气化失常，则不能升清降浊；下焦为肾之分野，命门火衰，不能化水，以及肾与膀胱俱热，水热互结，均能引起气化失常而发生癃闭。

【诊断与鉴别诊断】

1. 诊断要点　癃闭的症状主要为小便不通，点滴均无，小腹胀满，隐隐作痛，一般多突然发作。凡具备以上典型临床表现者，即可诊断为本病。

2. 鉴别诊断　癃闭应与淋证、关格、转胞等相鉴别。

(1)淋证：是以小便频数、淋漓不尽、尿道涩痛、小腹拘急或痛引脐中为特征。其小便困难与癃闭相似，但癃闭单指小便困难，而淋证是排尿淋沥涩痛。更重要的鉴别点是癃闭每日排出的尿量极少，甚至全无，而淋证每日尿量多于正常。

(2)关格：系以小便不通，兼见呕吐不止为主要临床表现的一种危重病症，其小便不通虽与癃闭类似，但癃闭仅有小便不通，而关格兼有呕吐不止的症状。

(3)转胞：指膀胱受压迫而致小便不利，是由于强忍小便，或尿急疾走，或食饱压迫膀胱而成。其小便不利与癃闭相似，但两者病因不同，只要细询，就可鉴别清楚了。

【临床分证】

本病的病位在膀胱，然膀胱为肾所主，故肾与膀胱是发病的主要脏腑。由于水液的运行，有赖于三焦的气化、肺的通调、脾的转输、肝的疏泄，因而本病的发生和肺、脾、肝等也有密切关系。本病可分为膀胱湿热、肺热壅盛、肝郁气滞、尿路阻塞、肾阳虚衰、阴虚内热证、中气下陷7个证型。

(一)膀胱湿热证

本证多因感受外邪，湿热蕴结，或素嗜饮酒，恣食肥甘，湿热内生，浸淫膀胱，使气化不利所致。

1. 临床表现

(1)主症：小便点滴不通，或尿量极少而短赤灼热。

(2)次症：①小腹胀满；②口苦口黏，或口渴不欲饮；③大便秘结。

(3)典型舌脉：舌质红，苔黄腻，脉滑数。

2. 辨证分析　湿热蕴结于膀胱，气化失调，故小便不利而热赤，甚或闭而不通。湿热互结，气滞于下，故小腹胀满。舌质红、苔黄腻、脉滑数，亦为下焦湿热之象。

3. 诊断要求　凡具备主症，并见次症任意1项及典型舌脉者，可确定本证之诊断。

4. 论治法则　清利湿热，通利小便。

5. 方剂选要

(1)首选方剂：八正散。方中滑石、甘草清利下焦湿热；栀子清化三焦之湿热；木通、车前

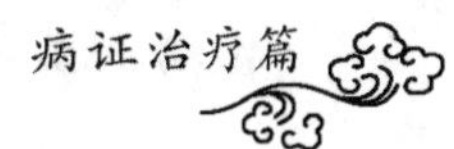

子、萹蓄、瞿麦通闭利小便;大黄通便泻火。无便秘可去大黄,若热盛伤阴加生地黄、麦冬。心烦加黄连、淡竹叶等。

(2)备用方剂:大分清饮。方中栀子清化三焦湿热,茯苓、猪苓、泽泻、木通均利湿通闭,枳壳顺气行水。若大便秘结加大黄,恶心、呕吐加黄连、竹茹。

6. 中成药选介　①八正胶囊。方解见八正散。②分清五淋丸。方中黄芩、黄柏、栀子、知母、大黄、甘草清热泻火;木通、滑石、泽泻、茯苓、猪苓、萹蓄、瞿麦、车前子利水通闭。适用于湿热癃闭。

7. 针灸疗法　主穴:膀胱俞,三阴交,阴陵泉,中极。配穴:水道,委阳,三焦俞,足三里,合谷。每次选主配穴各 2 个,交替取穴,刺用泻法(即强刺激),每日 2 次,每次留针 30 分钟。

8. 推拿疗法　患者取仰卧位,屈膝,腹部放松。医者居一侧,用双手指腹在患者下腹部做环形揉摩法,使下腹部皮肤微红发热,再用拇指按压气海、石门、关元、中极、曲骨等穴。按压时勿用力过猛,以免膀胱破裂,应以轻柔手法为主,然后命患者取俯卧位,用双手拇指同时按压三焦俞、膀胱俞、阴谷、委阳、阳陵泉、三阴交等穴,每穴按压约 1 分钟,每日 1 次。

9. 气功导引　强壮功。取坐式自然盘膝,体位端正坐稳,头略向前低,胸部微俯,双肩下垂,臀部略向后突,以一手轻握另一手四指,自然贴于小腹之前。调整呼吸时,先轻闭口,鼻自然轻微地呼吸。吸气时舌尖顶上腭,下腹部缓慢隆起,闭气时腹部隆起不动;呼气时舌尖放下,腹部缓慢收缩,气随之呼出,呼吸要细、缓、柔、匀,逐步达到细缓深长。在呼吸时中间不需停闭,精神要集中,意守丹田,每次 30 分钟,每日 1 次。

10. 饮食疗法

(1)绿豆饮。绿豆不拘多少,加水煮烂,调入白糖少许,任意饮服。

(2)滑石粥。取滑石 20～30g(布包),同瞿麦 10g,入砂锅煎汁去渣,入粳米 50～10g 为稀薄粥,饮服。

11. 外治疗法　用活田螺 1 个,连壳捣烂为泥,入麝香少许,置脐上,蛤蜊粉撒盖,外用消毒纱布包扎。

12. 验案选粹

案一:王某,47 岁。因腹内多房性乳糜样囊肿而手术,术后第 3 日,出现无尿、腹部膨大、血压升高等尿毒症现象。检查:血压 170/110mmHg,NPN 120～208mg/dl,二氧化碳结合力容积百分比 17.9%～23.6%。舌质红,苔根部黄腻,脉沉数。虽经西药补液,纠正酸中毒,但未见效,无尿已 12 天,改用中药治疗。症脉参酌,此属湿热蕴结于膀胱,阻碍气化功能,导致小便不通。法拟清热利湿,化浊通窍。处方:木通、车前子、萹蓄、瞿麦、海金沙各 10g,石韦 12g,石菖蒲 6g,琥珀末 5g。连服 4 剂,自行排尿 290ml,以后尿量逐渐增加,诸症消失,恢复正常(引自:《天津医药》)

案二:杜某,73 岁。因尿不通入院。小腹膨隆胀甚,小便点滴难通,历时 2 日,入院诊断为“前列腺肥大”,采用抗感染治疗及导尿,略可缓解,决定施行膀胱造口术,由于患者拒绝,手术未成,后来采用中西结合治疗。检查:面色苍老,体质尚健,语言神志清晰,脉沉弦,兼有涩象,舌质微紫,苔根部白浊中黄稍干,尿短赤,刺痛。诊断为下焦阴虚,湿热阻遏,气机不畅,决渎因之失职,仿通关丸加入灰藋子(地肤子苗)、车前草两味。处方:知母、黄柏、肉桂各 10g,灰藋子、车前草各 30g。服 2 剂,尿痛锐减,尿色转淡。续服 2 剂,尿意频添,拔去导尿管,亦能自行排尿。续服滋肾通关丸 2 瓶,其病遂效。(引自:《中医杂志》)

13. 辨治按语　湿热之邪郁结膀胱，使气化不利为湿热癃闭，其辨证要点为小溲短赤灼热而小便不利。治宜清热利湿，用药如木通、车前子、萹蓄、滑石、金钱草、黄柏、栀子、大黄等。

14. 文献选录　《诸病源候论·小便不通候》曰："小便不通由膀胱与肾俱热故也。"《明医指掌·癃闭遗溺证》曰："下焦实热，小便不通者八正散，再用通小便法。茎中痛，热盛闷涩者，导赤散加山栀、大黄。"《景岳全书·癃闭》曰："火在下焦，而膀胱热不通者，必有火症火脉及溺痛等症，宜大分清饮、抽薪饮、益元散、玉泉散及绿豆饮之类以利之。"

(二)肺热壅盛证

本证是因热壅上焦，肺气不能肃降，使水道通调受阻的证候。

1. 临床表现

(1)主症：①小便点滴不爽或闭而不通；②呼吸急促；③烦渴欲饮。

(2)次症：①咽干；②呛咳。

(3)典型舌脉：舌苔黄，脉数。

2. 辨证分析　肺热上壅，气逆不降，不能通调水道，下输膀胱，故小便点滴不爽或闭而不通。肺失清肃，津液不能输布，故呼吸急促，呛咳、咽干。烦渴欲饮、苔黄、脉数均属里热。

3. 诊断要求　凡具备主症并见次症1项或以上及典型舌脉者，可确定本证之诊断。

4. 论治法则　清泄肺热，肃降利水。

5. 方剂选要

(1)首选方剂：清肺饮。方中黄芩、桑白皮、麦冬、栀子清泄肺热，又能滋养肺阴；车前子、木通、茯苓通闭利水；另加杏仁以宣降肺气。若大便不通加大黄、瓜蒌子。舌红少津，肺阴不足者加沙参、百合。心火旺而心烦、舌红者加黄连、淡竹叶。

(2)备用方剂：黄芩泻白散。方中黄芩、桑白皮均能清热泻肺气，地骨皮又能泻肺中深伏之火，粳米、甘草和中清肺，补土生金。诸药合用，使上清下利，而小便自通。

6. 中成药选介

(1)养阴清肺丸：方中生地黄、白芍、玄参、麦冬养阴清肺，配用牡丹皮清热泻火，贝母止咳平喘。再加车前草、凤尾草通利小便。

(2)保金丸：方中梨、萝卜、荸荠、藕等打汁，有清肺作用；贝母、半夏、白术化痰止咳，麻黄既能平喘，配茯苓又能宣肺利水。故适用于肺热癃闭。

7. 针灸疗法　主穴：肺俞，尺泽，中极，三阴交。配穴：阴陵泉，太渊，三焦俞，膀胱俞。交替取穴，刺用泻法，每日2次。

8. 推拿疗法　患者先取坐位，两手放于桌上，掌心向上，医者在患者尺泽、太渊两穴用平推法约10分钟，再嘱患者俯卧，医者在背部肺俞、三焦俞、膀胱俞等穴，用推、按、揉三法约10分钟。然后让患者仰卧，医者在关元、气海、中极等穴用揉、摩二法约10分钟，每日1次。

9. 气功导引　强壮功。取仰卧式，头部端枕于枕头上，下肢自然伸出靠拢，足尖朝上，上肢放于身体两侧，全身放松，精神集中，意守丹田。用深呼吸法，口闭，鼻做深长呼吸，舌尖轻顶上颚。呼吸保持静细、深长、均匀。每日1次，每次20～30分钟。

10. 饮食疗法

(1)五汁饮：梨汁、荸荠汁、鲜芦根汁、鲜麦冬汁、鲜藕汁和匀，代茶饮。

(2)车前叶粥：先将新鲜车前叶30～60g，葱白1茎洗净切碎，煮汁后去渣，然后入粳米50～100g，煮粥食。

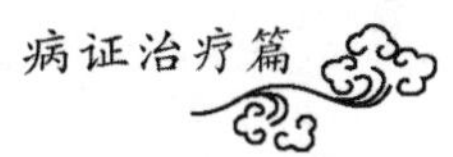

11. 外治疗法　取嚏或探吐法。用消毒棉签向鼻中取嚏或喉中探吐。能开肺气,通下焦之气,使潴留膀胱的尿液排出。

12. 验案选粹

案一:李士才治郡守王镜如,痰火喘咳正甚,忽然小便不利,自改车前子、木通、茯苓、泽泻等药,小腹胀满,点滴不通。李曰:"右寸数大,是金燥不能制水之故。"惟用紫菀五钱、麦冬三钱、北五味十粒,人参二钱。一剂小便涌出如泉。若淡渗之药愈多,反致燥急之苦,不可不察也。(引自:《古今医案》)

案二:朱某,35岁。旬日以来,因全身浮肿,小便不利,就诊于某医以八正散加减,服2剂后,小便闭涩不利如前,水肿有增无减,后转中医治疗。诊得咽红,心烦口渴,呼吸急促,舌红,苔黄,脉浮滑。参合脉证,知其肺热气壅,肃降无权,不能通调水道,下输膀胱所致。治宜清肺利水,拟用清肺饮加减。处方:桑白皮9g,枇杷叶10g,麦冬9g,紫菀10g,杏仁、桔梗、黄芩、栀子各9g,茯苓、木通、车前子、白茅根各10g。水煎服2剂,小便逐渐通利,色如浓茶。复诊诉腹满痛,大便四五日未解,苔黄厚而腻,脉滑数。此里有积滞水气,原方去黄芩、枇杷叶,加葶苈子、生大黄。再服2剂,二便通利,浮肿大减。三诊诸症遂平,除去葶苈、大黄,再服三剂,病告痊愈。(引自:《江西中医药》)

13. 辨治按语　上焦肺热气壅,热燥伤津,肺气不得宣降,水道通调不利,使膀胱气化失司而成肺热癃闭。其辨证要点为呼吸急促、烦渴、呛咳而小便不利。治宜清肺利水,用药如桑白皮、紫菀、桔梗、黄芩、麦冬、栀子、茯苓、木通、车前子等。

14. 文献摘录　《类证治裁·闭癃遗溺》曰:"渴而不利或黄或涩,热在上焦气分也,宜清肺气而滋水源,黄芩清肺饮。"《杂病源流犀烛·小便闭癃源流》曰:"膀胱藏溺,气化则出,而主气化者肺也,若燥则不能生水,气化不及膀胱,法当清金润肺,宜紫菀、麦冬、车前子、牡丹皮、茯苓。"

(三)肝郁气滞证

本证多由情志不舒或精神紧张,肝郁气滞,气机失调,而致膀胱气化不利。

1. 临床表现

(1)主症:①小便不通或通而不畅;②胁腹胀满。

(2)次症:①情志抑郁;②多烦善怒。

(3)典型舌脉:舌质红,苔薄黄,脉弦。

2. 辨证分析　七情内伤,气机失调,郁滞不畅,影响通调水道,故小便不通或通而不畅;胁腹胀满为肝气郁滞;舌红、苔薄黄,脉弦乃肝郁化火。

3. 诊断要求　凡具备主症、次症任意1项及典型舌脉者,可确定本证之诊断。

4. 论治法则　疏肝理气,通利小便。

5. 方剂选要

(1)首选方剂:柴胡疏肝散加味。方中柴胡、香附、枳壳、白芍、川芎、甘草疏肝理气。加茯苓、猪苓、泽泻以渗利小便,加牡丹皮、栀子以清泄肝火。诸药合用,共奏疏肝理气,通利小便之效。若小腹胀痛难忍加沉香、琥珀或麝香。

(2)备用方剂:沉香散。方中沉香、陈皮能疏达肝气,配合当归、王不留行能行下焦之气血,而石韦、冬葵子、滑石能通利水道,但本方理气之力尚嫌不足,可加香附、郁金、乌药。

6. 中成药选介

(1)逍遥丸:方中柴胡疏解肝郁,为方中主药;配薄荷以增强其疏泄调达之力,以遂其性;当归、白芍养血柔肝以制横逆之气；白术、甘草健脾益气，茯苓渗湿利水。肝郁除，气机畅，则小便通利。

(2)疏肝丸：方中川楝子、白芍功能疏肝；枳壳、木香、厚朴、豆蔻理气和胃；延胡索、姜黄活血止痛；茯苓、陈皮利湿通水。

7. *针灸疗法* 主穴：期门，中极，阴陵泉。配穴：阳陵泉，三阴交，太冲。每次取主配穴各1～2个；交替取穴。刺用泻法，每日2次，每次留针30分钟。

8. *推拿疗法* 按摩膀胱法。用手掌平贴于患者小腹部，轻轻施加压力，从上向下挤压膀胱底部，以助排尿，可起到良好效果。忌暴力按压，以免发生膀胱破裂。

9. *气功导引* 强壮功。取仰卧式，逆呼吸法。吸气时，胸部扩大，腹部往里缩；吐气时相反，腹往外鼓，胸部收缩。要精神集中，意守丹田。每日1次，每次30分钟。

10. *饮食疗法*

(1)酒炒螺蛳：取螺蛳适量，洗净，加黄酒少许，同在锅内炒，做菜食之。

(2)莴苣子粥：取莴苣子10～15g，捣碎；加甘草3～5g，同煎取汁，去渣，入粳米50～100g，煮粥，每日2次。

11. *滴水疗法* 将自来水龙头稍旋开，使水缓缓流出，让患者听到滴水声，从而诱发排尿。

12. 验案选粹

案一：李某，58岁。平素多抑郁，闷闷不乐，常感胸闷、胁胀、少腹作胀、小便不爽。近日排尿困难尤甚，伴少腹作痛，牵引腕及臀部跳窜。舌质红，苔薄黄，脉弦细。证系肝气郁结，膀胱气化不利。治以疏肝理气，调中利水。处方：柴胡10g，枳壳8g，代代花6g，佛手6g，萹蓄10g，杜仲炭9g，远志肉6g，炒薏苡仁10g，焦白术10g，车前子9g，猪苓、茯苓各8g，甘草9g。服3剂，少腹痛减，小便畅通，续服4剂而愈。(引自：《洪广槐医案摘编》)

案二：程某，31岁。冬突然小便不通，少腹胀满，疼痛气急。经某医院诊断为“膀胱炎”，并施行导尿后始通。嗣后时常发生溺癃，常与精神激动或发怒有关，发则涩涩不通。曾服萆薢分清饮、五淋散等，均未见效。每二三日须导尿一次，否则少腹胀满窘迫作痛，难以忍受。如此缠绵不已，已及半年余。舌质红，苔薄黄，脉弦。诊为肝郁气滞日久，化火伤阴，气化失常。治拟疏达肝气，滋阴降火。处方：沉香5g，陈皮10g，王不留行10g，石韦10g，冬葵子9g，滑石10g，郁金10g，滋肾通关丸(布包)9g。连服3剂，并配合“滴水疗法”，每日2次，每次流水1小时。3天后，少腹胀痛大减，小便略通，但仍不爽利，导尿从二三日1次，减为10余日1次，气化已得开展，上方加琥珀6g，柴胡10g，连服5剂，小便通畅，膀胱炎症亦消失。(引自：《洪广槐医案摘编》)

13. *辨治按语* 七情内伤，肝气郁结，疏泄不及，影响三焦水液运行及气化功能，致使水道通调受阻，形成气郁癃闭。其辨证要点为情志抑郁，胁痛腹满，小便不利。治以疏肝理气，药用柴胡、枳壳、青皮、沉香、陈皮、王不留行、冬葵子等。

14. *文献选录* 《灵枢·经脉》曰：“肝足厥阴之脉，是主所生病者……实则闭癃。”《景岳全书·癃闭》曰：“气闭证当分虚实寒热而治之，凡气实者，气结于小肠膀胱之间，而壅闭不通，多属肝强气逆之证，惟暴怒郁结者多有之。宜以破气行气为主。如香附、枳壳、乌药、沉香、茴香之属，兼四苓散用之。”

(四)尿路阻塞证

本证多由瘀血、败精或结石停滞，阻塞尿道所致。

1. 临床表现

(1)主症:小便滴沥不畅或尿如细线,时时中断,甚至阻塞不通。

(2)次症:小腹胀满而痛。

(3)典型舌脉:舌质暗或有瘀斑,脉涩。

2. 辨证分析　瘀血凝集或结石形成,阻塞尿路,故小便滴沥不畅,尿如细线,甚至不通。水停膀胱,则小腹胀满而痛。舌质暗而有瘀斑,脉细涩,为瘀血内阻。

3. 诊断要求　凡具备主症、次症和典型舌脉者,可确定本证之诊断。

4. 论治法则　祛瘀散结,通利小便。

5. 方剂选要

(1)首选方剂:代抵当丸。方中当归尾、穿山甲片、桃仁、大黄、芒硝通瘀化结,或加红花、牛膝以增强其活血化瘀作用。结石加金钱草、石韦;小腹胀痛加沉香、肉桂。

(2)备用方剂:桃仁承气汤。方中桃仁、大黄破血消瘀;芒硝软坚散结,助大黄攻下瘀积;桂枝通行血脉,兼化小水;甘草缓诸药之峻烈而不伤正。诸药合用,入达下焦,破瘀利水。

6. 中成药选介

(1)牛膝膏:方中一味牛膝能行瘀利水,用时配桃仁以增强化瘀之效。或与琥珀粉合冲,更增消瘀之力。

(2)癃闭散:方中穿山甲化瘀通窍,肉桂化气行瘀。两药同用,有化瘀通窍利水之功。

7. 针灸疗法　主穴:血海,中极,气海,三阴交。配穴:委阳,合谷,曲泉,三焦俞。每次选主配穴各 2 个,交替取穴,刺用泻法,每日 2 次,每次留针 30 分钟。

8. 推拿疗法　患者取仰卧位,屈膝,腹部放松。医者一手四指放在患者腹部,以揉摩法 10～20 分钟。再用拇指按气海、石门、关元、中极、曲骨、会阴等穴。然后令患者俯卧位,用双手拇指同时按三焦俞、膀胱俞、三阴交、阴陵泉等穴,每穴按 1 分钟,每日 1 次。

9. 气功导引　强壮功。取坐式,自然盘膝,体位端正坐稳,病重者可盘腿坐于床上,两手互叠,置于耻骨联合处,松静自然,常用腹式呼吸法,吸气时轻轻用力,使腹肌收缩,腹壁凹进,呼气比吸气长(约 3:2),吸气时不可憋气,要求自然柔和,缓慢均匀,精神集中,意守丹田,每次 30 分钟,每日 1 次。

10. 饮食疗法

(1)荠菜车前汤:荠菜根 30g,车前草 30g,水煎服。

(2)桃仁粥:桃仁 10～15g,捣烂如泥,加水研汁去渣,同粳米 30～50g 煮烂成粥状,日服 2 次。

11. 外治疗法　白矾、生白盐各 7.5g,共研匀,以纸圈围脐,填上药末,滴冷水于药上。外用消毒纱布包扎。

12. 验案选粹

案一:谢某,74 岁。因突然排尿困难,于 4 个月前在某医院行膀胱造口术。1981 年 3 月 26 日来罗家医院治疗,入院诊断为前列腺增生症,服癃闭散,每日 2 次,每次 10g。服至第 9 日,感有尿意,并于当日拔除造口管。治疗 40 日,痊愈出院。出院时诸症消失,小便如常,前列腺由鸭蛋大缩小为鸡蛋大。(引自:《中医杂志》)

案二:聂某,45 岁。素患血淋,近来小便不利,脐腹痛不可忍,用力努责小便始如线而出,痛苦非常。曾采用导尿法,当时有效,过后又发,不得已要求试服中药。诊得脉沉细而涩,舌紫暗少苔。此系病久入络，瘀血败精内阻膀胱所致。治宜祛瘀散结利水。处方：虎杖 10g，杜仲 9g，牛膝 9g，桃仁 9g，王不留行 9g，制乳香 6g，琥珀末 3g（冲服），海金沙 6g。水煎服。服 1 剂，腹胀痛更甚，但小便觉通利。连服 3 剂，小便排出通畅，腹已不痛，病情大有好转。复诊脉仍细涩，舌转淡紫，唯觉精神不振，头晕。久病多虚，改用四物汤加味：生地黄 12g，当归 12g，白芍 12g，川芎 6g，川牛膝 9g，田七粉 3g（冲服）。调理而安。（引自：《江西中医药》）

13. 辨治按语　跌打损伤，瘀血凝滞，或肿块、砂石压迫，阻塞尿路而成瘀阻癃闭。其辨证要点为小腹疼痛、小便滴沥不畅或尿细如线、舌色紫暗、脉细涩等。用药如虎杖、赤芍、红花、牛膝、桃仁、当归尾、穿山甲、王不留行、大黄、皂角刺、麝香等。

14. 文献选录　《景岳全书·癃闭》曰："则或以败精或槁血阻塞水道而不通也。"《类证治裁·闭癃遗溺》曰："或血瘀下焦，小便闭涩，代抵当汤。"《杂病源流犀烛·小便闭癃源流》曰："血瘀小便闭者，则以牛膝、桃仁为要药。"又曰："血瘀于下而不通，则用桃仁承气汤之类。"

（五）肾阳虚衰证

本证多由年高体弱，或久病之后，或房劳过度，肾气受损、命门火衰，膀胱气化无权所致。

1. 临床表现

（1）主症：①小便滴沥不畅，排出无力或尿闭；②腿腰无力。

（2）次症：①面色㿠白；②神疲气怯；③畏寒，手足不温。

（3）典型舌脉：舌淡，脉沉弱。

2. 辨证分析　真阳不足，膀胱气化无权，故小便滴沥不畅，排出无力，甚至尿闭。元阳衰惫故面色㿠白，神疲气怯，腿腰无力，畏寒，手足不温。舌淡、脉沉弱为命门火衰。

3. 诊断要求　凡具备主症①、②、次症任意 1 项及典型舌脉者，可确定本证诊断。

4. 论治法则　温补肾阳，化气利水。

5. 方剂选要

（1）首选方剂：济生肾气丸。方中熟地黄、山茱萸、怀山药补肾；附子、肉桂温肾壮阳；茯苓、泽泻、车前子、怀牛膝通利小便。诸药合用，使阳气充足，气化行水，小便通利。

（2）备用方剂：香茸丸。方中鹿茸、苁蓉温补肾阳；熟地黄滋补肾气；麝香、沉香温中通窍。本方对高年肾督虚衰之癃闭有效。

6. 中成药选介

（1）金匮肾气丸。方中地黄、山茱萸、淮山药补肾气；附子、肉桂温阳暖肾，以鼓午肾气；茯苓、泽泻、牡丹皮调协肝脾，通利小便。

（2）十补丸。方中桂附八味丸温补肾阳，鹿茸、五味子益精血，以助肾气振奋，通利小便。

7. 针灸疗法　主穴：命门、关元、中极、肾俞。配穴：气海、中髎、三阴交、复溜、涌泉、阴谷、委阳。每次选主配穴各 2 个，交替取穴。刺用平补平泻手法，并多用艾条灸治。每日 2 次，每次留针 30 分钟。

8. 推拿疗法　患者取卧位，医者用双手指放在患者下腹部，做环形揉摩法，再用拇指按压三阴交、石门、关元、中极、曲骨等穴，然后按压三阴交、阴陵泉。每日 1 次，每次 30 分钟。

9. 气功导引　内养功，取仰卧位，全身放松，入静。患者下肢垫 2 个枕头。思想集中于膻中穴，将上肢展平，做 3～6 次深呼吸，接着两手重叠，捂在膻中穴上，以此为起止点，沿两侧乳房以横"8"字形运转，每转一个"8"字，呼吸一次，顺逆时针各转 50 个"8"字，手掌始终距皮肤 2～3cm，静息时两臂仍展平，再做 3～6 次深呼吸。

10. 饮食疗法

(1)制黑豆:将黑豆500g,以水泡发备用。或用熟地黄、黑芝麻、山茱萸、茯苓、补骨脂、菟丝子、墨旱莲、当归、桑椹、五味子、枸杞子、地骨皮各10g,煎汤制黑豆。

(2)黑豆酿梨:大雪梨1个,小黑豆50g,冰糖30g。制法:将黑豆洗净,装入梨孔内,再把梨柄盖上,蒸炖,水沸后40分钟即可食服。

11. 外治疗法　独头蒜1个,栀子3枚,盐少许,捣烂,摊在纸上贴脐部。因大蒜头刺激皮肤引起水疱,可先用凡士林涂皮肤后再用。

12. 验案选粹

案一:张某,62岁。小便滴沥,排尿困难1个多月。患者欲解小便而不得出,每次小便约须半个多小时,用很大力气方滴沥而出,伴有小腹胀满,经西医检查无阳性体征发现,两脉沉弱,尺脉尤甚,舌苔薄白。症脉合参,此系年老体弱,肾气亏虚,肾阳不足而致膀胱气化无力。治以补肾助阳,化气行水。方用济生肾气丸加减。处方:熟地黄12g,山药15g,女贞子12g,茯苓9g,泽泻12g,制附子6g,肉桂6g,车前子12g,牛膝9g,黄芪24g。服药1剂,小便通利,小腹不胀,全身舒适。后又连服六剂,小便自如,好如常人。(引自:罗国钧,1981.实用中医内科学.太原:山西人民出版社)

案二:蔡某,71岁。小便不利,常反复发作,历时2年余,西医诊断为"前列腺肥大",多方治疗,病不为减。现症除小便点滴难出外,常感形寒肢冷,腰腿酸软无力,终日神疲欲寐,面色㿠白,纳少便溏,舌质淡而少苔,脉沉细而迟。此属肾阳不振,命火衰微,不能化气行水。治宜温补肾阳,化气行水。方用金匮肾气丸加减。处方:熟地黄24g,山药8g,山茱萸12g,茯苓12g,泽泻12g,牡丹皮9g,怀牛膝9g,车前子9g,制附子6g,肉桂6g。先服2剂,病无进退,知是病久邪深,药力未达所致。嘱按原方服3剂,小便渐利,神气好转,肢体回温,病渐向愈。最后嘱服金匮肾气丸,早晚各服10g,以防复发。(引自:《江西中医药》)

13. 辨治按语　肾阳不足,命门火衰,所谓"无阳则阴无以化",膀胱气化无权,导致阳虚癃闭。其辨证要点为怯冷,腰腿无力,小便不利或排出无力。治宜温补肾阳,用药如附子、肉桂、熟地黄、山茱萸、茯苓、牡丹皮、车前子、牛膝等。

14. 文献选录　《金匮翼·小便不通》曰:"有下焦阳虚不化者。夫肾开窍二阴,肾中阳虚,则二阴之窍闭,闭则大小便俱不得出,如重阴冱寒,地道闭塞。"《证因脉治·阳虚小便不利》曰:"阳虚小便不利之症,憎寒喜暖,手足厥冷,小腹如冰,心胃无热,此真阳不足,而小便不利之症也。"《证治汇补·癃闭》曰:"下焦阳虚者,温补命门。"《类证治裁·闭癃遗溺》曰:"或肾火衰,水不能化,金匮肾气丸。"

(六)阴虚内热证

本证多由色欲不节,房劳过度,以致肾精大伤肾阴虚而不制阳,相火偏亢,邪热逼灼膀胱,膀胱开合不利;或素有消渴宿恙,气阴亏虚已久,所感外邪化热,阳不化阴,气化不及州都,因成癃闭。《症因脉治》说:"肾之真阳虚,则开合之关不利,肾之真阴虚,则封闭之司失权。"真阴耗竭则阴不制阳,相火过旺,迫于膀胱,则膀胱开合失司故见小便滴沥或不通。《医录秘传》亦云:"阴虚则小便难,阴虚者,阳必凑之,盖因膀胱受热,故小便涩而不能通利。"命门真火可助膀胱化气行水,妄动之相火是为邪热,非但不助膀胱,反而可致癃闭,正如《辨证录·小便不通门》所云:"小便不通,膀胱之病也,膀胱为津液之府,必气化乃能出,是气化即阳中至阳之气也……孤阳无阴,何以化水哉。"

1. 临床表现

(1)主症:小便滴沥或不通,尿少色赤。

(2)次症:①头晕目眩;②腰膝酸软,腿胫发热;③耳聋耳鸣;④五心烦热,口燥咽干,潮热盗汗,夜梦遗精,神疲倦怠。

(3)典型舌脉:舌质红,少苔或苔薄黄,脉细数。

2. 辨证分析　肾阴虚,相火过旺,膀胱津液被灼,故尿少色赤;精虚不能上充髓海,相火上炎头目,故头晕目眩;肾开窍于耳,肾精不足则耳聋耳鸣;精亏则骨髓不充,腰为肾之府,故见腰膝酸软;腿胫发热,口燥咽干,潮热盗汗,五心烦热等,均为真阴亏乏、阴不制阳、阴虚发热之象。相火妄动,引动心神不宁,致使精关开泄,故见多梦遗精。

3. 诊断要求　凡见主症并见次症任意 2 项及典型舌脉者,即可确定本证之诊断。

4. 论治法则　滋阴清热,通利水道。

5. 方剂选要

(1)首选方剂:知柏地黄汤加车前子、牛膝。方中熟地补益肾阴,泽泻宣泄肾浊并利水道,山茱萸温涩肝肾,牡丹皮清泄肝火,山药补脾益肾,茯苓淡渗脾湿。六药补中有泻,寓泻于补。知母、黄柏入下焦而清相火,使肾中虚热得清而不传于膀胱。《景岳全书》说:"若素禀阳藏内热,不堪温补而小便闭绝者,此必真阴败绝,无阴则阳无以化,水亏证也,治补肾抑阳。"牛膝补肝肾,引药下行,车前子通利水道。诸药合而,共奏补益肾阴、通利水道之功。

(2)备用方剂:滋肾通关丸。方中知母、黄柏清相火、坚肾阴,相火得清则使膀胱免受火灼;少以肉桂温补命门,引火归原,以助膀胱气化。知柏得肉桂之温不至因苦寒而折其真阳,肉桂有知柏之寒,不至因温而助其相火,两者寒温并用,有清相火不损真阳之妙。小便艰涩滴沥者,加灯心草通利;舌赤心烦、口舌生疮者,加川木通、竹叶清心火利小便;久病腰痛者,加续断、桑寄生以强腰膝。

6. 中成药选介　知柏地黄丸。方解见知柏地黄汤。

(七)中气下陷证

本证多由素体气虚,或因劳倦过度,以及病久耗伤脾胃之气,中气下陷,升清降浊无权而致癃闭。

1. 临床表现

(1)主症:①小便欲解不爽,或尿少,或尿闭;②少腹坠胀。

(2)次症:①食少;②神疲气短,语声低微;③体倦乏力。

(3)典型舌脉:舌淡,脉弱。

2. 辨证分析　中气下陷,清气不升,浊阴不降,故小便不畅,或量少,或尿闭。脾气虚弱,则脏腑失养,因而气短、语低。中气下陷则小腹坠胀。舌淡、脉弱均为气虚之征。

3. 诊断要求　凡具备主症,并见次症 1 项或以上及典型舌脉者,可确定本证之诊断。

4. 论治法则　补气升阳,健脾利尿。

5. 方剂选要

(1)首选方剂:升陷汤。方中黄芪补气升阳,柴胡、升麻、桔梗助黄芪以升提下陷之阳气,气升提,水自降,而小便通。白术健脾,肉桂化气,茯苓、泽泻利水。

(2)备用方剂:升清降浊汤。方中柴胡、升麻、桔梗升举阳气;车前子、泽泻、木通、猪苓、茯苓利湿降浊。此阳气上升,浊阴自降,升降协调,气化正常,小便通利。

6. 中成药选介

(1)补中益气丸：方中党参、黄芪、白术、甘草补中益气，升麻升举清阳，陈皮理气化浊，当归补血和营。诸药合用，补气升阳、通利小便。

(2)代参膏：方中党参、黄芪、白术、龙眼肉四药，都具有健脾补中益气的功效；配合陈皮、茯苓、车前子有通利小便的作用。

7. 针灸疗法　主穴：脾俞，关元，气海，中极。配穴：小肠俞，三焦俞，膀胱俞，三阴交。每次选主穴和配穴各2个，交替取穴。刺用平补平泻手法，针后加艾条灸。每日2次，每次留针30分钟。

8. 推拿疗法　按摩膀胱法。医者手掌平贴于患者小腹部，轻轻按揉，从上至下约20分钟，再按压“利尿穴”(利尿穴取穴法：由左眉峰上界，向右眉峰上界画一水平线，再由百会穴向鼻尖拉一垂直线，量取由鼻尖到两线交叉点的长度，按此长度做一取穴标尺。然后将标尺的一端放于肚脐中心，标尺沿少腹正中线垂直而下，标尺的另一端尽处即是)，逐渐加压，至一定程度则小便畅通，直到小便排净后，按压停止，切勿中途停止。

9. 气功导引　内养功。采用坐式，坐于高低适宜的宽平的凳上，头略向前低，垂肩含胸，膝关节成90°弯曲，两足分开，其宽度与两肩的宽度相等，足底平放于地上，两手掌朝下，平放于大腿上，坐稳。采用默念字句，常用“思想静”3字，默念第1字做吸气法，舌尖顶住上腭；默念第2字做闭气法，舌尖放松位中，默念第3字做呼气法，舌尖放下抵下腭。多字数时，可根据自己呼吸调息能力，采取吸气重复默念“思”字2次以上，闭气重复默念“想”字2次以上，呼气重复默念“静”字2次以上。由于字数增多，吸、闭、呼的时间也随之延长，一般字数最多不超过9个字。在呼吸时，思想要始终集中在膻中穴。

10. 饮食疗法

(1)蚕豆冬瓜皮煎。蚕豆500g，冬瓜皮100g。水煎服(蚕豆过敏者忌服)。

(2)芜蒌粥。赤小豆30～50g，先煮烂，然后加入粳米50～100g煮粥，加入白糖调服。

11. 外治疗法　食盐250g炒热，布包熨小腹；或用温水持续热敷或冲洗会阴部。

12. 验案选粹

案一：蔡某，56岁。因“尿潴留”急诊入院。诊断为“前列腺炎”，服抗尿路感染药物无效，导尿2日。检查：面色不泽，气短色微，面容苦楚，舌质淡红胖嫩，苔薄微浊，脉浮兼有涩象，膀胱充盈，叩诊浊音，尿呈淡黄色。为中气不足，转输失灵，膀胱气化受累之候。古人有言“劳则气耗”，脉赋云：“涩即亦为虚见”。该患者是中气不足为其本，膀胱窘急为其标，标虽急，实由于本。是以法师仲景，治宗东垣。处方：炙黄芪20g，党参20g，白术15g，陈皮7g，当归10g，炙甘草6g，炙升麻10g，肉桂5g，茴香19g，荔枝核10g。守服3剂而愈。(引自：中医杂志)

案二：李某，60岁。素有慢性前列腺炎病史，常有神疲气短，排尿不爽快感。某日因女儿婚事劳累，又恣食酒肉，次日中午始觉小便难，渐渐小便点滴不通，小腹充盈胀满，入某医院门诊留观。经检查诊断为“前列腺肥大”，西医以抗生素并留置导尿管，疗效不显，其家属要求中医治疗。察舌质淡，苔厚腻，脉浮大无力。此系中气不足，升清降浊无权，决渎因之失职。法拟升清降浊，俾清于上，浊流于下，气机一转，关门自利。以升清降浊汤加减。处方：柴胡8g，桔梗10g，升麻6g，泽泻、茯苓、车前子各10g，王不留行8g，另加麝香0.03g，1剂后有尿意，2剂后不必导尿。第3剂去麝香加琥珀5g，服后小便基本畅通。继以此方加减服5剂而痊愈。(引自：洪广槐医案)

13. 辨治按语　中焦气虚，升运无力，影响下焦之气化不足而致气虚癃闭。其辨证要点为气短语低，少腹坠胀，小便欲解不爽利等。治宜补气升阳，用药如黄芪、党参、白术、当归，升麻，柴胡、陈皮、甘草等。

14. 文献选录　《灵枢·口问》曰："中气不足，溲便为之变。"《丹溪心法·小便不通》曰："气虚用参、芪、升麻等……提其气，气升则水自降下，盖气承载其水也。"《辨证奇闻·小便不通》曰："脾胃虚而九窍皆为之不通……而提气必从胃始也，方用补中益气汤。"

（撰稿：洪广槐　审定：华良才　李德新　冷方南）

第七节　睾　丸　痛

【概述】

睾丸痛是男科临床常见的病症之一，中医学称之为"肾子痛"。泌尿生殖系病症，如外伤、炎症、肿瘤等，都可引起睾丸痛，但与原发病比较，本症仅是其中的症状之一。而本处所谓的睾丸痛，是以其为主要症状的一种病症，且无明显致病原因，检查也无器质性病变。考之实际，这种肾子痛患者并非少见，且治疗效果亦非十分理想。

历代文献中多将此病症混于子痈、诸疝等病症中论述。清代傅山《男科》一书始将其分立出来，名之为"肾子痛"，指出"肾子痛方用泽泻 3g，陈皮 3g，赤苓 3g，牡丹皮 1.5g，小茴香 1.5g，枳壳 1.5g，苍术 1.5g，山楂 1.2g，紫苏梗 1.2g，姜水煎服"，立足于理气利湿散寒论治，现仍具参考价值。

本病主要责之于肝。凡湿热下注，或寒湿著着，或血脉瘀阻于肝经者，皆可引起睾丸疼痛。盖肝主一身之气机，疏泄前阴。肝失疏泄，气机不畅，脉络不通，则睾痛不除。

【诊断与鉴别诊断】

1. 诊断要点　凡主诉睾丸痛（一侧或双侧），影响生活及工作，而客观检查并无原发性病变者，即可诊断为本病症。

2. 鉴别诊断　本病应注意与子痈、诸疝、精索静脉曲张、睾丸鞘膜积液、睾丸扭转引起的睾丸痛鉴别。

（1）子痈：单纯的睾丸痛，睾丸触诊基本正常，但可能有轻微压痛。子痈则不同，除了有肾子明显肿痛，在急性期常伴壮热恶寒，头晕头痛，全身关节酸楚疼痛等全身症状，阴囊皮肤亦红肿热痛，而慢性期主要症状为肾子部硬结经久不消，两者极易区别。

（2）诸疝：如气疝、狐疝、㿗疝等，均可控引睾丸而痛，但都具备"疝"的典型症状及体征，故两者亦易识别。

【临床分证】

本病按病因、脏腑辨证，可分为肝经湿热、寒滞肝经、肝气郁结、肝经瘀滞及脾肾气虚 5 型论治。

（一）肝经湿热证

本证多因嗜食肥甘厚味，湿热内生，或外受湿热，下注肝经，远行于肾子所致。

1. 临床表现

（1）主症：①睾丸剧痛，时有所减；②触之有轻微压痛，但形质无明显改变。

（2）次症：①口苦咽干，心烦易怒；②小便短赤，大便秘结。

(3)典型舌脉:舌红,苔黄腻,脉弦数或滑数。

2. 辨证分析　肝之经脉抵少腹,络阴器,湿热下注厥阴之络,累及于睾,脉络不畅,前阴失疏,则睾痛,时轻时重;湿热注睾尚微,则形质无异;余症皆是湿热下注肝经的反应。

3. 诊断要求　凡具主症①、②及典型舌脉,或主症①和次症①、②及典型舌脉者,即可确诊为本证。

4. 论治法则　疏肝清热,利湿止痛。

5. 方剂选要

(1)首选方剂:龙胆泻肝汤加减。方中龙胆草苦寒入肝胆经,善泻肝胆之实火,除厥阴之热及下焦之湿热,具泻火燥湿两全之性,为君药;黄芩、栀子清肺与三焦之热,为臣药;黄芩清热解毒燥湿,栀子苦寒降泄,泻三焦之火,利尿除湿;泽泻除肾经之湿,木通、车前子清热利湿,使邪有下泄之路;因肝主藏血,善条达,肝性体阴而用阳,热盛则气机壅滞,易伤阴血,故用生地黄以滋阴生津;用当归、柴胡以养血疏肝,使肝用得疏,肝体得养,共为佐药;用甘草以缓中并调和诸药。用本方可湿祛热除,使痛肿自去。

(2)备用方剂:八正散加减。方中萹蓄、瞿麦降火而清利湿热,为君药;车前子清肝肺之热而利膀胱;木通、灯心草清肺热,降心火,利小便;滑石清热利尿,而共为臣药;栀子、大黄苦寒下行,而栀子可泻三焦之湿热,大黄则泻热降火,两药相配,引湿热从二便而出,为佐药;甘草能调和诸药,除甘能缓痛外,尚有清热利窍之功。

6. 外治疗法　用熊胆草、蒲公英、假葡萄3味,等量共捣如泥,绿茶开调,贴敷阴囊,用纱布包扎,5～10分钟后,可见凉快感(惠阳黄光中,在临证中曾治10余例,6～10日痊愈)。

7. 验案选粹　陆某,27岁,参加锦江电站会战民工,睾丸骤然剧烈疼痛,灼热感,身体寒热往来,小便短赤,舌苔黄腻,脉弦滑有力。拟诊为"肝经湿热型肾子痛"。证为气血壅滞,肝气失于疏泄,湿热下注于厥阴之脉,蕴结于肾子所致。治拟清热利湿,解毒镇痛,以泻火燥湿,清泄肺与三焦之热,并以滋阴生津,养血疏肝,使肝体得用。方用:龙胆泻肝汤加蒲公英,外加耳针(用泻法针刺生殖区睾丸点)。1剂而效,6剂湿祛热除,睾丸疼痛自去,诸症俱愈。(引自:叶杰民医案)

(二)寒滞肝经证

本证为寒邪入侵肝经,滞留不去,气滞血凝于肾子所致。

1. 临床表现

(1)主症:睾丸疼痛,遇冷则剧,得热则减。

(2)次症:①下腹隐隐冷痛;②肢冷畏寒,面青。

(3)典型舌脉:舌苔白滑,脉象沉弦或沉紧迟。

2. 辨证分析　由于肝的经脉络于外阴,经小腹,连阴器,寒滞肝脉,血被寒凝,寒凝于肾子,故睾丸疼痛,小腹隐痛。寒为阴邪,热则通利,寒则凝涩,故遇冷则症状加重,得热则痛减。因素体肾阳不足,下焦虚寒,失于温煦,阳气不布,故肢冷而畏寒。寒湿邪盛,内伤寒湿,故舌苔白滑。沉为阴脉,属里,由于肾阳不足,阴寒下胜,寒邪积滞而生内痛,或内有久寒,故脉象沉弦或沉紧迟。

3. 诊断要求　凡具备主症和次症①及典型舌脉,或主症和次症②及典型舌脉者,可确定本证之诊断。

4. 论治法则　温肝散寒,行气止痛。

5. 方剂选要

(1)首选方剂：暖肝煎。方中当归、枸杞子温补肝肾，益精养血以治本，为君药；肉桂、小茴香为臣药，以温肾散寒；乌药、沉香行气止痛，与肉桂、小茴香相配，温阳行气以治标；茯苓渗湿健脾，生姜散寒和胃，共为佐使药。

(2)备用方剂：天台乌药散。方中乌药行气疏肝，散寒止痛，为君药。小茴香温肝散寒，高良姜散寒止痛；青皮调气疏肝；木香行气止痛，共为臣药。更佐以槟榔直达下焦，化滞破坚，川楝子与巴豆同炒，去巴豆而用川楝子，可减少川楝子之苦寒，而增强行气软坚之功。此外，并可加吴茱萸、肉桂以加强温经散寒之功。

6. 针刺疗法

(1)体针：选取大敦穴向上斜刺0.3～0.6cm，用补法，每日1～2次。

(2)耳针：选取外生殖器区睾丸点，进行强刺激捻转，每日1～2次。或埋皮内针。

7. 验案选粹　吴某，30岁，参加锦江电站会战民工，左侧睾丸突然疼痛(冷痛感)，遇冷增重，得热则缓，舌苔白滑，脉象沉弦。拟诊为“寒凝肝脉型肾子痛”，证为寒邪入侵肝经，滞留不去，气滞血凝所致。治宜温肝散寒，行气止痛。以益精养血以固本，以温肾散寒，温阳行气以治标。方用暖肝煎，并于耳穴睾丸点埋揿针，以胶布固定，每天按早、午、晚自行按压。服药2剂后，疼痛明显减轻，至8剂后气行痛止，诸症悉除。(引自：叶杰民医案)

(三)肝气郁结证

本证多因情志不遂，恼怒伤肝，肝失疏泄，结于阴器，气机不通，宗筋闭塞而致肾子坠胀而痛。

1. 临床表现

(1)主症：①睾丸坠胀而痛，痛引少腹；②胁腹胀满疼痛。

(2)次症：①胸闷不舒，纳呆嗳气，时欲叹息；②情志不畅，精神抑郁；③心烦少寐，急躁易怒。

(3)典型舌脉：舌苔薄白，脉弦。

2. 辨证分析　肝主疏泄，喜条达而恶抑郁，如情志不遂，或恼怒忿恚伤肝，肝气郁结，气滞肝脉，结于阴器，则睾丸坠胀而痛；肝脉下络阴器，上抵少腹，布胁肋，肝失条达，气机阻滞，气血运行不畅故胁腹胀满疼痛，胸闷不舒，纳呆嗳气，善太息；心主神明，肝气失疏，气血不利，心神受阻，故精神抑郁，情志不畅，心烦少寐，急躁易怒，舌脉均为肝郁气滞之象。

3. 诊断要求　凡具有主症①、②，并见次症任意1项及典型舌脉者，即可诊断为本证。

4. 论治法则　疏肝解郁，理气止痛。

5. 方剂选要

(1)首选方剂：橘核丸加减。方用小茴香温中行气，橘核疏肝止痛为君药；木香、川楝子、荔枝核、乌药增加行气止痛之功，共为臣药；桃仁、醋延胡索活血止痛，厚朴、枳壳、青皮破气消胀除满，木通通利下焦并引诸药下行而达病所，合以为佐使。诸药相配，共奏疏肝解郁、行气止痛、消胀除满之效，凡肝气郁结，疏泄失常所致睾丸坠胀疼痛用之有效。

(2)备用方剂：柴胡疏肝散。方中柴胡疏肝解郁为主药，香附、枳壳行气止痛，消胀除满为辅；陈皮和川芎活血行气，芍药、甘草柔肝养血缓急止痛共为佐使。应用本方可使肝气条达，血脉通畅，适用于睾丸少腹坠胀疼痛，属肝郁气滞之证。

6. 中成药选介

(1)茴香橘核丸：是橘核丸(济生橘核丸)去海带，加小茴香、荔枝核、乌药、荜茇、吴茱萸组成，其作用基本上和济生橘核丸相似，但本方用了小茴香、荔枝核、乌药、荜茇、吴茱萸，从而增

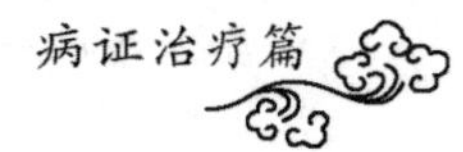

加了疏肝理气，行气散结，散寒止痛作用。

(2)逍遥丸：方中柴胡疏肝解郁；当归、白芍补血和营，以养肝柔肝；茯苓、白术、甘草健脾和中；煨姜和中；薄荷少许增强柴胡疏肝解郁，条达气机作用，全方具有疏肝解郁、养血健脾之功。

(四)肝经瘀滞证

本证乃久痛入络，瘀血阻滞肝经所致。

1. 临床表现

(1)主症：睾丸痛甚，固着不移，时如针刺。

(2)次症：牵引少腹疼痛。

(3)典型舌脉：舌质紫暗，或见瘀点，脉沉涩。

2. 辨证分析　肝之经络阴器，久痛入络，瘀阻肝经，故睾痛较甚，时如针刺，且固着不移。

3. 诊断要求　凡具备主症，即可确定本证之诊断，次症及舌脉可供辨证时参考。

4. 论治法则　活血祛瘀，行气止痛。

5. 方剂选要

(1)首选方剂：橘核荔枝汤。方中橘核疏肝行气，散结止痛；木香、川楝子入肝经而走气分，行气止痛；赤苓渗湿利尿；荔枝核甘温入肝肾经，温经温中，理气，止痛；乳香、没药行气活血，行瘀止痛；大茴香温中、散寒、理气，小茴行气止痛；杭白芍养血、柔肝、止痛；全当归补血活血；龙眼核理气定痛。

(2)备用方剂：橘核丸。方中橘核疏肝行气，散结止痛，为君药。木香、川楝子入肝经而走气分，行气止痛；桃仁、延胡索入厥阴而行血分，活血散结，俱为臣药，以逐邪散寒，温暖肝肾；桂心温暖肝肾，以逐邪散寒；厚朴、枳实破气分之积滞，行结水而破宿血；海藻、昆布、海带咸寒而润下，可软坚以散结；木通清利湿热，辟下泄之通路，合以为佐药。

6. 验案选粹　冯某，25岁，参加锦江电站会战民工，因赴工地开工，于途中不慎而失足跌仆，下阴部撞及路边堆积的杂物，致阴囊微红肿，睾丸剧烈疼痛，按之有肿硬感，脉弦涩。诊为"外伤血瘀型睾丸痛"。治拟活血祛瘀，行气止痛。方用：橘核荔枝汤，以疏肝行气，并外敷山藿香，合以疏肝行气，止痛散结。服药3剂，肿痛大减，7剂肿消痛除而愈。(引自：叶杰民医案)

(五)脾肾气虚证

本证为中气下陷，肾气不足，脾肾亏虚，肾子失养所致。

1. 临床表现

(1)主症：①睾丸下坠疼痛，时轻时重，缠绵难愈而触痛不甚；②症状每于久站，行走过久或劳累后加重。

(2)次症：①腰酸膝软精神萎靡，神疲乏力；②形体消瘦，面色㿠白，少气懒言；③少腹坠胀，食少便溏；④性欲低下，常伴阳痿早泄。

(3)典型舌脉：舌质淡，苔薄白，脉沉细无力。

2. 辨证分析　本证为脾肾亏虚的证候，脾气虚弱，中气下陷故少腹睾丸坠胀而痛；劳则伤气使气虚更甚，故遇劳、久站，行走过久过度劳累后症状加重；脾能益气，脾虚不能益气，中气不足故精神萎靡，少气懒言，神疲乏力；脾主运化，脾虚运化无权而致食少便溏；脾虚气陷，血气生化之源不足，不能充养四肢肌肤，则形体消瘦、面色㿠白；腰为肾府，肾气不足，府失所养，故腰膝酸软，性欲低下，阳痿早泄。舌质淡，苔薄白，脉沉细无力均为脾肾气虚之象。

3. 诊断要求　凡具备主症①、②和次症任意1项及典型舌脉者，即可诊断为本证。

4. 论治法则　补中益气，温阳补肾。

5. 方剂选要

(1)自选方剂：补中益气汤合金匮肾气丸加减，方中黄芪益气升阳；党参、白术、炙甘草健脾益气，陈皮行气去滞，醒脾利胃补而不滞；当归养血调营，气虚者补血取阴生阳长之理；升麻、柴胡合参、芪升清举陷，使下陷之气得以升提。方中六味丸壮水之主补肾阴以助肾阳；附子、肉桂补水中之火鼓舞肾气，通过水火互补，阴阳协调，肾气充沛自健。痛甚者尚可加入木香、小茴香、醋延胡索、荔枝核以疏肝理气止痛。全方可达温补脾肾、益气升阳、理气止痛作用。

(2)备用方剂：脾肾两助丸。方中黄芪、党参补中益气升阳；白术、山药健脾益气助黄芪以增强补中益气作用；锁阳、补骨脂、杜仲温补肾阳；熟地黄、山茱萸、麦冬以阴中引阳，补肾阴以助肾阳。诸药合用脾肾双补，适用于脾肾气虚之证。睾丸坠痛缠绵不止者可适加柴胡、香附、川楝子等以疏肝理气止痛。

6. 中成药选介

(1)补中益气丸合用金匮肾气丸。方义同首选方剂。

(2)脾肾双补丸。本方系麦味地黄丸合十全大补丸的组方基础上加味而成，方中麦味地黄丸加牛膝、枸杞子滋补肝肾；十全大补丸加莲子、芡实、白扁豆、薏苡仁、陈皮健脾益气，气血双补。全方大补脾肾，适用于脾肾气虚、中气下陷、肾气亏损所致睾丸坠胀疼痛诸症。

（撰稿：杨永元　叶杰民　审定：李　彪　冷方南）

第八节　嵌顿包茎

【概述】

包皮过长，包皮口较小，虽能勉强上推露出龟头，但因诸种原因造成包皮紧勒在阴茎冠状沟处不能推下，形成嵌顿包茎。多见于小儿及青年人，临床上以新婚青年为多。发生这种情况，通常是由于患者自己为了露出龟头，把包皮上翻而发生；亦有因医生检查包皮时，没有及时将上翻的过紧过长的包皮推下而发生；也有因房事(特别是新婚之夜)后，上翻的包皮未能复位所造成；另外，也可因包皮龟头炎刺激，致阴茎勃起而发生。

嵌顿包茎发生后，包皮络脉受阻，血行不畅，伤形则痛，伤血则瘀，伤气则肿，局部明显水肿、疼痛，严重者包皮坏死，排尿困难。

【诊断与鉴别诊断】

1. 诊断要点　①有包茎病史；②包皮外口上退至冠状沟处不能还纳；③嵌顿出现后局部明显肿胀，剧痛，严重者龟头肿胀色紫，排尿困难；④发生于儿童者常哭闹不安。

2. 鉴别诊断

(1)包皮虫咬皮炎：见于小儿，包皮红肿，痒且痛，但包皮未上翻。

(2)阴茎嵌顿：多见于性情怪僻之人，患者常以金属环、大型螺丝帽、橡皮圈等，套入阴茎而发生绞窄，致使阴茎肿胀、疼痛，严重者异物陷入而看不见，阴茎远端可发生坏死。和本病比较，仍然容易鉴别。

【临床分证】

本病亦是男科急诊，急需局部外治处理，内治仅用于局部外治处理之后。按临床实际经

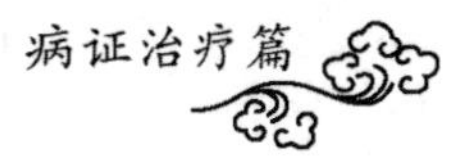

验，拟分为轻证（气滞证）与重证（血瘀证）较妥。染毒者按龟头包皮炎论治。

（一）气滞证

本证系包皮嵌顿不久，以局部水肿、疼痛为主的一种证候。

1. 临床表现

（1）主症：①包皮外口上至冠状沟不能还纳；②包皮水肿，色红；③自觉疼痛。

（2）次症：少腹胀痛。

（3）典型舌脉：舌脉可正常，或脉紧。

2. 辨证分析　包皮过长，包皮口小，上翻后不能复位，脉络阻滞，气血运行不畅，即见局部水肿、疼痛。

3. 诊断要求　具备主症①，或主症①、②、③，即可确诊为本证。

4. 论治法则　通脉行气，止痛消肿。

5. 方剂选要

（1）首选方剂：活血效灵丹合金铃子散。方中当归活血养血；丹参、乳、没活血通脉；金铃子疏肝理气；延胡索行气，尤长于止痛。诸药合用，具有通脉止痛、行气消肿之功。该方用于本病复位后水肿仍不能消退者。

（2）备用方剂：云南白药加半边莲。半边莲长于解毒、利尿、消肿，加服云南白药，意在于嵌顿包茎亦是一种损伤，仿损伤初期论治自无不可。笔者用治多人，皆有效验。

6. 外治疗法

（1）手法复位：宜尽早施行，以免组织坏死。先于阴茎冠状沟处涂上凡士林，用两手示指和中指夹住阴茎包皮狭窄环后方，两拇指压挤龟头，慢慢地使其通过狭窄的环，同时两手示指和中指将包皮从阴茎体上往下翻推，使之复位。若嵌顿未超过 6 小时以上者，手法复位多能成功。

（2）芒硝、马齿苋液湿敷：芒硝 30g，马齿苋 30g，煎液待温，用纱布湿敷或淋洗患处，每日 2 次，每次 10～15 分钟。或用上液装大口瓶中，再将阴茎放入其中浸泡 10 分钟左右，效果更佳。

7. 验案选粹　李某，12 岁。素有包皮过长，日前戏弄阴茎，包皮上翻后不能推下，自觉疼痛，走路时加重。检查：包皮水肿、透亮。拟诊为嵌顿包茎。先行手法复位成功，继用芒硝 30g 煎液湿敷，每日 2 次。2 天后水肿全退告安。（引自：陈耀葵医案）

（二）血瘀证（重症）

本证因嵌顿包茎未能及时复位，血液瘀滞所致。

1. 临床表现

（1）主症：包皮水肿，色暗红，可见散在小瘀点；剧痛，有如针刺；龟头紫红，轻肿。

（2）次症：①可有排尿困难；②因痛而坐立不安。

（3）典型舌脉：正常或舌见瘀点，脉弦紧或沉涩。

2. 辨证分析　包茎嵌顿有如损伤，因伤则瘀，加之又未及时解除，血脉瘀滞加重，经脉阻塞，故为一派血瘀征象，而疼痛最为患者难受，尤以排尿不畅，更增加患者烦恼，脉见沉紧。

3. 诊断要求　具备主症并兼见次症某项及典型舌脉者，即可诊断为本证。

4. 论治法则　活血化瘀，通络止痛。

5. 方剂选要

（1）首选方剂：活络效灵丹合桂枝茯苓丸加减。当归、丹参活血；乳香、没药祛瘀；桃仁、牡丹皮、赤芍理气止痛；茯苓引药下行；白蜜使瘀去而不伤正。

(2)备用方剂：七厘散。功能活血散瘀，定痛止血，血竭、乳香、没药、红花活血行瘀；麝香、冰片辛散止痛；儿茶行瘀，解热定痛；朱砂本为安神之品，兼有解毒之效；与麝香、冰片、儿茶相伍，能解毒定痛，散瘀消肿。取一散剂，用黄酒冲服，更助祛瘀通脉之效。

6. 外治疗法

(1)手法复位：先将有槽探针插入狭窄环内，然后于阴茎背侧，沿着槽探针切断狭窄环，阴茎即时松解。切口可不缝合，若切口较长者可横行缝合。

(2)浸泡或湿敷法：方用芒硝 30g，黄柏 15g，枯矾 15g，冰片 5g 煎液，后入冰片，待温浸洗或湿敷患处，每日 2～3 次，可促进水肿消退。

7. 验案选粹　易某，25 岁。昨日新婚，今晨起包皮不能翻下，水肿，疼痛，因害羞未及时处治，来院就诊时已逾 8 小时。查：阴茎包皮重度水肿，上有散在小瘀点，龟头红，轻肿，排尿困难，欲解不得，不能正常步行，十分痛楚。即在局部麻醉下(阴茎根部阻滞麻醉)外用苯扎溴铵消毒，切开狭窄环，横行缝合。术后外用芒硝、黄柏、冰片煎水外洗，3 日水肿全消，2 周后行包皮环切术为安。(引自：蒋瑞峰医案)

8. 辨治按语　嵌顿包茎系男科常见急症之一，完全可以预防。除了普及卫生常识，还应采用以下几点预防方法：教育儿童、青少年不要随意玩弄阴茎；新婚夫妇于婚前学习卫生指导；医生检查龟头病变将包皮上翻后，切记及时复位；有包茎者最好争取行包皮环切术，不愿手术者，应经常清洗包皮垢，并及时复位。若嵌顿包茎一旦发生，最简捷的方法是手法复位，加上必要的浸洗方法；手法复位失败者，及时采用手术复位，以防发生坏死。所以本病主要是外治，内治仅作为辅助而已。

(撰稿：陈耀葵　蒋瑞峰　审定：李　彪)

第九节　睾 丸 扭 转

【概述】

睾丸扭转也称精索扭转，是由于剧烈运动或暴力损伤时，附着于精索上的提睾肌强烈收缩导致睾丸、精索扭转的一种疾病。本病多见于新生儿和青少年，早期诊断有一定困难。睾丸扭转是最紧急的阴囊内急性疾病，精索扭转方向多由外向内，导致睾丸的血流循环障碍，若不能在 24 小时内发现并予以复位，终将导致睾丸梗死、坏死或不可逆性睾丸萎缩。本病 90%以上发生在 20 岁以下的青少年，甚至可在新生儿发生。据有关资料报道，目前睾丸扭转的真正机制仍不十分清楚，但已了解到下列因素是造成睾丸扭转的解剖学基础：鞘膜壁层在精索的止点高于正常(正常鞘膜止点邻近附睾上部)；睾丸系膜过长，增加了睾丸的活动性(正常附睾后外侧方缺乏直接与阴囊壁附着固定，或这种固定非常薄弱)。因此，在过度的运动、劳动、外伤或轻微挤压及其他因素作用下，首先是精索扭转而导致睾丸扭转。此外，睾丸下降不全，或腹腔内睾丸亦易发生扭转。

【诊断与鉴别诊断】

1. 诊断要点　①常有剧烈运动或阴囊部损伤等病史；②突发性的阴囊部剧痛，可向下腹部或股内侧放射，伴恶心呕吐等症状；③阴囊肿大，皮肤水肿，睾丸肿大上移呈横位，触痛明显，精索呈麻绳状扭曲并缩短。普雷恩(Prehn 征)阳性，即托起阴囊或睾丸时疼痛加重。罗希征阳性，即因精索扭转而缺血，睾丸、附睾均增大，界线不清，难以辨别。④^{99m}Tc 睾丸扫描及多普勒超声听诊器检查血液灌注锐减。

2. 鉴别诊断

(1)急性睾丸炎：在青少年比较罕见，多见于成年人病程发展较缓慢，但有统计 5%的急性睾丸炎突然发病，疼痛剧烈，而睾丸扭转 50%左右发病可以比较缓慢，有少数可能无疼痛，因此两者区别有时甚感困难。国内报道一组 13 例睾丸扭转，8 例误诊为急性睾丸炎。但急性睾丸炎可有恶寒发热，排尿异常，尿中亦可有白细胞。血细胞检查中性粒细胞明显升高。阴囊部检查可区分其解剖结构，精索正常，无增厚变粗和缩短现象。普雷恩征及罗希征阴性，多普勒超声听诊器检查血液供应丰富，与本病完全不同。故只要足够注意，两者仍不难区分。

(2)急性附睾炎：多为逆行感染所致。临床表现为附睾的急骤肿大，附睾头及尾的明显触痛，疼痛同时向下腹部放射，严重时可累及睾丸、阴囊，而出现急性睾丸炎的症状。其发病过程比睾丸扭转缓和。普雷恩征及罗希征阴性，多普勒超声听诊器检查局部血液供应丰富，甚至出现“火焰”征。

(3)嵌顿疝：是疝的严重合并症，发病突然。在腹压增大时，患者自觉疝块突然增大，局部疼痛，肿块不可还纳腹腔，扪之紧张发硬而明显触痛，临床较多见疝内容物为肠管，早期可闻及亢进的肠鸣音。小腹疼痛呈阵发性加剧，同时伴恶心呕吐，肛门停止排气排便，肠鸣音亢进等肠梗阻征象。通常嵌顿疝有疝的病史，而腹腔内型与腹股沟管型的睾丸扭转根本不具有肠梗阻的体征。触诊检查睾丸形态正常、无触痛，普雷恩征和罗希征阴性。

(4)其他：临床还能见到睾丸附件扭转，临床诊断有一定困难，多在手术中鉴别。

【临床分证】

睾丸扭转的唯一治疗方法是手术复位并加以固定。一旦诊断明确，应立即手术，挽救睾丸。如不能确诊，只要临床症状较剧、有睾丸扭转可能者，亦应进行阴囊探查，严防延误时机，酿成睾丸坏死。手术时将扭转和精索复位，如睾丸的颜色很快恢复，说明血流供应良好，可保留睾丸，并将睾丸缝合固定在阴囊后壁，以防扭转复发，同时将对侧睾丸也固定在阴囊后壁，以防扭转。若睾丸，附睾已发黑坏死，则应切除。

但睾丸萎缩仍有发生，如何避免与预防这一后果发生，正是中医药所要解决的问题。根据本病的症状与体征，按脏腑、病因辨证，基本上可分为肝经瘀滞、寒凝气滞、肝经湿热 3 型论治。可于手术后行中医辨证治疗、预防复发。

(一)肝经瘀滞证

本证系睾丸扭转、瘀血蓄积肝经，以睾丸疼痛为主症的一种证候。

1. 临床表现

(1)主症：①睾丸肿痛，固定不移；②阴囊轻度红肿；③少腹坠胀。

(2)次症：胁肋胀痛，头目眩晕，口苦欲呕。

(3)典型舌脉：舌质暗红，舌边有瘀斑，脉弦涩或弦紧。

2. 辨证分析　肝主宗筋，疏泄前阴诸经。睾丸扭转虽已复位，但伤及血脉一时难以控制，瘀血阻滞肝经，气机阻滞，不仅睾丸刺痛，固着不移，且肝经所循行之处亦产生相应的病理反应，诸如胁肋疼痛、头眩、口苦欲呕等皆是；血瘀发热者还可见内热烦闷之症。舌脉均是瘀滞的反映。

3. 诊断要求　凡具有主症①、②、③,并见次症及典型舌脉者,可确定本证之诊断。

4. 论治法则　化瘀疏肝。

5. 方剂选要

(1)首选方剂:血府逐瘀汤去枳壳、桔梗加川楝子、香附等。当归、川芎、桃仁、红花活血祛瘀,生地黄养血和血,使瘀去而不伤阴血;柴胡、川楝子、香附舒畅肝气,使气行则血行;牛膝引药下行,甘草调和诸药。合而用之,血行则瘀去,气畅则肝舒,诸症可愈。

(2)备用方剂:少腹逐瘀汤。当归、赤芍、没药、川芎、蒲黄、五灵脂活血化瘀;干姜、肉桂温经而散寒湿;小茴香、延胡索理气止痛。合而用之,功能活血化瘀,温经止痛。若瘀血发热者去干姜、肉桂,加黄柏、牡丹皮等。

6. 中成药选介

(1)百宝丹:主治一切跌打损伤,功能活血行瘀,理气止痛,生血和血,止血归经,无论内服或酒调外敷均有效果,适用于各种内外损伤。

(2)七厘散:功能活血化瘀,定痛止血,力专活血行瘀。朱砂安神,以心主血脉,神安则血和;麝香、冰片芳香,善走透窍,宣畅血脉,止痛如神。凡跌打损伤,瘀滞作痛,或血流不止,或金刃折伤等症皆可用之。

7. 验案选粹　胡某,35岁,某橡胶厂工人。主诉因会阴部被单车撞击,当即剧痛,去某医院急诊,诊为左侧会阴部软组织挫伤,皮下可见瘀斑,但患者自诉左侧睾丸剧痛,位置上升,再经复诊为左侧睾丸轻度扭转,即在局部麻醉下行手法复位成功,嘱患者回家休息,并求中医诊治。患者诉睾丸刺痛,走路时尤甚,少腹坠胀,心中烦闷,口苦食欲不佳,失眠多梦,心中顾虑颇重,唯恐睾丸萎缩而影响性功能。查:睾丸有轻度触痛,较右侧略小,附睾及精索尚属正常。舌质淡,舌面有瘀点,脉弦。治宜化瘀疏肝,仿血府逐瘀汤意,拟用下药:当归10g,川芎6g,桃仁10g,红花6g,生地黄15g,川楝子10g,香附10g,小茴香5g。继此出入20余剂,疼痛方除。后以温肾补肝法调治,睾丸未见萎缩,且性功能正常。(引自:赵树森医案)

(二)寒凝气滞证

本证系由睾丸扭转复位或手术后,感受寒湿,积于下焦,造成肝络失和,气滞不行,而以睾丸疼痛为主症的一种证候。

1. 临床表现

(1)主症:睾丸疼痛,遇寒则剧,得热则减。

(2)次症:少腹冷痛,喜暖恶寒。

(3)典型舌脉:舌淡苔白,脉沉弦。

2. 辨证分析　本证是由睾丸扭转复位后感受寒湿所致。寒主收引,则见睾丸疼痛,少腹冷痛,遇寒则剧,得热则减。舌淡苔白属寒,脉沉主里,弦主寒主痛。

3. 诊断要求　凡具有主症,并见次症及典型舌脉者,即可确诊为本证。

4. 论治法则　温肝逐寒,行气止痛。

5. 方剂选要

(1)首选方剂:暖肝煎加减,佐服七厘散0.2g。方中肉桂、小茴香助阳补火以暖肝;乌药、沉香顺气降逆以疏肝;当归、枸杞子补血以养肝;茯苓、生姜利湿散寒降逆。佐服七厘散,意在祛瘀行血。

(2)备用方剂:天台乌药散。本方主治疝气,由寒凝气滞所致者。方中乌药、木香辛温香窜,行气止痛;茴香、高良姜散寒而暖下焦;青皮疏肝;槟榔导积下行;川楝子用巴豆麸皮炒,弃巴豆、麸皮不用,意在借二味之性,通达肝经,散寒凝而疏肝气。合而用之,寒凝则散,肝气调畅,何虑有不愈之证。但于睾丸扭转者用之,必佐用活血行瘀之品,方为上策。

(三)肝经湿热证

本证系由睾丸扭转复位或手术后,感受湿热之邪,蕴积下焦,而表现以睾丸肿痛,阴囊红肿为主症的一种证候。

1. 临床表现

(1)主症:睾丸肿痛,阴囊红肿。

(2)次症:口苦咽干,小便短赤。

(3)典型舌脉:舌红苔黄腻,脉弦数。

2. 辨证分析　肝脉络阴器,肝经湿热下注,则见睾肿、阴囊红肿、小便短赤,肝火上攻,则见口苦咽干、目赤等症。舌红有热,苔黄腻为湿热之证,弦为肝脉,数为里热之兆。

3. 诊断要求　凡具有主症、次症及典型舌脉者,即可诊断为本证。

4. 论治法则　清利肝经湿热。

5. 方剂选要

(1)首选方剂:龙胆泻肝汤。方用龙胆草、栀子、黄芩清肝胆实火,胆草之力尤宏;柴胡疏肝,以泄郁热;木通、车前、泽泻利尿泄湿,以期湿热从小便而泄;生地黄、当归滋阴养血,防火盛伤阴,却邪而不伤正;甘草调和诸药。

(2)备用方剂:当归芦荟丸。本方为肝胆实火证而设。黄连、黄柏、黄芩、大黄等清火解毒品同用,可直折火势,解散热毒;胆草、芦荟、青黛直入肝胆经,清泄肝胆实火;当归养血柔肝,防苦寒太甚而伤阴。病势重者,可改丸剂为汤剂,病势已减则止;不可多服,免生弊端。

6. 辨治按语　本病临床并非罕见,治疗以手术治疗为主。如在发生后 4 小时内做出正确诊断并手术复位的尚可保留睾丸,挽救率达 90%,超过 10 小时,挽救率仅 20%。内治仅限于复位后,一方面着眼于局部损伤组织的修复,消除患者的自觉症状,一方面又立足于防止复位后的睾丸萎缩,维持与恢复患者的生育能力。本节所论主要针对前者,而后一种情况,则可参照男性不育论治。

(撰稿:赵树森　审定:李　彪)

第十节　阳　强

【概述】

阳强是指与性欲和性刺激无关的阴茎持续勃起在 6 小时以上的一种病症。本病在祖国医学文献中有不同的病名,如《灵枢·经筋》称“纵挺不收”,《诸病源候论》称“强中”,《石室秘录》称“阳强不倒”。另外,还有阳强、阳举不倒、茎强不痿、玉茎长硬不萎、阳茎挺长等不同称谓。近代多称“阳强”。

现代医学将阳强称为阴茎异常勃起,可分为缺血性(低流量型、静脉型)和非缺血性(高流量型、动脉型)两种,其中以缺血型阴茎异常勃起较常见。阳强是男科的一种急症,可发于任何年龄,但以青壮年多见,常与某些特定病因有关。其临床特点为发病突然,阴茎海绵体因持续充血,而疼痛、肿胀,一般不会自行缓解。

【诊断与鉴别诊断】

1. 诊断要点

(1)症状：阴茎在非刺激情况下持续勃起 6 小时以上的疼痛或无明显疼痛的阴茎勃起。

(2)体征：可见阴茎海绵体明显胀满，张力大，而龟头及尿道海绵体则萎软。查体要注意是否可触及海绵体搏动。缺血型阴茎异常勃起的阴茎勃起硬度为 4 级(完全勃起，坚硬)，皮温较低、颜色暗紫，疼痛明显，很少能触及海绵体搏动。而非缺血型的阴茎异常勃起阴茎勃起硬度多为 2～3 级(不完全勃起，硬度一般)，皮温稍高，可触及海绵体搏动，疼痛不明显。

(3)病史：要详细询问病史，了解阴茎海绵体是否注射某些药物，如罂粟碱、前列腺 E 等；是否服用抗凝、抗抑郁药物，PDE5 抑制剂(如西地那非、他达拉非等)等药物；有无外伤情况，尤其是会阴部骑跨伤史；既往病史如镰状细胞性贫血或其他血液疾病史、肿瘤病史、神经系统病史(癫痫、脑动脉瘤、椎间盘突出、损伤性截瘫等)等。

(4)相关检查：彩色多普勒超声检查、动脉造影及阴茎海绵体内血气分析等，对阳强的诊断均是重要的检查手段，可根据情况选做。

2. 鉴别诊断

(1)生理性勃起：是指性欲旺盛，在性刺激情况下阴茎勃起，勃起时间有时也较长，但一般不会超过 1 小时，且排精后或注意力转移后可自行消退。而阳强是在无性欲、无性刺激情况下发生的持续阴茎异常勃起，同时可伴有疼痛等症状。

(2)性欲亢进：包括某些疾病，如垂体 LH 分泌瘤、睾丸间质细胞瘤等。在射精后阴茎又能很快勃起，甚至继续性交，但从泄精到重新勃起，一般应有 15 分钟以上的“不应期”，而且没有阴茎异常勃起的疼痛。异常阴茎勃起，无论性交后射精与否，阴茎均不萎软，且伴有勃起的其他症状和体征。

(3)不射精症：指同房时无精液排出。此类患者性兴奋正常，阴茎勃起功能良好，性交活动正常，但尿道及盆底肌肉无节律性收缩，不能达到性高潮，即无射精快感，本病久交不泄，阴茎勃起持续，但停止性交后阴茎即疲软。阴茎异常勃起则性交时能射精，有性高潮及性快感，但阴茎在泄精后仍能持续勃起，有的可达数日或以上。两者不能混淆，其发病机理及治疗迥异。

【临床分证】

阳强(阴茎异常勃起)是男科比较常见的一种急症，如失治误治，可导致阴茎缺血坏死，或致永久性阳痿。所以一旦确诊，就要积极采取相应的治疗措施，详见图 9-1。同时可根据情况配合中医疗法，以提高疗效，减少并发症的发生。

该病病因复杂，但其机制不外虚实两端。虚者多因房劳过度、过服丹石类药物、先天禀赋不足等原因致肝肾阴虚，相火亢盛；实者多为肝经火盛、湿热下注或跌仆损伤、瘀血阻滞。表现在阴器、宗筋，实与肝、肾密切相关。

(一)肝经火旺证

1. 临床表现

(1)主症：①阴茎持续痛性勃起；②口苦咽干。

(2)次症：①伴有烦躁易怒；②两胁胀痛。

(3)典型舌脉：舌质红，苔黄，脉弦数有力。

2. 辨证分析　肝主疏泄，肝脉络阴器，阴茎为宗筋之所聚；情志所伤，肝气郁结，郁久化火

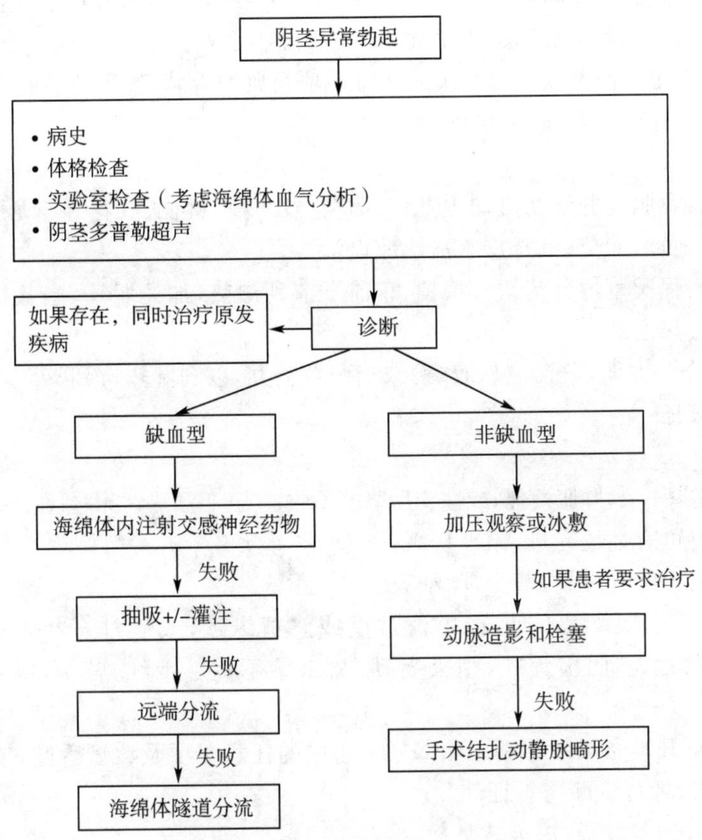

图 9-1　阳强(阴茎异常勃起)诊治流程

或暴怒伤肝，肝火亢盛，肝火循经下扰阴器，宗筋热盛则纵挺不收而发阳强。

3.诊断要求　凡具备主症①、②，次症任意 1 项及典型舌脉者，即可确诊为本证。

4.论治法则　清泻肝火，凉血活血。

5. 方剂选要

(1)首选方剂：当归芦荟丸。该方清泻肝胆实火。黄连、黄芩、黄柏及大黄等，泻诸经火，清热解毒；龙胆草、青黛、芦荟直入肝胆经，泻肝胆实火，当归养血活血柔肝，又以少量麝香通络散结。

(2)备用方剂：龙胆泻肝汤。可加夏枯草、赤芍、牡丹皮、川牛膝、生大黄。龙胆草、栀子、黄芩泻肝胆实火；柴胡疏肝泄郁热；夏枯草、大黄以清泻肝火；赤芍、牡丹皮、川牛膝以活血化瘀，且川牛膝有引药下行之功。

6. 中成药选介

当归芦荟丸或龙胆泻肝丸(软胶囊)，以泻肝火、利湿热。

(二)肝经湿热证

1. 临床表现

(1)主症：①阴茎久挺不衰，肿胀疼痛；②阴囊潮湿。

(2)次症：①肢体困倦，汗出黏腻；②口苦，渴不欲饮；③小便黄，尿道灼热。

(3)典型舌脉：舌质红，苔黄腻，脉弦滑数。

2. 辨证分析　嗜食辛辣刺激、肥甘厚味之品，酿湿生热，湿热循肝经下注，热毒内扰，引动龙雷之火，而为强中。舌红，苔黄腻，脉弦滑数，均为湿热之象。

3. 诊断要求　凡具备主症①、②，次症任意1项及典型舌脉者，即可诊断为本证。

4. 论治法则　清利湿热，散瘀软坚。

5. 方剂选要

(1)首选方剂：龙胆泻肝汤。可加生薏仁、赤芍、牡丹皮、桃仁、红花等。龙胆草、木通、车前子等清热利湿；生地黄、赤芍、牡丹皮等清热凉血活血。

(2)备选方剂：程氏萆薢分清饮。黄柏、车前子清利湿热，加龙胆草、生薏仁、栀子、黄芩等以加强清泻肝胆湿热之效。

6. 中成药选介　龙胆泻肝丸(软胶囊)或当归芦荟丸，以利湿热，泻肝火。

(三)阴虚火旺证

1. 临床表现

(1)主症：①茎举不衰，肿胀疼痛，或性交后坚挺不收；②五心烦热，③潮热盗汗；④腰膝酸软。

(2)次症：平时可有性欲亢进，阳事易兴。

(3)典型舌脉：舌红有裂纹，苔少，脉细数。

2. 辨证分析　先天禀赋不足，或手淫过度或恣情纵欲，或服丹石壮阳药，燥热积于肾中，阴精内耗，肾阴亏虚，阴虚火旺，相火妄动，故玉茎不倒。舌红，苔少，脉细数，均为阴虚之征。

3. 诊断要求　凡具备主症①和主症②、③、④中的任意1项及典型舌脉，或具备主症①和次症及典型舌脉者，即可诊断为本证。

4. 论治法则　滋养肝肾，泻火软坚。

5. 方剂选要

(1)首选方剂：知柏地黄汤。熟地黄、山茱萸、山药滋补肾阴；牡丹皮清热活血，茯苓、泽泻清利湿热；知母、黄柏益肾阴，泻相火。

(2)备用方剂：大补阴丸。方中熟地黄、龟板滋阴潜阳，壮水制火，即所谓培其本，共为君药；黄柏苦寒泻相火以坚阴，知母苦寒而润，下能滋肾水，上能润肺金，与黄柏相须为用，而为臣药。用猪脊髓、蜂蜜为丸，为血肉甘润之品，既可助熟地黄、龟板以滋阴，又能制黄柏之苦燥，共为佐使。

6. 中成药选介　知柏地黄丸或大补阴丸。

(四)茎络瘀阻型

1. 临床表现

(1)主症：①阴茎持续性勃起；②茎肿而皮色紫暗或有瘀斑。

(2)次症：①阴茎呈木状肿硬，刺痛难耐；②少腹拘急，尿涩而痛。

(3)典型舌脉：舌质紫暗或有瘀斑瘀点，脉沉涩。

2. 辨证分析　房事过度，或性交中断，忍精不泄，败精留滞，瘀阻精道，宗筋脉络失和，则致茎强不萎。

3. 诊断要求　凡具备主症①和次症任意1项，或具备主症①及典型舌脉者，即可诊断为本证。

4. 论治原则　化瘀通络，软坚止痛。

5. 方剂选要

(1)首选方剂:桃花四物汤。桃仁、红花、川芎活血祛瘀止痛,当归养血活血,方中熟地黄改为生地黄凉血养血,使该方化瘀而不伤正。可加炮穿山甲以通络散结,加制乳香、制没药以活血止痛,加鳖甲软坚散结。

(2)备用方剂:血府逐瘀汤。

6. 中成药选介　血府逐瘀丸或大黄䗪虫丸。

【其他疗法】

(一)针刺疗法

取穴蠡沟、照海、气海、丰隆、八髎、三阴交、关元、肾俞。根据辨证可加减应用。肝胆火盛、肝经湿热者,选穴太冲、三阴交、行间、肝俞、胆俞、膀胱俞;阴虚火旺者,选穴太溪、气海、照海、行间、太冲;茎络瘀阻者,选穴秩边、三阴交等。虚证用补法,实证用泻法。

(二)药物外用

(1)生石膏、芒硝各100g,大黄汁适量。用大黄汁调生石膏、芒硝末,外敷阴茎、少腹、会阴部。

(2)黄连、黄柏、栀子、青皮、白芷各10g,川楝子20g,丁香6g。上药共研打细粉。取药粉适量,以水调成糊,填入脐中,盖纱布,胶布固定。每日用药1次。

(3)芒硝、冰片各等量。研粉,装瓶备用。水调面粉调和成面团,搓条围于脐周,面卷内放芒硝、冰片末5g,渐滴冷水于药上,令药溶。

(撰稿:孙自学　审定:冷方南)

男性疾病
现代研究篇

男性疾病现代研究之一　性功能障碍疾病

一、阳　痿

现存最早的中医文献《马王堆医书》，已对阳痿有了初步的认识。竹简《十问》认为，生殖器官往往"与身俱生而先身死"，其形成的原因为"其使甚多，而无宽礼"。竹简《天下至道谈》指出，性功能早衰的病因是"卒而暴用，不待其壮，不忍其热，是故亟伤"，这是对性功能增龄性变化的最早认识。帛书《养生方》和竹简《天下至道谈》都认为勃起"不大"不坚""不热"的病机为肌、筋、气三者不至，"三至乃入"，这是对阳痿病机的最早论述。

《黄帝内经》首先论述了前阴与经脉、络脉、经筋的关系，并认识到阳痿的发病与肝关系密切，为后世医家从肝论治阳痿提供了理论依据。肾气理论对补肾法治疗阳痿理论的形成有很大的影响。《神农本草经》首载治疗阳痿药物15种，分别是白石英、巴戟天、石斛、肉苁蓉、五味子、蛇床子、桑螵蛸、阳起石、淫羊藿、白马茎、牡狗阴茎、羚羊角、樗鸡、虎掌、陆英、腐婢。这些药物大多至今仍在沿用，有的药物已经或正在进行作用机制的现代研究。

自隋代巢元方《诸病源候论》，至清末韩善徵的《阳痿论》，很多医籍对阳痿的论治均有所发挥。其治法主流为补肾法，亦不乏论及其他治法者，如《辨证录》主张治心，《临证指南医案》将阳痿分为6个证候并分列治法。《阳痿论》则明确指出："独怪世之医家，一遇阳痿，不问虚实内外，概与温补燥热。若系阳虚，幸而偶中，遂自以为切病；凡遇阴虚及他因者，皆施此法，每用阴茎反而强硬，流精不止，而为强中者，且有坐受温热之酷烈，而精枯液竭以死者。"

古代医家总体上认为阳痿病因多为七情所伤和房事不当，论治多从肾虚立论，以温补肾阳为治法之主流，内治方喜用酒盐汤为引，善佐行气、开窍、活血药；外治方喜用温热、活血、开窍之品，从医学发展史分析，宋代以前的医家几乎以肾为中心，以温补为大法治疗阳痿；自金代起，主张单从肾脏论治的医家逐渐减少，开始出现主张从多脏多因论治阳痿的医家，至清代时辨证论治阳痿的体系已趋成熟。

阳痿多属虚损之证，治疗本病，多用补精血、温命火、养宗筋、壮阳之品。但也有久服补肾之药无功者，即应知常达变，着眼于肝。盖肝主藏血，职司疏泄。玉茎者，得血则能勃起。如肝血不足，疏泄失常，气滞血瘀，足厥阴经脉之气闭阻，血行不畅，茎不得血充，擅用峻剂大补其肾，则越补越滞。宜以逍遥散之类，养血、疏肝、解郁佐以行气化瘀，使肝血得养，气机条达，疏泄有常，精气得泄，其病自愈。宣氏认为"阳明虚则宗筋纵"，服补肾之品，肾气虽有所复固，但中气未予升补，其宗筋之痿难复。熊氏治疗阳痿，很少采用补肾之法，即使须补者亦多采用食疗。他认为阳痿由肾虚所致者仅一见，而气血不和、肝郁、血瘀等所致者占多数。蒋氏认为阳痿常发于泌尿生殖器官器质性病变之后，慢性前列腺炎是阳痿最常见的原因；消渴病亦会合并不同程度的阳痿；很多药物也可引起阳痿，如抗肿瘤药物等；此外亦发现有先天性阳痿者；根据临床所见，尚有因外来寒湿侵蚀机体，如冷水浴、冷水淋阴器等诱发阳痿者。贾氏认为阳痿与肝、肾、阳明有关，肝肾在玉茎作强和阳痿的发病中尤具突出的作用。肝血不充和肾阳不布可贯穿于阳痿发病的始终，这是阳痿发病的主要机制。何氏提出阳痿之证，往往阴精耗伤在先，阳气虚衰在后，所以若见阳痿而妄用温阳壮肾必会进一步耗灼阴精，反使病情加剧。故命门火衰之阳痿证，其本在于肾之阴精虚衰，非单纯之火衰，治疗时当重在补益肾精。于阴中求阳，从本而治。

（一）阳痿的分类

阳痿就临床上发病原因可分为功能性和器质性两大类：功能性阳痿通常是由精神因素所诱发的，如对性知识的缺乏、失和的家庭与人际关系、不适当的性信息、早期的性交失败、女方的性障碍、纵欲及手淫过度、抑郁或忧虑惊恐及宗教等因素。器质性阳痿的病因较为复杂，其主要包括血管病变、神经源性、内分泌性、药物性、创伤及手术并发症、各器官系统病变及老年等因素所致，而这类患者即使是在强力性刺激下阴茎亦不能完全勃起，亦无夜间自发勃起。以往总以为阳痿患者90％是由功能性所致，随着性医学的发展及对阳痿的病因病理机制、诊断方法等方面的深入和完善，发现器质性阳痿占比率日益增大。卫焘等曾对400余例阳痿患者进行统计，其中器质性占33.44％，且器质性阳痿往往伴有不同程度的精神方面问题。

（二）阳痿病之证治概况

（1）肾阳虚损，命门火衰证：①景岳赞育丹。②右归丸加减。③蛇起汤。④阳春药。⑤斑龙丸。⑥阴中求阳，常选五子衍宗丸加油炙淫羊藿主治。油炙淫羊藿兴阳而不燥，可重用至30g以上。若命火极衰，亦可选用熟附片、阳起石、韭菜子、蛤蚧尾等壮阳之品。⑦强调暗补之法，阴中救阳，缓缓取效，反对滥用温热峻补之品，如阳起石、海马、桂、附等。可根据患者年龄、体质、发病季节和婚姻状况的不同，拟以“暗填峻补”之法。⑧命门火衰之阳痿，其根源在于肾之阴精虚亏，精不化气，治疗时当重在补益肾阴，以阴中救阳，此张景岳“阳得阴助而生化无穷”之意，用加味三才汤治疗，以益气健脾、补肾填精，使之阴复阳生，而病告愈。

（2）肾虚精亏证：①治宜滋阴补肾，益精起痿，方用六味地黄汤加味；②阴虚火旺者，则当大补滋阴以泻火，每选知柏地黄丸加味。

（3）肾阴阳两虚证：①治宜滋肾阴补肾阳，方用益精壮阳汤；②采用食疗，用黄精、肉苁蓉各30g，鳝鱼250g，炖服。

（4）心肾不交证：治宜调补心肾，兴阳起痿，方用远志丸合五子衍宗汤。

（5）肝郁肾虚证：治宜舒肝补肾，方用逍遥散合五子衍宗丸。

（6）肝郁气滞证：①治宜疏肝解郁，兼补肾阳，方用达郁汤加味；②郁而化火者，疏肝解郁，佐清肝火，用逍遥散加清肝火的龙胆草；③实践中得知，肝气郁结，是青少年阳痿的病理特点，治宜舒郁，而不宜补阳。宣其抑郁，通其心意，则阳气立舒，其痿自起，每以逍遥散或柴胡疏肝散加减，疗效颇著。其中，郁久化热者，即肝热阳痿，可加丹栀之品。

（7）肝郁血虚证：①养血疏肝，佐以行气化瘀，方用逍遥散治之；②逍遥散加金铃子、小茴香，或柴胡疏肝汤加味。

（8）心脾两虚证：①归脾汤加减；②补中益气汤加鹿角霜、菟丝子等。

（9）肝郁湿热证：①治宜疏通肝阳，祛湿强筋，方用柴胡疏肝汤加味。②素有湿邪，即肝胆湿热，用龙胆泻肝汤取效；亦可用柴胡胜湿汤。

（10）胆虚伤精证：治当以精神疗法为主，适当地用养心安神、温胆定惊、调补阴阳的药物。

（11）惊恐伤肾证：①恐则气下耗伤肾气，惊则气乱，扰乱中州，治当权衡中下三焦，使乱者平，下者升，宗筋有主。服用补肾之品，肾气虽有复固，但中气未予升补，宗筋之痿难复，故治当补以健中气为主，重用参芪，使中虚有复，宗筋得以温补。②斑龙丸合安神定志丸，或六味地黄丸合酸枣仁汤。

(12)气血不和，伴有瘀滞者：①用血府逐瘀汤加紫石英、韭菜子、蛇床子等；②活血化瘀治疗阳痿，不但是疏通气血，祛瘀行滞，更重要的可能是调节患者的内分泌和改善阴茎的血液供应及有关神经的功能，从而愈疾起痿。

(13)冲任瘀血型：用水蛭雄鸡汤(自拟方)。

(14)脾胃虚弱证：此证有两种表现，一种是阳痿兼脾胃虚弱；二则以气血亏虚为主。治前者，健脾、益气、利湿；治后者，益气补血、养心通阳，方用人参养荣汤、二陈汤加减。

(15)久病虚弱型：以治疗原发病为主，扶正固本，补虚起痿，方药可根据具体症状适当选用。且不可急于兴举，而妄投大剂温燥壮阳之品，使阴精更伤，痼疾难瘥。

(16)有报道，用复方栀荣酒(栀子根皮、果仁各50g，蛇床、淫羊藿各30g，红花3g，地龙10g，冰糖90～120g，加米酒浸泡，一周后可服)每服20～25ml，早晚各一次。肾阳虚明显者加用附子、肉桂、巴戟天、鹿茸少许；阴虚明显者配木瓜、山茱萸、桑椹等。经1～3个月治疗，总有效率达91.2%。有报道，用蜈蚣18g，当归、白芍、甘草各60g，研末分服(为20日量)，治疗本病疗效较好。有以淫羊藿、阳起石、熟地黄、广狗肾胶各100g，菟丝子、制何首乌各200g，枸杞子300g，鹿茸10g，黄芪、肉苁蓉、羊鞭胶各50g，水貂鞭胶20g，制成的“阳春药”治疗阳痿收到较好的效果。也有针对引起阳痿的最常见原因慢性前列腺炎、精囊炎、附睾炎等用中药，如地龙、莱菔子、穿山甲各20g，木通、车前子各15g，黄芪30g，甘草10g加减治疗。有用萆薢分清饮、王不留行汤、补中益气汤、菟丝子丸加减分别治疗湿热型、瘀血型、中虚型及肾虚型慢性前列腺炎，效果满意。

(三)从病因论治阳痿

秦国政于2001年发表《现代中医从病因论治阳痿研究现状述评》一文。

摘要 为了充分展示和揭示新中国成立后近50年来中医诊治阳痿的新观点、新理论、新成果，总结阳痿论治思路与规律，为今后诊治阳痿的临床、科研以及阳痿药物的生产提供有益的借鉴，对新中国成立以来中医诊治阳痿的文献进行整理研究。文献来源于1950年以后的国内期刊，文献篇数近1500篇，但只选择专论阳痿的866篇文献进行研究。介绍现代中医从瘀、痰湿、湿热、酒毒、郁、情志等病因论治阳痿的研究现状并作简要述评。

现代中医诊治阳痿，不仅从脏腑论治者众，以病因病机为主要依据进行论治即因邪而治者亦不少，并且取得了可喜成果。通过对文献的初步分类，从病邪论治者，主要有从瘀、从痰、从湿、从热、从酒毒、从郁、从情志等论治方法。从病因论治阳痿的文献共有90篇，占总文献数866篇的10.39%，占论治思路和方法文献数412篇的21.84%。以下分别加以概述。

1. 从瘀论治　主张阳痿从瘀论治者，首推陈玉梅。陈氏自1972年起开始用由蜈蚣、当归、白芍和甘草组成的“亢痿灵”治疗阳痿，至1980年共治疗近800例，收到明显效果，虽然6年之后有学者通过双盲对照研究后对此方的疗效提出不同看法，但用活血通络法治阳痿这一思路对阳痿治疗学的贡献是不能泯没的。之后，以活血化瘀法治疗阳痿的个案不断见诸期刊，1987年有学者对活血化瘀治疗阳痿的方法进行了初步总结，1989年秦国政“男科瘀证”理论的提出，为阳痿从瘀论治奠定了理论基础。之后，从瘀论治阳痿文献不断增多，至今共44篇，其中样本报道20篇，病例2950例。

阴茎之勃举，必须有足量的血液充养宗筋，一旦脉络瘀滞，血液运行不畅，宗筋失于血为充养，则软而不举。瘀致阳痿之因多系肝失疏泄和外伤。宗筋属肝所主，以血为充养，肝主疏泄之功能正常，血液运行通畅，则宗筋受血而振奋，兴阳用事。若疏泄失常，致气机不利，血供障碍，则宗筋血少不充，痿软不用。外伤损伤外肾，气滞血瘀，阳气阻遏，则阳痿不起。此外，痰湿、寒凝、久病、败精留滞等，也可致血脉瘀阻而致阳痿。宗筋局部病损，如前列腺增生、慢性前列腺炎等，湿痰瘀阻日久，积阴成形，阻碍血液运行，宗筋失充而阳痿。不论何种原因致瘀，其瘀致阳痿之理，皆为血瘀络阻，气血运行不畅，阴茎充血障碍，久则阴茎痿而不举。

瘀致阳痿有以下特点：一是多发生于超龄晚婚、鳏夫、久旷且体质较强或性情忧郁之人；二是患者一般情况好，体质壮，无明显阴阳亏虚症状；三是阴茎色淡或暗，会阴胀感，尤其是性欲冲动时阴茎根部坠胀疼痛，或既往阴茎勃起时也曾有此感觉；四是病程多较长，夫妻感情不和，情志不舒；五是用补肾壮阳或补肾滋阴之品治疗无效，甚或加重病情；六是若系外伤所致者，可见局部发绀。

瘀致阳痿之治疗，以化瘀兴阳法为总则，但临证时应根据致瘀不同情况拟定具体治法和选方。常用治法有疏肝活血、益肾活血、温阳活血、化瘀通络、补肾通络、行气活血、通精化瘀、解郁活血、活血补肾、祛痰活血、益气活血、健脾活血、清利湿热活血、散寒活血、通窍活血等。从瘀论治阳痿尚无一证候类型标准，从文献看常见证型有寒凝血瘀、肝郁血瘀、肾虚血瘀、痰滞血瘀、外伤血瘀等。临证时只要活血化瘀法，往往能收到良好效果，如张家驹以通窍活血法治疗脑外伤后阳痿 21 例，治愈 11 例，好转 6 例，显效 6 例，无效 1 例，失访 1 例；蔡震宇用补肾活血法治疗功能性阳痿 50 例，治愈 32 例，显效 6 例，有效 8 例，无效 4 例；吴启富等用温阳活血法治疗糖尿病性阳痿 47 例，治愈 37 例，显效 3 例，有效 2 例，无效 5 例。化瘀法治阳痿虽收效良好，但化瘀药多能克伐正气，故运用本法时，其选药或缓或峻，必须视病情、体质而定，且不可久服，或稍扶正之品，俾瘀化痿起而不伤正。

2. 从痰湿论治　从痰论治阳痿至今只有 10 年的历史，首倡此论者当推朱曾柏。朱氏将阳痿归为疑难杂证而从痰治，但未对其生理病理基础及治法作系统阐述。20 世纪 80 年代末，石志超对痰湿体质之人所患阳痿以化痰利湿通阳法治疗，侯天印等在《痰证论》中专例“痰阻阳痿”节对其病机及治疗进行简要介绍。其后，从痰湿论治阳痿的报道增多。至 20 世纪 90 年代中期以后，一些学者对阳痿论治的生理基础、病理基础、临床特征、具体治法及方药进行了比较深入的探讨，使阳痿从痰论治的理论基本系统化。截至 1997 年底，从痰论治阳痿的文献共有 23 篇，其中样本病例报道 4 篇计 232 例。

痰湿是脏腑功能失调的病理产物，即成之后又成为一种常见的致病因素。痰湿之源，是各种致病因素导致的五脏及气血功能失调。痰湿即成则贮留体内，一旦痰湿过盛，湿浊下注，困阻下焦，经络受阻，使阳气不能伸达阴器，血液不能充养阳道，气不至则无以令阴器振兴，血不充则难求其势壮，是故阳痿生矣。由于体质不同，即成之痰湿可从寒化可从热化，故痰湿致阳痿有寒热之别。又痰湿与瘀血同源，两者致病常相互凝结，使经脉阻滞，阳气不能通达阴器，气血不能荣养宗筋，也易引起阳痿的发生。

痰湿阳痿的特点是：多发于奉养太厚、平素恣食豪饮、体质肥胖之人；虽患阳痿，但形体、精力不衰，时有性欲萌动然阳事难举或举而不坚，阴茎弛纵；龟头常有白垢，皮肤脂垢明显；伴随症状或咳或不咳，伴多痰，或头晕、恶心、胸闷、身重、小便不利，或阴部多汗，肢懒体倦，或神情抑郁、口腻不爽，或受补后头晕加重、全身困倦无力，舌体胖大，舌淡或红，舌苔白腻。

从痰湿论治阳痿以化痰祛湿、利窍通阳为总的治疗原则，但痰湿又有寒热之别，故当根据痰之性质而施以不同的治法。痰湿化热者，祛湿化痰与清热并举；阴寒偏盛者，化痰祛湿与温阳并用；痰瘀互结者，祛痰化瘀同进。然治痰必治生痰之源且治痰之际要以宣通气脉为先。具体治法，据程运文等学者所述，用于临床者有燥湿之际要以宣通化痰、温化寒痰、清化热痰、化痰逐瘀、行气化痰、补肾利湿、健脾化痰、利尿(湿)通阳等法。根据陈金荣的分型及一些个案报道，从痰湿论治阳痿的常见论治证型有痰湿困阻、痰湿寒盛、痰热下注、痰瘀互结、脾虚痰湿等。用药朱曾柏常以猪苓、茯苓、泽泻、薏苡仁、车前子、苍术、法半夏、白芥子、山药、山楂、神曲等组方以化痰渗湿，治之甚效；陈金荣据治痰要活血、血行则痰消和治痰要治气、气顺则痰化的原则，每于方中加入香附、蜈蚣二药以理气通络。王付还倡痰源之不同用治本之化痰药，如心痰加远志、石菖蒲，肺痰加杏仁、贝母等。总之，从痰论治阳痿，一要扶脏腑之气以涤痰之源，二要顺理气机以布津断留痰之所，三要兼顾宗筋使其重振阳气用事之常，三者相辅相成，以治痰治本治宗筋，使阳气畅通，以达宗筋，用事和调。

阳痿从痰论治的大样本的临床报道未见诸期刊，但从已报道的文献看，此法治痿确有良效，如王海江用肾着汤加味治疗 26 例，除 3 例因自动停药或配合针灸治疗外，余 23 例全部治愈；伍堇见麟用二陈汤加味治疗 30 例，治愈 24 例，好转 4 例，无效 2 例。

3. *从湿热论治*　20 世纪 80 年代初，胡毓恒认为阳痿不尽是肾虚，从湿热辨证治疗，20 世纪 80 年代后期谭俊臣以清利湿法治疗。之后，从湿热论治阳痿的文献偶见期刊，但以临床治疗报道为主，理论研究者少，共有文献 14 篇，其中小样报告 8 篇计 591 例。

临床中发现，阳痿患者中 14.19%属湿热所致，因而阳痿之治疗不可忽视清热利湿。内生湿热，或外感湿热，致湿热内盛，循经下注，浸淫宗筋，终使宗筋弛纵萎顿，是湿热导致阳痿的病理基础。湿热致阳痿的特点是：多体质健壮，好发于中青壮年人，少有体衰形退、面萎憔悴之象；嗜好烟酒及滋腻炙脔饮食者多见之；水上职业或居住环境湿热较盛者多见之；伴见湿热诸症。

湿热阳痿之治疗以清热利湿为总则。王三虎将其具体治法分为辛开芳化、清肝利湿、宣清导浊和分清利浊 4 种。但纵观各家认识，应根据湿热所在脏腑或来源拟相应的治法，如肝经湿热者，清肝利湿，方用龙胆泻肝汤；脾胃湿热者，清泄脾胃湿热，方以平胃散为代表；肾经湿热者，清泄肾经湿热，方用萆薢分清饮合四妙散；肾阳虚湿热者，清利壮阳，方用丹蛇汤(丹参、白花蛇舌草、淫羊藿、黄精)；肾阴虚湿热者，滋阴清利，方用知柏地黄丸合四妙散；三焦湿热者，宣通三焦，方以三仁汤加味；外感湿热者，清利湿热，内外分消，方用羌活胜湿汤合四妙散等。用药之时，为邪寻找出路乃从湿热论治阳痿之首务，有学者据“苍术三倍于麻黄利尿”的用药经验，在治疗湿热论治阳痿时重用苍术、麻黄，收效显著。

从湿热论治阳痿的文献多为临床治疗总结，如曹安来等治疗 64 例、孙建平治疗 37 例、张敏建等治疗 186 例，分别取得了 85.93%、78.37%和 57.51%的治愈率。

4. *从酒毒论治*　酒毒致阳痿观点的明确提出是在 20 世纪 90 年代，并对酒毒的概念、酒毒阳痿的病理基础及治疗做了深入的探讨，但在 20 世纪 80 年代便已有用枳椇子合甘露消毒丹以解酒毒治阳痿的报道。此类文献共 6 篇，其中样本报道文献 2 篇，计 145 例。

酒具湿热二性，伤阴损阳。酒为清冽之物，不随秽浊下行，惟喜渗入，入于胃，渗于脾，浮于肺，逆于肝，沉于肾。若恣饮或嗜酒无度，则直窜五脏，使酒之湿质热性蕴蓄体内，滋生痰、火、瘀血等病理产物，阻滞经络，浸淫宗筋，终因宗筋失养不充或弛纵不起而阳痿，故因酒而阳痿者，当从酒毒论治。

酒毒阳痿之治疗，一方面要忌酒，一方面当药治。治疗大法以分消湿热，化解酒毒为首务。化解酒毒当首重脾胃，一从肌腠透发，一从小便分利。常用方有葛花解酲汤、清震汤，常用药如枳椇子、绿豆衣、葛根、葛花、白果、荷叶、升麻、薏苡仁、苍术、神曲等。因酒毒久蕴可同时损伤多个脏腑并出现痰、火、瘀血、气滞、湿阻等证，表现为本虚标实、虚实夹杂的证候特点，故在化解酒毒的同时，又当别脏腑明虚实以权衡用药，治肝不可过于疏散，当以养血柔肝为主；行瘀不可猛峻，以防有伤肝体，当以理气活血为主；治肺慎用香燥化痰耗气之品，当以养肺清金为主；治肾不可过于滋腻或温燥，当以养阴为主兼顾肾阳；治脾胃不可过于香燥并忌阴柔，当以醒脾开胃、理气化痰为主。而酒客忌甘，甘能助湿，这是选方用药时应注意的。

临床中除沿用古方治疗外，尚有自拟方治疗者，如赵喜运等用六妙汤（苍术、防己、黄柏、牛膝、薏苡仁、木瓜）治疗130例，治愈78例，有效42例，无效10例；黄文东分湿热下注（三妙散加蚕沙、木瓜、黄连等）和脾虚痰饮（由前一证转化而来，方用五苓散合补中益气汤化裁）两型，治疗15例，治愈9例。好转6例。

5. 从郁论治　从郁论治阳痿是20世纪90年代提出的论点，只见2篇文献。因郁导致阳痿的病因以七情内伤为主，六淫外感等通过情志变化而起作用。疏肝解郁乃从郁论治阳痿的主要方法，但因久郁又易伤五脏，故又当辨证辅以相应治法。临床主要分3型论治，肝郁气滞者用四逆散加香附、刺蒺藜，肝郁血瘀者用血府逐瘀汤加蜈蚣、牡丹皮，肝郁血虚者用逍遥散加党参、山药、黄精、何首乌、枸杞子、牡丹皮。又郁之致痿，不独气郁，尚有血、痰、湿、火、食诸郁，故又可辨郁施治，气郁者，理气解郁，方如蜈蚣四逆散；痰郁者，化痰解郁，方如加减六郁汤；湿郁者，燥湿解郁，方如除湿起痿汤；血郁者，化瘀解郁，方如活血起痿汤；火郁者，泻火解郁，方如丹栀四逆散加龙胆草；食郁者，消食解郁，方如保和丸。

6. 从情志论治　阳痿是精神情志活动异常的表现，多因郁怒、惊恐、悲忧、思虑等情志变化过激所致，故可从情志论治。治之以解除患者致病之精神因素为先，促其心情舒畅、信心充足，然后分别情志所伤脏腑而用药。如伤肝为主者，以疏肝汤疏肝为主；伤肾为主者，以定志兴阳剂治肾为主；伤心为主者，以定志丸治心为主。

7. 从风论治　阳痿的终极病机为血瘀，表现为阴茎萎软不起，结合中风临床表现，以及阳痿多起病突然，与情绪波动密切相关，时好时坏，符合“风善行而数变”的特性，据此提出“阴茎中风”的概念。而临床中阳痿与“风”密切相关且阳痿在其发展过程中可化风，如“阳痿血瘀生风”“阳痿络风内动”“阳痿肝郁化热生风”等，因此可以从风论治阳痿。

8. 基于肝郁血瘀肾虚论治　鉴于临床论治阳痿疗效不太满意的现实，秦国政教授、李曰庆教授等，依据中医基本理论，结合流行病学研究成果和临床实践结局，提出了“肝郁血瘀肾虚”是阳痿中医发病学基本病理变化的理论观点，并制定了专家共识。该共识认为，在阳痿发病过程中，肝郁的病理变化具有普遍性而为主要病理特点，血瘀是发病的最终病理趋势、肾虚是发病的主要病理趋势，且三者互为因果，共同作用，影响阴茎的勃起；中青年时期以肝郁血瘀为主、肾虚次之，老年时期以肾虚血瘀为主，肝郁次之。治疗当以疏肝、活血、益肾为基本原则，根据肝郁、血瘀、肾虚轻重程度选用疏肝剂、活血剂、补肾剂加减化裁治疗，也可选用疏肝药、活血药、补肾药组方治疗。具体可选四逆散和秃鸡散、益肾活血汤、柴丹振阳颗粒等方剂加减。

[引自：秦国政，2001. 现代中医从病因论治阳痿研究现状述评. 中医药学刊，19(5)：435-437.]

(四)酒精中毒性阳痿

姜竹成、王天玲、潘继波于2006年发表《辨证治疗酒精中毒性阳痿56例临床分析》一文。

摘要 目的:辨证治疗酒精中毒性阳痿的有效性。方法:按国家中医药管理局颁布《中医病证诊断疗效标准》选入56例酒精中毒性阳痿,施以中医辨证治疗进行临床疗效评估并分析结果。结果:56例酒精中毒性阳痿总有效率87.5%,无不良事故发生。结论:辨证治疗酒精中毒性阳痿是一种有效的治疗方法。

阳痿是勃起功能障碍(ED)的一种临床表现,酒精中毒性阳痿是患者滥饮酒史3年以上,导致的一种勃起功能障碍。笔者自2000年4月至2002年4月采用辨证方法治疗酒精中毒性阳痿56例,疗效较好,现介绍如下。

1. 临床资料

(1)一般资料:观察治疗患者56例均为门诊病例,年龄最小21岁,最大57岁,其中20~30岁12例,31~40岁33例,41~50岁7例,51岁以上4例;均有滥饮酒史3年以上,最长达15年之久,酒量最少每日350~400ml(7~8两),最大量每日1000ml(1kg)。56例中,28例脸上的胡须减少,14例阴毛呈女性型分布,12例睾丸萎缩,2例女性型乳房。

(2)诊断方法:根据临床症状,既往病史,体格检查和实验室检查确定治疗对象是否合格。①临床症状:阴茎任何时间均不能勃起;夜间能自发勃起,而性兴奋时不能勃起;性兴奋开始时能勃起,试图性交时又消失;阴茎虽能勃起,但无足够强度维持性交。舌红苔黄腻,脉滑或沉数。②既往史:有滥饮酒生活史3年以上,无会阴部外伤史,无严重内分泌疾病史,无神经系统病史,无先天性疾病史。③体检和实验室检查:常规外生殖器检查无异常,血、尿常规、心电图均正常。

2. 辨证施治

(1)湿热下注型:症见阳痿,小便短赤,下肢酸困,苔黄,脉沉滑或濡滑而数。治宜清热利湿。方选程氏萆薢分清饮加减,药用:车前子、茯苓各15g,莲子心9g,石菖蒲、白术、葛花、地龙、萆薢各12g,水煎服,每日1剂。

(2)脾胃湿热型:症见阳痿,头痛身重,胸闷不饥,小便黄赤,大便不爽。舌红苔黄腻,脉弦细而濡。治则宣畅气机,清利湿热。方选三仁汤加减,药用:杏仁9g,白蔻仁12g,薏苡仁30g,厚朴9g,半夏6g,通草12g,滑石30g,竹叶12g,葛根15g,地龙12g。水煎服,每日1剂。

(3)阴虚湿热型:症见阳痿,咽干心烦,耳鸣,低热颧赤,盗汗,小便热赤,舌红苔黄,脉细数。治则养阴,清化湿热。方选知柏地黄丸加减,药用:知母12g,黄柏9g,生地黄12g,山茱萸9g,山药、茯苓各18g,牡丹皮、泽泻各12g,地龙9g,芦根30g,葛根12g。水煎服,每日1剂。

此外,合并慢性前列腺炎者,可加丹参30g,赤芍15g,败酱草24g,连翘12g;合并尿道炎者,可加苦参9g,石韦、金钱草各30g,瞿麦12g。

所有病例首诊开始即叮嘱戒酒,已成瘾,一时不能完全戒除者则尽可能减少饮酒量,同时增加体育锻炼。

3. 治疗结果　疗效判定标准:依据国家中医药管理局颁布《中医病证诊断疗效标准》中阳痿病的疗效评定。治愈:症状消失,性生活恢复正常;好转:阴茎能举,能进行性生活,时好时坏;未愈:阴茎无勃起,或勃起虽有改善,但不能完成性交。结果:治愈28例,好转21例,未愈7例,总有效率达87.5%。

4. 病案举例　王某,男,46岁。2001年9月17日初诊。阳痿早泄5年余,曾多处诊治,口服补肾壮阳之品“汇仁肾宝”“三鞭酒”,久治不效。其人有长期饮酒嗜好,饮酒史10余年,形体肥胖,脸上的胡须减少,每日饮酒50ml以上。阴茎在性兴奋时能勃起,试图性交时又消失,伴腰酸困痛,尿频尿黄,尿后余沥,尿道不适,汗出而黏。舌红苔黄腻,脉滑数。诊断为酒精中毒性阳痿。患者素体湿盛，嗜好饮酒，助湿生热，前医误用补肾壮阳辛热之品，湿蕴热燔，湿热交阻，壅塞气机，阳气不展，阳痿不用。治宜清利湿热。方选三仁汤加减，药用：杏仁、薏苡仁、厚朴、白蔻仁各12g，半夏6g，通草15g，滑石、葛根各30g，地龙12g，竹叶9g，车前草15g，石菖蒲12g。服7剂，阴茎勃起好转，尿道症状消失。舌红，苔根部稍黄腻，脉滑数有力。上方减白蔻仁，加蛇床子12g，红藤15g，继服7剂，后又加减治疗月余，性功能逐渐好转，勃起坚硬，性生活恢复正常。

5. 讨论　酒精中毒性阳痿是男科临床常见病、疑难病，给男性身心造成比较大的影响。传统治疗多从"肾虚"论治，但在临床实践中发现使用补肾壮阳药物，疗效不满意，且有加重病情的现象的发生。究其原因，此类患者多嗜好饮酒，醇酒厚味，酒食过量，酿成湿热，湿热之邪，壅阻经络，气机不畅，阳气不展，故阳痿失用。此属湿热阻滞，阳气不展，非肾虚阳弱之故也。正如《冯氏锦囊秘录》云："阳痿在因纵酒嗜味太过，……过味则清气不升，皆足以致痿。"现代医学认为酒精可以引起肝脏5α睾丸酮降解酶活性增强，而且还能降低睾丸酮生成速度，因而引起雌激素相对或绝对增多，使男性性功能受到抑制，出现胡须减少，睾丸缩小，性欲下降，阳痿等现象。因此，治疗酒精中毒性阳痿的关键就是戒酒，以中断酒精对生殖腺功能的负面影响，同时服用清热利湿解毒的中药，以促进蕴积于体内的酒精排泄、分解，恢复睾酮的生成与质量，最终使勃起功能障碍消除。这一点与肾虚所致的阳痿用温肾壮阳药治疗有根本区别，一为湿热蕴积，一为命门火不足，分别投以清利湿热解毒，温补命门之火，异曲同工，足见中医辨证施治之妙。笔者在治疗56例酒精中毒性阳痿患者过程中发现，阴茎在任何时候均不能勃起者，治疗效果最差，未愈的7例都是这样的患者。性兴奋开始时能勃起，试图性交时又消失或阴茎虽能勃起，但无足够强度维持性交者，治疗效果最好，治愈的28例都是这样的患者，此类患者，只要能戒酒而且配合治疗，基本都能治愈。夜间能自发勃起而性兴奋时不能勃起，这样的患者有的能治愈(25例治愈7例)，有的有效(25例有效18例)，这类患者的治疗与戒酒的情况和患病的时间长短及其年龄有密切的关系，具体机制还有待于今后进一步研究。

[引自：姜竹成，王天玲，潘继波，2006.辨证治疗酒精中毒性阳痿56例临床分析.辽宁中医杂志，33(6)：683.]

(五)糖尿病性阳痿

1. 病机治则探讨　徐立群、张荣华、蔡宇等于2005年发表《糖尿病阳痿病机治则探讨》。

糖尿病作为一种全身代谢性疾病，其引起的并发症几乎累及机体各个组织。有报道，30%～70%的男性糖尿病患者在罹患糖尿病的中后期甚至初期都可以伴发阳痿，带来生理和心理上的巨大痛苦。随着糖尿病发病率的不断增高和人均寿命的延长，糖尿病阳痿发病人数亦逐年增多，日益受到医学界的关注。根据其临床表现，可将糖尿病阳痿归于"消渴并阳痿"范畴。本文从中医药学的角度，对其病机和治则探讨如下。

(1)对病机的认识

1)肾虚与糖尿病阳痿：中医学并无糖尿病这一病名，根据其临床症状可归于"消渴"范畴，其基本病机为阴虚燥热，但日久阴损及阳。可转变为阴阳两虚甚至以阳虚为主。

肾虚在阳痿的发生和发展中占据着主导地位。《素问·灵兰秘典论篇》云："肾者，作强之官，伎巧出焉。"意思是言肾主前阴精窍，总司阴茎勃起和完成性事之职。肾精是阴茎勃起的物质基础。《素问·上古天真论篇》云："丈夫二八，肾气盛，天癸至，精气溢泻，阴阳和。故能有子。"天癸是肾精充盛到一定程度时所产生的精微物质。男子在天癸的作用下，性器官逐渐发育成熟，阴茎就能举缩有时；到了 64 岁，肾精虚衰，天癸竭绝，阳事活动就会衰减。另一方面，精能化血，精血同源，肾精充盛，则肝血充足，临房之时才有足够的血液充盈阴茎，使其坚举。所以说肾精是阴茎勃起的物质基础。

肾之精，包括肾阳和肾阴，消渴为病多由肾精不足，肾之阴虚燥热所致，肾阴亏虚，阴不济阳，阳失所依，宗筋失养，终致阳痿，诚如《灵枢·经筋》云："热则筋弛纵不收，阴痿不用。"元阴元阳藏于肾，有互生互化之用，阴不足必损阳，阳不足必损阴，日久则阴阳俱损，形成肾阴阳两虚，肾阳亏虚，既无以温煦阳道振奋阳事，又不能推动气血灌注宗筋，从而导致阳痿不举，因此切不可将糖尿病阳痿统统归于肾阳亏虚，临证必须谨守病机，辨证论治。

2）胃强脾弱与糖尿病阳痿：消渴之发病，可由胃火亢盛消磨水谷而引起，胃为水谷之海，主腐熟水谷，脾胃受燥热所伤，胃火炽盛，脾阴不足，则口渴多饮，多食善饥；脾气虚不能转输水谷精微，则水谷精微下流而为小便，故小便味甘；脾虚，一方面后天之精生成匮乏，不能充实先天之精，则宗筋失于濡润不能正常勃起，另一方面脾主运化，输布精微，升清降浊，体内精微物质代谢紊乱，宗筋经络受阻，精、气血不能有效灌溉，也可致阴茎失用。另外，脾胃久病，气虚运化不及，土壅及木，肝气郁结不能疏泄调达，经络不畅，宗筋弛纵不举而致阳痿。

3）血瘀与糖尿病阳痿：津液是血液的组成部分，两者关系密切。消渴病阴虚燥热，津液大量耗损，不仅入脉之津液不足，甚至脉内津液外渗，形成血脉空虚，津枯血燥，血流速减慢，血滞脉络，形成血瘀。再者，消渴病久阴损及阳，阳气虚弱，鼓动无力，血行亦减缓；阳虚生内寒，寒则血凝，也将导致瘀阻脉络，发生血瘀。不论肾阴虚还是肾阳虚，都能发生因虚致瘀的病理改变，并随虚损程度和病程的进展而进行性加重。血瘀既是一种病理产物，同时又是并发症产生的重要因素。肾虚血瘀是消渴的主要证型之一，更是消渴并阳痿的常见证型。肾虚一方面导致全身脏腑经络气血津液功能的紊乱，另一方面肾虚而致血瘀，肾虚与血瘀并存，形成恶性循环，久则筋骨脉络瘀阻不通，气血不能灌溉而并发阳痿。现代医学也证实，70%以上的糖尿病阳痿患者有血管病变，为弥漫性血管异常，病变中后期可出现毛细血管基底膜增厚，毛细血管扩张，微动脉瘤，晚期阴茎内动脉可出现粥样硬化，管腔狭窄甚则完全闭塞等，发生在阴茎海绵体的动脉病变可致局部组织缺血缺氧，另外供应神经组织的微小动脉也可发生栓塞直接导致神经变性。

脾虚亦可导致血瘀。脾虚则可致气血无以化生，气虚而致瘀。《素问·生气通天论篇》云："脾胃不能为胃行其津液，四肢不能禀水谷之气，气日以衰，脉道不利。"抑或脾气虚统摄无力，血不归经，停聚为瘀。此外，随着年龄的增长，脏腑功能衰退，寒热过度，情志过激均可导致血瘀，瘀血阻络，精、气血不能灌溉阴茎，必然导致阳痿的发生。

4）其他：糖尿病阳痿因疗程长，性事不力自卑，或配偶抱怨，每有情志不畅而致肝气郁结，加之素有脾虚不足，因此容易肝郁侮脾，进一步加剧阳痿的发生和发展。

（2）对本病治则的认识

1）补肾健脾：糖尿病阳痿其病机变化颇为复杂，医者必须谨守病机，方可获取良效。肾虚当辨阴虚阳虚。临床上常见的糖尿病继发阳痿即以阴虚火旺者为多见，若一见此证即投以温阳壮火之品则不仅于事无补，反易致火盛伤阴，严重者更可变证丛生。赵越运用滋阴降火法治疗 12 例糖尿病阳痿，治愈 6 例，有效 4 例，无效 2 例。张国海运用补气、滋阴类中药配伍治疗糖尿病性阳痿 67 例，总有效率 88%。当病机演变为阴阳两虚甚至以阳虚为主，则当阴阳并补或者补阳为主。吕雪峰运用补肾壮阳法治疗 43 例糖尿病阳痿，发现该类药物能够显著改善患者临床症状,尤其是性欲低下,能够提高血清睾酮水平,降低血清雌激素水平,且无明显副作用。单纯运用健脾方药治疗糖尿病阳痿的临床研究报道较少,但笔者认为在糖尿病阳痿的证治中仍需要重视健脾运脾之法。一方面,健脾可以加强脾的运化功能,避免水湿、痰浊的瘀阻经络,同时运化水谷精微充实先天之精,营养四肢百骸;另一方面,脾为气血生化之源,脾之功能健旺,则气血化生有源,宗筋血络得以灌溉,自无阳痿之虞,因此,补肾健脾不失为治疗糖尿病阳痿的一条重要治则,临床可根据病情变化灵活运用。

2)活血化瘀:糖尿病阳痿从其病机并结合现代医学研究,其血行瘀滞,血液流变学异常贯穿始终,这也符合中医关于久病入络的理论,故血行不畅亦为糖尿病阳痿的主要病机之一。因此,活血化瘀法在糖尿病阳痿的治疗中不可忽视。研究发现,补肾活血法及其方药对诸如全血黏度增高、微循环血流减慢、免疫功能低下、自由基含量增多、超氧化歧化酶活力降低和微量元素变化等情况均具有明显的改善作用。洪寅用益肾活血汤(补肾阳药,活血化瘀药)治疗糖尿病性阳痿16例,显效12例,有效4例。周国忠等用蚁蛭散(活血化瘀,补肾阳)治疗糖尿病性阳痿36例,显效20例,有效14例,无效2例,隋强运用温肾活血法治疗63例糖尿病阳痿,总有效率达67%,且发现温肾活血汤药治疗糖尿病性阳痿较单纯温肾阳治疗有效,因此,活血化瘀法宜与补肾健脾等法联合使用,这也体现了中医药防治糖尿病阳痿多层次多靶点的效应。

3)其他:随着对糖尿病阳痿认识的不断深入,中西医结合防治成为一种有益的选择,因此在临床上需要辨证和辨病相结合,结合现代医学,糖尿病阳痿大部分都伴有末梢神经病变,可在运用上述治则的基础上,酌情运用搜风通络之品,如蜈蚣、蚂蚁等。

糖尿病阳痿的特点是渐进的、间断的性功能障碍。不能勃起常是其第一症状,但患者性欲存在,所以非常痛苦,故治疗时重视患者心理因素的调整,理解、同情患者并耐心为患者及其家属解释,使之树立生活的信心,且在治疗的过程中也可酌情运用调畅情志之药物。

(3)结语:日前在为数不多的以中医药为主治疗糖尿病阳痿的基础研究与临床观察报道,多以补肾、益气养阴、活血为主,本文认为糖尿病阳痿的发病与脾肾亏损、血行瘀滞等密切相关,从脾肾论治为主,强调活血化瘀,应是提高糖尿病阳痿临床疗效的有效方法和途径。

[引自:徐立群,张荣华,蔡宇,等,2005.糖尿病阳痿病机治则探讨.辽宁中医杂志,32(5):413-414.]

2. *病因病机与临床实践探索* 张惠新于2002年发表《糖尿病性阳痿病因病机与临床实践的探索》一文。

糖尿病性阳痿是糖尿病的神经血管并发症之一。全世界现有糖尿病患者1.35亿人。我国糖尿病患病率近10年间增长了3倍。患者总数达3000万人,成年男性患者近1000万人。其中35%~59%并发阳痿。和非糖尿病患者相比,糖尿病患者的阳痿发生率高、出现时间早。一旦出现勃起神经病变,西医学认为阳痿即不可逆转,所以西医把糖尿病列为阳痿病因之首。

迄今为止,西医对糖尿病性阳痿发病机制仍未完全阐明,糖尿病与内分泌异常的因果关系尚不清楚。虽然糖尿病患者常有睾丸功能不全的表现,但近几年,糖尿病性阳痿的内分泌因素已被否定。一般认为,糖尿病性阳痿与下列原因有关:①神经系统病变,因糖尿病影响外周神经、自主神经的营养供应而引起阳痿;②血管病变,糖尿病患者的血管常明显狭窄,加上血管壁的钙化及血管内膜的改变,可影响阴茎的血流量,导致供血不足;③精神因素,由于长期患病、必须限制饮食、依赖药物、体力减弱等原因,可使患者产生抑郁、焦虑,从而影响性功能。

西医对本病的治疗尚无特效疗法，目前主要是给予心理疏导结合性行为指导、内分泌治疗、激素治疗、真空吸筒疗法、阴茎海绵体内注射血管活性药、阴茎假体置入、血管外科治疗、仪器康复等方法，但这些方法副作用大，疗效不佳，患者难以接受。近几年有报道溴隐亭可治糖尿病性阳痿。目前治疗糖尿病周围神经病变的药物较多，疗效不一，而以尼莫地平、神经生长因子(nerve growth factor，NGF)应用较为广泛。对于血浆锌或锰水平较低的阳痿患者，可给予适量锌、锰制剂，不管何种原因引起的阳痿，应用锌制剂有不同程度的效果。由于中医讲究辨证施治，所以，在治疗本病方面可谓另辟蹊径，确有良效，宜总结证治规律。近几年。广大男科工作者进行了不懈的探索，取得了一些成果，如突破“三消”框架，把糖尿病的慢性血管病变归入中医“血瘀证”范畴，按中医血瘀理论施以活血化瘀疗法，为血管病变引起的糖尿病性阳痿提供了一种有效的防治手段。

笔者认为，糖尿病性阳痿的病因病机及辨证施治应综合“消渴”和“阳痿”两种病证来认识。本病的发生，不论七情、房劳、烟酒、厚味、湿热或先天不足等因素，皆因肝的疏泄功能失调，影响脾胃的运化作用，导致胰岛素分泌不足，引起糖代谢紊乱，造成消渴病(即糖尿病)，日久致气血不畅、不足，宗筋失养而成。本病病机始为燥热阴虚，肝郁气滞，迁延日久，致气阴两伤，甚则表现为心脾肾虚损之候，阴虚燥热，耗津灼液而成瘀血，或病损及阳，阳虚寒凝，脉络瘀滞，从而形成气阴两虚、肾虚血瘀之证。病本肾虚、气阴两虚，病标燥热、肝郁、血瘀等，故阳痿之治，应以补益精血、疏肝理气、活血通络之法为主。

(1)掌握辨证要点

1)必须熟练掌握八纲、脏腑、气血、病因、经络等辨证，并通过四诊收集临床表现和病因，结合化验结果进行归纳分析。

2)运用辨证的方法

分清病性：辨性就是辨别病证的性质，寒热虚实是一切病变中最基本的性质。阳盛则热，阴盛则寒，临症时应辨别寒证、热证、虚证、实证、虚实夹杂证。

辨明病位：本病病因不同，病位各异，治疗和选方用药有异。只有辨明病位，确定脏腑，才能使方证相合，切中病机。如肾阴虚证、肾阳虚证，病位在肾；肾虚血瘀证，病位在肾与血脉。

审症求因：抓住主因，对因下药。如本病继发于糖尿病，糖尿病是主因。由于糖尿病高血糖、高脂代谢紊乱及微循环障碍与阳痿有关，因而原发病的治疗，即良好地控制血糖是防治本病的基本措施之一。

(2)辨证分型及施治规律：本病按脏腑辨证与病因辨证相结合的方法，可概括为虚实 2 类 6 个证型来施治。

1)虚证类

气阴两虚型：病位在肾，症见阳痿不举、神倦乏力、心慌气短、头晕耳鸣、唇红咽干、手足心热、腰膝酸软、尿频量多、尿如脂膏、舌红少苔、脉细弱，多因素体阴虚、消渴日久，或滥用温燥壮阳之品，消伤气阴所致。治宜益气养阴、阴中求阳。经验用药：人中白 15g，女贞子 20g，墨旱莲 15g，山茱萸 15g，山药 30g，石斛 10g，麦冬 15g，黄精 15g，沙参 30g，黄芪 20g，五味子 15g。

阴阳两虚型：病位在肾，症见性欲冷淡、阳痿不举、形寒肢冷、腰冷、口渴少饮、夜尿清长、面色憔悴、舌淡胖边齿痕、脉沉细弱。证系阴损及阳、命门火衰。治宜从肾论治、补肾温阳。经验用药：肉桂 3g，制黑附子 6g，淫羊藿 30g，巴戟天 15g，阳起石 15g，龟甲胶 15g(烊服)，肉苁蓉

15g。另:紫河车30g,蛤蚧1对,鹿茸5g共研细末,每日2次,每次2g,药汁送服。

心脾亏虚型:病位在心脾,症见阳事不举、精神不振、夜寐不安、心悸乏力、面色不华、舌淡苔白、脉虚细或结代。证系心脾气血亏虚,不养阳明,宗筋弛纵则见阳痿。治宜益气养血、补益心脾。常用药:人参10g,当归10g,熟地黄15g,白术15g,酸枣仁15g,远志10g,淫羊藿30g,山茱萸15g,五味子15g,阿胶15g(烊服),白芍15g,炙甘草15g。

2)实证类

肝气郁结型:病位在肝,消渴的发生与肝有密切关系。“消渴者。足厥阴之病也”(《四圣心源》),肝主疏泄而调畅气机,肝气郁结、枢机失运、郁而化火、下灼肝肾,发为阳痿。症见阳痿不举、精神抑郁、胸胁胀痛、急躁易怒、多疑焦虑、舌红边紫斑、脉弦细。治宜从肝论治、疏肝解郁。自拟方:柴胡10g,郁金15g,香附10g,枳壳10g,白芍15g,川芎10g,绿梅花10g,淫羊藿30g,五味子15g,九香虫10g。

肺胃燥热型:病位在肺胃。症见烦渴多饮、消谷善饥、形体消瘦、舌红苔黄燥、脉滑数,伴阳痿不举。证系燥热伤肺,胃火消中,金水两虚致阳痿。治宜清肃肺胃、养阴生津。经验用药:黄连6g,黄芩10g,生石膏20g,知母10g,麦冬15g,天花粉20g,石斛15g,玄参15g,山茱萸15g,沙参30g。

脉络瘀阻型:病位在脉络宗筋。由于糖尿病微血管病变,血液常呈凝聚浓黏的病理状态,而致阴茎血流量不足,与中医学的血瘀证脉络瘀阻相似,所以要从瘀论治。症见阳痿不举或举而不坚、不久,少腹及阴器疼痛或见青筋蠕曲显露、阴毛枯黄,会阴部皮肤蚁行感为特征性症状。证系气血不畅、宗筋失养。治宜活血化瘀。常用药:蜈蚣1条,水蛭6g,炮穿山甲6g,九香虫6g,土鳖虫6g,露蜂房10g,当归10g,怀牛膝10g,石菖蒲6g,淫羊藿30g,丹参30g。

(3)存在问题与展望:治疗阳痿是人类生理的基本需求。但目前中西医对糖尿病性阳痿的治疗尚未有突破性进展,笔者认为,应建立一个统一的辨证分型标准及规范化治疗方案,有机地集食疗、心理、针灸、按摩、气功、性保健、中西药内服及外用等方法于一体的系统工程疗法,从而促进糖尿病性阳痿治疗的进展。

[引自:张惠新,2002.糖尿病性阳痿病因病机与临床实践的探索.中国康复理论与实践,8(10):610-611.]

(六)海洛因性阳痿

崔庆荣于2014年发表《海洛因阳痿及其中医辨证论治》一文。

海洛因性阳痿,是指吸食和(或)注射海洛因所致的阳痿,排除其他原因引起的阳痿。杨氏等对186例(男98例,女88例)吸注海洛因成瘾者性心理和性行为进行了调查研究,结果表明:海洛因依赖者性心理和性行为明显障碍,表现为吸注海洛因成瘾后98.6%性欲减退或丧失、性交次数由吸毒前平均每周(5.6±1.4)次,减少为每周(0.3±0.1)次;性行为方式由吸毒前94.8%以性交为主改变为84.6%以非性交接触为主,其中男性海洛因成瘾者阳痿发生率达32.2%。笔者于1992—1995年,用中医中药戒毒,共治疗吸毒者500多例,统计表明,已婚男性海洛因吸注者阳痿发生率达48%。

关于海洛因阳痿的中医辨证论治尚未见报道,为此,笔者就自己的临床体会总结如下,望同道指正。

1. 海洛因性阳痿的中医辨证论治　对海洛因阳痿的治疗,笔者注重以下3个方面。

(1)解毒排毒:笔者认为海洛因为辛热香燥有毒之品,吸注之后很快遍布周身,对人体造成各方面的损害，因此要治疗由此形成的损害，从病因学的角度来说，首先要清解体内的毒素，使机体达到新的平衡。根据吸注海洛因之后的临床表现，如鼻咽干燥、口渴喜冷饮、心烦失眠、尿赤便秘等来辨证，属烟毒入内，侵犯肺胃，伤津耗液，而致肺热胃燥。治宜解毒排毒，养阴润燥，药用大黄、甘草、绿豆、咸盐、黄连、连翘等。若烟毒炼液为痰，咳痰不利或痰火扰乱心神，心烦失眠严重者，合黄连温胆汤。笔者体会，解毒排毒无论是对脱瘾还是治疗并发症都起主要作用。

(2)扶正固本：长期吸注海洛因者，可见面色萎黄、暗暗或青灰，毛发干枯无华，肌肤不润，筋骨不健，四肢痿弱，腰膝酸软疼痛，甚或形似骷髅，动辄心慌气短，畏寒战栗。一旦停止吸注，则出现流泪流涕，恶心呕吐，腹泻滑精，冷汗淋漓等"脱烟"之症。中医辨证属正气虚损，阴阳失衡，治宜扶正固本，平衡阴阳。若证情较轻，仅表现气血不足者，用当归补血汤合归脾汤；若证情较重者，加用西洋参大补元气；兼有血瘀者，加活血化瘀之品，如当归、丹参、延胡索、乳香、没药等。笔者对住院治疗的此类患者常规静脉滴注复方丹参液，每日 20ml，对改善血液循环、改变暗暗之面色、缓解戒断时的全身不适疼痛有较好的作用；若症情更重，肾阳不足，骨寒怕冷，阳痿严重者加用补肾壮阳之品，如淫羊藿、锁阳、何首乌、补骨脂、枸杞子、肉桂等，还可配合食疗，用当归、生姜、羊肉汤。

临床观察到，中医辨证治疗海洛因性阳痿的疗效是肯定的，一般停止吸注之后用中药配合心理治疗 10 日，80%的患者阳痿能够明显改善，为了巩固疗效，笔者要求患者最短服用 4 个疗程(40 日)的药。临床还发现，性功能的恢复与巩固对防复吸有重要的作用。通过对戒后部分患者随访发现，凡戒后家庭关系和睦、夫妻关系融洽，性生活和谐者操守时间长，复吸率低；反之，凡因吸毒导致夫妻离异或夫妻矛盾不能缓解造成性心理或性行为障碍者，复吸率高。

2. 讨论　关于吸注海洛因导致阳痿的机制至目前尚不完全清楚。许多学者都从神经、内分泌、血管等角度来研究，研究表明，内源性阿片样物质(EOP)可作用于下丘脑和垂体，通过抑制黄体生成素释放激素(LHRH)和黄体生成素(LH)的分泌而影响下丘脑－垂体－性腺轴的功能，海洛因可竞争性地与 EOP 受体结合而发挥类似 EOP 的作用，并通过增加体内 5-羟色胺活性而抑制 LH 的分泌。李氏等探讨了吸注海洛因对人体下丘脑-垂体-性腺轴功能的影响，结果显示，男性吸毒者 LH 和睾酮(T)水平降低($P<0.01$)，T 水平的降低可能继发于促性腺激素不足，是男性吸毒者性机能下降的原因之一。研究还显示，海洛因依赖者无论男女，泌乳素(PRL)均升高，从而引起促性腺机能不足，临床表现为女性闭经、性功能减退和男性性功能障碍。笔者认为，吸毒患者阳痿的形成，除以上研究表明的病理生理的改变外，夫妻性合作、婚姻关系、家庭关系、社会关系等不良造成的心理障碍也是一个很重要的原因。因此，对海洛因阳痿的治疗必须尊重中医整体观念、心身统一的原则，充分体现"生物-心理-社会"的医学模式，进行全方位的治疗。具体来说，就是要把药物治疗与心理治疗结合起来。从药物治疗方面来说，要把解毒排毒与扶正固本结合起来，把脱瘾与康复结合起来；从心理治疗来说，要把夫妻同步治疗结合起来，要把改善家庭关系和社会关系结合起来，要把短期治疗与长期防复吸结合起来。对这些方面如果忽视了任何一方面，必然影响到整体治疗效果。

[引自：崔庆荣，1999.海洛因阳痿及其中医辨证论治.中国药物滥用防治杂志，(5)：28-29.]

(七)针灸、颈针、敷脐、药带、推拿、气功治疗阳痿

1. 针灸　针灸治疗阳痿的取穴的类别有体穴(传统穴位)、耳穴、头针穴、颈针穴等。体针取穴法有辨证取穴、经验(辨病)取穴和经验(辨病)与辨证结合取穴 3 种。治疗措施有穴位针刺、灸、电针、药物穴位按压、穴位注射、穴位挑刺、穴位埋针、电针加灸、叩刺(梅花针)、针刺配合叩刺、针刺加穴位注射、针刺加灸，体针耳针加灸、针刺电针加灸、针刺加 TDP 照射、针灸刀针及穴位封闭等，穴位注射的药物有士的宁、维生素 B_1、维生素 B_{12}、丙酸睾酮、丹参注射液、当归注射液、鹿茸精、胎盘组织液等。灸法除艾灸之外，尚有化脓灸、锭灸、温药重灸，温针灸、壮医药线点灸、隔姜灸、针后灸(同穴位)、灸刺、太乙药灸、灸后点穴按摩以及长蛇灸、填脐灸等。据文献初步统计，常用治疗阳痿的体穴有关元、中极、肾俞、三阴交、太溪、曲骨、次髎、命门、足三里、气海等，新穴位如阴三角、举阳穴、起阳穴、阳痿穴等对阳痿亦有较好疗效。

根据各地报道资料，其手法均非常强调针刺得气后传感的有无。因此，在针刺下腹部和腰部及其以下穴位时，要求得气后必须使针感传至会阴、阴囊、睾丸、阴茎、龟头等部位，唯此才能收到预期效果。针感传导好，不仅疗效高，疗程也短；反之则疗效差、疗程长。有学者对针刺治疗阳痿对生殖激素的影响进行了研究，结果发现，针刺关元、三阴交等穴位，可使患者血清睾酮(T)水平降低，黄体生成素(LH)水平升高，对卵泡刺激素(FSH)含量调整不甚明显；针刺肾俞，命门，阴谷等穴，能提高 T 的浓度，降低血雌二醇(E_2)、催乳素(PRL)的含量，可见，针刺穴位关元、肾俞等，能改善阳痿患者脑-垂体-睾丸轴的功能，调整血清性激素水平，从而使性功能恢复正常。

(1)翟氏主张辨证针刺。肾虚型：取关元，中脘、肾俞、三阴交、百合；心脾两虚型：取心俞、内关、三阴交、阳陵泉。共治疗 164 例，有效率为 95.7%。

(2)姜氏针刺阳痿穴(指一组穴，脐部神阙穴至耻骨联合上曲骨穴连线任脉经上 1/3、中 1/3、下 1/3 各一穴，中 1/3 旁开各 1 寸，共 5 穴)；同时配合长强穴封闭，共治疗阳痿 250 例，结果痊愈 205 例，好转 35 例，无效 10 例。总有效率为 96%。

(3)吴宏东针灸治疗阳痿 69 例，治疗组及对照组均选用大敦(双)、关元、大赫(双)、次髎(双)、肾俞(双)等穴位。治疗组加用芒针针刺代秩边穴，2 组治疗均隔日 1 次，15 次为 1 个疗程。治疗组 35 例，总有效率达 91.34%；对照组 34 例，总有效率达 76.47%，2 组治疗后 IIEF-5 评分均有显著改善($P<0.01$)，而治疗组在总疗效及部分项目评分(Q1、Q3、Q5)上优于对照组，显示针灸尤其是芒针针刺代秩边穴治疗功能性阳痿可明显改善患者的勃起功能，提高其性交满意度，具有较好的疗效。

(4)施希鹏治疗阳痿 121 例，其中治疗组主穴选用会阴穴、“阳痿”穴(奇穴，位于腰俞穴与长强穴之间的凹陷中)。配穴：①关元、三阴交、命门；②中极、太溪、次髎，2 组交替使用，每组针 3 次，每次留针 30～40 分钟。前 10 日针灸每日 1 次，以后隔日针灸 1 次，10 次为 1 个疗程。入选 64 例，痊愈 53 例，显效 7 例，总有效率 93.7%。对照组针灸治疗同上。药物疗法：育亨宾碱，每日 3 次，每次 2mg，逐步增加至每日 18mg，1～2 个月为 1 个疗程；丙酸睾酮，1～3 日肌内注射 25～50mg，或甲睾酮，每日 10～30mg，口服，并口服中成药。经治疗 57 例，痊愈 48 例，显效 4 例，总有效率 91.20%。治疗组与对照组总有效率比较，$P>0.05$。

叶氏采用鹿茸精注射液和人胎盘组织液进行穴位注射，配合口服自拟抗痿酒(基本方为蛤蚧 1 对，狗鞭 2 条，海马 10g，枸杞子 100g，何首乌 40g，生晒参、黄芪、白术、茯苓、白芍、当归、熟地黄、山茱萸、肉苁蓉、菟丝子、巴戟天、覆盆子、韭菜子各 30g，干姜、川芎、陈皮各 20g，柴胡、甘草各 10g，加入 40～50 度白酒 2.5kg 中浸泡 7 日饮用)，10 日为 1 个疗程。共治疗阳痿 380 例，结果临床治愈 192 例，显效 98 例，有效 52 例，无效 38 例，总有效率为 90%。

2. 颈针　是一种局部多穴针刺治疗方法，属于针刺局部以调节整体机能的微针疗法之范畴。取穴：哑门，风府，下脑户(风府穴上 1 寸)；风府穴旁开至完骨穴沿颅骨下缘分 6 等份。每隔1个等份为1个治疗点，左右两侧各取6穴，总称颈针15穴。操作：取1～1.5寸长30号毫针，针刺方向除下脑户穴稍偏下斜刺外，余穴均为直刺，进针1寸左右，依病情虚实采用捻、转、补、泻手法。

督脉、足少阳胆经、足太阳膀胱经均循行于后头部，督脉为阳经之海，统领一身之阳气，胆与肝相为表里，肝经"环阴器"，膀胱经"别下项，挟脊抵腰中，入循膂，络肾"，肾主藏精，为作强之官，通过经络的联系沟通，颈针能起到振奋阳气、壮阳起痿、补肾强腰的作用，故能治疗阳痿。

案例：郭某，男，37岁，干部，1988年1月6日初诊。主诉：阳事不举2年。患者素来恣情纵欲，贪恋房室。加之事务繁杂，于2年前出现阴茎痿软，不能勃起，或勃起不坚，不能顺利完成正常的性生活，为此情绪低落，郁郁寡欢，伴头晕乏力，腰膝酸软，曾四处求治，服大量中西药物收效甚微。查：阴茎及睾丸发育正常，舌淡，脉沉细，诊为功能性阳痿、颈针补法施治，针2次后阴茎能稍举，10次后阴茎可勃起，但不坚久；30次后健举如常。为巩固疗效，继续颈针治疗20次，并每晚睡前灸气海、命门、肾俞，坚持2个月，病告痊愈。

3. 敷脐

(1)冷长春等运用敷脐疗法，药用细辛10g，吴茱萸30g，共为细末。适量加温水调成糊状，每晚睡前敷于脐部，用胶布固定，晨起取下，治疗期间忌房事。经治疗，痊愈7例，好转3例，无效1例，总有效率达90.91%。

(2)庞保珍将128例功能性阳痿(命门火衰证)患者随机分为A、B组。A组66例，给予自拟春欣膏(由鹿茸、海狗肾、淫羊藿、枸杞子、蜈蚣等组成)敷脐治疗：B组62例，给予安慰剂敷脐治疗。结果：近期治愈率、总有效率A组分别为40.91%、90.91%，B组分别为6.45%、32.26%，两组分别比较，差异均有非常显著的意义($P<0.01$)。结论：春欣膏对功能性阳痿(命门火衰证)有较好的治疗作用。

4. 中药药带　钟锦强以加减五子衍宗药带疗法为主治疗阳痿23例，药用覆盆子15g，菟丝子15g，五味子6g，车前子、阳起石、仙茅、巴戟天各12g，锁阳、金樱子、胡芦巴各10g。命火衰微者加肉桂8g，附子10g，蛇床子12g；心脾受损者去车前子，加枸杞子12g，酸枣仁10g；恐惧伤肾者加龙骨12g，牡蛎30g；肝气郁结者加青皮10g，柴胡6g，川芎10g，上药共为细末，装入细长如带布袋中，将药带系于腰部，5日换药1次。结果：痊愈7例，显效13例，好转3例。

5. 推拿疗法　各家所用方法难易不一，更未见有用同一方法者，如以按摩阴囊为主的自我控制按摩法和以摩、捏、按、叩、搓、揉涌泉为主的按摩法以及横摩下腹、揉命门、指分腰、按三阴交与足三里的按摩法等。从文献报道的结果看，用按摩法治疗阳痿能收到较好疗效。有学者从中医角度探讨了按摩法治疗阳痿取效的机制，认为点穴按摩头部及任督脉穴位，能安神定志、补腰肾、壮元气；点穴按摩足三阴经，既可通过刺激足三阴经以治疗其邻近器官(阴茎)的局部病症(阳痿)，又可治疗本经循行所及的远道部位及脏腑器官病症，以达健脾和胃、温肾扶阳、安神镇惊、疏肝理气之效，使精血充足，命门火旺，从而使阳痿得以治愈。

(1)夏玉春采用手法按摩足部穴位。分为2组：①太溪、复溜、然谷、失眠；②涌泉、昆仑、失眠。2组交替按摩(双侧)，10天为1个疗程，总疗期为3个月。患者取俯卧位或半坐靠背位将足放在术者膝上，令患者情绪放松，术者分别按摩本组每个穴位。首先行向心方向推揉3～5分钟，按揉由轻而重，至患者能忍受为度。治疗48例，痊愈37例，好转9例，总有效率达95.83%。

(2)王长海推拿任脉腧穴为主治疗功能性阳痿30例。

1)治疗方法,推拿组选取任脉肚脐至耻骨联合上沿经线,分别采用推、揉、点、按等手法,在关元、气海、中极等穴位上施术,反复操作约30分钟,至患者自觉脐下有热感并向会阴部放散为宜。针刺组选穴。关元、气海、中极。取1.5～2寸毫针沿皮呈15°向会阴部直刺,平补平泻手法,每次留针30分钟,每10分钟行针1次,10次为1个疗程,每个疗程休息2日,共观察5个疗程后进行统计。

2)疗效标准:具体如下。痊愈:阴茎勃起正常,3个月内不复发;显效:阴茎勃起尚可,但不够坚硬;有效:阴茎勃起,但不能正常性交;无效:原有症状无改变。

3)治疗结果,推拿治疗组30例,经治疗5个疗程后,痊愈12例(40%),显效9例(30%),有效6例,无效3例,总有效率为90.0%。针刺对照组痊愈8例(26.6%),显效9例,有效5例,无效8例,总有效率为73.3%。经χ^2检验,2组痊愈率及总有效率均差异显著($P<0.05$)。

4)典型病例,康某,男,40岁,司机。初诊日期:1994年3月6日,患者因阳事不举近2年为主诉求治。2年前无明显原因渐感乏力,腰困,阳事不举,曾多方求治服用补阳药均无效,查面色少华,略胖,舌质淡苔白,脉沉,证属肾阳不足,初以艾条灸气海、关元、中极10余次,效不显。遂改用推拿手法治疗,选穴:气海、关元、中极,由上向下依次施行揉、点、推、搓等手法,每日1次,每次约20分钟,经10余次治疗后,患者自觉会阴部有热感,并诉夜间偶有性欲,效不更法,继以推拿治疗50余次,获愈。又嘱其服用中药金匮肾气丸加味巩固半年。后经多次随访,未见复发。

6. 气功导引　自1961年张奇文等首次报道用气功导引治疗阳痿7例以来,其后20年未再见相关报道,到20世纪80年代,又复见用气功治疗阳痿的文献,并逐渐增多,到了20世纪90年代明显减少。从这些文献中可以发现两处:一是到1997年底为止的24篇气功治疗阳痿的文献绝大多数集中在1983～1990年(计18篇);二是20世纪80年代以来发表的文献均为功法介绍或少数个案报道,未见样本病例总结。在介绍的功法中各家不尽相同,功法较多,如提肛法、意守丹田法、真气运行法、马步桩功、回春功、止遗壮阳功、壮阳固精法、放松功、铁裆功、兜肾囊、导引回春功、自我按摩圆春功等。

从已发表的气功文献可以看出,真正将气功,尤其是单用气功治疗阳痿的临床研究至今还非常少,更无开展基础研究者。因此,目前很难评价气功对阳痿的疗效,今后似宜在这方面严格按科研程序对气功治疗阳痿的疗效进行认真、严肃的临床研究,先从临床实践对其功效做出客观评价。但从目前的情形来分析,若患者能认真按照功法并持之以恒地练习,对性功能的恢复也许有所帮助。

(八)论治阳痿学术报告选粹

1. 吉良晨报告

郭中良于2006年发表《吉良晨治疗阳痿的经验》一文。

(1)从肝论治:阳痿的病因病机历来认为与肾脏关系极为密切。但近年来随着医学的发展,人们越来越重视肝脏对阳痿的影响。在50年的临床实践中,总结出阳痿一症不能单纯从肾治疗,应当并从肝治。从生理的角度看,足厥阴肝经循阴股入毛中,过阴器,抵少腹。足厥阴经筋上结于阴器。阴茎以筋为体,属肝所主;以气血为运,得气血充养方能作强。肝主藏血,指肝有贮藏血液和调节血液的功能。性交时,血聚于阴部。现代医学已证明,阴茎的勃起,是通过神经作用使阴部内动脉至阴茎动脉的血管扩张,流入血量增加,阴茎海绵体内的平滑肌松弛血液充盈后的现象。同时肝又主疏泄，疏通气机，有利血流的畅通，得气血以充养。可见，阴茎之作强功能正是通过肝之藏血与疏泄的协同作用来完成的。从中医五脏相关学说中看，乙癸同源，木水相济。从五脏功能方面，肝肾同属下焦，共寄相火，精血互生。所以，不论从经络的走行、脏腑生理功能及作强之生理现象，都表明阳痿的发生与肝肾二脏关系密切。

在临床辨证治疗与肝有关的阳痿病症时，以醋柴胡、广郁金疏肝解郁；以全当归、白芍、鸡血藤补益肝血，充养宗筋；以龙胆草、杭菊花清泻肝热；肝郁日久，瘀滞筋脉，则以当归尾、南红花活血化瘀。

(2)阴中求阳：在临床实践中，发现肾虚阳痿一证，病情虽然变化多端，但终归以损阴伤阳、阴精过耗、阳气不振为其主要病机，病位在肝肾。因此，在治疗上不可一味应用壮阳之品，应当从阴中求阳，阴阳双调。

在临床上多选用女贞子、墨旱莲、枸杞子、淫羊藿、怀生地黄、山茱萸、怀山药、菟丝子、覆盆子、五味子等作为基本用药，随症加减。老年人多加养血药，如白芍、全当归等；伴有湿热下注者，加盐知母、黄柏、川萆薢，清利湿热；伴早泄者，加煅牡蛎、金樱子等固涩之品：并自创启阳丸(由女贞子、墨旱莲、怀生地黄、山茱萸、怀山药、枸杞子、生白芍、淫羊藿组成)，临证应用30年，取得了良好疗效。

(3)调理心脾：肝肾两虚是产生阳痿的主要原因，但心神不调与阳痿的发病也有密切关系。心主血、藏神，主宰人身的精神活动，对人的性功能与性行为的产生有控制与调节作用。因此，在对阳痿患者进行药物治疗的同时，更注重心理治疗。通过说理开导、转移注意、解释疑惑、疏导解郁等心理治疗方法，解除患者精神压力，恢复其心理平衡。同时在基本方剂中加少量的五味子，一则调理心神，二则补不足，强阴以益精；另外，佐以炒酸枣仁、首乌藤养血安神之品，以畅心神，使其寐安；并帮助患者找出病因，去掉不良习惯，培养良好的生活情趣，以利康复。

(4)重视脾胃：脾胃为后天之本，具有运化水谷精微以充养全身、调节体内水湿代谢、促进药物吸收之功能。因此，强调调中兴阳，在临证诊治中非常重视患者的舌、脉、二便。发现阳痿的患者大都有便溏的症状，究其缘由，一是脾虚运差，水谷难化，导致便溏：二是阴损及阳，命门火衰，火不生土，导致便溏。针对这些症状及病因病机，强调要呵护脾胃，在临床辨证中多伍用炒白术、炒山药，或配合服用加味保和丸等调理脾胃之品；对于那些无明显便溏的阳痿患者，尽可能选用补肾健脾之品，如怀山药、制黄精、菟丝子、益智等，或在补肾的同时伍用广砂仁、广陈皮、炒神曲等，理气开胃醒脾之品，以助脾运，促进补肾药物的吸收，而不囿于补肾一途，有是证，用是药，在临床上每获良效。

病案一：患者，男，44岁，2001年5月20日初诊。因心情郁闷，与妻不和半年余。近月来阴茎勃起困难，性欲低下，伴胸闷不畅，两胁胀满，时有嗳气，食欲减退，二便调畅。舌苔薄白，舌质略红，脉象细弦。辨证：肝郁不舒，肾阴亏虚，宗筋不畅。立法：疏肝解郁，滋阴补肾，调畅气机。方药：醋柴胡10g，制香附10g，广郁金12g，白芍15g，合欢皮15g，青皮、陈皮各10g，怀生地黄20g，山茱萸5g，五味子3g，生甘草6g。水煎服，每日1剂，连服7日。患者于2个月后感冒来诊。述服上药7剂后病已痊愈，未再服药。

病案二：患者，男，30岁，2002年9月8日初诊。新婚后房事紧张，阳事举而不坚，坚而不久，已一年有余，且有早泄，腰府酸软，口干不甚，夜难入寐，纳可便溏，小溲次频。舌苔薄白，脉象沉细。辨证：肝肾两虚，阴损及阳，精气不足，宗筋失养。立法：补益肝肾，充养固摄。方药：女贞子30g，墨旱莲10g，怀生地黄30g，山茱萸10g，怀山药30g，覆盆子10g，五味子(打)3g，首乌藤 30g，炒酸枣仁(打)30g。水煎服，每日 1 剂。并嘱患者起居有常、饮食有节、精神放松，节制性欲。服上药 7 剂后，患者精神状态明显好转，心情舒畅，二便基本畅调，阳痿减轻。舌脉同前，改换自制启阳丸缓调，月余阳痿消失。

[引自：郭中良，2006.吉良晨治疗阳痿的经验.北京中医，25(12)：718-719.]

2. 徐福松报告

应荐于 2002 年发表《徐福松治疗阳痿思想探析》一文。

(1)从历代医家论述求病因：阳痿，《黄帝内经》中称阴痿、筋痿，关于病因，隋·巢元方和唐·王焘认为是虚劳、肾亏所致；宋·严用和责之于命门火衰；明·王伦提出郁火致痿；张景岳将阳痿的成因归纳为四：一曰命门火衰，二曰湿热炽盛，三曰忧郁太过，四曰大卒惊恐；清·沈金鳌提出情志不遂、肝郁气滞的成因；叶天士倡“胆治”“通补阳明”；王清任主张“血瘀论治”；林佩琴强调“先天精弱……阴痿而作”。

古代医家多单从某一脏腑或单一病因论治，现代临床很少系单一病因，往往是多种病理因素交互作用，多个脏腑功能失调，病理虚实夹杂，如拘泥于古代医家的论述，势必影响临床疗效。按照标本理论，阳痿的致病因素虽多，但应该有其病理实质，那么阳痿的病理实质是什么呢？为了探索阳痿的病因，曾对近年来治疗阳痿的文献进行了统计，临床报道(除外个案)治疗阳痿 2153 例，其中运用补肾法治疗 1867 例，占 86.25%，且有效率在 88%。统计表明，阳痿与肾虚的关系最为密切。正如《素问·灵兰秘典论》所载：“肾者，作强之官，伎巧出焉。”

(2)藉取类比象方法阐本质：肾为水火之脏，寓元阴元阳。究竟是肾阴虚还是肾阳虚呢？明代张景岳论阳痿：“火衰者十居七八。火盛者仅有之耳。”现代临床中，求诊的阳痿患者以青壮年为多见，老年患者并不多见，肾阳虚表现不明显。临床中也每见阳痿患者，自行购服补肾壮阳之品，非但于病无益，反而愈补愈痿。

《黄帝内经》将阴茎称为宗筋，认为足厥阴之脉过“阴器”，足厥阴、足少阴经筋均“结于阴器”。足厥阴系肝所主，肝五行属木。征之自然：禾苗得水则挺直强劲，阳光暴晒则萎弱干枯。正如《灵枢·刺节真邪》谓：“茎，垂者，身中之机，阴精之候，津液之道也。”阴茎的功能反映了阴精的盛衰，《素问·上古天真论》曰：“丈夫……二八，肾气盛，天癸至，精气溢泻，阴阳和故能有子……七八，肝气衰，筋不能动，天癸竭，精少，肾气衰，形体皆极。”说明肾精是性功能的基础，肾气的兴奋鼓动和温煦推动作用，是性功能正常的必备条件。只有肾阴、肾阳调和平衡，协同作用才能维持正常的性功能；反之，肾中阴精亏虚或肾中气阳不足，均可导致性功能失常，出现阳痿。

推究疾病本质，肾中阴精的盛衰实为最主要的因素。正如陈士铎《石室秘录》所云：“至于痿而不振者，乃过于琢削，日泄其肾中之水，而肾中之火亦日消亡。盖水去而火亦去，必然之理。”说明肾阴伤可导致肾阳受损而成痿。林佩琴《类证治裁》亦说：“伤于内则不起，故阳之痿，多见色欲竭精，所丧太过，或思虑伤神，或恐惧伤肾……宗筋弛纵而致阳痿者。”从当代临床所见，生活方式的改变，夜生活的增加，工作中的紧张压力，性观念开放导致的性生活的频繁，常使真阴暗耗。目前，人的阴精虚损较之以往任何时候都严重，现代人的阴虚体质更加明显。精液常规检查中，每毫升精子标准数量的一再降低便是明证。目前大多数阳痿患者为中青年，处于性活动频繁时期，性欲相对旺盛，真阴容易亏耗。一旦发生阳痿，特别需要分清肾精与肾阳的关系，抓住肾精亏虚这一病理本质，补养肾阴，切不可一味壮阳，否则将使肾阴更亏，阳痿更加严重。

(3)宗丹溪滋阴学说论治法:阳痿的发生与肾阴虚关系最为密切,则滋阴补肾即为治疗阳痿的治本大法。运用滋阴补肾之法时,应遵循《黄帝内经》"急则治其标,缓则治其本"的治疗原则。对于突然发病者,需仔细寻找发病原因,通过心理疏导行为疗法及阴茎海绵体注射等方法,配合中药疏肝理气、利湿清热、交通心肾等治法。进行辨证治疗。病程长者,可运用治本之策,将滋阴补肾法辨证配合他法使用,或长期运用滋阴补肾法,以改善患者体质,达到综合调理以治疗阳痿的目的。

壮阳一法,确是治疗阳痿的有效方法,但应在辨证论治的基础上,针对肾阳虚患者短期使用,不可长期运用。且应遵循"善补阳者,必于阴中求阳,则阳得阴助而生化无穷;善补阴者,必于阳中求阴,则阴得阳升而泉源不竭"的原则,在滋阴补肾的基础上壮阳。不可一见阳痿便投以壮阳之剂。《内经·至真要大论》曰:"久而增气,物化之常也。气增而久,天之由也。"说明过于温补,反可耗伤阴精,导致性功能减退。

宗丹溪之滋阴学说,运用二地鳖甲煎作为治疗阳痿的治本之方,屡起沉疴。二地鳖甲煎药物组成:生地黄、熟地黄、生鳖甲、枸杞子、五味子、金樱子、茯苓、牡蛎、牡丹皮、丹参、天花粉等。丹溪有云:"主闭藏者肾也,司疏泄者肝也。二脏皆有相火,而其系上属于心。心君火也,为物所感则易动,心动则相火亦动。动则精自走,相火翕然而起,虽不交会,亦暗流而疏泄矣。"方中以生地黄、熟地黄、枸杞子补益肝肾,乙癸同源,滋肝即补肾;阴虚则易生火,更伤肾阴。故以牡丹皮、天花粉滋阴降火;丹参、茯苓降君火而摄神志;生鳖甲、牡蛎抑肝之相火;五味子、金樱子收涩固精。全方通过补益肝肾、收摄君相二火、生津涩精,而达到滋阴补肾的目的。临床上,通过二地鳖甲煎辨证加减治疗,补益肾精,使机体状态得到调整,使阳痿得以改善。

[引自:应荐,2002.徐福松治疗阳痿思想探析.湖北中医杂志,24(6):12-13.]

3. 王琦报告

吴宏东于2007年发表《王琦教授"阳痿从心肝肾同治"的思路与经验》一文。

(1)心肝肾和调是阴茎勃起的基本条件:《素问·痿论》言:"五脏使人痿。"阳痿的发生与五脏皆有关系,其发病机制从属于五脏,其病证是脏腑功能失常的表现,其中与心、肝、肾关系更为密切。正如《广嗣纪要》所说:"男有三至者谓,阳道奋昂而振者,肝气至也:壮大而热者,心气至也:坚劲而久者,肾气至也。"

阴茎勃起是一个复杂的生理活动,人的精神、情志活动与性行为密切相关,有赖于心、肝功能的协调。心主神明,主宰人体的精神、意识思维等活动,与性欲及性活动关系密切,男性正常性功能的获得,与心神有较大的关系。清代喻嘉言谓"心者,情欲之施府";张景岳也指出"精之藏制虽在肾,而主宰则在心"。心为君火,肾为相火,必先心有所欲,使君火旺,才能引发肝肾相火,火动乎中,必摇其精,故人有所感,心火动则欲念起,使精气血充盛宗筋,方有阴茎勃起、交媾等行为。若心气不足、心神不安,则君火不旺,从而引发阳痿。

性欲产生虽受心神支配,但性兴奋和阴茎勃起与肝密切相关。肝主疏泄,可调节情志,情志活动是"心神"的体现,只有在情志舒畅、肝气条达的情况下,肝才能通过藏血和疏泄的功能调节血量。宗筋的振奋,以血液充实为基础,因此正常的性冲动,离不开肝对血液的调节作用,即所谓"血不充则茎不举"。肝气条达,气机调畅,则血行不怠,若疏泄失调,气机紊乱不畅则血脉结而不行,宗筋失充,形成阳痿。西医学研究表明,过强过久的精神刺激可导致大脑皮质、皮质下高级中枢及脊髓低级中枢功能紊乱,失去正常整合、协调作用,大脑皮质对性兴奋抑制加强,可以引起性欲减退及勃起功能障碍。

肾藏精，主生殖发育。肾精命火充盛，阴器才能正常发育；并煦养温壮宗筋。肾精同时是宗筋奋发与性欲产生的物质基础。如《三元参赞延寿书》曰："精盛则思室。"肾阴濡养宗筋，肾阳鼓动勃起、启闭精窍，性事方能正常，故肾脏亏虚，可致阳痿。心肝肾三脏在勃起生理上各自作用不同，但又互相联系。心肝肾三脏和调，则肝气疏达，心神调畅；心肾相交，水火既济；肝肾互生，精血互化。如此方能达成"三至"：即阴茎充血勃起（肝气至）；阴茎粗大发热（心气至）；阴茎坚硬持久（肾气至）。

（2）心肝肾失调可以导致阳痿：心乃君主之官，情欲之萌动及性活动受心神的制约和影响，阴茎之兴举，必须依赖君火先动，心火下煦。心主血脉，心血充盛，心气充足，血液能在经脉中正常运行，可以充养宗筋，使阴茎在性事活动中充分勃起，维持正常的性功能。

肝主疏泄而藏血，有贮藏血液和调节血量的功能。《素问·五脏生成篇》曰："人卧者血归于肝，肝受血而能视，足受血而能步。"同理，宗筋受血而能振奋。肝主筋，《素问·六节脏象论》曰："肝为罢极之本"，前阴为宗筋之所聚，阴茎的勃举有赖于筋的伸缩运动。肝之功能正常，肝气行于筋，则阴茎伸缩自如，勃起刚劲。《辨证录》云："肝气旺而宗筋伸。"《素问·上古天真论》则指出："丈夫七八，肝气衰，筋不能动。"肝主春生少阳之气，助肾阳温煦、振奋阴茎，使之勃起。

肾藏精，肾精是阴茎勃起的物质基础。肾精化气，肾精足则肾气盛，肾气盛则天癸至，性器官才能发育成熟，阴茎才能举缩有时。故《素问·上古天真论》说："丈夫二八，肾气盛，天癸至，精气溢泻，阴阳和，故能有子。"肾精化血，肾精足则肝血充，才有足够的血液充盈阴茎，使其坚举。肾阳具有推动、温煦作用，是阴茎勃起的直接动力。能鼓动气血，使气血迅速充盈阴茎。则阴茎坚举。

因郁而病或因病而郁，恶性循环，以致肝气郁滞，心神不宁，气血失调，血不能注，宗筋不振；思想无穷，耗神过度，久病失养，皆可导致心气不足，心阴耗损，君火不能下济肾命，肾中精气不能上奉心君，终至心肾两虚，心肾不交，病发阳痿；肝肾同源，同寄相火，禀赋不足、疾病日久可导致肾气亏虚、肾精耗损，从而发生性欲减退、宗筋弛缓，酿成阳痿。《广嗣纪要》所谓："痿而不举者，肝气未至也……壮而不热者，心气未至也……坚而不久者，肾气未至也。"

（3）阳痿从心肝肾同治：男性性功能障碍，从表面上看是局部病变，实际上与人体脏腑经络气血的盛衰有着密切关系。心肝肾在阳痿的发病中，常相互影响，共同致病。《辨证录·阴痿门》指出："人有年少之时，因事体未遂，抑郁忧闷，遂至阳痿不振，举而不刚，人以为命门火衰，谁知是心包之闭塞乎。夫肾为作强之官，技巧出焉，藏精与志者也。志意不遂，则阳气不舒……宜宣通其心中之抑郁，使志意舒泄，阳气开而阴痿立起也。"

阳痿的心肝肾同治重在调节心之功能。纠正大脑皮质的功能紊乱，激发正常性欲。心神安宁，则肝气条达，血流畅通，阳事乃兴。性功能的发挥以肾精充盈为基础，对于阴茎寂然不动伴有性欲减退或阴茎能勃起，但历时短暂、举而不坚、形软而疲、不能进行正常性交者，又当补益肾精。方用宣志汤加减：茯苓 15g，石菖蒲 3g，甘草 3g，白术 10g，酸枣仁 15g，远志 3g，柴胡 3g，当归 10g，人参 3g，山药 15g，巴戟天 10g，柏子仁 10g，五味子 9g（《辨证录·阴痿门》）。

在临床中常随症加减，注重专病专药的运用：镇静兴奋，相辅相成，常兼而用之。可选磁石、生龙牡、琥珀等重镇安神，茯苓、酸枣仁、五味子等养心安神。醒神之品常选用丁香、石菖蒲、远志等振奋性神经。茯苓益肾利湿，阳痿兼心神不安、阴囊潮湿常用之；远志强志起痿，《医心方》云："欲坚，倍远志"，合茯苓治心神不安所致阳痿。

调理肝脏气血，对改善阴茎供血具有重要作用。可选用川芎、香附、刺蒺藜，行气活血各有偏重，刺蒺藜疏中有通，《慎斋遗书》用单味治阳痿。久病入络，血瘀气滞，常选用赤芍、丹参、蜈蚣、地龙等活血通络。

补肾可选用温润之品，如菟丝子、肉苁蓉、淫羊藿、枸杞子等，温而不燥，补而不滞。还可选用磁石、蛇床子、露蜂房等，磁石纳肾气振阳道，蛇床子、露蜂房有类雄激素作用，温壮肾阳，乃治痿专药。

(4)典型病例：韩某，男，40岁，已婚，2005年12月3日初诊。主诉：性欲减退，勃起不坚2年，近半年加重。现病史：婚后7年，以往性生活正常，近2年来自觉性欲减退，阴茎不易勃起，硬度不够，角度小于90°，勉强能过性生活，每2个月1次，持续时间约1分钟，伴乏力、气短、太息、腰膝酸软，舌红，苔黄腻脉弦滑。检查：性激素水平6项均在正常范围内；生殖神经传导检查均未发现异常改变；阴茎彩超提示阴茎动脉、静脉均无异常。

辨证分析：心神不宁，肝气失畅，肾精不足，故性欲低下、阴茎勃起不坚、房事持续时间短。中医诊断：阳痿。立法：宁心神，舒肝气，补肾精。

处方：茯苓20g，远志10g，酸枣仁15g，五味子10g，柴胡10g，龙骨20g，百合20g，地黄10g，淫羊藿12g，巴戟天10g，肉苁蓉10g。21剂，水煎服。

2006年1月3日复诊。自诉服上药后阴茎勃起改善，可以性生活，持续约3分钟，精神状态好。后又宗原意进退，服药4月余，疗效得以巩固。

(5)结语：现代男科临床对阳痿的论治，已突破了传统的格局，临床思路不断拓宽。阳痿论治虽不可偏执于一法，但如能把握心肝肾脏腑病机，则可有的放矢，对临床上心肝肾失调所致的难治性阳痿起到有效的指导作用。

[引自：吴宏东，2007.王琦教授"阳痿从心肝肾同治"的思路与经验.北京中医药大学学报，30(10)：717-718.]

4. 张蜀武报告

谢淑武、邵继春、周仕轶等于2003年发表《张蜀武治疗阳痿经验介绍》一文。

(1)病因病机：阳痿一病历代医家多以肾虚立论。肾主生殖论源于《素问·上古天真论》，至明代张景岳将其发挥到极致，认为房事劳伤是阳痿的主要病因；命门火衰，肾阳不足为其主要病机，以虚为主。然而"肝者筋之合也，筋者聚于阴器"(《灵枢经·经脉篇》)。肝厥阴之经脉"过阴器"，经筋"结于阴器，络诸筋"。"筋力之强，出于精血之所养"(《冯氏锦囊》)，即筋赖血养而强健。若气滞血瘀，可阻碍血液的运行，阳事焉能兴？正如《张聿青医案·阳痿》言："皆因经络之中，无形之气、有形之血不能宣畅流布。"所以认为：阴茎以筋为体，以气血为用，阴茎的勃起需要气血正常到达并充养之，而血的正常运行又与肝密切相关。肝藏血，主疏泄。肝气郁滞，则气血、津液运行不畅，致瘀血内生，宗筋失养而成痿。临床上中青年以肝郁为主，血瘀次之；老年则以血瘀为主，肝郁次之。

(2)辨证治疗

1)重视疏肝活血：阳痿当从肝论治，以疏肝解郁、活血通络起痿立法。无论辨证施治，还是病因脏腑论治，都应寓疏肝活血之法于其中，并将之贯穿于阳痿治疗的全过程。疏肝活血，气血同治，为阴茎勃起奠定物质基础。血液流变学研究表明，阳痿患者血液大多呈高黏滞状态。血液黏滞性增高，则血流缓慢，微循环障碍，组织缺氧、变性，导致阴茎勃起障碍，从微观角度佐证了阳痿存在血瘀的病机。而现代临床研究表明，活血化瘀法能改善阴茎的血液循环及血管壁的活性和弹性，使其在具有性兴奋时，阴茎动脉窦可得到充分的血液供应，达到有效治疗阳痿的目的。基于上述认识，在传统辨证论治的基础上，加入具有疏肝活血作用的药物，如四逆散、柴胡疏肝散、桃红四物汤、血府逐瘀汤、失笑散等，以改善阴茎血流状态而治疗阳痿。疏肝诸药以刺蒺藜为首选，因本品辛散，专入肝经，又有疏肝理气解郁之效常与柴胡、香附、青皮等疏理肝气之品相配。次为柴胡，其一可达肝气，使宗筋和畅，二则引诸药入肝经。活血诸药。"以血中之气药"川芎为先，《本草汇言》谓其："味辛性阳，气善走窜而无阴凝黏滞之态，虽入血分，又能调一切气"，既活血又行气，可加速充血明显改善阴茎海绵体的血液循环。其次为当归，《景岳全书》谓："其味甘而重，故专能补血；其气轻而辛，故又能行血。补中有动，行中有补，诚血中之气药，亦血中之圣药也"，既补血又活血，使宗筋得养。总之，疏肝与活血相伍，可使肝气冲和条达，血脉得畅，宗筋充盈，阳事得兴。

2）善用虫类药：在疏肝活血基础上加用虫类药，如蜈蚣、水蛭、九香虫、地龙、䗪虫、僵蚕等。虫类可搜风通络，温行血脉，力达宗筋。其中尤偏爱蜈蚣、水蛭。蜈蚣辛温，通达走窜之力甚速。《医学衷中参西录》载："蜈蚣，走窜之力最速，内在脏腑，外而经络，凡气血凝聚之处皆能开之。"现代药理学证实其提取物可显著增加蟾蜍下肢血管灌流量。传统认为本品有毒，入药当去头足，且用量不可过大。在长期的临床实践中发现：若去头足入药或用量过小，则效果较差。

在治疗阳痿时用量宜足，最大可用至 15g。但若年老、体弱者用量应适当减少，或从小量开始试用，逐渐加大药量。水蛭性平，功善破血逐瘀通经。张锡纯说："总论破瘀之药，当以水蛭为最。破瘀血而不伤新血，纯系水之精华生成，于气分丝毫无损，而瘀血默消无形，真良药也"。张氏对其活血化瘀作用可谓推崇备至。现代药理研究也证实，水蛭具有较强的抗凝、溶栓、降脂作用，能降低全血比黏度和血浆比黏度，缩短细胞电泳时间，并能扩张外周血管，降低血管阻力，扩张毛细血管，解除小动脉痉挛，以改善微循环，增加阴茎海绵体血管窦充血量，达到阴茎充分勃起，有效治疗阳痿的目的。生水蛭疗效最佳，且不宜入煎剂，常以生水蛭 4～6g 研末后吞服，这可避免加热煎煮而破坏其有效成分，但用量切忌过大，尤其对凝血功能不良者，应慎用或忌用。故强调应注意审证用药，恰当配伍，中病即止。虫类药物多系辛温之品，易耗气伤津，故临床气虚者，宜以人参汤送服或与补中益气丸同服；津亏者，可与枸杞子、麦冬等养阴之品配伍，达气血畅而无伤正之弊。

3）中西药并用：中西药治疗阳痿各有优势，如西药起效时间快，作用靶点明确，但疗效持续时间短且价格昂贵；中药起效相对较慢。但作用于整体，是多靶点效应，疗效持久且价格低廉。由于临床阳痿患者多为功能性，且与心理因素密切相关，大多需要及时调整心态，增强治疗信心，以更好地配合药物治疗。先以西药助阴茎勃起，再继服中药，后逐渐减少西药用量，达减量减毒增效之功。临床上常以西地那非或比法尔乳膏剂与中药并用治疗阳痿，即在中药治疗的同时，每周使用 2 次西地那非或比法尔，如第 1 周口服西地那非每次 50～100mg，第 2 周则减为每次 25～50mg，第 3 周单服中药，一般可取得良好治疗效果。

(3)典型病例

汪某，男，39 岁，2002 年 7 月 28 日初诊。4 年前因情志抑郁，急躁易怒，心烦不安，出现阴茎勃起不坚，且持续时间短，以后逐渐加重，至纳入困难。服补肾壮阳药数十剂亦无效。刻诊：勃起不坚，性欲低下，伴胸闷不舒，腰右侧痛，舌质淡边暗、苔白，脉细涩。IIEF 14 分，夜间睡眠阴茎勃起测试(NPT)正常。证属肝郁气滞，瘀血阻络。治宜疏肝理气，化瘀通络。方用桃红四物汤合四逆散加减。药用：红花、枳壳、三七、九香虫、露蜂房各 10g，当归 20g，刺蒺藜、赤芍、白芍各 15g，柴胡 9g，蜈蚣 3 条(研末冲服)，水蛭 4g(研末冲服)。每日 1 剂，水煎服。

二诊:服药2周。胸闷消失,但勃起仍不坚挺,腰痛亦未见减轻。上方去红花、枳壳、水蛭,加川牛膝、川续断各30g,淫羊藿15g。继服2周。

三诊勃起硬度正常,IIEF 22分,腰痛消失,性欲也较前改善,夫妻性生活和谐。

[引自:谢淑武,邵继春,周仕轶,等,2003.张蜀武治疗阳痿经验介绍.山西中医,19(6):9-10.]

5. 赵树森报告

李金臣、梁光宇于2008年发表《赵树森主任医师运用滋阴疏肝法治疗阳痿经验》一文。

(1)病名沿革:阳痿古称“阴痿”“筋痿”“阴器不用”等,阳痿一词始见于明代《慎斋遗书》,此后逐渐为后世医家所沿用,其确切定义则见于韩善征所著的《阳痿论》:“阳者,男子之外肾;痿者,弱也,弱而不用,欲举不能之谓也;夫痿者,非不欲举之谓,乃不能举之谓”。可见阳痿是指性交时阴茎不能有效勃起或举而不坚,以致不能完成性交全过程的病症。当前勃起功能障碍亦是阳痿的同义词,但实际上两者并不完全等同,因为勃起障碍除了勃起不能,还包括了阴茎的痛性勃起和异常勃起等。

阳痿是男性常见的性功能障碍,一般情况下其发病率随着年龄的增长而上升,与年龄呈正相关。从分类来看,目前主要分为功能性阳痿、器质性阳痿及其他原因(药物及其他全身疾病)引起的阳痿,中医对功能性阳痿的治疗效果较为理想。

(2)对发病机制的认识:阳痿的发病涉及五脏,但因肾藏精、主生殖,肝主宗筋、司疏泄,故该病与肾、肝两脏关系最为密切。发病机制历代医家论述较多,或从阳虚命门火衰立论,或从湿热下注立论,或从脾胃亏虚立论,或从大惊大恐立论,或从瘀血阻络立论,均从不同角度丰富和完善了阳痿的辨证论治,在多年的实践中发现,临床上除一部分患者表现为肾阳亏虚外,其他证型均很少见到,而大部分患者则表现为肾阴亏虚,因此,阳痿基本病机以阴虚燥热为本,肝郁为标,治疗上以补肾滋阴为主,少佐疏肝通络壮阳之品,验之临床,疗效突出。

1)阴虚燥热为本:“因时制宜,因人制宜。”是指治疗任何疾病,都应根据时代特点及人的体质特点,决定相应的治法,阳痿的辨证论治亦不例外。如当今临床所见阳痿患者,除有阳痿症状外,大多伴有心烦、失眠、口燥咽干、尿黄便结、舌红苔黄或脉细数等症状,这些均为阴虚燥热的表现,而伴有形寒肢冷、口淡不渴、尿少、便溏、脉沉迟无力等阳虚症状的却并不多见。究其原因如下:近年来随着工业化进程的发展,人口集中,森林面积减少,人类在生产和生活中向自然界排放的气体和热量增多,导致温室效应增强,使气候变暖,气温上升,生活在温热气候中,易致阴津亏虚;目前我国居民生活水平总体上处在从温饱型向小康型过渡阶段,人们对性生活无论从数量到质量上都要求更高,由此所导致滥服温补壮阳之药的现象相当普遍,过度恣情纵欲,以及妄服温补壮阳催欲之药皆可导致肾精亏损,阴虚火旺;物质生活水平的提高,食用肥甘厚味及酒浆之品增多,亦可化火伤阴;娱乐方式的丰富和多样化,人们习惯于入睡过晚,不同于以往日出而作、日没而息的作息方式,长期违背正常的作息规律,沉溺于嬉戏玩乐,易致相火妄动,竭灼真阴;再者,随着社会生活节奏的加快和竞争的激烈,人们承受的压力较以往增大,精神上经常处于紧张状态,肝郁日久,亦可化火伤阴。因此,在以上诸多因素的综合作用下,人们的体质已悄然发生变化,而以阴虚燥热为主,由于肾阴为人体一身阴液之本,若过度损耗,阴损及阳,命门之火亦随之消弱,阳痿随之而成。正如王节斋所云:“人之一身,阴常不足,阳常有余。况节欲者少,纵欲者多,精血既亏,相火必旺,火旺则阴愈消,故宜常补其阴,使阴与阳齐,则水能制火,而水升火降,斯无病矣。但世之人火旺致病者，十之八九，火衰成病者，百无一二。且少年肾水正旺，似不必补，然欲心正炽，妄用太过，至于中年，欲心虽减，然少年斫丧既多，焉得复实，及至老年，天真渐绝，只有孤阳。故补阴之药，自少至老，不可缺也。”

傅青主亦认为：“此证乃平日过于琢削，日泄其肾中之水，而肾中之火亦因之而消亡，盖水去而火亦去，必然之理，有如一家人口，厨中无水，何以为炊?”指出肾阴亏虚是阳痿的基本病机。

若墨守景岳“火衰者十居七八，火盛者仅有之耳”之言，不分阴阳虚实，动辄投以温肾壮阳之药，无异于抱薪救火。清代医家韩善征在《阳痿论》中曾痛陈滥用温补壮阳药物治疗阳痿的危害：“独怪世之医家，一遇阳痿，不问虚实内外，概与温补燥热，若系阳虚，幸而偶中，遂自以为切病，若遇阴虚及他症者，皆施此法，每有阴茎反见强硬，流精不止，而为强中者，且有坐受温热之酷烈，而精枯液涸以死者。”

秦伯未在《临症备要》中也曾强调：“阳痿，一般治疗多偏重于温热之品，但必须在补水之中加以补火，否则真阴暗耗，预后不良。”因此，在治疗阳痿时常根据肾为水火之脏及阴阳互根的生理特点，以补肾滋阴清热为主，稍佐壮阳之品。

2)肝郁为标：肝与阳痿的关系，张景岳曾云：“凡思虑焦劳忧郁太过者多致阳痿。”沈金鳌《杂病源流犀注》中指出：“失志之人，抑郁伤肝，肝木不能疏达，亦致阳痿不起。”认为情志不遂，肝郁气滞可致阳痿，认识到精神因素可以引起阳痿。从生理特性上看，肝藏血，主疏泄，喜条达而恶抑郁，在体合筋，筋者聚于阴器，故肝与阴器的关系密切；从经脉循行来看，肝脉循阴股入毛中，过阴器抵少腹，与阴器的关系密切。肝郁则气机不利，经络失畅，气血不濡宗筋，阳痿由此而成。故肝与阳痿的关系密切。现代医学亦发现阳痿80％～90％与精神因素有关，阳痿患者往往具有恐惧、紧张、焦虑、信心不足等心理压力。因此强调，治疗阳痿必须注意从情志论治，除心理开导以疏肝解郁外，可以适当加入疏肝通络之药，能够提高治疗效果。

(3)遣方用药特点：据上述认识，常在首乌延寿丹、亢痿灵等方的基础上进行化裁，酌加养阴通络之品，全方由生地黄、熟地黄、玄参、麦冬、何首乌、墨旱莲、女贞子、枸杞子、菟丝子、阳起石、当归、白芍、乳香、蜈蚣、甘草等组成。运用该方时，时刻注意根据阴阳虚损的动态变化，调整补阴药物与壮阳药物的比例，一般情况下以补肾滋阴清热药物为主，即使有阳虚症状者，壮阳药物也应低于滋阴药物的用量，使阴精在逐渐填补增长的基础上不因温阳过度而耗损，导致阴精虽生但难以蓄积使用，终致疗效不佳。此外，在滋阴疏肝的同时，还应根据情况酌加收涩之品，如龙牡、锁阳、莲须等，以防精关不同，阳事虽举而精液滑泄。常在获效后，将药物制成丸剂，以便长期服用，同时还应告诫患者耐心治疗，服药期间节制房事，禁食辛辣上火之品。

[引自：李金臣，梁光宇，2008.赵树森主任医师运用滋阴疏肝法治疗阳痿经验.辽宁中医药大学学报，10(9)：61-62.]

6. 徐学义报告　颜勤于2007年发表《徐学义辨治阳痿的经验》一文。

引起阳痿的病因很多，须分清功能性阳痿、器质性阳痿、其他原因所致的阳痿。功能性阳痿多由精神与心理因素而致大脑皮质的性兴奋中枢呈抑制状态引起，而在阴茎勃起的各种环节上多无器质性病变。占阳痿发病率的40％～85％，特点是在准备性交时阴茎不能勃起，而平时则有勃起之现象，有社会心理因素和情感原因。器质性阳痿是在不知不觉中发生，绝大多数在任何情况下，阴茎无法勃起，分血管性、神经性、内分泌性阳痿。其他原因引起的阳痿有阴茎畸形，药源性阳痿。全身性疾病引起的阳痿，如肝硬化、慢性肝炎、慢性肾衰竭、肺源性心脏病等。

(1)突破以肾为中心的传统理念：阳痿之病，其证多端。阳痿又称阴痿，筋痿，阳不举，阴器不用。阳痿与肾、肝、心、脾有关。隋代《诸病源候论》认为："肾开窍于阴，若劳伤于肾，肾虚不能荣于阴器，故痿弱也。"《景岳全书》指出"多由命门火衰，精气虚冷，或七情劳倦，损伤生阳之气……亦有湿热炽盛，以致宗筋弛纵""凡思虑焦劳，忧郁太过者，多致阳痿""凡惊恐不释者，亦致阳痿"。《灵枢·经筋》曰："热则筋弛纵不收，阴痿不用。"可见古人认识到阳痿有虚、实之分。阴器为厥阴肝脉所过，又为宗盘所系，亦是三阴三阳所会之处，无论哪一经络脏腑有病，都可导致阳痿。因肾藏精，脾统血，肝藏血，若精血衰弱则宗筋亦亏，以致阳痿不举或举而不坚。多因房劳过度或长期有手淫恶习；或恣情纵欲，而耗伤肾气精血，日久成痿；或因暴寒阴冷，肾阳虚亏，命门火衰，精血虚寒；或因惊恐伤肾，兴阳无力；或因思虑劳伤心脾，以致火炎水枯；或因湿热下注，宗筋弛纵；或因忧思不遂，肝气郁结；或因阴部受伤，瘀血阻滞，阴茎长期痿软，阴囊萎缩，腰间冷痛，性欲全无。总之，本虚多为肾肝心脾虚衰，标实有湿热瘀血。

(2)倡导从肝肾论治阳痿：阴茎的勃起是由一系列脏腑、经络及气血津液相互协调作用的结果。肾主生殖，并在肾精的基础上化生天癸，是相火发生之源，而相火是人类性欲之原动力；心藏神，主君火，心神与君火对相火有支配和制约作用；肝藏血，主疏泄，又主宗筋，肝血在肝气的疏导下对宗筋的快速充盈是阴茎勃起的物质基础；脾为后天之本，气血生化之源，对天癸及宗筋都有润养支持作用；肺主一身之气，肺金之气可下达肾水，对宗筋的勃起也有支持作用。其中，因肝脉"循股阴，入毛中，过阴器"，与宗筋的关系最为密切。冲、任、督三脉同起于胞宫(男子为精室)，故与宗盘亦有密切关系。阳痿的病因很多，正如《类证治裁》云："伤于内则不起，故阳之痿，多由色欲竭精，斫丧太过，或思虑伤神，或恐惧伤肾……亦有湿热下注，宗筋弛纵而致阳痿者。"归纳其因，阳痿的产生有以下病因。

1)情志内伤：情志不遂，肝气郁结，肝血运行失畅，无以灌注宗筋而致阳痿；思虑太过，心脾受损，致君火偏衰，气血不足，宗筋失养而致阳痿；惊恐内伤，肾气逆乱，阳道不振。

2)脏腑虚衰：肾阳衰微，命火不足，无力温煦鼓动宗筋，而致阳痿；肾精不足，阴虚火旺，虽阳道易兴，但勃而不坚，或甫触即痿，难以房事；脾肺两虚，中气不足，不能下达于肾，而致阳痿。

3)外邪入侵，痰瘀交阻：湿热下注，多因嗜食肥甘，痰湿内蕴，或强力入房，忍精不射，酿生湿热，或交合不洁，染湿热毒邪，下注肝经，宗筋弛纵；年老气衰，痰瘀互结，宗筋失用；跌仆损伤，伤及冲、任、督脉，阴茎不能勃起。

总之，本病之因与脾气郁结，肝血运行失畅，命门火衰，肾精不足，以及冲、任、督脉受损有关，故治疗强调从肝肾论治。

(3)阳痿的辨治：阳痿有虚实两端，实者责之于肝，虚者责之于肾。

1)肝气郁结：多见于功能性阳痿，症见性格内向，情绪抑郁，焦虑不安，或郁怒寡欢，或心理压力较重，或有精神创伤史。常突然发病，阳道不举，或举而不坚，难以房事，伴胸胁满闷，上腹饱胀，善太息，舌质偏暗或正常。舌苔薄白，脉弦或弦滑。治以疏肝解郁，用柴胡疏肝散化裁。用药有柴胡、香附、川芎、白芍、白蒺藜、橘叶、川楝子、合欢皮、石菖蒲、肉苁蓉、巴戟天等。

2)湿热下注:多见继发性阳痿,症见于酗酒者或慢性生殖系炎症患者。起病较缓慢,阳道痿软,举而不坚,少腹拘急,腹股沟或会阴部酸胀,小便余沥不尽,或有尿急、尿痛,阴囊潮湿,口苦咽干,舌红,苔黄腻,脉弦数或弦滑。治以清利湿热,方用龙胆泻肝汤化裁。用药有龙胆草、薏苡仁、黄柏、萆薢、泽泻、栀子、柴胡、白芍、当归、白茅根、车前草、苍术、防己等。

3)血脉瘀滞:多见于器质性阳痿,症见于糖尿病、冠心病、手术及外伤患者。阳事不兴或勃起不坚,口渴而不喜饮,胸闷不舒,疼痛时作,舌质暗,边有瘀点,脉细涩或结代。治以活血化瘀,用复元活血汤化裁。用药有当归、川芎、赤芍、桃仁、红花、三棱、莪术、穿山甲、地龙、蜈蚣、肉桂、蒲黄、小茴香、延胡索等。

4)阴虚火旺:多见于素体阴虚,或性欲亢进,房事过频者。欲念频萌,阴茎有勃起但举而不坚,夜寐不安,多梦滑精,五心烦热,腰膝酸软,头晕耳鸣,口干不多饮,舌质嫩红,舌苔薄黄,脉细数。治以滋阴泻火,方用大补阴丸化裁。用药有生地黄、熟地黄、龟甲、鳖甲、女贞子、墨旱莲、知母、黄柏、白芍、怀牛膝、续断、桑寄生、金樱予、五味子、菟丝子等。

5)肾阳不足:多见于禀赋不足、年老体虚,或大病新愈者,阳道不举,或举而不坚,面色㿠白,头晕目眩,耳鸣,精神萎靡,腰膝酸软,小腹发凉,畏寒肢冷,夜尿频,舌质淡,苔薄白,脉沉细。治以温补肾阳,方用还少丹化裁。用药有熟地黄、枸杞子、仙茅、淫羊藿、锁阳、巴戟天、阳起石、肉苁蓉、鹿角胶等。

临床多见虚实夹杂,故宜肝肾同治。不可妄投温补壮阳之品,以致真阴愈耗,阳事愈弱,强调在补肾同时,疏肝调肝。中医学认为,肝与精神活动调节有关,阳痿患者,平时神摇则阴器振奋,而行房时则痿软难举,属于肝之调节情志功能失调。疏肝调肝尤为重要,常用柴胡疏肝散、逍遥丸、四逆散等,并加用虫类药,有通达经络之效。

(4)注重守法与变法相结合:中医对阳痿的治疗过程较慢,因此有 3 种结果:一是取效甚速,见效而起;二是收效甚缓,迭治无功;三是久治数年而显效。故大多数患者的治疗效果显效很慢,不可急于求成。应详察病机,既要有守法,又要有变法,不可朝发夕改,愈治愈乱。守法:即综合病情,长期使用的一种方法,该法能纠正致阳痿的根本原因。变法:在治疗过程中,出现变证,病情加重,需重新辨证,随时出现新症状,需要对原方做出适当化裁。变法体现辨证施治中的科学性、客观性,当变则变,中病即止。

(5)体会

1)疏肝活血贯穿全过程:首重舒畅肝气。情志不遂是阳痿的重要原因,肝有参与调节血流的功能,因此疏肝解郁加活血之品尤为重要,使气血畅通,解除痿软。疏肝活血之法应贯穿于阳痿治疗的全过程。疏肝活血,气血同治,为阴茎勃起奠定物质基础。现代医学证明,阳痿患者大多血液呈高黏状态,有微循环障碍,组织缺氧、变性,导致阴茎勃起困难。故用疏肝活血法,改善阴茎微循环,加速阴茎动脉流入血量,改善阴茎的血液循环及血管壁的弹性及活性,使其在性兴奋时,阴茎动脉窦可得到充分的血液供应,以达到治疗阳痿的目的。常用四逆散、桃红四物汤、柴胡疏肝散、血府逐瘀汤等。笔者体会:活血诸药中,以川芎为先,川芎为"血中之气药"。《本草汇言》谓"味辛性阳,气善走窜而无阴凝黏稠之态,虽入血分,又能调一切气";次为柴胡、郁金,调达肝气,引诸药入肝经。喜用虫类药,如蜈蚣、水蛭、地龙、僵蚕等,可达温经通脉起痿之效。

2)勿滥用温补:不要认为阳痿等于雄激素缺乏,长期滥用大量温补之品,反而抑制雄激素的生成,睾丸萎缩。故须审因论治,方能取效,如清湿热、化瘀血治疗前列腺炎、性病等。肾阳虚衰之阳痿，是性功能走向衰竭之表现，用壮阳补肾法才能使阴茎充血；若湿热所致之阳痿，采用清热除温之法，疏通阴茎海绵体内血管中障碍物才能治愈；血瘀和外伤所致之阳痿，只有清除血管内瘀血，才能使阴茎海绵体内有足够之血流量。故益气活血、壮阳补肾、清热除湿、疏肝理气为治痿之大法。

[引自：颜勤，2007.徐学义辨治阳痿的经验.上海中医药杂志，41(4)：14-15.]

(九)阳痿中医证候分型与李氏 HAD 心理量表测证对照研究

赵唯贤、刘建涛于 2001 年发表《阳痿中医分型与 HAD 心理量表测评对照研究》一文。

摘要 目的：探讨 HAD 心理测评与中医分型的关系。方法：选用阳痿患者的常见证型进行 HAD 心理测评。结果：本病 A(焦虑)型行为的支持率占 83.7%，D(抑郁)型行为的支持率为 95.3%。结论：本病的治疗应积极的引入焦抑型行为干预，尤其是抑郁型行为干预。

现代临床中，心理致病因素所占的比重越来越高。1995 年 WHO 的一份报告表明，人们的身体健康水平在世界范围内不断提高的同时，心理健康状态却在不断下降。为探讨疾病中，心理因素的特点，本文利用李氏的 HAD 心理量表对阳痿患者常见证型进行了 HAD 评分，现报道如下：

1. 一般资料　本组收集了 43 例阳痿患者，其中肝郁型 14 例，湿热型 8 例，阴虚型 8 例，阳虚型 9 例，阴阳两虚型 3 例；年龄最小 20 岁，最大 51 岁，平均 32.26 岁。详见表 1。

表 1　各证型在不同年龄段的病例分布(单位：例)

证型	例数	年龄(岁)		
		20～29	30～39	40～51
肝郁型	14	4	8	2
湿热型	9	6	3	0
阴虚型	8	2	6	0
阳虚型	9	3	4	2
阴阳两虚型	3	1	0	2
合计	43	16	21	6

2. 研究方法及证型标准

(1)研究方法：先对阳痿常见证型制定统一的证型标准，再由专科医师用 HAD 量表对患者诸项进行评分，最后将各证型的得分情况进行综合对照分析。HAD 评分意义界限为 8 分，≥8 分者为有意义。

(2)证型标准：根据临床表现制定以下标准。

肝郁型：阳痿，伴有情志忧郁或多烦善怒，胸胁腹胀满，善太息，嗳气，舌淡苔薄，脉弦。

湿热型：阳痿，伴有遗精滑泄或出白浊，小便短赤，下肢酸困，心烦口苦，舌红苔黄腻，脉沉滑或濡滑。

阴虚型：阳痿，伴有精神不振，腰酸体倦，遗精盗汗或有阴汗、小便短少，舌质红苔少，脉细数。

阳虚型：阳痿，伴有面色苍白，精神不振，腰酸畏寒，精冷滑泄，小便清长，舌淡苔白，脉沉迟。

阴阳两虚型：阳痿，伴有精神不振，腰酸乏力，口干，面色无华，畏寒肢冷，舌淡苔白，脉沉细。

具备主症及 2 项次症加典型舌脉，即可做出诊断。同一病例同时出现两个以上证型时，只保留主要证型。

3. 结果分析

(1)HAD心理测评结果:43例中支持A(焦虑)型行为者36例,支持率为83.7%,其中肝郁12例,湿热7例,阴虚8例,阳虚7例,阴阳两虚2例。支持D(抑郁)型行为者41例,支持率达95.3%,其中肝郁14例,湿热9例,阴虚7例,阳虚8例,阴阳两虚3例。详见表2。

表2 各证型不同年龄段HAD支持情况(单位:例)

证型	例数	HAD(占本组%)		20~29(岁)		30~39(岁)		40~51(岁)	
		A	D	A	D	A	D	A	D
肝郁型	14	12(85.7%)	14(100%)	3	4	7	8	2	2
湿热型	9	7(77.8%)	9(100%)	5	6	2	3	0	0
阴虚型	8	8(100%)	7(87.5%)	2	2	6	5	0	0
阳虚型	9	7(77.8%)	8(88.9%)	3	3	3	4	1	1
阴阳两虚型	3	2(65%)	3(100%)	1	1	0	0	1	1
合计	43	36	41	14	16	18	20	4	5
占总数%		83.7%	95.3%	32.6%	37.2%	41.9%	46.5%	0.9%	12%

A. 为焦虑型行为;D. 为抑郁型行为

(2)不同证型:在各年龄组中的分布情况从表2可知,肝郁患者主要分布在30~39岁年龄段(占本组人数的57.1%),湿热型主要在20~29岁年龄段分布(占本组人数的66.7%)。阴虚、阳虚均主要分布在30~39岁年龄段。阴阳两虚因例数少暂不做结论。

4. 讨论 本文研究结果表明,阳痿患者A(焦虑)型行为与D(抑郁)型行为支持率分别为83.7%和95.3%,D型行为支持率高于A型行为,特别是肝郁和湿热型,而在阴虚型中A型行为又高于D型行为。阴阳两虚型因例数少暂不评价。

中医辨证方面,阳痿病以肝郁、湿热型为多,两者占去总数的53.5%,其次为阴虚和阳虚,占总数的39.5%。肝郁型主要分布在30~39岁年龄段,湿热型主要分布在20~29岁年龄段,提醒我们前一年龄段可能与社会负担重、心理压力大有关,而后年龄段可能与饮酒高峰期、肥甘厚味不加节制有关。

本病是临床上的常见病,其中属心因性者占70%以上,属器质性者只占30%。关于对本病的行为干预方法,古今多有论述,但真正治疗意义上的干预还鲜有报道。本文的研究表明,焦虑和抑郁行为在阳痿病中都占有相当比例,特别是抑郁型行为。提示我们对本病的治疗一味的补肾壮阳显然是错误的应根据焦虑抑郁并存的特点,科学的制订性行为干预措施,以加重行为干预的力度,特别是对抑郁型行为的干预。

焦虑和抑郁型行为在临床上较为常见,在当前的诊断分类标准中,两者是相互独立的,但在实际中,两者又常常同时存在。袁氏的研究指出,95%以上抑郁至少存在一种焦虑症状,50%左右的焦虑也同时存在着抑郁,混合性焦虑抑郁障碍者占42%。本文的研究也清楚的印证了这一点,因此,有一定的临床指导意义。

目前,临床上尚无明确的行为干预治疗标准,通过以上研究旨在为阳痿病乃至整个中医的证提供一个适宜的行为治疗依据。

[引自:赵唯贤,刘建涛,2001.阳痿中医分型与HAD心理量表测评对照研究.河南职工医学院学报,13(2):103-104.]

二、早　泄

早泄是指性交时射精过早，甚至在阴茎尚未插入阴道前或一经接触立即射精的现象。是常见的男性性功能障碍，研究表明，早泄的发病率占成年男性的35%～50%。

早泄的定义尚存争议，2014年国际性学会发布的指南认为，早泄的定义有以下特点：①原发性早泄：从初次性生活开始，射精总是或几乎总是发生在插入阴道前或约1分钟之内；②继发性早泄：射精潜伏期明显缩短，通常为3分钟或更短；③不能延迟所有或无法控制几乎所有阴道插入的射精；④通常伴有痛苦、烦恼、沮丧、烦扰和（或）避免亲密的性行为。

（一）辨证治疗

1. 吕氏等　将早泄治疗分为：①心肾失调、相火妄动型，治宜调理心肾阴阳为主，佐以固涩，用桂枝加龙骨牡蛎汤、酸枣仁汤、黄连清心饮等方，酌加五味子、芡实、金樱子等药。②精虚火旺、心肾不交、精关不固型，治宜滋阴清热、交通心肾、固涩精关，用知柏地黄汤、黄连阿胶汤等方，重用滋阴清热之品，酌加降火固涩之药，如沙苑子、龙骨、牡蛎、五味子、女贞子、墨旱莲等药。③脾虚失固、神亏气耗型，治宜健脾益肾，佐以固涩安神，常用人参归脾汤、补中益气汤等方，酌加龙骨、牡蛎、覆盆子、莲须、芡实、菟丝子、五味子等药。④肝火妄动、精关不固型，治宜清泻相火为主，佐以滋阴降火、安神固涩之品，常用知柏地黄汤、龙胆泻肝汤等方，酌加五味子、莲须、益智、炒刺猬皮、锁阳、酸枣仁等。有时可少加附子、肉桂以引火归原，即所谓"阳中求阴"。⑤瘀血阻滞、化热生火型，治宜清热、活血化瘀为主，方选抵当汤、桃核承气汤之类，酌加知母、黄柏、蒲公英、紫花地丁、牡丹皮、赤芍、延胡索等药。⑥肾气亏虚，命门火衰型，治当温肾填精、固涩精关。常用金匮肾气丸化裁，酌加龟甲、紫河车、桑螵蛸、覆盆子等药。

2. 汪氏　将118例早泄患者辨证分型为3型进行治疗。①君相火炽型：用泻火宁心、封髓固精法，以封髓定志汤加减，共治疗22例，痊愈15例，好转5例，无效2例，总有效率达90.9%。②湿热瘀结型：用清热利湿、活血固精法，以加味虎杖散加减，共治疗56例，痊愈40例，好转11例，无效5例，总有效率达91.07%。③肾虚阳衰型：用温肾壮阳固精法，以兴阳固精汤加减，共治疗40例，痊愈17例，好转19例，无效4例，总有效率达90%。

3. 张秋才　从两个方面着手进行治疗，若属情绪紧张所致，多以思想疏导，或辅以清心安神定志之法，多可治愈；若肾气不足，则须治以温肾固涩之法。属阴虚火旺者，当以知、柏咸寒折之；火盛而灼阴液，又以六味益之，壮水之主，以制阳光，又佐以莲子清心，芡实固肾，生龙、牡收摄浮越之阳，从而达到阴平阳密的治疗目的。

4. 陈晓平　治疗早泄，如由肾水不足，水不济火，心火偏盛，心肾不交，肾失封藏而致，治以滋阴泻火。常用局方清心莲子饮合泻心汤加味，重用石莲子清心固精。

5. 周智恒　在治疗阳痿早泄时，须注意三点：一是用补阴壮阳药不可"力猛而专"，不能在一个处方中全用壮阳药，更不能一味单吃鹿茸、狗肾，使火邪炽盛而无效；二是服药应量小而常服，因阳痿早泄，一般非短时间所造成，故治疗应缓缓图之，不能急于求成；三是必须解除患者的思想负担。

（二）从固精、心、肝、肾论治

1. 从固精论治　杨扬于2004年发表《固精鳅鱼汤治疗早泄39例》。

（1）临床资料：全部病例来自2003年男性科门诊，且符合美国精神病诊断和统计手册第3版早泄的诊断标准。本组病例39例，全部为已婚男性，年龄最大51岁，最小24岁。早泄时间最长6年,最短0.5年。

(2)治疗方法:用固精鳅鱼汤治疗。自拟固精鳅鱼汤组成:鲜泥鳅鱼50g,淫羊藿15g,鹿角胶10g,熟地黄20g,天冬10g,盐黄柏3g,五味子5g,煅牡蛎20g,金樱子15g。随症加味:兼肝经湿热加柴胡、车前草各10g;兼心脾气虚加白术12g,龙眼肉10g。用法:鲜泥鳅鱼放入清水中养3日,令其排净污物;入油锅中煎黄后加水,再加入用纱布包好的上述中药(除鹿角胶外)和生姜4片,煎至100ml,去渣取汁,烊化鹿角胶后内服。每日1剂,每剂煎3次,早、中、晚各服1次。10日为1个疗程,连服2个疗程。

(3)疗效观察

1)疗效标准:参考文献拟定,并经3个月以上随访。痊愈:阴茎勃起有力,能正常性生活5分钟以上,感觉自我满意者。好转:阴茎勃起有力,能正常性生活2分钟以上,感觉不甚满意者。无效:阴茎勃起有力,性生活2分钟以下或早泄无改善。

2)治疗结果:39例患者经治疗痊愈33例,好转4例,无效2例。总有效率达94.8%。

(4)体会:有些学者认为,早泄的发生虽然与精神、人际关系等诸多因素有关,但龟头神经末梢高度敏感才是最重要的原因。本组病例的发病机制多为疏泄失常,约束无能,或肾虚封藏失职,固摄无权。固精鳅鱼汤即据此而设。方中泥鳅鱼味甘,性平,归脾、肾经,能补肾壮阳,暖中益气,除湿;淫羊藿功能补肾壮阳,鹿角胶功能补肾壮阳,固精,共为君药。熟地黄滋阴补肾精,为臣药。天冬滋阴降火,盐黄柏清虚火,五味子、煅牡蛎、金樱子收敛固精,均为佐药。全方合用有补肾固精、滋阴降火之功。结合临床,随证加味,如兼肝经湿热加柴胡疏肝清热,车前草清利湿热;兼心气虚加益气健脾之白术,益气养心之龙眼肉。因此,药证相符,故固精鳅鱼汤治疗早泄,效果较显著。

2. 从心论治　何益新用桂枝龙骨牡蛎汤治疗早泄46例,经治疗总有效率89.1%,优于1%利多卡因合并行为治疗对照组,经统计学处理有显著意义($P<0.01$)。龙骨牡蛎镇潜摄纳固精,与白芍配合可降低大脑皮质和脊髓中枢的病理性兴奋,提高生殖器末梢神经的兴奋阈值,从而有治疗作用。

3. 从肝论治　张培永等用镇肝熄风汤加减治疗早泄45例,认为肝疏泄太过则气行迅疾如风,冲逆精关而易出现早泄,治法当镇肝熄风,治疗45例,总有效率91.1%,疗效优于氯米帕明对照组,两组疗效有显著性差异($P<0.05$)。

4. 从肾论治

(1)宾彬、徐杰新用知柏地黄丸合天王补心丸治疗75例阴虚阳亢型早泄,治疗组50例,近期治愈36例,占72%,其中每次性交均能维持5分钟以上者26例(占治疗组病例的52%);显效10例占20%,有效2例占4%,无效2例占4%,总有效率96%,其中38例(76%)服药10日各项临床见证即获得改善,且性交时间延长,优于氯米帕明对照组,治疗前后临床各见证治疗组均显著改善($P<0.01$),对照组无明显改善($P>0.05$)。

(2)李成富、张桂芳用自拟补肾壮阳汤治疗阳痿早泄332例,处方组成为:鹿茸、阳起石、韭菜子、覆盆子、菟丝子、茜草、熟地黄、锁阳、狗肾、枣皮、田三七、故子、茯苓、仙茅、龟甲胶、鹿角胶、海马、熟附子、枸杞子、连须、巴戟天等,1个月为1个疗程。总有效率99%。

[引自:杨扬,2004.固精鳅鱼汤治疗早泄39例.广西中医药,27(2):50.]

(三)针刺、针药结合、穴位埋线、穴位封闭、熏洗热浸、推拿按摩、中药水动按摩治疗早泄

1. 针刺治疗　骆光德单纯应用针刺治疗,证属肾精不足、封藏失职,治以补益肾精。中极、次髎为主，配长强、命门。先针中极，直刺0.5～1寸，使针感传至前阴，留针20分钟；再刺次髎，直刺1.5～2寸，使有较强胀感，长强平补平泻，不留针；命门灸3壮。中极、次髎调理冲任，灸命门补肾壮阳，刺长强益督补肾。

张饮等治疗早泄采用针刺次髎、曲骨、大敦、阴廉穴，在运针时，再随症使用一定的手法，既可以滋阴泻火，又可补肾固涩。

2. 针药结合　贺心云于1999年发表《针药结合治疗早泄51例疗效观察》。

摘要　采用针刺配合药物治疗男性性功能障碍早泄51例，并与单纯药物治疗的1例作疗效对比，前者总有效率88.2%，后者47.1%，经 χ^2 检验，$P<0.001$，差异有显著意义。

(1)临床资料

1)病例选择

A. 所选病例均系功能性早泄患者。其中，勃起的阴茎未放入阴道便射精(触则泄)为重度，阴茎刚进入阴道即射精(入则泄)为中度，阴茎刚插入阴道不足2分钟即射精为轻度。

B. 排除器质性早泄患者，包括：包茎、包皮长，包皮系带过短；前列腺炎，精囊炎，精阜炎症；神经系统病变(脑肿瘤，脑血管病变，脊髓损伤)患者。

2)纳入病例情况：符合上述标准者，按轻、中、重度随机分为治疗组和对照组。治疗组51例，轻度16例，中度22例，重度13例。年龄22～45岁，平均(28.73±3.27)岁；病程1～10年，平均(3.84±2.41)年。对照组51例，轻度17例，中度23例，重度11例。年龄23～44岁，平均(27.69±4.12)岁；病程1～9年，平均为(3.60±1.89)年。两组在年龄及病程方面差异无显著意义($P>0.05$)。

(2)治疗方法

1)治疗组：采取针刺配合药物治疗。

取穴分为2组：①气海、中极(加电脉冲)、关元、三阴交、公孙、太冲、行间、太溪、涌泉、内关、神门、安眠、百会。②肾俞(加电脉冲)、命门、三阴交、公孙、太冲、行间、太溪、涌泉、内关、神门、百会、安眠。每日针1次，2组穴位交替使用，连续25日，中间休息3～5日。2个月为1个疗程。

手法：治疗前令患者小便，使膀胱排空，用3寸毫针，针腹部穴以尿道根有电击感为度；针背部穴以局部酸、胀重而放射至臀部(或大腿根部)为佳。手、足、头穴位均应酸而麻重。行捻转平补平泻法，留针30分钟。

内服中药基本方：金樱子15g，五味子15g，覆盆子15g，益智15g，枸杞子15g，酸枣仁15g，柏子仁15g，生龙骨、牡蛎各30g，莲子30g，芡实30g。辨证加减：肝胆湿热者，合龙胆泻肝汤加减；阴虚火旺者，合知柏地黄丸加减；肾阳不足者，合金匮肾气丸加减；心脾不调者，合归脾丸加减；肝气郁结者，合柴胡疏肝散加减。服法：间日1剂，2个月为1个疗程。

2)对照组：单纯服用药物，药物及服用方法同治疗组。

两组均治疗1个疗程(2个月)，随访半年统计疗效。

(3)治疗结果

1)疗效标准

显效：1个疗程后，随访6个月内性生活时间平均延长5分钟以上，男女双方满意。有效：1个疗程后随访半年内性生活时间平均延长2分钟以上，男女双方较为满意。无效：1个疗程后，随访半年内性生活时间及性快感均无明显变化。

2)治疗结果

治疗组显效28例,其中轻度6例,中度13例,重度9例;有效17例,其中轻度6例,中度8例,重度3例;无效6例,其中轻度4例,中度1例,重度1例。对照组显效18例,其中轻度6例,中度9例,重度3例;有效6例,其中轻度4例,中度1例,重度1例;无效27例,其中轻度7例,中度13例,重度7例。

两组疗效比较见表3。

表3 两组疗效比较(例,%)

分组	例数	显效	有效	无效	总有效率
治疗组	51	28(54.9)	17(33.3)	6(11.8)	45(88.2)
对照组	51	18(35.3)	6(11.8)	27(52.9)	24(47.1)

两组疗效经统计学分析,$P<0.001$,有显著性差异。

(4)体会

1)早泄患者常有性知识缺乏、焦虑、抑郁和精神不振。治疗中从性知识教育入手,进行心理疏导,排除影响性功能的心理因素和环境因素。使他们认识到重建正常的射精反应是容易的。但射精控制障碍是长期生活中种种原因造成的,不可能指望一两次就诊就解决问题。坚持治疗是成功的关键。

2)中药辨证分型治疗早泄已广泛采用,停药后易复发。以针灸配合药物治疗的方法,从随访观察,疗效持久巩固,中、重度患者尤为明显。

3)早泄从根本上说是射精所需要的刺激阈太低,问题的实质是对射精的随意控制力不够。结合脏腑经络学说理论,多为阴阳不和、心神不宁、肝肾不调。为提高刺激阈,增强患者对射精的随意控制力,治以调和阴阳、安定心神,平调肝肾。拟用气海、关元、中极、命门、肾俞、百会通任督、和阴阳;内关、神门、安眠、公孙安定心神;三阴交、太冲、行间、太溪、涌泉平调肝肾。诸穴合用,阴阳和调、心神相交、心神安宁而使射精控制能力明显提高。

[引自:贺心云,1999.针药结合治疗早泄51例疗效观察.中国针灸,(11):669-670.]

3. 穴位埋线、穴位封闭、熏洗浸泡 张培永、秦文楝穴位注射埋线治疗早泄72例,选2/0号羊肠线置入9号针头内,置入系带穴(包皮系带的中点)、太冲透涌泉,每周1次,4次为1个疗程,并以拇指与示指相对捏住系带,持续用力搓捻系带及系带内的羊肠线,重复操作10次,埋线后次日开始以上练习,每日2次。治愈28例,显效21例,有效16例,无效7例,总有效率90.3%。太冲为足厥阴肝经的俞穴、原穴,涌泉为足少阴肾经的井穴。太冲透涌泉,一针两穴透刺埋线,能利用羊肠线的长效刺激,充分发挥透穴法平衡阴阳、协调脏腑的功能,增强太冲、涌泉平肝潜阳、益气固肾的作用,使肝气疏泄有节,肾气封藏有力。

朱遇春采用穴位封闭,取穴:①肾俞、气海;②小肠俞、关元;③中极、膀胱俞。每天取1组穴位,用胎盘组织液2ml,0.5%普鲁卡因溶液加至10ml,分注于穴位,得气后推药,性功能多可恢复正常。

肖振辉运用五倍子20g煎汤,乘热熏蒸阴部数分钟,待药液变温后,浸泡龟头,每晚一次,效果较佳。

4. 推拿按摩 白端推拿治疗肾虚型早泄59例,分别选取膀胱经上俞穴,及肩髎、太溪、关元、曲骨、中极穴，采用点法、揉法、推法、按法、滚法治疗。痊愈 36 例，显效 12 例，有效 9 例，无效 2 例，总有效率达 96.59%。

5. 中药水动按摩　孙志兴、黄新飞、宁克勤于 2007 年发表《真空负压中药水动按摩治疗原发性早泄 76 例疗效观察》一文。

摘要　目的：观察真空负压中药水动按摩治疗原发性早泄的有效性和安全性。方法：采用真空负压中药水动按摩治疗原发性早泄 38 例，并与采用阴茎中药浸浴疗法治疗的 38 例进行对照，主要观察两组平均阴道内射精潜伏期、性交满意度评分以及患者及其配偶对性生活的满意程度的变化情况。结果：治疗后治疗组平均阴道内射精潜伏期、性交满意度评分等较对照组提高明显，两组比较差异有显著性（$P<0.01$）；且治疗组的性生活满意率为 73.7%，对照组仅为 42.1%。结论：真空负压中药水动按摩治疗原发性早泄疗效明显。

中药外用治疗早泄有悠久的历史。本研究旨在观察应用真空负压中药水动按摩治疗原发性早泄的有效性和安全性，现报告如下。

(1)临床资料

1)一般资料：两组 76 例均为我院门诊患者，将其随机分为治疗组和对照组各 38 例。治疗组 38 例中，年龄 26～45 岁，平均(34.1±5.1)岁；治疗前平均阴道内射精潜伏期为(0.65±0.11)分钟；IIEF 问卷性交满意度评分为(8.1±1.2)分。对照组 38 例中，年龄 23～45 岁，平均(3 3.7±6.3)岁；治疗前平均阴道内射精潜伏期为(0.67±0.13)分钟；IIEF 问卷性交满意度评分为(8.3±1.4)分。两组年龄、治疗前平均阴道内射精潜伏期和 IIEF 问卷性交满意度评分等资料比较均无显著性差异($P>0.05$)，具有可比性。

2)纳入标准：有 1 年以上婚史或有固定的性伴侣（且感情和谐），主诉在初次性交时即失去控制射精能力，在插入阴道前或插入阴道后不久(<2 分钟)射精，病史在 6 个月以上。

3)排除标准：有泌尿、生殖系统解剖学畸形者；泌尿、生殖道感染者；阴茎勃起功能障碍患者；有精神病史者；有乙醇和药物滥用者；身体状况不适合过性生活者；有下腹部及会阴皮肤疾病者；对中药过敏者。

(2)治疗方法

1)治疗组：采用真空负压中药水动按摩治疗。治疗时使用男性性功能康复治疗仪，对患者阴茎进行真空负压吸引其充分勃起，同时予中药煎剂（处方：石榴皮 10g，细辛 6g，公丁香 6g，五倍子 20g，蛇床子 10g）水动按摩治疗 30 分钟，每周 3 次，连续治疗 4 周。

2)对照组：采用阴茎中药浸浴疗法。治疗时取中药煎剂（药物同治疗组）浸浴阴茎，每次 30 分钟，每周 3 次，连续治疗 4 周。

(3)疗效观察

1)观察方法：主要观察两组患者治疗前后的平均阴道内射精潜伏期（取治疗前、后各 3 次性生活的平均值）、IIEF 问卷中的性交满意度评分，以及评估患者及其配偶对性生活的满意程度（只有双方均满意才判断为满意，若一方不满意即判断为不满意）；并记录治疗期间的不良反应。

2)统计学方法：计量数据用($\overline{X}\pm s$)表示，采用 SPSS 11.5 版本软件包进行统计学分析，组间数据进行两样本均数 t 检验。

3)治疗结果：治疗后平均阴道内射精潜伏期在两组之间比较，治疗组改善更明显，有显著差异；治疗后 IIEF 问卷中的性交满意度评分治疗组较对照组增加显著，有显著差异（表 4）。治疗结束时，治疗组患者性生活满意率为 73.7%(28/38)，而对照组仅为 42.1%(16/38)。

表 4 两组治疗前后平均阴道内射精潜伏期和性交满意度评分比较($\overline{X}\pm s$)

组别	n	平均阴道内射精潜伏期(分钟)		IIEF 问卷性交满意度评分	
		治疗前	治疗后	治疗前	治疗后
治疗组	38	0.65±0.11	3.3±0.14*	8.1±1.2	13.6±1.1*
对照组	38	0.67±0.13	1.4±0.17	8.3±1.4	10.1±1.2

注:* 与对照组比较,$P<0.01$。

4)不良反应:治疗组有 16 例在治疗时出现轻微烧灼感,有 5 例出现系带旁包皮内板轻度水肿,但停止治疗后 1 日均能缓解。对照组有 7 例在治疗时出现轻微烧灼感。两组患者出现的不良反应均能耐受,无 1 例因此而退出治疗。

(4)讨论:原发性早泄的病因主要是抑郁、不安等心理因素及阴茎感觉过敏性或阴茎感觉神经兴奋性过高,以致在性交时射精反射易化,而诱发早泄。有研究证实,原发性早泄患者的阴茎感觉阈值比正常对照组显著降低,龟头躯体感觉诱发电位潜伏期较正常对照组明显缩短。本病的常用治疗方法有心理、性行为治疗、5-羟色胺再摄取抑制药(SSRI)和局部麻醉药物治疗等,但这些方法或不易为患者接受,或因产生降低性欲及性快感等副作用而有其局限性。在本研究中笔者使用真空负压中药水动按摩治疗原发性早泄,发现治疗组患者的平均阴道内射精潜伏期和性交满意度评分明显高于单纯使用阴茎中药浸浴疗法的对照组。笔者认为其作用机制为:①用真空负压水动按摩产生类似性交摩擦效应,使患者逐步适应性交时的感觉,获得正性性交生理反应,逐步消除患者性交时的焦虑不安等负性情绪,从而提高其射精控制能力;②使用中药药液对阴茎进行浸浴和水动按摩,使阴茎血管扩张,加速药物吸收。降低龟头的敏感性并提高射精中枢的刺激阈值,延长射精潜伏期而达到治疗目的。中药处方中细辛等药物含有甲基丁香酚和黄樟醚等,对皮肤黏膜有局部麻醉作用,可抑制龟头性兴奋的传导,降低龟头敏感性;五倍子、石榴皮收敛固摄;蛇床子温肾壮阳。诸药合用,能起温肾益气、固精涩精而止早泄的作用。本研究表明,真空负压中药水动按摩治疗早泄是有效的,且达到了较为满意的疗效,是传统医学和现代技术的理想结合。但在治疗过程中有少数患者出现包皮内板水肿,这可能与负压引力过高有关,建议患者进行治疗时负压引力控制在 0.04Pa 之内。由于本治疗方法具有患者依从性高、费用较低和副作用小等优点,故值得临床上大力推广使用。

[引自:孙志兴,黄新飞,宁克勤,2007.真空负压中药水动按摩治疗原发性早泄 76 例疗效观察.湖南中医杂志,23(5):3-4.]

(四)论治早泄报告选粹

1. 王久源报告　陈继明、张传涛于 2007 年发表《王久源治疗早泄经验》一文。

(1)早泄之本,在乎心肾:《曹仁伯医案》曰:"肾者主蛰,封藏之本,精之处也,精之所以能安其处者,全在肾气之封藏不失其职,虚者反之。"《辨证录·种嗣门》曰:"男子有精滑之极,一到妇女之门,即便泄精,欲勉强图欢不得,且泄精甚薄,人以为天分之弱,谁知心肾两虚乎。"强调心肾两虚是早泄的病机所在。《证治概要》曰:"凡肝经郁勃之人,于欲事每迫不育,必待一泄,始得舒快。此肝阳不得宣达,下陷于肾,是怒之激其志气,使志气不得静也。肝以疏泄为性,既不得疏于上,而陷于下,遂不得不泄于下。"说明肝与性生活的调节及精液的排泄有关。朱丹溪则进一步指出:"主闭藏者,肾也;司疏泄者,肝也;二者皆有相火,而其系上属于心。"说明肾主藏精,心主神明,肝主疏泄,三脏共司精关之开合,与精液的闭藏和施泄密切相关。若肾气健旺，肝疏泄有度，心主得宜，阴平阳秘，精关开合有序，则精液当藏则藏，当泄则泄。若屡犯手淫、房劳过度、惊恐伤肾或者劳心过度，耗伤心之阴血，或者愤怒伤肝，郁郁不得志，或者饮食起居等原因，均可影响肝之疏泄、肾之封藏和心之藏神，以致疏泄不利，封藏失职，神明失守，使精关约束无权，精关易开，精液外泄，而交者早泄。总之，早泄与心、肝、肾密切相关，其制在心，其藏在肾，其动在肝。临证遣药时每每从心、肝、肾入手，屡试不爽。用药多以桂枝龙骨牡蛎汤(桂枝 10g，白芍 30g，生龙骨 30g，生牡蛎 30g，甘草 10g)为基础方。加减法：肾失封藏者，治肾须辨阴阳。肾阴虚者多加山药、生地黄、熟地黄、墨旱莲、女贞子、枸杞子等，或者六味地黄丸口服；肾阳虚者加淫羊藿、巴戟天、肉苁蓉、肉桂、鹿角胶、蛇床子等，或者加右归丸。心不守神者，以酸枣仁、五味子、柏子仁养心安神，石菖蒲、远志交通心神，磁石、琥珀、朱砂重镇安神，川木通、黄连清心安神。肝失疏泄，多与逍遥散或柴胡疏肝散合用，也可酌情加用川楝子、栀子、牡丹皮以清肝泻火，当归、白芍养肝柔肝，柴胡、香附、枳壳、川芎、薄荷等疏肝，使肝气得疏，精不下陷而早泄自除。但是，在实际的临证过程中，心、肝、肾脏腑的病症很少单独出现，而是往往多相互夹杂，故应当灵活使用上述药物，不可拘泥一格。

(2)慎用固涩药，固涩不忘祛邪：许多临床医生每见早泄，总不忘补肾固精。孰不知，临证不分虚实而滥用固涩之剂，往往导致“闭门留寇”，造成“虚虚实实”，使病症更加复杂难愈。在临证中发现，单纯虚证引起的早泄少见，往往实证或者虚实夹杂病症引起的早泄多见，所以在治疗早泄时应首先祛邪，或者祛邪与补益固精同时进行，方可避免误治。实者多见湿热、瘀血、气滞。湿热者用四妙散或龙胆泻肝汤加减；瘀血者用血府逐瘀汤或少腹逐瘀汤加减；气滞者可选用柴胡疏肝散或四逆散。当邪实已去或者虚证为主时，方可考虑使用补益固涩之剂，常用的有芡实、莲子、金樱子、山茱萸等，或金锁固精丸加减。

(3)心理疏导与行为疗法相结合：在临证过程中发现早泄的原因大多为精神性的，因受大脑病理性兴奋或者脊髓中枢兴奋增高影响，器质性病变引起的只占极少数。很多临床医师在治疗早泄时往往只是片面地强调药物治疗，而忽略了患者的心理因素。心理疏导可以让患者正确的认识性及性有关疾病，消除种种顾虑，戒除一些不良习惯，建立正常的射精条件反射。加强性知识教育，让患者及伴侣了解“男快女慢”的生理特点，男方偶尔发生早泄，不要紧张，更不要埋怨男方。早泄严重者，夫妻可以分居一段时间，这样可以打破已经形成的病理反射，使射精反射得以调整和重建射精条件反射。性交时，避免过分激动，快要射精时，停止阴道内提插，分散注意力，从性器官上转移到非性器官上去。临床中，对许多患者单纯进行心理疏导，往往就能收效颇佳，再结合药物配合纠正不良心理状态，效果倍增，屡试不爽。

(4)内治与外治相结合：在治疗早泄时，善于使用中药内服，但同时也精于外用药的使用，中药汤剂浸泡龟头及阴茎可以明显降低敏感度，提高射精阈值，临床验之，收效甚捷。常用细辛 5g，五倍子 30g，蛇床子 20g，丁香 15g，水煎浓缩至 200ml，每次取 100ml 浸泡龟头及阴茎，每天浸泡 1～3 次，性交时清水洗净。

(5)典型案例：陈某，男，29 岁。婚后 1 年逐渐出现性交时间缩短，有时一触即泄，自服金锁固精丸不效。患者自述婚后性生活次数过频。现症见：早泄，多梦易醒，时有心悸，腰膝酸软，耳鸣，每逢性事之后疲倦乏力，夜间阴囊潮湿，舌淡苔白，脉沉弱。处方：桂枝 10g，白芍 30g，生龙骨 30g，生牡蛎 30g，山药 20g，山茱萸 15g，生地黄 15g，酸枣仁 15g，五味子 10g，石菖蒲 10g，芡实 10g，陈皮 10g，黄柏 15g，7 剂，水煎服，每日 1 剂。7 日后患者复诊：述前症状改善，心悸消失，睡眠好转，腰膝酸软及耳鸣减轻，但性交时间仍不满意。前方去黄柏，加沙苑子

15g，莲须 10g，7 剂继服；并加用外洗方：细辛 5g，五倍子 15g，蛇床子 15g，丁香 10g，水煎浸泡龟头及阴茎，每日 1～3 次，每剂可用 4～5 次。嘱其妻怀宽容之心，患者调情宜性，放松情绪。7 日后患者再诊：喜告性交时间明显延长，余症亦除。嘱其前方研磨吞服，每次 6g，每日 2～3 次，以善其后，并且要注意节制性生活，调节心境。

[引自：陈继明，张传涛，2007.王久源治疗早泄经验.中医杂志，48(2)：123，131.]

2. 王琦报告　王停、王臻、姚建平于 2001 年发表《王琦教授治疗早泄的经验》一文。

随着社会的发展和人们生活方式的转变，现代人面临的压力越来越大，竞争使人们精神心理失衡，故早泄由精神心理因素引起者越来越多，治疗当以安志固肾为第一法也。

(1)理论依据

1)精神心理因素对本病的发生起着关键性的作用：心主神志，而肾藏精，精舍志，精神心理活动与心肾两脏的关系最为密切，心肾两脏的功能正常是维持正常精神心理活动的基础。若心肾功能异常则可导致精神心理活动的不正常，而精神心理活动的异常亦可导致心肾功能的失调。本病的发生总由肾失固摄所致，而引起肾失固摄的原因是复杂多样的，或外感六淫，或七情内伤，这诸多方面的原因往往是通过心主神志功能的异常与肾失固摄相联系，正如《辨证录》中所谓："心喜宁静，不喜过劳，过劳则心动，心动则火起而上炎，火上炎则水火相隔，心之气不能下交于肾，肾之关大开矣，盖肾之气必得心气相通，而始能藏精而不泄。今心不能摄肾而精焉得而不走乎。"说明心肾不交是本病发生的主要原因。

2)大凡安神药亦有固肾作用：在大量的临床实践中发现，对于本病的治疗若只采用一些专事固涩收敛的药，效果往往不明显，而加入一些具有安神作用的药则其效大增。这是因为安神药除了具有养心安神的功效外，还具有一定的固涩作用，心肾同治往往收到良好的治疗效果。

(2)临床应用：对于本病，应抓住其主要病因病机进行专病专方的治疗，临证多用加味三才封髓丹。药用：远志、茯苓、五味子、龙骨、牡蛎、磁石、天冬、熟地黄、党参、黄柏、砂仁。方中远志、茯苓、五味子、龙骨、牡蛎、磁石安神定志；天冬、熟地黄、党参益气养阴补肾；黄柏苦寒坚阴；砂仁纳五脏六腑之精归于肾；诸药共奏安志固肾之功。

李某，男，41 岁，1999 年 10 月 7 日初诊。会阴部、睾丸肿胀疼痛 7 年，每周性生活 1～2 次，性生活时阴茎勃起正常，性交时间不到 1 分钟即射精。曾在多家医院诊治，效果不佳，无尿频、尿急、尿痛等膀胱刺激症状。患者 7 年前初次性生活时因精神过度紧张，加之连日劳累，未能成功，造成精神负担，后虽勉强为之，但性交时间短，不甚尽意。患者精神抑郁，神志不安，表情呆滞，舌质淡暗，脉沉弦。辨证为神不守舍，肾失固摄。治以安志固肾为法。用加味三才封髓丹：远志 10g，茯苓 15g，五味子 10g，龙骨 15g，牡蛎 15g，磁石 10g，熟地黄 15g，天冬 10g，党参 10g，砂仁 10g，黄柏 10g。每日 1 剂，水煎服。服上方 13 剂，性交时间持续约 1 分钟，守上方再服 9 剂，性交时间已持续到 3 分钟，临床症状消失，精神好转，舌淡红、苔薄白，脉弦，病告痊愈。

[引自：王停，王臻，姚建平，2001.王琦教授治疗早泄的经验.山西中医，17(4)：4.]

3. 王劲松、曾庆琪、徐福松报告

早泄是男科常见而较难治之疾患，常与遗精、阳痿相并而作。其病因繁多，症情复杂，然终不离虚实两端，虚多责精亏阴伤、阳气虚弱、气血不足，实则由湿热浊毒、肝郁心火、血运失畅等，以致心神焦虑不宁、肝之疏泄约束无权、肾之封藏固摄乏力，精室藏泄、精窍开合失控而触花即泄。笔者临床辨病辨证分型论治，效果较为满意，简介如下。

(1)降心火,滋肾水,交通心肾:《景岳全书》云:“盖精之藏制虽在肾,而精之主宰则在心,故精之蓄泄无非听命于心。”肾藏精,心主神,心肾两脏在性事活动中有主宰始终之功;若性情急躁,郁虑化火,心火过盛,日久不宁,则心肾水火失其平衡,心神动摇于上,精液走泄于下,其本在心,其标在肾,正若《辨证录》所谓:“心喜宁静,不喜过劳,过劳则心动,心动则火起而上炎,火上炎则水火相隔,心之气不能下交于肾,肾之关大开矣,盖肾之气必得心气相通,而始能藏精而不泄。今心不能摄肾而精焉得而不走乎。”本证型多见于新婚初恋之人。临床表现为阳事易举,举则易泄;或心中欲念动则精泄而出,伴有心烦心悸,寐少梦多,腰脊酸楚,头晕目眩,溲黄口干,舌尖红赤,苔少或薄黄,脉细数。治当既济水火,交通心肾。方选黄连清心饮、导赤散合黄连阿胶汤化裁。

药用黄连、阿胶、黄芩、白芍、生地黄、当归、酸枣仁、茯神、远志、莲子心、天冬、麦冬、栀子、连翘、甘草等。

(2)滋肝肾,引相火,秘固精室:性事活动赖于心、肝、肾三脏及君相之火协调如常,心有所动,肾必应之,若素体肝旺,君相火盛;或纵欲房劳,戕伐斫丧,竭其阴精,肝肾二脏阴液亏损,心火亢上,相火炽烈妄动,二火扰动精室,精窍开合失常,阳事易举而走泄,或念动即泄,正若《辨证录·种嗣门》:“男子有精滑之故,一到妇女之门,即便泄精,欲勉强图欢不得,且泄精甚薄,人以为天分之弱也,谁知心肾两虚乎。”本证型多见于房劳纵欲不节者。临床表现为阳动易举,精液易泄,不耐持久,头晕目眩,虚烦难眠,耳鸣腰酸,夜寐盗汗,五心烦热,口干咽燥,舌红苔少,脉细数。治宜滋肝肾,降虚火,静心养神。方选大补元煎、知柏地黄丸合三才封髓丹加减。药用知母、黄柏、生地黄、山茱萸、泽泻、茯神、天冬、人参、砂仁、牡丹皮、山药、当归、枸杞子、杜仲、龟甲等。

(3)益肾气,填精血,温肾固涩:性之功能异常多责于肾,尤以肾精、肾气亏损为主。若禀赋羸弱,手淫频繁,迷恋色情,房劳过度;或慢性疾病致机体耗损太过,阴精匮乏,肾气虚衰,精室封藏固摄无力,则阳物难举或举而易泄,正如《诸病源候论》曰:“肾气虚弱,故精溢也,见闻感触,则劳肾气,肾藏精,令肾弱不能制于精,故因见闻而精溢出也。”本证型多见于体衰精亏肾虚者。临床表现为性欲淡漠,阳物难举,或瞬息即泄,面色㿠白,精神萎靡,头晕腰酸,动则自汗,夜尿频多,尿后余沥,或遗精滑精,舌质淡或暗红苔薄白,脉沉弱。治宜滋养阴精,益肾固涩。方选菟丝子丸、桑螵蛸散合金锁固精丸化裁。药用菟丝子、茯神、山药、莲子肉、枸杞子、远志、石菖蒲、龙骨、牡蛎、当归、龟甲、沙苑子、桑螵蛸、芡实、何首乌等。

(4)补心脾,化气血,充养阳道:胃强欲盛,脾气健旺,化源充足,气旺血盛,肾精溢满,筋健欲强,心安意定。主宰如常,肾之藏泄有度。若劳心思虑过度,或饮食不调,或久病大病失养,或药石误治克伐心脾,气血资源不足,阴精失其濡养,血亏气耗,神弱心虚,而阳物失振发为早泄。《景岳全书》云:“若以忧思太过,抑损心脾,则病及阳明冲脉……气血亏而阳道斯不振矣。”本证型多见于脑劳用心太过者。临床表现为射精过快,性欲减退,形体消瘦,心悸健忘,失眠多梦,气虚体倦,面色少华,自汗乏力,纳呆便溏,舌质淡苔薄白,脉细或弱。治宜补气血,益心脾。方选归脾汤、酸枣仁汤合麦味地黄加减。药用黄芪、白术、人参、当归、茯神、远志、酸枣仁、龙眼肉、川芎、牡丹皮、丹参、麦冬、五味子、熟地黄、山茱萸等。

(5)疏肝郁,悦情欲,濡肝宁神:“前阴者,宗筋之所聚”,为肝所主,肝之疏泄如常,精神情志调畅,肝血充盈,血旺精足,宗筋得以濡养,性欲旺盛,阴茎坚挺有力,精窍启闭施泄有度。素多情志抑郁,或暴怒伤肝,或思虑过度,夫妻不和伤及情志,或它病日久影响及肝,疏泄功能失司,宗筋失养，精气未至而发为阳痿早泄。当代著名男科学家徐福松教授强调："男科疾病勿忘肝郁。"本证型多见性格内向抑郁之人。临床表现为性欲减退，阳物难举，或举而即泄，阳物的强弱与心情状态相关，平素情志抑郁，烦闷不舒，少腹、会阴或睾丸胀满疼痛，纳差多寐，舌质暗或紫、苔薄白，脉弦滑。治宜疏肝养肝定志。方选柴胡疏肝散、达郁汤合宣志汤化裁。药用柴胡、枳壳、白芍、香附、川芎、白蒺藜、升麻、石菖蒲、当归、人参、酸枣仁、远志、白术、山药、巴戟天等。

(6)养阴血，舒经络，畅达筋道：阴茎之勃起赖气血流畅，血脉和利，气血运行如常，若"气和而生，津液相成，血脉盈和"，阳物鼓动坚硬强盛，性事正常，任何内外之因所致瘀血内阻，痰浊壅盛，皆可影响肝之气血流注于宗筋，阴精欠充，津液乏源，出现阳痿不举，或举而不坚，射精过快之症。本证型多见于糖尿病、高血脂、高血压、冠心病等形盛体壅患者。临床表现为阳物勃而易泄，射精刺痛不畅，或精液带有血丝，伴有小腹、会阴、耻骨上下、腰骶胀痛或掣痛，小便不利，舌质暗紫或有瘀斑，脉涩。治当填精益气，活血舒络。方选生脉饮、温胆汤合补阳还五汤加减。药用黄芪、当归、地龙、丹参、川芎、郁金、枸杞子、怀牛膝、熟地黄、麦冬、五味子、人参、半夏、枳实、生山楂等。

(7)化湿浊，去热毒，洁净精室：平素嗜好烟酒，炙煿辛辣，性情急躁，相火偏亢；或处地湿热，外生殖器藏污纳垢；或痰湿热盛之躯，过食温燥壮阳滋补等，皆可酿湿生热化为痰浊，流注下焦扰动精室，迫精早泄，或梦遗滑泄，正如《杂病源流犀烛》所云："有因饮酒厚味太过，痰火为殃者……有因脾胃湿热，气不化精，而分注膀胱者，亦湿浊稠厚，阴火一动，精随而出。"本证型多见于生殖泌尿系炎症等或湿热浊壅较盛者。临床表现为性欲亢进，房事早泄，口苦咽干，阴囊潮湿，尿道灼痛，尿黄浑浊，舌质红苔黄腻，脉弦滑带数。治宜清热化湿解毒，祛浊涤痰清心。方选萆薢分清饮、苍白二陈汤合四妙丸化裁。药用萆薢、黄柏、石菖蒲、土茯苓、丹参、车前子、乌药、益智、薏苡仁、苍术、川牛膝、白术、半夏、菟丝子、苦参等。

[引自：王劲松，曾庆琪，徐福松，2005.早泄辨治七法.四川医医，23(1)：11-12.]

4. 张守端报告　龙田于1998年发表《张守端治疗早泄经验》一文。

(1)早泄应首责"火热"：一般治疗早泄多从肾阳虚论治，但多年临床实践发现，早泄患者除少数年老体弱者外，很难见到肾阳虚症状，多数中青年患者，发病初期则表现为阳事易举等相火旺盛之象，并可兼有五心烦热、口燥咽干、头晕耳鸣等阴虚火旺症状，或兼见胸胁苦满、心烦易怒、口苦咽干等肝火过盛之症，或有阴囊湿痒、小便热黄等湿热下注之象，或见欲念时起、心悸虚烦、眠少脉数，心火偏盛等症。因此，早泄为病多由七情内伤、房劳过度或手淫日久等病因，致阴虚火旺或肝胆火盛或湿热下注或心火偏亢，由"火热"诸邪扰动精关而发病。故治疗当首责于"火热"。

(2)临证先辨虚实：早泄因"火热"为病，"火热"须辨虚实。可有些患者除早泄外难觅其他症状，为辨证虚实带来一定困难。对这部分患者多从以下几方面辨别：首先是病程之长短，一般发病初期或病程短者多属实，病程长者多为虚；其次从阴茎勃起程度来分，坚硬者多属实，不坚者多属虚；再从舌苔辨别，舌苔厚者多实，少苔或无苔者多虚。还可结合患者的生活史，有长期饮酒史者多实，有长期手淫史者多虚。为临床用药提供了较可靠依据。

(3)治疗先清后补：早泄为病，不论是虚火还是实热，都是通过损伤精关，扰动精室发病。因此，认为治疗本病应在清除火热之邪后，再补益肾脏，以固精关，即"先清后补"，有时并根据其发病特点在口服药的同时配合局部用药，即"内外兼施"。治疗时应根据辨证，或首先清其虚火，或泻其实热。如肝肾阴虚、内火旺盛，治宜滋肾养肝、清泻虚火，用知柏地黄汤加减；肝火亢盛或肝胆湿热下注者，治以清肝泻火、清利湿热，用龙胆泻肝汤加减；心火亢盛、心肾不交者，治宜清心泻火、交通心肾，方用三才封髓丹加减。清泻不可过剂，中病即止。一般以患者自觉性欲较前减弱，兼症减轻或消失，同房时间延长为度。然后方可言补，但用药要远温燥，以平补为宜，以固肾涩精为主，用金锁固精丸加减。对于早泄初期无明显临床症状者，多采用知柏地黄先清相火，待病情好转后，再用金锁固精丸以固精关。对于伴玉茎皮嫩，稍靠近其即痒不可当者，在服药的同时加用外洗方：五倍子、地骨皮、蛇床子、细辛、防风、川花椒各 30g，水煎同房前熏洗玉茎。

(4)病案举例：某男，32 岁。因早泄 2 个月于 1997 年 3 月 11 日初诊。患者 2 个月前自俄罗斯经商回家后，同房出现早泄，当地卫生室给以补肾中药(方剂不详)治疗月余，效果不佳。患者欲念时起，阴茎易勃起，初交即泻，伴胸胁苦满、心烦易怒、善叹息，舌质红，苔黄厚腻，有长期酗酒史。证属肝胆湿热。治宜清肝胆、利湿热。方用龙胆泻肝汤加味：龙胆草 12g，黄芩 12g，栀子 9g，木通 9g，泽泻 12g，柴胡 12g，生地黄 9g，车前子 12g(包煎)，生甘草 9g，滑石 15g。水煎服，日 1 剂。服用 7 剂性欲减弱，余症均减轻，继用上方，加五倍子、地骨皮、蛇床子、细辛、防风、川花椒各 30g，水煎同房前熏洗阴茎。7 日后复诊，同房时间明显延长，但勃起硬度较前减弱。停上方，改服金锁固精丸，每次 6g，每日 3 次。1 个月后随访，性生活已完全恢复正常。

[引自：龙田，1998.张守端治疗早泄经验.山东中医杂志，17(8)：362.]

(五)现代研究进展

关于早泄的定义，目前尚存争议，但总体上应包含 3 个方面：射精过早、射精控制力差和产生消极后果。关于早泄的病因，以往人们认为焦虑、抑郁是其发生的主要因素，但现研究证实早泄存在遗传效应。目前，早泄发生的基因多态性研究主要集中在 5-羟色胺和多巴胺相关基因上。

对其治疗可以分为行为疗法、手术治疗(包括选择性背神经切断术、内置生物套等)、局部麻醉药物使用(如利多卡因-丙胺卡因喷雾剂、复方利多卡因乳膏等)及口服药物等，但有些方法的疗效有待进一步研究。

口服药物首选选择性 5-羟色胺再摄取抑制剂，如达泊西汀，这是目前治疗适应证是早泄的唯一药物，按需服用。较传统的 5-羟色胺再摄取抑制剂，半衰期短，副作用小。该药物自 2009 年上市以来，多数患者服用后，对射精的控制力更强、性交的满意度更高，与早泄相关的痛苦与人际关系困难明显减少。

三、遗精、滑精

遗精有生理性和病理性之分。生理性遗精，一般指未婚青年男子或婚后长期分居者，平均每月遗精 1～2 次或偶有增多但不伴有其他不适感，是精液积聚至一定程度时通过遗精方式排泄体外的一种现象，即中医学所称的“精满自溢”。病理性遗精是指成年男子遗精次数频繁，每周 2 次以上，或在清醒状态下有性意识活动即出现射精，并伴有头晕、腰酸、失眠等症状的病症。中医所论遗精，多指病理性遗精，论治极为丰富。

(一)临床治疗基本概况

1. 戴氏认为遗精一证，总是肾失封藏所致。《素问・六节藏象论》说：“肾者主蛰，封藏之本，精之处也。”人之精藏于肾。肾失封藏则精液外泄。引起肾失封藏的原因较多，其中以湿热下注、心火妄动、肾虚不固等为常见。不论因心因肾，皆可以五子衍宗丸加沙苑子主治。沙苑子最能益肾固精，其性不燥不烈，与菟丝子合用尤有殊功。心气不足者，可加桂枝、甘草、龙骨、牡蛎补心安神；阴虚火旺者，可加知母、黄柏滋阴降火；肾虚不固者，可加金樱子、芡实、莲须等固肾涩精。又有少数遗精患者，证涉阳虚，须用温肾壮阳药，方可建功。

2. 陆氏临床常以补、涩、固法为治。实践证明，单纯的虚证，实属少见，临床往往同时兼有下焦湿热、肝郁气滞、心肝火旺等实证因素，并且在疾病的某一阶段，这些实证还是疾病的主要矛盾。因此，对以实证为主因的患者，常以通因通用法治之，疗效颇佳。属湿热下注者，清利为宜；遗精病久，迁延则虚，虚弱之处，其邪易侵，湿性重浊趋下，必致肾虚湿、热下注之局，若以涩精固肾之法，势必关门留寇，治当清利。而清利之法又有伤阴之弊，故选药常以甘淡加少量苦寒之品为宜，忌辛燥、大苦之剂；肝气不达，治当疏泄。临证所见，未婚男子的遗精病因往往与手淫有关。一旦酿成手淫，恶习难改，心情极为苦闷，思想负担加重，情绪不畅，胸闷胁胀，善叹息，默默少语。由于肝失疏泄，日久肝郁化火，暗耗肾阴，造成肝肾两亏，下焦虚火亢盛，虚火扰动精室，遗精频作。根据上述病理采用疏肝调气之法，则能截断病势发展，常选逍遥散为基本方，同时，结合心理疗法，嘱患者戒手淫，改其恶习，清心寡欲，方能彻底治愈。心肝火旺者，可用龙胆泻肝汤加黄连苦寒直折心肝之火。但不可久服，久服则脾胃之气受戕。

3. 沈氏报道一患者患滑精多年，滑精时自觉有热气从大腿内侧循阴茎而出，伴心烦易怒，此属心肝之火内盛，宗筋弛纵，湿热下注，迫精外泄。治宜清泄肝火，方用龙胆泻肝汤加龙骨、牡蛎各 30g，服 6 剂后，滑精基本痊愈。

4. 胡氏用刺猬皮 100g，焙干研细为末，分为 7 包，每日 1 包，甜酒汁兑服，其性收敛固涩。适于肾虚精关不固引起的遗精。同时本方对遗精兼有脱肛、慢性腹泻亦有良效。

5. 孙氏认为少壮肾虚，精关失固，精液外泄，君火内扰。治拟补心营以制相火，益肾气以固精元。治疗取通里、肾俞、关元、太溪(双)，均用补法；太冲(双)用泻法。捻转补泻，留针 15 分钟，隔日一次。对虚体不耐重针者，手法宜轻。并叙述遗精一证，采用耳针每每取效，治疗此病不能拘守一法。

6. 徐氏论滑精验案，心肾两亏，精关不固者，心肾同治，补涩并投，选金锁固精丸、水陆二仙丹；滑精无度，下午低热，口干苦，断为肝经湿热流入肾中，以龙胆泻肝汤合封髓丹主之，获效。

7. 骆氏报告王琦治疗遗精的思路与经验，认为青少年致遗原因较多，如精神紧张、温热食物、包皮过长(包皮炎)、前列腺炎等皆可诱发。

(1)精神紧张性遗精：黄某，男，23 岁，遗精 1 年余，服用谷维素、抗生素及六味地黄丸等多种中成药无效。遗精每月 4 次以上，常于精神紧张时发生。考试期间遗精频繁，甚则每日 1 次，心烦，易汗出，口干，寐差，大便干，小便正常，舌质淡，苔薄白，脉细重按无力，有手淫史。西医诊断：自主神经功能紊乱。中医诊断：遗精(心神浮越，心肾不交)。治法：安神定志，滋养心肾。处方：三才封髓丹加味(天冬 10g，生地黄 15g，太子参 15g，黄柏 10g，砂仁 3g，鸡内金 10g，生龙骨 20g，生牡蛎 20g)。

二诊(1997 年 12 月 2 日)：服上方 14 剂，遗精 1 次，情绪紧张缓解，夜寐渐安，口干，大便干，小便正常，舌质淡，苔薄白，脉渐有力。续以前方，加莲子肉 10g，天花粉 20g，生大黄 3g。

三诊(1997 年 12 月 9 日)：服二诊方 7 剂，遗精未作。心情有愉快感，寐可，口不干，大便日 1 行，小便正常，舌质淡，苔薄白，脉强有力。继以前方，去天花粉，加芡实 10g，山药 10g，1 剂，以善其后。

按:本案遗精常在精神紧张时发生。紧张性遗精,大、中学生多见,尤见于考试紧张期间频发。此种遗精,既非相火妄动亦非肾虚不固,而是由于精神紧张,致心神浮越、心肾不交。治疗以安神定志为主,辅以滋养心肾。三才封髓丹出自《医学发明》,是治遗精名方。古人的名方是历经实践锤炼而成,要继承,但不要墨守成规。心神浮越可伤心气,遗精日久亦伤肾阴。是以本案用龙骨、牡蛎安神定志,三才封髓滋养心肾,加鸡内金以止遗。二诊加天花粉、生大黄养阴生津、通腑清热,莲子肉增强止遗之功。三诊,去天花粉,加芡实、山药以固遗。王老师指出:"清""镇""固",是治疗紧张性遗精的三个原则。镇静、清热可宁心安神复予固涩以加强疗效。

(2)食物性遗精:吴某,男,25 岁,遗精频发,至今 2 年余。曾在数家医院就诊,诊断为"无菌性前列腺炎",服用多种抗生素及中药无效。经先生诊治 2 周亦无效,三诊时先生见其苔黄而厚,舌质偏红,口干,腹胀,便干。询其每次遗泄是否与食物有关,患者忽然悟及遗精每于食羊肉火锅后发生,甚则食羊肉韭菜等辛热食物亦遗精。中医诊断:遗精(胃火偏盛,下扰精室)。治法:清胃泻火,滋阴益肾。处方:玉女煎加味(生石膏 20g,知母 10g,麦冬 10g,熟地黄 15g,怀牛膝 10g,鸡内金 10g)。

二诊(1997 年 12 月 15 日):服上方 7 剂,患者遗精未作,口不干,腹胀减轻,小便淡黄,大便正常,苔薄黄,脉弦。继以前方 7 剂。

三诊(1997 年 12 月 30 日):服上方 14 剂,患者其间食用羊肉火锅 2 次,遗精未作。嘱患者遗精虽愈,但羊肉火锅等辛热之品,仍少服为宜。

按:本案遗精每于食羊肉火锅后发生。食羊肉、牛肉、火锅等辛热之品致遗精,临床屡能遇到。治宜清泄胃热,食宜远辛辣厚味。明・王纶在《明医杂著・梦遗滑精》中指出:"梦遗滑精,世人多作肾虚治,而为补肾涩精之剂不效,殊不知此证多由脾虚,饮酒厚味,痰火湿热之人多有之。"亦说明胃火可下扰精室。本案用玉女煎加鸡内金,既可清消胃经积热,消食和胃,又可固精止遗。

(3)包皮过长遗精:孟某,男,26 岁,遗精 3 年,久治乏效。初效:遗精每隔 5～6 日 1 次,夜间易勃起,龟头时有瘙痒,大小便可,舌淡红,苔薄黄,脉和缓,有手淫史。男科查体:包皮过长,其他正常。西医诊断:包皮炎。中医诊断:遗精(热毒蕴结)。

治法:包皮切除术:清热解毒中药外洗。处方:虎杖 20g,黄柏 20g,苦参 20g,牡丹皮 20g。煎汤温洗。

二诊(1997 年 10 月 28 日)。患者用中药外洗 2 剂,龟头瘙痒消失。行包皮环切术,现已拆线,遗精未作。嘱平时注意外阴清洁。

按:本案为包皮过长、包皮炎致遗精。王老师认为,包皮过长是遗精的一个诱因,若平时不注意卫生,常可致龟头炎而诱发阴茎勃起,出现遗精。对于这类遗精,以手术切除过长包皮为主。中药治疗可用清热解毒中药外洗,以消除局部炎症。

(4)前列腺炎遗精:郭某,男,23 岁,农民。遗精 8 年。在河北省邯郸市等医院诊断为慢性前列腺炎,服用奥复星、阿奇霉素等抗生素未得控制。初诊:遗精每 5～6 日 1 次,严重时 1 天 1 次,尿频,后尿道疼痛,小腹胀痛,腰酸不适,睾丸发凉,头痛(两颞部),寐差,舌质淡红,苔薄黄,脉弦滑。前列腺指诊:偏大,质偏硬,压痛。前列腺液常规:pH 6.7,白细胞满视野/HP,卵磷脂小体(+)。西医诊断:慢性前列腺炎。中医诊断:遗精(热毒内蕴,瘀浊阻滞)。治法:清热解毒,祛瘀排浊。处方:当归贝母苦参丸加味(当归 10g,浙贝母 10g,苦参 10g,虎杖 15g,败酱草 15g,冬瓜子 15g,鸡内金 10g,乌药 10g,黄柏 10g)。

二诊(1997 年 7 月 20 日):服上方 14 剂,患者遗精 1 次,梦交、尿频、后尿道疼痛明显减轻,小腹不胀,头不痛,腰仍感不适,睾丸发凉,寐可,舌淡红,苔薄黄,脉弦。继以前方。

三诊(1997 年 8 月 4 日):服上方 14 剂,患者遗精未作,诸症明显缓解,偶有小腹胀及腰不适,舌质淡,苔薄黄,脉弦。前列腺液常规:pH 7.1,白细胞 10～15 个/HP,卵磷脂小体(+)。继用上方 14 剂,巩固疗效。

按:本案遗精 8 年。遗精是慢性前列腺炎的一个常见症状,前列腺炎可致遗精,但遗精并非皆为炎症所致,因此临床上需结合前列腺液检查微观辨证。本案前列腺液白细胞满视野,辨证属热毒内蕴,瘀浊阻滞。这一现象是由于炎性分泌物瘀阻在前列腺导管内所致。治以清热解毒、祛瘀排浊。方用当归浙贝苦参丸加味,用苦参、黄柏、败酱草清热解毒;虎杖、当归活血祛瘀;浙贝母、冬瓜子排浊祛湿;乌药温阳行气止痛,鸡内金止遗固涩。二诊,患者尿路症状明显减轻。三诊患者诸症明显缓解,前列腺液白细胞 10～15 个/HP。药证相符,当获效机。

[引自:骆斌,吴少刚,1998.王琦治疗遗精的思路与经验.北京中医药大学学报,21(4):42-43.]

8. 钱氏报告顽固性遗精论治,认为顽固性遗精的病理主要关乎心肝肾。顽固性遗精是病理性遗精的重证,包括滑精和梦遗,古人称失精家、精时自下、漏精、溢精、梦失精、精滑等。多是由于青壮年心火、肝郁致使遗精,久治不愈。肾脏亏虚,遗精不止。初起多实证,久之虚实夹杂。顽固性遗精一般来说,病程相对较长,病情较重。其病涉及多个脏腑,情绪所伤是常见的因素,《灵枢·本神》有:“恐惧而不解则伤精,精伤则骨伤萎厥,精时自下。”肝主情志,主疏泄条达,肝之经脉过阴器、抵少腹、布两胁。若情志所伤,肝疏泄过度,则泄精失时,自遗不止。《金匮要略·血痹虚劳病脉证并治》曰:“夫失精家,少腹弦急,阴头寒,目眩发落,脉极虚芤迟,为清谷、亡血、失精。”言遗精之重证,称为“失精家”,阴阳失调,精失无度。心主神志,为五脏六腑之大主,心安则下安,心不安则十二官危。如《金匮翼·遗精滑精》曰:“动于心者,神摇于上,则精遗于下也”。心有所慕,情动于内,意淫于外,所愿不遂,心阴暗耗,寐则神不守舍,淫梦所扰精关失固则梦遗。或心火亢盛,不能下交于肾,肾水不能上济于心,心肾失交,心火下扰精室而遗精。肾主藏精。若肾气亏虚,或邪气扰肾,肾精失去封藏则遗精滑精。如《诸病源候论·虚劳病诸候》谓:“肾气虚损,不能藏精,故精漏失。”《景岳全书·遗精》曰:“有素禀不足而精易滑者,此先天元气大单薄也。”大多医家对遗精论治注重心肾,《医学心悟·遗精》曰:“大抵有梦者,由于相火之强,不梦者由于心肾之虚。”《临证指南医案·遗精》谓:“以有梦为心病,无梦为肾病……夫精之藏制虽在肾,而精之主宰则在心。”虽临床不能以此作为判定遗精病脏腑部位的唯一标准,也可看出心肾在遗精发病中的重要性。

治疗重在心肝肾。曾治 3 例,每获佳效。李某,男,34 岁,北京某公司干部。自诉遗精 10 年,加重 2 年。在上高中时,值青春发育期,阳气易于冲动,处于好奇而手淫,手淫后即能射精,于此频频而作;之后出现未手淫也精液自遗,精血耗损,精神不振,曾服用肾宝口服液、六味地黄丸等补肾剂,病不见好转,遗精程度日趋严重,夜间遗精频繁,每夜必至;或因考试精神紧张而遗精;或因肌体用力而外遗;或因视男女亲吻而滑遗;或因紧身内裤摩擦而自遗;体倦肢软,气短乏力,面色虚浮,精神萎靡,痛苦难堪,心烦焦躁,夜卧多梦,失去生活的勇气,观其舌,质暗红边齿痕,苔薄白,脉象弦而无力。病久肾精耗甚,肾气难固,气不固则精愈耗,精耗必肾不固,肾水虚于下,心火自盛于上,心肾不交,心神浮越。其治疗当安神镇心,补肾涩精,交通心肾。处方:柴胡 10g,当归 15g,煅龙骨、煅牡蛎各 30g,山茱萸、熟地黄各 15g,泽泻、牡丹皮各 10g,

白蒺藜、沙苑子各20g，石菖蒲、远志、补骨脂各10g，首乌藤30g，芡实、莲肉各10g，鸡内金20g，刺猥皮15g，炒黄柏10g，14剂，日服1剂，分2次温服，7剂后自觉心烦减轻，或二三日1遗，仍肢体倦怠；再进7剂后，近1周未见遗精，但体力不佳，自觉会阴部胀满，腰痛而麻，夜卧仍多梦，心神时有平静，食欲有增，舌淡红而暗，苔薄白，脉沉细。精液自遗得减，肝之疏泄得展，肾精有复，心神内潜，精道得充，此药证合拍，当继服前方，去牡丹皮、当归，加生黄芪15g，乌药10g，车前草15g，7剂。药后病情稳定，夜卧梦多，精神有加，遗精滑精大为减少，自觉体力有复。再进7剂后来诊，已经10日未见遗精，体力明显好转，精神振作，面有光泽，小便通畅，腰痛麻木减轻，会阴部胀满消失，舌淡红边齿痕，苔薄白，脉细滑。病已大部将去，肾中元气渐固，精血得以闭藏，前方去炒黄柏、补骨脂、石菖蒲、远志、乌药、车前草，加益智、菟丝子、蛇床子、桑寄生、淮牛膝、枸杞子各15g，沙苑子10g。继服14剂，旨在滋补肾精，培补肾气，再固其本。其后随访半年，仍未婚，每月遗精1～2次。

［引自：钱彦方，2001.顽固性遗精论治.河北中医药学报，16(2)：20-21.］

9. 林氏报告用猬皮金樱子汤为主辨证治疗遗精34例，将60例患者随机分为两组，治疗组34例采用猬皮金樱子汤结合中医辨证治疗；对照组26例采用地西泮片和谷维素片治疗，疗程为30日。疗程结束随访3个月评定疗效。结果：近期治愈率、总有效率治疗组分别为47.06%、94.12%，对照组分别为19.23%、65.38%，两组比较，差异均有显著意义（$P<0.05$）。结论：猬皮金樱子汤治疗遗精效果显著。

治疗组：猬皮金樱子汤结合中医辨证治疗。猬皮金樱子汤组成：金樱子30g，刺猬皮、莲子肉、五味子、菟丝子、莲须各10g，沙苑子、芡实、煅龙骨（先煎）、煅牡蛎（先煎）各15g。每日1剂，水煎，分2次温服。辨证施治：君相火动、心肾不交型，猬皮金樱子汤合知柏地黄丸；劳伤心脾、气不摄精型，猬皮金樱子汤合补中益气丸；肾虚滑脱、精关不固型，猬皮金樱子汤合金匮肾气丸；湿热下注、扰动精室型，猬皮金樱子汤合龙胆泻肝丸。

对照组：口服地西泮片，每次2.5mg，每日1～3次（轻者仅每晚服1次）；谷维素片，每次10mg，每日3次。

猬皮金樱子汤系由金锁固精丸（《医方集解》）方加刺猬皮、金樱子、五味子、菟丝子组成。方中沙苑子、金樱子补肾益精止遗为主药，辅以莲肉、芡实、五味子、菟丝子补肾涩精，益气宁心；又辅以刺猬皮，行气活血化瘀，固精止遗；佐以龙骨、牡蛎、莲须涩精止遗，收敛固脱。诸药合用，既能补肾，又能涩精，标本兼顾。临床观察，猬皮金樱子汤固精止遗，还须结合辨证。君相火动，心肾不交型，猬皮金樱子汤合知柏地黄丸滋阴降火而止遗；劳伤心脾、气不摄精型，猬皮金樱子汤合补中益气丸益气摄精；肾虚滑脱、精关不固型，猬皮金樱子汤合金匮肾气丸补肾固精；湿热下注、扰动精室型，猬皮金樱子汤合龙胆泻肝丸清热利湿而止遗。全方配伍得当，临床辨证准确，故效果满意。

［引自：林中，2010.猬皮金樱子汤为主辨证治疗遗精34例疗效观察.四川中医，28(3)：61-62.］

10. 李氏报告用酸枣根皮饮治遗精，用药方法：取酸枣根皮30～50g，加水约600ml煮沸，取汁300ml，加红糖矫其涩味，每日早、晚分2次口服，7日为1个疗程，一般1～2个疗程可获痊愈。

案例：邓州十林孙姓，22岁，患遗精，经西药治疗无效，服中药3剂（不详）效罔。于1993年5月20日求余诊治，症见：头晕、面色潮红、四肢乏力、精神欠佳、舌红脉细数，一昼夜遗泄

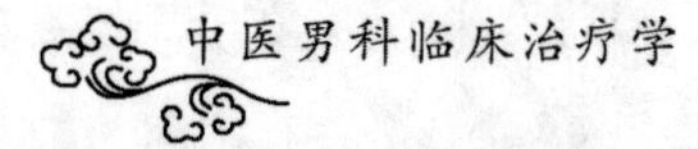

1～3次，病已半月余。诊后嘱其禁房事；饮食调养，服酸枣根皮饮1个疗程，遗精痊愈，追访至今未复发。

按：此患者为新婚之人，素体本壮，但因房事过频、疏泄失常、精关失固、固涩失常所致。经涩精止遗治疗后，精关得固、固摄复权，遗精得止。

11. 侯氏报告以遗止丹贴脐治疗遗精。

(1)治疗方法：遗止丹(自拟)。刺猬皮20g，五倍子20g，龙胆草20g，知母20g，黄柏20g，牡丹皮20g等中药，上药共为细末，瓶装备用。临睡时取药末10g，以唾液调成稠糊状，涂于脐孔中，外盖纱布，胶布固定，3日换1次，10次为1个疗程，6个疗程后统计疗效。

(2)治疗结果：痊愈80例，显效23例，有效8例，无效7例，总有效率为94.07%。

(3)讨论：遗止丹中刺猬皮、五倍子固精；龙胆草泻肝胆实火，清下焦湿热；知母、黄柏泻肾家之火；牡丹皮凉血活血，诸药合用则有遗精止、体健回春之妙。

神阙穴与全身经络相通，与脏腑相连，神阙用药既可激发经络之气，又通过该药在局部的吸收，发挥明显的药理作用。

临床观察本方对湿热下注，扰动精室之遗精有较好疗效。

[引自：侯宪良，庞保珍，刘祥英，等，2004，遗止丹贴脐治疗遗精的临床观察.黑龙江中医药，(6)：33-34.]

12. 李氏以穴位注射加耳针穴压子治疗遗精20例。

(1)临床资料：本组20例患者，年龄17～25岁，平均22.1岁。病史为30日至1年。均按《全国中医诊疗技术标准规范》诊为遗精。证候分类：阴虚火旺型9例；肾虚不固型11例。治疗方法：①穴位注射：取肾俞(双)、三阴交(双)穴，常规消毒后用5ml 5号穴位注射针吸取维生素B_6 2ml(100mg)，维生素B_{12} 1ml(0.25mg)的混合液，垂直刺入肾俞穴3.5～4.5cm，三阴交穴1.5～2.5cm，局部有酸麻胀感，回抽无血，即缓慢注入药物，每穴0.75ml，每3日1次，6次为1个疗程。②耳穴压子：取耳肾、内分泌、神门、皮质下穴，用王不留行压子法保留压子，并进行间断性垂直按压，使穴位稍有痛或发热为度。每次按压5～10分钟，每日按压3次，两耳交替压子，每3日更换1次，6次为1个疗程。在治疗过程中消除患者的思想顾虑，并调整好学习和睡眠时间，增加一定的体育锻炼。按照《全国中医诊疗技术标准规范》规定的疗效评定标准，本组20例中经1个疗程治愈15例；好转4例；未愈者1例经第2个疗程治疗后治愈。

(2)讨论：肾俞是足太阴膀胱经要穴，其效能为益肾气，利腰脊，聪耳目。三阴交是足太阴、厥阴、少阴之会穴，其功效助消化，疏下焦、调脾胃、益肝肾、调任冲。穴位注射可发挥其穴位和药物增效作用。通过耳穴压子，使刺激传到大脑皮质的相应区域而减弱或抑制原有病理兴奋灶，使大脑的兴奋与抑制趋于平衡。故穴位注射、耳穴压子两种疗法合用疗效较好。

[引自：李士杰，1999.穴位注射加耳穴压籽治疗遗精20例临床分析(摘要).青岛医学院学报，35(1)：24]

13. 庄氏报告神阙穴敷贴治疗遗精18例。

(1)治疗方法

1)五君散组成：黄柏20g，知母20g，茯苓20g，五倍子30g，酸枣仁20g。上药研细末混匀，置瓶备用。

2)方法：患者每晚睡前用乙醇等清洁脐部，取五君散约10g加蜂蜜调成糊状捏成圆形药饼，贴于脐窝，上覆清洁塑料薄膜一块，外盖纱布，胶布固定。第二晚洗去前药，再如前法局敷。

连续敷贴10次为1个疗程。

(2)疗效分析

1)疗效标准：治疗1～4个疗程后判定疗效。痊愈：临床症状消失，半年内未见复发；好转：症状基本消失，1个月内遗精不超过3次；无效：经4个疗程治疗无改善，或症状虽好转，但停药后即复发者。

2)结果：痊愈10例，好转4例，无效4例。总有效率为77.7%。

(3)典型病例：某男，16岁，学生。遗精1年余，每周2～3次，有时连日数遗。患者形体消瘦，面色苍白无华，头晕腿软，腰酸乏力。夜间阳事易兴，梦魂颠倒。舌红少苔，脉细而数。辨证为：心肝阴虚，君相火旺，因患者拒绝服药，而取五君散脐部敷贴，经过4个疗程治疗，诸症皆瘥，追访半年未复发。

(4)讨论：遗精之病，或因烦劳过度，多思妄想，致心火亢盛，心肾不交或肾元亏损，精关不固或湿热下注，病后虚弱……均可引起失精，但精之封藏在于肾，而精之主宰在于心，精之疏泄在于肝，所以遗精与心肝肾三脏关系密切。《类证治载》曰："心为君火，肝肾为相火，心火一动，相火随之，则梦泄矣。"因此调补心肾，疏肝补虚，清利湿浊为治疗方法，五君散中：知母、黄柏泻南补北、滋阴降火为治遗精之要药；配枣仁宁心安神，心安则火伏，相火下潜，其火自降，精液自固；五倍子涩脱之功倍于龙骨、蛤粉。加五倍子固涩闭阖，入肾经敛浮火涩固脱；茯苓宁神补肾、利水渗湿。知母、黄柏不仅可清热解毒、配枣仁可降低大脑皮质的过度兴奋，故可减少性冲动，有利于性功能的恢复。神阙穴又名"气舍""维合""命蒂"等，该穴与心的关系密切，《经穴解》云："任脉上直手心，心藏者神，此穴有隙焉，如王者宫门之有阙，故曰神厥。"可见神阙与心的关系。五君散具有滋阴降火，宁心安神，利水渗湿，敛火涩精之功。通过神阙穴这一特殊通道，能迅速作用于机体，使阴阳平衡，脏腑功能恢复，从而取效敏捷。

[引自：庄柏青，1999.神阙穴敷贴治疗遗精症.中医外治杂志，4(1)：1.]

(二)论治遗精学术争鸣

1. 从精室脉络瘀阻论治

(1)精室的生理：中医对遗精的治疗，多责之于心、肝、肾三脏，而常忽略了对精室的辨治。随着中医男科学理论体系的进一步完善，"精室"这一中医男科所特有的概念倍受学者们的关注，精室的生理、病理及精室疾病的辨治理论均需进一步完善和提高。因此首先就精室这一概念予以阐述。

精室位居于下焦，为男子奇恒之腑，正如《中西汇通医经精义·男女天癸》所云："女子之胞，名血海，名子宫，以其行经孕子也；男子之胞，名丹田，名气海，名精室，以其为呼吸之根，藏精之所也"；可见，阴器既可排尿，又是"泄精之窍"。又如《医学衷中参西录》认为，精室乃"生精之处""化精之所"。由此根据现代人体生理解剖学可知，精室应包括精囊、输精管、前列腺、睾丸等组织器官，故其主要的生理功能是生精、藏精、排精。

精室之"精"是指"生殖之精"。"生殖之精"当与"肾精"区分。它们是两个既相互联系又相互区别的概念。"肾精"是产生"生殖之精"的物质基础，"生殖之精"是"肾精"的浓缩与升华；"肾精"作为生命的物质基础，其盛衰对身体健康有重大影响；"生殖之精"作为繁衍后代的物质基础，其质量只对后代发生影响。当属"生殖之精"的精液其产生乃是肾气盛的结果，《素问·上古天真论》说："丈夫……二八，肾气盛，天癸至，精气溢泻，阴阳和，故能有子。"说明作为"生殖之精"的物质基础，"肾精"的盛衰对"生殖之精"的生成有着至关重要的影响。"肾精"旺盛充沛，则“生殖之精”也往往健全；“肾精”匮乏，“生殖之精”质量则差，甚至丧失繁衍后代的能力。“肾精”又是肾脏气化的产物，肾气不足，则“肾精”亦难以为继。就一般规律而言，《黄帝内经》有“五八而肾气衰”（《素问·上古天真论》）和“年四十而阴气自半”（《素问·阴阳应象大论》）的年龄界限，说明“肾精”在40岁左右将出现生理性衰退，即“肾气衰”“生殖之精”也必随之而衰。

“肾精”宜藏不宜泻，“生殖之精”则遵循“精满必泄”的规律，定时或非定时地排出体外（女性卵子排于体内，然后形成月经排出体外）。《素问·六节藏象论》谓：“肾者，主蛰，封藏之本，精之处也。”认为精液生成后藏于肾。《难经·三十九难》指出精液藏于命门：“命门者，诸精神之所舍也。男子以藏精，女子以系胞。”至清代始明确藏于精室，《中西汇通医经精义·男女天癸》谓：“精室乃藏精之所也。”精室之精为生殖之精，魏晋以来方士们一贯主张的“还精补脑”“忍精不泻”的观点显然是将其与肾精混为一谈了。精室之精藏泄适度，方为养生之道。若心肾不交，或肾气虚损，致精关不固，精液妄泄，可见遗精、早泄等。精液的排泄受肾、肝、心、脾等脏器的调节。肾主闭藏，生殖之精藏于精室，然肝主疏泄，两者相互为用，相互制约，相互调节。肝气疏泄正常可使肾气闭藏而开合有度，肾气闭藏又可制约肝之疏泄太过，也可助其疏泄不及；脾气主升，有统摄作用，若脾气下陷，可致精关不固；心主神志，调节情志，勿使淫欲太过而致相火妄动，下扰精室。《景岳全书·杂证谟·遗精》曰：“盖精之藏制虽在肾，而精之主宰则在心，故精之蓄泄无非听命于心”。诸脏协同作用，维持着排精功能的正常进行。《玄女经》曰：“天地之间，动须阴阳，阳得阴而化，阴得阳而通，一阴一阳，相须而行。故男感坚强，女动辟张，二气交精，流液相通”。精室之精贵在流通，由于生殖之精持续产生，故必须通过房事或遗精排出体外，方能维持男子正常的生理功能，正如《景岳全书·杂证谟·遗精》所谓：“有壮年气盛，久节房欲而遗者，此满而遗者也”，即是指生理性的遗精。

此外，精室与奇经八脉关系紧密。《灵枢·五音五味》说：“冲脉、任脉，皆起于胞中，上循背里，为经络之海。”“胞中”“血室”，在女子实为胞宫，在男子则为精室。八脉之中，精室又与冲、任、督脉的关系更为密切。冲、任、督三脉同起于胞中，一源三歧，冲脉在前与任脉并行于胞中，后通督脉，三脉在生理上均能主司生殖功能。既然冲、任、督为男女都所有，又同起于胞中，与生殖有关，那么在女子中起源于女子胞，在男子体内的起源就是精室之处，在女子体现在经、孕、带、产、乳等方面的联系，在男子则体现在精液的贮存与外泄，宗筋的勃盛与痿弱，生殖能力的强与衰等诸多方面的关系。

（2）精室脉络瘀阻是遗精的重要病机：《类经附翼》中言，精室“居直肠之前、膀胱之后，当关元、气海之间”“于泄精之时，自有关阑感觉”。其精室从解剖位置上与现代医学的前列腺相符合，所述“精室”当指前列腺。这似乎缩小了前述之“精室”的范畴。笔者认为精室有广义与狭义之分，广义乃睾丸、附睾、输精管、前列腺及精囊腺等内生殖器官的总称，狭义则仅指前列腺。

遗精，属于中医学“遗精”“失精”“精时自下”范畴。一般而言，遗精多责于心肾，或烦劳过度、多思妄想，致心火亢盛、心肾不交；或房事不节，肾元亏损，精关不固；亦有下焦湿热、痰湿下注或病后虚弱者。因此，多以交通心肾、补虚涩精或清利湿热为治疗大法。但遗精在临床上因瘀所致者不乏其例，非其因而病遗精，如病久者也多因“久病入络”而瘀象明显。盖生命赖气血以治，若脏腑气机紊乱，首先导致气血失常。广义的精室（内生殖器）在经络联系上与肝肾关系密切，而精血通畅是男子生命活动的根本。《吕氏春秋·达郁》云：“血脉欲其通也……精气欲其行也，若此，则病无所居，而恶无所生矣。”所以，当精神过度刺激，抑郁不舒则气血逆乱，肝失条达，血运失和。同时肾之开阖因肝失疏泄而作强不行，精关失调，精道不畅或不固；或外邪侵袭，尤以湿热为甚，黏滞下注，则血脉不畅，精瘀其室，均能发生遗精。

遗精之症，前人有“有梦为心病，无梦为肾病”之说。笔者从事中医男科临床多年，每遇遗精患者，均先予以前列腺液常规检查，常可发现患者前列腺液白细胞升高，或触其前列腺质地异常，或问而兼见前列腺炎症状。该类遗精患者，若用补肾固涩等常法治之，往往是愈涩愈遗。因前列腺炎所致之遗精，多因醇酒厚味，酿湿生热，湿热下注，窜扰精室；或外阴不洁，湿毒循经上犯精室；或相火妄动，忍精不泄，败精瘀滞精室，精关失固，均会造成遗精。沈金鳌《杂病源流犀烛·遗泄源流》云：“有因饮酒厚味太过，痰火为殃者”“有因脾胃湿热，气化不清，而分注膀胱者，亦浑浊稠厚，阴火一动，精随而出。”目前，我国对慢性前列腺炎的病机认识已从湿热为主逐渐转向重视瘀阻病变。由现代病理学研究可知，前列腺（即狭义之精室）由于各种生理、心理及社会因素引起的性冲动、饮酒、食入辣椒等，常处于充血状态。前列腺炎时，前列腺腺泡、腺管和间质均呈炎性改变，组织长期水肿、瘀血等，部分腺泡坏死并纤维性变，腺管狭窄，部分腺管被脓细胞和脱落上皮细胞堵塞，在很大程度上加重前列腺液的引流障碍，同时存在尿流动力学改变。若炎症经久不愈，前列腺因感染灶长期存在的炎性刺激及尿液反流的反复化学性刺激而引流不畅，更加重了前列腺腺泡扩张，纤维变性等。可见，前列腺炎的病理改变符合中医理论“气滞血瘀，精络瘀阻”的病机。所以，治此类遗精，不宜补涩，《本草正义》言：“湿浊去而肾无邪热之扰，肾气自能收摄”，除以清热解毒利湿之法治之，尚需着重活血化瘀以通精络。如是则不尚涩精而精关自固。

(3)活血化瘀是瘀阻遗精的主要治法：化瘀调精之法既能使精室脉络得以通畅，又能促进肝、肾、心、脾功能得以恢复，这是解决遗精病理状态的有效途径之一。临床运用时尚须根据不同证型和体质，或通而兼化，或疏而兼通等。

病案一：陈某，男，30 岁，未婚。2003 年 5 月 20 日初诊。开出租车已 4 年，经常加班加点，每日开车持续 12 小时以上。近 6 个月来，常感会阴部闷胀刺痛，梦遗频发，隔日 1 次，有时日发 2 次，神疲乏力，腰酸腿软，入夜多梦，口干不多饮，舌质暗边紫，苔薄白，脉弦涩不畅。诊为瘀阻精络，肾气开阖失司。治以活血化瘀、佐以滋肾摄精，拟血府逐瘀汤加莲子、桑螵蛸，连服 10 剂，梦遗遂减，诸症大有好转，继用知柏地黄丸再服 3 周，竟获痊愈。

按：出租车司机久坐少动，气血运行不畅，气滞血瘀，精室瘀血内阻，内扰精室，导致梦遗频发，用活血化瘀之品，使瘀祛血活，精室安而遗精止。

病案二：李某，男，25 岁，未婚。嗜好烟酒，肥甘厚物，喜食油炸、辛辣之品，有 CP 史已 2 年，会阴、少腹、阴囊、大腿两侧疼痛，小便淋涩刺痛，夜寐多梦。近 2 个月来遗精频发，每月遗精在 15 次左右，遗后，阴茎、小腹、尿道刺痛，口干口苦，舌红紫、边有紫斑，苔根黄厚腻，脉弦数。给予前列腺液常规检查，发现患者前列腺液中白细胞明显升高。诊为湿热内蕴，瘀阻精室的遗精、CP。治宜：清利湿热，活血化瘀，通络止遗。方用：自拟方组成桃红、丹参、泽兰、王不留行、败酱草、红藤、赤芍、半边莲、牡蛎、皂角刺、薏苡仁、延胡索。服 5 剂后，遗精次数减少，眠安神爽，阴茎刺痛大减。乃略作变动，续服 20 剂，遗精止，诸症俱失，未再作。

按：若因恣食酒热厚味，伤及脾胃，脾不升清，胃不降浊，湿浊内生，蕴而生热，湿热下注，热扰精室而遗。再者，湿热内阻，气机郁滞，瘀血与湿热蓄结于精室脉络，则更令遗精缠绵难愈。若仅治其湿热，不化其瘀血、通其精络，则难于取效，故合而治之，使湿化热清，瘀散络通，精安其室，遗可愈也。

病案三：张某，男，42 岁，已婚。长期商场经营，最近因生意不顺，精神忧郁，时而焦虑不安，烦躁不宁，胸胁满闷，近2个月来，尽管时有过性生活，但乃遗精频作，每2～3日1次，会阴、下腹、睾丸每于遗精后刺痛难忍，阴茎勃起不坚，口渴而不喜饮，夜寐恶梦连绵，舌淡红，质暗，脉细弦涩。诊为肝郁血瘀之遗精，治宜：疏肝解郁，活血化瘀止遗。方用：桃红四物汤加四逆散。每日1剂，水煎服，并嘱调情志，节欲念。服药10剂，遗精减为1周1次，余症缓解。上方稍作增减，续服10剂，遗泄止，他症消，随访至今未再发。

按：若因情志抑郁，肝气郁结，失于条达，或暴怒伤肝，疏泄紊乱，血运不畅，精室脉络瘀阻，精关失调，乃致遗精。诚如《黄帝内经》所云："内伤于忧怒……凝血蕴里而不散。"治当疏肝行气，化瘀通络。使肝气得舒，瘀血得散，条达有职，疏泄有度，精泄自调。

总之，笔者认为，遗精当属精室之疾，治疗遗精贵在于通，故临床除以心、肝、肾辨治外，当重视精室脉络瘀阻这一男子遗精的重要病机，治当通络化瘀，以使精络通、精窍开，则瘀浊可祛，相火自宁，如此方能收到较好的疗效。

2. 从心辨治

(1)补益心脾摄精法：适用于心脾两虚型遗精病。心位于上而主藏神，神交于下则精安，而交济精神，职在中宫。思虑过度，劳伤心脾，神不守舍而尽扬于上，精升乏道而驰走于下则见遗精。伴多梦，精神不振，腰酸眼花，面色萎黄，心悸气短，失眠健忘，胸痞纳差，记忆力下降，舌淡苔薄白，脉细弱等。治用归脾丸化裁：党参15g，黄芪12g，山药20g，茯苓12g，石菖蒲10g，木香10g，酸枣仁15g，远志10g，黄连6g，山茱萸15g，芡实20g，煅牡蛎30g，炙甘草10g。水煎服。

马某，男，30岁，1989年10月20日初诊。患者因恋爱受挫，就业不成，思虑劳倦，损伤心脾，寐则遗精，曾服金锁固精丸、六味地黄丸等不效。伴腰酸，形消神倦，失眠健忘，心悸气短，胸痞纳差，舌淡苔白，脉细弱。

证属劳伤心脾，病涉于肾。治宜清心补脾，益气摄精。以上方为治，每日1剂，连服15剂诸症消失，随访1年未复发。

(2)清心滋肾填精法：适用于心肾不交型遗精病。肾水下亏，心火独亢，心肾不交，症见多梦遗精，心烦失眠，头晕耳鸣，腰膝酸软，怔忡健忘，小便短赤，舌质红，脉细数等。治用黄连清心饮合知柏地黄丸加减：生地黄15g，黄连10g，知母10g，黄柏10g，酸枣仁15g，山茱萸10g，茯神10g，远志10g，莲子20g，黄精20g，桑寄生10g，阿胶10g(烊化)，当归10g，生牡蛎30g。水煎服。

李某，男，26岁，1991年11月6日诊。患者滑精2个月，在个体诊所诊治不效，医师言其不治，此后便忧思过极，骇意潜心，心悸失眠，甚或惊惕，头晕耳鸣，腰膝酸软，滑精频作，舌质红，脉细数。

综析证因，此乃过虑损伤心脾，恐惧惊骇伤肾，肾水下亏，心火独亢，心肾不交。治拟壮水制火，滋阴清热，宁心安神。以上方加朱砂2g(冲服)，灯心草10g。连服6剂，滑精次数减少，夜寐稍安，但见胃脘胀闷不舒，前方加木香10g，再进15剂，月余而愈。

(3)宁心固肾涩精法：适用于肾虚不固型遗精病。肾气不足，精关不固，肾不藏精，神无所归而见梦遗频作，甚或滑精。伴腰膝酸软，失眠健忘，面色㿠白，自汗，溲清精冷，脱发，舌苔白润，脉沉细等。治用水陆二仙丹合五子衍宗丸加减：黄芪20g，山药20g，山茱萸10g，杜仲10g，菟丝子20g，桑寄生15g，枸杞子10g，芡实30g，金樱子20g，覆盆子20g，桑螵蛸20g，煅牡蛎30g，酸枣仁12g。水煎服。

余某，男，25岁。1993年8月初诊。患者滑精频作1月余，前医给予单服金锁固精丸，关元穴位注射普鲁卡因和灭菌水等治法，会阴部有烧灼感，滑精更甚，不论昼夜，言情动欲则自遗。伴头晕目眩，失眠健忘，面色㿠白，舌淡苔白滑，脉沉细。辨析症因，属肾虚不固，神不守舍。治拟固肾宁心，涩精止遗。以上方加制何首乌12g。连服10剂，滑精及诸症明显减轻，效不更方续进20剂，月余病愈。

(4)安神健脑秘精法：适用于心神失养型遗精病。"脑为元神之府"，神为精宰，精为神用。思色恋慕，心生浮想，神魂悠荡于上而精液摇泄于下，肾不蓄精，心神失养，不能御精神，收魂魄，心神不宁，而见遗精。伴失眠，记忆力下降，思想不能集中，心悸惊惕，眩晕脑转耳鸣，腰膝酸软，舌淡苔白，脉沉弱。治用安神定志丸合枕中丸：党参20g，茯苓10g，茯神10g，远志12g，生龙骨30g，石菖蒲10g，酸枣仁15g，柏子仁12g，生地黄15g，山茱萸10g，山药20g，菟丝子20g，枸杞子10g，牛膝10g，川芎15g。水煎服。

胡某，男，32岁。1994年10月20日初诊。患者神经衰弱1年余，遗精常作，思想不能集中，精神恍惚，眩晕，失眠健忘，心悸惊惕，腰酸膝软，言语重复，舌淡苔白，脉沉弱。治拟养心安神，健脑秘精。精足则上充于脑，以荣于神，神定志安则精液不妄遗泄。以上方加朱砂2g(冲服)，黄连10g。连服9剂，夜寐较安，遗精次数减少，守方再进15剂而渐愈。

(5)宁心舒肝利窍法：适用于心肝气郁型遗精病。肝受气于心，心肝相连，心气怫郁，肝气不舒，疏泄失度，气郁化火，心火亢旺，肝肾之火内动则见遗精。伴有心烦不宁，多梦少寐，精神抑郁，胁胀不舒，腰酸腰痛，舌红苔薄，脉细弦。治用天王补心丹合柴胡疏肝散加减：党参20g，茯苓10g，五味子10g，酸枣仁12g，黄连10g，当归10g，川芎12g，丹参10g，朱砂3g(冲服)，白芍12g，木香10g，郁金15g，柴胡10g，山茱萸10g，车前子10g。水煎服。

马某，男，25岁，未婚。1989年10月初诊。患者因奋力求学，对精满而遗心存疑虑，时常忍精不泄，以致精气运行障碍，精液瘀阻，渐致遗精频作而不畅，心烦失虑，情志抑郁，腰痛并向会阴部放射，胁胀不舒，舌红苔薄白，脉弦细。

综析证因，此属心气怫郁，肝气不舒，精窍不利。治拟宁心舒肝，活血化瘀，通利精窍。以上方为治。连服12剂，遗精每周1～2次，原方再服15剂而瘳。

(6)结语：遗精病属于中医学男性病学范畴，临床以不因性生活而精液频繁遗泄为主症，并伴有头晕，精神萎靡，腰腿酸软，失眠健忘等症状。其病因多起于情志失调，色欲过度。思色恋慕则神魂浮荡于上，精液摇泄于下，肾精亏损，心阴暗耗，相火妄动。其病机与心、肝、脾、肾等脏腑功能失调有关，而心肾关系最为密切，其中又以心为主导。心为"君主之官""五脏六腑之大主，精神之所舍"，为人身之主宰，藏意志，御精神，收魂魄，适寒暑，和喜怒，维持机体内外环境的平衡，故主明则下安。《济生方》指出："心有妄想，所欲不遂，心动则神劳，火动于中，火动则心肝气火不宁，在上则神魂不藏，在下则疏泄太过，故遗精多从心治。""肾病当禁固之，心病当安宁之"。精血同源，故虽为肾病，治当从心。神气舍心，相火从令，精归其元而不妄遗泄。治心法中寓补脾、滋肾、疏肝、健脑、化瘀、利窍诸法。

［引自：徐经印，2004.遗精梦泄从心辨治5法.中医杂志，45(5)：337-338.］

3. 从调理奇经综合治疗　戴氏从调理奇经综合疗法观察难治性遗精的疗效。

(1)治疗方法：调理奇经综合疗法主要由以下3部分组成。

1)中药。基本方：龟甲30g，鹿角、生地黄、怀山药、白茯苓、莲须、桑螵蛸各15g，山茱萸、酸枣仁各10g，五味子6g。

偏阴虚者去鹿角，加知母、黄柏、泽泻各10g；偏阳虚者去龟甲，加肉苁蓉、巴戟天、菟丝子各10g；会阴部或腰骶部酸胀隐痛者加川楝子、延胡索各10g。每日1剂，水煎服。病情稳定后原方龟甲、鹿角是为龟甲胶、鹿角胶各15g，另加紫河车1具，蜜丸服或制成膏滋服。

2）针灸。主取会阴穴。偏阳虚者每晚临睡前艾条灸会阴30分钟，或同时艾炷灸中极，2～3壮。虚火及湿热证候明显者针刺会阴，留针15分钟，或同时针刺关元，均用泻法。

3）按摩。双手从命门穴开始，按带脉循行路线分别斜向中极、关元之间会合，摩而推之，每次15分钟。亦可令患者自行使用电动按摩器依上述路线交叉进行，每次30分钟。

此外，有条件者可每日早晨服食人参乳或西洋参乳。方法：偏阳虚者用人参3g，偏阴虚者用西洋参3g，切薄片，放入半盅鲜人乳中（初产妇乳尤佳），加少量白冰糖，隔水蒸煮30分钟，趁热服食。亦可用鲜牛、羊乳，唯效力不及人乳。

上述调理奇经综合疗法半月为1个疗程。若连续2个疗程无效或效果不明显者，可停用。

（2）治疗结果：28例中，治愈（1个月内遗精3次以下，全身症状消失）23例，治愈率82.1%。有效（遗精次数明显减少，全身症状明显改善）3例。2例经2～3个疗程治疗无明显变化。总有效率为92.8%。

（3）病例介绍

病案一：隆某，男，34岁，教师，已婚，1991年7月9日初诊。嗜烟酒，婚后3年未育，遗精反复发作8年，年轻时有手淫史，并且经常忍精不射。婚前遗精每周3～5次，多属梦遗；婚后每周2～3次，多为滑精，与性生活多寡无关。患者面色无华，精神尚可，阳事易举，小便色黄，会阴及尾骶部经常隐隐胀痛，有时在小便开始或结束时出现阴茎根部及会阴部短时剧烈抽痛。肛门指诊前列腺轻度肥大，表面光滑，可触及精囊。西医诊断为慢性前列腺炎、慢性精囊炎。舌质偏红，舌根有黄腻苔，脉弦细稍数。按调理奇经中药方偏阴虚者加减；另加川楝子、延胡索各10g，红藤30g。针刺会阴、关元，按摩带脉。此外，嘱患者每晚临睡前用内服药渣煎水先熏后浴会阴部。1个疗程后病愈大半，2个疗程痊愈。1年后追访未见复发。

病案二：鄢某，男，26岁，工人，未婚，1992年4月29日初诊。有手淫史，5年前开始遗精，起初数日一次，多是梦遗，逐渐发展到每晚遗精，有梦无梦皆遗，甚至一夜两次，头晕神疲，有时精神恍惚，不能上班。近两年来，迭经中药、针灸、西药穴位封闭等多方治疗，均无明显效果。西医检查未发现明显器质性病变，诊断为神经衰弱。刻诊除遗精滑精外，精神疲惫，面色晦滞，眩晕耳鸣。腰脊酸胀，四肢无力，记忆力减退，夜眠似醒非醒，阴冷阳痿，手足欠温，舌质淡，脉弱尺脉尤甚。按调理奇经中药方偏阳虚者加减，另加淫羊藿15g。灸会阴。按摩带脉。服食人参乳，1个疗程后遗精减至三五日一次，全身症状明显改善。第2个疗程后，遗精7～10日一次，阳痿已愈，继用上方法去淫羊藿加紫河车蜜丸，每次10g，每日2次，服2个月。患者已于1993年5月1日结婚，最近追访，云其妻子已怀孕3个月。

（4）讨论与体会

1）男性生殖系统与肝肾关系密切，盖肾藏精，主生殖，开窍于前阴，肝藏血，主疏泄，其经脉过阴器，入毛中，络脉止睾结于茎，故遗精从古到今多从肝肾论治。但是，男性生殖功能与奇经八脉尤其是冲、任、督、带四脉也有着非常密切的关系，这些奇经在男性病的发病中有着不可忽视的作用。如《素问·骨空论》曰："任脉为病，男子内结七疝。"《脉经》曰："带脉也……男子苦少腹拘急，或失精也。"清代名医叶天士更为明确地指出："久遗八脉皆伤。""肝肾下病，必留连及奇经八脉，不知此旨，宜乎无功"。可见，对于肾虚遗精特别是久治不愈的难治性遗精，除用固肾涩精等常法治疗外，还应注意调理奇经这一重要环节。

2)关于奇经的治疗方药，古今资料较少。一般认为，除了龟甲、鹿角等少数药物直入奇经外，奇经用药多从肝肾入手。本综合疗法中的中药方亦本此原则制订，方中以血肉有情直入奇经之龟甲、鹿角为主药，另配以补益肝肾，安神涩精之品。为了突出调理奇经的治疗功效，在药物治疗的同时针灸会阴与按摩带脉。会阴为任脉经穴位，也是督脉、冲脉与任脉的交会穴，灸此一穴或针此一穴可达到调理三脉的目的。带脉出自督脉，绕行于腰腹一匝，而腰腹部为冲、任、督三脉脉气所发之处，故带脉与冲、任、督共司女子带下、男子排精之类的生理活动。按摩此脉，有较好的固精效果。必须指出，针灸会阴、按摩带脉是调理奇经综合疗法的重要组成部分，也是该疗法与中药益肾固精治法主要区别之所在。

3)难治性遗精由于病程较长，以虚证为多，间有虚实夹杂者，亦属虚多实少。此类久遗多见于现代医学的慢性前列腺炎、慢性精囊炎、严重神经衰弱等器质性疾病和功能性疾病，调理奇经综合疗法通过中药、针灸、按摩等的综合治疗，能较好地改善全身机能、有明显的强壮作用和调整高级神经中枢活动的作用。针灸(或结合熏浴)会阴、按摩带脉，还能直接改善会阴部及下腹部的局部血液循环(包括微循环)，这对减轻慢性前列腺炎、慢性精囊炎等器质性病变的局部肿胀、水肿，促进炎症吸收是十分有利的。

4)调理奇经为主的综合疗法对阳痿、早泄、功能性不射精、少精症等其他男性病久治不愈、证属肝肾不足伤及奇经者亦有良效。

[引自：戴玉，1995.调理奇经综合疗法对难治性遗精的疗效观察.陕西中医学院学报，18(1)：28-29.]

4. 从通因通用法论治　周氏发表《通因通用法治疗阳痿初探》。

遗精为男性性功能障碍常见病症之一，其名出自元・朱丹溪《丹溪心法》，前人多责肾之封藏失职所致，所谓“肾者主蛰，封藏之本，精之处也”，故对其论治每以固涩为法。笔者在临床实践中根据遗精的病因复杂，且其证多虚实夹杂，故治疗时每以通因通用为法，用之临床颇有效验，现简述如下。

(1)病因病机：遗精之病其因甚多，然验之临床属单纯虚证者较少，多兼有实证因素，而实证因素往往还是该病的主要矛盾。其具体病状有以下3个方面。

1)相火妄动：意欲不遂，郁滞既久，郁火扰精，即《格致余论・遗精》所说“主闭藏者肾也，可疏泄者肝也，二脏皆有相火，而其系上属于心，心君火也，为物所感则易动，心动则相火亦动，动则精自走。”相火过亢，则精室被扰、阴精失位而遗泄。

2)湿热下注：多由房事不洁、邪毒化生湿热，或嗜食醇酒厚味、损伤脾胃、酿湿生热，或蕴痰化火、湿热痰火流注于下所致。总以湿热扰动精室、精室不秘、精液自遗而为病。

3)气滞血瘀：多因情志不调、郁怒伤肝，或脏腑功能失调而致肝气郁滞、日久成瘀、阻滞精道，使精关开启失调而精液自泄。

(2)治疗方法

1)清泻相火法：主要适用于相火妄动、扰动精室所致之遗精，症见少寐多梦、梦则遗精、心中烦热、头晕目眩、神疲乏力、易惊健忘、小便短赤，舌尖红、脉弦数。方用化肝煎(《景岳全书》)加减，药用龙胆草、黄芩、川楝子、生地黄、白芍、柴胡、牡丹皮、栀子、黄连、车前子、甘草。方中，生地黄、白芍养血柔肝，栀子、黄连清心火，龙胆草、黄芩、牡丹皮泻肝经实火，车前子引热下行兼利湿，柴胡、川楝子疏肝解郁，甘草和中，全方共奏疏肝郁、清泻相火之效。

病案一:陈某,男,24岁,未婚。1994年6月9日初诊。6个月来夜寐遗精,每周2～3次,近半月每日1次或隔日1次。神疲乏力,心烦少寐多梦,口干不喜饮,小便黄,舌尖红苔薄,脉弦细。证属相火亢盛、下扰精室,治宜清泻相火,方用化肝煎加减。

药用:龙胆草15g,黄芩10g,白芍15g,柴胡10g,黄连10g,牡丹皮10g,川楝子15g,车前子15g,生地黄20g,知母15g,栀子10g,甘草5g。水煎服,每日1剂。

服药4剂,遗精大减,余症亦减轻。守方加牛膝15g,酸枣仁15g,继服药6剂,遗精已止,精神爽快,守方去龙胆草、黄连,再服药3剂,以巩固疗效。

2)清利湿热法:主要适用于因湿热下注所致之遗精,症见遗精频繁、阴部潮湿、心烦少寐、口苦咽干、小便赤涩不畅,舌苔黄腻、脉滑数,方用程氏萆薢分清饮(《医学心悟》)加减。药用萆薢、黄柏、丹参、白术、茯苓、木通、石菖蒲、泽泻。方中,萆薢通利湿浊,黄柏清热燥湿,木通、泽泻清热利湿,白术、茯苓健脾利湿以杜生湿之源,石菖蒲清心通窍,丹参养血除烦,共奏清热利湿、分清导浊之效。

病案二:赵某,男,31岁。1994年7月23日初诊,1个月来梦遗频繁,每周少则2次,多则3～4次,夜寐不安,精神不振,烦躁易怒,小便黄赤,舌边红苔黄腻,脉濡数。证属肝经湿热下注精室所致之失精,治宜清热导湿为法,方用程氏萆薢分清饮加减。

药用:萆薢15g,黄柏10g,木通15g,车前子15g,栀子10g,白术10g,茯苓15g,石菖蒲10g,丹参20g。

服药3剂,症状减轻。守方再服4剂,遗精已止,诸症均减轻。投知柏地黄丸滋阴降火,以固其本。

3)理气活血法:主要适用于气滞血瘀所致之遗精,症见遗精频作、腰背酸痛、阳事不举、面色灰滞、小便时易精液外流,有时可见血精,舌紫暗、脉细涩。方用血府逐瘀汤(《医林改错》)加减,药用当归、生地黄、川芎、牛膝、枳壳、柴胡、桔梗、香附、赤芍、桃仁、红花、甘草。方中,以桃红四物汤为主养血活血,柴胡、桔梗升达清阳,枳壳、香附疏肝解郁,牛膝引药下行,甘草调和诸药,共奏活血行气、祛瘀生新之效。

病案三:王某,男,34岁。1994年10月27日初诊。3个月来梦遗滑精频繁,每周3～4次,症见腰背酸痛、性欲减退、心烦易怒,射精时有刺痛感,有时可见血精,舌紫暗、脉涩,证属气滞血瘀、精脉瘀阻,治宜活血行气、疏通精道,方用血府逐瘀汤加减。

药用:当归15g,生地黄20g,白芍15g,桃仁10g,红花10g,枳壳15g,地龙10g,牛膝15g,香附10g,柴胡10g,川芎10g,甘草5g。

服药9剂,血精消失,他症亦减,偶有遗精。守方去桃仁、红花,加车前子15g,山茱萸10g。继续服药6剂,恢复正常。

通法治疗遗精体现了中医学的整体观念和辨证论治的精神,对遗精伴明显实证病变者运用通因通治法多可获效。

[引用:周哲,1995.通因通用法治疗遗精初探.中华中医药学刊,(3):29-30.]

5.据精室特性论治遗精　精室乃生殖之精藏泄之处,藏泄功能是否正常,赖于诸多脏腑经络功能是否正常和协调。如肾的封藏固涩,心的主宰调节、肝的条达疏泄、肺脾的升摄滋润濡养及其他脏腑经络组织的共同密切协调才能完成。同时精室的藏泄功能常随君相之火的波动而变化,从而导致病理性遗精的发生。据精室特性,王劲松等对遗精提出了七种论治方法,诸如清君相,静精室,方选黄连清心饮、三才封髓丹合大补阴丸加减;祛湿浊,泄热毒,方选抽薪饮、大分清饮合猪肚丸化裁；涤痰火，安心神，方选黄连温胆汤、宣志汤合宁志丸加减；化瘀阻，通精道，方选二陈汤、失笑散合血府逐瘀汤化裁；养心脾，益气血，方选启阳娱心丹、七福饮合水陆二仙丹加减；滋肾阴，降虚火，方选引火两安汤、二至丸和加减济心丹化裁；温肾阳，涩精室，方选济生秘精丸、斑龙丸合金锁固精丸加减等。

6. *名老中医治疗遗精用药规律分析* 綦向军等遴选并整理《中国百年百名中医临床家》系列丛书与《国医大师验案良方》所载遗精医案，严格按照纳入和排除标准进行医案筛选后提取医案中的药物、治法等数据，采用相关研究方法，探究名老中医治疗遗精用药规律。结果对入选的27则医案的41个处方进行统计分析，频次统计结果表明最常用的治法是固涩法，其次是补益法、安神法、清热法等；药物频次统计结果排列前3的中药分别是茯苓、牡蛎和山药；规则分析结果其具代表性的规则有覆盆子→龙骨、熟地黄-山茱萸→山药、半夏→陈皮等，体现了收敛固涩、补肾填精、健脾渗湿的治法特点；通过聚类分析，挖掘出“黄柏-知母”“当归-地黄-柴胡-甘草”等隐藏组合，展示了滋阴泻火、补肝疏肝之治法；因子分析结果，反映出“砂仁-知母-黄柏”、“莲须-牡丹皮-茯苓-泽泻-玄参”等特色药组，分别体现出补土伏火、化湿泻热的配伍特点。

（三）古医籍研究——张聿青诊治遗精之特色

张聿青，名乃修，是江苏无锡晚清时一位较有影响的临床医家，著有《张聿青医案》（简称《医案》）。书载有数10个病证、千百个案例，论病处方，变化万端，阐理扼要，颇中肯綮，是张氏一生临床经验之总结，可谓中医医疗遗珍，值得后人揣摩学习、运用借鉴。现就《医案》中诊治遗精的经验探析如下。

1. *主以护肾，固精而治* 少年壮盛，精满自溢而新者自生之遗精，是为无病。若精溢次数频繁，并现全身症状者则是病变，前人称为“失精”，临床许多疾病皆可发生遗精之症。精本为肾所归藏，正常时开合有度。张氏认为：“肾藏精而主纳”，遗精就是“肾虚，精不得藏”，故当“固其肾藏之精”，从护肾入手，即固精益肾是其主要的根本的治法，所载三分有二的医案都是遵循这一治理而用。如周某无梦泄精案，就是固精益肾治疗的一个范例，该案张氏选用了熟地炭、补骨脂、沙苑子、菟丝子、厚杜仲、肉苁蓉、怀山药、煅龙骨、煅牡蛎、莲须等药组合成方。

精自遗泄，责之肾虚，理当益肾，但肾分阴阳，有火无火，气精之中亦各有偏衰不同，因此，张氏又在益肾固精主法基础上设有补气益肾、摄精益肾、滋阴益肾、温阳益肾等不同治法。如“临圊每至小便，辄有精浊遗出，此精病，非浊也”，为“肾气不能收摄”之故，故常加党参（必要时另煎冲服上条参）、白术、绵黄芪、炙甘草等补气之品而达气能摄精之效；若无梦遗精，骨髓空虚，腰酸足软，脉虚形虚者，“何易言治？先固摄其下，以节其（精）流”，喜用煅龙骨、煅牡蛎、金色莲须、山茱萸、五味子、金樱子、覆盆子、芡实、莲肉、沙苑子等收涩之药以摄精止遗；若久病阴虚，“肾之阴虚则精不藏……精不能藏，不时滑泄”，病已成矣，此宜“滋润养（肾）藏”，药多用生熟地黄、天冬、麦冬、玉竹、女贞子、怀山药、山茱萸、龟甲胶、线鱼胶、清阿胶、杭白芍等阴润滋品以滋肾固精；肾藏精，为封藏之本，若肾遭重戕，阳不为用，精关难以固封则精滑无度，精稀而冷，且伴一派阳虚见症者，或少年起发之时患遗精，则宜温补肾阳以固精，临床善用沙苑子、补骨脂、巴戟天、胡桃、肉苁蓉、厚杜仲、鹿胶之类的温养药物，而所用方子中无一选用了附子、肉桂峻温助阳之品，唯恐其助阳太过，反见动而不藏，精自走失。可见张氏深谙医理，通晓药理，用心良苦。

2. *诊重色脉，审证论治* 遗精一症，虽为肾主，但每每涉及他脏，然脏腑之病变，又无不及时地反映于色脉之中，所以张氏临证非常重视色脉的诊察，尤长于脉诊，往往从脉象探讨中求得真相，洞彻症结，因而审证周匝、深入细微，据此制方遣药自是得当，疗效卓著。

如郁某案，频发梦遗，张氏仅凭借“脉象濡细，左尺涩弱，左寸浮大”便断为“心肾两亏，水火不能相济”。我们知道，濡细为虚损之征，张氏谓“肾水不足于下”，并根据寸口脉分部与脏腑相关配属理论阐发其脏腑病理，认为上脉即为水亏（肾虚）火亢（心旺），下虚上盛，两不相济，因而心神妄动，内扰精室，致使有梦泄精，正如张景岳所谓“有所注恋而梦者，此精为神所动也”，故张聿青于此案明确提出“从心肾主治”，所制之方，一方面用沙苑子、怀山药、菟丝子、莲肉等药益肾而固精。一方面选朱茯神、酸枣仁，柏子仁、远志肉等药宁心而定神，相辅相成，相得益彰，心肾既交，不涩遗而精自止。

张氏诊脉辨证岂止此案，他如“脉细数少力，此由气血并亏”，当补益气血而固精，“脉象虚濡，（辨为）精道滑而不固，宜固精益肾”而治；“脉仍濡滑，（为）水湿不克分清，其精窍何以扃固?”故仍投“分利湿邪”，以通为固，等等。不难看出审察病机，辨证立法，重在诊脉，是张聿青的诊疗思想又一大特色，堪为后学之楷模。

纵观医案，其辨证论治不仅重视脉诊这一客观指征，而且还注意察色，尤以排出物之色。如痰色灰黑是“肾水不足于下，痰热凭凌于上”之机，所以治疗宜在益肾固精同时合用川贝母、阿胶、海蛤粉、白果等清热化痰滋润以治肺之药，“尚可抵御”，否则难矣；又有见痰黑，辨证纯属水亏之候，而专事滋填固精为法，都需视兼症而定。又如观察尿液之色，“溲热而赤”“溲黄赤者”则为“湿热盛极可知”，其病机张氏概括为“肾虚湿热内扰，湿不得泄，精不得藏”，因作遗精，故治宜清利湿热，消除扰乱之源，遗精可愈。

3. 不拘一格，圆机活治　大抵遗精一症，变化虽多，前人认为：“不越乎有梦、无梦、湿热三者之范围而已”，因此治疗方法，一般遵循“有梦者，责之相火之强，当清心肝之火，病自可已；无梦者，全属肾虚不固，又当专用补涩，以固其脱”；若湿热为患者，则宜清利湿热而达固精之治。

聿青治遗精，审因明证，立法制方，不泥于一言一论而专走一路，施用一法，往往是吸取各家之长，务求切合实际，既用前人成法，又不为成法所拘，化裁巧妙，方法多样。

如王某不时滑泄一案，先宗肾虚而精关不固以益肾摄精为治疗大法，后根据病情不同随时变通治疗，复诊见“精髓空虚，开合失度，藏阴不足以济燥金，倏寒倏热，大便旬日不行”，则参用“滋润养脏”，肺肾同治以固精为法；治后若见“大便艰难较润，往来寒热已定”，知其药既应手，燥金得以清肃，为防他变，稍作更章，兼顾中州以补其母脏；再见“食入时觉胀满”，证实中气已伤，“脾土不运，安能峻补”。因此，“全凭上药温养”补肾已嫌欠妥，又当健脾助运，故用六君子汤加焦三仙出入，并告诫患者“宜慎食物”；一旦“脾胃稍得健运”，再根据“脾土以阳为用”之理，最后进温补下焦、益肾固精的方药以收全功。

对于有梦而遗精者，《医案》载有 3 例，不仅无一从相火论治而采用清心肝火热之法，而且张氏却根据病机特点反用温补心肾（或心肝），甚或阴阳双补为治。遣药不忘一个“养”字，或来“阴中求阳”法，使阳得阴助而气旺精固。此外还有一案辨为“湿热混淆”而用清利湿热法，对于“湿热扰攘”之遗精，无论梦之有无，张氏则提倡“欲固其肾藏之精”，当祛膀胱之湿（热）”，湿热一清，扰攘之源得除而遗精自止，这与前人所谓“惟湿热郁滞二项，勿以虚治”（《古今医案按》）的观点甚为合拍，张氏治湿热遗精，善用萆薢、泽泻、生薏苡仁、猪茯苓等药，笔者以为是取其性味淡薄，长于渗湿去浊，浊去则分清，湿热自能分利，并从溺窍而出，于是溺窍开精窍则闭，精液不致遗泄，病即告愈。

此外，治病不拘一格，还表现在药用剂型上，病情较为单纯，或不堪漏泄者，往往汤剂独进或急服；若病情缠绵，多脏相关，虚实交错，且脾虚难运者，则以膏方缓图；若病机复杂，多因所致，一法难全者，又为避药杂方大，常予丸剂汤药并用。总而言之，处方用药全以证候为准绳，以病情为变化，化而有据，活而不乱，适其所用，井井有条。

4. 古代医案用药研究　李柳骥，赵艳对中医古籍中234例遗精医案分析发现，在所用的216种药物中，频数由高到低依次为收涩药、补气药、安神药、清热药、补阴药、补阳药、补血药、利水渗湿药、平肝熄风药、理气药等；运用频数最高的前30种药物依次为牡蛎、熟地黄、茯神、山药、芡实、莲子、茯苓、龙骨、远志、生地、黄柏、牡丹皮、甘草、沙苑子、五味子、金樱子、白芍、杜仲、莲须、陈皮、山萸肉、白术、党参、砂仁、麦冬、酸枣仁、龟板、菟丝子、石斛、人参；并且多数归肾经，性平者居多。总结出古代医家对遗精病病机认识，即病本于肾，病性以虚为主，多由气虚阴虚所致，与心神不宁密切相关。在治疗上首当固涩，治在肾脾，其治法益气养阴，辅以清热；安神宁心，君相同调。

四、不射精症

高氏认为，不射精症是指已婚男子的房事过程中，不能正常射精的病症。而不射精的患者，常易伴有同房全过程中阳强不易疲软的症状，临床应分清虚实予以治疗。其实证阳强不射精者，多为平素体健或禀赋火盛之体。此类患者，同房时不射精，而于房事后却常有遗泄。另外尚有精血两虚的不射精及后天不足而引起的不射精症，病程多长。此类患者常属肝肾两虚、精血不足之证，久之则不惟同房不射精，甚或房事渐废，治当以补益为主。临证还有阴虚阳强不射精者。临证更当重视辨证求因，务究其本，攻补兼施，不使偏废。

董氏认为，不射精症是指有正常的性欲，且在性刺激下阴茎能够正常勃起，进入阴道后抽动阴茎始终不能达到性高潮及不能从尿道外口射出精液，可同时伴有梦遗或通过手淫能够射精。

王氏认为，不射精症是以在性交中无性高潮及不能射精为主要特征，性交后首次尿液中无精子和果糖检出。临床中本病应与逆行射精和阴茎异常勃起相鉴别。总的治则是开窍通精。但辨治要分清虚实，实则泻之，虚则补之，辨证论治，以达开窍射精之目的。无论何种证型，均可加用开窍通精之品，如蜈蚣、露蜂房、路路通、王不留行、石菖蒲、马钱子等。根据近年的临床报道，中医治疗不射精症，治愈率为70%～96%。

（一）病因病机

中医古籍中无此病名，仅有其临床症状的描述记载，而且记载的医籍文献也不多，如隋代巢元方《诸病源候论》有云："丈夫无子者……泄精，精不射出，但聚于阴头，亦无子。"唐朝孙思邈《备急千金要方》曰："能交接而不施泄。"明代赵献可《医贯》有"久战而尚不泄"的记载。形成不能射精的原因比较复杂，一般中医认为主要与下列因素有关。

1. 先天禀赋不足，后天发育不良；或素体虚弱，肾精亏少；或肾气不足无力鼓动，而致不能射精。

2. 情志内伤，瘀血阻滞；或惊恐伤肾，肾气受损，精关失司；或郁怒伤肝，肝失疏泄，气机郁结，致精道不通；或忧虑损伤心脾，气血津液化源不足，致肾精亏乏；或多思妄想，欲火亢盛，致相火偏亢，阴阳失调，精关不开，或阴部外伤，瘀血内停，精道闭阻；或因情志所伤，气机不畅，气滞血瘀，或病入络滞血，或房事时强忍不射等，导致精窍瘀阻，而致精液不能射出。

3. 饮食不节，感受邪毒，素食辛辣或肥甘厚味，嗜酒，滋生湿热，流注下焦，阻塞精窍，而致不能射，或损伤脾胃，痰湿内生，痰浊阻于道，精窍不利，欲射不能；或外感湿热之邪，或交合不洁，邪毒侵体，阻塞精道而致不能射精。

4. 劳倦内伤，或房事不节；或频于手淫，损伤肾气，精源枯竭；或大病、久病损伤肾气及肾精，加之脾气受损，精血化源不足，而致射精不能。

笔者发现，临床所见不射精者单见一种病因病机的较少，多数往往表现为复合病机，且虚实夹杂，或虚中夹实，虚多实少；或实中带虚，实多虚少。肾阴阳俱虚，肝失条达，气血不调共致精道阻滞是本病主要病机。治疗当中必须四诊合参，先分虚实，再辨气血，方能照顾周全，一药中的。

王宝琴综合论述病机如下。

虚：出脾肾阳虚或肾气未充，使阳道施泄无能；肾阴不足，或肝肾阴虚无精可排，或阴虚火旺扰精室，疏泄不利；心脾两虚，气血亏乏，精无化源则无精可排。

实：由肝郁气滞，痰瘀阻窍，开启失常或肝经湿热下注，或湿热瘀阻，精关不利所致。

虚实夹杂：主要有肾虚痰湿滞精窍，或命门火衰，肝失疏泄所致。

由上所述，功能性不射精症主要与心、肝、脾、肾四脏功能失常有关，尤与肝肾二脏关系密切。肝肾气血阴阳的失衡及痰湿瘀血，阻滞精道是本病的主要病机。

(二)证治概况

1. 辨证论治

(1)肾阳虚弱证：治宜温阳补肾，以右归饮加味治之；属肾虚精窍受阻之不射精，可于补肾方药中加炮穿山甲、王不留行、通草、牛膝等。

(2)肾阴虚证：①治拟滋补肾阴之六味地黄丸为主；阴虚阳亢者，知柏地黄丸加味治之。②对行房阳强不倒，无一滴精液出者，方用枸杞子、覆盆子、菟丝子、五味子、车前子、补骨脂、女贞子、桑椹各 10g，黄柏 12g，醋炒鳖甲 30g。③用添精益髓，滋阴降火法，医治梦遗失精而同房阳强不泄者，药用茯菟丹合知柏地黄丸加减。④相火偏亢，心肾不交者，治拟景岳秘精丹加减。

(3)肾虚窍闭证：治宜通窍益肾，以苁蓉汤合五子衍宗丸治之。

(4)肝气郁结证：①如因肝气郁结所致阳痿不射精症，治拟疏肝解郁，方用逍遥散、四逆散治之。②性交射精不能，证属肝气郁结，络脉闭阻，宜以疏肝理气，补肾通络，方用四逆散加减治之。③如证属肝郁气滞，肾阴不足，当以调肝行气，滋阴补肾，方用四逆散合知柏地黄汤加减治之，使肝复疏泄，肾精充盈，则行房排精不能及不育症一并治愈。

(5)气血瘀阻证：①如因气血瘀阻输精管道不射精者，治宜活血化瘀，方用桃红四物汤、血府逐瘀汤加减治之。②血瘀和败精阻窍者，用活血化瘀法治疗，或用少腹逐瘀汤加减治之。

2. 专方治疗

(1)许润三用萆薢分清饮加穿山甲 10g，路路通 20g，王不留行 20g；阳强不射精则用龙胆泻肝汤加穿山甲 10g，王不留行 20g，石菖蒲 10g，路路通 20g。

(2)颜德馨用化瘀赞育汤：柴胡 9g，熟地黄 30g，紫石英 30g，红花 9g，桃仁 9g，赤芍 9g，川芎 9g，当归 9g，枳壳 5g，桔梗 5g，牛膝 5g。

(3)张淑亭等用自拟六五延宗丸(熟地黄、山药、茯苓、丹参、韭菜子、黄芪、党参、当归、刘寄奴等)治疗不射精症 396 例(原发性 320 例，继发性 76 例)，结果治愈(其妻受孕)252 例。

1)治疗方法：熟地黄、山药、茯苓、丹参、韭菜子、黄芪、党参、当归、刘寄奴各 10～15g，甘草 5g。水煎分服，日 1 剂。肾阳虚加附子、肉桂各 5g；肾阴虚加盐知母、盐黄柏各 5～10g；心脾虚加龙眼肉 10g；肝郁气滞加柴胡、香附各 5～10g；湿热下注加土茯苓 10g，泽泻、蛇床子各 5～

10g；下焦热毒加金银花、败酱草、蒲公英各10g；瘀血加红花、牛膝、王不留行各5～10g；湿盛肥胖痰多加花椒子、牵牛子各5～10g。

2)治疗效果与病例：治愈(性交时能正常射精，其妻受孕)252例，有效(性交时能射精)60例，无效84例。

杨某，32岁。结婚7年，夫妻同居，虽能性交，但无一次射精。每隔3～5个月可有一次遗精，精液量极少。会阴部湿冷，性交后少腹胀痛引掣睾丸疼痛，次日自行缓解。脉沉迟涩，舌质暗淡。证属脾肾阳虚，寒凝血瘀。处方：六五延宗丸加藏红花、紫油肉桂、附子、炮姜各5g，牛膝、川楝子、小茴香、荔枝核各10g。水煎服，每日1剂。服药15剂，症状好转，有一次射精。后以此方改为丸剂，每丸10g，每次服1丸，每日服3次，服药2个月，其妻受孕，次年育婴。

丛某，31岁。1991年10月22日初诊。婚后7年性交不射精。泌尿外科检查，诊断为精阜肥大，建议手术治疗。因惧怕手术而转来中医科口服中药。素日小便清长，自汗乏力，阴部冷痛，腰酸无力，性交后加重。时有遗精、阳痿，脉沉细，舌质淡，舌苔薄白。证属命门火衰，精关不固。处方：六五延宗丸加巴戟天、金樱子、芡实各10g。水煎服，每日1剂。同时针刺关元、气海、阳陵泉、足三里等穴，与命门、肾俞、三阴交、八髎交替针刺。治疗1周好转，又治1周告愈。1992年8月，其妻足月育一男婴。

[引用：张淑亭，薛新平，李玉英，1996.六五延宗丸治疗不射精症396例观察.河北中医，18(4)：10－11.]

(4)彭汉光等用加味四逆散治疗功能性不射精症38例。

1)治疗方法：加味四逆散。柴胡、枳壳、白芍、甘草、郁金、香附各10g，石菖蒲、远志各6g，茯神、枸杞子、熟地黄各12g，丹参、王不留行各15g。加减：射精无力者加黄芪、党参；肾阴虚者加山茱萸、桑椹；精液量少者加菟丝子、女贞子、韭菜子；阳痿者加仙茅、淫羊藿、巴戟天；睾丸胀痛者加橘核、荔枝核；瘀阻甚者加牛膝、三七；夹湿热者加萆薢、黄柏；心神不宁、遗精者加珍珠母、首乌藤、黄连、肉桂。每日1剂，早、晚水煎服，30日为1个疗程。治疗期间配合适宜的心理治疗。

2)治疗结果：痊愈(每次性交均能射精，有明显性高潮)22例；有效(有射精感，但无力，常为精液流出)10例；无效(连续治疗2个疗程以上，仍不能射精)6例。总有效率为84.2%。

3)讨论：笔者认为，肝郁瘀血阻滞精道是本病的主要病机，治疗本病只有在疏肝活血的前提下，疏通其经脉，使精道通畅，然后补肾以改善性功能，促进性高潮，方能达到射精目的。故采用加味四逆散为主方化裁治疗，先疏肝理气、解郁活血，以调通经脉、畅通精道，然后再补肾填精、益和阴阳，如此标本兼治，自可收到较为理想的疗效。

[引用：彭汉光，邱荣元，黄坤堂，等.2004.加味四逆散治疗功能性不射精症38例.湖北中医杂志，26(12)：36-37.]

3. 针灸、推拿治疗

(1)江氏：以取曲骨、足三里、三阴交为主穴，每日针刺1次，10天为1个疗程，共治疗130例，治愈118例。陈氏按辨证选穴，肾气未充者温灸肾俞、神门、心俞、下秩边、关元、三阴交；肝部化火取内关、神门三阴交、太冲。

(2)庞保珍：采用自拟射精涌泉散。王不留行20g，路路通10g，川牛膝10g，淫羊藿15g，川花椒10g，附子10g，麝香0.1g，生姜5～10片，艾炷21壮如黄豆大，麦面粉适量，食盐30g。先将麝香、食盐分别研细末，分放待用，次将其余诸药混合研成细末另备用。嘱患者仰卧床上，首先以温开水调麦面粉成面条，将面条绕脐周围一圈内径4～6cm，然后填满食盐略高出面条1～2cm，接着取艾炷放于盐上点燃灸之，连续灸7壮之后，把脐中食盐去掉，再取麝香末0.1g，纳入患者脐中，再取上药末填满脐孔，上铺生姜片，姜片上放艾炷点燃，频灸14壮，每隔3日灸1次，连灸7次为1个疗程。治疗不射精症98例，结果射精者67例。该法对肾阴虚者不宜应用。

4. 针药结合治疗功能性不射精　戴宁教授认为功能性不射精以“肾虚血瘀”为本，临证时分型论治，针药结合。将该病分为肾阳亏虚型、瘀阻精道型、肝郁化火型、湿热下注型及阴虚火旺型，其中肾阳亏虚型、瘀阻精道型最常见。治疗以药物为主，辅以针刺治疗。瘀阻精道型以自拟方输精管2号治疗，红花10g，夏枯草10g，皂角刺10g，地龙10g，泽兰10g，泽泻10g，车前子10g，王不留行子10g，川芎10g，路路通10g，鸡血藤10g，橘核仁10g，三棱10g，莪术10g，川牛膝10g，土鳖虫10g，枳壳10g，蜈蚣2条，甘草6g。同时，针刺血海、膈俞、合谷、三阴交。肾阳亏虚型主用排精汤，炙麻黄5g，附片6g，细辛3g，柴胡6g，枳实6g，白芍10g，炙甘草3g，淫羊藿10g，蜂房10g，川牛膝10g，蜈蚣2条，炒枳壳6g，鹿角霜10g，丝瓜络10g。辅以关元、气海、中极和大赫4穴；肝郁化火型主用丹栀逍遥散，辅以针刺百会、太冲、神门、内关4穴；湿热下注型用以四妙丸和输精管2号方，辅以针刺太冲、内庭、行间、丰隆和阴陵泉5穴；阴虚火旺型以知柏地黄丸加减，辅以针刺太溪、大陵、照海、太冲、内关和复溜6穴。

(三)论治报告选粹

1. 董立杰报告

(1)脏腑辨证：肝肾是本病脏腑辨证的基础。肾主生殖，为“封藏之本，精之处也”，且又“职司开阖”。肾精亏损，一则无精可射或精少不足射；二则精关开启失司，肾阳不足，精关开启无力。足厥阴肝经经脉“循股阴入毛中，过阴器，抵小腹”，肝藏血，主疏泄，肾之藏精，需藉肝的疏泄作用才能排出体外，正如朱丹溪在《格致余论》中所言“主闭藏者肾也，司疏泄者肝也”，揭示了肝对精液的疏泄作用。只有肾的开阖，肝的疏泄正常，才能保证体内精液的射出，即肝肾同源，相互为用。因此，本病治疗时须力求达到“精足、阳盛、关通、肝利”。

(2)气血辨证：“气为血之帅”，气能推动全身阴液的运行，气虚则射精无力，气滞则精滞精亦不畅。正如《辨证录》中云：“血藏肝中，精藏肾内，若肝气不开，则精不能泄。”指出了气的重要意义。通过临床观察发现，泄精是精、气、神三者的统一，气机条达则神安，肝血充沛则肾精有源，茎得滋养，感传自如，精关才能开启有度。若气血失调，则神志失控，射精不能。因此，治疗本病时，气血能否达到调畅是成败的关键。

通过临床观察发现形成不能射精原因复杂多样，在中医辨证论治精神的指导下，结合脏腑与气血辨证，宗仲景“有是证用是药”之法则，随症用药，往往收到很好疗效。

[引自：董立杰，2008.功能性不射精症中医辨治心得.环球中医药，1(3)：28-29.]

2. 阎洪琪报告　以脏腑、经络为理论基础，结合临床经验，将本病分6型论治。提出“不射精论治6法”。

(1)交通心肾法：用于肾水亏于下，心火炎于上，水火不济，水不得上济，火不得下降，心肾无以交通，精关开启失调而致行房不射精。

证候：行房时不射精，心悸，怔忡，精神紧张，心烦少寐，梦遗，盗汗，头晕，耳鸣，咽干，腰膝酸软，舌红，无苔，脉细数。

基本方药：黄连、肉桂、天冬、玄参、石菖蒲、远志、生地黄、五味子、莲子。

病例:颐某,男,28岁,已婚,干部。患者婚后40余日,阳具能正常勃起,酸胀,精液滴不出,持续1小时,至疲乏无力,阳具始软,伴心悸、心烦、急躁、少寐、梦遗、盗汗、头晕、耳鸣、咽干、腰膝酸软。舌质红,苔少,脉细数。辨证:君相火动,心肾不交。治则:滋阴降火,交通心肾。方药:天冬15g,生地黄20g,玄参10g,黄柏10g,石菖蒲10g,远志10g,五味子10g,莲子10g,黄连10g,肉桂3g,丹参30g,每日1剂,水煎2次,早、晚温服。

患者服药5剂,心烦急躁减轻,夜寐渐安,梦遗未作。再进5剂,同房时可射精,有欣快感。

后患者来告知:一年来性生活正常,其妻娩一男婴。

(2)滋阴降火法:用于素体阴虚,消灼肾水,木失涵养,宗筋拘急,精窍紧缩不通。

证候:行房时不射精,阳兴梦遗,少寐多梦,五心烦热,颧红唇赤,潮热盗汗,腰脊酸痛,口苦咽干,溲黄便干。舌质红,苔少,脉细数。

基本方药:生地黄、熟地黄、牡丹皮、山药、泽泻、茯苓、山茱萸、知母、黄柏。

病例:郑某,男,25岁,已婚,农民。1984年11月5日初诊。患者结婚1年余,同房时不能射精,阳具易举,梦遗频繁,每日或隔日1次,头晕,腰膝酸痛,盗汗,颧红唇赤,溲黄赤,舌质红,苔薄干,脉细数。辨证:阴虚火旺,肝筋拘急,精关开启失调。治则:滋阴清火,通利精窍。方药:生地黄、熟地黄各15g,山药15g,山茱萸15g,牡丹皮10g,茯苓10g,泽泻10g,知母10g,黄柏10g,枸杞子10g,生龙骨15g,生牡蛎15g,石菖蒲15g,车前子10g(包煎)。每日1剂,水煎2次,早、晚分服。

患者服药3剂后无遗精,服6剂后同房时已能射精。嘱其再服3剂巩固疗效。

1986年5月患者前来告知:1年半以来性生活正常,其妻怀孕,娩一女婴。

(3)温补肾阳法:用于肾中阳气不足,鼓动乏力,无力送出精液,同房时不射精。

证候:同房不射精,面色淡白,腰膝酸软,阳举不坚,头晕耳鸣,形寒尿频。舌质淡,脉沉弱。

基本方药:熟地黄、茯苓、山茱萸、山药、淫羊藿、巴戟天、仙茅、鹿角胶、阳起石、王不留行、炙穿山甲。

病例,王某,男,27岁,干部。1984初诊。患者婚后1年半同房时不射精,阳具能勃起,举而不坚,性欲淡漠,头晕,耳鸣,腰膝酸软,畏寒,尿频清长。舌质淡,苔薄白,脉沉细。辨证:肾阳不振、鼓动乏力、精窍瘀阻。治则:补肾助阳、通利精窍。方药:熟地黄30g,泽泻10g,茯苓10g,山茱萸10g,山药10g,淫羊藿15g,巴戟天15g,仙茅15g,阳起石10g,鹿角胶15g(烊化服),炙穿山甲15g,王不留行15g。每日1剂,水煎2次,温服。

患者服药30剂,同房时能射精。嘱其继服金匮肾气丸,每日2次,巩固治疗1个月。

1985年2月22日患者来告知:一年来性生活正常,其妻怀孕,于昨日娩一男婴。

(4)益精补血法:用于素体禀赋不足,或久病体弱,或手淫过度等致肝肾精血亏损,无以濡养充精宫,肾之开合失司而精关紧闭,不能射精。

证候:同房不射精,头晕目眩,面黄,健忘,肌肤不荣,心悸少寐,四肢无力。舌质淡、苔薄白,脉细弱。

基本方药:党参、熟地黄、杜仲、天冬、麦冬、龟甲、茯苓、牛膝、当归、黄柏、鹿角胶。

病例:于某,男,31岁,工人。患者婚后5年同房时不能射精。曾先后到各地多家医院用多种中西药物无效,来我处求诊。刻下:患者面色萎黄,头晕,健忘,肌肤不荣,心悸,少寐,梦遗,四肢无力,大便干结。舌质淡,苔薄白,脉细弱。辨证:精血亏虚,精关开合失度。治则:益精补血,助肾气开精窍。方药:紫河车15g,党参15g,熟地黄30g,炒杜仲10g,天冬、麦冬各

10g,龟甲 15g,茯苓 10g,怀牛膝 10g,当归 10g,黄柏 10g,鹿角胶 10g(烊化)。每日1剂,水煎2次,早、晚温服。

患者服药6剂,自感诸证好转。再婚,10个月后,娩一女婴。

(5)疏肝清热法:用于肝气郁结,疏泄失调,久郁化热,气血失调,宗筋拘急,精窍瘀阻。同房时不射精。

证候:同房不射精,阳具勃起不痿,欲动不乐,寐中精泄,情绪紧张,忧思多虑,口苦咽干,心烦。舌质红,苔薄白或薄黄,脉弦滑数。

基本方药:柴胡、赤白芍、枳实、牡丹皮、栀子、生地黄、川牛膝、王不留行。

病例:孙某,男,29岁,已婚,工人。患者婚后2年同房不射精,阳具能正常勃起,寐中精泄,情绪紧张。平素精神抑郁,两胁胀痛,心烦易怒,口苦咽干。舌质红,脉弦数。辨证:肝经郁热,宗筋拘急,精窍瘀阻。治则:疏肝清热,通瘀散结。方药:柴胡 10g,白芍 10g,枳壳 10g,甘草 10g,栀子 10g,牡丹皮 10g,生地黄 15g,王不留行 10g,炙穿山甲 15g,川牛膝 10g。每日1剂,水煎2次温服。并嘱其情绪乐观,解除顾虑,配合治疗。

患者服药6剂后,同房时能正常射精。后其妻怀孕,产一女婴。

(6)理气活血法:用于气郁日久,瘀血停留,或跌仆闪挫,或死精血瘀阻精关窍道而致不射精。

证候:同房不射精,胸痞,脘闷腹胀、刺痛,面色晦滞,皮肤紫斑,甚则甲错,舌亦可见紫斑,脉细涩。

基本方药:柴胡、赤白芍、枳壳、香附、当归、王不留行、穿山甲。

病例:杨某,男,30岁,已婚,农民。患者婚后3年同房不射精,阳具能正常勃起,寐中精泄,心情烦躁,脘闷胁胀,刺痛,面色晦滞,肌肤甲错,盗汗,腰酸,曾用中西药多法治疗不见好转。曾有患肝硬化病史,近期复查肝功各项均无异常。舌质暗红干裂,苔薄白,脉细涩。辨证:肝郁肾虚,瘀血内阻。治则:理气活血化瘀益肾。方药:柴胡 10g,白芍 10g,白术 10g,茯苓 10g,甘草 6g,当归 15g,香附 10g,王不留行 10g,穿山甲 15g,山药 15g,桑寄生 15g,淫羊藿 15g。每日1剂,水煎2次,早、晚温服。

患者服药5剂后,同房射精,但量少而不畅。继服5剂后同房时能射精,有欣快感。

(7)体会:不射精病是以在性交时不能射出精液为主要特征,临床上本病应与强中症、精液倒流、遗精相鉴别。

在辨证上,既要辨明脏腑经络,又要辨明虚实寒热,其病实证多见肝经郁热,瘀血闭阻;虚证多见肾阴不足、肾阳不振、精血亏损。临床上虚实夹杂之证更为常见。

在治疗用药上,交通心肾清心火要兼顾滋养肾阴;补肾水要佐降火潜阳之药;温肾阳应配伍通利精窍之炙穿山甲;益精补血要用大补元气之党参和血肉有情之紫河车、鹿角胶;疏肝清热应配伍通瘀散结之品;活血化瘀要配伍疏肝调气之药。

此外,在治疗中还应注意调情志、节房事、禁手淫,忌辛腻醇酒以防伤精耗气,并可配合气功、针灸、按摩等方法,以利于体能的恢复。

[引自:阎洪琪,1994.不射精论治方法.黑龙江中医药,(1):23-25.]

3. 王劲松、曾庆琪、徐福松报告　病因众多,病情繁杂,或虚或实,或寒热虚实兼夹。临床论治既要着眼于局部"通"之之法,又应重视全身整体机能之调节,病证结合分型施治较为满意,简介如下。

(1)湿热浊滞，精道失畅：湿热之躯，或嗜食酒辣肥甘，或贪服助阳燥热药石等，损伤脾胃，气机不畅，运化失常，滋生湿热浊邪，循行肝经注于下焦，煎熬精液；且湿邪易致气机郁闭，络道不畅，湿浊缠绵黏滞，蕴结遏壅精室，精关窍道开启失利，则交合欲射精不能。本证型多见于饮食不节，痰脂形丰过盛之体。临床表现为射精不能，常伴有阴囊潮湿，小腹坠胀疼痛，尿液发黄浑浊，倦怠痞闷，口干苦发黏，心烦意乱，或有慢性泌尿生殖系炎症，舌质红，苔黄白腻厚，脉滑。治当清热利湿，通畅精道。方选加味二妙散、大分清饮合抽薪饮加减。药用黄芩、黄柏、石斛、栀子、枳壳、泽泻、苍术、当归、防己、萆薢、土茯苓、龟甲、车前子、川牛膝、石菖蒲等。

(2)肝郁血瘀，疏泄不及：精室藏泄开合为肝肾所主，“主闭藏者，肾也，司疏泄者，肝也”(《格致余论》)、“血藏肝中，精涵肾内，若肝气不开，则精不能泄”(《辨证录》)，本病的发生与肝肾二脏密切相关，若情志失调，郁怒伤肝，或脏腑功能失调等诸多内外之因皆可导致肝失条达疏畅，气滞血瘀痰凝，肝脉宗筋拘急不通，精室窍道开合失调，精液内闭交合欲泄不能。本证型多见于平素多郁善虑，气机不畅之躯者。临床表现为同房不能射精，常伴有精神抑郁，寡言少欢，或性情急躁，胸胁满闷，善郁嗳气，或房事后少腹、腰骶刺胀疼痛，阴茎睾丸发胀，舌质暗红带紫气，苔薄白，脉弦滑。治宜解郁活血，疏泄精室。方选达郁汤、宣志汤合血府逐瘀汤化裁。药用柴胡、香附、川芎、白蒺藜、酸枣仁、石菖蒲、远志、当归、巴戟天、熟地黄、桃仁、红花、枳壳、川牛膝、蜈蚣等。

(3)寒凝痰滞，窍道遏阻：机体之阴液得温则行，遇寒则凝，若肝经感受寒湿，或中焦阳虚饮冷，或素体阴盛寒湿侵袭等均可致阳气受损，脏腑经络器官失其温煦鼓动，气血津液运行受阻，浊邪水湿凝聚为痰，寒痰湿浊，稽留精室，滞阻宗筋窍道，则交合不能射精。本证型多见于阳虚受寒，或寒邪内袭而又痰浊水湿内盛者。临床表现为性交不能射精，常伴有阴囊睾丸发凉怕寒，小腹腰骶冷痛坠胀，形体肥胖，身重困倦，胸闷纳少，头晕泛恶，舌质淡红，苔薄白腻滑，脉沉滑。治当驱寒涤痰，畅达道窍。方选九仙灵应散、赞育丹合通窍活血汤加减。药用附子、蛇床子、石菖蒲、远志、川芎、赤芍、小茴香、枸杞子、杜仲、淫羊藿、巴戟天、山茱萸、红花、川牛膝、生麻黄等。

(4)气血两虚，精室失养：精血同源，气为精血之帅，精血为气之母，“气不耗，归精于肾而为精；精不泄，归精于肝而化清血”(《张氏医统》)。精气血三者互相化生，且气能激发温煦推动全身阴液之运行，血为精液滋生之物质基础，精液之正常施泄，赖于气充血盈，脉络调和。若内外之因致气虚血弱，则精液化生乏源，精室失养空虚，体弱射精无力。本证型多见于劳伤心脾，气血素亏者。临床表现为性交不能射精，常伴有头晕眼花，形体衰弱，寐差梦多，腰膝酸软，面色萎黄，爪甲色淡，神疲倦乏，房事后疲惫无力更甚，舌质淡，苔薄白，脉沉弱。治宜补益气血，滋养精室。方选当归补血汤、火土既济丹合启阳娱心丹化裁。药用当归、黄芪、人参、山茱萸、菟丝子、巴戟天、远志、茯神、石菖蒲、川芎、酸枣仁、白芍、丹参、怀牛膝、路路通等。

(5)阴伤液耗，精室亏空：“肾者……封藏之本，精之处也”，主司精室窍道开合，阴精充足、肾气旺盛、精室封藏开阖有度。若房劳不节，淫欲过度，或手淫意欲频频，伤耗精血，或病久及肾，损伤肾气，皆可致肾之阴精耗损太过，精室亏空无精可施，或精少不足以射。本证型多见于禀赋不足，房事手淫繁多，大病久病精伤肾亏者。临床表现除不能射精外，常伴欲亢阳强，头晕目眩，失眠多梦，或梦遗盗汗，腰酸膝软，尿道灼热，小溲黄浊，面红唇赤，五心烦热，舌红苔少而干，脉沉细数。治当滋养阴精，填补精室。方选引火两安汤、加减济心丹合虎潜丸加减。药用熟地黄、黄精、麦冬、北沙参、酸枣仁、人参、丹参、肉桂、黄柏、干姜、茯苓、龟甲、巴戟天、怀牛膝、地龙等。

(6)阳虚体弱，命门火衰：命门之火，乃阳气之根本，阳气者主温煦、主气化，肾阳旺盛，则全身各个脏腑器官组织之阳气强盛；若肾阳虚损，命门火衰，则阴寒痰浊凝滞，精室窍道闭阻不通，精窍开启施泄无力，致精液流而不射，甚或射精不能，诚如《景岳全书》所云："失男子之病……有精冷精清，或临事而不坚，坚即流而不射，是皆精气不足者也。"本证型多见于素体虚寒，或寒湿阳虚之躯者。临床表现为房事不能射精，常伴有精神萎靡，面白无华，形寒畏冷，腰膝酸软，性欲淡漠，或阳痿滑精，大便溏薄，舌质淡胖，边有齿痕，苔薄白，脉沉迟。治宜温阳助火，鼓动命门。方选右归饮、扶命生火丹合大补元煎化裁，药用熟地黄、山茱萸、枸杞子、杜仲、肉桂、附子、巴戟天、黄芪、当归、生酸枣仁、五味子、人参、石菖蒲、怀牛膝、细辛等。

[引自：王劲松，曾庆琪，徐福松，2008.不射精症辨治六法.四川中医，26(3)：41-42.]

4. 李曰庆论治报告　李曰庆教授基于精窍开阖论治功能性不射精取得了较好疗效。李教授认为，精液的排泄由精窍的开阖所主，精闭责之于精窍的开阖失司。而精窍开阖失司之病机，可分为虚实两端，一责于脏腑之虚弱，如肾虚、心血虚等；一责于实邪阻塞精窍，如寒邪、湿热之邪、瘀血之邪等，致精液无路外泄。治疗上辨证施治，一则调心以开窍，治以养神益精通窍，方用补心丹或归脾丸，药用龙眼肉 12g，炒酸枣仁 20g，茯神 15g，生麻黄 3g。二则柔肝以开窍，治以行气解郁、柔肝以开窍，用逍遥散类方加味，常用柴胡、白芍、当归、郁金、香附、枳壳、香橼、佛手等。三则养肾以开窍，治以补肾温阳、化气填精，常用右归丸类方，用淫羊藿 15g，巴戟天 12g，熟地黄 15g，吴茱萸 3g，阳损及阴，肾精不足者加用血肉有情之品温肾填精，如鹿茸 6g，鳖甲 15g，狗脊 12g。四则通州都(膀胱)以开窍，证见湿热下注，治以清热利湿、通腑开窍，方用萆薢分清饮加减，常用王不留行子 12g，通草 6g，路路通 12g，车前子 10g，萆薢 12g。五则逐瘀以开窍，治以行气活血、化瘀通精，方用少腹逐瘀类方，常用蜈蚣、水蛭、地龙、土鳖虫、败酱草、土茯苓等。

(审定：冷方南　孙自学)

男性疾病现代研究之二　精液病

一、血　精　症

戴氏认为，血精症者，素体壮实，而嗜食辛辣，湿热内生，又或因心烦易怒，肝失调达，郁而化火，下移精室，灼伤血络，迫血妄行，使血自精道而出。程氏认为，血精常由精囊炎所致，由于患者素体不同，而火热有虚实之分，使病候呈实证、虚证和虚实夹杂等多种表现，大凡虚火多见于素体阴虚，房事太过，或思虑操劳者，实火多见于相火炽盛，受湿热内侵的身体壮实者。如年过40岁的患者，肾气始衰，精血耗散，精血不足，阴虚火旺，也可致此。也有青年患者，其肾正旺，复感湿热之邪，蕴结精室，损伤络脉，使血内溢，精与血杂出，故发斯疾。韦氏认为，血精一症，多由体力劳动繁重，长期劳伤，又房事不节，致使肾气虚衰，封藏失司，固摄失职，气化失常，宗筋弛纵，损及络脉所致。

(一)证治概述

本病的发生与肝、肾关系较为密切，可由肝失疏泄，气郁化火，下扰精室而损伤血络导致；或因肾阴亏虚，相火妄动，扰动精室，灼伤血络，以致精血俱出；或气不摄血，血溢脉外阻滞精室，日久败精瘀血聚集而酿生湿热瘀浊，与气血相结于血脉所致。或因湿热毒邪外袭或饮食不节而酿生湿热，循经下移，灼伤精室血络而致；或因房劳过度，频繁手淫导致肾阴亏虚，虚火灼络，血溢脉外，随精而出；或因阴部外伤损及下焦血络所致。

(二)专方治疗

1. *血精汤*　朱军、张柱于2009年发表《血精汤治疗精囊炎血精症32例》一文。

精囊炎血精症是精囊腺的非特异感染或特异性感染性疾病，成年男性的常见疾病。临床以精液中混有血液为特征，可伴有会阴、小腹部不适，且症状长期存在，给患者带来较大痛苦及心理压力。

(1)一般资料：64例患者均为本院门诊患者。

所有患者均做直肠B超检查，做血常规、红细胞沉降率及结核杆菌试验，排除前列腺、精囊结核。排除前列腺、精囊肿瘤；排除血液系统疾病。随机分为治疗组和对照组各32例。治疗组年龄20～64岁，平均32岁；病程3～28个月，平均5.5个月。对照组年龄19～65岁，平均33.4岁；病程7～31个月，平均6个月。两组年龄、病程无显著差异($P>0.05$)，具有可比性。

(2)诊断标准：①性交、遗精或手淫时射出的精液呈血性改变。②射精时会阴深部疼痛或会阴、下腹、直肠胀痛不适。③直肠指诊，精囊腺增大、触痛。④精液常规可见大量红细胞或同时可见白细胞、脓细胞。⑤辅助检查：B超检查可见精囊壁增厚，边缘粗糙，囊腔增大，囊内透声差；CT检查：患侧精囊腺体积增大，密度减低。

(3)治疗组予以血精汤煎服：药用生地黄10g，熟地黄10g，黄柏10g，茯苓10g，牡丹皮10g，栀子10g，车前子10g，龟甲10g，墨旱莲15g，女贞子15g，山药20g，败酱草25g。每日1剂，水煎服。3周为1个疗程。治疗期间嘱忌房事、饮酒、辛辣刺激性食物。辅以睡前温水坐浴。水温40～42℃。每日1次，每次20分钟。

(4)对照组：予以西医抗炎、止血、解痉治疗。①左氧氟沙星0.2g，每日2次，共服3周。

②盐酸坦索罗欣 0.2mg,每日 1 次口服,共 2 周。③维生素 K_3 注射液 2mg,每日 2 次肌内注射,共 1 周;治疗期间嘱忌房事、饮酒、辛辣刺激食物。辅以睡前温水坐浴,水温 40～42℃,每日 1 次,每次 20 分钟。

(5)疗效评定标准:用药后血精消失,各症状消失、直肠指诊示精囊腺无触痛,精液常规检查红细胞＜3 个/HP。随访 6 个月内未复发为治愈;药后血精明显减少或发作次数减少,症状明显改善为有效;与治疗前比较无明显差异者为无效。

(6)结果:见表 5。经统计学处理,两组治愈率比较有显著性差异($P<0.05$),治疗组疗效优于对照组。两组比较;总有效率差异有显著意义,治疗组优于对照组。

表 5　两组治疗结果比较

组别	n	治愈	有效	无效	治愈率(%)	总有效率(%)
治疗组	32	24	7	1	75.0	96.8
对照组	32	16	8	8	50.0	75.0

注:与对照组比较,$P<0.05$

(7)讨论:精囊炎血精症是泌尿科生殖系常见疾病。分为急性、慢性两种。现代医学认为是细菌感染所致,其继发于泌尿生殖系其他器官的炎症,与前列腺炎关系密切。治疗上以抗炎、对症、止血为主,但疗效不甚满意。笔者注意到绝大多数精囊炎血精症患者发病前无明显泌尿生殖系感染病史,且精液尿液细菌培养为阴性。精囊炎出血与性生活有关,不连续,故应用抗炎、止血药疗效不佳。精囊炎血精症属中医"血证"范畴。认为其病位在下焦,病机多为肾阴不足,下焦湿热扰动精室致脉络受损。方中生地黄、熟地黄、山药滋阴兼能清热为主药;黄柏泻肾火、坚肾阴;龟甲育阴潜阳,共奏滋水制火之功;栀子、败酱草清利三焦之湿热;墨旱莲、女贞子、牡丹皮滋阴凉血、止血;茯苓、车前子利湿,导热下行。诸药合用,滋阴泻火除湿、凉血止血,故疗效显著。现代药效与临床研究证实黄柏、栀子、山药、熟地黄、龟甲均具有抗炎、抑菌、增强人体免疫作用;牡丹皮、墨旱莲、女贞子具有促进凝血,缩短出凝血时间的作用。以上药物从多方面发挥作用,故疗效优于抗生素治疗。

[引自:朱军,张柱,2009.血精汤治疗精囊炎血精症 32 例.辽宁中医杂志,36(11):1915-1916.]

2. 自拟清精煎　陈光家、陈健龙于 1996 年发表《中西医结合治疗精囊性血精症 37 例报导》一文。

(1)一般资料:所选病例为精液化验异常,排除性功能异常及其他器质性疾病者。年龄 18～30 岁 15 例,31～40 岁 18 例,41 岁以上 4 例。病程最短 2 日,最长 6 个月。已婚生育 12 例,已婚未育 20 例,未婚 5 例。

临床症状:下腹部或会阴部坠痛不适者 30 例,身倦神疲,头晕耳鸣 12 例,尿频、尿急、茎中痛 25 例,遗精 8 例,性欲亢进 11 例,烦热 15 例,口干咽燥 15 例,夜梦少寐 16 例,舌红苔黄 24 例,脉弦数 20 例,细数 17 例。

实验室检查:37 例精液检查色淡红或暗红,红细胞(＋＋)～(＋＋＋)37 例。精液培养:金黄色葡萄球菌 18 例,链球菌 13 例,大肠埃希菌 6 例,无菌生长 6 例。

(2)治疗方法:本症以滋阴降火,清热解毒。凉血止血为治疗原则,处方用自拟清精煎:知母、生地黄、茯苓、白花蛇舌草、墨旱莲各15g，黄柏、牡丹皮、山栀子、大小蓟、车前子各10g，灯心草、生甘草梢各6g。水煎服，重煎，每日2次，7日为1个疗程。西药选用相应有效的抗生素如阿奇霉素、庆大霉素、林可霉素、先锋霉素之类。

治疗期间禁忌房事、饮酒和辛辣刺激性食物，避免剧烈运动如骑马、骑摩托车或自行车等。辅以温水坐浴，水温40℃左右，每日1次，每次约20分钟。

(3)治疗结果

①疗效标准。治愈：精液肉眼见为灰白色或乳白色。临床症状消失，精液镜检无红细胞，精液培养阴性。有效：临床症状消失，精液镜检见少许红细胞。无效：临床症状、精液化验无改善。

②治疗结果：治愈29例，有效6例，无效2例，总有效率94.6%。

病例介绍：张某，35岁，干部，婚后已生育。1995年5月12日初诊。诉：出差回来。同房后爱人内裤见血迹没有介意。3日后同房射出红色精液即诊。临证：面红目赤，口苦咽干，心烦少寐，神疲肢倦，少腹及睾丸胀痛，射精时阴茎灼热涩痛，溲黄便干，舌红苔黄腻，脉滑数。精液常规红细胞(+++)，白细胞(+)。证属温热下注精室，迫血妄行，治宜清热利湿，凉血止血兼滋阴降火。方用清精煎3剂。

5月16日次诊：症状明显改善，精液培养链球菌生长。药敏试验：庆大霉素敏感。守原方7剂。庆大霉素16万U静脉滴注，每日2次，连用7日。

5月22日再诊：症状消除，精神旺盛，胃纳正常，精液培养与常规均正常。嘱服用知柏八味丸1周。追访3个月未见复发。

(4)讨论：正常的精液为乳白色或乳黄色。如果精子运行中所经过的各个部位组织发生病变而致排出的精液为粉红色、红色、棕红色或带血丝则为血精。

血精属于中医的“精浊”范畴。血精名出自隋代巢元方《诸病源候论·虚劳血精出候》。其言“此劳伤肾气故也。肾藏精，精者血之所成也。虚劳则生七损六极，气血俱损，肾家偏虚，不能藏精，故精血俱出也”。以为本病之成由精亏血虚所致。但笔者临证所见，由于阴虚火旺，下焦湿热、性交不洁、外伤血瘀所致者亦不鲜见。

[引自：陈光家，陈健龙，1996.中西医结合治疗精囊炎性血精症37例报导.海南医学，(2)：110-111.]

3. *精囊炎血精症的治疗*　张孝旭、陈小敏、孙大林等于2019年发表《益肾降火汤加减治疗血精症40例临床观察》一文。

根据临床症状，实验室检查，辨证与辨病相结合。精囊炎的病原菌多为金黄色葡萄球菌、链球菌及大肠埃希菌。精液培养后对敏感的抗生素，相应选用。中药予自拟的清精煎。方中山栀子、黄柏、知母苦寒坚阴，泻火折热，生地黄、牡丹皮滋阴凉血；茯苓、白花蛇舌草，车前子清热解毒，利水消肿；墨旱莲、大蓟、小蓟凉血止血；灯心草引热下行；生甘草调和诸药，解毒止痛。故此，中西结合，辨证施治，随症加减，诸药配合，达到滋阴降火、清热解毒、凉血止血的功效。

(1)一般资料：选择温岭中医院和中大医院2012年1月至2017年9月泌尿外科门诊收治的80例血精症患者作为观察病例，采用随机数字表法将所有血精症患者分为对照组与观察组。其中对照组40例，年龄24～54岁，平均(31.2±7.4)岁；病程3～23个月，平均(6.8±2.3)个月；伴射精痛28例，性功能减退15例。观察组40例，年龄22～55岁，平均(30.3±6.2)岁；病程4～21个月，平均(6.1±2.0)个月；伴射精痛31例，性功能减退14例。两组血精症患者年龄、病程及伴发症状等比较差异均无统计学意义(均 $P>0.05$)，2组患者基线资料具有可比性。

(2)诊断标准:参照《中医病证诊断疗效标准》与《中医外科学》有关标准拟定。①射出的精液表现为血精,为粉红色、深红色或夹带有血丝;②镜检精液中可见大量红细胞;③肛诊:可触及肿大的精囊腺,压痛(+),部分患者周围界线不清,部分患者精囊质地较硬;④泌尿系超声检查:精囊壁毛糙,精囊肿大,囊内透声差。中医辨证属阴虚火旺型。

(3)纳入标准:①符合上述诊断标准;②年龄20～60岁;③发病时间>3个月;④经抗感染及对症治疗等正规治疗至少1个月以上,仍反复发作或无效;⑤患者家属知情同意并签署知情同意书。

(4)排除标准:①急性尿道炎、前列腺炎、膀胱炎;②合并前列腺增生、前列腺癌、精囊肿瘤等;③合并肝、肾疾病或血液系统疾病;④性传播疾病、医源性血精及系统性疾病。

(5)治疗方法:对照组给予盐酸左氧氟沙星胶囊(0.1g×10粒)口服,0.2g/次,2次/日,连服4周。观察组在对照组基础上加用益肾降火汤,具体药方组成:女贞子、墨旱莲各20g,山药、山萸肉、熟地黄各15g,牡丹皮、玄参、赤芍各12g,当归、小蓟、地榆炭各10g,三七3g(冲服),甘草6g。水煎服,1剂/日,2次/日,早晚各一次餐后服,连续用药4周。

(6)疗效标准:参照《中药新药临床研究指导原则》中相关疗效标准,分为痊愈、显效、有效、无效。

(7)观察指标:①不良反应。②复发情况:两组患者治疗结束后均随访6个月,观察两组患者治疗后的复发率。

(8)统计方法:所有数据采用:SPSS 21.0软件进行统计学分析,计量资料病程、年龄用($\bar{x}\pm s$)表示,采用t检验;计数资料疗效、复发情况及不良反应等发生以[例(%)]表示,采用x^2检验。$P<0.05$表示差异具有统计学意义。

(9)结果:①两组血精症患者临床疗效比较具体见表6。

表6　两组血精症患者临床疗效比较(例,%)

组别	例数	痊愈	显效	有效	无效	总有效
对照组	40	7(17.5)	11(27.5)	9(22.5)	13(32.5)	27(67.5)
观察组	40	11(27.5)	15(37.5)	6(15.0)	8(20.0)	32(80.0)*

注:与对照组比较,*. $P<0.05$

②两组血精症患者不良反应发生情况:对照组患者治疗期间出现胃部烧灼不适症状5例,观察组患者出现轻度腹泻1例、恶心欲呕1例,治疗结束后上述症状均自行消失。

③两组血精症患者复发情况:两组患者治疗后均随访6个月,复发情况见表7。

表7　两组血精症患者复发情况比较(例,%)

组别	例数	复发	复发率(%)
对照组	40	6	15.0
观察组	40	2	5.0*

注:与对照组比较,*. $P<0.05$

(10)讨论:血精症多由于脾肾气虚,元阴不足,精血俱损所致,血精最早见于《诸病源候论》,巢氏有云:“此劳伤肾气故也。虚劳则生七伤六极,气血俱损,肾家偏虚,不能藏精,故精血俱出也”。肾为先天之本源,封藏精气,精血同源,精、血可以相互滋生、转化,血能生精,精能化血;若先天不足,或频繁手淫遗精,或房事失节,导致肾精亏虚,滋生转化不及,血尚未成精,精尚未化血;或肾气失固,精血失藏,故见精血俱出;或脾肾两虚,气不能统摄血液,精关不固,精血俱出;血精反复发作,进一步耗伤肾阴,虚火内生,燔灼精室血络,血精乃成。治疗则宜滋补肝肾、降火止血。笔者运用自拟益肾降火汤治疗血精症患者,方中女贞子、墨旱莲为二至丸组方,滋补肝肾、凉血止血;女贞子能够双向调节性激素水平,所含齐墩果酸具有明显的抗炎作用;墨旱莲水煎液具有抗炎、抑菌与止血等作用。熟地黄补血滋阴、填精益髓,山药补脾涩精、益气养阴,山茱萸补益肝肾,收敛固涩,上述三药配合以益肾滋阴;牡丹皮清热凉血止血,入血分,有化瘀之功;玄参清热凉血、泻火滋阴,赤芍清热凉血、散瘀止痛;三药配伍清热止血、泻火止痛;当归补血活血。小蓟、地榆凉血止血,小蓟中多种有机酸类成分具有抗炎、止血作用;地榆中含有的皂苷类、鞣质、黄酮类及甾体类等化学成分具有广泛的抑菌、抗炎、止血等作用,炒炭后有效成分鞣质及钙离子明显增加止血、抗凝效果;三七活血止血,可加速药物在局部组织的吸收;甘草调和诸药;全方配伍,共奏补益肝肾、滋阴降火、凉血止血之功。

[引自:张孝旭,陈小敏,孙大林,等.2019.益肾降火汤加减治疗血精症 40 例临床观察.中国中医药科技,26(2):225-226.]

二、精液清冷症

精液清冷症,多属肾阳不足,脾虚胃弱,不能化生精微,以滋养先天;或脾阳虚,无以充养肾阳,造成脾肾虚寒,肾精化源亏乏,故精少稀薄。

本病源于《金匮要略・血痹虚劳病篇》:“男子脉浮弱而涩,为无子,精气清冷。”仲景认为男子无子的原因为阴阳两虚。“精”为阴,属物质,“气”为阳,为动力,故“精液清冷症”在症状表现方面应包括:精液清稀、精子稀少等“精清”的改变;精子活动力弱、精液不液化、畸形率高、死精多等“气冷”的改变。故治疗时不仅需注意扶正,且需考虑到祛邪。扶正为治本,祛邪为治标,如此则扶正祛邪、标本兼顾。肾主生殖,肝主疏泄,肝肾之间有肝肾同源、精血同源的关系,且二者一主闭藏,一司疏泄,一主藏血,一主藏精,共同调节精关,肝肾藏泄有度,则生殖功能正常。又精性动而恶滞,无论是湿热、气滞、肾虚致经络阻隔,还是精气逆乱、精离其位致湿热、气滞、肾虚,久则互为因果,从而形成“虚、瘀”兼夹之症。所以肾虚是不育症发生的根源,血瘀是不育发生之标象。补肾是基础,活血是关键。尤其对一些久治不愈的不育患者,并且辨证无湿热下注、瘀血等,疗效显著。

证治概述如下。

1. 精液清冷者,腰膝冷痛,阴部冷缩,精液清稀而凉,精子计数少,活动能力低下,精子游动力弱者,治以补肾壮阳,选用右归丸加减,加入仙茅、淫羊藿、沙苑子、菟丝子、胡芦巴、韭菜子、巴戟天等;或以中成药“龟灵集”配合使用。

2. 见阳痿滑精,性欲减退,精子成活率低,活动力弱,四肢欠温,常有冷感,精子成活率为10%,活动不良,证属肾阳虚,治以甘温益肾,方用生地黄、熟地黄、巴戟天、阳起石、蛇床子、韭菜子、桑螵蛸,以增温补肾阳之力。

3. 精气虚寒,兼有湿热,治宜益肾壮阳为主,兼清湿热,方用:淫羊藿、煨肉果、金狗脊、仙茅、怀山药、肥知母、福泽泻、川黄柏、巴戟天、狗脊粉，水煎服。从病例所见，精液清冷症亦有因湿热、热灼精液所致者。故宜先治其湿热之标证，邪去之后，即应固本。

4. 万氏治疗精液清冷，用回春汤为基础方治之。

5. 周氏以温肾壮阳、补益气血、通畅精道为治，用“育精阳”合剂，每次28ml，每日3次。

6. 黄氏增精丸根据《黄帝内经》“精不足者，补之以味，精血皆有形，以草木无情之物为补益，声气必不相应”理论，以鹿茸、雄蚕蛾等血肉有情之品壮阳益阴、益肾健骨；以淫羊藿、肉苁蓉、黄精、石斛、茯苓、牡丹皮等脾肾同治、肝肾同治。取子类药物能毓生命之理，韭菜子、枸杞子、复盆子等可促精子形成。

三、无精子症

无精子症，指在显微镜下，患者精液中无精虫出现，称为无精子症。此病在中医书中无记载，大概率属男子“久不生育”范畴。真正无精者，因睾丸内无生精细胞，属绝对性不育症，无法治愈。假无精子者，指精道阻塞（如附睾结核，输精管粘连、梗阻），精子不能排除，一般用药很难治愈。刘氏对精虫异常，精虫过少，死精或畸形精虫过多，用针刺治疗。取穴：气海、三阴交、命门、地机穴。属肾精不足者，与肾阳亦有关。需补肾固精，平调阴阳，选五子衍宗丸治之。张氏对“无精子症”属脾肾双虚者，治以补肾精为主，佐以健脾气，投以十子汤补肾，六君子汤健脾。

（一）专方治疗

马存亮于2006年发表《活血化瘀通络汤治疗精道瘀阻型无精子症》一文。

摘要 目的：观察活血化瘀通络汤治疗精道瘀阻型无精子症的临床疗效。方法：采用随机方法分为两组，治疗组95例采用活血化瘀通络汤治疗；对照组60例采用日服四环素片、维生素E、维生素C治疗。治疗3个月和6个月分别观察其临床症状改善情况及精子增升情况。结果：两组经过6个月的治疗，两组药物均能改善临床症状及精子增升。治疗组95例：痊愈14例（14.74%），显效34例（35.79%），有效15例（15.79%），无效32例（33.68%）；精子增升率为65.32%（63例）。对照组60例：痊愈4例（6.67%），显效11例（18.33%）；有效7例（11.67%），无效38例（63.33%）；精子增升率为36.67%（22例）。治疗组精子增升率与对照组相比有显著性差异（$P<0.01$）。结论：活血化瘀通络汤具有活血化瘀通络之功效；能消除腰痛，会阴部疼痛，睾丸胀痛，小便余沥等临床症状；使舌苔、脉象恢复正常；精道畅通使精子增升。其疗效良好，显示出中医药的优势。

不育症患者经过连续3次、禁欲3～7日通过体外射精的方法获得的精液，经离心后，镜检未发现精子者，称无精子症。笔者从15 555例不育症患者中检验出无精子者255例。根据临床症状辨证及实验室检验，诊断为精道瘀阻型无精子症155例。然后采用活血化瘀通络汤施治，经过6个月的治疗，取得良好的疗效。

1. 临床资料 诊断标准：婚后2年以上，同居性生活正常，配偶未孕，不育症患者经过连续3次，禁欲3～7天通过体外射精的方法获得的精液，经离心后，镜检未发现精子者。睾丸大小质地正常：伴有不同程度的腰痛，会阴部疼痛，睾丸胀痛、小便余沥。舌暗红，脉涩。采用随机方法分为两组。治疗组95例，年龄24～31岁，平均26.5岁；病情：轻度33例，中度49例，重度13例；病程3～5年，平均3.5年，临床分型为精道瘀阻型无精子症。对照组60例，年龄25～32岁，平均27.5岁；病情：轻度20例，中度32例，重度8例。病程2.5～3.5年，平均3年，临床分型为精道瘀阻型无精子症。两组在年龄、病程和临床分型具有可比性，无显著性差异（$P>0.05$）。治疗组95例、对照组60例患者均为门诊病例。

2. 实验室检验

（1）精浆果糖检测（间苯二酚法）。①试剂：0.175mol/L $ZnSO_4$（50g/L）；0.15mol/L $Ba(OH)_2$ ·

$8H_2O$(47.3g/L);1g/L 间苯二酚(雷锁辛):95%乙醇 100ml 加 100mg 间苯二酚:10mol/L HCl 于 87ml 蒸馏水中加入 HCl 413ml;50mg/果糖标准液:5mg 果糖加蒸馏水至 100ml。②操作:0.1ml 精浆加 2.9ml 蒸馏水,混匀后,加 $Ba(OH)_2$ 0.5ml,$ZnSO_4$ 0.5ml,混匀,静置 5~10 分钟,离心取上清液备用,操作步骤见表 8。90℃水浴 10 分钟,流水冷却,490nm,空白管调零,读取吸光度。③结果计算:果糖(g/L)=T/S×2。④参考值:9.11~17.67mmol/L。

表 8　精浆果糖检测程序(ml)

	T	S	B
待测上清液	1	—	—
果糖标准液(50mg/L)	—	1	—
蒸馏水			1
间苯二酚(1g/L)	1	1	1
HCl(10mol/L)	3	3	3

(2)精浆 α-葡萄糖苷酶检测。①试剂:0.1mol/L pH 5.2 醋酸盐缓冲:0.1mol/L CH_2COONa 79ml、0.1mol/L CH_3COOH 21ml 加蒸馏水至 1000ml;0.56mmol/L 麦芽糖基质液:麦芽糖 100mg,溶于 5ml,0.1mol/L pH 5.2 醋酸盐缓冲液中;0.5mol/L pH 7.0Tris-HCl 缓冲液;葡萄糖标准液:200mg 葡萄糖溶于 100ml 蒸馏水;9.0g/L 氯化钠溶液;葡萄糖氧化酶溶液:葡萄糖氧化酶法葡萄测定试剂盒里的葡萄糖氧化酶。②操作:按表 9 进行。混匀,37℃ 15 分钟后,用 505nm 波长,空白管调零,读取吸光度。③计算结果:U/ml=(T-Tb-Rb)/(S-Rb)×0.01×2×1/0.01。④参考值:35.1~87.7U/ml。

表 9　精浆 α-葡萄糖苷糖酶检测程序

	Bb	Rb	Tb	T	S
醋酸盐缓冲液(μl)	20	—	20	—	—
9.0g/L 氯化钠溶液(μl)	10	10	—	—	—
麦芽糖基质液(μl)	—	20	—	20	20
葡萄糖标准液(μl)	—	—	—	—	10
		37℃	5 分钟		
精浆(μl)	—	—	10	10	—
		37℃	5 分钟		
Tris-HCl 缓冲液(ml)	0.5	0.5	0.5	0.5	0.5
葡萄糖氧化酶溶液(ml)	2.5	2.5	2.5	2.5	2.5

(3)精浆中白细胞染色检测。正甲苯胺蓝过氧化物酶染色法(to luidine blue-peroxdase staining)。①试剂 1:饱和 NH_4Cl 溶液(250g/L)/ml;试剂 2:5%(V/V)Na_2 EDTA 的磷酸盐缓冲液(pH 6.0)/ml;试剂 3:正甲苯胺 0.025%(V/V);试剂 4:9ml;H_2O_2 30%(V/V)蒸馏水配制。试剂 1、2、3 各 1ml,试剂 4 1 滴。4 种试剂混合,即为工作液。配制后,可用 24 小时。②操作:0.1ml 液化精液加上述工作液至 1ml,混合,振摇 2 分钟;室温下放置 20~30 分钟,再

振摇:镜检:过氧化物酶阳性(白细胞)细胞染成棕色,过氧化物酶阴性细胞(生精细胞)不着色;计算结果:精液中白细胞数/1ml$=\frac{\text{白细胞数}/100\times\text{精子数}/1\text{ml}}{100}$;正常参考值:WHO(1989 年)公布过氧化物酶染色正常精液中白细胞数应$<1.0\times10^6/1\text{ml}$。

(4)精浆中生精细胞染色检测:瑞-姬混合染色法(W right-Giem sa Staining)。①试剂:瑞氏染液,称取瑞氏染料 1g,放在清洁干燥的乳钵里,加少量的甲醇,边加边磨使染料溶解。将已溶解的染料倒入棕色瓶中,未溶解的再加少量的甲醇研磨,直至染料完全溶解。加甲醇 6001ml,置室温 1 周即可使用;姬姆萨染液:称取姬姆萨染料 0.5g,置于 33ml 甘油中,600℃水浴 2 小时,使其溶解,再加入 60℃预热的甲醇 33ml,混合后置棕色瓶中,室温放置 1 周即可使用;瑞-姬混合染液:50ml 瑞氏染液加 5ml 姬姆萨染液混合后置棕色瓶中即成。②操作规程:取液化精液离心(2000r/分钟)10 分钟,沉淀用生理盐水洗涤 3 次,然后配制成 5×10^6/ml 浓度的精子悬液,制片自然干燥。用瑞-姬混合染液染 30~60 秒,然后加等量的磷酸盐缓冲液(pH 6.9),染色 10~15 分钟,自来水冲洗,待自然干燥后,用光学树脂封片,置油镜下镜检。③注意事项:用液化精液直接推片,背景不清晰,染色效果欠佳;离心速度不宜超过 2000 r/分钟,时间不超过 10 分钟,以免破坏精子及细胞;瑞-姬混合染液配制时,不能渗入水以免出现沉渣,影响染色效果,染色时间随温度变化而变化。

(5)255 例无精子患者果糖 α-葡萄糖苷酶生精细胞白细胞检测结果见表 10。

表 10　果糖 α-葡萄糖苷酶、生精细胞、白细胞检测结果(%)

果糖		α-葡萄糖苷酶		生精细胞		白细胞检测	
0	79(30.98)	0	16(6.27)	0	136(53.33)	0	96(37.65)
降低	65(25.49)	降低	103(40.39)	生精阻滞	91(35.69)	白细胞增多	61(23.92)
正常	111(43.53)	正常	136(53.34)	各类生精细胞	28(10.98)	正常	98(38.43)

3. *治疗方法*

(1)治疗组:精道瘀阻型无精子症,治以活血化瘀通络为治则,施以活血化瘀通络汤为方剂。药用桃仁、红花各 12g,丹参、路路通、王不留行各 25g,皂角刺、刘寄奴、炒穿山甲各 10g,川牛膝 15g,水蛭 6g,当归 15g,川芎、甘草各 12g。

(2)对照组:精道瘀阻型无精子症,口服四环素片,每次 0.5g,每日 3 次,服用 25 日,停 5 日,连服 6 个月。维生素 E 每次 10mg,每日 3 次;维生素 C 每次 100mg,每日 3 次,连服 6 个月。

4. *治疗结果*

(1)疗效标准。痊愈:配偶怀孕;显效:腰痛,会阴部疼痛,睾丸胀痛消失,小便正常,舌苔、脉象恢复正常,精子密度$>60\times10^6$/ml,精子活动率>60%,精子活力 A 级,活动精子>25%;有效:腰痛,会阴部疼痛,睾丸胀痛,小便余沥临床症状减轻,精子密度$(20\sim25)\times10^6$/ml,精子活动率 30%~40%,精子活力 A 级,活动精子 10%~15%;无效:腰痛,会阴部疼痛,睾丸胀痛,小便余沥临床症状无改善,精子密度$\times10^6$/ml。

(2)两组治疗结果比较见表 11。

(3)两组治疗前后精液主要参数的比较,治疗组 95 例,对照组 60 例,见表 12。

表 11　两组治疗结果比较(%)

	n	痊愈	显效	有效	无效	精子增生率
治疗组	95	14(14.74)	34(35.79)	15(15.79)	32(33.68)	63(66.32)
对照组	60	4(6.67)	11(18.33)	7(11.67)	38(63.33)	22(36.67)

注:治疗组的治疗结果与对照组相比有显著性差异($P<0.01$)

表 12　两组药治疗前后主要参数的比较($\bar{X}\pm s$)

	治疗组疗前	治疗 3 个月	治疗 6 个月	对照组疗前	治疗 3 个月	治疗 6 个月
精子密度($\times 10^6$/ml)	0	11.2±8.3	56.4±25.6	0	7.8±5.1	35.9±24.9
精子活动率(%)	0	33.7±11.4	52.5±10.7	0	25.2±9.5	28.7±23.4
a 级(%)	0	12.3±6.6	23.3±5.3	0	10.7±4.2	16.3±9.7

注:治疗组的治疗结果与对照组相比有显著性差异($P<0.01$)

5. 讨论　现代医学认为,无精子症可分为分泌性无精子症和阻塞性无精子症两种。前者是由于睾丸不产生精子,病源在睾丸;后者则睾丸产生精子,主要是精道阻塞(双侧完全性阻塞),而造成无精子症。先天性阻塞性无精子症包括先天性附睾发育不全;先天性输精管发育不良或闭锁及缺如;先天性射精管梗阻。后天性阻塞性无精子症主要是感染。精浆果糖是精囊细胞的主要分泌物,精浆 α-葡萄糖苷酶主要由附睾分泌,是附睾的特异性酶和标记酶,两者均阴性是精囊或以下部位阻塞或缺如,如精囊输精管缺如或射精管梗阻。两者通过仔细扪摸输精管可区别之;两者均阳性阻塞部位是在附睾以上,如睾丸至附睾处阻塞或附睾睾丸不连接;果糖阳性而 α-葡萄糖苷酶阴性阻塞部位是在输精管,如双侧输精管阻塞或附睾睾丸不连接。精子发生即由精原细胞到初级精母细胞、到次级精母细胞、到精子细胞的细胞分裂,从精子细胞到形成精子,没有细胞分裂,而是一个连续过程。无精子症往往发生在减数分裂或精子生成这两个关键阶段,尤以初级精母细胞比例增多常见,属分泌性无精子症。精液中仅发现支持细胞,未发现生精细胞,属分泌性无精子症中的唯支持细胞综合征。精液中既未发现生精细胞又未发现支持细胞属分泌性无精子症。过多的生精细胞脱落可造成高位完全阻塞,从而导致阻塞性无精子症。白细胞增升过去认为是附属腺炎症,当然并不排除急性附属腺炎症,精液中会出现大量的白细胞。但现在的研究已证实二者之间并无直接关系。精液中白细胞与细菌、解脲支原体抗体、沙眼衣原体抗体的存在无明显相关性。有多种潜在的因素成为精液中白细胞增多的原因,如与吸烟或酗酒相关的生殖道局部炎症性变化,可使精液中白细胞增升。因此,笔者通过检查生精细胞和白细胞来鉴别生精功能障碍和生殖道局部炎症。精液常规检直接查白细胞往往把各种生精细胞误认为白细胞。因此,采用两种染色法来鉴定生精细胞和白细胞,对正确的诊断起到良好的效果。因此,笔者通过这些测定鉴别阻塞性和分泌性无精子症,收到良好的效果。无精子症的类型诊断对治疗选择和预后的估价十分重要。分泌性无精子症中的唯支持细胞综合征缺乏生精细胞,是不治之症。可用供精者的精子来进行人工授精达到生育。分泌性无精子症中的生精阻滞,虽然说是难治之症,但也有治愈之病例。阻塞型无精子症笔者采用活血化瘀通络汤施治。

中医学中虽然无"无精子症"之病名,但可概属于"绝育""无子""精冷无子"等病的范

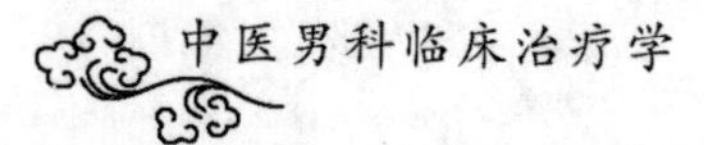

畴。因此,笔者依据中医学的辨证论治对精道瘀阻型(双侧完全性阻塞)无精子症进行了探究。

本方所治精道瘀阻型无精子症,此证是体内离经之血未能消散形成瘀血,瘀血影响气机不畅、经气不利导致精道瘀阻所致。因为两肋与少腹是足厥阴肝经所经过之处,经气不利,故见腰痛。足厥阴肝经绕阴器,经气不利故见会阴部疼痛,睾丸胀痛,小便余沥。舌暗红,脉涩皆为瘀血之征象。所以治以活血化瘀通络为治则,施以活血化瘀通络汤为方剂。方中桃仁辛、苦,具有活血祛瘀之功效;红花辛、微温,具有活血祛瘀、通经之功效,以解瘀血之急,故为君药。丹参苦、微寒,具有活血祛瘀之功效;路路通辛、苦,具有通经络之功效;王不留行辛、甘、平,具有活血通经之功效;皂刺辛、温,具有托毒排脓、活血消痈之功效;刘寄奴辛、苦、温,具有散瘀、破血通络之功效;炒穿山甲咸、微寒,具有通经、祛瘀散结之功效;川牛膝苦、酸,具有活血祛瘀、引血下行功效;水蛭辛咸,具有破血逐瘀、通经消癥之功效。皆助君药增强活血化瘀通络之功效为臣药。当归甘、辛、温,既有补血、又能活血祛瘀,行气,使祛瘀而不伤阴血之功效;川芎辛、温,具有活血行气之功,其乃血中之行气药,善于行气,用治血瘀气滞效果颇佳,为使药。甘草甘、平,具有益气补中、清热解毒、缓急止痛之功,缓和药性为使药。本方活血祛瘀,活血而不耗血,祛瘀又能生新,合而用之,使瘀祛气行,经气利,精道自通矣,则诸症可愈。据现代医学研究证实,活血化瘀药中有许多具有抗感染作用的药物,如丹参,川芎等,它们在直接或间接地达到抗菌的目的,反映出其在抗感染中所起的独特作用。也具有加快微循环血液流速的作用。这对主要是由感染引起的精道瘀阻型(双侧完全性阻塞)无精子症也是有效治疗药物。

[引自:马存亮,2006.活血化瘀通络汤治疗精道瘀阻型无精子症.中医药学刊,24(6):1164-1166.]

(二)中西医结合治疗无精子症

徐吉祥于2002年发表《中西医结合治疗无精子症举隅》一文。

无精子症是男性不育症中疑难症之一,多数医生和患者认为是不治之症而放弃治疗,然笔者认为,除睾丸等生殖器官先天发育异常或后天不可逆性病变之外,只要明确诊断,去除诱因,因病制宜,坚持治疗,许多患者还是有治愈希望的。近10年来,笔者采用辨病与辨证相结合的中西医综合疗法治愈本症20余例,兹举隅如下。

1. 抗精子抗体自身免疫性生精功能阻滞　王某,27岁,工人。主诉结婚4年不育(女方正常)。曾在多家医院化验精液均未见精子,于1996年4月22日初诊。无自觉症状,性功能正常。无烟酒嗜好及食棉子油史。男科体检:未发现异常。实验室检查:精液常规未发现精子;血清抗精子抗体阳性;精液生精细胞分析见有精原细胞、精母细胞,但无精子及精子细胞;解脲支原及沙眼衣原体均阴性;性激素正常。诊断:抗精子抗体自身免疫性不育。舌质暗红,苔薄白,脉细偏弦。中医辨证属肝肾不足,湿瘀阻滞。治以滋补肝肾,理气活血,祛湿解毒。自拟方:生何首乌20g,砂仁6g,木香15g,当归10g,败酱草、马鞭草各15g,薏苡仁30g,甘草6g。每日1剂,水煎服,连服1个月。5月31日二诊,复查精液常规:色灰白,精液量6ml,pH 7.5,液化时间正常,黏稠度(+),精子密度3000万/ml,精子活动率40%,活动力一般,正常形态精子70%;血清抗精子抗体转阴。药用知柏地黄丸(浓缩丸,开封医专制药厂生产)8粒、腺苷辅酶维生素 B_{12} 250μg,维生素E 0.1mg,均每日3次口服,并嘱其择时怀孕。6月30日复查,精液常规:精子密度4000万/ml,精子活动率60%,活动力良好,余正常;抗精子抗体阴性。上药继续服用。1997年4月妻子顺产一健康男婴。

按：精子具有抗原性，由于炎症、梗阻、创伤等原因，一旦精子及其抗原物质透过血-睾屏障或直接进入血液与免疫系统接触，即可诱发抗精子抗体，后者可透过血-睾屏障，干扰精子的产生及其生理功能。本例即是抗精子抗体作用于已具有精子抗原性的精子细胞。所以精液化验只见精原细胞、精母细胞而不见精子及精子细胞。此结果同时还排除了输精管梗阻性无精子症。故本例治疗的关键是抑制抗精子抗体的产生并消除之。方中木香、当归理气活血，具有抑制抗精子抗体作用：何首乌滋补肝肾，合当归养血生精；甘草有皮质激素样作用；何首乌具有抗自由基作用，并含有大量卵磷脂为组成细胞膜的重要物质，可使精子细胞保持完整性，修复抗精子抗体及自由基攻击所致的精子膜损伤；败酱草、马鞭草、薏苡仁、砂仁渗湿化湿；败酱草合何首乌生用可以解毒，消除抗体，砂仁合木香理气健脾以制熟地黄之腻性，诸药合用，理气活血，祛湿解毒，补而不腻，并能抑制体液免疫，从而解除了抗精子抗体对生精功能的阻滞，故效如桴鼓。

2. 性激素失调性无精子症　李某，29岁，干部。婚后5年(女方避孕3年)，发现不育2年于1996年4月18日初诊。患慢性鼻炎20年，6岁曾患腮腺炎，8岁时曾有睾丸外伤史。无烟酒嗜好及食用棉子油史。男科体检：第二性征正常，睾丸发育正常，左侧精索静脉曲张Ⅰ度，双侧乳核直径3cm。实验室检查：两次精液常规均无精子，色灰白，精液量15ml，生精细胞分析可见少量精原细胞和初级精母细胞；血清抗精子抗体阴性。诊断：性激素失调性无精子症。中医辨证：体倦乏力，面色萎黄，舌淡苔白，脉缓无力，双尺尤其。证属脾肾两虚。治则：健脾补肾，养血生精。给予归脾丸、六味地黄丸(浓缩丸。开封医专制药厂生产)各8粒、胰激肽释放酶片2片，金水宝胶囊(每粒含人工培养冬虫夏草菌0.3g，江西金水宝制药厂生产)3粒、甲睾酮5mg，均每日3次口服，连服2个月。5月26日复诊。面色正常，自觉有力，舌淡红，苔薄白，脉和缓。化验E 80pg/ml、T 12.18ng/ml(正常2.60～13.20)，精液常规无精子，上药加鱼肝油胶丸1丸，每日3次口服。7月18日三诊，化验E 76pg/ml、T 6.83ng/ml，药用金水宝胶囊3粒、胰激肽释放酶2片，每日3次。氯米芬25mg，每日1次。中药：熟地黄、白芍、菟丝子、淫羊藿各20g，何首乌、枸杞子、覆盆子、当归各15g，黄芪、鹿角胶、甘草各10g，每日1剂，水煎服。连服1个月。8月19日四诊，复查精液常规已见少量精子，效不更方，上药继服。9月22日五诊，前5项性激素均正常，精液常规：色灰白，精液量5ml，精子密度3000万/ml，精子活动率45%，活动力一般。正常形态精子50%。上药继服。10月25日六诊，精液常规：精子密度5000万/ml，精子活动率65%，活动力良好，正常形态精子70%。仍以上药加减继服。12月28日告知女方停经37日，化验HCG阳性。

按：本例患者第二性征正常，但双侧乳核增大，内分泌失调已见端倪，化验性激素E/T、比例失调。曲细精管上皮因缺少T的支持而生精功能阻滞。患者虽病史复杂，体弱明显，但睾丸发育尚属止常，故认为有治愈之希望。辨证属脾肾两虚，药用归脾丸、六味地黄丸、金水宝、甲睾酮，培补先后天之本，调整内分泌激素；鱼肝油之维生素A促进生精上皮细胞增生；胰激肽释放酶片扩张末梢血管，增强生精过程中的氧气供应，改善生殖腺的新陈代谢，增加精子活性及生成数量；后期中药汤剂益气养血，补肾生精，取李时珍“血盛则精长，气聚则精盈”之意。从治疗结果看，似为后期效佳，从生精周期(从发生到排出需76～90日)分析，实有早期之功。此类病例疗程均长，树立信心，坚持治疗是成功之关键。

3. 物理因素性无精子症　高某，28岁，工人。诉婚后4年不育，多家医院化验诊断均为无精子症，治疗无效，夫妻关系紧张，于1993年9月10日来诊。无自觉症状，舌脉正常，男科体检正常，细询问有关生活习惯，得知患者性情洁癖，喜穿紧身化纤内裤及牛仔裤。常热水泡浴。诊断：高温杀精性无精子症。晓之以理，授之以法，嘱其注意事项。夫妻满意而归，关系和睦，如法调整生活习惯，去除诱因，半年后告知其妻已怀孕。

按：精子活动的适宜温度比体温低1～2℃，局部温度过高可严重杀伤精子，热水坐浴已被计划生育工作者用作男性避孕。紧身裤、化纤裤、牛仔裤可影响睾丸活动及阴囊散热，造成局部温度升高，化纤织物具有静电，经摩擦更易放电，而精子对电波影响非常敏感。若医者能留心询查，使患者避开诱因，便可不药而愈。

4. 化学因素性无精子症　张某，25岁，农民。婚后3年不育，于1991年11月7日初诊。戒食棉子油已2年。男科体检：仅发现左侧精索静脉曲张Ⅰ度。实验室检查：2次精液化验，精子0～3个/HP；性激素、抗精子抗体均正常。无自觉症状，舌象正常，脉象偏弦。治宜补肾生精，给予加味五子衍宗丸（黄芪、当归、熟地黄、淫羊藿，菟丝子、枸杞子、车前子、覆盆子、五味子、鹿角胶等，蜜丸，每丸6g，本院制剂室生产）1丸，每日3次口服，连服2个月。1992年1月15日复查精液，精子密度4000万/ml，精子活动率30%，活动力差。加服维生素E 0.1g，每日3次。2月12日查精液，精子骤降为3～5个/HP，细追询原因可能为近日不慎吸入一氧化碳2次，乃加服维生素C 0.2g，每日3次，2月26日再查精液常规，精子密度4500万/ml。精子活动率45%，活动力一般。上药继服。3月19日查精子再次降至2～6个/HP，述近3日在菜棚内劳动感觉头痛，以往亦常有此类情况。考虑棚内劳动时吸入一氧化碳过多导致煤气中毒，嘱其注意事项，上药继服。4月16日查精液常规，精子密度6000万/ml，活动率40%，活动力一般。继服上药至7月初，告知其妻已怀孕。其妻于1993年3月顺产一健康女婴。

按：精子对缺氧及有害物质非常敏感，患者在菜棚内劳动后都有缺氧症状；柴油中含有铅、镉等有害物质；棉酚抑制精子产生已被公认，甚至可造成不可逆性的生精障碍。患者早期进食棉子油（含有棉酚）、常年间断或阶段性在菜棚内劳动吸入一氧化碳，并时常接触甚至吸咽柴油。棉油虽戒，后两者时常有染，以至在治疗过程中出现两次反复，方引起注意。最后诊断为化学性无精子症。可见能否查明并解除病因，关系到治疗的成败。

5. 输精管炎症梗阻性无精子症　张某，24岁，农民。结婚2年不育（女方月经不调，另治），多次精液化验均无精子，于1997年2月28日初诊。无烟酒嗜好及食用棉子油史。男科检查：第二性征正常，睾丸发育正常，双侧附睾饱胀无压痛，双侧精索轻度压痛。实验室检查：精液常规化验，色淡黄，精液量3ml，脓细胞（＋＋＋），未见精子及各级生精细胞；性激素化验正常；血清抗精子抗体阴性（女方阳性）。诊断：输精管炎症梗阻性无精子症。中医辨证：自觉会阴部及阴囊郁胀，舌质暗红，舌苔黄腻、脉象沉滑。证属下焦湿热，精道瘀阻。治则：清利湿热，化瘀通精。中药：知母、黄柏、虎杖、荔枝核、穿山甲、玄参、牡蛎、浙贝母各10g，土茯苓、萆薢、川牛膝各20g，蒲公英、鸡血藤各30g，每日1剂。水煎服。配服多西环素0.1g，维生素E 0.1g，维生素C 0.2g，每日3次口服。3月21日二诊，症状、体征消失，舌脉象好转；精液常规：色淡黄，精液量2ml，液化时间正常，pH 7.2，黏稠度（＋），凝集度（＋），精子密度7000万/ml，精子活动率40%，活动力一般，正常形态精子40%。上方去穿山甲、鸡血藤、玄参、浙贝母、荔枝核、牡蛎，加熟地黄20g，生何首乌20g，木香10g，继服。并停用两药。4月21日三诊，精液常规：色灰白，精液量3ml，pH 7.0，液化时间正常，黏稠度（＋），凝集度（－），精子密度8000万/ml，精子活动率80%，正常形态精子80%。给予知柏地黄丸8粒，每日3次口服，以巩固疗效。同年8月份随访女方已怀孕。

按：本例是生殖道炎症所致输精管梗阻性无精子症，女方抗精子抗体阳性而男方却为阴性，估计梗阻时间不会太长，认为可以非手术治疗。乃先以西药抗生素清除感染灶，同时中药辨证施治，重用软坚散结活血通络之品，疗程短，效果好，充分体现了辨病与辨证结合、中西医联合治疗本症的优越性。

[引自：徐吉祥，2002.中西医结合治疗无精子症举隅.中医药通报，1(5)：36-38.]

(三)睾丸性无精子症中医证型间睾丸病理类型、IgG、IgM 的比较研究

卢太坤、聂明、高金龙等于 2005 年发表《睾丸性无精子症中医证型间睾丸病理类型、IgG、IgM 的比较研究》一文。

摘要 目的：通过对睾丸性无精子症肾虚证组、血瘀证组患者睾丸病理类型、IgG、IgM 的比较研究，为辨证论治睾丸性无精子症提供理论依据。方法：31 例睾丸性无精子症患者的睾丸组织，其中肾虚证者 16 例，血瘀证者 15 例。正常对照组睾丸 5 例。进行病理检查，睾丸病变程度行 Makler 评分，利用免疫组织化学 ABC 法检测睾丸组织中 IgG、IgM 沉积情况，并对上述结果行统计学处理。结果：两组患者的病理类型都以生精阻滞为主，但血瘀证组患者的睾丸病变更为严重而复杂。31 例患者中 22 例有 IgG 沉积，11 例有 IgM 沉积，两组间比较无显著性差异，免疫复合物的沉积与睾丸病变程度无关。结论：血瘀证患者睾丸组织病变更为严重。自身免疫在肾虚证、血瘀证患者中普遍存在，但免疫因素在睾丸性无精子症的发病机制中不占主导地位，自身免疫与证型无关。

睾丸性无精子症属于非梗阻性无精子症的一种类型，是除外遗传因素，由各种致病因素引起睾丸损伤而导致的无精子症。睾丸性无精子症致病原因非常庞杂且大多数机制未明，治疗手段有限，是世界公认的医学难题之一。

本研究试图通过对睾丸性无精子症肾虚证组、血瘀证组患者睾丸组织病理、IgG、IgM 的比较研究，进一步明确免疫因素、睾丸病变与肾虚、血瘀的关系，为辨证论治睾丸性无精子症提供理论依据。同时，睾丸性无精子症是各种致病因素损伤睾丸的终末表现，通过本研究可为深入研究睾丸病变与精子发生提供参考。

资料与方法

1. 诊断标准 ①连续 3 次精液常规未发现精子；②睾丸活检组织中未发现精子细胞(以排除梗阻性无精子症)；③查体：男性体征，喉结、胡须、阴毛、阴茎、阴囊发育正常，男性语音。

2. 排除病例标准 ①遗传因素导致的无精子症，如查体发现类无睾体征，DNA 检测异常者；②梗阻性无精子症；③内分泌紊乱导致的无精子症。如高泌乳素血症、垂体瘤、肾上腺皮质增生、肾上腺肿瘤、雄激素低下等。

3. 中医证型分组标准 据《中药新药治疗男性不育的临床研究指导原则》；1986 年 11 月，广州，第二届全国活血化瘀研究学术会议修订的《血瘀证诊断标准》；结合厦门市中医医院男科诊疗经验。在符合上述诊断标准的无精子症患者中，表现为无临床症状，或体虚乏力、腰膝酸软、面色少华、畏风寒、性欲减退、性欲亢进、舌淡或舌红少苔、脉细弱者纳入肾虚组。表现为睾丸坠胀疼痛，精索静脉曲张(包括亚临床型精索静脉曲张)，或下腹部、会阴胀痛，舌质暗或有瘀斑瘀点，脉弦或涩者纳入血瘀组。

4. 临床资料

(1)本组患者共 31 人，年龄 23～40 岁，平均年龄 29.62 岁，不育期 1～11 年，平均 4.40 年。全部为厦门市中医医院男科和泌尿外科门诊就诊的患者。其中肾虚证组患者 16 例，年龄 26～40 岁，血瘀证组患者 15 例，年龄 23～38 岁。

(2)正常对照组 5 例。1 例为梗阻性无精子症患者，年龄为 29 岁。1 例为左睾丸肿瘤，取尚正常的睾丸组织,年龄为48岁。2例为前列腺癌患者,睾丸切除标本,年龄分别为75岁、76岁。1例为尸检睾丸标本,年龄为27岁。

5. 检测方法

(1)睾丸活检标本:HE染色,参照吴明章等主编的《男性生殖病理学》进行睾丸的基本生殖病理分型,并计算Makler积分。连续观察100个曲细精管,分别测定曲细精管内径(D),管周膜厚度(M),管壁生殖细胞层数(P),生殖细胞成熟程度(S),每个项目按0~5进行评分,然后从10个曲细精管的评分结果,计算出平均得分TMS。评分标准如下。①曲细精管内径(D):正常在150~250μm,为5分;轻度缩小在100~150μm,为4分;中度缩小在75~100μm,为3分;明显缩小在50~75μm,为2分;严重缩小在20~50μm,为1分;近乎闭塞在0~25μm,为0分。②管周膜厚度(M):正常在3μm左右,为5分;轻度增厚在3~5μm,为4分;中度增厚在5~7μm,为3分;明显增厚在7~10μm,为2分;严重增厚在10~13μm,为1分;透明样变其厚度>13μm,为0分。③生殖细胞层数(P):大于4层者,为5分;3~4层者,为4分;2~3层者,为3分;1~2层者,为2分;1层者,为1分;无细胞者,为0分。④生殖细胞成熟程度(S):有成熟精子5分;阻滞在精子细胞阶段4分;阻滞在次级精母细胞阶段3分;阻滞在初级精母细胞阶段2分;阻滞在精原细胞阶段1分;仅有支持细胞0分。

(2)免疫组织化学染色ABC法:检测睾丸组织IgG、IgM的沉积情况,所用试剂全部由福州迈新公司提供。

6. 统计学处理 本研究采用美国SPSSLO 0.5统计软件对研究数据进行检验。计量资料用t或t'检验,计数资料用χ^2检验,并做相关回归分析。

结果

1. 31例患者睾丸组织病理类型以生精阻滞(C)为主者,共23例,占74.2%,23例中有4例为生精阻滞伴生精细胞脱落的混合型病变(C,D)。支持细胞综合征(E)共5例,占16.1%。曲细精管纤维化(G)者2例,占6.5%,曲细精管透明变性(H)者1例,占3.2%。肾虚组16例患者,生精阻滞者14例,支持细胞综合征者2例。血瘀组15例患者,生精阻滞者9例,支持细胞综合征者3例,曲细精管纤维化者2例,透明变性型者1例。

2. 血瘀组中有3例因睾丸组织太小,无法进行免疫组化染色。28例患者中22例睾丸组织中有IgG沉积,11例睾丸组织中有IgM沉积。IgG阳性率为78.57%,IgM阳性率占39.29%。IgG阳性率与文献报道相似,IgM阳性率比文献报道低。IgG、IgM主要沉积于曲细精管间,界膜上,曲细精管内,生精细胞,支持细胞上,与文献报道相同。血瘀组和肾虚组中IgG、IgM沉积情况(表13),分别与正常对照组比较,均有非常显著的差异($P<0.001$)。

表13 各中医证型睾丸组织免疫球蛋白沉积与正常对照组比较情况(n,%)

组别	n	免疫球蛋白	
		IgG	IgM
血瘀组	12	10(83.33%)*	4(33.33%)*
肾虚组	16	12(75.00%)*	7(43.75%)*
正常对照组	5	0(00.00%)	0(00.00%)

注:与正常对照组比较*.$P<0.001$

3．两组睾丸组织病变情况比较(表 14)，其中 TMS 在统计学上差异显著($P<0.05$)，说明肾虚组患者睾丸病变较轻；两组曲细精管内生精细胞层数 P 在统计学上存在显著差异($P<0.05$)，说明肾虚组生精状况优于血瘀组。

4．在 31 例患者中，有 28 例进行了免疫组化染色，其中肾虚组 16 例，血瘀组 12 例。对免疫组化染色结果进行评分，－为 0 分；±为 0.5 分；＋为 1 分；＋＋为 2 分；＋＋＋为 3 分。将 28 例睾丸性无精子症患者及其肾虚组、血瘀组睾丸组织 IgG、IgM 沉积情况分别与文献报道的 12 例正常人睾丸 IgG、IgM 沉积情况正常组相比，在统计学上差异非常显著($P<0.001$)。而肾虚组与血瘀组睾丸组织 IgC、IgM 沉积情况在统计学上无显著性差异($P>0.05$)(表 15)。

5．对 28 例患者 IgG、IgM 沉积情况与睾丸组织病变程度(TMS)及生精功能(P+S)进行相关分析，根据原始数据分别计算 IgG、IgM 沉积情况各自与睾丸组织病变程度(TMS)及生精功能(P+S)的相关系数，结果显示各项指标均有不同程度的相关性，但是 IgG、IgM 与睾丸组织病变程度(TMS)及生精功能(P+S)相关性均不显著($P>0.05$)(表 16)。

表 14　各中医证型睾丸组织病变情况比较($\bar{X}\pm s$)

组别	n	TMS	D	M	P	S
肾虚组	16	13.10±3.37*	4.28±0.51	3.78±0.73	2.25±1.05*	2.78±1.41
血瘀组	15	9.83±4.99	3.59±1.58	3.11±1.45	1.37±1.23	1 75±1.64

注：与血瘀组比较，*．$P<0.05$

表 15　本研究 8 例患者睾丸组织 IgG、IgM 沉积情况与文献报道正常人比较($\bar{X}\pm s$)

组别	N	IgG	IgM
本研究无精子症患者	28	1.39±1.07*	0.45±0.63*
肾虚组	16	1.44±1.15*	0.53±0.72*
血瘀组	12	1.33±0.98*	0.33±0.49*
文献报道正常对照组	12	0.083±0.19	0.08±0.19

注：与文献报的 12 例正常人比较，*．$P<0.001$

表 16　IgG、IgM 沉积情况与睾丸组织病变程度(TMS)及生精功能(P+S)的相关分析

	TMS		P+S	
	相关系数	P	相关系数	P
IgG	0.34	>0.05	0.34	>0.05
IgM	0.13	>0.05	0.16	>0.05

注：IgG、IgM 沉积情况与睾丸组织病变程度、精子成熟状况均呈低度相关

讨论

睾丸正常的组织结构包括睾丸间质和曲细精管。曲细精管由两部分组成：固有膜和生精上皮。其中生精上皮包括支持细胞和生精细胞。而生精细胞又包括精原细胞、初级精母细胞、次级精母细胞、精子细胞、精子 5 个发育阶段。它们按发育顺序依次由周缘向管腔面呈同心圆

状排布，精原细胞贴近基底膜，精子细胞靠近管腔。精子则散落于管腔中。任何致病因素损伤睾丸精子产生的任一环节，都会影响到生精功能，严重者将发展为睾丸性无精子症。

本研究发现，睾丸性无精子症肾虚组病理类型相对比较单纯，主要为生精阻滞型。血瘀组虽然也以生精阻滞为主，但病理类型比较复杂。血瘀组患者与肾虚组患者睾丸组织相比，病变较重；肾虚组患者睾丸生精功能优于血瘀组。对于睾丸性无精子症患者来说，并不是他们的睾丸中真的没有精子，而是由于各种病理因素的作用下，精子发育停滞于某一阶段。如果能及时祛除致病因素，积极治疗，部分患者仍有恢复生育能力的希望。对于肾虚证患者，病变较轻，且生精功能较好，更应积极施治，临床上就有不少成功的报道。对于有血瘀证的不育男性，应早期及时治疗，以防病变发展到严重阶段。

本研究发现，肾虚型组与血瘀型组患者睾丸组织绝大多数都有 IgG、IgM 免疫复合物沉积，且与正常对照组比较差异非常显著；与文献报道正常组 12 例（免疫组化染色方法与本文相同，其中 2 例 IgG、IgM 为弱阳性）比较差异也非常显著。提示自身免疫因素在睾丸性无精子症肾虚证、血瘀证患者中普遍存在。但是，IgG、IgM 免疫复合物沉积情况与睾丸病变程度及生精功能无关，说明在睾丸性无精子症的发病机制中，免疫因素不占主导地位；且免疫因素与肾虚，血瘀关系不大，肾虚证组与血瘀证组免疫复合物沉积情况在统计学上无显著性差异。所以，在治疗睾丸性无精子症时，仍应以辨证施治为主，但无论其属于中医哪种证型，都可以结合现代中药药理的研究成果，佐以能调节免疫力的中药，以期获得更好的疗效。

［引自：卢太坤，聂明，高金龙，2005.睾丸性无精子症中医证型间睾丸病理类型、IgG、IgM 的比较研究.中国男科学杂志，19(4)：28-30，41.］

（四）黄海波教授诊治“精病”经验采菁

黄震洲、张龙梅、荣宝山于 2019 年发表《黄海波教授诊治“精病”经验采菁》一文。

1. 对不育症的认识　将精液异常所致的不育统称为“精液病”，简称“精病”。认为不育症病情繁杂疑难，病程迁延，是许多疾病或多种因素造成的一种结果，而非独立性疾病。脏腑辨证以肾虚为主，脾虚肝郁为辅，湿、热、痰、瘀相互搏结所致。其关键在于精液异常，以精子或精浆的异常为主要表现，具体表现为精子减少或增多、无精子、精子畸形、精子动力异常、死精、血精、精液量减少或增多、不液化等。辅助检查包括精液常规、内分泌激素测定、睾丸活检等可资诊断。

2. 诊治思路　针对“精病”之病因病机，强调应以补肾填精为要，疏肝调脾为辅，即益肾的同时注意祛除湿、热、痰、瘀之邪，并辅以饮食、情志调摄等，目的在于补偏救弊，从而使精液的各项指标趋于改善，以提高精液质量，提高孕育能力。

针对肾阳亏虚或兼有脾虚者，黄海波教授多运用自拟成方“黄氏增精丸”加减。

肾虚虽主责之“精气清冷”，亦有阴虚有热之例，故治当别阴阳，不能概用温补，以免灼伤阴精，而犯“虚虚实实”之戒。同时基于阴阳之间存在互根互用的关系，所以在具体处方时应做到滋阴顾及阳气，壮阳不伤阴精。即前人所称“善补阳者，必于阴中求阳，则阳得阴助而生化无穷；善补阴者，必于阳中求阴，则阴得阳升而泉源不竭”。针对肾阴不足，多运用自拟经验方“黄氏嗣育丸”加减。

3. 验案举例

(1)验案一

患者甲，男，35 岁，公交司机，2008 年 7 月 5 日初诊。主诉结婚 4 年不育。婚前有手淫史，婚后性欲亢进,性交频繁。女方查无异常。男方第二性征正常,双侧睾丸体积偏小,弹性差,双侧输精管稍有结节,查为无精子症。经介绍来笔者医院治疗。精液常规:精液量1.5ml,液化良,无精子。自述睾丸时痛,内外生殖器查无异常。现症见:手足心发热,烦躁,两颊红赤、口干咽燥、失眠盗汗,头晕耳鸣(测体温、血压均正常),常梦遗。舌红苔薄黄,脉细数有力。证属阴虚火旺。投以黄氏嗣育丸加荔枝核10g,山楂核10g,金银花20g,以滋阴清热、健脾利湿、活血化瘀。复诊诉睾丸疼痛消失,手足心发热、烦躁、两颊红赤等症明显好转,精液化验:每高倍视野有少许活动精子。效不更方,继服上方3个月。三诊诉前症减轻明显,复查精液:精子计数0.8×10^6/ml,活力a级5%,b级20%,活动率50%。上方再服3个月。于2009年5月告知妻子怀孕,次年平安产一子。

按语:方中据《内经》"精不足者,补之以味""精血皆有形,以草木无情之物为补益,声气必不相应"之理,以鹿茸、雄蚕蛾等血肉有情之品壮阳益阴,益肾健骨;精血喜动恶滞,湿、热、瘀等均可影响肾的气化功能,而致精血生成障碍。故益肾的同时酌加茯苓、牡丹皮、生地黄、甲珠等健脾利湿、清热凉血、活血行瘀等药物,达到补中有通、补而不滞之效。方中补肾生精与活血养血药物相伍,有改善睾丸和附属性腺内环境,促进精子生成的作用。

(2)验案二

患者乙,男,32岁,个体,2013年2月19日初诊。主诉:结婚3年未避孕未受孕。性生活正常,每周1～2次,妻子妇科检查无异常。2011年2月在当地医院精液检查结果为:精液不液化。他处就诊,曾服益肾滋阴、健脾益肾、滋阴降火等药,疗效不显著。现症:形体肥胖,腹部肥满松软,面部油脂分泌较多,面黄少华,常胸闷泛恶,肢冷困重,头晕嗜睡,精神困倦,身重不爽,纳差不欲饮,便溏尿少,口黏不爽,舌淡胖苔白腻,边有齿痕,脉滑。检查:双睾丸容积平均14ml,附睾无硬结及触痛,前列腺液(−)。精液分析:淡黄色,量3ml,精液24小时不液化,其质黏稠,溶液或物质的酸碱度(pH)7.5,精子计数68×10^6/ml。活率30%;活动力:a级精子0%,b级30%,畸形率15%。辨证为脾虚失运、痰湿内生、精道受阻。治则:益肾健脾、化痰除湿。方用健脾化痰液化汤治疗,水煎服。服药期间禁用烟酒芹菜及辛辣刺激之品,连续服上方药30剂后。复查精液:90分钟后已液化,精子活力:a级15%,b级35%,效不更方,继服原方,2个月后,体重减轻,诸证好转。精液化验:40分钟已液化,其他各项指标均达正常。其爱人怀孕,次年足月顺产一男孩。

按语:据患者形体肥胖,腹部肥满松软,脘腹痞满,肢冷困重,头晕嗜睡,纳差不欲饮,精液质黏稠等症判属痰湿内蕴。脾主运化,为后天之本,脾胃亏虚,气血生化之源不仅生湿生痰,亦不足以补益先天,终致痰湿内蕴,精血亏损而不育。根据"血盛则精长。气聚则精盈"之原则,运用具有补肾健脾,化痰除湿之方药,标本兼治,则嗣育有望。

[引自:黄震洲,张龙梅,荣宝山,2019.黄海波教授诊治"精病"经验采菁.中医临床研究,11(14):56-58.]

(五)药食相辅辨治"精液病"经验浅谈

黄震洲、荣宝山于2018年发表《黄海波教授药食相辅辨治"精液病"经验浅谈》一文。

1. 药食并治的理论基础　《养老奉亲书》:"水陆之物为饮食者,不管千百品,其四气五味、冷热补泻之性,亦皆禀于阴阳五行,与药物无殊……人若知其食物,调而用之,则倍胜于药……善治药者,不如善治食者。"《千金要方》也说:"安身之本,必资于食……食能排邪而安脏腑,悦神爽志以资气血。若能用食平疴,释清遗疾者,可谓良工。"

2. 临证经验　黄海波教授认为男性不育主要病因在于精液异常。而精液源自肾精，肾精虽主要源于先天之精，但又要靠脾所化生的后天之精所充养，才能源源不绝确保正常。《傅青主女科》云："脾为后天，肾为先天，脾非先天之气不能化，肾非后天之气不能生，补肾而不补脾，则肾之精何以遂生也。"由此可见，脾肾对男性生育能力有着重要的影响。临证中，由于补肾之品多滋腻碍胃，久服势必影响脾之运化。正如王勃《存存斋医话稿》所言："盖补精必用浓之品，然总须胃化脾传，方能徐徐变精归肾。"且现代男性对蔬菜和水果摄入不足，饮食无时，加之嗜酒、贪凉等不良饮食习惯都会使脾胃受损。加之长期的脑力劳动，思虑太过影响脾的运化或长期情志不畅导致肝气郁结，气机郁滞等，亦可损伤脾胃，耗伤气血，使脏腑功能减弱，正气亏虚。

在辨治男性不育症时，补益先天的同时，重视黄芪、人参、白术、茯苓、山药、甘草、熟地黄、白芍、当归等补脾之品的运用。常用经验方：雄蚕蛾双补生精汤加减，并辨证配以相应膳食。雄蚕蛾双补生精汤方据《黄帝内经》"精不足者，补之以味，精血皆有形，以草木无情之物为补益，声气必不相应"理论，以雄蚕蛾、公鸡脑、鹿角胶、紫河车等血肉有情之品壮阳益阴，益肾健骨。根据"衰者补之，损者益之"的治疗原则，用黄芪、人参、白术、茯苓、山药、甘草补气健脾；熟地黄、白芍、当归、川芎补血调肝。淫羊藿补命门益精气；取子类药物能毓生命之理，以菟丝子、女贞子、枸杞子补肝肾益精血，促精子形成。诸药合用，共成气血双补，补肝肾益精血，以达生精之功效。

3. 验案　患者甲，男，33岁，农民，结婚6年不育。2001年5月9日初诊。自述婚后2年不育经医院双方检查，男方确诊为无精子症。多年投医和吃偏方均无效，经友人介绍来笔者医院男科。经检查双睾丸体积大小在15ml左右，质地较硬，附睾无硬节，无精索静脉曲张。经睾丸活检，病理报告各级生精细胞均存在，排列稀疏，数目少，提示生精功能低下。主诉自幼体虚多病，纳差，神疲乏力，常有心悸头晕甚者耳鸣，性欲淡漠，阴茎勃起无力伴有早泄。望面萎黄无光泽，舌淡胖嫩，按脉细弱无力。诊为气血亏虚无精子症。治则气血双补，益肾生精。方选雄蚕蛾双补生精汤。药用：雄蚕蛾15g，鹿角胶20g（冲服），紫河车20g，人参6g，土白术10g，茯苓10g，熟地黄15g，白芍10g，当归10g，川芎10g，黄芪15g，陈皮6g，山药12g，淫羊藿10g，菟丝子12g，女贞子10g，枸杞子12g，覆盆子10g，山楂核10g，甘草6g。水煎服，3个月为一个疗程，其间辅以食疗：全当归30g，黄芪30g，枸杞子10g，大枣10枚，童子鸡肉300g，鲜姜10g，葱白15g，料酒、精盐、味精各适量。制法：将上方中药和鸡块同时放入砂锅内，加水适量，置灶上用武火烧沸，鸡肉熟后捞出中药，清除汤沫后放入姜、料酒、盐适量，再文火煮10分钟后加入葱、味精即成。吃鸡肉，喝汤。根据个人食量午餐前食用。二诊：服上药2个月身体感觉明显增强，有精神，心慌气短症状消失，服到3个月时，食欲大增，头晕耳鸣消失，性生活较服药前有明显改善，但举而不坚。三诊诉说用药3个月，做精液检查仍为无精子症，但精液量增多。嘱按原方加肉苁蓉12g，雄蚕蛾改为30g。继续服用3个月。四诊时患者面色红润，精神佳，诸症消失，望舌淡红苔薄，脉弦有力稍数。精液检查结果：精液量3.2ml，灰白色，20分钟已液化，精子计数9.2×10^6/ml，活动率50%，活力一般。患者大悦，嘱按三诊原方加工为丸剂，每日4次，服法：早、中、晚和睡前各服9g，再治疗3个月，服药2个月余妻子怀孕。为总结疗效，建议患者复查精液，结果精子计数为36×10^6/ml，其他各项指标均达正常。后访，生一健康女婴。

按语：药食相辅诊治疾病对于提高疗效有着不可忽视的作用。据患者主诉可辨为气血两虚，生精乏源。故以雄蚕蛾、鹿角胶、紫河车等血肉有形之品壮阳益阴，以黄芪、人参、白术、熟地黄、当归等健脾益气，养血调肝，以五子衍宗丸取子类药物能毓生命之理以促精子形成，同时辅以相应药膳以加强疗效。

[引自:黄震洲、荣宝山,2018,黄海波教授药食相辅辨治“精液病”经验浅谈.中医临床研究,10(35):133-134.]

四、精子减少症

精子减少症是指精液常规检查密度<20.0×10^6/ml。或每次射精的精子总数<4000万个。现代医学认为,少精子症为一个综合征,可由很多因素引起,如精索静脉曲张、内分泌失调、微量元素缺乏、精子免疫、隐睾、腮腺炎等。盛文等基于“少火生气”理论,认为若肾阳亏虚,命门火衰,“少火生气”功能不足,则必然导致人体生殖功能减退,发为少弱精子症,在治疗时亦谨遵“少火生气”,宜“阴中求阳”,鼓舞肾气,恢复“少火生气”功能,达到治疗少弱精子症目的。在治疗肾阳亏虚型男性少弱精子症患者时,采用中药金匮肾气丸内服与外用联合治疗的方式,较好地提高了临床疗效(外用足浴方药物组成:附子、桂枝,在热能作用下,通过皮肤微循环少量进入体内,“少火生气”,牛膝、威灵仙祛湿通经,使寒气去而肾阳复)。

(一)专方治疗

1. 种子金丹　宋红湘、胡彬、胡孝刚于2001年发表《种子金丹治疗无精子症82例》一文。

种子金丹是我们长期应用于治疗男性不育症的经验方。在1998年3月至1999年9月门诊收治了82例少精子症患者,疗效满意。

(1)临床资料:82例患者全部来自我院门诊患者,年龄最大45岁,最小23岁,平均28.3岁;病程最长为13年,最短为2.5年;治疗时间最长为9个月,最短3个月,平均4.83个月。

(2)纳入标准:①婚后同居2年以上,未采取避孕措施,而女方正常者。②连续3次以上检查,精子密度<20×10^6/ml,精子活率Ⅱ+Ⅲ<50%或Ⅲ<25%。③患者伴见头目眩晕、神疲肢倦、腰膝酸软、舌苔薄白、舌质淡红、脉细等。④体征检查、睾丸体积>12ml,附睾、精索静脉无明显异常。

(3)排除标准:①有腮腺炎病史,或其他理化因素导致睾丸器质性病变者。②未按要求服药,或停药及中间配合服用西药者。

(4)治疗方法:种子金丹是由鹿角胶、山茱萸、枸杞子、黄芪等十几味中药组成。每次8g,一日3次,温开水送服,3个月为1个疗程。服药期间忌服辛辣刺激性食物,性生活控制在每月4次以下。

(5)疗效判定标准:①痊愈。治疗期间其妻怀孕。②显效。连续检查精子密度均>5000万/ml,活率Ⅱ+Ⅲ>50%Ⅲ>25%,症状改善明显者。③有效。精子密度>2000万/ml,活率提高20%以上,症状改善。④无效。症状及检验结果无明显改善,或加重者。

(6)治疗结果:治愈22例,显效31例,有效26例,无效3例。

(7)典型病例:李某,25岁,油漆调配工。病史2.5年,症见:腰膝酸软、神疲肢倦、头晕健忘、舌质淡红、苔薄白、脉沉细。查体可见左侧睾丸12ml,右侧睾丸13ml,附睾、精索静脉无明显异常。精Rt:密度6.0×10^6/ml,活动率3%,30分钟后液化不良。给予种子金丹:每次8g,每日3次。1999年6月2日患者复诊,自诉:症状消失,精Rt:密度68×10^6/ml。活动率78%(Ⅱ:6.0%,Ⅲ:50.5%),30分钟后液化完全,继服种子金丹:一次6g,每日3次。8个月后患者电话告知其爱人怀孕。

(8)讨论:中医学认为“肾主生殖”《素问·六节脏象论》“肾者主蛰,封藏之本,精之处也”。

这里的精包括机体发育成熟后自己产生的生殖之精。《素问·上古天真论》男子二八，肾气盛，天癸至，精气溢泻，阴阳和，故能有子……七八……精少；八八……天癸绝而无子。《秘本种子金丹》论述不孕症时云："疾病之关于胎孕者、男子则在精、女子则在血，无非不足而然。"说明肾精在男子生殖功能方面，有着重要的作用。临床上我们应用补肾、填髓、生精的方法，治疗男性不育症也取得可靠的疗效。方中应用紫河车、龟胶、鹿角胶等血肉有情之品填精补髓；熟地黄、枸杞子滋阴补肾；黄芪、当归益气养血。诸药相伍共奏填髓生精之效。

[引自：宋红湘、胡彬、胡孝刚，2001.种子金丹治疗无精子症 82 例.中医研究，14(4)：54-55.]

2. 鱼鳔活血生精丸

韩福谦、王雪玉、史春和等于 2006 年发表《鱼鳔活血生精丸治疗少弱精子症临床观察》一文。

摘要 目的：比较应用鱼鳔活血生精丸与吲哚美辛片治疗少弱精子症的临床疗效。方法：选取少弱精子症患者 68 例，随机分为 A、B 两组。A 组服用鱼鳔活血生精丸，B 组服用吲哚美辛片分别与治疗前及治疗 3 个月后精液分析，比较每组治疗前后精子密度、前向精子活动率、总活动率、直线运动速率、平均运动速率等精液参数。结果：A 组各精液观察指标治疗前后差异均有统计学意义($P<0.05$)，B 组除精子密度外其他精液观察参数指标治疗后较治疗前改善差异有统计学意义($P<0.05$)。两组间比较精子密度 A 组比 B 组改善差异有统计学意义($P<0.05$)，其他观察参数改善在 A、B 两组间无统计学意义($P>0.05$)。提示：鱼鳔活血生精丸治疗少弱精子症疗效明显，且无明显不良反应。

大部分男性不育者表现为少精、弱精、并缺乏有效的针对性治疗手段。近年来通过大量的病例资料研究，笔者认为气虚、肾虚、血瘀是少弱精的病理改变，运用具有益气滋肾、活血化瘀作用的鱼鳔活血生精丸治疗少弱精子症取得了理想的效果，并与吲哚美辛片进行对比，现报道如下。

(1)临床资料：选择本院不孕不育门诊中少弱精子症患者 68 例，68 例随机分为 A、B 两组，各 34 例，每组年龄和精液检查结果无显著性差异。年龄 22～41 岁，平均 31.6 岁。入选标准：①不育时间 1 年以上；②性生活正常；③女方生育能力检查正常；④精子密度$<20\times10^5$/L，a 级精子<25%或(a+b)级精子<50%。排除标准：①无精子症；②泌尿生殖系统先天畸形、感染；③染色体异常；④血或精浆抗精子抗体阳性；⑤有胃肠道疾病史者。所有患者外生殖器发育均正常，双侧睾丸容积均>10(依据国际通用睾丸量具模型测算)，在治疗前 2 个月停止其他相关治疗，治疗前至少 2 次以上精液检查。

(2)治疗方法：A 组服鱼鳔活血生清丸，药用：由鱼鳔胶、何首乌、淫羊藿、肉苁蓉、怀牛膝、黄芪、山药、丹参、红花、桃仁、沙苑子、当归等 14 味药组成，按一定方法炮制后，制成蜜丸，每日 3 次，每次 1 丸，饭后服用。B 组服用吲哚美辛片 25mg，每日 2 次，饭后 2 小时口服。所有病例治疗 3 个月后，采用计算机辅助精液分析系统进行精液分析。比较治疗前后精子密度、前向精子活动率、总活动率、直线运动速率、平均运动速率的变化及配偶怀孕情况。

统计学分析：采用 SPSS 11.0 软件包对主要精液参数进行配对样本检验，$P<0.05$，有统计学意义。

(3)结果：在治疗过程中 B 组有 4 例患者服药后因上腹部疼痛、恶心，退出试验，最后完成治疗者为 30 例。A 组 34 例治疗期间，未发现明显不良反应，均完成治疗，见表 17。A 组治疗前后各项观察参数均较治疗前有显著改善，差异有统计学意义($P<0.05$)；B 组除精子密度

外，其他观察参数治疗前后的改善有统计学意义（$P<0.05$）；A 组精子密度治疗前后的改善与 B 组相比，差异有统计学意义（$P<0.05$），其他观察参数改善 A 组与 B 组间无显著差异（$P>0.05$）。在治疗的 3 个月过程中，A 组有 9 例配偶怀孕，B 组有 3 例配偶怀孕。

表 17　治疗前后两组患者精液参数的比较（$\bar{X}\pm s$）

分组		例数（n）	精子密度（$\times10^9$/L）	前向精子活动率（%）	总活动率（%）	直线活动速率(min/s)	平均运动速率(min/s)
A 组	治疗前	34	14.7±3.9	16.9±6.8	24.8±3.0	20.5±7.9	18.5±4.2
	治疗后	34	31.6±0.7*	31.2±5.5*	49.6±10.2	32.2±4.2*	28.7±5.9
B 组	治疗前	30	15.4±5.7	17.8±10.9	22.7±3.5	18.9±3.5	19.7±5.6
	治疗后	30	18.1±6.1	28.4±4.7	40.4±9.1*	22.9±6.1*	23.2±4.8*

注：治疗前后比较，*. $P<0.05$

不良反应：A 组有 2 例发生轻度不思饮食，未停药而自愈；B 组中 4 例发生上腹部疼痛、恶心，退出治疗，轻度胃痛 5 例，上腹部不适 4 例，轻度恶心 2 例。不良反应发生率：A 组 5.9%，B 组 44.41%。

（4）讨论：在“精血同源”“久病入络”理论指导下，在“五子活血汤”基础上笔者重新拟定了鱼鳔活血生精丸治疗少弱精子症。方中鱼鳔胶具有补肾益精、滋养筋脉、止血散瘀之功能；沙苑子经盐炙以后，能引药下行，可增强滋阴降火，补肾固精之功；淫羊藿、何首乌、怀牛膝、肉苁蓉温补肾阳，强壮筋骨；黄芪、山药健脾益气，从而达到先后天共补的作用；丹参、当归、桃仁、红花活血化瘀，能改善附属器官的血液循环，使血行瘀去，从而使血转化为精，则有望生育。

有学者认为，男性不育所见之瘀，可包括“精瘀”“血瘀”“冲任之瘀”。活血化瘀药物可改善组织供血和循环，减少炎症反应及水肿，减少局部炎症的渗出，抑制纤维增生，促进腺组织的软化和缩小。改善组织缺血、缺氧，使睾丸、前列腺、精索静脉丛的血液循环改善。生精细胞功能得到重新调节，促进精子的产生，活力提高。

鱼鳔活血生精丸有 14 味药组成，以补肾活血为主，在补脾肾的同时，大量应用了活血化瘀药物，充分体现了“精血同源”“血能生精”的思想特点。本研究中，A 组患者服用鱼鳔活血生精丸 3 个月后，精子的数量和质量较服药前有了显著的提高。在治疗过程中笔者同时指导夫妇性生活，其中 9 例配偶怀孕，这 9 例中 6 例为弱精子症，说明弱精子症恢复时间比较短，从而证明了鱼鳔活血生精丸的疗效。并且与西药吲哚美辛片治疗相比，可显著提高精子密度，而且不良反应轻微，在临床上值得推广。

［引自：韩福谦、王雪玉、史春和，2006.鱼鳔活血生精丸治疗少弱精子症临床观察.辽宁中医杂志，33(9)：1141-1142.］

3. *加味补血活精汤*　周建华、杨柳、田田于 2008 年发表《加味补血活精汤治疗少弱精症 43 例》一文。

少弱精子症是男科不育症的一个常见原因，占 3%～5%，随着环境的污染，饮食污染及饮食结构的不合理，工作频率的增高，内分泌因素，精索静脉曲张，药物因素及维生素 A、维生素 E 缺乏及性传播疾病的蔓延，有增高之趋势。根据 WHO 的标准：精子密度低于 2000 万/ml 以下，精子活率低于 20%，且精子头部完整率低于 30%。

隋唐时期，巢元方《诸病源候论》中首次提出，男子不育，一为虚劳亏损，“精清如水”，即精子量少而致不育的最早记载：《内经》“肾气盛、天癸至，精子溢泻，阴阳和，故能有子”“肝气衰，天癸竭，精少”。中医对本症的治疗，多采用滋补肝肾、平衡阴阳、虚则补之、瘀则化之、湿热甚者清之，根据个体差异，辨证施治，结合西医内分泌学灵活用药，多年来我科应用加味补血活精汤治疗，肝肾阴虚型少弱精症 43 例，疗效满意。

(1)临床资料。43 例患者年龄分布于 22～43 岁，平均年龄 33 岁，婚后 2～10 年不育，多见口干、眼涩、头晕、腰膝酸软乏力，舌淡苔白，舌有裂纹，脉沉细或芤，亦可见下焦湿热之象，囊湿，“茎中痛”小便不利，舌质淡紫，苔黄厚或黄腻，脉弦紧或弦缓，亦有无任何其他不适而其妻不受孕而求治，精液分析诊断：少弱精子症。

(2)治疗方法。组方：黄芪、当归、黄芪子、菟丝子、覆盆子、车前子、女贞子、墨旱莲、韭菜子、炒杜仲、生地黄、玄参、紫河车。肝、肾阴虚重用黄芪、女贞子、墨旱莲、紫河车。阴虚火旺茎中痛重用生地黄、玄参、白芍。湿热下注：要先清后补，去女贞子、墨旱莲加瞿麦、败酱草、栀子、虎杖、薏苡仁、萆薢、石韦，以不至于留邪伤正。精索静脉曲张：桃仁、丹参、三棱、莪术、升麻。精子生成 74 日，一般用 2 个周期。

(3)治疗效果

1)疗效判定。痊愈：妻子受孕；显效：精子密度≥2000 万以上，活率提高 20%；无效：治疗后无改善。

2)治疗结果。痊愈：22 例，占 51.2%；显效：18 例，占 41.8%；无效：3 例，占 6.59%。

(4)病例举例

案 1：刘某，男，28 岁。门诊简易病历。2006 年 11 月 28 日，婚后 4 年，性生活正常，其妻未孕。精液分析，精液量 3ml，液化 40 分钟，pH 7.0，精子密度 471 万，a 级 1%，b 级 3%，c 级 5%，d 级 91%。伊红染色活率 52%，顶完率 16%，果糖 210%，WPC 2～4 个/HP。PE：双睾丸 12ml 质韧，无精索静脉曲张，UU(＋)CT(－)脉沉细，尺无力，舌淡苔少，诊断肝肾阴虚型少弱精症，用加味补血活精汤加减去紫河车、女贞子，先重用清热利湿，瞿麦、紫花地丁、白花蛇舌草、虎杖、薏苡仁，萆薢，用药 30 日。克拉霉素 0.25g/12h×7 日，男女同服，停药 1 周复查 UU(－)，于 2007 年 1 月 5 日复查精液分析，精液量 2ml，液化 30 分钟，pH 7.4，精子密度 5044 万，a 级 8%，b 级 28%，c 级 24%，d 级 40%，顶 45%，WPC 0～2 个/HP，效不更方加减用药 30 日，于 2007 年 2 月 8 日，其妻尿 HCG＋血 HCG 7500mU/ml，保胎治疗，于此年生一男孩，健康。

案 2：李某，男，36 岁，门诊简易病历，2007 年 11 月 3 日初诊。主诉婚后 6 年，性生活正常，未避孕，其妻未孕。精液分析：精液量 2ml，液化 30 分钟，pH7.5，精子密度 361 万/ml，a 级 0，b 级 0，c 级 0，d 级 100%，伊红染色活率 54%，顶完率小，果糖 180mg/ml，WPC 1～5 个/HP。PE：双睾丸 20ml，质韧，无精索静脉曲张，UU(－)，CT(－)。脉沉细、舌红少苔，碎舌、口干、头晕、腰膝酸软。诊断：肝肾阴虚型少弱精子症。用加味补血活精汤加减，重用生地黄、玄参、精子制动并有下焦湿热去紫河车、女贞子，加瞿麦、紫花地丁、蒲公英、薏苡仁、炮穿山甲，加减用药 50 日，患者要求化验。于 12 月 29 日，精液分析：精液量 2ml，液化 30 分钟，pH 7.5，精子密度 4547 万/ml，a 级 0，b 级 7.69%，c 级 7.49%，d 级 84.85%，伊红染色活率 53%，顶完率 56%，WPC 0～1 个/HP，疗效满意、守方，灵活加减 3 个月，其妻调经促卵于 2008 年 4 月 7 日电话告知其妻已怀孕 37 日。

(5)体会：当归补血汤，为之补血补精，精血互通，五子补肾，肾为生殖之本，并症侧重用药为中医之精髓，结合西医的内分泌学，雄激素高，加强滋阴之药用量，高泌乳素血症时加用溴隐亭，均可提高疗效，缩短病程，但在治疗的过程中，确有2年前合并淋球菌感染者而治疗效果不佳，血FSH升高，说明睾丸的生精功能下降，以及治疗3个疗程不见精子数的提高，要查染色体的Y缺失。

[引自：周建华、杨柳、田田，2008.加味补血活精汤治疗少弱精症43例.中国中医药现代远程教育，6(8)：9006.]

4. 鸳鸯精　戴春福、林应华于2000年发表《鸳鸯精治疗精子减少症34例》一文。

(1)临床资料：本组34例中，年龄最小26岁，最大37岁；同时患有慢性前列腺炎12例，附睾炎5例，精索静脉曲张7例。糖尿病1例，精液不液化6例；肾阴亏虚型3例，湿热内蕴型14例。脾虚精亏型2例。瘀血内阻型9例。

诊断标准：①每次射精量少于1.5ml；②精子计数低于$20\times10^9/L$；③精子活动率低于60%。符合上述任何一项，均可诊断为本症。

(2)治疗方法

1)辨证标准。①肾阳虚衰型：入房精少，精冷不射，畏寒肢冷，面色㿠白，小便清长，或夜尿多，舌淡苔白，脉沉迟弱；②肾阴亏虚型：入房精少，不育，头晕，耳鸣，腰酸腿软，五心烦热，口干少津，健忘不寐，舌质红，脉细数；③湿热下注型：入房精少，排尿时尿道有灼热感或有疼痛，口渴不欲饮，大便干结，小便短赤涩痛，舌红苔黄腻，脉濡数。

2)基本方。鸳鸯精：由黄精、黄芪、黄柏、土茯苓、淫羊藿、蜈蚣等组成。制成每粒含生药5g的胶囊型中成药。每次6粒，1日3次，空腹温开水送服。3个月为1个疗程，一般服1～2个疗程。服药期间忌用辛辣酸冷之物。服药前及停药后10日左右各做精液常规检查1次。

(3)治疗结果。疗效判定标准：①治愈，经治疗精液化验检查恢复正常或其妻已孕；②有效，经治疗精液精子数目上升$10\times10^9/L$以上或精子活动率上升10%以上；③无效，治疗前后精液化验结果无变化。

本组34例经治疗。治愈14例；有效13例；无效7例。总有效率为79.4%。

(4)验案举例。刘某，男，34岁。婚后夫妻同居2年6个月未采取避孕措施，性欲尚佳，其妻却未曾怀孕。女方经妇检未发现异常。男方精液检查：精液量1.8ml，精子计数$2.45\times10^9/L$，活动率20%，活动力Ⅰ级。就诊时症见小便频急，尿道口有灼热感。尿道口常有乳白色分泌物，小便色赤，舌红苔微黄腻。西医诊断为慢性前列腺炎，属中医湿热下注型。给予鸳鸯精胶囊服用3个月。停药后10日复查精液量2.7ml，精子计数$80\times10^9/L$，活动率75%。活动力Ⅲ级。再服鸳鸯精3个月后其妻已怀孕。

(5)讨论。现代医学认为，引起精子减少症的原因很多，临床上常见有以下几种情况。①生殖系的特异性感染和非特异性感染均可影响精子发生、精子活力和精子运输，造成精少症而致男子生育能力降低。②内分泌障碍可导致精子减少症，如糖尿病、甲状腺功能减退等。③精索静脉曲张可造成睾丸损害。生精功能障碍，导致精少症。其他如理化因素、药物因素亦可致本症发生。

中医学文献虽无精子减少症的病名，但类似的论述很多，如《诸病源候论・虚劳少精候》中云："肾主骨髓，而藏于精，虚劳肾气虚弱，故精液少也。"孙思邈的《千金要方》治疗"虚劳少精方：鹿角末白蜜和为丸，如桐子，每服十丸，三十日大效"。清代陈士铎《辨证录・种嗣门》曰：

“男子有泄精之时，只有一、二点之精，此种之人，亦不能生子。益精少者，虽属之于天，未必不成于人也，恃强而好用其力，苦思而过劳其心，爱食而反伤其胃，皆足以耗精也。”中医古籍所论，大多为肾虚、脾虚或虚劳等以虚证为主，对于湿热内蕴、瘀血内阻所致者较少重视。

结合现代医学的病因病理特点。有助于中医对精子减少症的深入认识。有利于拟定治法及提高临床疗效。对本症的治疗，如单纯注重补肾顾虚，不考虑到因炎症或精索静脉曲张引起，而忽视了清热解毒及活血化瘀等治法的应用。往往达不到满意的治疗结果。笔者从中西医结合角度认识本病，认为精少症的病因病理较为复杂，临床上几种病因病理常可相互影响。如热毒内蕴日久可消灼肾阴引起肾阴亏虚，肾阴虚久可阴损及阳而导致肾阳虚衰；内热内蕴病久入络，出现血脉瘀阻的血瘀病理变化。另外，病久可致气虚之变。因而，治疗上应注意清热解毒、活血化瘀、补肾益气诸法合用，方为善法。

鸳鸯精的组方即遵循上法。方中土茯苓、黄柏清热解毒，蜈蚣化瘀通络，淫羊藿、黄精补肾，黄芪益气，一方数法并投。故有较好治疗效果。

现代药理学研究认为，淫羊藿、黄精、蜈蚣等均能增加精子数量及提高精子活动率和活动力，故本方对精子减少症有显著疗效。

［引自：戴春福，林应华，2000.鸳鸯精治疗精子减少症 34 例.辽宁中医学院学报，2(4)：291.］

5.温肾活血法　傅新春、谢爱华于 1997 年发表《温肾活血法治疗少精症 48 例》一文。

笔者自 1990 年开始探讨运用中药温肾活血法治疗少精子症，经临床 48 例验证，疗效满意。

(1)临床资料

1)病例选择。所有患者选择参考有关诊断标准，均符合以下几点：①继发或原发不育 2 年以上，女方经全面检查基本正常；②精液化验 3 次以上少于 2000 万/ml 或伴活动低下，精液量少，液化不良；③PRI、FSH、LH 等指标均正常或轻度异常；④睾丸常大或稍偏小，附睾无肿大结节，阴茎勃起射精功能基本正常。

2)一般资料。采用随机分组方法设立对照组。治疗组 48 例，对照组 36 例。治疗组年龄 26～48 岁，平均 34 岁；对照组年龄 26～45 岁，平均 32 岁。不育年限治疗组 2～17 年，平均 6 年；对照组 2～10 年，平均 4 年。治疗组中 FSH、LH 正常 35 例，偏低 8 例，稍偏高 5 例；对照组中 FSH、LH 正常 31 例，偏低 4 例，稍偏高 1 例。有前列腺炎者，治疗组 3 例，对照组 2 例。精索静脉曲张治疗组 8 例，对照组 5 例。有淋病史治疗组 5 例，对照组 4 例。曾服氯米芬无效者，治疗组 4 例。

(2)治疗方法：治疗组采用中药温肾活血法。方药组成：鹿角胶(烊)10g，桂枝 10g，熟地黄 20g，菟丝子 12g，覆盆子 10g，枸杞子 20g，补骨脂 10g，杜仲 10g，生黄芪 15g，党参 15g，莪术 20g，水蛭 6g。随症加减：遗精，夜尿多者加熟地黄、山茱萸、益智、桑螵蛸；面色萎黄，体倦乏力者加山药、大枣；睾丸胀痛者加沉香、橘核、路路通。每日 1 剂，连服 25 剂，停 5 日为 1 个疗程，治疗 3 个疗程观察疗效。

对照组采用氯米芬 25mg，每日 1 次，连服 25 日，停 5 日为 1 个疗程，连服 3 个疗程。有些患者还配合绝经期绒毛膜促性腺激素、维生素 C、维生素 E、抗生素等治疗。

(3)疗效标准：用药 3 个疗程后观察女方受孕情况及精液质量。①治愈：女方怀孕或精子化验连续 2 次以上正常，即计数＞2000 万/ml。活率＞50%，活力Ⅱ＋以上。②有效：精液检查计数>2000 万/ml 1 次或数次，但以后又逐渐下降，或计数>2000 万/ml 而活率、活力低于正常。③无效：精液化验无一次正常。

(4)治疗结果：治疗组 48 例中，治愈 25 例(妊娠 24 例)，占 52%；有效 14 例，占 29.2%；无效 9 例，占 18.8%；总有效率 81.2%。对照组 36 例中，治愈 11 例(妊娠 9 例)，占 30.5%；有效 12 例，占 33.4%；无效 13 例，占 36.1%；总有效率 63.9%。两组对比，妊娠率有非常显著的意义($P<0.01$)，总有效率有显著意义($P<0.05$)。

(5)体会

1)少精子症属中医“精冷”“精少”“精稀”的范畴，病因多为先天不足，肾精亏虚，少部分患者为后天失养，气血不足，或瘀血、湿热，瘀滞精道精室，故治疗以温肾补精为主，活血通络为辅。方中鹿角胶、熟地黄、补骨脂、杜仲温肾填精；水蛭破血逐瘀；桂枝、当归、莪术活血化瘀，通络生精；生黄芪、党参、枸杞子、菟丝子、覆盆子益气生血，以助生精。

2)西药氯米芬是西医治疗各种原因引起的少精子症的主要药物，对部分少精子症患者提高精子数量的疗效明显，但妊娠率不高，且对另一部分患者无疗效，对 FSH、LH 偏高患者甚至有减少精子数量的副作用。服中药治疗，疗效虽慢，但坚持治疗后妊娠率、总有效率明显提高，且对部分 FSH、LH 偏高患者亦有效。

[引自：傅新春，谢爱华，1997.温肾活血法治疗少精症 48 例.浙江中医学院学报，21(6)：21.]

(二)证治报告选粹

1. 戚广崇报告

(1)肾精不足，补肾益髓以强精：肾精不足多因先天禀赋不足，或房事不节，频犯手淫。耗伤肾精。或重病、久病，年岁高而致，患者婚后不育，头晕目眩、神疲肢倦、腰膝酸软、小便清频，或有遗精、滑精，舌淡红，苔薄白。脉细。方用自拟强精煎加减。处方：炒露蜂房、淫羊藿、制何首乌、制黄精各 15g，肉苁蓉、续断、狗脊、锁阳、熟地黄、鹿角片(先煎)各 10g，大枣 20g。用此方治疗以少精子症为主的不育症 253 例，经 3～6 个月治疗，痊愈 130 例，有效 91 例，无效 32 例，总有效率为 67.3%。

(2)肾阳不振，温肾壮阳以活精：肾阳不振多因素体元阳不足，命门火衰，精室虚寒，阳不化阴而致。患者婚久不育，面白无华，形寒畏冷，精神萎靡，腰脊酸楚，神疲嗜睡，夜尿频多而清长，性欲淡漠，甚或阳痿、早泄、滑精。舌淡胖、边有齿痕、苔薄白或薄腻，脉沉细而迟，将《金匮要略》之天雄散改制为天雄丸主之。处方：炮附子、生龙骨各 30g，白术 80g，桂枝 60g，共研细末，蜜泛为丸如绿豆大，每次 5～8g，治疗肾阳不足型之少精子症为主的不育症 32 例，临床痊愈 17 例，其中生育者 13 例，有效者 9 例，无效 6 例，总有效率为 81.2%。

(3)肾阴亏损，滋阴养肾以填精：肾阴亏虚多因素体阴虚，加之恣情纵欲，房事过度，损伤阴精所致，临床多见婚后不育，头晕耳鸣，口干咽燥，面易烘热，心烦失眠，潮热盗汗，腰脊酸楚，欲念时起，阳事易举，甚或早泄、遗精、滑精，舌红少津、苔少或剥，脉细数。方选左归丸加减。处方：大熟地黄 250g，怀山药、枸杞子、山茱萸、菟丝子、鹿角胶、龟甲胶各 125g，川牛膝 90g，炼蜜为丸，每次 9g，每日 2～3 次，或改为汤剂。

(4)气血两虚，益气补血以生精：气血两虚多因脾失健运，或营养不良，水谷精微化生不足，或久病体虚，失血过多，精血同源，血虚不能化为精而致，临床表现为头晕眼花，面色不华，疲乏无力。少气懒言，形体衰弱，夜不安寐，爪甲色淡，甚则食少体倦，心悸怔忡，健忘，阳痿，舌质淡，苔薄白，脉细弱，方以十全大补汤加减。处方：人参、熟地黄、黄芪、黄精、制首乌各15g，茯苓、白术、白芍、当归各9g，川芎、肉桂，甘草各5g，大枣20g。

(5)瘀血阻络，活血祛瘀以通精：本症多因先天禀赋不足，肝肾两亏，瘀血积聚脉络，以致血行不畅，瘀血不去，新血难生，外肾失于营养，致生精不足，或湿热下注，久而化瘀，精失所养所致。患者婚后不育，睾丸或腹股沟胀痛，有时牵引少腹，甚则刺痛，有时伴有阴囊坠胀，青筋暴露，盘曲甚者，触之如蚯蚓团，或阴囊内有肿块、质硬，扪之疼痛。舌暗或有瘀斑、苔薄白，脉涩或弦紧。以自拟通精煎主之。处方：紫丹参15g，生黄芪20g，生牡蛎(先煎)、红花各30g，赤芍10g，大枣20g。用该方治疗血瘀型精索静脉曲张合并不育症102例，生育37例，有效40例，总有效率为75.49%。

(6)精室湿热，清热利湿以化精：多由过食生冷肥甘或冒雨涉水，居住潮湿，寒湿内侵，久而化热，或不洁性交，湿热之邪内侵所致。患者婚后不育，精液常不液化或夹有脓细胞、白细胞，口苦胸闷，小便黄赤频数，甚或尿痛，余沥不尽，阴囊湿痒，便时漏精，遗精或阳痿，舌红、苔黄腻，脉细数。以自拟清精煎加减。处方：川萆薢、车前子(包煎)、红藤、丹参、白花蛇舌草各15g，黄柏、知母、柴胡、制大黄、牡丹皮、王不留行各10g，碧玉散(包煎)20g。以此方治疗湿热型之精液解脲支原体感染不育症37例，痊愈28例，无效9例。

(7)体会：少精子症是指精液常规检查中精子数少于20×10^9/L者，少精子症属于中医辨证的“精冷”“精少”“精稀”等范畴。在临床中，正常个体受环境、季节、疾病、营养、情绪、药物等因素影响，同一个体在不同时间化验的结果可以完全不同，所以判断是否为少精子症，需要连续3次化验才能做出诊断。而引起少精子症的原因很多，如精索静脉曲张、内分泌失调、生殖道感染、微量元素缺乏、染色体异常、精子免疫、隐睾及其他干扰睾丸生殖功能的各种理化因素等，因此，治疗应尽可能针对病因。除肾虚型当用补肾药外，其余各型随病机变化的结果，都会导致肾精的亏损，故在辨证治疗后期。实证症状不显时，亦可加用补肾药，常可增强疗效。

[引自：厉明浩，林新钰，1995.戚广崇老师治疗少精子症经验.新中医，27(3)：41-42.]

2. 于洪炜报告　特发性精子减少症是由于睾丸功能紊乱所致的男性不育症，包括精子密度低、活动率低或精子形态异常，是男性不育症的常见病因。作者近8年来采用中西医结合治疗42例，效果满意，现报告如下。

(1)临床资料

1)一般资料。本组42例，年龄24～36岁，平均31岁。不育1～6年，平均3.5年。配偶做妇科检查均正常，无流产史。经精液、血液与前列腺液检验及B超检查均符合特发性精子减少症的诊断。其中精子密度＜1000万/ml 20例，＜2000万/ml 22例，治疗前均单服中药或单用西药，疗效不佳者，采用中西医结合治疗。

2)治疗方法。中药以“羊藿三子汤”随症加减。基本方由淫羊藿10g，枸杞子12g，沙苑子10g，五味子6g，山茱萸10g组成。阳痿者可配锁阳、蛇床子；气虚者加党参、巴戟天。水煎服，每日1剂。也可以3剂浸于米酒500ml，每次服10ml，每日3次，连服3个月。西药给予绒毛膜促性腺激素1000U肌内注射，每3日1次，疗程3个月，并口服枸橼酸氯米芬25mg，每日1次，并每日给予维生素E 200mg，精氨酸1g，谷氨酸0.6g，口服，每日3次，3个月为1个疗程。

(2)结果：42例经3个月治疗后，精子质量正常(密度＞2000万/ml，a级精子＞25%或a+b级＞50%)为显效，共12例(占28.56%)；精子质量较前改善，即密度或活力有一项达到正常为有效，共 24 例（占 57.14%）；精子密度与活力均不改善为无效，共 6 例（占 14.28%）。总有效率为 85.71%。随访 6 个月至 1 年，女方 6 例妊娠。

(3)讨论：引起少精子症的原因很多，如精索静脉曲张、隐睾症、内分泌疾病、干扰睾丸生精功能的各种理化因子以及免疫因素等。临床上经检查而原因不明的少精子症，称为特发性少精子症。从临床观察到，精子密度虽然不是衡量男性生育的绝对指标，但精子密度＜2000 万/ml，配偶受孕率明显降低。由于个体受环境的影响，同一个体在不同时间化验的结果可以不同。采取标本的方法和时间也可影响化验结果。标本可用手淫法获得，取后即送检查。标本采集后超过半小时可影响精子活力，使用避孕套也会影响精子活力。性交后间隔 5 日取标本较好，间隔期太短可影响精子密度，间隔期太长则影响精子活力，为了防止误诊，需做多次反复检查后才下结论。文献报道，认为精子密度＜1000 万/ml 应列为少精子症。李澄棣等则认为 2000 万/ml 为判断标准数。笔者根据临床体会，认为精子密度在 1000 万～2000 万/ml 治疗效果较好。

特发性少精子症的治疗方法很多，如雄性激素反跳疗法、合成类固醇激素疗法、抗雌激素疗法、促性腺激素释放激素、α_1 受体阻断药和 β 受体兴奋药、前列腺素及松弛素的应用等。因单用西药存在一定副作用，疗效也不理想。李澄棣等报道以龟鹿四子合剂、氯米芬、泼尼松分组治疗特发性精子减少症，取得一定的疗效。本组治疗结果证实中西医结合疗法优于单用中药或单用西药治疗。由于人类精子发生至成熟需 72～76 日，因此，观察药物对精子的生成疗效时限以 90 日为宜，同时应再观察 3 个月方可确定治疗效果。本组均采用中西医结合治疗 3 个月，再继续观察 3 个月，以判断疗效。我们以“羊藿三子汤”治疗，其中的淫羊藿，味平性温，入肾经，是补肾壮阳药，常用于治疗肾阳不足所致的阳痿、尿频、腰膝冷痛等症。据化学分析，本品含有淫羊藿苷、淫羊藿素、维生素 E、植物甾醇等。药理研究发现淫羊藿素具有兴奋神经、促进精液分泌作用。配以锁阳、党参、巴戟天、枸杞子等补气壮阳药，能够促进性兴奋，增强性功能，并能促进睾丸生精功能，提高精子活力；睾丸的生精功能由下丘脑-垂体-睾丸轴的内分泌功能调节，使用 HCG 能够刺激睾丸的曲细精管功能及间质细胞活动，增加雄性激素的分泌，促进生精作用。氯米芬可提高精子的数量，增加精子的活力；精氨酸、谷氨酸能增加营养，改善精子的质量。笔者认为中西医结合疗法是治疗特发性少精子症的有效方法。

[引自：于洪炜，2007.中西医结合治疗特发性精子减少症.蛇志，19(2)：102.]

3. 黄海波报道

黄震洲、张龙梅、季雯等于 2018 年发表《黄海波教授辨治不育症验案举隅》一文。

摘要 男性不育症是由一种或多种疾病或因素造成的结果，导致男性不育的因素众多，除先天因素之外，后天如内分泌疾病、生殖道感染以及诸如不良生活习惯、饮食偏嗜、情志等导致脏腑经络、气血阴阳功能紊乱，出现精液异常和性功能障碍而致不育。认为不育病因主要责之于正虚，治疗以扶正尤以补肾填精为要，即在着意祛邪之时亦不忘配伍益肾填精之品以标本兼顾。现摘其辨治不育症验案 4 则。

(1)肾阳亏虚不育：李某某，32 岁，公务员，2011 年 5 月 18 日初诊。主诉婚后 5 年未育，女方常规检查正常。男方精液常规：色灰白，黏稠度稀，量 2.5ml，液化能力一般，pH 7.3，计数 380 万/ml，活动力不良。自诉自觉婚后 1 年逐渐房事淡漠，精神不振，腰膝酸软，畏寒肢冷，眩晕耳鸣，记忆力减退，小便清长，夜尿频多，性欲淡漠，偶有遗精，脉沉细迟，舌淡苔薄白。辨证属肾阳不足，治则补肾助阳、助育强精，方以“黄氏增精丸”加杜仲、川断、桑寄生、石斛各 30g，共研细末，炼蜜为丸，如梧桐子大，每日 3 次，每次 12g，黄酒送服。30 天后复检精液：计数 650

万/ml,活动力好转(Ⅲ级精子15%)。房事淡漠,精神不振,腰膝酸软,畏寒肢冷等阳虚失养、失摄等症好转。效不更方,继服1个月。药后患者腰膝酸软,畏寒肢冷等症减轻,再查精液:活动率77%,活动力良好(Ⅲ级精子达到38%),其他各项指标渐趋正常。继服上方,同时告知女方调经并监测卵泡发育情况,当卵泡接近成熟时开始,隔日同房1次共3次。4个月后电话告知其妻怀孕,次年喜生一子。

按语:黄氏增精丸适用于肾阳虚型精液异常不育。

(2)肾阴亏虚不育:龚某某,男,35岁,公交司机,2008年7月5日初诊。主诉结婚4年不育。婚前有手淫史,婚后性欲亢进,性交频繁。女方查无异常。男方第二性征正常,双侧睾丸体积偏小,弹性差,双侧输精管稍有结节,查为无精子症。精液常规:精液量1.5ml,液化良,无精子。自述睾丸时痛,内外生殖器查无异常。现症见:手足心发热,烦躁,两颊红赤,口干咽燥,失眠盗汗,头晕耳鸣(测体温、血压均正常),常梦遗。舌红苔薄黄,脉细数有力。证属阴虚火旺。投以黄氏嗣育丸加荔枝核10g,山楂核10g,金银花20g,以滋阴清热、健脾利湿、活血化瘀。复诊诉睾丸疼痛消失、手足心发热、烦躁、两颊红赤等症明显好转,精液化验:每高倍视野有少许活动精子。效不更方,继服上方3个月。三诊诉前症减轻明显,复查精液:精子计数0.8×10^6ml,活力a级5%,b级20%,活动率50%。上方再服3个月。于2009年5月告知其妻怀孕,次年平安产一子。

按语:黄氏嗣育丸具有滋阴清热、益肾生精、健脾利湿、活血化瘀功效。

(3)气滞血瘀不育:李某某,男,35岁,家居设计师,2010年5月15日初诊。主诉:婚后同居5年,性生活正常,未避孕未育。其妻多次妇检正常。男方外生殖器检查正常,精液多次检查为无精子,曾多处求医无效,情绪悲观。自诉上高中时睾丸被同学踢伤,睾丸肿痛多日,经输液好转。现症见:神情烦闷不舒,胸胁胀满,善太息,腰部酸痛,小腹胀痛不适,心烦眠差,情绪急躁,小便黄,大便偏干,舌红质紫暗边有瘀点,舌下静脉曲张,苔薄黄,诊脉沉弦略数。平常工作压力较大,生活极不规律。初步诊断:双侧输精管阻塞。经输精管造影确诊,辨证为肝郁气滞,血行瘀滞。治则:疏肝理气,活血化瘀,通络生精。方投自拟复精子汤加减,3个月为1个疗程。二诊:神情烦闷不舒,胸胁胀满,善太息等症稍减。复查精液,精液量2.1ml,精子密度:11×10^6/ml,液化稍差,活力:a级14%,b级22%,活率43%。上方加雄蚕蛾15g,淫羊藿10g,菟丝子10g,牡蛎30g,再服1个疗程。三诊:诸症改善明显。精液检查:密度:26×10^6/ml,液化正常,活力:a级25%,b级35%,告知患者在服用上方的同时,女方监测卵泡发育情况,当卵泡接近成熟时开始,隔日同房1次,共3次。2个月后电话告知其妻怀孕。

按语:患者神情烦闷不舒,胸胁胀满,善太息,舌红质紫暗等症状,以及结合病史及输精管造影等确诊为肝郁气满,血行瘀滞型不育。复精子汤方中以柴胡、橘核、路路通、穿山甲、桃仁、红花等疏肝理气,活血化瘀以恢复气血和调之态;生理上精血同源、精血互生,病理上精血、血瘀也必然存在互相影响,互为因果的关系。故在理气活血的基础上加黄芪、菟丝子、淫羊藿、雄蚕蛾等补肾填精之品。俾精足血旺,血行瘀去。外肾(睾丸)得以濡养,则生育有望。

(4)痰湿内蕴不育:王某某,男,32岁,个体户,2013年2月19日初诊。主诉:结婚3年未避孕未受孕。性生活正常,每周1～2次,妻子妇科检查无异常。2011年2月在当地医院精液检查结果为:精液不液化。他处就诊曾服益肾滋阴、健脾益肾、滋阴降火等药疗效不佳。现症:形体肥胖,腹部肥满松软,面部油脂分泌较多,面黄少华,常伴有胸闷泛恶,肢冷困重,头晕嗜睡，精神困倦，身重不爽，纳差不欲饮，便溏尿少，口黏不爽，舌淡胖苔白腻，边有齿痕，脉滑。检查：双睾丸容积平均 14ml，附睾无硬结及触痛，前列腺液(－)。精液分析：淡黄色，量 3ml，精液 24 小时不液化，其质黏稠，pH 7.5，精子计数 68×10^6/ml，活率 30%，活动力：a 级精子 0%，b 级 30%，畸形率 15%。辨证为脾虚失运，痰湿内生，精道受阻。治则：益肾健脾，化痰除湿。方用健脾化痰液化汤治疗，水煎服。服药期间禁用烟酒芹菜及辛辣刺激之品。连续服上方药 30 剂后。复查精液：90 分钟后已液化，精子活力；a 级 15%，b 级 35%，效不更方，继服原方，2 个月后，体重减轻，诸证好转。精液化验：40 分钟已液化，其他各项指标均达正常。其爱人怀孕，次年足月顺产一男婴。

按语：据患者形体肥胖，腹部肥满松软，脘腹痞满，肢冷困重，头晕嗜睡，纳差不欲饮，精液质黏稠等症判属痰湿内蕴。脾主运化，为后天之本，脾胃亏虚，气血生化乏源不仅生湿生痰，亦不足以补益先天，终致痰湿内蕴，精血亏损而不育。黄海波教授根据“血盛则精长，气聚则精盈”之原则，运用具有补肾健脾、化痰除湿之方药，标本兼治，则嗣育有望。

[引自：黄震洲，张龙梅，季雯，等，2018.黄海波教授辨治不育症验案举隅.中医药信息，35(5)：60-62.]

(三)少精子症腹部血流图观察报道

王玉香、王哲于 1994 年发表《少精症患者血流图的观察与治疗》一文。

本文选择 30 例单纯性精子减少症患者，观察其腹部血流图的变化，以探索单纯精子减少症的发病与腹部血流图变化的关系。并在临床中，采用本院自制的“育灵 1 号”，治疗单纯精子减少症，收到较好的疗效。现将工作情况报告如下。

1. 腹部血流图的测定　采用仪器为上海医用电子仪器厂生产的 RG-28 型血流图仪。

(1)观察对象：均为 1988 年 10 月至 1989 年 2 月来本院男性不育专科就诊的患者。

1)30 例精液化验检查活动力、计数低于正常水平，而无全身症状及体征的性生活正常的患者，并设 9 例精液常规检查正常、性生活正常的门诊体检健康人做对照观察。

2)6 例精子减少症患者，经“育灵 1 号”治疗精液常规检查恢复正常，做治疗前及治愈后血流图对照观察。

(2)观察方法：为避免剧烈活动对个体血流的干扰，检查前，观察对象均休息半小时左右，检查时，被检查者平卧检查床上，电极分别观察腹部关元穴旁开 2cm 左右两处的血流图，描记图形。

(3)观察结果

1)波形的比较：30 例患者小腹左右两侧 60 个血流图波形中，异常波形为 47 个，占测量总数的 78.33%，患者治疗前为异常波形，治愈后异常波形可转变为正常波形。说明精子缺少症患者，腹部血流图的波形有明显的改变。

2)流入时间的比较：患者右腹血液流入时间延长，与健康人比较有显著性差异($P<0.05$)。而治愈后右腹的血流图流入时间缩短，有显著意义($P<0.05$)。说明精子数少、活动力低与右腹血流图流入时间延长有关。由于静脉瘀血，使动脉血运行不畅，是导致流入时间延长的原因。

3)波幅的比较：患者血流图波幅与健康人，无显著性差异($P>0.05$)。但治疗前与治愈后比较，右侧小腹的血流图波幅变低，有显著性差异($P<0.01$)，由于例数较少(6 例)，其结果有待于今后进一步验证。

4)血流灌注量的比较:患者左腹血流灌注量较健康人减少,有显著性差异($P<0.01$),患者治愈后,左腹血流灌注量增加,有显著意义($P<0.05$)。说明单纯精子减少症的病机与左腹血流灌注量减少有关。

2. 单纯精子缺少症的治疗　在临床中,我们采用本院制剂"育灵1号"治疗单纯精子减少症。本方由五子衍宗丸加丹参,鸡血藤等药组成,具有补肾活血的功效。文献报道,不育症的治疗多以补肾为主。我们在血流图的观察中发现,精子减少症的发病与"血瘀"有关,故在补肾药中加入活血之品,取得了较好的疗效。近年来,系统观察200例,有效29例,治愈106例,总有效率为86%。

3. 体会　从本文观察30例精子减少症患者的腹部血流图(患者腹部的血液流入时间延长,血流灌注量减少)及治疗结果表明,说明单纯精子减少症的病机与肾虚血瘀有关。

"育灵1号"以"血有虚而滞者,宜补之、活之"为立法依据。现代药理研究补肾药可直接或间接调节内分泌系统功能,调节下丘脑-垂体-性腺轴,肾虚患者多伴有微循环功能紊乱,使用活血化瘀中药治疗后,微循环可得到不同程度的改善。故肾虚与血瘀有内在的联系,补肾法与活血化瘀法并用可以相得益彰,增强疗效。

[引自:王玉香,王哲,1994.少精症患者血流图的观察与治疗.江西中医药,25(2):22.]

(四)无精症及少精症患者血清生殖激素水平和睾丸生精功能相关性

赵凯峰于2020年发表《无精症及少精症患者血清生殖激素水平和睾丸生精功能相关性》一文。

(1)资料与方法

1)一般资料:通过选取60例无精症及少精症患者展开研究,年龄均为19～42岁,平均年龄为(28.94±3.18)岁,均经过临床两次以上精液离心沉渣镜检确诊,所有患者均行门诊局部麻醉经皮睾丸或附睾穿刺术,在术后通过对患者的血清中T、FSH、LH、PRL、E2各项指标水平,以患者的睾丸或附睾穿刺病理结果实现对患者分组(A组)功能正常组20例,年龄为24～46岁,平均为(30.2±3.19)岁;(B组)生精功能低下组20例,年龄为23～47岁,平均为(30.35±6.07)岁;(C组)唯支持细胞综合征组20例,年龄为24～48岁,平均为(27.94±3.83)岁。该次研究经过伦理委员会批准,患者及其家属均知情同意。

2)方法:对所有患者行浓度2%规格5ml利多卡因(国药准字H20050166),封闭穿刺点及精索神经局部麻醉,后以输精管分离钳穿过患者阴囊各层,在穿破白膜时可以存在明显突破感。进入至患者睾丸内深度2～5mm,钳取数条曲细精管。曲细精管行Bouin液固定后病理检查。假若患者两侧的睾丸质地及体积相似,行单侧睾丸或附睾穿刺;假若两侧睾丸质地及体积存在较大差距,选择相对较大且正常的一侧睾丸或附睾穿刺。

3)观察测定指标:针对所有患者均于早晨空腹状态抽取静脉血,所用检测性激素仪器型号为BeckmanCoulterVnicelDeI800全自动微粒子化学发光仪。

参考值FSH 1.27～19.26mU/ml,LH 1.24～8.62mU/ml,T 1.75～7.81ng/ml,PRL 12.64～13.13ng/ml,E_2 20.00～47.00pg/ml。

4)统计方法:该文数据利用SPSS 20.0统计学软件处理,计量资料用均数±标准差($\bar{x}\pm s$)表示,进行t检验,计数资料以[n(%)]表示,进行χ^2检验,以$P<0.05$为差异有统计学意义。

(2)结果:经研究发现睾丸生精能力不同,患者血清性激素水平也存在不同。经相关分析发现患者睾丸生精功能及T水平呈正相关,而LH、FSH指标水平呈负相关,以及PRL、E2水平并未存在相关性，见表18、表19、表20。

表18 A、B两组血清生殖激素水平相较($\bar{X}\pm s$)

组别	T (ng/ml)	FSH (mU/ml)	LH (mU/ml)	PRL (ng/ml)	E2 (pg/ml)
A组	4.53±1.25	5.29±2.41	4.19±2.19	11.16±0.28	35.02±7.88
B组	3.28±2.35	8.07±7.83	5.21±2.39	12.65±0.38	38.19±16.15
t值	1.241	0.245	2.157	1.574	0.587
P值	>0.05	>0.05	>0.05	>0.05	>0.05

表19 B、C两组性激素水平相较($\bar{X}\pm s$)

组别	T (ng/ml)	FSH (mU/ml)	LH (mU/ml)	PRL (ng/ml)	E2 (pg/ml)
B组	3.28±2.35	8.07±7.83	5.21±2.39	12.65±0.38	38.19±16.15
C组	27.94±3.83	16.07±2.61	8.03±0.52	13.01±0.04	31.49±10.52
t值	1.241	8.571	7.569	7.547	9.458
P值	>0.05	<0.05	<0.05	<0.05	<0.05

表20 A、C两组性激素水平相较($\bar{X}\pm s$)

组别	T (ng/ml)	FSH (mU/ml)	LH (mU/ml)	PRL (ng/ml)	E_2 (pg/ml)
A组	4.53±1.25	5.29±2.41	4.19±2.19	11.16±0.28	35.02±7.88
C组	27.94±3.83	16.07±2.61	8.03±0.52	13.01±0.04	31.49±10.52
t值	7.967	8.145	7.691	1.254	0.563
P值	<0.05	<0.05	<0.05	>0.05	>0.05

(3)讨论：精子发生调控作为临床细胞学研究的难点领域，主要受下丘脑-垂体-性腺轴，对精子发生过程起到关键作用，性腺轴分泌了血清生殖激素以T、LH、FSH、PRL为主，直接与患者机体的各项生殖功能密切相关，且借助不同反馈调节，对患者的体内血清性激素水平平衡加以维持。无精症及少精症患者，通常会存在生精功能异常，所致血清性激素水平过于紊乱。经该次研究发现C组患者的FSH及LH指标，相较B组明显较高，而FSH指标数升高的水平程度相较LH指标明显较大，与临床中相关研究证实，血清FSH指标水平通常会由于存在严重血曲精细损伤呈明显增高趋势这一说法相符。且A组、C组相较，发现A组的血清T指标水平明显较高，在FSH及LH指标水平则相较C组明显较低，其他指标并无显著性差异。是由于睾丸生精过程中，睾酮占据了对生精的维持和启动作用，高浓度睾酮是确保生精正常的必需基础，因此A组的T指标浓度相较C组明显较高。且经研究发现经相关分析发现患者睾丸生精功能及T水平呈正相关，及LH、FSH指标水平呈负相关，及PRL、E_2水平并未存在相关性。张继跃等在研究过程中指出，唯支持细胞综合征组患者FSH(2.64±8.53)mU/ml、LH(13.14±4.53)mU/ml、IN-HB(9.21±3.15)pg/ml与对照组、生精功能正常组相比，差异有统计学意义($P<0.05$)：精子成熟阻滞组和生精功能低下组FSH、LH水平有不同程度的升

高，INHB水平下降，差异有统计学意义($P<0.05$)。该次认为当FSH超过正常值上限2倍以上、INHB<18pg/ml时，则考虑睾丸有不可逆损伤。和该次研究结果一致，具有研究价值。

综上所述，无精症及少精症患者的血清生殖激素水平，与睾丸生精功能存在一定相关性，血清生殖激素水平存在对睾丸生精功能的预测价值，能够在临床中用于给予患者及时指治疗及预后判断中。

[引自：赵凯峰，2020.无精症及少精症患者血清生殖激素水平和睾丸生精功能相关性.中外医疗，39(1)：30-32.]

五、死精子症

死精子过多是男性不孕的主因之一。不活动精子经化验在40%以上者，称为死精子过多。中医学认为符合肾火偏旺，健康状况不佳，生殖功能缺陷者，为肾气不足，治宜滋阴清热，活血化瘀。证属肾虚精亏者，治拟温肾补精，益气活血。方用二仙汤合五子衍宗丸加减。

(一)生精育种汤治疗死精子症40例报道

李留记、朱光宗于1995年发表《"生精育种汤"治疗死精症40例报告》一文。

1. 临床资料　40例中农民30例，干部4例，工人4例，其他2例；年龄在30岁以下有30人，31～40岁者6例，40岁以上者4例，年龄最小为26岁，最大42岁，结婚5年以下者32例，5～10年者6例，10年以上者4例，最短2年，最长14年。本组病例多数无有明显的症状，其中伴有头晕体倦者7例，失眠健忘者6例，腰酸腿软5例，性功能减弱者5例，亢进者4例，小便余沥不尽者3例，舌质暗红苔薄黄7例，脉弦数者6例，患睾丸炎史者2例，前列腺炎史3例，嗜烟好酒者30例，患者治疗前精液每毫升精子数在0.6亿以上者25例、低于0.6亿者15例，精子成活率在5%～10% 15例、20%～40% 18例、40%～60% 7例，畸形率在25%以内者28例，超过25%者12例。

2. 治疗方法　以"生精育种汤"(生地黄、赤芍、川草薢、肉苁蓉、菟丝子各15g，黄柏、牡丹皮各10g，车前子、淫羊藿各20g，枸杞子15g，紫河车30g)。随症加减：阴虚明显者加大生地黄量；阳虚显著者倍用淫羊藿；湿胜者重用草薢；热甚者重用黄柏。每日1剂，早、晚空腹服，1个月为1个疗程，也可制成蜜丸，每丸重20g，每日3次，每次1丸，每个疗程结束后，视精液常规复查情况，再决定下一个疗程的用药。

3. 疗效观察

(1)病例选择：发育正常，配偶健康婚后夫妻长期同居，2年以上未怀孕，经禁欲1周进行精子常规检查，精子成活率在60%以下而查不出其他不孕原因者。

(2)疗效标准：痊愈为经治疗后自觉症状消失，经过2次精液常规复查，精子数及成活率均达正常范围；显效为经治疗后自觉症状基本消失，精子成活率接近正常范围(60%以上)，然活动力较差；无效为经2个以上疗程治疗后，自觉症状无缓解，精子活动率上升幅度不大，或无上升者。

(3)疗程与疗效：服1个疗程有效者18例，2个疗程有效者16例，3个疗程有效者6例，本组40例患者在服药后均进行了不少于2次的精液常规复查，其结果符合治愈标准的32例，显效8例，无效4例，总有效率为90%。

4. 病例介绍　王某，男，29岁，婚后5年未育，配偶经多次妇检无异常发现，日前来诊治，平素嗜好烟酒，身体健康，性功能正常，唯近年来时常感到头晕，体乏，两眼时有昏花，神情略显忧郁，面色微有晦滞之色，外阴发育正常，精索较粗大，附睾呈轻度压痛。舌质暗红，脉虚数，精液常规：精液量2ml，呈灰白色，黏稠度较正常，精子发育大小不一，形态异常，精子计数为4500万/ml。几乎全部是死精子，无活动能力。证属湿热下注，灼伤阴精，拟以清热利湿、滋阴养精法，方以"生精育种汤"加重生地黄量为30g。

二诊：该方药服6剂，因近日家中修盖房子，服汤药不便，要求改丸剂，遂将该药配成为丸剂，1料服1个疗程。

三诊：服完1个疗程后，自觉头晕体乏、两目昏花等症大有好转，复查精液量3ml，精子计算为5300万/ml，成活率在40%以上，然活动力较差，病精较前好转，继服1个疗程。

四诊：自觉症状基本消失，精力充沛，无不适，精子复查，精子计数为6200万/ml，精子成活率为70%以上，活动力良好。为巩固疗效其再服1个疗程，之后其妻已怀孕。

5. 体会　①死精的原因系生精功能缺陷所造成，或者与精子通过有炎症的附睾、前列腺、精囊有关。中医学认为湿热之邪蕴结下焦，下注精室，耗伤阴精，所以治疗本证以清热利湿、滋阴泄热、补肾养精为第一要旨，本方由此而设。②临床实践显示本组大多数患者在服完1个疗程后精子成活率均有较大幅度的上升，少数病例可上升到正常范围，但不能就此停药，须再服1～3个疗程来巩固疗效为佳。

[引自：李留记，朱光宗，1995."生精育种汤"治疗死精症40例报告.江西中医药，26(3)：16.]

(二)清热利湿汤治疗湿热蕴结型死精子症

马存亮于2005年发表《清热利湿汤治疗湿热蕴结型死精子症》一文。

摘要　目的：为了观察清热利湿汤治疗湿热蕴结型死精子症的临床疗效。方法：采用随机方法分为两组，治疗组(74例)采用清热利湿汤；对照组(74例)采用口服甲睾酮片(methyltesto steronuin)。治疗3个月、6个月分别观察其临床症状及D级精子(极慢或不动)死精子的改善情况。结果，两组经过6个月的治疗，均能改善临床症状及D级精子百分比、死精子百分比。治疗组74例：痊愈9例(12.17%)，显效23例(31.08%)，有效7例(9.46%)，死精子降低率为52.71%(39例)，无效35例(47.29%)；对照组74例，痊愈2例(2.70%)，显效17例(22.97%)，有效6例(8.11%)，死精子降低率为33.78%(25例)，无效49例(66.22%)。治疗组死精子降低率与对照组相比有显著性差异($P<0.01$)。结论：清热利湿汤具有清热利湿；消除阴囊潮湿，小便短赤，大便不爽，口苦，胸脘痞闷临床症状；使舌苔、脉象恢复正常；及降低死精子比率，其疗效良好，显示出中国传统医药的优势。

精子经伊红染色，死精子>50%，方可确诊为死精子症。笔者对从14 444例不育症患者的精液中检测出的1026例D级精子(极慢或不动)在50%～100%的精液。然后进行伊红染色，染色2分钟后制成薄片，镜检发现148例死精子>50%，仅占14.42%，根据临床症状辨证诊断为湿热蕴结型死精子症。然后采用清热利湿汤施治，治疗6个月，取得良好的疗效。

1. 临床资料

(1)一般资料：婚后2年以上，同居性生活正常，配偶未孕，伊红染色法死精子>50%，采用随机方法分为两组。治疗组74例，年龄26～33岁，平均29.5岁；病情：轻度21例，中度40例，重度12例；病程2～4年，平均3年。临床分型为湿热蕴结型死精子症。对照组74例。年龄27～34岁，平均30.5岁；病情：轻度22例，中度40例，重度12例：病程2.5～3.5年，平均3年。临床分型为湿热蕴结型死精子症。两组在年龄、病程、和临床分型具有可比性，两组间无显著性差异($P>0.05$)。治疗组74例、对照组74例患者均为门诊病例。

(2)精子分析仪：采用清华大学同方公司研制的彩色系统CASAS-BTS-IX精子、微生物动静态特性自动检测分析系统。

(3)鉴定死精子的伊红染色法：试剂伊红染液0.15mol/L、pH 7.4磷酸缓冲液100ml加0.5g伊红Y即成。

方法：取1滴液化精液于载玻片上加等量的伊红染液，充分混匀，2分钟后推成薄片，空气中自然干燥片刻。镜下死精子呈红色，活精子不着色。

(4)诊断标准：伊红染色法死精子＞50%，伴有不同程度的阴囊潮湿、小便短赤，大便不爽，口苦，胸脘痞闷。舌红，苔黄腻，脉弦数。

2. 治疗方法

(1)治疗组湿热蕴结型死精子症：治以清热利湿为治则。以清热利湿汤为方剂。药用龙胆草、栀子、柴胡、黄芩各10g，板蓝根15g，生薏苡仁25g，萆薢、瞿麦各15g，滑石25g，车前子30g(包)，菟丝子25g，阳起石12g，淫羊藿15g，巴戟天、甘草各10g。水煎服，每日2次，连服6个月。

(2)对照组湿热蕴结型死精子症：口服甲睾酮片每次5mg，每日2次。连服25日，停服5日。共服6个月。

3. 治疗结果

(1)疗效标准。痊愈：配偶怀孕。显效：阴囊潮湿，小便短赤，大便不爽，口苦，胸脘痞闷临床症状完全消除；舌苔、脉象恢复正常；死精子＜50%。有效：阴囊潮湿、小便短赤，大便不爽，口苦，胸脘痞闷临床症状减轻，死精子率降低。无效：阴囊潮湿，小便短赤，大便不爽，口苦，胸脘痞闷临床症状无改善，死精子＞50%。

(2)两组治疗效果比较见表21。

(3)1026例D级精子经伊红染色后，证实精子大多数是活的，其各占百分比见表22。

(4)两组治疗后死精子患者例数比较见表23。

(5)两组治疗前后精液主要参数的比较见表24。

表21 两组治疗结果比较

分组	例数(n)	痊愈	显效	有效	无效	死精子降低率
治疗组	74	9(12.17%)	23(31.08%)	7(9.46%)	35(47.29%)	52.71%
对照组	74	2(2.70%)	17(22.97%)	6(8.11%)	49(66.22%)	33.78%

注：治疗组的治疗结果与对照组相比有显著性差异($P<0.01$)

表22 D级精子经伊红染色后死活精子其各占百分比

伊红染色	活精子率	90%～98%	80%～90%	70%～79%	60%～69%	50%～59%	50%以下
		423(41.23%)	271(26.41%)	95(9.26%)	41(4.00%)	48(4.68%)	148(14.42%)
	死精子率	0%～1%	10%～19%	20%～29%	30%～39%	40%～49%	50%以上
		2(0.19%)	5(0.49%)	62(6.04%)	88(8.58%)	112(10.92%)	148(14.42%)

注：D级精子与经伊红染色后真正的死精子的百分比有显著性差异($P<0.01$)

表23 两组治疗后死精子患者例数比较

治疗组死精子率	50%～59%	60%～69%	70%～79%	80%～89%	90%～95%
治疗前	31(41.89%)	22(29.73%)	12(16.22%)	6(8.11%)	3(4.05%)
治疗后	30(13.51%)	11(14.86%)	8(10.81%)	4(5.41%)	2(2.70%)
对照组死精子率	50%～59%	60%～69%	70%～79%	80%～89%	90%～98%
治疗前	32(43.24%)	23(31.08%)	11(14.86%)	5(6.76%)	3(4.05%)
治疗后	20(27.03%)	16(21.62%)	8(10.81%)	3(4.05%)	2(2.70%)

注:治疗组治疗后死精子患者例数与对照组相比有显著性差异($P<0.01$)

表 24　两组药治疗前后主要参数的比较($\overline{X}\pm s$,$n=74$)

项目	治疗组疗前	治疗 3 个月	治疗 6 个月	对照组疗前	治疗 3 个月	治疗 6 个月
精子活率(%)	51.11±46.23	72.66±20.46	89.53±9.02	53.09±45.77	64.15±18.23	78.68±10.33
死精子(%)	78.11±12.23	65.05±12.45	47.11±22.33	77.01±11.66	69.05±22.11	55.11±20.23
d 级(%)	92.25±3.33	72.22±5.39	60.22±4.57	91.03±2.44	76.88±5.11	65.22±4.57
c 级(%)	5.55±1.42	16.77±2.12	11.14±1.33	6.23±1.42	18.01±1.14	15.28±1.33
b 级(%)	2.20±1.21	6.28±1.21	7.05±1.41	2.74±1.21	2.83±1.54	10.01±1.24
a 级(%)	0	4.73±1.06	22.66±5.78	0	2.28±1.27	14.44±11.68

注:治疗组治疗后死精子比率与对照组相比有显著性差异($P<0.01$)

(6)统计学分析:结果以($\overline{X}\pm s$)表示,均数间比较采用 t 检验。所有数据运用 SPSS 10.0 统计学分析软件处理,以 $P<0.01$ 认为差异有显著性。

4. 讨论　笔者从 14 444 例不育症患者的精液中检测出 1026 例 D 级精子在 50%～100% 的精液,对 1026 例精液进行伊红染色镜检发现 148 例死精子>50%,仅占 14.42%,其各占百分比见表 22,可确诊为死精子症。现今的精液分析,是采用自动分析仪测定精子活率、活力,其把精子运动速度<5μm/s 的精子定为极慢或不动精子(D 级精子)。其实死精子固然不动,但不动的精子可以是死的;也可以是活的;可以是处于静止状态;或虽然存活,但精子的运动装置有严重的缺陷而不能运动,显然差别是很大。因此,我们要确诊死精子症,必须用鉴别精子死活的伊红染色,以鉴别其死活,方可确定死精子。否则,对疗效的评价不真实。

现代医学认为,精子从睾丸曲细精管产生时,并不具有运动能力,只有在经过一段时间的附睾运行后,精子才逐步获得运动能力,并贮存于附睾尾部,这些贮存于附睾尾部具有运动能力但处于静止状态的精子,只有到了射精时,在与附性腺分泌物充分混合后,才得到充分的运动。运动的精子才能与卵子结合而怀孕。一个良好的环境是精子存活的必备条件,任何一个不良条件都可造成精子死亡。以下因素都是造成精子死亡的病因:①精子营养物质缺乏引起死亡,即"饥饿性死亡";②生殖道感染时,细菌、炎性细胞的吞噬引起精子死亡;③精液低 pH(特别是 6.5 以下者)造成大量精子死亡;④供氧不足,精子因缺氧中毒死亡;⑤精浆中缺锌,引起精子死亡;⑥精浆中缺维生素 C,引起精子死亡;⑦某些原因引起的中毒,造成精子死亡;⑧禁欲过久导致精子在附睾中死亡;⑨某些药物使用过久,导致精子死亡。

中医学并无"死精子症"的病名,但根据其临床症状可见于中医学的"肾寒""精寒难嗣"等病症。这些古籍记载着丰富的临床实践和治疗经验。因此,我们对湿热蕴结型死精子症进行了探究。症见:胸脘痞闷,阴囊潮湿,小便短赤,大便不爽,死精子增多,口苦,舌红,苔黄腻,脉弦数。治宜清热利湿为治则,以清热利湿汤为方剂。方中龙胆草苦、寒具有清热燥湿泻肝火之功效,除下焦温热,以解湿热蕴结之急,为君药;栀子苦、寒具有清热利湿,凉血解毒之功效,柴胡苦、辛、微寒具有透表泄热,疏肝解郁之功效,黄芩苦、寒具有清热燥湿,泻火解毒之功效,板蓝根苦、寒具有清热解毒,凉血之功效,生薏苡仁甘、淡、微寒具有利水渗湿、清热健脾之功效,萆薢苦、微寒具有利浊湿之功效,瞿麦苦、寒具有清热、利水之功效,滑石甘、淡、微寒具有利水解热之功效,车前子甘、微寒具有清热、利水之功效。皆协助龙胆草以增强除湿热之力,亦可引湿热从小便而出,以消除口苦、胸脘痞闷、阴囊潮湿、小便短赤、大便不爽之症状。以获舌苔、脉象恢复正常也,共为臣药;菟丝子辛、甘、平,具有补肾益精、既能补肾阳又可益阴精之功效。阳起石咸、温,具有温肾壮阳之功效。淫羊藿辛、温,具有补肾壮阳之功效。巴戟天辛甘微温,具有补肾壮阳之功效。众药联用以补肾精受伐造成之不足。根据阴阳学说,精子活动力为阳,阳中之阳。精子活动力的强弱,取决于肾阳的盛衰。故应温补肾阳,以解肾精受伐,死精子增多也,为佐药。甘草甘、平,具有益气补中、清热解毒、缓和药性之功效,为使药。苦味有清泄湿热的作用;也有燥湿的作用;寒性有清热解毒的作用;淡味有渗湿、利尿作用;辛味有润养作用。各药合用,湿热清,精宫无扰,肾精充盛,故精子活跃,则诸症自解。

[引自:马存亮,2005.清热利湿汤治疗湿热蕴结型死精子症.中医药学刊,23(8):1514-1515.]

(三)饮酒导致继发性死精子症的治疗

粟高国于2005年发表《男性饮酒导致继发性死精不孕的治疗探讨》一文。

死精子症,是指排出的精子死亡数量过多,甚至全部死亡。正常情况下,排精后1日死亡精子在40%以下,或排精6日内死亡精子在80%以下,若死亡精子高于此数即为死精子症。本症在男科不育病中较常见。正常精液内有不同时期产生的新、老精子,故含有一定比例的死精子,正常精子存活率大于70%,若低于60%,则可造成不育。笔者在临床上发现,男性长期饮酒可发生慢性或急性酒精中毒,导致50%的精子发育畸形甚至死精,出现继发性死精不孕。笔者自2003年以来,对长期饮酒且精液化验结果示精子死亡率较高的继发性死精不孕患者治疗,取得了满意疗效,现将具体治疗情况报告如下。

1. 临床资料

(1)病例选择。笔者2003—2007年接诊了74例门诊死精不孕症患者,74例患者男科检查未发现明显病理体征(先天性睾丸发育不良和精索静脉曲张等),均通过化验精液常规检测都有不同程度的精虫畸形和死精。轻者精虫畸形和死精占60%,重者精虫全无;病例中均与其妻受孕过1~3胎,经3年后不孕,夫妻同时来检查。通过妇科检查,74例患者的妻子均属正常。通过以上资料显示可以明确74例均为继发性死精不孕症患者。

(2)患者一般身体状况。74例患者均有生活自理能力,其中,年龄最大者40岁,最小者23岁,平均31.5岁。74例患者均属农民,其中,彝族53名,汉族21名,均有酗酒史,饮48~52度白酒,饮酒最多者平均每日400~500ml,最少者平均每日200~250ml。

(3)临床症状。74例患者均有以下表现:形体消瘦,面色黝黑,盗汗,夜间发热,舌质绛红,舌苔黄燥黑少津,脉细数或细弦。11例酒精肝,21例有酒精中毒症状(晨起干呕,上腹腹痛不适等),47例无明显酒精中毒症状。

(4)治疗方法

1)药物治疗:滋养肝肾,生精补髓。处方:北沙参 15g,麦冬 15g,当归身 10g,生地黄 30g,枸杞子 12g,川楝子 5g,鳖甲 15g,龟甲 15g,肉苁蓉 15g,阿胶 10g(另包烊化),蛤蚧 10g(另包焙粉)。有酒精肝者加红花 10g,桃仁 10g,川牛膝 10g。服法:每 2 日 1 剂,水煎温服,每日 2 次,每次 150～200ml,3 个月为 1 个疗程。

2)饮食和保健治疗:治疗期间禁止吸烟、饮酒、食油腻之品,适当增食水果、鸡、鱼等富有营养之食品,劳逸结合,在服药治疗期间禁房事。

(5)疗效标准。临床痊愈,配偶怀孕生子。有效:盗汗,夜间发热,酒精中毒症状好转,未孕或孕后流产。无效:盗汗,夜间发热,酒精中毒症状无明显改善或病情加重。

2. *治疗结果及随访* 74 例中有 21 例服药 1 个疗程后复查精液常规,精虫畸形和死精不同程度减少。盗汗,夜间发热症状消失,自觉心情舒畅。明显好转,嘱其再服第 2 个疗程。其余 53 例均服用 1 个疗程。2007 年随访有 34 例孕子,2 例孕后流产,31 例未孕(身体状况尚好),7 例未坚持禁酒和服药,其中,2 例出现早期肝硬化,5 例情况未见明显好转。可见临床痊愈率为 45.94%,有效率为 44.59%,无效率为 9.45%。

3. 讨论 继发性死精不孕属于后天生活调理不慎造成。据笔者多年来临床观察,此 74 例男性患者皆有过度饮酒史,且嗜饮高度白酒,这种饮食习惯直接造成继发性死精不孕。随着人民生活水平的提高,饮酒已成为人与人之间感情交流的重要手段之一。少量饮酒对身体有益和大量酗酒对身体有害都是大家公认的。酗酒是当今世界上的一个重要的公共卫生问题,它不仅危害社会治安,更严重地影响人体健康。据研究表明,乙醇是一种确认的致畸物,男性酗酒可使血清睾酮水平下降。酒精作为一种性腺毒素,长期或过量饮用,可引起性腺中毒。饮酒中所含的乙醇可以通过下列途径对人体生殖腺造成不同程度的损害:①可使睾丸萎缩,生殖能力降低,精子质量异常;②破坏睾丸间质细胞,使睾酮生成能力下降,血浆睾酮水平降低;③乙醇加快肝脏对睾酮处理,使睾酮很快被分解转化;④乙醇对人体内雌激素处理功能下降,造成血浆雌激素浓度升高,影响睾丸功能,直接抑制脊髓反射中枢,抑制阴茎的勃起与射精,损害睾丸的生精功能。乙醇作为一种生活毒物,不同程度地影响精子的数量、活动度及质量,即精子畸形率升高、死精增多和睾丸细胞染色体畸变率增高,从而影响到生精系统的功能,使生殖能力降低从而引发男性不育。

中医并无"死精子症"的病名,但根据其临床症状可见于中医的"无子"范畴。中医学认为,本病多为肾精亏虚,下元不足,加之各种原因扰动精室从而导致死精、精子畸形增多引发死精不孕。肾为先天之本,藏精主生殖,既藏先天之精,又藏后天之精,为生殖发育之源。因而,人体的生长发育、生殖与肾气的充盛有密切关系,肾气不足则生殖之精不能成熟,故有精子过少、活动力差、精子畸形、死精子过多等表现。患者长期饮高度白酒,耗伤人体气血精液,阴虚血燥,肝失濡养。肝主疏泄,性喜条达,又据肝肾同源、互相资生之理论,若肾精不足,导致肝阴虚阳亢,肝气失其条达之性,横逆而为胸胁疼痛,犯胃则为吞酸呕吐,肝肾阴虚,津液不足,则咽干口燥,舌红少津。肝脉绕络阴器,阴虚肝气不疏则循肝脉导致阳痿,性欲减退。气病及血,瘀血阻络,肾精受伐,更加耗伤阴精,导致死精或畸形,从而引起继发性不孕。因此,笔者选用一贯煎加味以滋养肝肾、补髓生精。方中重用生地黄为君,滋阴养血以补肝肾,以北沙参、麦冬、当归身、枸杞子为臣,配合君药滋阴养血生津以柔肝,古有"男子忧郁不生子"之说,故用少量川楝子疏泄肝气解郁为佐使,正如《沈氏女科辑要笺正》张山雷云："柳洲此方，原为肝肾阴虚，津液枯竭，血燥气滞变生诸证者设法。"治疗中，根据阴阳学说，精子活动力为阳，阳中之阳。精子活动力的强弱，取决于肾阳的盛衰。《素问·阴阳应象大论》曰"阳化气，阴成形"，肾阳不足则阴寒内盛、温煦失司、精液必寒，寒水之地不能活鱼，故出现较多死精子，应温补肾阳，以解肾精受伐，死精子增多也，故用肉苁蓉、蛤蚧以补益精血，温补下元，补火助阳，元阳旺盛，故精室温暖，精虫得以阳气鼓动而存活矣。治疗加用鳖甲、龟甲、阿胶、蛤蚧皆为血肉有情之品，更益于补髓生精。有酒精肝者系瘀血阻络，故加红花、桃仁、川牛膝以活血化瘀疏通经络。通过以上治疗加之生活调摄，对男性饮酒出现继发性死精不孕的治疗取得满意疗效。

[引自：粟高国，2005.男性饮酒导致继发性死精不孕的治疗探讨.中国医药导报，5(27)：71-72.]

(四)督脉灸治疗肾阳亏虚型死精子症不育

王祖龙、赵盼盼、王诗琦等于 2019 年发表《督脉灸治疗肾阳亏虚型死精子症不育 60 例》一文。

(1)一般资料：将 2017 年 5 月至 2018 年 1 月河南省中医院男科门诊符合肾阳亏虚型死精子症不育纳入标准的 60 例患者，按就诊顺序，采用随机数字表法分为治疗组和对照组，各 30 例。治疗组年龄 21～37 岁，平均(26.90±3.42)岁，病程 1～7 年，平均病程(3.38±1.65)年，死精子率47%～95%，平均(71.47±14.42)%；对照组年龄 22～35 岁，平均(25.83±2.97)岁，病程 1～6 年，平均病程(2.96±1.47)年，死精子率 45%～93%，平均(69.80±15.56)%；前向运动精子(PR)9%～25%，平均(18.92±3.88)。两组年龄、病程、死精率及 PR 比较均无统计学意义($P>0.05$)，有可比性。

治疗前两组患者精浆生化主要指标(pH、锌、果糖、α 葡萄糖苷酶)经正态性检验，均符合正态分布且方差齐，见表 25。

表 25　治疗前精浆生化主要参数比较($\bar{X}\pm s$)

组别	pH	锌(mmol/L)	果糖(g/L)	α-葡萄糖苷酶
治疗组	7.20±0.36	1.39±0.49	1.74±0.86	34.63±11.64
对照组	7.23±0.40	1.32±0.58	1.78±0.81	35.30±11.44

注：pH、锌、果糖、α-葡萄糖苷酶比较，差异均无统计学意义($P>0.05$)，具有可比性

(2)诊断标准

1)西医诊断标准：参考 2010 年 WHO《人类精液检查与处理实验室手册(第 5 版)》：男性禁欲 3～7 日，进行常规精液分析，经伊红染色后精液中存活精子比例低于 58%者称为死精子症。

2)中医辨证标准：参照《中医男科学》中男性不育症死精子症肾气不足证及《中药新药临床研究指导原则(试行)》拟定肾阳虚证诊断标准：

主证：久婚不育。次证：①腰膝酸软，性欲减退，畏寒肢冷；②精神萎靡，动则气促；③小便清长，夜尿频数。舌脉：舌淡，苔白，脉沉迟无力。凡具备主症及次症中的任一项，参考舌脉，即可辨为肾阳亏虚证。

3)纳入标准：①符合诊断标准；②符合中医证候辨证标准；③年龄限定为 21～40 岁；④知

情同意并签署同意书。

4)排除标准:①泌尿生殖道特异性或非特异性感染;②隐睾症、睾丸发育不良者;③女方有影响生育的因素或疾病;④近期服用影响精子活力药物或食物;⑤抗精子膜抗体阳性;⑥合并有心脑血管、肝、肾等严重原发性疾病及精神病患者。

5)剔除标准:①入组后未曾治疗者;②入组后自行更改治疗方案者。

6)终止标准:治疗期间出现严重不良反应或并发症不能继续治疗者。

(3)治疗方法

1)治疗组:①令患者充分暴露背部,取俯卧位;②常规消毒大椎穴至腰俞穴的脊柱部位皮肤并涂抹姜汁;③沿督脉及两侧膀胱经走行洒督灸粉,然后铺 1.5cm 厚,7cm 宽的姜绒,在姜绒上放一条锥形艾炷,将艾炷的前、中、后 3 点同时点燃,待其自然燃尽后,继续易炷施灸,可灸 2～3 壮;④灸完全部艾炷后,将患者背部清理擦拭干净;⑤每 2 日施灸 1 次,嘱患者治疗期间清淡饮食,灸后当日勿洗冷水澡。

2)对照组:口服五子衍宗丸(北京同仁堂制药厂生产,批号 15035044)治疗。服用方法:每次 6g,每日 2 次。

3)疗程:治疗 12 周(1 个疗程)后复查精液常规(复查 3 次取平均值)及精浆生化进行疗效判定。

(4)疗效观察

1)观察指标:总有效率、死精子率及前向运动精子、精浆生化主要参数。

2)疗效标准:参照《人类精液检查与处理实验室手册(第 5 版)》及《中药新药临床研究指导原则(试行)》制定。①痊愈:女方怀孕;②显效:女方未孕,但精子存活率恢复正常;③有效:精子存活率增加,但未完全恢复正常;④无效:治疗前后精子存活率无改善或较前更差者。

3)安全性评价:皮肤有无烫伤、水疱等不良反应。

(5)统计学方法:采用 SPSS 22.0 统计软件进行分析。符合正态分布的计量资料采用 t 检验,不符合正态分布的计量资料用秩和检验;单项有序定性资料用秩和检验;计数资料则用 χ^2 检验。

(6)结果

1)临床疗效比较:治疗组 30 例,痊愈 1 例,显效 7 例,有效 18 例,无效 4 例,总有效率为 86.67%;对照组 30 例,痊愈 0 例,显效 5 例,有效 13 例,无效 12 例,总有效率 60.00%,治疗组总有效率及临床疗效均优于对照组($P<0.05$),见表 26。

表 26　临床疗效比较

组别	n	痊愈(例)	显效(例)	有效(例)	无效(例)	总有效率(%)
治疗组	30	1	7	18	4	86.67
对照组	30	0	5	13	12	60.00

注:两组患者总有效率比较,$\chi^2=5.455$,$P=0.020(<0.05)$

2)治疗前后死精子率比较:见表 27。

表 27　两组治疗前后死精子率比较($\bar{X}\pm s$)%

组别	治疗前	治疗后
治疗组	71.47±14.42	35.13±7.85*#
对照组	69.80±15.56	40.43±6.72*

注：与治疗前比较，* $P<0.05$；治疗后与对照组比较，# $P<0.05$

3)前向运动精子比较：见表28。

表 28　前向运动精子比较($\bar{X}\pm s$)%

组别	治疗前	治疗后
治疗组	9.87±2.49	35.73±9.23
对照组	10.73±1.83	29.50±9.78

注：组内治疗前后比较，$P<0.05$；治疗后组间比较，$P<0.05$

4)精浆生化主要参数比较：见表29。

表 29　精浆生化主要参数比较($\bar{X}\pm s$)

组别	精浆生化指标	pH	锌(mmol/L)	果糖(g/L)	α-葡萄糖苷酶
治疗组	治疗前	7.20±0.36	1.39±0.49	1.74±0.86	34.63±11.64
	治疗后	7.21±0.36*	1.78±0.49*	2.27±1.02*	57.21±16.23*
对照组	治疗前	7.23±0.38	1.32±0.58	1.78±0.81	35.30±11.44
	治疗后	7.22±0.38*	1.53±0.41	2.20±1.08*	50.07±14.93*

注：两组与治疗前相比，pH 差异无统计学意义(*. $P>0.05$)，锌、果糖、α-葡萄糖苷酶差异均有统计学意义(*. $P<0.05$)

5)安全性评价：由于在治疗过程中严密观察，注意患者对温热感的耐受度，因此治疗组患者无一例出现全身或局部不良反应。

(7)讨论：本研究表明，在临床疗效上，督脉灸治疗肾阳亏虚型死精子症总有效率明显高于五子衍宗丸。应用督脉灸和口服五子衍宗丸后两组患者死精子率及前向运动精子均较治疗前有明显改善，但治疗后治疗组死精子率优于对照组；两种疗法均能改善患者精浆 pH、锌、果糖及 α-葡萄糖苷酶。

中医学并无“死精子症”的病名，根据其症状可归属于中医“无子”“绝育”“不育”范畴。《素问·上古天真论》曰：“丈夫八岁……二八，肾气盛，天癸至，精气溢泻，阴阳和，故能有子……七八，肝气衰，筋不能动，天癸竭，精少，肾脏衰，形体皆极；八八则齿发去”确立了肾在男性生殖功能中的核心地位。肾中精气及天癸的盈亏对男性生殖能力起决定性作用，肾藏精，主生殖，肾阳为周身阳气之根本，肾阳亏虚一则精子生发无力，造成精弱，再则命门火衰，下焦阳气不足，精液清冷精子失于温煦而死。男性不育症的病机主要是肾气虚弱、精血不足，因此补肾是治疗不育症之大法。灸法具有温阳益肾、养阴填精等功效，自古以来一直是临床治疗疾病的重要方法，受到历代医家的重视。中医认为，督脉为阳脉之海，总督全身阳经经气，且督脉“贯脊属肾”“入循膂络肾”其系于肾，与肾脏相同，故灸之有补肾壮阳、温补元阳的功效。生姜辛温，辛能散能行，温能通络，隔姜灸可疏通经络，促进气血运行，加速药物吸收。督脉灸综合了经络、灸法、药物等多种疗法的优势，通过激发协调全身经络的功能，起到温肾壮阳通督的作用。五子衍宗丸是治疗男性肾虚不育的古方，有较强的补肾壮阳的功效。现代医学证实补肾可以调节性腺轴、补充微量元素，进而改善精液质量。因此这可能是督脉灸和五子衍宗丸治疗后两组患者死精子率及前向运动精子均较治疗前有明显改善的原因。

精液由精子及精浆组成。精子生存于精浆中，精浆主要由前列腺液及精囊腺液组成。本研究结果显示治疗前后精浆 pH 无统计学意义，精浆 pH 与精子的存活率无明显相关性。精浆中的锌主要由前列腺分泌，能影响精子代谢，与精子活力及密度关系密切，因此锌含量增加时，前向运动精子增加。精子在睾丸中生成，在附睾中获能，精囊腺分泌的果糖是精子所需能量的重要来源。本研究结果显示果糖含量增加，精子存活率及活动率增加，前向运动精子比例增加。α-葡萄糖苷酶由附睾分泌，其分解的葡萄糖可为精子运动及代谢供能，其活性与精液质量密切相关，但其作用机制至今未明。有研究显示，α-葡萄糖苷酶活性与精子形态、活力等均密切相关。当 α 葡萄糖苷酶活性增加时，精子活力随之增加。

现代药理学研究显示补肾中药可通过调节下丘脑-垂体-性腺轴的功能、免疫功能、睾丸及副属性腺的功能，影响精子的发生、发育、成熟及储存的环节，从而直接或间接促进精子的生成和提高精子活力。故两种疗法可能通过改善精浆生化中精浆 pH、锌、果糖、α-葡萄糖苷酶等，起到改善死精子率及前向运动精子的作用。

综上所述，督脉灸是一种治疗肾阳亏虚型死精子症不育的安全又有效的疗法，值得临床推广应用。

[引自：王祖龙，赵盼盼，王诗琦，等，2019.督脉灸治疗肾阳亏虚型死精子症不育 60 例.时珍国医国药，(3)：631-632.]

六、畸形精子症

精液的检测除了测定精子活动力及精子数量等一系列指标外，观察精子形态结构并计算畸形精子百分率也是极其重要的。正常精液中的畸形精子平均为 20%。若＞40%，即为畸形精子症，它可影响精液的质量，影响受精能力；若＞70%为严重畸形精子症，常会伴有不同程度的少弱精子症。会严重影响男性生殖能力，可导致男性不育。

(一)辨证论治畸形精子症

徐新建、陈晖、蒋学洲等于 2005 年发表《辨证论治畸形精子症 46 例》一文。

摘要 根据畸形精子症脾肾亏虚、湿盛血瘀的病机，以自拟抑畸煎为基础辨证论治 46 例畸形精子症患者。结果：痊愈 9 例，显效 31 例，无效 6 例。患者治疗后精液密度、精子存活率均有明显提高($P<0.05$)，精子畸形率明显降低($P<0.05$)。

畸形精子症在男性不育患者中约占 4%。本病目前尚无特效疗法。本组以自拟抑畸煎为基础辨证论治 46 例畸形精子症患者，疗效较好。

1. 资料与方法

(1)一般资料:46例病例均为1999年1月至2002年6月笔者医院门诊患者,年龄22~46岁,平均(28.90±10.77)岁;病程2~5年,平均(2.96±1.38)年;其中脾虚湿盛证9例,肾阴阳两虚证6例,脾肾两虚证19例,肾虚瘀滞证12例。

(2)病例选择标准:参照《中药新药临床研究指导原则》诊断,精液分析均为畸形精子症,畸形精子>30%。排除其他男性不育因素,如生殖道感染、精索静脉曲张、免疫性疾病、阴囊及睾丸损伤、促性腺或性腺激素失调等。

(3)治疗方法:遵循中医辨证论治的原则,结合患者精液检查的微观指标和临床症状分析,本组患者病因病机多以脾肾亏虚、湿盛血滞为主,治疗采用自拟抑畸煎。基本方:山茱萸12g,枸杞子15g,蛇床子15g,菟丝子15g,女贞子15g,韭菜子15g,沙苑子15g,车前子15g,黄柏9g,生地黄12g,白术9g。脾虚湿盛者加香附9g,茯苓12g,泽泻9g,薏苡仁15g;肾阴阳两虚者加淫羊藿15g,仙茅12g,巴戟天15g,怀山药12g;脾肾两虚者加生黄芪15g,泽泻9g,牡丹皮9g,制半夏9g;肾虚瘀滞者加巴戟天15g,杜仲9g,肉桂3g,丹参9g。

每日1剂,水煎后分2次温服。3个月为1个疗程,治疗2~3个疗程后判断疗效。

(4)统计方法:采用 t 检验。

2. 结果

(1)疗效判定。痊愈:女方受孕;有效:精液常规检查各项指标较治疗前好转50%以上;无效:精液常规检查各项指标较治疗前无明显好转。

(2)临床疗效。46例患者经过治疗,痊愈9例,占19.57%;显效31例,占67.39%;无效6例,占13.04%。

(3)精液分析。治疗后患者精液密度、精子存活率均有明显提高,精子畸形率明显降低($P<0.05$)(表30)。

表30 治疗前后精液分析参数比较

时间	n	密度($\times10^6$/ml)	存活率(%)	畸形率(%)
治疗前	46	38.83±20.51#	42.07±11.73#	39.35±5.69#
治疗后	46	46.72±17.03	50.09±10.25	25.61±6.19

注:与治疗后比较,#.$P<0.05$

3. 讨论　中医学认为,畸形精子症是由脾肾亏虚、湿盛血瘀引起,而病机的关键在于脾肾不足,即后天与先天不足,肾阴阳两虚是临床最常见的一种证型。患者临床除表现为不育外,常伴有性功能障碍。笔者根据本病的病因病机及临床表现,临床以补肾精为基础,酌情配以活血化瘀为治疗原则,取得了较好的疗效。自拟抑畸煎是在二仙汤基础上加减而成,方中淫羊藿、仙茅、菟丝子补肾填精,鼓动肾气,提高生精功能;肉苁蓉、龟甲、熟地黄填补肾精,为生精提供物质基础;桃仁、红花活血化瘀。全方补肾壮阳、益肾填精、化瘀通络,具有阴阳互补、补而不焚、蒸而不燥之特点。

[引自:徐新建、陈晖、蒋学洲,等,2005.辨证论治畸形精子症46例.上海中医药杂志,39(4):24.]

(二)温补肾阳益气填精汤治疗肾阳不足型畸形精子症

马存亮于2005年发表《温补肾阳益气填精汤治疗肾阳不足型畸形精子症98例临床观察》一文。

摘要 目的:观察温补肾阳益气填精汤治疗肾阳不足型畸形精子症的临床疗效。方法:随机分为两组,治疗组(98例)采用温补肾阳益气填精汤;对照组(98例)服用氯米芬,治疗3个月、6个月。分别观察两组临床症状及畸形精子百分率的改善。结果:经过6个月的治疗,治疗组与对照组均能改善临床症状及畸形精子百分率。治疗组98例,痊愈14例(14.29%),显效41例(41.84%),有效5例(5.10%),无效38例,总有效率61.23%。对照组98例,痊愈1例(1.02%),显效31例(31.63%),有效7例(7.14%),无效59例,总有效率39.79%。治疗组与对照组相比两组疗效有显著性差异($P<0.01$)。结论:温补肾阳益气填精汤治疗肾阳不足型畸形精子症疗效显著。

应用温补肾阳益气填精汤治疗肾阳不足型畸形精子症病患者,取得良好的疗效,现报告如下。

1. 临床资料

(1)一般资料:婚后2年以上,同居,性生活正常,配偶未孕,精液中的畸形精子>40%的患者,随机分成两组。治疗组98例,年龄23~32岁,平均年龄26.5岁;病程2~5年,平均(3.5±1.5)年;病情:轻度15例(15.31%)、中度74例(75.51%)、重度9例(9.18%)。对照组98例,年龄24~35岁,平均27.5岁;病程2.5~5.5年,平均(3.0±1.0)年。病情:轻度16例(16.33%)、中度73例(74.48%)、重度9例(9.18%)。两组临床分型均为肾阳不足型畸形精子症。且性别、年龄、病程和临床分型具有可比性($P>0.05$)。

(2)诊断标准:精液中的畸形精子>40%。伴有不同程度的畏寒肢冷,性功能下降,腰膝酸软,小便清长。舌质淡胖,脉沉细无力。畸形精子的分类诊断依据G·DaVid的分类法诊断标准。

2. 治疗方法

(1)治疗组:温补肾阳益气填精汤:熟地黄20g,制何首乌15g,当归15g,枸杞子15g,淫羊藿20g,巴戟天10g,蛇床子12g,菟丝子10g,仙茅10g,山茱萸12g,杜仲15g,肉桂6g,鹿茸2g,肉苁蓉10g,阳起石15g,红参10g,白术15g。服法:水煎服,早、晚各1次。连服6个月。

(2)对照组:口服。氯米芬每日25~50mg,共服25日,停药5日。连服6个月。

3. 治疗结果

(1)疗效标准。痊愈:配偶怀孕。显效:畏寒肢冷,性功能下降,腰膝酸软,小便清长临床症状完全消除,舌象恢复正常。畸形精子率<20%。有效:畏寒肢冷,性功能下降,腰膝酸软,小便清长临床症状减轻,畸形精子率降低。无效:畏寒肢冷,性功能下降,腰膝酸软,小便清长临床症状无改善,畸形精子率>40%。

(2)两组临床疗效比较:治疗组98例,痊愈:14例(14.29%),显效:41例(41.84%),有效:5例(5.10%),无效:38例,总有效率61.23%。对照组98例,痊愈:1例(1.02%),显效:31例(31.63%),有效:7例(7.14%),无效59例,总有效率39.79%。治疗组与对照组相比两组疗效有显著性差异($P<0.01$)。

(3)两组治疗前后畸形精子疗效比较:见表31。两组患者药物治疗前后其指标均有显著改善($P<0.01$)。

表 31　两组治疗前后畸形精子疗效比较($\bar{X}\pm s$, $n=98$)

精子类型	治疗组			对照组		
	治疗前	治疗 3 个月	治疗 6 个月	治疗前	治疗 3 个月	治疗 6 个月
正常精子(%)	43.5±11.9	58.7±15.9*	85.6±12.7**△	42.6±10.6	53.7±12.3	68.3±15.7*
畸形精子(%)	56.5±15.3	41.3±16.1*	17.4±13.8**△	57.4±14.7	46.3±14.4	31.7±13.6*
大头精子(%)	5.4±4.6	3.2±2.7*	1.2±0.1**△	5.6±4.3	4.3±3.1	2.1±1.2*
小头精子(%)	10.2±9.6	8.5±5.2*	4.4±1.3**△	8.9±8.2	7.5±5.8	6.2±4.3*
长头精子(%)	8.7±6.3	5.8±3.5*	1.3±1.1**△	9.3±5.6	7.2±6.1	6.3±5.4*
瘦形精子(%)	2.7±2.1	1.6±1.4*	0.7±0.6**△	2.9±2.7	2.2±1.5	0.2±0.1*
不规则头精子(%)	12.6±5.9	9.7±4.6*	4.2±2.2**△	11.9±6.8	10.9±0.7	6.5±3.6*
双重畸形精子(%)	1.3±1.1	1.1±0.9*	0.5±0.1**△	1.2±0.9	0.8±0.6	0.4±0.3*
溶解型精子(%)	0.6±0.5	0.4±0.3*	0.3±0.2**△	0.9±0.6	0.8±0.4	0.3±0.1*
残余胞质异常(%)	6.1±5.6	4.8±3.8*	3.3±1.2**△	6.3±5.2	5.7±4.2	4.9±2.3*
精子弯曲畸形(%)	1.1±1.0	0.8±0.7*	0.2±0.1**△	1.3±1.2	0.6±0.6	0.4±0.2*
鞭毛缺失(%)	2.4±1.9	1.8±0.8*	0.6±0.4**△	2.2±1.5	2.1±0.9	1.5±0.8*
短鞭毛(%)	1.5±1.3	0.9±0.7*	0.1±0.1**△	1.1±1.1	0.7±0.8	0.3±0.2*
卷曲鞭毛(%)	1.1±0.6	0.7±0.7*	0.2±0.2**△	1.2±0.9	0.9±0.5	0.6±0.5*
双鞭毛(%)	0.7±0.6	0.4±0.2*	0.1±0.1**△	0.9±0.8	0.7±0.6	0.5±0.4*
混合畸形(%)	2.1±1.9	1.6±0.8*	0.3±0.2**△	2.7±2.2	1.9±1.2	1.5±0.9*

注：治疗前后比较，*. $P<0.05$，**. $P<0.01$；两组治疗后比较，△. $P<0.01$

(4)讨论：畸形精子症的病因十分复杂，各种临床检查及病史询问往往很难发现直接与之有关的病因，现代医学认为主要是：①局部睾丸病变，影响了睾丸的生精功能，致畸形精子增多；②物理或化学或一些化学药物的影响，可影响睾丸的生精功能，致畸形精子增多；③不明原因。

中医学则认为：①婚后房室失节，婚前手淫过度，或肾精亏虚，精失所养，致畸形精子增多；②饮食失节，素食辛辣厚味，蕴湿生热，湿热下注精室，或湿热毒邪内侵，蕴结精室致畸形精子增多。

肾阳虚又称命门火衰，肾阳为一身阳气之根本，有温煦形体，蒸化水液，促进生殖发育等功能。肾阳虚衰，则温煦失职，气化无权，因而发生畏寒肢冷，性功能下降以及水邪泛溢等病症。临床上根据肾阳虚的不同病理变化及其证候特点，又常分别归纳为肾阳不足和肾虚水泛两个证候。本方所治为肾阳不足型畸形精子症，此畸形精子症是婚后房室失节，婚前手淫过度损耗肾阳所致。肾阳不足不能温煦形体振奋精神，故形寒肢冷，面色㿠白，神疲倦怠。腰为肾之府，肾阳衰弱，下元虚惫，故腰膝酸软。肾主生殖，阳虚火衰，故性功能下降。小便清长，舌淡而胖，尺脉属肾，阳虚鼓动无力，故尺脉沉细无力，皆属肾阳不足之象。治宜温补肾阳，益气填精之法。方药为温补肾阳益气填精汤。方用熟地黄为君，温肾以填精，此本阴阳互根，于阴中求阳之意也。制何首乌有补肝肾、益精血之功效；当归有补血、活血之功效。为临床常用的补血药；枸杞子有养阴补血之功效，以上3味为臣药，助君药以加强滋肾阴而养肝血之效力。淫羊藿有补肾壮阳之功效；巴戟天有补肾阳之功效；蛇床子有温肾壮阳之功效；菟丝子有补肾益精之功效；仙茅有补肾阳、温脾阳之功效：山茱萸有补益肝肾、收敛固涩之功效，本品既能补肝肾之阴，又能温补肾阳，为一味平补阴阳的要药；杜仲有补肝肾之功效；肉桂有温中补阳散寒止痛之功效；鹿茸有补肾阳、益精血之功效；肉苁蓉有补肾益精之功效；阳起石有温肾壮阳之功效；此"益火之源"之意也，以上各药共奏温阳暖肾而祛寒，温肾壮阳而鼓舞肾气为佐药。红参有大补元气、补脾益肺之功效。白术有补脾益气、燥湿利水之功效。补血药多滋腻，用健脾理气药，使补而不腻；也可收到"补气生血"的效果。在本方中，补阳药与补阴药并用，正符合《景岳全书》的"善补阳者，必于阴中求阳，则阳得阴助而生化无穷"。之意。各药合用，使肾阳充足，肾阳不足症可除，畸形精子症迎刃而解。

[引自：马存亮，2005.温补肾阳益气填精汤治疗肾阳不足型畸形精子症98例临床观察.中国中医药科技：12(6)：392-393.]

(三)中西医结合治疗解脲支原体感染性畸形精子症

邱锡采于2004年发表《中西医结合治疗解脲支原体感染性畸形精子症82例疗效观察》一文。

畸形精子症是男性不育的常见原因之一，解脲支原体(UU)在感染致畸因素中约占29.1%。目前，中西医治疗畸形精子症的效果均不理想，是男科学研究的重点。1999年10月至2004年3月，笔者采用中西医结合的方法治疗UU感染性畸形精子症82例，现报告如下。

1. 资料与方法

(1)一般资料：将有精索静脉曲张、环境、遗传、药物、高温、放射、嗜烟酒等因素致畸病例除外，在实验室诊断的282例微生物感染致畸患者中，筛选出82例单纯UU感染者。均为婚后同居(排除女方疾病)，不育史2～10年，年龄24～36岁，临床诊断为原发性不育症33例，继发性不育症49例。其中精子畸形率>70%者69例，>80%者13例。

(2)仪器及试剂

仪器：WLJ Y 9000型伟力彩色精子分析仪。

试剂：甲苯胺蓝——副品红染色法(TBP精子染色法)。

(3)实验方法：禁欲3～7日，手淫法留取全部精液于干燥、洁净的玻璃采精杯内，迅即置37℃恒温水浴箱放置20～60分钟，待精液液化后充分混匀，用加样器放入MaKler精子计数盘内，置于精子分析仪37℃恒温台上，计数200个以上精子，用计算机对精液进行行动、静态多参数分析。再取1滴精液于载玻片上，用TBP染色法染色后，用油镜(100×)观察精子计算出正常和畸形精子百分率。

(4)诊断标准：生育年龄男性连续2次以上精液分析精子数≥20×10^{9}/L，A级(快速直线运动)精子≥0.25，头部正常形态的精子<0.30，可诊断畸形精子症。

(5)畸形精子形态判别标准：①精子头部畸形。大头、长头、梨形头、锥形头、双头、无定形头、空泡样头、顶体完全缺失、顶体部分缺失、顶体数量异常、顶体结构异常。②颈和中段异常。弯曲畸形、残余胞质、线粒体膨胀、无线粒体鞘。③精子尾部畸形：残余胞质、线粒体膨胀、无线粒体鞘。④混合畸形。1个精子存在2种或2种以上的畸形。

(6)辨证分型

1)湿热蕴结型:口苦,胸闷,尿频、小便色黄或短赤,尿道刺痛不适,精液黄稠,舌红,苔黄厚,脉滑数。

2)肾阴亏虚型:咽干,耳鸣,烦躁,乏力,腰膝酸软,小便短少,或尿道不适,舌红,少苔,脉细数。

3)肾气不足型:神疲乏力,腰膝酸软、小便清频,偶感尿道不适,舌淡,苔白,脉沉细。

(7)治疗方法

1)中药治疗

湿热蕴结型:治宜清热解毒,化湿利尿。方用五淋散加味:赤茯苓 24g,赤芍 12g,栀子 10g,生甘草 6g,黄柏 12g,泽泻 10g,紫花地丁 15g,当归 10g。

肾阴亏虚型:治宜滋阴清热,解毒利尿。方用知柏地黄丸加味:熟地黄 18g,山茱萸 12g,山药 15g,牡丹皮 12g,茯苓 12g,泽泻 10g,知母 10g,黄柏 10g,紫花地丁 15g,栀子 10g。

肾气不足型:治宜补肾填精,温阳益气。方用无比山药丸加味:山茱萸 12g,泽泻 10g,熟地黄 18g,茯神 12g,巴戟天 12g,怀牛膝 10g,赤石脂 6g,山药 12g,杜仲 10g,菟丝子 10g,肉苁蓉 15g,五味子 6g,黄芪 15g。

上述各型用药均为每日 1 剂,水煎 2 次取汁 500ml,每次 250ml,早、晚各服 1 次。14 日为 1 个疗程。

2)西药治疗:交沙霉素 0.2g 口服,每日 3 次,14 日为 1 个疗程。

(8)疗效标准。显效:临床症状消失,精液分析精子数≥20×10^{9}/L,a 级精子≥0.25,精子畸形率<0.30,或女方怀孕;有效:临床症状明显减轻,精子数≥20×10^{9}/L,a 级精子 0.25,精子畸形率 0.31~0.70;无效:经 3 个疗程治疗精液分析无改善。

2. 结果　本组 82 例,显效 48 例(其中女方怀孕 32 例),有效 23 例,无效 11 例。总有效率 86.6%。

3. 讨论　UU 感染性畸形精子症属中医“淋证”“精浊”范畴。近年来受不良文化影响,本病发病率明显上升。畸形精子症由于病因复杂,缺乏规范和理想的治疗方法,因而成为中西医男科临床和实验研究的重点。UU 感染是精子致畸的重要因素之一,其在不同的病理阶段有不同的临床表现。中医药治疗本病的精髓在于辨证施治。感染早期湿热毒邪蕴结精室,清热解毒、化湿利尿成为治疗的关键;中期湿热毒邪久恋伤阴,阴虚内热,治宜滋阴清热,解毒利尿;后期阴损及阳,肾气不足,当以扶正为主,补益肾气。内服中药可以改善患者的自身免疫状态,祛除毒邪,清除病理产物,重建机体的内环境平衡,从而使畸形精子率下降,收到较为理想的疗效。

UU 感染者的精子头部、中段及尾部吸附着大量的 UU,使精子由流线型变得臃肿造成精子前进时的流体动力学阻力增大,速度减慢,运动方式呈锯齿形。临床试验证明,人工 UU 感染 24 小时的精子爬高试验几乎原地摆动。精子膜具有极其重要的生理功能,参与精子的获能及与卵子的识别过程,是受精的结构基础。UU 吸附于精子表面,在局部膜上立即摄取宿主细胞内的营养物,进行代谢和蓄积毒性产物。UU 产生的毒物可造成精子膜局部缺损甚至结构严重破坏,从而降低精子的受精能力。交沙霉素是目前 UU 最为敏感的药物,可以有效地杀灭 UU,使精子畸形率明显下降,与中药辨证施治相结合,可较快恢复男性生育能力。

[引自:邱锡采,2004.中西医结合治疗解脲支原体感染性畸形精子症 82 例疗效观察.河北中医,26(10):791-792.]

(四)中西医结合矫治电镜下特发性畸形精子症

杨伟文、杨清源于1999年发表《中西医结合矫治电镜下特发性畸形精子症78例》一文。

摘要 电镜下特发性畸形精子症指不明原因之畸形精子症。在治疗上选用人绒毛膜促性腺激素(HCG)及枸橼酸氯米芬等。中医辨证分为4型:肾阳下足、气不化精型,肾阴损耗、相火偏盛型,湿浊内蕴、精室伏热型,肝郁肾亏、气滞血瘀型,分别予以专方施治。结果显示所治78例中,复检(光镜或电镜下)精液常规,畸形率<0.2,达到预期目的。

近3年来,我们采用中西医结合方法治疗电镜下特发性畸形精子症78例,收到良好效果,现总结报道如下。

1. 临床资料

(1)病例选择:78例均为门诊患者,年龄25~47岁,继发不育病程1~7年。动态精液常规检查2次精子畸形率≥0.2,电子显微镜观察1次精子畸形率≥0.2。

(2)临床分型

1)肾阳不足、气不化精型(13例):症见头晕耳鸣,面色少华,畏寒喜暖腰酸,阳痿早泄,性欲低下,或同房时射精无力,舌淡、苔白,脉沉细。精液检查示畸形精子较多。

2)肾阴损耗、相火偏盛型(24例):症见面色晦暗,形体消瘦,腰酸膝软,五心烦热,性欲亢进,头晕耳鸣眼花,口干便秘,排精量少,或遗精血精,小便短涩不畅,舌红、苔少,脉细数。精液检查示畸形精子较多。

3)湿浊内蕴精室伏热型(30例):症见胸闷心悸,口中干黏,阳痿早泄,头晕头胀,小便黄浑,大便溏稀,舌红、苔黄腻,脉弦滑。精液检查示畸形精子较多。

4)肝郁肾亏、气滞血瘀型(11例):症见郁郁寡欢,胸闷胀满,性欲淡漠,阳痿或举而不坚,临阵紧张,舌带紫气,脉郁不扬。精液检查示畸形精子较多。

2. 治疗方法

(1)中药:根据辨证施治原则。

1)肾阳不足、气不化精型:宜益气生精,温补肾阳。药用黄芪、党参、熟地黄、蚕蛾各10g,淫羊藿、韭菜子、菟丝子、覆盆子、肉苁蓉、阳起石各15g。

2)肾阴损耗、相火偏盛型:宜滋养肾阴,清泄相火。药用玄参、天冬、麦冬、黄柏、知母、何首乌、木通、枸杞子各10g,生地黄、龙骨、牡蛎、车前子、蛇床子各15g。

3)湿浊内蕴、精室伏热型:宜清热利湿,化浊解毒。药用黄连、川厚朴、陈皮各6g,黄芩、半夏、车前子、泽泻、苍术各10g,薏苡仁、土茯苓、黄芪各15g。

4)肝郁肾亏、气滞血瘀型:宜疏肝理气,养血解郁。药用柴胡、当归、制香附、枳壳、柏子仁、首乌藤、郁金、白芍各10g,淫羊藿、茯苓各15g。

以上各方可随症加减。水煎,隔日1剂,分2次温服。

(2)西药:选用①人绒毛膜促性腺激素(HCG)3000U,1周1次,肌内注射,3个月为1个疗程;②枸橼酸氯米芬(cliraid)每日50mg,连用3个月为1个疗程;③维生素E 100mg,每天3次;④复合维生素;⑤兼有炎症者,短期加用广谱抗生素(西药治疗期间注意肝、肾情况及睾丸大小变化)。

3. 讨论

(1)畸形精子症:男子生育能力不仅建立在正常精子数(足量)的基础上,还很大程度取决于精子健康水平(高质),它与精子数目、精子活力成正比,与畸形成反比。精液内有不同时期产生的精子,含有一定比例的畸形精子、死精子、活动力差的精子,然而为数不能过高,过高(比率≥0.2)称为畸形精子症。精子畸形率增高,往往间接反映了睾丸生精功能的障碍。精子形态奇形怪状,结构十分粗糙,运动速度缓慢,活动力减弱,生存期缩短,这样就较难与卵子相会受精,也就必然影响到生育。

(2)电镜检测结果:采用电子显微镜检测手段,弥补常规光镜精液分析对精子结构的完整性与功能有效性不能做出全面了解的缺陷,从而确定精子在生殖中的地位作用。众所周知,一个成熟精子的标志应具有3个基本要素:核——内含精子基因;运动器官——鞭毛及供应能量的线粒体鞘;识别和穿卵装置——精子的细胞膜与顶体。任何结构的病变将影响精子的生殖潜力与功能,不利于穿透宫颈黏液所形成的微小通道,最终导致不育。本组病例观察结果,头部出现空、泡、头形异常32例(头部大小不是重要因素),顶体扭曲、与核分离、发育不良47例,核膜异常13例,尾部鞭毛9+0结构欠完整,或卷曲28例,外侧线粒体肿胀9例。

(3)引起畸形精子症的原因:有先天、后天、环境、理化因素及药物等诸多原因。如找不出任何明确原因时,可以诊断为特发性畸形精子症,它实质上是一种原因不明的睾丸生精障碍。中医学认为,房劳过度,手淫频繁,肾阴受耗,相火偏盛,灼伤肾精;或先天不足,病后体虚,肾气不充,精失涵养;或素嗜辛辣厚味,湿热内生,熏蒸精宫,肾精伤损;或精神抑郁,肝失疏泄,木郁化火,反侮肾水,肾精受伐等,皆能导致精子畸形。

(4)中西医结合治疗:本组在治疗上选用人类绒毛膜促性腺激素及枸橼酸氯米芬两种主要西药,HCG内含较高水平的LH活性和较低水平的FSH活性,可激发间质细胞产生睾酮,睾酮水平的增加,是生精功能改善的先决条件。Clomid具有较强的抗雌激素作用和微弱的雌激素活性,低剂量则通过竞争下丘脑雌二醇受体,抑制正常负后反馈机制,使促性腺释放激素分泌增加,同时增加间质细胞刺激素和造精作用。应用中药关键在于辨证施治,归纳为以下4点:一是滋阴降火,改善全身情况;二是清热化湿,控制感染;三是温补肾气,调整内分泌;四是疏肝理气,改善局部血供。

(5)体会:畸形精子症多伴少精子症、精子活动降低症、附性腺炎症等,因此治疗上必须加以注意,并对症治疗或尽量改变影响睾丸生精过程的毒性状况。同时在治疗期间宜节制房事,减少烟酒,并保持情绪稳定,便可促使精子形态早日恢复正常。由于本组病例仅取单一临床观察指标,故效果良好。78例患者经过疗程治疗后,复检(光镜及电镜下)精液常规,畸形率<0.2,达到预期目的,表明中西医结合治疗本症是可行的。

[引自:杨伟文,杨清源,1999.中西医结合矫治电镜下特发性畸形精子症.江苏中医,20(9):21-22.]

(五)清营汤加减联合寿胎灌肠汤治疗特发性畸形精子症

张华、孙自学、门波于2020年发表《清营汤加减联合寿胎灌肠汤对特发性畸形精子症患者的临床疗效》一文。

摘要 目的:研究清营汤加减联合寿胎灌肠汤对特发性畸形精子症患者的临床疗效。方法:120例患者随机分为对照组和观察组,每组60例,对照组给予左卡尼汀,观察组给予清营汤加减联合寿胎灌肠汤,疗程60日。检测临床疗效、精子形态学、精子活力、血清免疫功能指标($CD3^+$、$CD4^+$、$CD8^+$、$CD4^+/CD8^+$)、精浆免疫功能指标(IgG、IgM、IgA)、VEGF、MMP-3、MMP-9、不良反应发生率变化。结果:观察组总有效率高于对照组($P<0.05$)。治疗后,观察组精子形态学较对照组改善($P<0.05$),精子活力、$CD3^+$、$CD4^+$、$CD4^+/$

$CD8^+$、精浆免疫功能指标、MMP-3、MMP-9 升高($P<0.05$)，$CD8^+$、VEGF、不良反应发生率降低($P<0.05$)。结论：清营汤加减联合寿胎灌肠汤可有效改善特发性畸形精子症患者临床症状，安全性较高。

1. 资料

(1)一般资料：2018 年 1 月至 2018 年 12 月收治于河南省中医院生殖医学科的 120 例肾虚型特发性畸形精子症患者，随机数字表法分为对照组和观察组，每组 60 例。其中，对照组年龄 21～40 岁，平均年龄(34.6±4.1)岁；病程 1.2～9.7 年，平均病程(4.25±1.31)年，而观察组年龄 20～40 岁，平均年龄(33.6±4.3)岁；病程 1.0～9.9 年，平均病程(4.18±1.25)年，其间两组分别脱落 3 例和 1 例。两组一般资料比较，差异无统计学意义($P>0.05$)，具有可比性。

(2)诊断标准

1)西医：参照《不育夫妇标准检查与检验手册》，夫妻同居 12 个月以上，性生活规律，未采取避孕措施，由于男方原因造成女方不孕者，诊断为男性不育症。

参照《人类精液检查与处理实验室手册》，生育期男性具备正常的性功能及射精功能，于禁欲 2～7 日后，3 次以上精液检查发现正常形态精子小于 4%，其他参数基本正常，诊断为畸形精子症。

2)中医：参照《中医临床诊疗术语・证候部分》。主症经久不育，腰酸乏力，性欲减退；次症遗精滑精，阳痿早泄，精神萎靡，头晕耳鸣，小便不利；色脉象舌淡苔薄；脉弦涩。凡具备全部主症及次症中的任意 2 项，参照舌脉，即可诊断为肾阴虚型。

(3)纳入标准：a. 符合“1.2”项下诊断标准；b. 年龄 20～40 岁；c. 夫妻性生活正常，未避孕；d. 男方生殖泌尿系统无异常，女方无不孕疾病；e. 同意参与本次临床试验，并签署知情同意书。

(4)排除、脱落标准

A. 排除标准：①不符合“1.3”项下纳入标准；②合并有心脑血管、肝、肾、造血等系统原发性疾病；③患有精神病；④未按规定用药，无法判断疗效或资料不全等影响疗效判断；⑤有药物过敏现象。

B. 脱落标准：①依从性差；②出现严重不良反应；③资料不全；④中医证型改变；⑤失访。

(5)治疗手段

A. 对照组：口服左卡尼汀口服液(东北制药集团沈阳第一制药有限公司，国药准字 H19990372，10ml/支)，每日 2 次，每次 10ml，连续 60 日。

B. 观察组：口服清营汤加减，组方菟丝子、淫羊藿、生地黄、金银花各 25g，水牛角、丹参、连翘各 15g，玄参、黄连、麦冬 10g，湿热重者，加车前子、炒薏苡仁各 25g；气滞血瘀者，加香附、延胡索各 20g，每日 2 次，每次 1 剂。同时，灌肠寿胎灌肠汤，组方菟丝子 20g，桑寄生、大黄各 10g，常规水煎煮、灭菌、浓缩至 200ml，每日 1 次，每次 200ml，连续 60 日。灌肠操作方法为患者取左侧卧位，灌肠液高处悬挂，距肛门 40～60cm，缓缓插入直肠 15～20cm，然后固定肛管，使灌肠液缓缓流入，灌入速度 60～70 滴/分钟，若灌肠液流入受阻，则调整肛管并检查直肠内有无硬块阻塞，灌肠后患者平卧，臀部垫高，保留灌肠液 30 分钟后排出。

(6)指标检测：①精子形态，包括正常形态、异常畸形、头部畸形、中部畸形、尾部畸形，采用改良巴氏染色法分析；②精子活力，包括精子轨迹速度(VCL)、精子路径速度(VAP)、精子摆头幅度(ALH)、精子头摆头频率(BCF)，患者禁欲 5～7 日后手淫取精液，采用精子质量医学影像分析系统(型号 HD-8000F)分析;③免疫功能指标,血清中包括 $CD3^+$、$CD4^+$、$CD8^+$、$CD4^+/CD8^+$,精浆中包括 IgG、IgM、IgA,采用酶联免疫吸附法检测;④血清磷酸化-P38 丝裂原活化蛋白激酶,包括血管内皮生长因子(VEGF)、基质金属蛋白酶-3(MMP-3)、基质金属蛋白酶-9(MMP-9),采用酶联免疫吸附法检测。

(7)疗效判定:参照《世卫组织检验和处理人类精液实验室手册》。①治愈,配偶受孕;②显效,配偶尚未受孕,但正常精子形态占比≥4%,或正常精子形态占比<4%,但较治疗前上升率>2%;③有效,配偶尚未受孕,正常精子形态占比<4%,但较治疗前上升≤2%;④无效,配偶尚未受孕,正常精子形态占比无明显变化,甚至较治疗前降低。总有效=治愈+显效+有效。

(8)统计学分析:通过 SPSS 18.0 软件进行处理,计量资料以($\bar{x}\pm s$)表示,组间比较采用 t 检验;计数资料以百分率表示,组间比较采用 χ^2 检验。以 $P<0.05$ 为差异有统计学意义。

2. 结果

(1)临床疗效:观察组总有效率高于对照组($P<0.05$),见表 32。

表 32 2 组临床疗效比较

组别	例数/例	治愈	显效	有效	无效	总有效
对照组	57	0(0.0)	13(22.8)	15(26.3)	29(50.9)	28(49.1)
观察组	59	5(8.5)	21(35.6)	16(27.2)	17(28.8)	42(71.2)*

注:与对照组比较,* $P<0.05$

(2)精子形态学:治疗后,观察组精子正常形态占比高于对照组($P<0.05$),见表 33。

表 33 2 组精子形态学比较($\bar{X}\pm s$,%)

组别	时间	例数(n)	正常形态	异常畸形	头部畸形	中部畸形	尾部畸形
对照组	治疗前	57	3.58±1.61	96.43±6.53	88.53±4.49	32.84±2.81	25.71±2.16
	治疗后	57	6.37±1.93*	93.15±6.26*	79.82±4.15*	30.67±2.16	24.93±2.03
观察组	治疗前	59	3.61±1.59	96.38±6.71	87.64±4.38	31.63±2.76	24.91±2.23
	治疗后	59	18.52±2.15*#	81.52±6.08*#	68.62±4.02*#	23.54±1.95*#	18.61±1.82*#

注:与同组治疗前比较,*. $P<0.05$;与对照组治疗后比较,#. $P<0.05$

(3)精子活力:治疗后,观察组精子活力高于对照组($P<0.05$),见表 34。

表 34 2 组精子活力比较($\bar{X}\pm s$,%)

组别	时间	例数(n)	VCL(μm/s)	VAP(μm/s)	BCF(Hz)	ALH(μm)
对照组	治疗前	57	25.34±3.61	23.62±3.51	19.52±1.83	1.59±0.41
	治疗后	57	30.5±3.82*	23.81±3.53	20.26±1.92*	2.42±0.52*
观察组	治疗前	59	24.81±3.58	23.71±3.47	18.76±1.81	1.63±0.43
	治疗后	59	38.61±4.12*#	35.67±4.26*#	35.62±2.15*#	3.52±0.59*#

注:与同组治疗前比较,*. $P<0.05$;与对照组治疗后比较,#. $P<0.05$

(4)血清免疫功能指标：治疗后，观察组 $CD3^+$、$CD4^+$、$CD4^+/CD8^+$ 高于对照组（$P<0.05$），$CD8^+$ 更低（$P<0.05$），见表 35。

表 35　2 组血清免疫功能指标比较（$\bar{X}\pm s$，%）

组别	时间	例数(n)	$CD3^+$(%)	$CD4^+$(%)	$CD8^+$(%)	$CD4^+/CD8^+$
对照组	治疗前	57	68.92±4.92	38.16±2.83	34.92±2.13	1.16±0.26
	治疗后	57	74.38±5.17*	39.53±2.91	33.74±2.61	1.19±0.28
观察组	治疗前	59	69.13±4.83	38.42±2.87	35.03±2.36	1.13±0.25
	治疗后	59	81.32±5.36*#	49.16±3.81*#	29.61±2.83*#	1.72±0.29*#

注：与同组治疗前比较，*. $P<0.05$；与对照组治疗后比较，#. $P<0.05$

(5)精浆免疫功能指标：治疗后，观察组 IgG、IgM、IgA 高于对照组（$P<0.05$），见表 36。

表 36　2 组精浆免疫功能指标比较（$\bar{X}\pm s$，%）

组别	时间	例数(n)	IgA(μg/L)	IgG	IgM
对照组	治疗前	57	1.41±0.28	11.79±1.93	3.09±0.63
	治疗后	57	1.43±0.27	11.81±1.91	3.08±0.62
观察组	治疗前	59	1.42±0.29	11.81±1.87	3.11±0.64
	治疗后	59	1.61±0.32*#	14.26±2.03*#	3.51±0.72*#

注：与同组治疗前比较，*. $P<0.05$；与对照组治疗后比较，#. $P<0.05$

(6)VEGF、MMP-3、MMP-9 表达：治疗后，观察组 VEGF 表达低于对照组（$P<0.05$），MMP-3、MMP-9 表达更高（$P<0.05$），见表 37。

表 37　两组 VEGF、MMP-3、MMP-9 表达比较（$\bar{X}\pm s$，%）

组别	时间	例数(n)	VEGF(pg/ml)	MMP-3(ng/ml)	MMP-9(ng/ml)
对照组	治疗前	57	45.92±5.62	25.53±4.62	51.62±6.82
	治疗后	57	34.51±4.61	28.94±5.74	58.94±7.38
观察组	治疗前	59	44.27±5.71	24.61±4.53	50.62±6.72
	治疗后	59	25.43±3.62*#	33.84±6.84*#	64.92±7.64*#

注：与同组治疗前比较，*. $P<0.05$；与对照组治疗后比较，#. $P<0.05$

(7)不良反应发生率：观察组不良反应（腹胀、恶心、呕吐、口干、皮疹）发生率低于对照组（$P<0.05$），见表 38。

表 38　2 组不良反应发生率比较

组别	例数(n)	腹胀	恶心	呕吐	口干	皮疹	总不良反应
对照组	57	4(7.0)	2(3.5)	1(1.8)	1(1.8)	1(1.8)	9(15.8)
治疗组	59	0(0.0)	0(0.0)	0(0.0)	1(1.7)	0(0.0)	1(1.7)*

注:与对照组比较,*. $P<0.05$

3. 讨论　特发性畸形精子症属于中医“授胎不能”“无子”“绝嗣”等范畴,肾藏精,主生殖,若肾脏亏虚,精亏血少,则不能滋养睾丸,生精乏源,精子充养不足。西医学认为,畸形精子症的病因为泌尿生殖系统感染、内分泌紊乱、精索静脉曲张、辐射、吸烟、酗酒、长期熬夜等,使精子形态发生改变,出现过氧化反应,导致睾丸或精子损伤,畸形精子增加,最终引起不育。直肠周围有丰富的静脉丛,故在该部位给药时有效成分能迅速吸收而直接进入体循环,从而充分发挥治疗作用。

清营汤源自清代吴瑭《温病条辨》,由水牛角、生地黄、金银花、连翘、玄参、黄连、竹叶心、丹参、麦冬组成。方中水牛角清解营分热毒;生地清热凉血滋阴,麦冬养阴生津,玄参滋阴降火解毒,三药共用既清热养阴,又助清营凉血解毒;金银花、连翘、竹叶清热解毒,驱营分之邪外达;丹参活血通经;去麦冬,加菟丝子以补肾益精;加淫羊藿以补肾阳、强筋骨,诸药合用,共奏补肾益精、清营养阴、生精强精之功效。

寿胎灌肠汤由菟丝子、桑寄生、大黄组成。方中菟丝子补肾益精,桑寄生补肾养血,大黄攻下泄热,荡涤肠道,三者灌肠给药后可益肾精,养血脉,通腑泄热,通过局部刺激来使药力直达病灶,从而激发经气,疏通经络,调理气血阴阳,恢复机体的生理功能。

本研究采用清营汤加减联合寿胎灌肠汤,可有效改善特发性畸形精子症患者精子形态和精子活力,可能具有调节机体免疫功能、改善精囊微循环的作用;有效改善血清免疫功能指标($CD3^+$、$CD4^+$、$CD8^+$、$CD4^+/CD8^+$)、精浆免疫功能指标(IgG、IgM、IgA),可能具有增强机体免疫力的作用。VEGF 在外界刺激下呈高表达,抑制精浆钙黏蛋白/链蛋白复合体,提高性腺循环代谢中小血管通透性,增强精子活力;MMP-3、MMP-9 可保持酶原的稳定和酶催化作用,被认为是维持精浆组织形态主要的蛋白水解酶,清营汤加减联合寿胎灌肠汤治疗后,VEGF 水平明显降低,MMP-3、MMP-9 水平明显升高,可能具有维持精浆组织形态、增强精子活力、抑制炎性细胞产生的作用。

综上所述,清营汤加减联合寿胎灌肠汤可明显改善特发性畸形精子症患者精子质量、免疫功能、蛋白表达,不良反应发生率较低。

[引自:张华,孙自学,门波,2020.清营汤加减联合寿胎灌肠汤对特发性畸形精子症患者的临床疗效.中成药,42(4):904-908.]

七、精液不液化症

男性精液不液化症是指精液射出体外 60 分钟以上不能液化,见精液黏稠如胶冻状,甚至呈块状。精液不液化是男性不育的重要原因之一,Nilson 报道,在不育症患者中,以精液不液化为唯一异常指标者占 11.8%,上海仁济医院统计 2919 例男性不育症患者,液化不全者占 4.97%。

(一)病因病机

1. 曲华等综述谓　肾乃先天之本,主藏精,主生殖。精液正常与否取决于肾的功能。精液迟缓液化，与中医典籍中所说“精稠”“精热”颇相似。由于肝肾之精血亏损，气血失和，精室空虚，加之劳累及房事过频，或有婚前手淫等不良习惯，或吸烟饮酒过多，或长期精神刺激不能解脱，导致阴精耗损太过，相火失于潜藏；或湿热下注，恋留精室，暗耗阴精；或血瘀气滞。妨碍阴精正常化生等。精液不液化症多见于高温作业、小车司机、酒色无度及膏粱厚味者，故湿、热、痰、瘀、虚为其主要病理机制，即湿热内蕴、痰瘀互结下焦、肾虚失于气化致使精液黏稠不化。

2. 王新远认为该病发病机制有三　其一，多由于素体阴虚。婚前长期手淫，婚后恣情纵欲，或过服温热壮阳之品，伤及阴精，阴愈虚，火愈炽，津液被灼，致使精液黏稠不液化；其二，根据生理上精血同源，精血互生之说，而病理上必然相互影响，互为因果，精瘀血亦瘀，或精瘀(血)互结；其三，中医理论认为，肾主生殖，肾精是构成人体维持生命活动的基本物质，同时对人体的各种功能活动又有激发和推动作用；阴精亏损，即可致肾的气化功能减弱，造成体液的代谢紊乱，聚湿生痰，痰随气流，踞于精室，阻滞精液的化生和排泄，或出现痰精互结。因此，精液不液化患者既有阴虚火旺之因，还有血瘀、痰湿为患的因素。

3. 邓龙生等综述

(1)湿热精稠：下焦湿热，清浊不分，气化失司，湿热内蕴精室，难以速去，穷必及肾，阴液受其煎灼耗损、而致精稠难化，精液不液化症与肾、肝有密切关系。因肾为先天之本，主藏精和生长发育。肝主藏血，肝络阴器，肝、肾同源，当肝郁化热，致湿热内蕴下注，耗伤精血时，则精液出现异常，精液黏稠或精液量少而致不育。

(2)精浊瘀阻：青年患者。正处于精力旺盛时期，或婚前有手淫习惯，或婚后房事不节，性交频繁或吸烟饮酒过度；或长期精神刺激不能解脱等原因致阴精耗损太过，不能持满，相火失于潜藏而妄行，煎灼阴精，使精浊相混，又暗耗阴精，血瘀气滞，妨碍阴精正常化生。中医药治疗本病传统上从阴虚火旺、热灼精液、阻滞阳道、精浊混淆进行论治。而近年有学者认为“精血同源”“精凝”当与“血瘀”同理。肾的阴阳虚损、痰、湿、瘀阻均是造成精液不液化症的主要原因。

(3)痰浊致病：脾胃损伤、脾失健运而生痰浊等病理产物，痰浊下趋精室，影响精液气化而致本病。“百病皆因痰作祟”水聚不化成痰；浊者，湿浊阻窍，精道不畅所致。其或因膳食改善，恣食豪饮，而痰湿内生。

4. 陈群云　现代医学认为，精液液化主要靠前列腺和精囊分泌液中含有精液发生液化的物质，如纤溶酶原活性因子和类糜蛋白酶等。现知参与或影响精液液化和凝固的因子除蛋白酶系外，精浆中的唾液酸和果糖含量、体温变化、睾丸功能改变以及内分泌等变化均可影响精液的液化；人体维生素 E，微量元素锌、铜等的缺乏，也可影响精液的液化。

(二)辨证论治

1. 肾阴虚型　谭青蓝主张阴虚火旺者用中药知母、黄柏、生地黄、熟地黄、天冬、石斛等，适当加入山楂、麦芽等促进精液液化的药物可以增强疗效。范长青认为本病主要是由肾精不足、阴虚火旺所致，自拟液化汤(知母、黄柏、牡丹皮、天冬、天花粉等)治疗 120 例，总有效率为 87.4%。张宗圣等据精液不液化患者临床上多表现为阴虚火旺的特点，拟育阴化精汤(生地黄、熟地黄、玄参、麦冬、菟丝子、蒲公英等)治疗 57 例，总有效率为 84.2%。沈坚华等总结经验认为在阴虚火旺型患者中，清肾中之热疗效优于直接滋肾阴，在临床时运用加味两地汤治疗精液不液化，药用生地黄、地骨皮、白薇、女贞子、墨旱莲、石斛、阿胶等，对照组口服知柏地黄汤。结果实验组和对照组总有效率分别为 93.55% 和 73.33%，两组疗效比较有显著差异($P<0.01$)。

2. 肾阳虚型 傅应昌等认为肾阳亏虚型宜采用温肾壮阳益精法，方药选用右归饮合金匮肾气丸加减。通过温煦命门之火，使肾中阳气生化无穷，阴精源泉不竭，促进精窍通、精液化。黄美珍认为精液的正常液化有赖于阳气的气化作用来完成。而阳气的气化又必须依赖阴气的协调，故以液化汤淫羊藿、菟丝子、韭菜子、浙贝母、水蛭粉（冲服）等治疗 55 例，总有效率为 92.7%。

3. 湿热内蕴 周淑英等认为本病为肝胆湿热，热自内生，耗伤津液所致，以清热化解汤（龙胆草、栀子、黄柏、生地黄、牡丹皮、知母、柴胡、大青叶）治疗 68 例，总有效率为 88.3%。王玉芬等对 32 例湿热下注型患者治以萆薢分清饮加减（萆薢、车前子、竹叶、石菖蒲、龙胆草、茯苓、金钱草、蒲公英、白花蛇舌草、败酱草），结果治愈 20 例，显效 10 例，总有效率为 100%。郭立娟认为本病为湿热下注阻滞阳道，精浊混淆而精液难化引起，拟液化增精汤（金银花、连翘、夏枯草、皂角刺、蒲公英、萆薢、车前子等）治疗 106 例，1 个疗程治愈 82 例，2 个疗程治愈 15 例，治愈率为 91.51%。

4. 痰浊下趋 朱锦祥宗“百病皆因痰作祟”，从痰论治以二陈汤为基础加减（陈皮、半夏、茯苓、前胡、枳壳、郁金等）治疗精液不液化症 26 例，取得了显著的疗效。牟吉荣等认为痰湿之邪，重浊黏腻，其性凝积，阻碍气机，气行不畅，不能推动血液，便成瘀证。痰、湿、瘀互结，致使精液黏稠不液化，乃致不育，运用涤痰、化湿、祛瘀法（瓜蒌、苍术、黄柏、白茅根、红藤、路路通、益母草、山楂等）治疗 30 例，总有效率为 87%。王奎武等认为散结化痰、活血化瘀的中药能加速精液的液化。运用促育Ⅱ号（玄参、夏枯草、牡蛎、浙贝母等）治疗 100 例，总有效率为 85%。

5. 肝气郁滞 庞宏永等认为精液不液化乃肝气不疏，壅阻下焦，而致湿热、血瘀、肾虚，故本病从肝论治，以四逆散加味（柴胡、白芍、枳壳、虎杖、黄芩、夏枯草、水蛭等）治疗本病 36 例，总有效率为 91.7%。罗兰总结王渭川老先生经验后指出认为本病为肝疏泄失职，气化失常，阴阳失调，则引起精液不液化，治宜疏肝理气中加柔肝养肝，补水生木，以一贯煎、滋水清肝饮加减治疗本病取得了良效。

6. 瘀血阻络 唐春安等认为前列腺分泌的透明质酸酶等液化酶减少是导致精液不液化的主要因素，故提出治疗慢性前列腺炎乃本病的症结，而慢性前列腺炎发病机制是前列腺充血、肿胀、腺管堵塞、纤维化，中医微观辨证属瘀血；炎性细胞浸润，炎性渗出物潴留，中医微观辨证属湿热；所以，前列腺的微观辨证属瘀血加湿热。以自拟解瘀汤（赤芍、黄芪、桃仁、红花、穿山甲、牡蛎、蒲公英、野菊花、紫花地丁等）治疗 77 例，总有效率为 85.7%。周波英等以丹参 30g，为主药，配以大量活血化瘀、增液解毒药的化瘀解毒汤治疗精液不液化症 50 例，总有效率为 92%。常建国等应用微观角度已经证实的精液不液化同血瘀的密切关系，以及患者的血瘀表现，以前列通瘀胶囊治疗精液不液化 30 例，总有效率为 90%。

（三）针刺、针药并用、保留灌肠

1. 针刺 杨仲歧应用针灸（治则：阴虚火旺者，调补肾阴针用补法；湿热下注者，清泄湿热，针用泻法。取穴：关元、中极、肾俞、三阴交。阴虚火旺者，加太溪、照海、神门；湿热下注者，加次谬、会阴或曲骨、阴陵泉、丰隆）治疗精液不液化症 48 例，痊愈 34 例（70.8%），好转 14 例（29.2%）。

2. 针药并用 刘春等针刺气海、水道、左行间、左三阳交、肾俞、阳陵泉、太溪，分两组并替行针，每组针 3 次后对换，针 15 次后复查，腹部穴位平补平泻，四肢穴位用泻法，留针 15 分钟，留针过程中行针 1 次。同时内服中药（生地黄 20g，麦冬、玄参、知母、黄柏各 15g，日 1

剂，日服2次，3个月为1个疗程，偏重于肾阳不足、相火亢盛者加龟甲、牡蛎、鳖甲；湿热下注、壅塞精室者加萹蓄、萆薢、车前草、薏苡仁、蔻仁；肝郁化火、郁火烁精者加川楝子、郁金、龙胆草；中气不足、气化失权者加黄芪、党参）。结果治愈52例，显效5例，好转3例，无效2例，总有效率为96.8%。

3. *保留灌肠*　夏陈伟等应用中药内服与保留灌肠结合治疗精液不液化症100例，将患者随机分为2组各50例，试验组采用中药内服与保留灌肠结合（内服中药：党参、天冬、熟地黄、黄柏、白蔻仁、生甘草、枸杞子、菟丝子、覆盆子、沙苑子、巴戟天、金樱子、淫羊藿、车前子。阴虚火旺加生地黄、知母、白芍；肝经湿热加土茯苓、通草；痰瘀血结加红花、细辛、桂枝。中药保留灌肠方：透骨草、萆薢、车前草、忍冬藤、黄柏、苍术、川牛膝、土茯苓、生薏苡仁、蒲公英、虎杖、琥珀末），对照组予单纯西药内服（口服乳酸司帕沙星片、化痰片、维生素E丸）。结果显示两组间疗效比较差异有显著意义（$P<0.01$），试验组优于对照组。

（四）基本治法

1. *以滋补肾阴清泄相火法为主*　主治精液黏稠不化，头晕耳鸣，腰膝酸软，失眠健忘，手足心热，夜间盗汗，口干喜饮，大便秘结，小便黄短，舌边尖红，少或无苔，脉细数，属阴虚火旺者。范长青用液化汤治疗120例，方用：知母、黄柏、赤白芍、牡丹皮、天冬、天花粉、茯苓、车前子各10g，生地黄、熟地黄各20g，连翘12g，丹参30g，淫羊藿、枸杞子各15g，生甘草6g，蜈蚣1/3条（研末冲服），每日1剂，水煎分早、晚服用，1个月为1个疗程。结果显示治愈76例（63.3%），好转18例，有效11例，无效15例，总有效率为87.4%，用药9～120剂。陈华用基本方：生地黄、熟地黄各20g，知母、黄柏、赤白芍、牡丹皮、天冬、天花粉、茯苓、车前子各10g，连翘12g，丹参30g，淫羊藿、枸杞子各15g，生甘草6g，蜈蚣1条（冲服），每日1剂，水煎分早晚服用，1个月为1个疗程，治疗50例。结果治愈30例，显效10例，有效5例，无效5例，显效率为80%，总有效率为90%。阴勇等采用清火滋肾汤治疗48例，基本方：生地黄、山茱萸、女贞子、麦冬、玄参、金银花、蒲公英各15g，丹参、知母、墨旱莲、五味子、牛膝各10g，山药20g，黄柏6g。肾阴虚久损阳、阴阳两虚伴阳痿者，去黄柏、知母、蒲公英，加菟丝子、淫羊藿、肉苁蓉、肉桂等；伴下焦湿热、尿道灼热者，加紫花地丁、滑石、车前子、瞿麦、土茯苓等；伴失眠多梦、夜卧不安者，加远志、炒酸枣仁、生龙骨等。每日1剂，水煎分早、晚服用。结果治愈20例，有效25例，无效3例，总有效率为93.7%。傅应昌等用滋肾化精汤治疗38例，基本方：山茱萸、知母、牡丹皮、茯苓、女贞子、墨旱莲、黄柏各10g，山楂、枸杞子各15g，龟甲、鳖甲、生地黄、何首乌各20g，黑芝麻30g，麦芽50g，水蛭粉3g（另包冲服）。兼气虚血瘀者加黄芪、新开河参、田七、当归、赤芍；肾气虚、性功能减退者加杜仲、巴戟天、补骨脂、菟丝子；肝气郁结者加柴胡、郁金、川楝子；痰瘀互结者加桃仁、丹参、红花、浙贝母、土鳖虫；湿热下注者加蒲公英、薏苡仁、川萆薢、车前子。每日1剂，水煎分早、晚服用，3个月为1个疗程，2个疗程后治愈29例（76.3%），有效5例，无效4例，总有效率为89.5%。治愈的29例中，1个疗程21例，2个疗程8例。

2. *以清热利湿法为主*　主治精液黏稠不液化，色黄味腥，并有脓、白细胞，周身困倦，嗜睡，纳差，小便热赤，小腹拘急，腰痛，射精痛，口干欲饮，饮而不多，舌红苔黄腻，脉滑数或濡数，属湿热蕴结者。孙自学等运用前列栓经直肠给药治疗68例，并与西药（环丙沙星、维生素C）治疗的30例做对照。结果前列栓组治愈18例，显效32例，有效14例，无效4例，总有效率94.12%；西药组则分别为2例、14例、7例、7例和76.67%。两组治愈率与有效率相比差异显著（$P<0.05$）。治疗前后前列栓组精液液化时间明显短于西药组，精子活力明

显高于西药组(P 均<0.01)。王玉芬等对 32 例湿热下注型患者治以萆薢分清饮加减，基本方：萆薢、车前子、竹叶各 12g，石菖蒲、龙胆草各 10g，茯苓、金钱草、蒲公英各 15g，白花蛇舌草、败酱草各 30g。湿热重可重用龙胆草、加红藤；热重加金银花、紫花地丁；苔厚腻加苍术、厚朴。结果治愈 20 例，显效 10 例，总有效率为 100%。吴汉星采用清热化瘀汤治疗 62 例，基本方：虎杖、萆薢、生地黄、丹参、白花蛇舌草各 15g，赤芍、炮穿山甲、车前子各 10g，生甘草 5g，桂枝 3g。湿盛加薏苡仁、滑石各 15g；热盛加黄柏 15g；热盛伤阴加麦冬、天花粉；气虚加党参、黄芪；会阴疼痛或睾丸胀痛加川楝子、延胡索。每日 1 剂，水煎服 2 次，30 日为 1 个疗程，经过 1～3 个疗程治疗，治愈 38 例(61.1%)，好转 18 例(29%)，无效 6 例，总有效率为 90.1%。

3. *燥湿化痰活血通窍法为主*　主治精液黏稠不液化，形体肥胖，四肢困重，面色苍白，头晕气短，胸闷泛恶，会阴小腹胀痛，苔白腻或舌质有瘀点，脉滑，属痰湿瘀阻者。李家茂等对肾阴亏损兼有痰瘀者方用丹参赤芍二陈汤合知柏地黄汤加减(组方：丹参 30g，赤芍、半夏、陈皮、白茯苓、知母、山茱萸、泽泻、牡丹皮各 10g，黄柏 6g，熟地黄 15g，山药 12g，龟甲 20g)；对肾阳不足兼有痰瘀者方用丹参赤芍二陈汤合生精汤加减(组方：丹参 30g，赤芍、半夏、陈皮、茯苓、五味子、菟丝子、女贞子、仙茅、续断各 10g，枸杞子、桑椹各 12g，车前子、淫羊藿各 15g，甘草 6g)；对湿热下注兼见痰瘀者方用丹参赤芍二陈汤合龙胆泻肝汤加减(组方：丹参 30g，赤芍、当归、蒲公英各 12g，半夏、茯苓、陈皮、栀子、黄芩、生地黄、熟地黄、泽泻各 10g，车前子 15g，木通、龙胆草、淡竹叶各 6g)共治疗 38 例，每日 1 剂，水煎服，连服 3 日，停 1 日，2 个月为 1 个疗程，治疗 1～2 个疗程，治愈 21 例(以上 3 型分别为 10 例、4 例、7 例)，有效 14 例(分别为 5 例、4 例、5 例)，无效 6 例(分别为 1 例、2 例、3 例)，总有效率为 92.11%。朱锦祥用基本方：陈皮、半夏、前胡、枳壳、郁金各 10g，茯苓 20g 等，精子凝集者加浙贝母 10g，胆南星 6g，夏枯草 15g，酌加红花、桃仁、赤芍、益母草；舌红口干者加知母、黄柏。精子活力低下者加菟丝子、覆盆子；尿黄者加车前草。治疗 26 例，平均服药 30 日，26 例中 17 例精液常温下 60 分钟内完全液化，其中 7 例妻子已怀孕；9 例精液部分液化，呈不完全液化状态。

4. *以活血化瘀为主*　主治精液黏稠不液化，腰膝酸痛，睾丸坠痛，面色晦暗，苔少质暗或有瘀斑，脉沉弦，属血瘀精滞者。王东辉等采用前列通瘀胶囊(由黄芪、鹿衔草、桃仁、赤芍、穿山甲、石韦、通草、夏枯草、牡蛎等组成)每次 5 粒，每日 3 次，75 日为 1 个疗程，治疗 77 例。1 个疗程后显效 32 例，有效 34 例，无效 11 例，总有效率为 85.7%。精子密度及精子活力均较治疗前明显提高($P<0.01$)。夏春风等采用自拟精液液化汤治疗 96 例，方药：当归、浙贝母、萆薢各 12g，赤芍、泽泻、牡丹皮、乌药、石菖蒲各 10g，白芷、穿山甲、甘草各 6g，茯苓 15g。兼有肾阳不足，寒邪凝滞者加附子、鹿茸；肾阴亏乏、阴虚火旺者加知母、黄柏；湿热内蕴者加龙胆草、黄芩、白茅根；瘀血内停者加红花、益母草、茜草。每日 1 剂，水煎，分 2 次饭前温服，1 个月为 1 个疗程，一般 1～3 个疗程。治愈 51 例，好转 38 例，无效 7 例，总有效率为 92.7%。赵小威等将生水蛭 200g 研细粉，每次 4g，每日 2 次温开水冲服，服完为 1 个疗程，治疗 7 例，结果 30 分钟内精液全部液化者 5 例，1 小时内全部液化者 2 例。

5. *以疏肝泻火法为主*　主治精液黏稠不液化，胸胁或小腹胀痛，情志抑郁易怒，头晕胀痛，面红，目赤，咽干，口苦，耳鸣，阴囊灼热，小便黄赤，舌红苔黄，脉弦数，属肝气郁结，郁久生火者。张洲等用自拟疏肝液化汤治疗 48 例，基本方：柴胡、白芍、郁金、枳壳各 10g，香附、熟地黄各 20g，当归、赤芍、牛膝、枸杞子各 12g，甘草 6g，每日 1 剂，水煎早晚分服，30 剂为 1

个疗程。治愈12例,有效22例,无效14例,总有效率70.8%。合并精子活率低的18例患者中,11例有不同程度的提高,其中5例治愈;合并精子活力不良的8例中,3例活力正常,其中1例治愈;合并精液量少的6例中,3例量正常,其中1例治愈。穆守俊等以龙胆泻肝汤原方为基础,药用龙胆草、栀子、黄芩、柴胡、生地黄、车前子、泽泻、木通、甘草、当归。上焦热象不显著者去黄芩、栀子;湿热不显著者去木通、车前子;命门火亢者加黄柏、牡丹皮,每日1剂,水煎早晚分服,6日为1个疗程,1个月后治愈24例(53.3%),有效18例,无效3例,总有效率为93.3%。

6. *以温肾滋阴法为主*　主治精液黏稠不液化,五心烦热,畏寒肢冷,头晕,耳鸣,腰膝酸软,失眠多梦,口干不欲饮,舌淡苔少,脉细弱或细数,属阴阳两虚者。王玉芬等方以右归丸合五子衍宗丸加减:熟附子、肉桂各6g,熟地黄、山药、菟丝子、淫羊藿、枸杞子各15g,山茱萸、五味子、鹿角霜、覆盆子、车前子各10g,气虚加党参、黄芪;阴阳两虚加制何首乌、紫河车粉;睾丸冷痛加橘核、小茴香,共治疗14例,结果治愈10例,无效4例。

(五)专方治疗

1. *液精煎*　崔云、洪善贻、张永兴等于1995年发表《液精煎治疗精液不液化致不育症82例》一文。

"液精煎"治疗82例精液不液化致不育患者,并选择具有可比性的30例做对照。

(1)资料与方法

1)病例选择:研究对象为夫妇婚后同居2年以上,未采用避孕措施,女方生育能力正常,而不育原因为男方精液不液化者。均符合全国第三届中医男性学学术研讨会制订的诊断标准,精液液化时间>1小时,且排除性功能障碍及无精子症、严重少精子症兼有精液不液化致不育症。

2)一般资料:根据病例来源,随机分成"液精煎"治疗组、对照组。治疗组共82例,年龄23～40岁,平均27岁,婚龄最长10年,最短2年,平均3年。临床体检:外阴、睾丸、附睾、输精管未见异常,触诊前列腺不平整,肿大或质硬,有局限性压痛56例;舌质偏紫、舌色暗红、舌质有瘀点、舌下系带偏紫42例,薄白腻苔、白腻苔、薄黄腻苔、黄腻苔40例;实验室检查:排出精液1小时以上未液化;其中精液检查WBC>5个/HP 31例,前列腺液检查WBC>10个/HP、卵磷脂小体<60% 47例;对照组共30例,年龄24～38岁,平均28岁;婚龄最短2年,最长8年,平均3年。临床体检:外阴、睾丸、附睾、输精管未见异常,触诊前列腺不平整,肿大或质硬,有局限性压痛20例,舌质偏紫,舌色暗红、舌质有瘀点、舌下系带偏紫15例;薄白腻苔、白腻苔、薄黄腻苔、黄腻苔16例;实验室检查。排出精液1小时以上未液化;其中精液检查WBC>5个/HP 11例,前列腺液检查WBC>15个/HP、卵磷脂小体<60% 16例。

根据以上资料分析,两组在年龄、婚龄、病程轻重程度,精液检查等方面基本近似,经统计学处理无显著差异($P>0.05$),有可比性。

(2)治疗及观察指征

①治疗方法

对照组:均采用知柏地黄丸,每次15g,每日3次;加维生素C 0.3g,每日3次;SMZ 2片,每日2次,开水送服。

治疗组:均应用"液精煎",药用:丹参30g,川芎10g,泽兰15g,五加皮、川牛膝各10g,虎杖30g,黄柏10g等。湿盛加川萆薢;热甚重用黄柏;久病配用丹参;气血两虚加当归、党参、生黄芪;精液中有 WBC 加马鞭草。每日 1 剂,煎汁分 3 次服,兼有慢性前列腺炎者,每日并用保留灌肠 2 次,每次 20～30ml。

疗程:30 日为 1 个疗程,1 个疗程结束后,复查精液常规,如未愈,继续行第 2 个疗程,服用治疗观察药物时,停用其他治疗药物,以免影响对照观察。

②观察指标

血液流变学:按毛细管式黏度计的测定方法,采用江苏无锡电子仪器二厂生产的血液黏度红细胞电泳两用仪,测定两组部分病例治疗前后的全血比黏度和血浆比黏度、红细胞电泳,红细胞沉降率,同时,用 WintrobI 管,按常规方法测定其血细胞比容。

精液黏稠度测定:采用毛细管精液黏度计测定精液黏稠度,毛细管长 93mm,内径 0.672mm,测定时将精液注入黏度管中,读出 0.5ml 精液通过黏度计的时间(单位 s/0.5ml)。

精液、前列腺液等检查:两组病例治疗前后检查精液常规前列腺液常规,部分病例检查血常规、肝功能、尿常规。

舌象及前列腺触诊:治疗前和诊治过程中,固定专人详细观察舌象及前列腺触诊变化,并记入临床观察登记表。

(3)结果与分析

①疗效判断标准:参照全国第三届中医男性学学术会议制订的男性不育症疗效标准。痊愈:为治疗后女方怀孕;显效:为治疗后精液检查全部恢复正常,有效:治疗后精液部分恢复正常;无效:为治疗后精液检查无改变或不明显。总有效率=妊娠率+显效率+有效率。

②疗效分析:血液流变学指标的变化,两组部分病例治疗前后的血液流变学各项指标见表 39。同时为探索精液不液化的因素,随机选取治疗前 31 例患者做血液流变学 5 项指标测试。并以健康正常生育男子 23 例做对照,结果见表 40。

表 39　治疗前后血液流变学指标的变化($\bar{X}\pm s$)

项目	对照组(n=11)		液精煎组(n=13)	
	治疗前	治疗后	治疗前	治疗后
全血黏度(比)	4.83±0.78	4.63±0.70	4.84±0.15	4.04±0.09△
血浆黏度(比)	1.71±0.57	1.69±0.36	1.74±0.02	1.68±0.01△△
红细胞电泳(s)	21.27±1.05	20.43±0.86	20.77±0.57	18.59±0.51△△
血细胞比容(%)	42.08±0.48	41.5±5.1	43.3±5.5	42.8±1.1

注:治疗后与治疗前的比较,△. $P<0.01$;治疗后与治疗前的比较,△△. $P<0.05$

表 40　两组血液流变学测定结果比较($\bar{X}\pm s$)

组别	例数	全血黏度(比)	血浆黏度(比)	红细胞电泳(s)	红细胞沉降率	血细胞比容(%)
不育组	31	4.77±0.36△	1.73+0.03△	21.43±1.05△	6.7±4.0	43.3±3.3△△
正常对照组	23	4.17±0.34	1.62±0.13	19.27±1.84	9.7±8.1	40.8±4.2

注:两组比较,△. $P<0.01$;两组比较,△△. $P<0.05$

由表 39 及表 40 可见,精液不液化致不育者,治疗前表现为血液的黏滞状态,全血黏度、红细胞电泳与正常生育男子有显著性差异($P<0.01$),血细胞比容亦有显著性差异($P<0.05$),应用“液精煎”治疗后,其全血比黏度明显降低($P<0.01$),血浆比黏度及红细胞电泳等指标,

亦有显著性差异($P<0.05$)。

③精液黏稠度的变化：见表41。两组患者在治疗前均表现为精液高黏稠不液化。较20例精液常规正常具正常生育能力男性明显为高，用"液精煎"治疗后降低黏度、液化精液黏度作用非常显著($P<0.01$)。

表41　两组治疗前后精液黏稠度的变化($\bar{X}\pm s$)

组别	例数(n)	精液黏稠度(s/0.5ml)	
		治疗前	治疗后
对照组	29	102.54±91.30	95.46±54.84
液精煎组	63	116.25±102.21	64.13±60.39
正常组	20	59.60±58.30	

注：治疗后与治疗前比较，$P<0.01$

④精液常规检查变化：见表42。

表42　两组治疗前后精液质量的变化($\bar{X}\pm s$)

组别		例数(n)	精液量(ml)	pH	活动率(%)	活动力(级)	密度($\times10^6$/ml)
对照组	治疗前	30	3.03±1.73	7.03±0.14	33.29±12.0	2.46±1.13	66.45±55.96
	治疗后	30	3.41±1.28	7.10±0.18	35.39±16.0	3.97±1.43	70.58±62.84
液精煎组	治疗前	82	2.93±1.63	7.15±0.17	34.11±11.74	2.67±1.30	61.34±60.89
	治疗后	82	3.52±1.59	7.12±0.16	61.19±7.80	4.18±0.82	96.85±75.76

由于精液不液化，黏稠度高，直接影响到精子活动率、活动力，两组患者治疗后能提高精子的活动力、活动率，而"液精煎"组尤为显著。

⑤舌象变化："液精煎"组治疗前后82例患者对照观察了舌象变化，治疗前舌质偏紫、舌色暗红、舌质有瘀点、舌下系带偏紫42例，阳性率52.44%，治疗后降为9例，阳性率10.98%；薄白腻苔、白腻苔、薄黄腻苔、黄腻苔治疗前40例，阳性率48.78%，治疗后降为5例，阳性率6.10%，有非常显著性差异($P<0.01$)。

⑥两组疗效比较：对照组30例，痊愈5例，显效2例，有效10例，无效13例；液精煎组82例，痊愈50例，显效11例，有效17例，无效4例。

结果"液精煎"组痊愈率为60.98%，总有效率为95.22%；对照组痊愈率为16.67%，总有效率为50.67%。两组比较，均有显著性差异($P<0.01$)。

(4)讨论：中医学近代对精液不液化症多从阳不化气、精冷而凝或阴虚火旺、热灼精液及命门火衰、精液清冷所致等病因论述治疗，笔者经3年多系统临床观察及实验室研究认为，本症多为血瘀湿滞为患，应强调"瘀、湿"在本病演变中重要地位的认识。

从血液流变学检测结果，发现精液不液化致不育患者的全血黏度、血浆比黏度、红细胞电泳时间、血细胞比容4个指标普遍地高于健康男性的正常值，其共同特点，血液黏度增高。表现在全血比黏度增高、血浆比黏度增高、红细胞电泳时间延长、血细胞比容增高($P<0.01$)，上述表明血液处于一定程度的黏、浓、聚状态，突出地表现在精液不液化致不育患者，提示精液不

液化在血液流变学上有共性，他们的血液流动性下降，流变性异常，凝固性增高。因此，可以认为精液不液化与血液黏度增高关系密切，血液黏度增高、红细胞电泳时间延长、血细胞比容升高，可能是精液不液化的重要因素之一，其机制可能与"内结为血瘀"有关，另两组患者经体检、实验检查明确为慢性前列腺炎、生殖道感染 93 例，舌象变化中薄白腻苔、白腻苔、薄黄腻苔、黄腻苔占 50%，揭示精液不液化致不育症往往兼有湿象，以上从临床体征及实验室检查证实，精液不液化致不育多为血瘀湿滞为患。

"液精煎"主要功效为活血祛瘀，清利湿热方中丹参等活血祛瘀中药，能降低血液黏稠度，加速血液循环，增加毛细血管网数和微循环张力，降低毛细血管等脆性作用，对液精煎组患者经活血祛瘀药物治疗发现，通过对血液黏度等的改善，能缩短精液液化时间，此为治疗精液不液化致不育症提供了实验依据。以活血化瘀疗法作为精液不液化症的有效法则，可将血液流变学 5 项指标等内容作为诊断和治疗的补充。13 例患者做治疗前后的各项血液流变学指标均有一定程度的改变，特别是全血比黏度、血浆比黏度和红细胞电泳转为正常，提示血液流变性与精液液化有相关性。在精液不液化症患者的精液检测中，笔者认为黏稠度高低与精液是否液化呈明显的正相关，不液化精液黏稠度测定不流动或仅缓缓下降，由于稠度增高，清液不液化则直接影响精子的活力使得精子穿透女性宫颈黏液受到阻碍，降低精子的受孕能力造成男性不育。这就提示平时常规精液检查观察精液液化时间，仅能粗略反映液化状况，配合精液黏度测定，准确性更为提高。应用毛细玻璃管精液黏度计测定精液稠度能较为客观地反映精液的黏稠度及液化特性，具有一定的临床应用价值，是精液分析中一个不可忽视的指标。"液精煎"中川黄柏、虎杖等有较好清利湿热作用，其作用可能与活血祛瘀中药一起抑制生殖道感染及前列腺病变，使前列腺分泌的精液液化因子(蛋白水解酶、纤维蛋白溶酶)增加，以促进精液液化。

[引自：崔云，洪善贻，张永兴，1995.液精煎治疗精液不液化致不育症 82 例.辽宁中医杂志，22(11)：498-500.]

2. *液化汤*　薄立伟、杨永俊、杨光等于 2006 年发表《液化汤治疗精液不液化症 516 例》一文。

收治精液不液化患者 516 例，其中 286 例单纯精液不液化的采用液化汤治疗，230 例精液不液化伴有精液中每个高倍视野中含有白细胞 10 个以上者，采用液化汤加野菊花栓治疗，取得较好的治疗效果，报告如下。

(1)一般资料：516 例男性不育症患者，年龄最小 21 岁，最大为 38 岁，平均 27.6 岁；原发性不育 451 例，继发性不育 65 例；职业：农民 211 例，司机 127 例，干部 77 例，其他 101 例。患者表现为有尿不尽、尿柱变细、尿白、尿无力、夜尿次数增多、尿道根部及会阴部酸胀，注意力不集中，记忆力减退。其中两项症状或以上者 319 例，占 61.82%。肛诊前列腺炎不肿大或肿大小于Ⅰ度的 201 例，占 38.95%；前列腺肿大Ⅱ度或Ⅱ度以上的 268 例，占 51.93%；前列腺质地硬有结节者 47 例，占 9.1%。以上情况有交叉。化验精液 WBC 10 个/HP 以上 276 例，占 43.79%。

(2)诊断标准：参照世界卫生组织主编的《WHO 人类精液及精子-宫颈黏液相互作用实验室检验手册》(第 4 版)判定精液不液化标准。

所有患者禁欲 2～7 日后，来笔者科室取精室，手淫取精液于干燥消毒量杯内，置 37℃水浴箱内，1 小时后，仍不液化或不完全液化者，即诊为液化异常。

(3)中医证型：参照孙自学主编的《实用中西医诊疗男科学》中液化异常证型制订。阴虚火旺夹瘀型：精液黏稠不液化，潮热盗汗、耳鸣、腰膝酸软、小便灼热刺痛，舌红有瘀斑，少苔，脉数。

(4)治疗方法：给予液化汤口服，药物组成：知母10g，黄柏5g，金银花15g，野菊花10g，蒲公英15g，丹参15g，麦冬15g，女贞子15g，茯苓15g，泽泻12g，橘核12g，玄参10g。加减：精液不液化伴有炎症者，加用野菊花栓（国药准字Z11020690），每日1粒，肛塞；腰膝酸软、阳痿者，加仙茅、淫羊藿。每日1剂，加水500ml，浸泡30分钟，文火煎2次，每次约30分钟，滤汁混匀，分2次服。30日为1个疗程。未愈者，进行第2个疗程治疗。

(5)疗效判定标准：参照原卫生部颁布的《中药新药临床研究指导原则》中精液液化异常的疗效评价标准制定。

痊愈：精液60分钟液化或告配偶怀孕者；无效：精液60分钟无液化。

(6)结果：服药后患者均经2次或2次以上精液化验。

1)临床疗效：见表43。

表43 临床疗效比较

组别	例数(n)	1个疗程		2个疗程		配偶怀孕	
		治愈数	%	累计治愈数	%	数	%
液化汤组	286	229	80.06	262	91.60	152	53.14
液化汤加野菊花栓组	230	153	66.52	187	81.30	105	45.65

2)治疗前后精液几项主要指标变化对比：见表44。

(7)不良反应：21例主诉服药后恶心，17例坚持服用1个完整疗程，4例主诉对中药气味不适，服药后恶心较重并伴有呕吐，后终止用药，其余病例均未见任何严重不良反应。

(8)讨论：精液不液化的治疗方法较多，有采用淀粉酶栓性交前塞入阴道。有用知柏地黄丸治疗的，治愈率较低。也有采用精子洗涤液体外处理后，为其配偶行夫精人工授精。因目前卫生部规定能行夫精人工授精的医疗机构仅为少数，受设备条件及操作技术的影响，其成功率不是很高，患者也不易接受。

表44 治疗前后精液几项主要指标变化比较($\bar{X}\pm s$)

组别		精子密度($\times10^6$/ml)	精子活动率(%)	精子前向运动率	pH
液化汤组	治疗前	81.51±36.15	62.18±12.15	36.06±11.17	7.7±0.4
	治疗后	81.00±31.70	76.44±14.32**	41.38±13.00**	7.2±0.1
液化汤加野菊花栓组	治疗前	80.32±16.98	65.18±10.09	37.41±12.48	7.0±0.4
	治疗后	79.17±15.80	71.50±19.13**	40.78±19.17*	7.7±0.3

注：与本组治疗前对比，*. $P<0.05$，**. $P<0.01$

中医学认为，精液的液化有赖阴津的充足，阳气的气化作用，凡肾气不足，阴虚火旺，湿热内郁均可引起气化失常而导致精液不液化。临床上精液不液化，以阴虚火旺夹瘀多见。本方以金银花、野菊花清热解毒，以知母黄柏配生地黄、麦冬、地皮骨、女贞子滋阴降火，以丹参活血散结（有临床报道，单味丹参有促进液化作用），以橘核理气散结。同时知母、黄柏有降低性兴奋的作用，能减低旺盛的性欲，配合活血、滋阴药物可以缓解前列腺的充血水肿状态，使炎症得以消退，全方共奏滋阴降火、活血散结的作用。

[引自：薄立伟，杨永俊，杨光，等，2006.液化汤治疗精液不液化症 516 例.中医研究，19(1)：38-39.]

3. 液化升精汤（山东中医药大学金维新，刘明等报道）　根据《黄帝内经》“阳化气，阴成形”的理论，精亦属阴津。精液的正常液化亦有赖于阳气的气化作用来完成，而阳气的气化作用又必须依赖阴阳的协调。精液为肾所属，故精液的液化与肾的气化功能有关。通过长期临床总结，运用液化升精汤治疗各型精液不液化症，取得满意疗效。

(1)方药组成：生地黄、熟地黄各 12g，赤芍、白芍各 9g，牡丹皮 9g，丹参 30g，玄参 9g，车前子 15g，瓜蒌 24g，金银花 18g，淫羊藿 15g，巴戟天 12g，桑椹 30g，枸杞子 30g，生甘草 6g。

(2)病案举例：陈某，男，38 岁，1997 年 1 月 4 日初诊。结婚 3 年余，夫妇同居，性生活正常，未避孕未育，女方检查正常。既往有前列腺病史。刻诊：腰部疼痛，会阴坠胀，口干，大便偏干，日 1 次。有时小便涩痛，余沥不尽，舌质红，苔薄稍黄，脉弦细。外生殖器检查无异常。当地县医院化验精液常规 3 次，均报告：精液 1 小时不液化，精子活动率 30%，精子无法计数，白细胞(++)。曾服用知柏地黄汤加减方 24 剂，复查精液全常规仍 24 小时不液化。诊断：慢性前列腺炎，精液不液化。给服用液化升精汤 36 剂。复查精液全常规：精液 0.5 小时液化，精子计数 6000 万/ml，精子成活率 60%，1 个月后其妻已怀孕。

(3)体会：通过多年临床经验，观察对比大量病例，拟成液化升精汤。方中生地黄、牡丹皮滋肾阴，降虚火，清瘀热，丹参、赤芍活血化瘀，金银花、生甘草清热解毒，车前子导利湿热出前窍，玄参养阴增液，熟地黄、枸杞子、桑椹补肾精、养阴益血，瓜蒌清热化瘀，巴戟天、淫羊藿补肾助阳，取其阳中求阴之意。全方旨在标本兼顾，清补结合，寒温并用。既注意肾肝脾三阴并补，同时又注意补肾阳，填肾精，使补中有泻，寓泻于补。滋阴而不腻阳，补阳而不伤阴。寒凉温热选取合理，配伍得当，剂量适中，故使本方具有既使精液液化正常，同时又能提高精子数量与质量的双重功效。此方补肾、活血、清利、化痰等同时合用，一方面消除前列腺的炎症，促进其血运以利于炎症的吸收，另一方面可能与促进某些酶的分泌增加有关。

4. 融精汤　曾汉东于 1996 年发表《附性腺炎性精液不液化 50 例临床治疗观察》一文。

自 1989 年以来针对附性腺炎性病变导致精液不液化，采用自拟融精汤治疗 50 例，疗效满意，报告如下。

(1)临床资料：本组 50 例，年龄为 23～36 岁，其中 23～30 岁 31 例，31～36 岁 19 例；婚龄最短 1 年，最长 8 年；精液常规检查液化时间 30～60 分钟 12 例，1～2 小时 21 例，2 小时以上 17 例；镜检下白细胞 5～10 个/HP 10 例，11～20 个/HP 28 例，21～30 个/HP 8 例，30 个/HP 以上 4 例，红细胞 1～10 个/HP 11 例，10 个/HP 以上 5 例；提示有前列腺炎病史 26 例，有血精史 15 例。

(2)治疗方法

1)融精汤(自拟)组成：牛膝、浙贝母、车前子、黄柏各 10g，连翘 12g，萆薢、生薏苡仁、生地黄、玄参、丹参、淫羊藿各 5g，生甘草 6g。

2)加减：阴虚火旺加知母、鳖甲；痰瘀互结加生牡蛎、炮穿山甲；湿热偏重加大黄。

水煎服，每日 1 剂，分早、晚服，20 日为 1 个疗程。

(3)治疗结果

1)疗效标准：治愈，精液 30 分钟内完全液化或配偶受孕；有效，精液 30 分钟内大部分液化或液化时间较治疗前明显缩短;无效,精液30分钟内无液化或与治疗前比较无明显变化。

2)治疗结果:治愈34例,有效11例,无效5例,1个疗程治愈和有效者6例;2个疗程治愈和有效者23例;3个疗程治愈和有效者16例。

(4)典型病例:史某,31岁,1992年5月16日初诊。患者结婚3年未育,夫妇同居性生活正常,女方妇科检查无异常。既往有前列腺炎病史。刻诊:腰部不适,会阴坠胀,尿意不尽,终端滴白,口干,大便干结,舌质偏红、舌根苔微黄腻而干,脉濡小数。外生殖器检查无异常,精液常规检查,精液量3ml,黏稠度(++),2小时小部分液化,精子无法计数,白细胞30个/HP,红细胞5个/HP。临床诊断:慢性前列腺炎、精液不液化症。中医辨证:湿热伤阴,痰瘀互结,治宜清利滋阴,融精化液。处方:牛膝、浙贝母、车前子、黄柏各10g,连翘12g,萆薢、生薏苡仁、丹参、生地黄、玄参、淫羊藿各15g,大黄(后下)5g,生甘草6g,每日1剂,水煎早晚分服。并嘱忌酒节欲,温水坐浴。服药1个疗程后,临床症状基本消失。原方去大黄,加鳖甲20g。续服1个疗程复查精液常规,黏稠度(+),液化时同30分钟,精子计数$60\times10^9/L$,活动率60%,活动力Ⅰ~Ⅱ级,白细胞2~3个/HP,1个月后其妻已怀孕。

(5)体会:现代医学认为,有关射出精液的液化物质(如纤溶酶原活因子、类糜蛋白酶等)来源于附属性腺的分泌物,而这些附性腺的感染可使液化物质分泌下降。以致部分或完全缺乏精液液化。曾有统计表明90%精液不液化者多与前列腺炎有关,因此提出积极治疗前列腺和精囊腺疾病是治疗精液不液化的重要方法。

笔者认为附性腺炎是因,精液不液化是果。从临床中观察到,慢性附性腺炎患者大多表现湿热伤阴,痰瘀互结的症状和体征。笔者以为这也是造成精液不液化的根本原因。由于湿热蕴结下焦,难以速去,穷必及肾,阴液受其煎熬而耗损,精稠呈痰浊瘀滞之状而不能液化。因此在立法拟方上应从因治果,以清热利湿、滋阴降火、活血化痰、融精化液为法。选自拟融精汤为方。方中以黄柏、薏苡仁、萆薢、连翘清热解毒,利湿化浊;辅以牛膝、车前子导利湿热出前窍,配大黄泻毒逐邪出后窍。以生地黄、玄参滋肾阴,降虚火,且除湿热而不伤阴,滋肾阴而不留湿热,丹参、炮穿山甲活血化瘀,浙贝母、牡蛎化痰散结,以消凝滞之稠精。用淫羊藿之意在于补肾助阳,温化稠精,防寒凉之冰伏,取阳生阴长之意。现代药理研究证明,清热解毒利湿药具有明显的消炎、抗菌、利尿、解热作用。活血化瘀药能改善微循环。对慢性炎症"瘀血"这一特定的病变有改善和修复作用。大黄具有广谱抗菌作用,并能促使肾上腺皮质激素分泌增加,有利机体感染后抗炎抗毒的应激反应,补肾药不但能提高机体的免疫功能,并能增强网状内皮系统吞噬功能,笔者认为采用清利、活血、化痰、补肾药合用,一方面能解除前列腺管的梗阻,排除分泌物瘀积,促进血运以利炎症吸收,另一方面,可促进液化物质的分泌增加,改善精液液化质量。

另外,在服药治疗期间,应注意生活调理,节欲忌酒,少食辛辣刺激之品,常温水坐浴,保持阴部卫生,方能取得满意疗效。

[引自:曾汉东,1996.附性腺炎性精液不液化50例临床治疗观察.新中医,(10):38-39.]

5. *加味血府逐瘀汤* 常建国、钟吉康于2008年发表《加味血府逐瘀汤治疗精液不液化症》一文。

应用加味血府逐瘀汤治疗精液不液化症30例,并与同期用左氧氟沙星、复方菠萝酶片治疗的30例做对比观察,结果治疗组取得较好疗效,总结报告如下。

(1)临床资料:本组60例患者精液常规检查均为1小时以上精液不液化,精子无法计数者，随机分为两组。治疗组30例，年龄最小者25岁，最大者38岁，其中25～30岁19例，31～38岁11例；婚龄最短者2年，最长者7年。对照组30例，年龄最小者23岁，最大者37岁，其中23～30岁17例，31～37岁13例；婚龄最短者2年，最长者5年。两组在年龄、病程等方面经统计学检验无显著性差异（$P>0.05$），具有可比性。

（2）治疗方法：治疗组以活血化瘀为主，方投加味血府逐瘀汤：桃仁、红花、川芎、赤芍、当归、丹参各15g，生地黄、牛膝、柴胡、枳壳各10g，桔梗、甘草各5g，蜈蚣2条。随症加味：湿热者加土茯苓；肾阴虚者加枸杞；肾阳虚者加淫羊藿。每日1剂，每日3次。对照组口服左氧氟沙星，每次0.2g，每日2次；复方菠萝酶片每次2片，每日3次。两组均以20日为1个疗程，疗程满后做疗效评估。

（3）疗效观察

①疗效标准：治疗满1个疗程后，复查精液常规。痊愈：精液完全液化时间＜30分钟；好转：30分钟＜精液液化时间＜1小时；无效：精液液化时间＞1小时。

②治疗结果：治疗组痊愈18例占60%，好转9例占30%，无效3例占10%，总有效率为90%；对照组痊愈8例占26.7%，好转12例占40%，无效10例占33.3%，总有效率为66.7%。两组经统计学处理（χ^2检验）有显著性差异（$P<0.01$）。

③讨论：现代医学认为，前列腺和精囊的分泌物参与了精液的凝固与液化过程，因为精液的凝固是由于精囊产生的凝固因子造成，而前列腺产生的蛋白分解酶、溶纤维蛋白酶等精液液化因子都能破坏这些凝固因子使精液液化。前列腺和精囊发生炎症，可使这些因子的分泌产生障碍，造成精液中的凝固因子过多、液化因子过少，致使精液不液化。因此西医多采用抗炎治疗，但效果不甚满意。

精液不液化症属于中医学"精稠"的范畴，其病因病机一般认为是：外感湿热之邪，或酗酒，过食肥甘，湿热内生，灼伤阴液，致精液不液化；或禀赋不足，肾阴亏虚，大病久病，耗伤肾阴，虚火煎熬精液，故精液不液化；或平素肾阳不足，肾气虚亏，房劳过度，耗伤肾气，气化失司，故精液不液化。治疗多采用滋阴降火、清利湿热、温阳化气之法，方投知柏地黄汤、四妙散、金匮肾气丸治疗，但用之于临床，仍有部分患者效果不佳，原因就在于忽视了瘀血的存在。探究原因，精液不液化，病程较长，久病多瘀，并且精血同源，瘀阻精室，也可致精液不液化，现代医学研究表明，精液不液化与血液凝固有相似之处，从全息生理病理学观点出发，对精液不液化患者进行血液流变学检测，结果发现全血黏度、血浆比黏度及血细胞比容与正常值比较，均有显著的差异，从微观角度证实精液不液化与血瘀有密切关系，所以，应用加味血府逐瘀汤能切中精液不液化症之病机。血活精畅，精稠能化。

血府逐瘀汤出自清代王清任所著《医林改错》，由桃仁、红花、川芎、赤芍、当归、生地黄、牛膝、柴胡、枳壳、桔梗、甘草组成。该方气血同治，既重在活血化瘀，又能解气分之瘀滞，用于精液不液化症，药证相符，方中加入丹参、蜈蚣更添活血化瘀之力。现代医学研究证明，血府逐瘀汤具有良好的改善血液流变性、改善微循环、抗缺氧、抗凝、解除病灶炎性梗阻、促进炎性分泌物排泄的作用，因此，应用血府逐瘀汤治疗精液不液化症有一定的实验基础。

［引自：常建国、钟吉康，2008.加味血府逐瘀汤治疗精液不液化症.四川中医，26(5)：61.］

6. *补肾活血化瘀法*　郑毅春，肖宗辉，郑德全于2008年发表《补肾活血化瘀法治疗精液不液化症120例》一文。

男性精液不液化症是指在25℃室温下，离体精液液化时间延长，超过60分钟不液化，或仍含有不液化的凝块，是男性不育症的常见原因之一，据统计占男性不育症病因的2.51%～42.65%。这种异常的液化过程的延迟，使精子发生凝集或制动，减缓或抑制精子正常通过宫颈而造成不孕。随着对男性不育症的临床研究的发展，精液不液化这种造成男性不育症病因的事实在医学界已日益引起重视。以往临床使用蛋白酶内服外用，虽然使液化问题有所改善，但由于蛋白酶对精子的活动率及活性有负性影响，使对因液化不良而致不育的疗效仍然欠佳。近年来，我们运用补肾活血化瘀法治疗120例男性精液不液化症，可使精液液化时间大大缩短，提高该症患者的精子密度和活动力，改善NH-CPSI平分。现总结如下。

(1)一般资料：120例病例均来自广东省妇幼保健院生殖健康科门诊患者，为婚后同居1年以上，性生活正常，未避孕而不育，且精液液化时间>1小时，黏稠度增高，黏液丝长度>2cm；其中不育时间1～12年。平均4.6年；年龄23～44岁，平均33.5岁。有10例是未婚体检发现。伴有前列腺炎者72例，伴精索静脉曲张者25例，无临床症状者32例，有尿道感染史者42例，包皮过长者25例。无症状的32例精液常规检查WBC 0～12个/HP 13例，>(+)/HP 14例，>(++)/HP 5例。诊断为慢性前列腺炎的72例中，前列腺液常规检查，WBC>(+)/HP 25例，>(++)/HP 23例，>(+++)/HP 15例，>(++++)/HP 9例。

(2)诊断标准

1)精液不液化症诊断标准：精液不液化症参照WHO《不孕不育检验手册》和《中西医结合男科学》拟定：凡精液排出体外60分钟以上不能液化，见精液黏稠如胶冻状，甚至呈块状；在3～7日无性事者；辨证属于肾阳不足者。精液不液化症疗效判定标准根据全国第三届中医、中西结合性学研讨会拟定：精液常规检查在60分钟以内完全液化者为显效，60分钟以内液化不完全者为有效，60分钟以内不液化者为无效。

2)慢性前列腺炎诊断标准：根据卫生部《中药新药临床研究指导原则》拟定。症状：尿频、尿急、余沥不尽，或会阴、下腹胀痛；体征：前列腺压痛，或表面不平，有结节感，萎缩；前列腺液常规检查：WBC>(+)/HP。

3)纳入标准：年龄20～50岁，符合精液不液化症诊断标准，辨证属肾阳不足，坚持用药75日，治疗期间停服其他药物者。

4)排除标准：7日以上未同房者；2次同房期间酗酒者；不能坚持服药者。

5)观察内容：精液液化时间，精子密度，精子活力。对慢性前列腺炎患者进行慢性前列腺炎NH-CPSI评分：轻度0～9分；中度10～18分；重度19～31分。

(3)治疗方法：采用补肾活血化瘀法，药用淫羊藿、蛇床子、紫河车、山药、山茱萸、茯苓、牡丹皮、五味子、女贞子、桃仁、当归、枸杞子、菟丝子、甘草等，每日1剂，分2次服；兼湿热者，加黄柏、泽泻。1个疗程后复查精液常规。有胃溃疡病史或胃炎病史者，饭后服用。有泌尿系感染病史，或精液常规检查WBC>(+)/HP者，加服来立信一次0.2g，每日2次，首次加倍，共服21日。

(4)治疗结果

1)对精液不液化疗效：120例患者经过1个疗程治疗后，其中显效75例，有效33例，无效12例，总有效率为90%。

2)对精子密度疗效：治疗前精子密度为$(22.46\pm6.73)\times10^6$/ml，治疗后上升至$(36.58\pm9.42)\times10^6$/ml，$P<0.05$。

3)对精子活力疗效：治疗前精子活力(a+b)级为(20.67±5.08)%，治疗后上升至(44.83±9.73)%，$P<0.001$；精子活力a级为(7.03±2.05)%，治疗后上升至(20.57±6.25)%，$P<0.001$。

4)慢性前列腺炎NIH-CPSI评分结果：共检测72例，治疗前NIH-CPSI评分平均为(19.13±4.48)，治疗后为(8.26±4.27)，平均降低率达57.2%，$P<0.05$。

(5)讨论：在正常的受孕生理状况下，精液需要凝固与液化。而液化凝固的精液取决于前列腺所分泌的多种酶，如胃蛋白酶原、纤维酶原激活剂、精素、α-糜蛋白酶、透明质酸酶等，尤其PSA(前列腺特异性抗原)在精浆中的含量与精液的液化和黏稠度有密切的关联。射精时精液在精囊凝固因子的作用下，精液成团块状，有利于防止与减少精液流出阴道外。精液排出体外在前列腺透明质酸酶的作用下，15～20分钟后开始液化，有利于精子恢复活动，继之精子穿过宫颈、宫腔，抵达输卵管。精液黏稠度高或不液化，可束缚精子的运动，使精子运动速度下降，呈缓慢移动或原地摆动，可大大影响精子的受精能力。

120例患者中，伴有前列腺炎者有72例(占67%)，说明在临床上伴有前列腺炎常是导致精液不液化的主要原因。而前列腺炎大多都由肾气不足所致，肾气不足，阳不化阴，留滞局部，而发为本病。72例前列腺炎患者经补肾活血化瘀法治疗后，NIH-CPSI评分平均降低率达57.2%，说明在改善NIH-CPSI评分过程中，恢复了前列腺的功能，故能有效地改善精液不液化。慢性前列腺炎患者因前列腺分泌的透明质酸酶等液化酶减少，精液的凝固与液化失去平衡，所以不液化的发病率增高，故当用补肾活血化瘀法治疗。若长时间未同房或贮精10日以上，由于精液瘀阻在前列腺，前列腺的功能受到影响，酶的分泌减少，所以精液黏稠度增加，但这不属于病态，所以应列在排除标准中。由于补肾活血化瘀法能缩短精液液化时间，改善精浆质量，所以服药后精子活力上升。因此，精液不液化改善后，精子活力明显提高，精子质量改善，大大提高了精子的受孕能力。

补肾活血化瘀法以淫羊藿、蛇床子温肾壮阳为君药；熟地黄、紫河车、女贞子补肾益精、阴中求阳，"善补阳者，必于阴中求阳"，山茱萸、枸杞子、菟丝子补肝肾；山药善补肺脾肾之气而达全身，当归、桃仁活血祛瘀、通行血脉；五味子益气生津、补肾宁心，共为臣药；佐以茯苓、牡丹皮渗湿泄热，甘草解毒、调和诸药。全方共奏补肾活血化瘀之效，使肾气足，瘀血去，从而促进精液液化，改善精子质量，提高精子受孕能力。

[引自：郑毅春，肖宗辉，郑德全，2008.补肾活血化瘀法治疗精液不液化症120例.江西中医药，39(306)：34-35.]

7. 清热活血法　周永泉于2009年发表《清热活血中药治疗精液不液化67例》一文。

男性精液不液化应用清热活血化瘀中药治疗67例，取得了满意的疗效，现总结如下。

(1)临床资料

1)一般资料：本组病例均来自本科门诊，年龄19～48岁，平均27.3岁。均为夫妻未避孕同居1年以上的男性不育者，女方无不孕因素。男方精液检查显示不液化或伴精子活率低，精子活力低下。67例患者中有43例患慢性前列腺炎。排除其他影响生育的疾病。

2)诊断标准：依据世界卫生组织(WHO)对男性不育及精液不液化所制定的标准。即夫妻同居1年以上，未采取任何避孕措施，由于男方的原因造成女方不孕者，男性方面的原因为新采集的精液标本在室温(25℃)下超过60分钟仍未液化。

(2)治疗方法：采用清热活血化瘀中药治疗，基本药物组成：萆薢15g，败酱草15g，栀子

15g，虎杖 15g，滑石 15g，赤芍 15g，牡丹皮 15g，丹参 15g，牛膝 15g。随症加减。每日 1 剂，水煎服 2 次。另加水蛭粉 2g，水冲服，每日 2 次，30 日为 1 个疗程。3 个疗程后判定疗效，服药期间忌酒及辛辣食物。

(3)治疗结果：疗效判断标准参照《中药新药临床研究指导原则》中男性不育章节所列的疗效评定标准，拟定以下评定标准。痊愈(配偶受孕)16 例，显效(经治疗，3 个月内未怀孕，精液 60 分钟完全液化且精子密度、活动力、活动率较前好转)35 例，有效(经治疗，3 个月内未怀孕，精液 60 分钟不完全液化，精子密度、活动力、活动率较前有一定好转)8 例，无效(治疗前后无明显变化)8 例。总有效率为 88.1%。

(4)讨论：西医学认为，精液射出体外后呈凝固状态与精囊腺分泌的凝固因子有关，5～15 分钟精液开始液化，与前列腺液中蛋白水解酶等液化因子有关。当前列腺炎或生殖道感染时。前列腺液中蛋白水解酶的含量下降和酶的活性受到不同程度的影响，不能分解精液中纤维蛋白，导致精液不液化。精子在不液化的凝块中处于不完全的或完全的静止状态，不能有效地活动，难以穿透宫颈，进入子宫、输卵管与卵子结合成孕。67 例患者中，伴有前列腺炎者有 43 例，说明在临床上伴有前列腺炎常是导致精液不液化的主要原因。

中医文献中并无精液不液化的记载，似属“精热、精厚、精少”范畴。近年来多数医者认为湿热、瘀血、痰浊等为本病的主要病因。病机复杂，或虚或实，或虚实夹杂，或病邪乘袭人体而发病。其中以湿热兼瘀者为多。湿热之邪毒下注肝肾，蕴结精室精道，久而灼伤阴液，导致精血瘀滞，以至于精液不液化，治疗药物中，以萆薢、败酱草、栀子、滑石清热利湿，赤芍、牡丹皮、丹参活血化瘀，虎杖活血清湿热，牛膝活血化瘀兼引药下行，水蛭活血化瘀通经络。以上诸药合用，共奏清热利湿，活血化瘀之功效，从而恢复了前列腺的功能，使精液液化正常，达到生育目的。

[引自：周永泉，2009，清热活血中药治疗精液不液化 67 例.江西中医药，(10)：34.]

8. *天花粉为主治疗*　郝树涛于 2004 年发表《天花粉为主治精液液化不良》一文。

天花粉(radix tricho santhis)为葫芦科多年生草质藤本植物瓜蒌的根，味苦、微甘，性寒，归肺经、胃经，具有清热生津、清肿排脓之功效。笔者多年来依据恩师山东中医药大学李广文教授的经验，以天花粉为主药，治疗因精液液化不良所致的男性不育症，取得满意疗效。

(1)方药组成及治法：天花粉 15g，黄柏、苍术、山茱萸、车前子、牡丹皮各 9g，丹参 21g，生地黄、连翘、生麦芽各 12g，茯苓 18g。每日 1 剂，水煎 2 次，共 300ml，分 2 次服。18 剂为 1 个疗程，一般用 1～2 个疗程，即可恢复正常。

(2)典型病例：王某，男，29 岁，2002 年 8 月 6 日初诊。

婚后 3 年未育。女方生殖系统检查未见异常。精液检验 2 小时以上不液化，伴精子活动力弱(a 级精子 13%)。在当地曾服中草药 30 余剂和西药维生素 E、维生素 C 及锌制剂未效。临床表现：小便赤涩不适，阴部潮湿，性欲强，性生活每周 3～4 次，嗜酒。舌红、苔黄腻、脉弦数。诊断为原发性不育症(精液液化不良)。证属下焦湿热瘀阻，肾阴不足伴阴虚火旺。治以泻热燥湿、滋阴降火、凉血祛瘀。药用：天花粉 15g，黄柏、苍术、山茱萸、车前子、牡丹皮各 9g，丹参 21g，生地黄、连翘、生麦芽各 12g，茯苓 18g。每日 1 剂，水煎服。嘱其忌烟酒及辛辣食物，节制房事。服药 18 剂后复查精液，30 分钟液化良好，精子动力恢复，a 级精子 35%。嘱其停药。2 个月后其妻怀孕，2003 年 10 月顺产一男婴。

按：临床上，精液液化不良以下焦湿热瘀结、合并阴虚火旺多见，占 80%左右。我院不育症医疗中心以天花粉为主组方，治疗该病。《本草汇言》载：“天花粉，退五脏郁热。”既走气分，又入血分；既能通行经络，清解郁(瘀)热，又能生津养阴。故对于下焦湿热瘀结、阴虚火旺导致的精液液化不良，取效甚佳。

[引自：郝树涛，2004.天花粉为主治精液液化不良.山西中医，20(5)：34.]

9. 水蛭栓剂　沈国球、刘波、文瀚东等于 2016 年发表《水蛭栓剂治疗精液不液化的临床疗效随访观察》一文。

(1)研究对象：选择 2011 年 1 月至 2013 年 4 月在笔者医院泌尿外科门诊就诊的精液不液化患者 140 例，所有患者均符合下列标准：①婚后同居未避孕≥1 年，性生活正常，而配偶未孕；②配偶在生殖中心检查排除女性原因导致的不孕；③年龄在 20～40 岁的患者；④所有研究对象均符合精液不液化的诊断标准。所有研究对象均排除下列情况：①泌尿系先天畸形，性生活不能正常进行的患者；②合并有全身其他器官严重疾病者；③工作环境中有影响精液的有害物质，而无法换工作环境的患者；④拒绝接受治疗或资料不全等影响疗效判定者。所有患者按随机分组的方法分为实验组和对照组各 70 例，其中试验组平均年龄(26.87±3.98)岁，不育时间(1.34±0.63)岁；对照组患者平均年龄(26.34±3.64)岁，不育时间(1.44±0.34)年。两组患者年龄和不育时间比较差异无统计学意义($P>0.05$)，具有良好的临床可比性。

(2)方法：对照组给予 α-糜蛋白酶(华润双鹤，国药准字 H11022351)5mg 肌内注射每日 1 次，治疗组给予水蛭栓剂(广州军区武汉总医院药剂科产)，使用时套有胶质套的示指将栓剂推入直肠 8～12cm 处，早晚各 1 次，两组患者在治疗期间忌烟、酒及辛辣食物，性生活有规律，以 4 周为 1 个疗程。如果精子依然液化不良，进行下个疗程的治疗；如果患者精液液化恢复正常，监测卵泡，指导患者进行适时同房，所有研究对象在治疗期间停用其他治疗精液不液化的药物及抗生素，并忌烟酒、辛辣刺激食物，规律生活习惯，适当性生活，避免劳累。

(3)观察指标

1)疗效判断标准治愈：精液液化时间测定＜30 分钟。有效：精液液化时间测定比治疗前缩短，但仍＞30 分钟。无效：精液液化时间测定与治疗前无明显变化。治愈率＋有效率＝总有效率。

2)所有患者治疗 1 个周期后检验精液常规，按照世界卫生组织(WHO)的方法和标准采用 WLJ-9000 型伟力彩色精子质量检测系统进行精液参数分析，然后分离精浆，常规检测精液的液化时间、精液量、精子密度和精子活力。

3)随访观察：两组患者均给予 1 年的随访观察，观察患者 1 年内的复发率及配偶怀孕情况。其中妊娠标准为排卵后 2 周观察月经是否来潮，晨尿妊娠试验阳性为生化妊娠；排卵后第 4～5 周超声检查出宫腔内胚囊，有原始心管搏动为临床妊娠。

(4)统计学分析：应用 SPSS 17.0 统计学软件进行数据分析，计量资料用均数±标准差($\overline{X}\pm s$)表示，两组间比较采用 t 检验，计数资料比较采用 χ^2 检验，以 $P<0.05$ 为差异有统计学意义。

(5)结果

1)两组临床疗效观察：经过观察发现，实验组有效率为 82.85% 显著高于对照组(60.00%)，差异有统计学意义($P<0.01$)，见表 45。

表 45　两组临床疗效观察(n,%)

组别	例数(n)	治愈	有效	无效	总有效率
实验组	70	43(71.66)	15(21.43)	12(17.14)	58(82.85)
对照组	70	21(30.00)	21(30.00)	28(40.00)	42(60.00)
χ^2		13.93	1.35	8.96	8.96
P		<0.01	>0.05	<0.01	<0.01

2)两组治疗前后相关指标比较:经过观察发现治疗前两组患者精液液化时间、精子密度、精子活力和卵磷脂小体(HP)均无显著的统计学差异($P>0.05$);治疗后实验组患者精子液化时间明显降低,而精子活力明显升高,与对照组治疗后比较,差异均有显著的统计学意义($P<0.01$),见表 46。

3)两组 1 年内的复发率及配偶怀孕情况:经过观察发现,实验组 6 个月及 12 个月复发率显著低于对照组,而配偶怀孕率第 12 个月明显高于对照组,差异均有统计学意义($P<0.05$),见表 47。

4)不良反应:两组患者均未发生明显的不良反应。

表 46　两组治疗前后相关指标比较($\bar{X}\pm s$)

组别	液化时间(min)		精子密度(10^6/ml)		活力(%)	
	治疗前	治疗后	治疗前	治疗后	治疗前	治疗后
实验组	82.14±17.32	39.33±12.63*	21.74±4.28	22.36±5.75	29.74±12.45	56.64±19.45*
对照组	83.14±18.32	56.33±15.34	21.53±4.53	22.45±5.46	29.97±14.45	43.46±15.56

注:与治疗组治疗后比较,*. $P<0.01$

表 47　1 年内两组的复发率及妊娠率比较(n,%)

组别	复发率				妊娠率			
	1 个月	3 个月	6 个月	12 个月	1 个月	3 个月	6 个月	12 个月
实验组	7(10.00)	8(11.43)	17(24.29)*	23(32.86)*	2(2.87)	4(5.71)	9(12.86)	19(27.14)*
对照组	9(12.86)	12(17.14)	26(37.14)	37(52.85)	2(2.87)	3(4.29)	6(8.57)	9(12.86)

注:与治疗组治疗后比较,* $P.<0.05$

(6)讨论:研究显示男性不育症和癌症、心血管疾病在 21 世纪将成为威胁人类健康的三大主要疾病。目前的研究显示全球范围内约有 10%的已婚夫妇被不孕不育困扰,其中男性导致的不育因素占 30%,其中因精液不液化而导致的男性不育症占男性不育的 2.51%~42.65%。男性精液不液化症是指在 25℃室温下,排出体外的精液液化时间超过 60 分钟而不液化,或仍含有不液化的凝块。异常的液化过程的延迟,会使精子发生凝集或制动,减缓或抑制精子正常通过宫颈,从而导致不育的发生。随着对男性不育症的研究进一步深入,精液不液化症导致的男性不育症日益引起人们的关注,目前的研究显示精液不液化是由于精液中缺少具有促进精子液化功能的酶,其中前列腺精子液化酶发挥重要的作用。前列腺产生的蛋白分解酶、纤溶蛋白酶等精液液化酶促进精液的液化,前列腺一旦发生了问题,可使促进精液液化的酶的分泌发生障碍，从而形成精液不液化，因此目前临床多采用蛋白酶内服外用进行治疗，虽然这些方法能改善患者的精液液化时间，但是对精子的活力具有一定的不良影响，从而导致治疗后患者配偶妊娠率不甚理想，而通过精子洗涤来治疗精液不液化又可对精子造成破坏，因此寻找一种能提高患者受孕概率的治疗方法，具有重要的临床价值和社会意义。

水蛭是一种高度特化的环节动物，主要在淡水水域中广泛分布，其含有一种天然水蛭素的生物活性物质，具有抗凝、抗血栓、扩张血管和促进血液循环的药理作用，能明显改善组织血流量，增强组织通透性的作用，具有很强促进前列腺腺管通畅的作用，从而促进了前列腺分泌相关的酶类。本研究采用水蛭栓剂治疗精液不液化结果显示：与采用传统酶制剂进行治疗的患者相比，采用水蛭栓治疗的患者在治疗 1 个周期后治疗有效率及精子活力具有明显的优势，并且笔者对两组患者进行了 1 年的随访观察发现采用水蛭治栓治疗的患者精子不液化症复发率明显低于对照组，并且配偶妊娠率明显高于对照组，这一结果说明水蛭栓治疗男性精子不液化症的长期临床效果较为理想，这可能是因为水蛭素是一种天然生物活性物质，对于患者精子的损伤较小有关。

综上所述，本研究显示水蛭栓剂在降低精液不液化患者精液液化时间和提高精子质量方面具有良好疗效，并且水蛭栓剂可以减少患者远期精液不液化症的复发率，提高患者配偶的受孕概率，无明显的不良反应，值得临床广泛推广应用。

[引自：沈国球，刘波，文瀚东，2016.水蛭栓剂治疗精液不液化的临床疗效随访观察.中国男科学杂志，30(6)：42-43，48.]

(六)精液不液化症论治报告选粹

1. 吴维城报告　邓伟明于 2007 年发表《吴维城教授治疗精液不液化症的经验》一文。

(1)审察病机，湿热为主：正常情况下，精液排出体外 15～20 分钟即开始液化，若超过 60 分钟仍不能液化者称为精液不液化症。因精液不液化导致男性不育的发生率为 2.51%～42.65%，由于精液凝固不化，精子发生凝集或制动，减缓或抑制了精子的正常运动，使其不能通过宫颈而导致不育。

现代病因病理研究认为，精液中含有来源于前列腺和尿道球腺的分泌液，这些物质中含有一些酶类，可使精液液化。附属腺的感染，或免疫因素的作用，均可使液化因子分泌异常，影响或破坏酶的分泌，从而导致精液不液化。据统计，90%的精液不液化患者患有前列腺炎，而前列腺炎患者中，精液不液化者约占 12%，由此可见，炎症在发病过程中有重要的作用。中医学对本病的认识主要责之于肾，肾火旺而精液稠厚，或肾阳虚精室寒冷，凝固不化，或湿热下注，清浊不分而不液化。

现代人应酬较多，嗜酒吸烟，或过食肥甘厚腻，湿热蕴脾，或起居不慎，外感湿热之毒，或五志化火，灼伤精室，精液稠厚，难以液化。湿热日久，灼伤阴液，败精瘀浊，阻滞脉络，不能液化。或因后天失养，久病及肾，或酒后房劳，伤及肾阴，虚火内灼精室，精液不能液化。或因先天肾阳不足，失于温煦，精室虚寒，精液不化。故将本病主要分为湿热下注、肾阴亏虚、肾阳虚衰等证型，审因求治。

(2)辨证施治，审因用药

1)清淋化浊，通瘀固肾：湿热下注型精液不液化症主要表现为精液黏稠不液化，常伴小便短赤、尿频、尿急、尿痛、小腹拘急、会阴不适，舌质红，苔黄腻或白腻，脉弦滑数。治疗时以清热利湿化浊为主，兼通瘀固肾，自拟“清淋化浊汤”，临证应用，颇多效验。基本方组成为：白花蛇舌草、知母、茯苓、车前草、泽泻、川萆薢、王不留行、穿山甲、益智、菟丝子。方中白花蛇舌草、知母、云苓、车前草清热利湿；泽泻、川萆薢化浊通淋；王不留行、穿山甲化瘀通窍；益智、菟丝子固肾摄精，诸药同用，清利之余，不伤正气。如伴有小便涩痛、尿频尿急明显者，加苍术、黄柏、薏苡仁；会阴坠胀、痛引睾丸少腹者，加田七、丹参。主要应用于湿热内蕴，瘀阻精室，肾气不固之证，临证时需根据标本虚实，加减应用。

2)壮水制火，滋阴固肾：肾阴亏虚型精液不液化症表现为精液黏稠不液化，常伴耳鸣、腰膝酸软、腰痛、五心烦热、口干咽燥、失眠，或性欲亢进，相火妄动，舌质红，苔薄或少，脉细数。治宜壮水制火、滋阴固肾，方用大补阴丸加减，药用生地黄、熟地黄、龟甲、知母、黄柏、太子参、白芍、茯苓、山茱萸、丹参、杜仲等。如合并有慢性前列腺炎，伴小便短赤、会阴胀痛者，上方去熟地黄、杜仲、龟甲，改地龙干、虎杖、白花蛇舌草。

3)温肾壮阳，暖精化气：肾阳虚衰型精液不液化症主要表现为精液黏稠不液化，常伴阳痿早泄、畏寒肢冷、小便清长、夜尿频频、腰膝酸软、头晕耳鸣，舌质淡，苔薄白，脉细弱或细缓。治以温肾壮阳、暖精化气，方用暖肾益精汤，药用淫羊藿、巴戟天、肉苁蓉、杜仲、桑寄生、党参、白术、鹿角胶、龟甲、何首乌、熟地黄、益智等。如腰酸明显、夜尿频多者，加沙苑子、金樱子；排尿乏力、失禁或尿后余沥不尽者，加黄芪、山茱萸、莲须。

(3)用药平和，不伤正气：治疗本病，用药以平和为主。虽是清热为主，但不用栀子、败酱草等苦寒败火之品，因苦寒易伤阴分，阴虚火旺，反而加重病情，偶用黄柏清下焦湿热，用量也多为6g，药到病除即止。多选用薏苡仁、白花蛇舌草、泽泻、茯苓、川萆薢等淡渗之品清利湿热，不用栀子、败酱草等苦寒败火之品，待湿热已除，则加少许固肾养阴之品调护肾脏，阴平阳秘，清浊分泌，则精液能液化。用补肾法治疗本病时，用熟地黄、鹿角胶等滋腻之品量小，更少用仙茅等大温大补或者小毒之品，补肾不能操之过急，宜徐徐调治，长期调理，故用药不宜峻猛。有医家用药，认为非险不能取胜，但肾为人体先天之本，一身脏腑之气仰仗于肾，故非险症不用险药，误用猛药，造成病情错综复杂，更加难治。盖因此类患者多久病伤肾，肾精不足，非三五剂可愈，如用大寒大苦之药，久服则会损伤阴液，无以生精；而用大温大补之品，则会助火伤阴，不宜久服。

治疗本病，常用一些对药，以加强疗效。常用药对如下。①知母—龟甲：知母味苦甘，性寒，滋阴清热；龟甲味咸，性寒，滋阴潜阳益肾。两者同用可取滋阴降火之效，治疗本病阴虚火旺之证。②益智—金樱子：益智味辛，性温，为温脾暖肾缩尿之要药；金樱子味酸、涩，性平，入肾与膀胱，善固精缩尿。两者同用可加强固精缩尿之效，治疗肾虚不固所致的夜尿频多及遗精、早泄等症。③薏苡仁—茯苓：薏苡仁味甘淡，性微寒，归脾胃肺经，功能利水渗湿，健脾清热；茯苓味甘淡，性平，归心脾肾经，有利水渗湿，健脾安神之功。二药伍用，可增强利湿化浊之效。

(4)典型病例：李某，男，23岁，已婚。于2005年7月11日初诊。主诉：婚后未避孕2年未育。刻诊：早泄，腰酸，会阴隐痛不适，小便黄，尿后余沥不尽，舌红苔薄白，脉细缓。有慢性前列腺炎病史。查精液分析：液化时间>60分钟，精子密度22×10^9/L，活动率55%，活动力a级11%，b级10%。辨证：湿热下注兼肾虚。治法：清淋化浊固肾。方用：龟甲15g(先煎)，白花蛇舌草15g，茯苓15g，泽泻15g，知母10g，白芍15g，丹参15g，山茱萸10g，怀山药15g，杜仲15g，桑寄生15g，菟丝子15g。水煎服，每日1剂。连续服用上药2周后复诊，主诉无腰酸，会阴不适缓解，仍有尿后余沥，且觉牙龈稍肿痛，舌红苔白，脉细。考虑有阴虚之象，故上方去菟丝子、怀山药，加用养阴清热之沙参、玉竹各10g。2周后复诊，诉无牙痛等症，小便通畅，早泄减轻，舌淡红苔薄白，脉缓；复查精液分析：液化时间50分钟，精子密度71×10^9/L，活动率66%，活动力a级24%，b级17%。后以此方加减治疗2个月，复查精液分析：液化时间20分钟，精子密度95×10^9/L，活动率77%，活动力a级26%，b级23%；并告知早泄亦治愈。

［引自：邓伟明，2007.吴维城教授治疗精液不液化症的经验.四川中医，25(8)：4-5.］

2. 黄春林报告　尹国良、刘旭生、李先群于1999年发表《黄春林教授治疗精液不液化经验》一文。

(1)湿热是精液不液化的主要病因病机：精液不液化，其病因病机虽有虚实寒热之分，但以湿热多见。南方地区，气候长年潮湿多热，久居其地，其人多易感受湿热；而北方地区虽气候寒冷，然其民常嗜酒太过或多食肥甘厚味以助阳驱寒，久之亦易酿生湿热。湿热形成之后，或内热蒸腾，熏灼津液，而致精液黏稠难化；或流注下焦，扰乱精室，精浊混淆引起精液黏稠不化。

(2)精液不液化多与前列腺炎有关：现代医学认为，精液不液化的成因多与前列腺炎相关，文献报道，90%的精液不液化者患有前列腺炎，当前列腺发生炎症时，不能正常分泌蛋白分解酶、溶纤维蛋白酶及其他精液液化因子，以破坏精囊腺产生的凝固因子，从而导致精液不液化或液化不全，并影响生育。对此颇为赞同，在治疗精液不液化时常针对前列腺炎选药。

(3)清热利湿为主导，辨证辨病相结合：湿热一证，在临床中有湿重于热、热重于湿及湿热并重之不同，当须详细辨之，并注重结合辨病用药。

1)热重于湿证：症见精液黏稠不化，不育，尿道灼热刺痛，小便淋漓短赤，口干而苦，舌质红，苔黄腻，脉滑数。大凡慢性细菌性前列腺炎致精液不液化多属此型。治疗则以清热为主，兼以利湿。方常选八正散或知柏地黄汤加减。常用知母、生地黄、茯苓、牡丹皮、泽泻、车前子、萹蓄、瞿麦、山药、山茱萸、黄柏、滑石等。若尿道灼热疼痛明显者，酌加石韦、琥珀、延胡索、生蒲黄、白茅根之类。针对前列腺的非特异性感染的常见菌株是大肠埃希菌，又常适当选择金银花、连翘、大黄、黄连、苦参等对大肠埃希菌有较强抑制作用的药物以进行辨病治疗。以上清热利湿药较多属苦寒之品，而苦寒太过易伤脾败胃，不利于水湿的运行排泄，湿不去则热难清，且苦寒太过亦易伤肾阳，从而影响性欲及精子质量，故强调用药宜选甘寒而慎用苦寒，诸如黄连、黄柏、苦参、大黄、木通等苦寒之味不宜过用，可选择知母、淡竹叶、生地黄、金银花、土茯苓、泽泻、车前子、滑石、蒲公英等甘寒或甘苦寒之品。为防寒凉太过，也可选用厚朴、木香等药性偏温的既可抑制大肠埃希菌又有行气化湿作用的药物于方中。

2)湿重于热证：见精液黏稠不化，不育，阴囊潮湿，尿黄浊，口干不欲饮，腰膝酸软，舌质红，苔淡黄或黄白相兼而厚腻，脉濡数。大凡由支原体或衣原体感染引起的非细菌性前列腺炎致精液不液化多属此型。治疗以利湿祛浊为主，兼以清热。方常选萆薢分清饮(《丹溪心法》)合五苓散化裁。常用萆薢、石菖蒲、乌药、益智、泽泻、猪苓、茯苓、薏苡仁、车前草等，若夹痰浊者可加浙贝母、陈皮、川厚朴、地龙、海藻等化痰解凝之品；兼瘀者可酌加丹参、赤芍、牛膝、王不留行、穿山甲等祛瘀化精之品。还常针对性地适当选用黄柏、地肤子、白芷、大黄、穿心莲等有明显抗支原体、衣原体感染作用的中药，或选用白头翁、黄连、蛇床子、百部等对滴虫及念珠菌有抑制作用的中药以辨病治疗。针对本型湿邪偏重的特点，又常于方中适当加入木香、砂仁等具有健脾和胃、行气化湿的药物，以助湿化热清。

3)湿热并重证：症见精液黏稠难化，不育，阴囊潮湿作痒，纳少，小便短少而黄，尿后滴白，或伴性欲减退，早泄，舌质红，苔淡黄厚腻，脉滑稍数。治以清利湿热为法。方常选程氏萆薢分清饮（《医学心悟》）加减，药常用萆薢、茯苓、车前子、石菖蒲、莲子心、白术、丹参、黄柏等。若伴有性欲减退者可酌加淫羊藿、巴戟天。[引自：尹国良，刘旭生，李先群，1999.黄春林教授治疗精液不液化经验.广西中医药，22(4)：28-29]

3. 王劲松、曾庆琪、徐福松报告　王劲松、曾庆琪、徐福松于2008年发表《精液不液化致不育症辨治六法》一文。

精液不液化属精热、精冷、精浊、精瘀、精稠等范畴，是男科常见的缠绵难愈之症，为男子不育症的主要原因之一。其病位在精室，涉及脏腑经络，乃精气血津液等病理变化异常之结果。临证论治当分清寒热虚实，祛除病邪，益扶正气，恢复精液正常凝固液化之功用。临床分型施治，效果尚为满意，报道如下。

(1)清热利湿，泻火解毒：湿为阴邪，易趋下焦，其性重浊黏滞，易于阻碍气机，缠绵胶结，常兼挟他邪为患，若平素嗜食烟酒辛辣食物，膏粱肥甘厚味；或感受湿热之邪；或染污纳垢藏毒等皆可致湿热火毒蕴结于下，熏蒸煎灼精室，清浊混杂不分，精热黏稠难化。本证型多见于嗜酒好甜脂厚、湿热之躯者。临床表现为婚后经年不育，精液黏稠不化或腥黄浊臭，伴阴囊潮湿发黏，小便淋漓不畅，尿频尿急尿痛，溲赤灼热浑浊，口干口苦发黏；或伴有泌尿生殖系慢性炎症，舌质红苔黄腻，脉滑数。治当清湿热、泻火毒。临床方选黄连解毒汤、四妙丸合萆薢分清饮加减，药用：黄芩、黄柏、黄连、栀子、薏苡仁、苍术、川牛膝、益智、萆薢、石菖蒲、乌药、土茯苓、丹参、车前子、苦参等。

(2)散寒化湿，温煦理滞：寒性凝滞收引，寒邪挟湿，易直中脏腑经络，伤及阳气，损其蒸腾气化，则气血津液运行失常，诚如《素问·举痛论篇》："寒气客于厥阴之脉，厥阴之脉者，络阴器系于肝，寒气客于脉中，则血泣脉急……。"寒湿冰伏血脉经络，精室窍道失于气血温煦，则精液寒冷凝固不化。本证型多见于平素阳弱怕寒，或形体肥胖湿重之人。临床表现为精液寒冷黏稠不化，精子计数、活动率等均正常而不育，常伴少腹拘急，阴囊潮湿，睾丸发凉，怕冷惧寒，腰骶凉感，舌淡红体胖，苔白腻，脉沉而涩。治以祛寒湿、温精室。临床方选二陈汤、苓桂术甘汤合九仙灵应散化裁，药用：茯苓、桂枝、白术、半夏、陈皮、土茯苓、五味子、乌梅、蛇床子、石菖蒲、远志、海螵蛸、丁香、小茴香、巴戟天、覆盆子等。

(3)涤痰去瘀，养血通络：诸多内外病邪皆可导致脏腑经络功能失调，影响机体水液津气之转输布散，聚湿成痰，痰随气流，瘀因痰阻，脏腑气化不利，气血运行受阻，痰瘀交结，蕴郁下焦，踞留精室，滞阻窍道，血瘀精滞，精液之化生、贮泄异常，甚或痰瘀精互结不散，精液黏稠难化。本证型多见于多痰多湿壅盛之质者。临床表现为婚后不育，精液黏稠难化，或有凝块，精子数量、活动率等均正常，多伴射精不畅或疼痛，腰骶小腹刺痛，排尿淋涩疼痛，胸闷泛恶，舌质暗红带紫气，舌苔白滑，脉沉涩。治当涤痰瘀、通血络。临床方选温胆汤、少腹逐瘀汤合当归补血汤加减，药用：半夏、竹茹、枳实、石菖蒲、当归、黄芪、蒲黄、川芎、没药、小茴香、五灵脂、赤芍、怀牛膝、丹参、贝母等。

(4)理气解郁，活血化瘀："失人以气为本，气和则上下不失其度，运行不停其机，病从何生？"（《删补名医方论》）；"气血冲和，万病不生，一有怫郁，诸病生焉。"（《丹溪心法》）；陈修园亦谓："郁者，血之贼也。"男子以气为用，以精为根，气贵流通；若心情抑郁，因虑气结，久病致郁；或多思善虑之质等皆可致肝之气机郁滞，疏泄条达失职，气之升降出入功能异常，气郁血滞，血滞液凝，气血郁涩，津液精血，瘀聚精室，精液黏稠不化。临床表现为婚久不育，精液黏稠不化，精子数量、活动率等均正常，常伴随有平素郁郁寡欢，多愁善感，甚或性欲功能减退，胸胁胀满，善叹少语，口苦咽干，心烦急躁，舌红，苔白或黄，脉弦。治以疏肝郁、化瘀阻。临床方选越鞠丸、柴胡疏肝散合桃红四物汤化裁，药用：苍术、香附、川芎、栀子、柴胡、枳壳、白芍、陈皮、香附、桃仁、红花、当归、熟地黄、何首乌、鸡血藤等。

（5）滋阴补精，潜阳降火：精液的化生、贮藏、施泄为肾所主司，肾乃男子生育繁殖之本，肾充气盛，则血足精旺，精室盈满，精液藏泄凝固液化如常。若素体阴虚，长期手淫，恣情纵欲；或久病大病，伤耗精血阴液；或滥服温燥壮阳之品，阴精亏损太重，相火失于潜藏，燔炽精室，津灼液煎，精液黏稠不液化。本证型多见于平素阴虚、过劳阴伤之人。

临床表现为婚后多年不育，精液黏稠不液化，常伴目涩耳鸣，五心烦热，腰酸膝软，健忘失眠，盗汗遗精；或阳事易举，射精过快；或虚火上炎，面易烘热，易于外感，舌质红、苔少或无，脉沉细数。治当滋阴精、降虚火。临床方选左归饮、大补阴丸合知柏地黄丸加减，药用：熟地黄、山药、枸杞子、茯苓、山茱萸、怀牛膝、菟丝子、黄柏、知母、龟甲、牡丹皮、五味子、女贞子、黄精、佛手等。

（6）温阳益气，蠲寒暖精：精液的液化赖于阳气之温煦气化，所谓“阳化气，阴成形”是也，虽精液为精室所盈，然当为脏腑之根肾之所主，精液的液化与肾之阳气熏腾温化密不可分。若先天禀赋素亏，久病重病伤阳；或纵欲竭阴损阳等皆可致元阳衰微，命门火衰，下焦虚寒，无力温暖精室，精液寒冷凝固不化。本证型多见于素体虚寒、阳损之躯者。临床表现为婚后不育，精液黏稠不液化，常伴神疲乏力，腰腿酸软，畏寒肢冷，腰骶部、阴囊睾丸等处发凉感，面白无华，甚或早泄滑精，舌质淡体胖、舌苔白，脉细弱或沉迟。治以温肾阳、暖精室。临床方选右归饮、五子衍宗丸合暖肝煎化裁，药用：熟地黄、山药、山茱萸、枸杞子、杜仲、制附片、覆盆子、菟丝子、车前子、当归、小茴香、淫羊藿、乌药、木香、五味子等。

［引自：王劲松，曾庆琪，徐福松，2008. 精液不液化致不育症辨治六法. 辽宁中医杂志，35(1)：53-54.］

4. 徐德伟报告　徐德伟于2009年发表《辨证配合化瘀治疗精液不液化症37例》一文。

凡离体精液在25～37℃，60分钟以上不液化或精液中有较大的凝块，称精液不液化症。这种异常的液化过程延迟，使精子活动能力受到影响，减缓或抑制精子正常通过宫颈而造成不孕。在多年临床中以活血化瘀为主；贯穿于中医辨证的各型之中，治疗精液不液化症收到较好疗效，报告如下。

（1）临床资料：本组37例患者均为门诊病例，年龄22～30岁者25例，31～40岁者9例，＞40岁者3例；病程1～2年者28例，＞2年者9例；其中肾阳不足型5例，肾阴亏虚型9例，湿热蕴结型13例，痰湿凝结型2例，血瘀阻滞型8例。

（2）治疗方法：根据精液检查和患者症状为依据进行辨证分型，实施中药治疗。水煎服，每日1剂。①肾阳不足：症见头晕耳鸣，腰膝酸软，畏寒肢冷，性欲减退，夜间多尿，小便清长，舌体胖大质淡，苔薄白，脉细沉。精液检查，精液黏稠不液化，时间＞60分钟（以下各型同）。治宜温补肾阳、活血化瘀，方用右归丸加减，药用熟地黄、枸杞子、王不留行、杜仲、淫羊藿各15g，当归、山茱萸、菟丝子各12g，鹿角胶10g，蜈蚣2条，水蛭、肉桂各3g。方中熟地黄、当归补血，精血同源，精血互生，补血以益精；枸杞子、山茱萸滋阴补肾，所谓“善补阳者，必于阴中求阳，则阳得阴助而生化无穷”；蜈蚣、王不留行、水蛭活血化瘀；杜仲、菟丝子、淫羊藿平补肾阳，其中淫羊藿具有雄激素样作用，能提高性兴奋性，并增加精液量；鹿角胶、肉桂温肾壮阳，以暖精宫，精液得以温煦而化。②肾阴亏虚：症见失眠健忘，五心烦热，口干，盗汗，头晕耳鸣，腰膝酸软，性欲不减或亢进，舌质红，少苔或无苔，脉细数。治宜补肾滋阴、活血化瘀。方用自拟液化汤，药用知母、枸杞子、山茱萸、王不留行、丹参、生地黄各15g，桑椹12g，当归、龟甲胶、黄柏、牡丹皮各10g，水蛭5g。方中知母、黄柏、牡丹皮滋阴清热，以上药物有抑制性欲兴奋，使亢进的性功能减退，减少频繁的性生活，从而减轻性器官的充血状态，有利于附属性腺炎症的好转；水蛭、王不留行、丹参活血化瘀；龟甲胶、枸杞子、山茱萸、桑椹、当归、生地黄补肾填精、养阴益血。③湿热蕴结：症见心烦口苦，小便黄浊，灼热淋漓，舌质红苔黄腻，脉滑数。治宜清热利湿、活血化瘀。方用龙胆泻肝汤加减，药用龙胆草、黄芩、柴胡、车前子、泽泻、当归、木通各10g，蒲公英、王不留行、丹参、生地黄各15g，水蛭5g，栀子、野菊花、川牛膝各12g。方中龙胆草、黄芩、栀子清热泻火；柴胡、当归、生地黄分别具有疏肝、活血、凉血、养阴等作用，与清热泻火药配伍，其意在泻中有补，疏中有养，不致苦燥伤阴；川牛膝、王不留行、丹参、水蛭活血化瘀；蒲公英配野菊花其清热解毒作用更佳，而野菊花在治疗前列腺炎方面疗效较好；车前子、泽泻清热利湿，使湿热从小便而出。湿除热清则精液能化。若阴虚津伤者加天冬、天花粉益阴生津。④痰湿凝结：症见过食肥甘厚味，形体肥胖，倦怠乏力，胸闷，食少多寐，舌苔厚腻，脉滑。治宜燥湿化痰、活血化瘀。方用二陈汤加味。药用制半夏、海藻、昆布、土鳖虫、王不留行、枳实各10g，陈皮、苍术、茯苓各12g，甘草、水蛭各3g。方中半夏燥湿化痰；枳实、陈皮理气化痰；海藻、昆布化痰软坚；土鳖虫、水蛭、王不留行活血化瘀；甘草和中补脾、苍术燥湿健脾、茯苓健脾利湿；脾健运则湿自化，湿去则痰自消，痰湿消则精液可化。兼脾阳虚者加干姜温煦脾阳；有肾阳不足者加巴戟天、仙茅补肾温阳，以助气化。⑤血瘀阻滞：症见阴部胀痛，舌质紫暗或有瘀斑，苔薄、脉沉涩。治宜活血化瘀。方用桃红四物汤加味，药用熟地黄、当归各15g，桃仁12g，赤芍、川芎各10g，红花、水蛭各5g。方中“四物”活血养血；桃仁、红花、水蛭活血化瘀。兼气郁者加柴胡、枳实、香附疏肝理气。

(3)结果

1)疗效标准：治愈，致女方怀孕或精液完全液化，液化时间＜60分钟；有效：精液在60分钟内，部分液化或有少许凝块；无效，精液液化时间＞60分钟。

2)结果：37例患者中治愈24例(64.86%)，有效10例(27.00%)，无效3例(8.14%)，总有效率91.86%。20日为1个疗程，其中疗程最短者1个疗程，最长者6个疗程，平均3个疗程。

(4)讨论：精液液化主要依赖前列腺产生的蛋白分解酶及其他精液液化因子，通过分解精囊腺产生的凝固因子来完成。精液不液化患者大都患有前列腺炎，使前列腺分泌功能障碍，导致精液中缺乏精液液化因子，致使精液不液化。从中医看本病多由肾阳不足，精宫虚寒，阳不化阴而精液不液化；肾阴虚损，阴虚火旺，熏灼精液而黏稠不化；湿热下注，蕴结精宫，精浊混淆而精液不化；气滞血瘀，痰湿凝结而精液难化。肾之阳气不足，虚寒内生，血脉得不到温煦，寒凝则气血运行不畅，又由于阳气不能鼓动血脉，气血运行无力，久之则瘀。肾阴亏损，虚火内生，伤及脉络则成瘀；灼及津血，津亏血稠则血运滞涩而瘀。痰湿凝结，湿热蕴结均可致脉络阻滞，气血运行不畅而生瘀血。在“精瘀血亦瘀，血活精自通”的理论指导下，笔者在临床中治疗本病时，除各型辨证用药外，不论有无血瘀证候，均加用活血化瘀之品，如五灵脂、水蛭、王不留行、土鳖虫、丹参、川牛膝之类，其治疗效果要比单纯辨证用药的效果好。有学者通过血液流变学对精液不液化患者进行检测，结果发现全血黏度、血浆比黏度、血细胞比容比值变化均有显著的统计学意义。用全息理论的观点，整体血液黏度的变化与生殖器官局部的血液黏度变化是相互平衡的，这种血液黏度的变化在中医属于“血瘀”范畴。

[引自：徐德伟，2009.辨证配合化瘀治疗精液不液化症37例.四川中医，27(4)：68-69.]

5. 罗丹峰、汪锦飘、吴少焜报告　罗丹峰、汪锦飘、吴少焜于2009年发表《中西医结合治疗精液迟缓液化症的临床研究》一文。

摘要　目的：评估中西医结合治疗精液液化异常的效果。方法：将230例精液液化异常症患者随机分成两组，中西医结合治疗组(简称治疗组)和西医治疗组(简称对照组)各115例。对照组给予克拉霉素分散片、盐酸坦索罗辛缓释胶囊和葡萄糖酸锌口服，治疗组在对照组基础上加用自拟促液化汤，每日1剂，分2次早、晚服用。观察两组治疗前后精液、前列腺液主要参数的变化及精浆前列腺特异性抗原、酸性磷酸酶、柠檬酸和锌的含量。结果治疗组有效率为94.8%，对照组有效率为71.3%，两组疗效比较差异有统计学意义($P<0.01$)。治疗后治疗组精子密度、活动率；前列腺液中的卵磷脂小体、白细胞数目及精浆有关生化指标的改善优于对照组($P<0.01$)。结论：应用中西医结合疗法治疗精液不液化，较单纯用西药治疗效果良好，其在提高精液质量、改善前列腺功能方面显著优于对照组。

精液迟缓液化症(seminal delayed liquefation，SDL)是男性不育症的一种常见病、多发病。1954年，Burge首先提出精液迟缓液化症是引起男性不育的常见原因之一。正常情况下精液射出体外15～20分钟开始液化，当超过60分钟仍不液化或不完全液化者则称精液迟缓液化。国外报道由此而导致男性不育症的发生率为11.8%。笔者收集自2006年3月至2008年6月中山大学附属第二医院门诊对以精液液化异常为主的男性不育患者230例，应用中西医结合治疗取得了满意效果，现报告如下。

(1)资料与方法

1)临床资料：230例患者均为门诊患者，年龄24～45岁，随机分为治疗组和对照组。治疗组115例，年龄23～45岁，平均30.8岁，病程2～7年，液化时间1小时以上。对照组115例，年龄22～44岁，平均31.5岁，病程2～6年，液化时间1小时以上。治疗组与对照组之间的年龄分布、结婚年限、治疗前精液有关参数(包括液化时间、精子计数、精子活动率)，前列腺液的卵磷脂小体、白细胞数目，精浆前列腺特异性抗原、酸性磷酸酶、柠檬酸和锌的含量等经统计学处理，差异无统计学意义($P>0.05$)，具有可比性。

2)诊断标准：诊断参照世界卫生组织有关精液不液化标准制定。所有患者禁欲3～7日后来笔者医院手淫取精液于消毒干燥玻璃瓶内，置37℃水浴箱内，1小时后仍不液化或不完全液化者，即诊为液化异常。

3)疗效评定标准：参照1998年卫生部颁布的《中药新药治疗男性不育症的临床研究指导原则》拟定疗效标准。痊愈：精液60分钟内完全液化或配偶怀孕；有效：精液液化时间比未治疗前明显缩短；无效：治疗后60分钟液化状态较前无改善。

4)治疗方法：两组均根据基础疾病，给予克拉霉素分散片0.25g，1次/12小时；盐酸坦索罗辛缓释胶囊，每日1次，每次0.2mg；葡萄糖酸锌颗粒70mg(相当于含锌10mg)，每日3次。治疗组在上述治疗的基础上加用中药促液化汤，其组方为：黄柏10g，蒲公英20g，败酱草20g，麦冬15g，玄参20g，墨旱莲20g，红花10g，三棱15g，土鳖虫10g等。水煎服，每日1剂，分早、晚2次温服，30日为1个疗程。

5)疗效观察：治疗前后各禁欲3～7日，分别留取精液1次，采用精液计算机分析系统仪器检测。常规参数包括精液液化时间、密度和活动率的变化，其中精液液化时间的测定由专人负责参考尼龙网袋法的原理进行检测：取擦镜纸1张，其纤维网孔的孔径为(45±12)μm，对折后放进漏斗内，漏斗置于有刻度的小量杯内，然后记录漏斗内精液全部滤光的时间。分离精浆，采用 ELISA 法测定其前列腺特异性抗原含量。精浆酸性磷酸酶定量检测采用 WHO 推荐检测方法:对硝酸基酚磷酸二钠法(PNPP)。精浆柠檬酸采用吡啶法测定。锌定量检测采用 WHO 推荐检测方法:5-Br-PAPS[2-(5-溴-2-吡啶偶氮)-5-(N-丙基-N-磺丙氨)酚]法。并于留精液后 2～3 日,通过直肠按摩取得前列腺按摩液(EPS),计算标本中白细胞和卵磷脂小体(SPL)含量。

6)统计学方法:采用 SPSS 13.0 统计软件包处理,计量资料均数的比较采用 t 检验;计数资料率的比较采用 χ^2 检验。

(2)结果

1)两组疗效比较:治疗组总有效率为 94.8%,对照组总有效率为 71.3%。两组比较,治疗组疗效优于对照组。结果见表 48。

表 48　两组疗效比较(n,%)

组别	例数(n)	治愈	好转	无效	总有效率
治疗组	115	78	31	6	94.8%
对照组	115	36	46	33	71.3%

注:经统计学分析,治疗组与对照组比较差异有统计学意义($P<0.01$)

2)两组治疗前后精液参数变化比较:治疗后两组的液化时间均较治疗前缩短,精子活动率较治疗前提高,而治疗组对上述指标的改善作用更为明显。结果见表 49。

3)两组治疗前后精浆参数变化比较:治疗后两组前列腺特异性抗原、酸性磷酸酶、柠檬酸和锌的浓度均较治疗前提高($P<0.01$),治疗组明显优于对照组。结果见表 50。

4)两组治疗后前列腺按摩液参数比较:治疗组在降低白细胞数目、提高卵磷脂小体数目方面优于对照组。结果见表 51。

表 49　两组精液液化迟缓治疗前后精液主要参数比较($\bar{X}\pm s$)

组别	例数(n)	时间	液化时间(分钟)	精子密度($\times10^9$/L)	精液量(ml)	精子活动率(%)	a 级精子活动率(%)
治疗组	115	治疗前	158.46±43.18	75.3±11.3	3.6±0.6	60.9±10.6	28.3±7.9
		治疗后	36.54±23.08*	76.7±10.6	3.8±0.7	72.5±11.3*△	42.5±9.2*△
对照组	115	治疗前	149.27±36.06	78.1±11.4	3.5±0.5	61.6±10.4	27.6±7.2
		治疗后	90.50±34.76*	80.2±11.7	3.5±0.4	63.8±9.5	32.3±10.6*

注:与本组治疗前比较,*. $P<0.01$;与对照组治疗后比较,△. $P<0.01$

表 50　两组精液液化迟缓治疗前后精浆有关参数比较($\bar{X}\pm s$)

组别	例数(n)	时间	前列腺特异性抗原(g/L)	酸性磷酸酶(U/L)	柠檬酸(mg/一次射精)	锌(mmol/L)
治疗组	115	治疗前	0.46±0.16	78.6±9.4	6.52±2.63	1.97±0.61
		治疗后	1.51±0.27*△	161.3±10.1*△	24.86±12.78*△	3.05±0.82*△
对照组	115	治疗前	0.48±0.19	77.2±8.4	5.47±2.31	2.02±0.63
		治疗后	0.98±0.16*	104.2±11.3*	13.21±3.47*	2.12±0.75*

注:与本组治疗前比较,*. $P<0.01$;与对照组治疗后比较,△. $P<0.01$

表 51 两组治疗前后 EPS 中 WBC 及 SPL 计数比较($\bar{X}\pm s$ 个/HP)

组别	例数(n)	WBC		卵磷脂小体	
		治疗前	治疗后	治疗前	治疗后
治疗组	115	27.6±2.2	5.1±1.9*△	9.2±2.5	43.1±9.3*△
对照组	115	26.5±2.1	10.2±3.3*	8.7±2.1	30.8±3.4*

注:与治疗前相比,*. $P<0.01$;与对照组相比,△. $P<0.05$

(3)讨论:正常的精液液化过程是精液凝固与液化两种不同机制共同作用,并维持相对平衡的结果,它受多种因素的影响。精囊腺分泌的凝固因子使精液排出体外即成凝固状态,凝固因子是精囊腺主细胞的分泌颗粒产生和分泌的一种多型蛋白抗原,如 Semenogelin Ⅰ(SgⅠ)和 Semenogelin Ⅱ(Sg Ⅱ),它们的主要功能是使精液射出后立即呈凝胶状态,液化因子则是由前列腺腺体的腺泡和腺管上皮细胞合成和分泌的多种纤维蛋白酶、水解蛋白酶等组成,它们包括丝氨酸蛋白酶、α-淀粉酶、透明质酸酶、胰蛋白酶、糜蛋白酶样酶、氨基肽酶、胶原酶样酶、溶菌酶以及唾液酸转移酶等。而前列腺液中的蛋白水解酶等液化因子使精液在 15～20 分钟开始液化,若 60 分钟时精液仍呈不液化或不完全液化状态,即称精液液化异常。当前列腺或生殖道感染时,前列腺中蛋白水解酶的含量下降和酶的活性受到不同程度影响,不能水解精液中的纤维蛋白,导致液化异常。因此前列腺的分泌功能状态直接影响精液的液化。如前列腺特异性抗原为雄激素调节的丝氨酸蛋白酶,属蛋白酶的组织激肽释放酶,主要由前列腺腺管上皮细胞产生分泌进入精液,它是一种强有力的水解蛋白酶,在精浆中的含量很高,其生理功能为裂解由精囊腺合成并分泌到精液中的胶蛋白(主要为 SgⅠ和 SgⅡ及纤维连接蛋白),通过水解这些蛋白,使精液在短时间内液化。当前列腺特异性抗原减少或分解作用减弱时,精液可以出现不液化现象。同时,前列腺腺管上皮细胞还分泌一种酸性磷酸酶的物质,其在精液中的含量变化能反映前列腺的分泌功能并有助于前列腺疾病的诊断,作为前列腺分泌功能的指标,酸性磷酸酶水平可反映前列腺分泌液化因子的能力,间接反映精液是否液化异常。另外,精浆中的柠檬酸几乎全部来源于前列腺,是反映腺体分泌功能的简便、灵敏而又特异的指标,其生理功能主要是络合钙离子,通过与钙离子结合,而调节精浆钙离子的浓度,并影响精液凝固与液化过程,可作为精液液化异常的实验指标。锌是人体中一种重要的微量元素,在前列腺组织和精液中的含量明显高于其他组织或体液,它与多种酶和蛋白结合发挥作用,精浆锌缺乏可影响一些酶活性,使到精液黏稠度增高。临床观察显示精液液化异常患者,精浆锌含量均明显下降($P<0.05$),这与相关文献报道一致。本研究选择直接作用于精液液化的有关因子(前列腺特异性抗原、酸性磷酸酶、柠檬酸和锌)及前列腺按摩液有关参数,作为监测指标,评价中西药治疗效果。

现代临床认为,精液不液化主要是由于前列腺等附属性腺炎性反应,且绝大多数是解脲支原体(UU)感染,导致促进精液液化的一些酶分泌减少而影响液化,解脲支原体感染,导致精液黏度增高和液化时间延长,已被许多研究人员通过实验而证实。克拉霉素的作用机制是通过阻碍细胞核蛋白 50S 亚基的联结,抑制蛋白合成而产生抑菌作用,具有良好的抗炎作用,是治疗 UU 感染性精液迟缓液化症的首选药物之一。盐酸坦索罗辛是 α_1 受体亚型 α_1A 的特异拮抗药,而尿道、膀胱颈部及前列腺存在的 α_1 受体主要为 α_1A 受体,因此本品对前列腺平滑肌具有高选择性的阻断作用,能降低局部组织神经系统的兴奋,解除前列腺肌肉血管痉挛,增加前列腺分泌。但在临床应用过程中，精液液化迟缓症单纯采用西药治疗效果并不理想，主要原因是前列腺腺体表面包有前列腺囊，这种坚韧的纤维膜起着屏障的作用，一般药物很难作用到病变部位。在中医学古籍中没有关于精液不液化的记载，但有相关内容的论述，本症大致与淋证、白浊、精滞等有关。我们从长期临床中体会到本病中医病机多属瘀热阻滞，津液不足，我们以清热、滋阴、活血为基本治则，自拟促液化汤，利用中医的辨证施治结合西医的对症治疗，收到了标本同治之功，疗效满意，为精液不液化拓宽了可靠而有效的治疗途径。其中黄柏、蒲公英、败酱草对多种致病菌有不同程度的抑制作用，并可增强白细胞的吞噬作用而具增强防御功能，同时可使炎性反应局部血管收缩，减轻局部炎症反应。养阴药如麦冬、玄参、墨旱莲等含丰富多糖类物质，具有滋养、强壮的药理作用，可改善生殖内环境，提高腺体的分泌功能。近代研究证实人类精液中存在着纤溶系统中的某些成分，故推测精液凝固在某些方面与血液凝固过程相似，促液化方中的红花、三棱、土鳖虫等活血化瘀药物可以有效地改善前列腺血液循环，减少局部炎性反应的渗出，抑制纤维增生，促进局部新陈代谢产物和炎性分泌物的排泄，使得腺体组织软化和缩小，从而加速精液液化。本研究采用中西医结合治疗组的液化时间明显缩短，而精子活率、EPS 中 WBC 和 SPL 以及精浆 ACP、PSA 等参数比对照组有显著改善，说明中西药联用，多种因素综合调理，具有良好的改善前列腺上皮细胞的分泌功能，使得精液液化因子分泌增加，促使精液液化，还可以通过多种途径促进卵磷脂小体和其他精子营养物质的分泌相应增加，从而全面改善精子功能，提高其受精能力，使疗效更为满意。

［引自：罗丹峰，汪锦飘，吴少焜，2009.中西医结合治疗精液迟缓液化症的临床研究.中国实用医药，4(14)：22-24.］

6. **王建忠报告** 王建忠于 2010 年发表《分型辨治精液不液化 73 例》一文。

通过分型辨治精液不液化 73 例，疗效满意，现报告如下。

(1)临床资料

1)一般资料：所选病例均为笔者医院男科门诊患者，年龄最小 20 岁，最大 42 岁，平均 27.6 岁，许多患者合并有前列腺炎、精索静脉曲张、附睾炎等疾病，均经多种方法治疗疗效不显著，方改中医治疗。

2)诊断标准：精液排出体外后，将精液放置在 37℃水浴箱中，当超过 1 小时精液仍呈胶冻状者。

(2)治疗方法：根据患者的临床症状和精液性状辨证施治。

1)湿热内蕴：精液黏稠，色黄，内有团块状物质，白细胞或脓细胞较多，畸形精子较多，精液培养可有支原体和(或)衣原体感染，患者伴有小腹坠胀，尿频尿急，会阴部不适等症状，舌红苔黄腻，脉滑数。治则清热利湿，药物组成：金银花 15g，连翘 15g，泽泻 10g，白花蛇舌草 30g，车前子 15g，土茯苓 50g，黄柏 10g，当归 12g，牡丹皮 15g，丹参 15g，天花粉 15g，冬瓜子 15g，蛇床子 15g。

2)痰瘀互阻：精液黏稠，呈暗黄色，可见絮状物，镜检可见白细胞或红细胞，患者多伴有小腹部或会阴部刺痛，睾丸酸胀隐痛，彩超多见精索静脉曲张，附睾结节或囊肿，舌质暗红，边尖部可有瘀斑及瘀点，舌苔白腻或黄腻，舌下络脉曲张，脉象滑或涩。治则化痰逐瘀，药物组成：全瓜蒌 15g，天花粉 15g，冬瓜子 30g，银花藤 15g，茯苓 10g，制半夏 10g，陈皮 10g，丹参 30g，赤芍 10g，路路通 20g，王不留行 15g，川芎 10g，泽兰 15g，生甘草 5g。加减：痰湿重者加苍术 15g，白术 15g，薏苡仁 30g；瘀血重者加三棱 10g，莪术 10g，三七粉 6g(冲)。

3)阴虚火旺:精液量少,质地黏稠,颜色清亮微黄似胶水样,多数患者伴有口干舌燥失眠多梦,腰酸乏力,早泄,遗精,镜检无明显白细胞或红细胞,杂质较少,舌红少苔脉细数。治则滋阴清热,药物组成:知母10g,黄柏10g,生地黄20g,熟地黄20g,枸杞子20g,生何首乌20g,山茱萸15g,麦冬15g,金银花10g,连翘15g,丹参30g,牡丹皮15g,赤芍10g,天花粉15g。

服药方法:水煎,每日1剂,早、晚分服,30日为1个疗程,一般服用1～2个疗程。

(3)疗效标准(自拟):精液排出体外后,将精液放置在37℃水浴箱中,1小时后完全液化者为显效;1小时后液化不全者为有效;1小时后精液仍呈胶冻状者为无效。

(4)治疗结果:73例中湿热内蕴型28例,痰瘀互阻型24例,阴虚火旺型21例,均服用2个疗程。结果显示显效52例,有效13例,无效8例,总有效率为89%。

(5)病案举例

病案1:患者,男,25岁,以“婚后1年不育”为主诉来诊。患者在纱厂工作,环境温度较高,有腰酸背痛,身困乏力,失眠多梦,潮热盗汗的表现,舌光红无苔,脉弦细。外院多次精液检查:不液化,精子活动力差。在笔者医院检查精液见:精液量少,1ml,质地黏稠,颜色清亮微黄似胶水样,1小时不液化,精子密度15×10^6/ml,精子活动率18%,诊断为精液不液化,辨证为阴虚火旺型,治宜滋阴清热。处方:知母10g,黄柏10g,生地黄20g,熟地黄20g,枸杞子20g,生何首乌20g,山茱萸15g,麦冬15g,金银花10g,连翘15g,丹参30g,牡丹皮15g,赤芍10g,天花粉15g。30剂,水煎服,每日1剂。服药后患者腰酸背痛,失眠多梦明显好转,复查精液:精液量约2ml,颜色呈乳白色,1小时后液比不全,但较上次有所好转,精子密度22×10^6/ml、精子活率42%,效不更方,继服原方30剂后来查,精液已完全液化,精子活动率68%。3个月后患者配偶怀孕。

病案2:患者,男,27岁,以“婚后2年不育”为主诉来诊。患者喜食辛辣,过度劳累后有睾丸酸胀隐痛表现,舌质暗红,舌边部可见瘀斑,舌苔黄腻,舌下络脉曲张,脉象滑。外院多次精液检查:不液化,精子活动力差。在笔者医院检查精液见:精液黏稠,呈暗黄色,可见絮状物,1小时不液化,精子活动率23%,彩超显示左侧精索静脉曲张,诊断为精液不液化,辨证为痰瘀互阻型,治宜化痰逐瘀。处方:全瓜蒌15g,天花粉15g,冬瓜子30g,金银藤15g,茯苓10g,制半夏10g,陈皮10g,丹参30g,赤芍10g,路路通20g,王不留行15g,川芎10g,泽兰15g,生甘草5g,三七粉6g(冲),苍术15g,薏苡仁30g。15剂后睾丸隐痛消失,继服15剂后复查精液,1小时仍然液化不全,原方再进20剂后,复查精液已完全液化,精子活动率72%。2个月后其妻来告已怀孕。

(6)讨论:精液不液化致使精子在精液凝块中的时间延长,不能有效地活动,从而大大束缚了精子的活动力,减缓和抑制精子通过宫颈,或者使精子在运动中消耗过多能量而死亡,引起男性不育。现代医学认为,精液不液化是由于前列腺分泌的液化酶不足和睾丸分泌的雄激素不足所致。临床上治疗精液不液化西医往往采用大剂量的维生素C,糜蛋白酶肌内注射,或补充雄激素,或将精液体外处理后做人工授精,但效果往往不理想。笔者通过多年摸索认为,本病临床上多分湿热内蕴、痰瘀互阻、阴虚火旺三型,湿热熏蒸精液导致精液黏稠不化;痰浊胶结,瘀血阻滞导致精窍不通,流通不畅,凝结成块;阴虚火旺煎熬精液致精液黏稠不化。因此,临床上要根据精液的性状和患者的症状,舌苔脉象及实验室检查综合分析,准确辨证,坚持治疗,多能收到满意疗效。

[引自:王建忠,2010.分型辨治精液不液化73例.广西中医药,33(1):36-37.]

7. 黄海波经验　黄震洲于2011年发表《黄海波教授治疗精液不液化症经验介绍》一文。

(1)病因病机:黄老师指出精液不液化症病因乃肾虚、湿热、痰湿。其病机特点为虚实夹杂,虚责肾阴亏损,肾阳不足;实责湿热下注,痰湿内盛。常与房劳纵欲,手淫失度,致使肾阴亏损相火偏旺,精液受灼而黏稠难化;或素体元阳不足,阴虚及阳,精宫虚寒,阳不化阴而精液不液化;或湿热下注,阻滞阳道,精浊混淆而精液不化;或体胖痰多,脏腑功能低下,致水湿内聚,运化失职,痰湿内盛,精液稠浊,致精液黏厚难化。

(2)临证论治

1)肾阴亏损证:多由素体肾阴亏损,虚火炎盛,精液受灼而出现以精液黏稠不液化为主症的证候。主症:婚后不育,精液黏稠不液化。耳鸣,腰膝酸软,五心烦热,盗汗,口咽干燥。次症:头晕,失眠健忘,性欲旺盛。典型舌脉:舌红少苔,或无苔,脉细数。

治法:滋阴降火。

方药(黄海波经验方):知母6g,黄柏9g,夏枯草9g,丹参15g,麦冬10g,车前子6g(包煎),淫羊藿10g等。水煎服。加减:伴有前列腺炎者,加金银花20～30g,萆薢15g。

辨治按语:本证临床较多见。当前多数医家治疗该证多沿用知柏地黄丸加减化裁,并化裁出许多方剂,采用此方对证治疗恰当确实有效,对此笔者也认同。不管怎样加减化裁组方,知母黄柏仍为其主药,都没有将二药舍弃。药理研究证明,知母不仅可以清热解毒、抗菌消炎,配黄柏能降低性神经系统的兴奋性。黄老的经验是对伴有性功能减退或性欲淡漠患者,应视病情用之或药量减半或不用为好。随师临床发现,对肾阴虚证型,采用滋阴降火苦寒性药治之,结果精液液化明显改善或治愈,但有些患者精子密度减少,精子活力下降。师云,苦寒药易损命门肾火,不能温精生髓,故致精少活力而弱。若用苦寒,只宜暂,不宜久,病好即止,以免苦寒过度,损伤肾阳,且能化燥伤阴,影响性欲和精子质量。如果不用知母、黄柏二药不能取效者,建议同时选配甘凉、微寒、甘寒与苦寒药物治之为佳。

2)肾阳不足证:系肾阳虚弱,精宫寒冷,气化失常所出现的以精液黏稠不液化为主症的证候。主症:精冷不育,精液黏稠而不液化。腰膝酸软,畏寒肢冷。次症:阳痿早泄,夜间多尿,小便清长,或眩晕耳鸣。典型舌脉:舌质淡,脉沉细迟。

治法:温补肾阳、散寒促化。

方药(黄海波经验方):黄氏增精丸加味,雄蚕蛾30g,淫羊藿10g,菟丝子15g,鹿茸3g(研),枸杞10g等。水煎服。加减:伴患少精症者,加紫河车12g,鹿角胶12g(冲服),鱼鳔胶10g。

辨治按语:本证针对临床上有些患者主诉其临床表现并无明显症状,只是精液检查结果显示不液化,到处医治无效或曾采用滋阴降火药无效的患者,只要有怕冷、畏寒、喜暖症状中有一项者,均可转从此证治疗,往往能收到满意的治疗效果。

3)湿热下注证:此证多系湿热下注,扰乱精室,精浊混淆引起的以精液黏稠不液化为主症的证候。主症:婚后不育,精液黏稠不液化,并有脓、白细胞;小便灼热,频数淋漓,色黄浑浊,甚则尿血,伴尿痛感。次症:小腹拘急,腰痛,身倦,嗜睡,或纳差。典型舌脉:舌苔黄腻,脉濡数或滑数。

治则:清热利湿、滋阴降火。

方药(黄海波经验方):土茯苓15g,败酱草10g,黄芩6g,车前子9g(包煎),炒黄柏9g,茯苓15g等,水煎服。

辨治按语：清热利湿法为治疗本证之重要良策，然苦寒多伤阴，故方中又常合入滋阴降火之品，似亦寓有“防患于未然”之意。另应酌情配伍川朴、陈皮、广木香、姜半夏、等温燥行走之品，以促使气机的升降出入，并有助于药物的运化，同时顾护脾胃功能，从而提高了疗效。运用本法时应中病即止。素体阴虚液亏者慎用本法，不兼湿邪或湿邪已化燥化火者，忌用本法。

4)痰湿内盛证：乃脏腑功能低下，致使水湿内聚，津液运化功能失常，而稠浊黏厚以形成精液不液化为主症的证候。主症：婚后不育，精液稠浊不液化。次症：体胖多痰，腰痛冷重，中脘痞满，口中黏腻，不思饮食，大便溏泄。典型舌脉：舌苔厚腻，脉或濡或滑。

治法：补肾健脾、化痰除湿。

方药(黄海波经验方)：茯苓15g，桂枝10g，白术10g，甘草6g，山药12g，泽泻10g，菟丝子12g等，水煎服。

辨治按语：黄老认为，临床中精液不液化症湿热下注和肾之阴虚火旺型较为多见，因寒而致者少见，因热为阳邪，易伤阴液，热盛伤阴，灼烁津液而致精液黏稠不化，虽滋阴清热是其重要治法，但无论何种证型的不液化，必有湿邪作祟。《素问·太阴阳明论》曰：“伤于湿者，下先受之。”痰湿是水湿津液在人体各部分郁滞不通，凝聚而形成的病理产物。其性浊重，黏稠难化，易阻遏气机，使气机升降失调，经络阻滞不畅，浊湿伤下，精气受阻，清浊不分，故使难以液化，且湿邪黏滞不易速去。临床上对精液不液化，多数医者采用滋阴降火方药的居多，如久治不愈者或疗效不佳时，应认真重审病情，尤其对精液黏稠度高，或凝聚块多，而主诉阴虚内热表现不明显者，应转从本证治疗，采用除湿化痰的方法，可获满意效果。

黄老根据多年临床治疗精液不液化的观察，发现痰湿血瘀是致精液不液化的又一病因。痰乃津液之变，瘀乃血液凝滞，由于精血同源，故痰瘀不仅互相渗透，还可互相转化。因痰而致瘀，因瘀而成痰。痰湿和瘀血既是病理产物，又是致病因子，是阴精为病的两个不同方面的表现形式，属于同源异物。其治疗宜从除湿化痰，活血化瘀，痰瘀同治。现代医学从全息生理病理学观点出发，应用血液流变学对精液不液化患者检测，结果发现全血黏度、血浆黏度及血细胞比容与正常值比较，均有显著的统计学意义，从微观角度证实精液不液化与血瘀有着密切的关系。

[引自：黄震洲，2011.黄海波教授治疗精液不液化症经验介绍.南京中医药大学学报，27(6)：577-578.]

(修订：荣宝山　审定：冷方南　黄海波)

男性疾病现代研究之三
前列腺增生症、前列腺炎

一、前列腺增生症证治进展

前列腺增生症是常见的老年病之一。按照人体的生、长、壮、老的自然发展过程，35岁开始，前列腺即开始增生，大多数人至50岁左右才出现临床症状，或表现为排尿功能障碍，或合并尿路感染，甚或出现慢性肾功能不全。而且由于本病患者年龄偏大，往往合并有其他老年常见病证，如冠心病、高血压病、肺气肿等，所以治疗颇为棘手。中医药学对本病一般按癃闭治疗，在调节全身功能的前提下，以固本补肾为主，着重调节排尿功能，但又不忽视局部的"癥积"病变，而寓软坚散结、活血化瘀于诸法之中，效果尚称满意。

(一)病因探讨

1. 孙自学、李鹏超在《中医药治疗良性前列腺增生症研究进展》中认为 良性前列腺增生症的病因病机包括如下。

(1)肾气亏虚：本病多发于中老年人群，且发病率与年龄增长具有正相关性，因此不断增长的年龄是本病发生的必要条件。《黄帝内经》指出，男子往往在五八之后，脏腑功能由盛转衰，首当其冲者为肾。正如《圣济总录》所载："肾精不足，气化不利，气不传化……水道不宣，故小便不通也。"郭军基于《黄帝内经》"其病癃闭，邪伤肾也"的致病观，认为本病多虚实夹杂，肾气亏虚是最重要的致病因素。李曰庆认为本病基本病机为本虚标实，其中肾虚为发病之本。陈学忠认为肾气衰，气化不行是其主要发病机制，故临证多用补肾化气之法。

(2)肺气郁闭：肺主一身之气，且为水之上源，行水而通调水道。正如《证治汇补》载："一身之气关于肺，肺清则气行，肺浊则气壅，故小便不通。"又《寿世保元》载："譬如滴水之器，闭其上窍则不沥。"故肺气郁闭亦为本病发病机制之一。孙自学重视肺气闭塞的病机，临床常用"提壶揭盖"之法治疗。郭军指出肺气郁闭的发病证机亦是多见，故常据《黄帝内经》"下病上取"之法论治。曹军认为本病之变多与肺肾有关，临证之际重视从肺论治。

(3)湿热蕴结：《诸病源候论》载："小便不通，由膀胱与肾俱有热故也。肾主水，膀胱为津液之府，此二经为表里。"又云："肾与膀胱俱热，热入于胞，热气太盛故结涩，令小便不通。"指出了湿热之邪的发病机制。曾庆琪等认为湿热既是本病重要的病理产物，又是继发的致病因素。孙自学认为湿热之邪贯穿本病始终，其起于中焦，疏注下焦，致使膀胱气化开阖失司而发病。吕双喜等通过对近20年来在期刊上发表的中医药治疗本病的文献进行整理，发论湿热蕴结是本病发病的重要因素，利水渗湿类药物是最常用的药物。

(4)瘀血阻滞：增生的前列腺当属中医"癥""积"之范畴，《医林改错》强调其形成与瘀血密切相关，"无论何处，皆有气血，气无形不能结块，结块者必有形之血也"。又《景岳全书》载"或以败精，或以槁血，阻塞水道而不通也。"指出了瘀阻这一致病因素。王琦认为血瘀贯穿于病程始终，是本病发生、发展的病理基础，故临证之际尤重血瘀，以疏通为第一要义。李海松基于"血瘀致水道不利"的理论，认为瘀血是致病的关键因素，故临证之际将"活血化瘀、通络消癥"的治疗思路贯穿始终。徐福松重视瘀血阻滞这一致病因素，指出血脉瘀阻，痰、浊、败精阻塞膀胱，以致气化不利而发为本病。

综上，尽管良性前列腺增生症的病因病机繁多复杂，但其病变证机的核心不离本虚标实之范畴。近年来，随着临床研究的发展，发现“肾虚肺闭湿热血瘀”在本病病程进展中尤为重要。总之，本病的发生发展是一个动态演变的进程，涉及多脏腑、多系统，尤以肾气为关键，涉及多种病理产物（主要是湿热、血瘀），从而最终演变成为本虚标实，虚实夹杂之证。

［引自：孙自学，李鹏超，2018.中医药治疗良性前列腺增生症研究进展.中华中医药杂志，33(6)：2482-2484.］

2. 孙成力，高建东，陆文，等在《良性前列腺增生症的病机探讨》中论述　中医现代治疗良性前列腺增生症（BPH）多参照“癃闭”，从膀胱湿热、肺热、肾虚、脾虚等入手。部分患者有腰痛腰酸，乏力，小便不畅，尿频、尿急、尿痛，舌质暗淡，脉弦细等症状。但相当一部分患者症状不明显，造成辨证的困难。中医治病，讲求理法，方从法出，法因病立，这就需要对其病因病机进行研究。

(1)发病原因：中医认为人至中老年，肝肾渐衰，肾虚则命门火微，肝弱则疏泄不利，使排尿动力不足。夜间及冬季阳气更虚，故症状加重。肾阳虚不能温煦脾脏，脾胃运化失常，则水湿运化不及，寒湿阻滞而成阴实，对排尿产生阻滞。若摄入脂膏过多，则影响脾胃运化，而生内湿。部分患者在进食生冷后小便不畅加重，可见本病与寒湿因素关系较大。

(2)发病部位：前列腺属泌尿生殖系统，故与肾关系密切；肝经络阴器，前列腺与肝也有密切联系。男性属阳，向外升发的功能相对较足，类似夏季的状态，故男性病虚多阳气不升，脾虚日久而生湿，即彭子益所说的“夏日土湿中寒，易生满滞”。一旦肝阳升发不足，则脾气亦不能升，运化失常，湿邪内生。BPH在中老年时多发，可见以阳气衰弱为主。

(3)从临床症状探讨：BPH患者的症状以腰酸、腰痛，夜尿频多，尿后余沥不尽，甚至排尿等待、疼痛乃至癃闭，多可伴有怕冷，双下肢为甚。舌质暗淡或有瘀点，苔白腻或黄腻，脉弱、细、滑或虚等症状。

这些症状，从病机上分析，约可分为两组，一为正气不足，鼓动乏力；另一为阴实有形之邪阻滞，导致排尿不畅。可辨为脾肾阳虚，寒湿凝滞为主，寒性凝滞则瘀血阻滞，而见舌质暗淡或有瘀点。郁久化热，可见舌苔黄腻。

综上，阳化气而阴成形，BPH是由于年高脏衰，脾肾阳虚，感受寒湿之邪，寒湿潴留下焦，气血运行不畅，导致前列腺体积增大，膀胱气化失司，从而产生小腹重坠感，导致尿频及小便不畅、排尿受阻等症状。其主要病机为脾肾阳虚，寒湿凝滞，为本虚标实之症。

［引自：孙成力，高建东，陆文，等，2015.良性前列腺增生症的病机探讨.辽宁中医杂志，42(8)：1428-1429.］

（二）主要治法

1. 固本补肾　肾为水脏，主气化而司开合。宗《内经》说，人届老龄期，肾气运荣不足，天癸业见亏损。倘若外有所伤，内有所损，则肾元更亏，开合失灵，气化不及州都，肾与膀胱之间调节失控，该合不合，则小便失禁；该开不开，则为癃为闭。病在膀胱，而实本源于肾。故治宜固本补肾，方选济生肾气丸合缩泉丸加减。前列腺虽未见缩小，但肾与膀胱之间恢复动态平衡，排尿功能显著改善。Meta分析结果显示，此法辅助治疗前列腺增生症，可减轻临床症状，改善患者的生活质量。倘属肾阴偏虚，相火偏旺者，则宜坚阴补肾，佐以化瘀之品，知柏地黄丸、大补阴丸之类，皆悉用之方，只要辨证妥切，鲜见无效者。

2. 升提中气　水液运行亦赖于肺与脾。所以宣泄肺气，以促肺气下降；补益中气，以利清气上升，浊阴下降，亦是正法。欲开肺者用桔梗、杏仁、荆芥之类；欲升提中气者，用补中益气辈。如李氏用补中益气汤加减治疗本病30例，取得满意效果。其他类似报道亦不乏其例。足见欲降必先升之法，是治疗本病的又一途径。

3. 清利湿热　前列腺增生症的直接后果是压迫尿道，排尿不畅，而最易引起水湿为患，久则蕴热，出现尿急、尿频、尿痛、舌苔黄腻、脉滑数等膀胱湿热证候，治宜清利湿热，方用八正、五淋散之辈，效如桴鼓，兼有阴虚者佐以坚阴养液之品。但据多数医家经验，清利湿热毕竟属治标之法，中病即止；渗利过度，反生变故。张氏等用舒泌胶囊(川木通、钩藤、菊花、金钱草)治疗本病，可显著改善前列腺增生引起的下尿路症状，是一个安全有效的制剂。

4. 活血化瘀　前列腺增生症就其形态改变言乃属“癥积”范畴，由气滞血瘀所致，尤与肝经有关。麻氏等以柴胡疏肝散加减(紫胡、陈皮、川芎、炒枳壳、白芍、香附、三棱、莪术、萆薢、车前子、当归、炙甘草)联用西药治疗气滞血瘀型前列腺增生症，临床疗效显著。贺菊乔基于本病“虚损生积”“血瘀致癥”的发病特点，特拟益气活血消癥方进行治疗，全方由黄芪、白术、炮穿山甲、三棱、蒲黄、五灵脂、枳实、鳖甲等药物组成，有益气利水、活血消癥之效。孙氏等运用叶景华经验方通淋散(蜣螂虫、肉桂、炮穿山甲、黄柏、王不留行)，能够有效改善患者因前列腺增生导致的排尿困难等症状，提高患者的生活质量，恢复老年人的前列腺功能。实际表明，治疗本症无论是以活血化瘀为主，或是其他治法中寓以化瘀之品，效果都有明显提高，或以当归、丹参、红花等为伍，或以夏枯草、海藻、昆布等相组合，或桃仁、红花、赤芍、牛膝、王不留行、皂角刺等为方，或以穿山甲、蒲黄、琥珀、没药等主治，皆可取效。

5. 通关利尿　前列腺增生症并急性尿潴留者，虽插置导尿管可解除潴留，但不及通关利尿法简便易行，且患者亦无甚痛苦。倘若确有实际效果，当然是最理想的治疗方法。杨运宽治疗前列腺增生合并急性尿潴留先予葱白热敷神阙。本法可推助元气，畅通经络水道，再配合针灸和中药内服，能获良效。除了用经络学说解释外，确切的机制还有待于进一步研究。

综上所述，本病治法较多，总而言之不外一补(补肾固本)，二利(渗利小便)、三温(温阳化气)、四调(调理脾、肺、肝)、五消(消癥软坚，抗炎化湿)。这尚难说是规律，然而基本上反映了本病目前的治疗水平。以笔者之见，在分型论治的基础上，以一法为主，寓意他法，随症变化，取效尤佳。

(三)针刺、艾灸、推拿、穴位贴敷、穴位埋线

1. 针刺治疗　赵氏等将56例肾阳亏虚型BPH患者随机分为治疗组和对照组，每组各28例。治疗组接受温通针法治疗；对照组接受非那雄胺片治疗。研究结果表明，温通针法治疗肾阳亏虚型BPH效果满意，可提高患者的生活质量。

黎氏等观察了不同针刺深度治疗BPH的临床疗效。将70例患者随机分为芒针组和毫针组。两组均采用基础治疗联合针刺疗法。针刺取穴为关元、中极、水道、三阴交、太溪、支沟。其中，关元、中极、水道3穴芒针组给予芒针深刺60～73mm，毫针组给予毫针直刺25～30mm。两组均每日治疗1个次(除周日外)，2周为1个疗程，共治疗1个疗程。结果显示，芒针与毫针刺均可改善BPH患者的临床症状和生活质量，而芒针针刺疗效更优。

2. 艾灸疗法　黄氏等将100例BPH患者随机分为治疗组和对照组。治疗组患者采用隔盐灸神阙穴治疗，每日一次；对照组患者给予非那雄胺治疗。发现隔盐灸对BPH具有显著的疗效，且安全无毒副反应。

3. 推拿治疗　余氏等将 BPH 辨证分为膀胱湿热、气滞血瘀、中气下陷、肾阳不足 4 型，分别采用不同的推拿手法进行施治，取得了满意的效果。

膀胱湿热型行泻法。推拿主穴为膀胱俞、中极、阴陵泉、三阴交、外关。推拿手法为摩法、揉法、按法、一指禅推法，每穴约 1 分钟，以酸胀感为度，使酸胀感向上传导至腹部者为佳。

气滞血瘀型行泻法。推拿主穴为太冲、合谷、三阴交、膈俞、中极、归来、膀胱俞。推拿手法为揉法、按法、一指禅推法，每穴约 1 分钟，以酸胀感为度。

中气下陷型行补法。推拿主穴为足三里、脾俞、百会、气海、三焦俞。推拿手法为摩法、揉法、按法、一指禅推法，每穴约 1 分钟，以温热感为度。

肾阳不足型行补法，推拿主穴为肾俞、气海、太溪、脾俞、三阴交、中极、三焦俞、委阳。推拿手法为摩法、揉法、按法、擦法、一指禅推法，每穴约 1 分钟，以有温热感为度。

4. 穴位贴敷　韩氏等将 61 例 BPH 患者随机分为治疗组和对照组。对照组 31 例患者予以通淋方(肉桂、水蛭、土鳖虫 王不留行)内服，治疗组 30 例予以通淋方穴位贴敷，选穴为大椎穴、神阙穴、关元穴。3 个月为一个疗程。结果显示通淋方穴位贴敷治疗 BPH 疗效与通淋方内服相似，可改善患者临床症状，减少残余尿，提高生活质量。

5. 穴位埋线　贾氏将 82 例患者随机分为观察组、对照组各 41 例。两组均给予中西药常规治疗，观察组同时给予下腹部、腰部穴位埋线治疗。取穴：水分、气海、关元、曲骨、水道(双)、归来(双)、关元俞(双)、小肠俞(双)、膀胱俞(双)。经治疗后发现穴位埋线治疗 BPH 疗效显著。

(四)临床经验报告选粹

1. 刘文峰治疗经验　王金荣、王德惠于 2015 年发表《刘文峰治疗前列腺增生症经验探要》一文。

(1)扶正为首，健脾温肾：年老体弱患者，脾肾气虚，推动乏力，肾阳不足，气化无能，致使膀胱气化无权，发生癃闭。“脾为后天之本，肾为先天之本”。所以治疗上温补肾阳利尿，标本兼顾。还要选用菟丝子、补骨脂、益智仁等药物，此类药物多辛、温，能散、能行，善于温肾，又能健脾、固精缩尿。当然，针对此症还要加入固精缩尿之品，此类药物多酸涩收敛，主入肾与膀胱经，还能补肾益精，选用山茱萸、覆盆子、金楼子等药物。《景岳全书》云：“善补阳者，必于阴中求阳，则阳得阴助而生化无穷”，所以在温补肾阳的同时，加入少许养阴之品，以期达到更好的效果，刘教授经常选用枸杞子、墨旱莲、女贞子等滋补肾阴之品。

(2)兼顾祛邪，活血化瘀：气行则血行，气虚则运血无力，肾阳虚衰，不能运气行血，则会导致血瘀；肾主水，肾虚气化无力，水湿内生，湿瘀交阻；饮食不节，酿湿生热，或外感湿热之邪，久而致瘀；肝气郁结，气机不畅，阻遏脉络，导致血瘀，瘀血阻塞于尿道，致使前列腺增生、肥厚，厚道狭窄甚至梗阻，小便难以排出，发为癃闭。且此病多发于老年男性，迁延难愈，久病必瘀，久病入络、刘教授常选用桃仁、王不留行、鬼箭羽，刘寄奴、牛膝等具有活血化瘀功效的药物。或选用治疗妇科癥瘕积聚之经方桂枝茯苓丸。再配以通络散结之白芥子，使活血化瘀之功彰。

(3)针对兼夹、清热利湿、行气通淋：刘教授认为“健脾温肾、活血化瘀”虽为本病的主要治法，但临床上症状复杂，患者常兼夹湿热、气滞等，故应随证化裁。部分患者常伴有小便灼热刺痛症状，此为湿热蕴结于尿路所致，治疗常选用虎杖、败酱草、白花蛇舌草、蒲公英等药物清利湿热、消癃通闭。通利小便选用泽泻、茯苓、车前子、滑石之类。还有患者会出现小便不畅、尿线变细、情志抑郁等症状，此为肝气郁滞所致，日久也会导致血瘀，刘教授常选用乌药治疗，古方“缩泉丸”即包含乌药，用其治疗肾阳不足、膀胱虚寒之小便不利，小腹坠胀，睾丸疼痛者加青皮、枳壳等。

［引自：王金荣、王德惠，2015.刘文峰治疗前列腺增生症经验探要.江苏中医药，47(1)：19-20.］

2. 崔学教治疗经验

(1)五脏相关，脾肾为本：崔教授指出，人体正常的排尿过程是通过以肾、脾、心、膀胱的正常功能及其协调来完成的。人体以五脏为核心，以五脏间的生理病理联系为疾病发生发展及表现的内在因素，每一种疾病都是五脏相关的局部体现。脾与肾有“先天生后天，后天济先天”的特殊关系，崔老在临证运用五脏相关理论辨治前列腺增生症的基础上，善于从脾肾相关理论出发，遣方用药，尤其重视脾肾。

前列腺增生症为中老年男性慢性疾病，年老肾虚乃是阴阳俱虚状态，治疗上不能抱有急功近利、立竿见影的想法，调理机体阴阳偏盛偏衰为崔老治疗本病的基本思想。崔老常选用主入肾经且药性平和之品，如肉苁蓉、熟地黄、何首乌、山药等平补温和之品，又善用具有阴阳双补，补阳不燥，补阴不腻，药力缓和之类，如菟丝子、沙苑子、覆盆子、枸杞子、桑椹等果实类中药，大补之品用之较少。崔老认为果实类药非常适合不宜峻补的老年人，并对有便秘症状患者大有裨益。

脾胃为人体气机升降的枢纽，崔教授调理脾胃，既取法于李东垣之升脾阳，又效法于叶天士之保胃阴，升降润燥，时时注意顾护脾胃。男性前列腺疾病病程长，崔老主张用药当用清和之品，他常在辨证论治的基础上权衡益气健脾、滋养胃阴与清热利湿的轻重，以健脾化湿切忌温燥，清利湿热要防伤阳，滋养胃阴勿助湿滞气为纲领，辨证多选用太子参、五指毛桃、炒白术、茯苓、苍术、山药、薏苡仁、石斛、佛手、砂仁等基础药物。此外，崔教授常嘱患者饭后 2 小时服药，且服药半个月后停 2 日，使脾胃有生发之机，以免长期服药伤及脾胃。

(2)以通为用，善从瘀论：前列腺增生乃有形可证的病理产物之积聚结块，患者平素恣食肥甘，过食辛辣油腻之物，痰湿内生，流注下焦，阻滞脉络，从而形成痰瘀湿兼挟的病理特点。此外，气虚可导致血瘀，气不帅血，久虚则瘀，血瘀内停于精室形成增生。崔教授根据多年临床经验总结出泌尿男科常用通法：清通、消通、补通、调通、温通。结合前列腺增生症病因病机，崔老临证多选用消通、调通等法。消通法即活血药配伍化痰药，崔老化痰药喜用半夏、夏枯草、海藻、昆布、莱菔子、石菖蒲、远志等；调通法即活血药配伍疏肝理气药，疏肝理气药多用柴胡、川楝子、合欢皮、素馨花、佛手等。

对于前列腺的增生肥大，多由于局部瘀阻形成导致，崔教授在辨证施治的基础上，遵张锡纯“十倍香附不及三棱莪术”之旨，对于血瘀之象明显者，往往酌加三棱、莪术等破血软坚之品，或加用海藻、昆布、甲珠、皂角刺、王不留行、夏枯草等消坚散结之品，使其增生变硬的前列腺质地变软、体积缩小。崔教授受启发，结合中医久病入络，久病多瘀的病理特点，喜于方中加用大黄以通腑行气，用量一般为 5～12g，以不致泄泻为宜。

崔老认为，前列腺位置特殊，当一般活血化瘀药很难奏效，必用走窜虫类活血药，方可直达病所，从而提高远期的治疗效果。研究表明，活血化瘀中药能修复血管内皮细胞，降低血浆中血管内皮素水平，从而改善前列腺间质纤维化。前列腺增生病理产物多虚、瘀、滞并存，崔老多选用蜈蚣、水蛭、土鳖虫等虫类药与益气药、理气药配伍，且蜈蚣、水蛭用量多在 15g 以下，既可提高疗效,又可避免毒副作用的发生。

(3)重视疗效,巧用代品:随着中草药用量不断增加,道地野生药材珍稀药用动物日趋贫乏,药用资源急剧减少甚至灭绝,严重影响了市场供应。用药如用兵,作为一名医生,如果对药物不了解,即使他的理论水平再高,辨证再准确,不能选择切中病机的药物也是徒劳。针对禁用药材、珍稀药材、有毒药材、昂贵药材等不利因素的影响,崔老在古人的基础上经过不断学习实践,同时虚心请教邓铁涛教授运用中药代品经验,总结出治疗前列腺增生常用中药代品,并广泛应用临床,既提高了辨证疗效,又减轻了患者的经济负担和心理负担。

崔老经过多年临床摸索,紧紧抓住与前列腺增生症相关的痰、瘀、虚、湿、热等病理产物,将中药代品的使用提升到更高境界。如用化痰药选择石菖蒲伍远志代麝香,化橘红代陈皮,大剂量荔枝核、芒果核代夏枯草。活血药选用三棱、莪术代穿山甲,土鳖虫代水蛭。补益药用巴戟天伍桑葚代冬虫夏草;牛大力、千斤拔、五指毛桃代人参、黄芪。疏肝药选用方面,麦芽、素馨花、玫瑰花代苦寒之川楝子、劫肝阴之柴胡。另外,还有岭南道地药材火炭母、鸡蛋花、木棉花代虎杖、蒲公英、龙胆草,布渣叶代鸡内金等。

(4)三因制宜,妙用南药:三因制宜将时间、空间与人体的内部生理病理相联系,将天、地、人三者融合为一体。从医者要上知天文、下知地理,崔老恰恰对地理知识,各地风土人情有深入研究。岭南地区人群的体质与北方人略有不同,就诊患者如果为外地居民,崔老必问患者来源,考究当地气候习俗、个人喜好,以制订个体化的诊治方案,从而为遣方用药提供更充分的资料。前列腺增生症为男科病中的常见病,本病多为局部症状,但发患者群为老年男性,可能伴有其他脏腑疾病,如果对于不同季节、不同体质、不同地域的患者而用药一成不变的话,很难达到预期的治疗效果。在辨证遣药时,崔老常将总体辨证、局部辨证、微观辨证与三因制宜等各方面有机结合,从而灵活用药,提高疗效。

由于岭南土卑地薄,气候潮湿等地理环境特点和岭南人的体质差异,根据中医学天人相应的理论观点,崔老喜用岭南中草药,以添桴鼓之效。如食欲不振者,如布渣叶、独角金以消食化积;腹胀者加佛手、陈皮、橘红、八月札;伴脾气虚者,加五指毛桃;湿热较重者,加鸡蛋花、木棉花;肢体麻木者,加鸡血藤、海风藤;伴有小腹、会阴、睾丸疼痛者加香附、荔枝核、橘核、芒果核。

(5)药语同疗,身心同调:膀胱为州都之官,贮藏尿液,到一定容积时,产生的压力刺激为主神明的"心"所接受,形成心与膀胱的生理反馈。心为情欲之腑,若心君不明,不能发号施令,则州都气化失司,影响浊液排出。《灵枢·经脉》指出:"肝足厥阴之脉……过阴器,抵小腹……是主肝所生病者……遗溺,闭癃。"由此可见前列腺增生与情志不舒关系密切。崔老在临床诊疗中发现,很多前列腺增生患者有焦虑抑郁,失眠烦躁等症状。究其原因,或是因病致抑郁、烦躁,或因自身性格原因加重疾病症状,进而形成恶性循环。

崔老非常重视对患者情志的调节,他认为对前列腺增生患者心理健康的关注是临床诊疗重要一环,对患者疾病的恢复有举足轻重的作用,这一理念更是对祖国医学整体观念的把握。对于此类患者,一方面,崔老在辨证用药上会根据主症及次症不同,酌情加用具有养心安神、解郁安神、理气安神、化痰安神等不同功效药物,如酸枣仁、柏子仁、首乌藤、合欢皮、素馨花、玫瑰花、佛手、菖蒲、远志等,其次崔老通过心理疏导,为患者答疑解惑,使其通过自我调整解除思想负担,同时嘱患者经常做提肛运动,这可增强盆底肌肉,防止前列腺增生引发腹股沟疝的出现。或经常揉小腹,并点揉气海穴、关元穴、中极穴等,以局部有发热感为佳,可增强膀胱功能,以期对本病的预防或治疗大有裨益。

3. 陈德宁治疗经验　廖秀风、王全、周文彬等于 2015 年发表《陈德宁治疗良性前列腺增生症经验介绍》一文。

(1)培补中土:脾胃为后天之本,气血生化之源,"阴阳气血之根蒂"。陈教授尝谓:"肾虽为男子之根本,但脾胃却是男性疾病之枢要;机体存得一分胃气,便有一分生机。"陈修园亦曾言:"人之既生,全赖于中宫输精于肾,而后肾得以补益。"为此,陈教授主张:"临证遇 BPH 伴神疲乏力、四肢懈怠、小腹坠胀、大便不实,病在脾胃者理应以培补中土,通涤水道为法;而见 BPH 伴有气喘、咳嗽、情志抑郁、腰膝酸软,病在肺、肝、肾者,于宣肺、疏肝、补肾的同时,也不应忘投以健脾和胃之品,达治病求本之目的。"他将培补中土作为主题思路贯穿于 BPH 治疗的始终,常用于治疗男性亚健康的自拟验方——"加味补中益气汤"化裁治疗 BPH,疗效颇佳。

"加味补中益气汤"由黄芪、党参、白术、陈皮、升麻、柴胡、甘草、桃仁、红化、浙贝、乌药、枳壳、补骨脂、菟丝子组成。有补中益气,通涤水道之功。临证中,兼见口干,舌红苔薄黄者,加蒲公英、黄连;兼见疲劳,舌红苔薄黄者,加红景天。

(2)固肾培元(固其肾):鉴于肾阳不足、肾气亏虚亦是"精癃"核心病机的重要方面,且 BPH 好发于老年男性患者。为此,陈教授认为,"培补中土固然重要,固肾培元亦不可偏废。"临证遇 BPH 患者处之以"加味补中益气汤"的同时,依据病证特点可适当予以加减。见小便清长,腰膝酸冷,手足不温者,加附子、肉桂、菟丝子、淫羊藿;见小便次数多而清、尿后滴沥不尽,腰膝酸软者,加蛤蚧、五味子;见排尿困难,脱发齿松,耳鸣耳聋,腰膝酸软者,加紫河车、黄精、鹿角胶、龟甲胶;见排尿不畅、头晕耳鸣、腰膝酸痛、潮热盗汗、五心烦躁者,加生地黄、山茱萸、枸杞子、山药等。

(3)调理气机(调其气):张山雷曾言:"肺气清肃则顺降得直,小溲不变;肺气不利则水道失其故常,为癃闭,为频数,为不禁。病虽在下,而自与至高之脏气,息息相通。"据"上窍开、下窍自通"理论,陈教授倡导:"治疗 BPH 在'培补中土'的基础上,尚可辅以疏肝行气、通涤水道、宣提肺气,开上通下之法以提高临床疗效"。见尿不畅,尿不尽等尿路梗阻症状者,临床多选用桔梗、桑白皮等偏行于肺经之品;见尿不畅,尿不尽,小腹痛,情志不畅者,加香附、木香、乌药等疏肝理气药物。

(4)化瘀散结(散其瘀):BPH 乃本虚标实之症。本虚多责之于脾肾亏虚;标实则为"浊精、败血"阻滞精窍。因此,"行瘀散结,通利水道"亦是治疗 BPH 的重要法则。陈教授临证遇 BPH 患者处之以"加味补中益气汤"的同时,若见唇舌爪甲紫暗、脉涩,前列腺指检触及结节或腺体质地偏硬者,常投以路路通、穿山甲、王不留行、乳香、没药等行气活血散结之品。

[引自:廖秀风,王全,周文彬,等,2015.陈德宁治疗良性前列腺增生症经验介绍.世界中西医结合杂志,(2):115-157,171.]

(五)中医证候类型量化探索

胡氏等分析了 BPH 常见中医证型与西医临床客观指标之间的相关性。即将 BPH 分为肾阴不足、气滞血瘀、肾阳亏虚、脾气虚弱、湿热下注、肺热气闭、肝郁气滞 7 种证型,并对证型与年龄、病程、国际前列腺症状评分(I-PSS)、前列腺体积、残余尿、PSA、最大尿流率相关性进行多因素 Logistic 回归分析。结果发现肾阳亏虚证与年龄正相关,与 I-PSS 呈负相关,与残余尿量呈正相关;肾阴不足证与前列腺体积正相关,与 I-PSS 呈负相关,与最大尿流率呈正相关;脾气虚弱证与病程呈负相关,与前列腺体积正相关;气滞血瘀证与病程呈正相关,与 I-PSS 呈正相关,与残余尿量呈负相关;湿热下注证与病程呈负相关,与前列腺体积呈负相关、与 PSA

呈正相关，与最大尿流率呈负相关；肝郁不滞证与年龄呈负相关，与病程呈显著正相关，与前列腺体积呈正相关，与残余尿量呈负相关；肺热气闭证与年龄呈正相关，与病程呈显著负相关，与最大尿流率呈负相关。提示BPH中医各证型大部分与年龄、病程、前列腺体积、残余尿、PSA、最大尿流率客观临床指标有密切相关性。

(六)前列腺增生症中医证候、证素分布文献分析

吴氏等基于名医名家临证经验，研究了BPH证候类型及证候要素的分布规律。首先，确定名医名家名单，系统检索1997年1月1日至2018年12月31日，中国知网(CNKI)、中国生物医学服务系统(CBM)、重庆维普中文期刊数据库(QVIP)、万方数据库中名医名家诊治BPH相关文献，根据纳入标准及排除标准，对检索的相关文献阅读后，纳入合格文献。然后建立文献分析数据库，分析、整合中医证候及证候要素相关内容。最后应用SPSS 20.0软件进行统计，获得BPH中医证候类型及证候要素分布特点。该研究共纳入合格文献141篇，涉及92位名医名家，结合医家对BPH整体论述及医案列举，得到BPH常见证型为肾虚血瘀证、膀胱湿热证、肾阴虚证、肾阳虚证、肝郁气滞证等；病位证素主要为肾、膀胱、脾、肺、肝；病性证素主要为血瘀、气虚、热、阳虚、湿等。对医案中症状特点进行归纳整理，得到BPH常见症状为尿频、尿滴沥、尿急、夜尿增多、排尿困难等；舌质以淡红、红、暗红、瘀斑瘀点为主；舌苔以黄腻、薄白、薄黄、白腻为主；脉象以沉细、细涩、弦脉、弦滑为主。总之，该研究基于名医名家临证经验，得出BPH病位在下焦，主要责之肾与膀胱，核心病机总属本虚标实，肾虚为本，瘀血、湿热、痰浊、气滞为标，且以复合证型多见。

(七)前列腺增生症中医治则治法、常用方药文献研究

吴氏等基于名医名家临证经验，研究了BPH中医治则治法及常用方药的分布规律。其系统检索1997年1月1日至2018年12月31日中国知网、中国生物医学、维普、万方数据库中名医名家诊治BPH相关文献，建立文献分析数据库，整合、分析中医治则治法及遣方用药相关内容，采用SPSS 20.0软件进行统计，获得BPH中医治则治法及常用方剂和药物分布规律。研究结果：本研究共纳入合格文献109篇，涉及名医名家66位，得到BPH治则共9种，主要有“标本兼治”“攻补兼施”“调理阴阳”等；治法共55种，主要有“活血化瘀”“清热利湿”“温补肾阳”“软坚散结”“补益肾气”等；且BPH多从肾、脾、肺论治。通过归纳整理得到BPH常用的经方共有38个，使用较多的为“桂枝茯苓丸”“滋肾通关丸”“补中益气汤”“八正散”“济生肾气丸”等；常用药物共有217味，以“黄芪”“熟地黄”“白术”“甘草”“当归”等补虚药，“牛膝”“桃仁”“穿山甲”“王不留行”“丹参”等活气化瘀药，“茯苓”“泽泻”“车前子”等利水渗湿药为主。提示BPH的治疗以“标本兼治、攻补兼施”为主要治则，常用“活血化瘀”“清热利湿”“温补肾阳”等治法，并进行相应的遣方用药。

二、前列腺炎的证治进展

前列腺炎分急性与慢性两种，而临床所见后者居绝大多数。因其临床症状较多，病程迁延，中医学尚难以一种病证辖揽无余，因而在治疗上仍然是辨证施治，内外结合，以控制症状为主，效果尚称满意。综合起来，不外以下几个方面。

(一)临床治疗基本概况

1. 分型论治　邓国兴等认为，慢性前列腺炎(CP)的病机特点是邪实者多而本虚者少。邪实多见湿浊、热毒、湿热、气滞、血瘀、寒凝，本虚多为脾、肾不足。临床以祛湿、清热、化瘀、健脾、益肾为治疗大法，可分为8个证型进行治疗。①湿浊下注型。治疗以利湿祛浊，疏肝健脾为主，方以萆薢分清饮加减，药用萆薢、党参、石菖蒲、乌药、茯苓、白术、丹参、远志、郁金、陈皮、苍术等。②热毒侵袭型。治疗以清热解毒、凉血活血，通络止痛为主，方以仙方活命饮加减，药用金银花、白芷、浙贝母、天花粉、皂角刺、赤芍、当归尾、蒲公英、紫花地丁、穿山甲、怀牛膝等。③湿热蕴结型。治疗以清热利湿，解毒化浊为主，方以甘露清毒丹加减，药用茵陈蒿、滑石、黄芩、石菖蒲、淡竹叶、藿香、连翘、白豆蔻、浙贝母 、瞿麦、败酱草、甘草等。④肝郁气滞型。治疗以疏肝解郁，行气通络为主，方以逍遥散加减，药用柴胡、当归、白芍、枳实、白术、茯苓、川楝子、荔枝核、黄芪等。⑤瘀血阻络型。治疗以活血祛瘀，行气止痛，方以少腹逐瘀汤加减，药用当归、川芎、赤芍、蒲黄、三七粉、桃仁、红花、牛膝、延胡索、小茴香、黄芪、浙贝母等。⑥脾虚气陷型。治疗以补脾益气，升清举陷，方以补中益气汤加减，药用柴胡、当归、党参、黄芪、白术、陈皮、山药、薏苡仁、升麻、枳壳等。⑦肾气不足型。治疗以补肾填精，益气固元，方以济生肾气丸加减，药用熟地黄、山药、山茱萸、党参、泽泻、茯苓、肉桂、牛膝、肉苁蓉、牡丹皮、王不留行、车前子等。⑧脾肾阳虚型。治疗以温脾补肾，填精助阳，方以右归丸加减，药用熟地黄、山药、山茱萸、肉桂、制附子、淫羊藿、茯苓、泽泻、王不留行、金樱子、桑螵蛸、芡实等。[引自：邓国光，张婵娟，弓明燕，2016.慢性前列腺炎辨证选方经验.天津中医药，33(11)：672-674.]

李其信将本病分为5个证型进行论治。①湿热证。治宜清热导湿为主。方用程氏萆薢分清饮加减：萆薢、茯苓、车前子、丹参、黄柏、白术、厚朴花、薏苡仁、石菖蒲、碧玉散。②肾虚证。治宜补肾涩精为主。方用菟丝子丸加减：菟丝子、茯苓、山药、沙苑子、车前子、石韦、生地黄、熟地黄、续断、益智仁、远志。③中虚证。治宜补中益气为主。方用补中益气汤加减：炙黄芪、党参、当归、茯苓、芡实、薏苡仁、煅龙骨、煅牡蛎、白术、陈皮、升麻、炙甘草。④瘀血证。治宜活气化瘀为主。方用王不留行汤：王不留行、延胡索、牡丹皮、丹参、皂角刺、桃仁、三棱、莪术、牛膝、穿山甲、红花、苏木、川芎、赤芍。⑤混合证。肾虚型兼有其他1～3证者。治疗以菟丝子丸为主，加入相应证型的方药。

吕国泰将本病分为5型。①湿热下注型。治宜清热利湿，通淋活血。方用龙胆泻肝汤合通淋活血之品。药用龙胆草、栀子、黄芩、柴胡、生地黄、车前子、泽泻、潼木通、甘草、当归、滑石、石韦、虎杖、赤芍、三七等。②气滞血瘀型。治宜理气通络，活血化瘀。方用少腹逐瘀汤为主。药用小茴香、干姜、延胡索、没药、当归、川芎、肉桂、赤芍、蒲黄、五灵脂、乌药、广木香、香附等。③肝肾阴虚型。治宜滋补肝肾，佐清湿热。方用右归丸为主。药用熟地黄、山药、山茱萸、枸杞子、菟丝子、鹿角胶、龟甲胶、川牛膝、潼木通、石韦、虎杖等。④脾肾阳虚型。治宜补肾助阳，健脾助运。方用济生肾气丸为主。药用熟地黄、山药、山茱萸、泽泻、茯苓、牡丹皮、肉桂、附子、川牛膝、车前子、黄芪、党参等。⑤肝气郁结型。治宜疏肝解郁。方用逍遥散加减。药用柴胡、当归、陈皮、川芎、白芍、香附、枳壳、甘草、茯苓、白术。

2. 内外合治　虽然单纯的内治或外治疗法，对于前列腺炎皆可取效，但两者结合效果尤佳。麦丽珍等运用通瘀化浊汤(白芷、茯苓、黄柏、赤芍、萆薢、桂枝、川楝子、焦栀子、小茴香、延胡索、甘草、没药、川芎、牡丹皮)加减联合中药(水蛭、蒲公英、红花、大黄等)直肠滴入治疗湿热瘀滞型Ⅱ～Ⅲ型CP患者90例，为观察组。设对照组90例给予西药(Ⅱ型、ⅢA型给予左氧氟沙星胶囊口服；ⅢB型给予盐酸特拉唑嗪胶囊口服)治疗。治疗4周后，观察组总有效率为92.22%，明显高于对照组的68.89%。孙涛等运用前列腺2号方(麦冬、知母、栀子、连翘、冬葵子、萹蓄、通草、小茴香、王不留行子、赤芍、麦芽)内服联合中药(红藤、败酱草、六月雪、黄柏、乳香、没药)直肠滴入,前列腺炎Ⅱ型神阙、气海、中极穴位交替贴敷治疗CP患者30例。发现联合治疗较单用前列腺2号方更加改善了患者的泌尿系、盆腔症状,明显降低了患者中医主要症状积分;减轻了患者焦虑、抑郁等不良情绪,显著减低了患者焦虑自评量表、CP症状评分表积分;使得前列腺液常规检查中的白细胞计数下降,卵磷脂小体升高,并取得了较好的疗效。王克邪等将66例CP患者随机分为治疗组32例、对照组34例。在中药内服(加味三仁汤)治疗的基础上,治疗组加用精油穴位按摩(精油主要成分为茉莉花、迷迭香、鼠尾草、檀香、生姜、肉桂提炼的浓缩油,基质为杏仁油。取穴定位:下腹部以关元、中极、曲骨穴为主要按摩点,腰骶部以八髎穴为主要按摩点),对照组加用安慰剂杏仁油穴位按摩,疗程均为4周,发现精油穴位按摩联合中药治疗CP的疗效较佳,可以明显缓解患者的疼痛或不适及排尿症状,改善生活质量。吴秀全等将60例湿热瘀阻证CP患者随机分为治疗组和对照组。治疗组30例在给予复方丹参注射液穴位注射(取穴:关元、中极、肾俞、三阴交)的同时服用自拟方清活饮(蒲公英、红藤、败酱草、丹参、赤芍、路路通、车前子、香附、茯苓、川牛膝等)。对照组30例给予口服前列舒通胶囊,结果显示,穴位注射联合清活饮可降低患者的NIH-CPSI评分。

3. 主方论治　鉴于慢性前列腺炎的病理改变基本上不外湿、热、瘀、滞、虚等方面,故组方时应邪正兼顾,标本同治,并随症略做增减,多数临床家报道按此论治均可取得明显效果。曾俞霖等在常规西药治疗的基础上,拟定萆薢渗湿汤(丹参20g,萆薢、薏苡仁各15g,茯苓12g,炒黄柏、石菖蒲、泽泻各10g)为基本方。尿路症状严重者加鱼腥草、蒲公英、金钱草、赤小豆、赤芍、茵陈蒿;疼痛显著者加黄柏、枳壳、柴胡、桃仁、红花、川芎;性功能障碍者加淫羊藿、女贞子、巴戟天、枸杞子、菟丝子。治疗CP患者50例,连续2个疗程,共8周。13例痊愈,17例显效,14例好转,总有效率为88.00%。李翔等在给予盐酸坦洛新缓释胶囊口服的基础上,联合自拟解毒逐瘀汤(金银花15g,蒲公英15g,粉萆薢15g,白茯苓15g,制白术30g,制苍术30g,盐橘核18g,蜜麸炒青皮15g,醋延胡索12g,片姜黄12g,三棱15g,莪术15g,川牛膝12g,生丹参15g)治疗湿热瘀阻型CP患者60例,若兼有小便不畅者加金钱草;大便干者加大黄;尿道刺痛明显者加桃仁、赤芍、三七、琥珀粉;盆腔疼痛较甚者加川楝子、小茴香、制川乌、制草乌;病久精神抑郁者加龙骨、牡蛎、郁金。连续治疗1个月。39例痊愈,14例改善,总有效率为88.33%。邵耀宁等用少腹逐瘀汤(小茴香、延胡索、没药、当归、赤芍、川芎、蒲黄、五灵脂各10g,肉桂、干姜各5g)治疗寒凝血瘀型CP患者42例,连续治疗3个月。20例痊愈,10例显效,有效8例,总有效率为90.48%。黄远峰等运用参苓白术散加减(党参、茯苓、莲子肉、山药、萹蓄、黄芪、炒薏苡仁、金樱子、芡实、王不留行各15g,苍术、柴胡、香附、白术各10g,陈皮、炙甘草各5g)治疗CP患者60例,共4周。18例临床控制,22例显效,16例有效,总有效率为93.3%。

4. 针灸治疗

(1)揿针埋针治疗:揿针属于皮内针疗法,又称埋针法,是依据浅刺法和针刺留针发展而来。前列腺痛多病程长而缠绵,病情复杂多变,用揿针通过"静以久留",延长了针刺刺激的作用时间,从而达到治疗目的。万永金等用揿针埋针治疗ⅢB型CP患者32例。取穴:中脘、天枢、关元、中极、肾俞、八髎。在埋针进针和出针(取针)时采用呼吸补泻法。其中,中极、八髎、天枢三穴用呼吸泻法(即"吸气进针,呼气出针");中脘、关元、肾俞三穴用呼吸补法(即"呼气进外,吸气出针")。治疗4周后,12例治愈,14例显效,4例有效,总有效率为93.75%。

(2)针灸并用:针刺在疏通经络气血方面的作用较好,艾灸则兼具温通和温补的双重功效,两者结合则可补泻兼施。高峰等采用针灸治疗CP患者45例,首先取关元、中极、气海穴，常规消毒，垂直进针后，针尖斜向会阴方向，以患者自觉麻胀感向会阴部放射表明已得气。然后再取足三里、三阴交、血海、阴陵泉，消毒，垂直进针后行补法。取艾条插入上述穴位针柄处行灸疗。治疗1个月后，14例痊愈，16例显效，9例有效，总有效率为86.67%。马桂芝等用温针灸治疗肾阳虚损型CP患者40例。取穴：中极、关元、气海、秩边、膀胱俞、肾俞。中极、秩边直刺透皮后针尖斜向下提插捻转，使针感向会阴部放射；余穴行平补平泻手法。然后在上述穴位针柄上插艾条行温针灸治疗。经治疗后，3例治愈，22例显效，12例有效，总有效率为92.5%。

(3)毫针治疗："三阴穴"(重阴穴在阴囊根部与肛门连线上，位于近阴囊1/4与肛门3/4交界处；夹阴穴平耻骨联合上缘，距前正中线4寸，约腹股沟中，左右各1个，共3个腧穴)是何天有教授总结出的治疗CP的新穴，三穴均在病变局部，不仅能治达病所，而且有活血化瘀，清热利湿之功。刘安国等予以三阴穴为主的针刺疗法(主穴选取三阴穴、气海、关元、中极穴，同时辨证分型，配合其他穴位针刺)治疗45例CP患者，21例治愈，11例显效，9例有效，总有效率为91%。针刺对于CP/CPPS患者治疗的优势，即通过合理的腧穴配伍，还可兼顾患者的精神和躯体症状，能更加全面而有效地改善患者的病情。余利忠等在常规针刺(取穴：气海、关元、中极、双侧水道、三阴交、足三里、金门、水泉、太冲)的基础上配合调神法(取穴：神门、神庭、双侧本神)治疗33例CP/CPPS患者，9例治愈，16例显效，6例有效，总有效率为93.9%。

(4)针药并用：针刺能够益肾培元、理气活血、疏通经络，使瘀阻消除，脉络通畅，中药具有活血化瘀，清热通淋的功效。并且针刺能够引导药物直达病所，发挥良好的抗炎杀菌作用。在针刺结合中药内服方面，孟军等以盐酸坦洛新缓释片为治疗基础，再给予三黄清淋汤(黄芪、鸭跖草各20g，薏苡仁、川续断、黄芩、黄柏各15g，丹参、车前草、川芎、山茱萸各12g，人参10g，白术、炮穿山甲、甘草各6g)联合针刺(取穴：关元、气海、中极及秩边、水道、肾俞及膀胱俞、三焦俞、三阴交及阴陵泉、太溪)治疗了51例CP患者，41例痊愈，9例有效，总有效率为98.04%。杨丽荣以针药结合治疗CP患者38例，针刺以气海、关元、中极、双侧阴陵泉、双侧三阴交、会阴为主穴，并进行辨证配穴，同时口服清热化瘀补肾汤(败酱草15g，金钱草60g，大黄10g，黄芩g，龙胆草10g，大血藤15g，虎杖12g，丹参15g，当归12g，延胡索15g，牛膝10g，桑寄生15g，山茱萸10g，黄连10g，生甘草6g)加减。治疗6周后临床痊愈23例，显效12例，有效2例，总有效率为97.4%。在针灸结合中药灌肠方面，白新利等使用中药灌肠方(当归、莲须、海金沙、虎杖、王不留行、瞿麦、通草、牛膝、肉桂)辨证加减保留灌肠治疗联合使用针灸疗法(主穴：中极、太冲、会阴、太溪)治疗120例CP患者，治愈45例，显效40例，有效30例，总有效率为96.00%。此外，还有针刺结合中药内服、灌肠方面的报道，如王建国使用针刺疗法(以秩边、水道、肾俞、膀胱俞、三焦俞为主穴，辨证配穴)联合三草安前汤(金钱草、益母草、败酱草、黄柏、泽兰、红藤、丹参、延胡索、甘草等)加减内服，中药灌肠方(金钱草、益母草、则酱草、车前草、生大黄、丹皮、丹参、红藤等)保留灌肠治疗30例CP患者，治愈20例，显效8例，有效2例，愈显率为93.33%。

5. 导引治疗　李晓阳等对《诸病源候论》男科病症导引术进行了整理，将CP相关病候导引术进行还原，创编了"慢性前列腺炎导引七式"治疗操，具体如下。

起势：环境安静舒适，宽衣，舒展四肢，全身放松。仰卧位，调息凝神，双手握固，啄齿14次，舔齿内外，使唾满口，分多次吞服。

第一式：祛湿止痛理下焦。①功法原文：卷四第73候，大虚劳损，肾气不足，故阴冷，汗液自泄，风邪乘之，则搔痒。偃卧，令两手布膝头，取踵置尻下，以口内气，腹胀自极，以鼻出气，七息。除阴下湿，少腹里痛，膝冷不随。②操作方法：由起势开始，伸腰，鼻吸口呼，意念专注于下焦及会阴。置双足跟于臀下，双手放于膝盖头，尽量下压两膝，尽量鼓腹，凝神保持，使病邪从会阴散出。反复7次。

第二式：服气咽唾养肾精。①功法原文：卷三第1候，蛇行气，曲卧以，正身复起，踞，闭目随气所在，不息，少食裁通肠，服气为食，以舐为浆，春出冬藏，不财不养，以治五劳七伤。②操作方法：由起势开始，转身合膝侧卧蜷缩若婴孩，头带肩转，肩带腰转，腰带足动，头带腰起，成踞坐式。

第三式：俯仰起伏调气机。①功法原文：卷三第1候，两足相蹋，令掌足合也；蹙足极势，两手长舒，掌相向脑项之后，兼至髆，相挽向头，髆、手向席，来去七；仰手七，合手七。始两手角上极势，腰正，足不动。去五劳七伤，脐下冷暖不和。数用之，常和调适。②操作方法：由第二式姿势开始，打开双膝呈平坐。双手从体侧上举，掌心相对，下落到肩部，双手指关节相扣，相对用力，练习7次。以肩肘关节带动躯干向下弯曲，头尽量向足靠近，练习7次。

第四式：展髋伸腰开下焦。①功法原文：卷三第1候，两足相踏，向阴端急蹙，将两手捧膝头，两向极势，捺之二七；前后努腰七。去心劳、痔病、膝冷。调和未损尽时，须言语不瞋喜。②操作方法：平座于席，双手从下方托膝，外展髋关节，使大腿下捺，同时提肛、展髋，练习14次。伸腰直立躯干向一侧倾斜至极限，屏息保持。左右各7次，共14次。

第五式：开合下焦补肾气。①功法原文：卷四第65候，两足趾向下拄席，两涌泉相拓，坐两足跟头，两膝头外扒，手身前向下尽势，七通。去劳损、阴痛、膝冷、脾瘦肾干。②操作方法：由第四式收膝成蹲踞式后变为蹲坐，打开双膝，手向前下伸展着席，双足相合用力，臀部坐于足跟。膝、足、手三者同时用力，意注下焦及会阴。练习7次。

第六式：伸展四肢振中阳。①功法原文：卷三第1候，两足跟相对，坐上，两足指向外扒；两膝头拄席，两向外扒使急；始长舒两手，两向取势，一一皆急三七。去五劳、腰脊膝痛，伤冷脾痹。②操作方法：由第五式向膝向前成跪坐式，双手放于腰部，足跟相对，足趾朝外，跪坐于足跟，双手向两侧尽力伸展，双膝用力向外，足跟用力向内。练习21次。

第七式：五虚劳病调心肾。①功法原文：卷四第65候，互跪，调和心气，向下至足，意想气索索然，流布得所，始渐渐平身，舒手傍肋，如似手掌内气出气不止，面觉急闷，即起背至地，来去二七，微减去膝头冷，膀胱宿病，腰内脊强，脐下冷闷。②操作方法：由第六式伸腰直立，提左膝，以右膝跪地，起身，双手循胁肋部，向上松提，吸气使屏气不能后呼气。头带腰走向后弯腰屈膝，同时双手向后于命门穴处交叠，恢复正立。练习7次。

收势：动作结束后，自然下垂双手，双手握固，缓缓呼吸，体会自然舒畅的感觉，收足至直立。本治疗早、晚各练习1次，可根据不同症状只练习其中一个动作，例如：阴囊湿痒时只练习第一式；会阴疼痛时只练习第五式等。

（修订：潘 明 袁少英 梁国荣 审定：冷方南 戚广崇）

（二）临床治疗方面学术争鸣

1. 从肝论治 曾庆琪从肝论治慢性前列腺炎经验。

（1）理论基础：《灵枢·经筋》指出“足厥阴之脉……上循阴股，结于阴器，络诸筋。”《灵枢·经脉》亦指出“肝足厥阴之脉……循股阴，入毛中，过阴器，抵小腹。”因而可知，足厥阴肝经与前阴病变的关系最为直接并且密不可分，故有“肝司阴器”一说。王劲松、曾庆琪等总结分析前列腺、睾丸、附睾等生殖器官病变属“精室病”范畴，提出了系统的“精室理论”学说，并且进一步分析了“精室理论”在慢性前列腺炎临床治疗中具有重要的指导意义。

若情志不畅，肝气失疏，气机不利，郁而化热，湿热下注，湿热、瘀血阻滞前阴，可导致精浊病的发生。曾庆琪教授指出情志不畅是慢性前列腺炎发病的重要因素之一，因而在慢性前列腺炎的临床治疗中应重视对情志、心理的干预是提高临床疗效的重要手段。

(2)分型论治：

1)肝郁气滞证。常见证候：情志抑郁、精神不振，胸闷不舒，尿频尿急、尿不尽，可同时伴有勃起功能障碍，舌质暗红，苔薄白，脉弦细。基本治法：疏肝解郁。方药运用：柴胡疏肝散加减，常用药物柴胡、白芍、川芎、枳壳、陈皮、香附、甘草等。郁而化热者加牡丹皮、栀子；小便黄赤者加郁金、虎杖、六一散；合并勃起功能障碍者加蒺藜、九香虫。

2)肝经湿热证。常见证候：口干欲饮，烦躁易怒，两胁疼痛，失眠多梦，尿频尿急，尿道灼热，阴囊潮湿，舌质红，苔黄腻，脉弦滑。基本治法：清泄肝火，利湿泄浊。方药运用：龙胆泻肝汤加减，常用药物龙胆草、山栀子、炒黄芩、柴胡、生地黄、车前子、泽泻、当归、甘草等。两胁疼痛者加川楝子、延胡索；失眠多梦者加知母、茯神、酸枣仁；尿通灼痛者加灯心草。

3)瘀阻肝络证。常见证候：小腹、会阴、睾丸等处坠胀疼痛，痛处固定不移，情志波动可加重。尿等待、尿流变细，舌质暗红，苔薄，脉弦涩。基本治法：疏肝理气，活血通络。方药运用：复元活血汤加减，常用药物柴胡、炮穿山甲、天花粉、当归、川芎、桃仁、红花、甘草等。大便干结者加制大黄、枳实；阴囊潮湿者加粉萆薢、六一散；尿等待、尿流变细者加冬葵子、石韦；尿不尽，尿无力者加益智仁、乌药。

4)寒凝肝脉证。常见证候：小腹、睾丸、会阴部冷痛，遇寒加重，得温痛减，阴茎回缩，尿频尿急，夜尿增多，舌质淡紫，苔薄白，脉沉细。基本治法：暖肝散寒。方药运用：暖肝煎合天台乌药散加减，常用药物乌药、木香、小茴香、川楝子、青皮、香附、枸杞子、茯苓、当归、肉桂、炙甘草等。寒气盛者加制附片、干姜；尿频尿急者加金樱子、芡实；肝气郁滞者加柴胡、荔枝核。

5)肝肾亏虚证。常见证候：腰膝酸软，性欲减退，头晕耳鸣，尿频尿急，阴部隐隐作痛，舌质红、苔少，脉细数。基本治法：滋补肝肾。方药运用：一贯煎加减，常用药物生地黄、熟地黄、南北沙参、枸杞子、麦冬、当归、川楝子、墨旱莲、女贞子等。尿频尿急者加益智仁、菟丝子；失眠健忘加茯神、远志；性欲减退加蛇床子、巴戟天。

6)心肝血虚证。常见证候：头晕耳鸣，神疲体倦，尿频尿急，早泄遗精，性欲减退，舌质淡红，苔薄白，脉弦细。基本治法：滋阴清热、养血安神。方药运用：天王补心丹加减，常用药物柏子仁、酸枣仁、天冬、生地黄、当归、丹参、人参、玄参、桔梗等。头晕耳鸣加磁石、远志；神疲体倦加黄芪、太子参；早泄遗精加煅龙骨、煅牡蛎。

2. *从脾胃论治* 陈非凡等对慢性前列腺炎从脾胃论治进行了探讨。

(1)病因病机：中医学将慢性前列腺炎归属于劳淋、白浊或肾虚腰痛等范畴辨治，因病位在精室，故又称精浊。本病常由饮食不节、性事不洁、忍精不泄或他病不愈而成。其病机特点是湿热之邪久郁，腺体脉络瘀阻，精道排泄不畅而出现血瘀痰浊阻滞的病理改变。湿热经久不清常易伤阴伤阳，从而出现寒热、虚实错杂之象。其基本病机为本虚标实。本虚以脾肾阳虚、气阴不足为主；标实以湿热下注及痰瘀互阻为著。

湿热下注是本病的重要因素之一，湿热之邪，可由外侵，亦可又内生。脾主运化，升清阳，化水湿。若脾失脾运，清阳不升，精微下注，水谷反成湿浊，脾气虚弱，不能运化水湿，终致痰湿凝重，阻滞精道而成此病。

本病的本虚以脾肾阳虚为主。脾为后天之事，肾为先天之本。脾之健运，借助于肾阳的温煦；而肾中精气有损于脾主运化，水谷精微的充养，两者相互资助，相互促进。如脾阳久虚，进而可损及肾阳，形成脾肾阳虚的病症。李东垣认为："脾全藉胃土平和，则有所受而生荣，周身四脏皆旺，十二神守职，皮毛固密，筋骨柔和，九窍通利，外邪不能侮也。"故有脾胃伤则百病由生之论。

(2)从脾胃论治：本病早期多邪实为主，中晚期多以本虚为主，临床辨治应分清标本。临床常有医者治疗单纯治"标"，运用清热祛湿法，虽可暂时缓解，但停药后常反复发作，究其原因就是没有重视治病求本。

慢性前列腺炎脾肾阳虚治病求本时，应掌握治脾治肾的轻重先后。应当重视顾护脾胃，即使脾肾两虚者，若出现饮食不化或食欲不佳时，治疗当先补益脾气，不宜大剂量使用补肾药，待脾虚好转，食欲渐佳，方可再行补益肾气。因补肾药大多滋腻碍胃，若脾胃虚弱，运化欠佳则药物难以吸收，较难收到治疗效果，甚或适得其反。

在临床中辨治慢性前列腺炎时常以健脾祛湿、健脾和胃、温补脾阳立法治疗。

1)健脾祛湿：脾主升清，运化水谷。脾虚则清阳不升，水谷不运，精微下注，出现浊尿；脾虚则水谷运化失司，酿生湿浊，出现纳呆，腹胀，便溏，舌嫩红边多齿痕、苔白腻，脉濡。治疗以健脾利湿为主，方多选用参苓白术散加黄芪、薏苡仁等。

2)健脾和胃：脾以升为主，胃以降为顺，脾气虚弱，虚不受补，饮食不化，或胃失和降，出现食少纳呆，恶心呕吐，舌淡红、苔厚腻，脉滑。治疗以健脾和胃为主，方用陈夏六君子汤为主方加减，酌加神曲、鸡内金、谷麦芽等。

3)温补脾阳：嗜食生冷，或久服苦寒清热泄浊药损伤脾阳，脾阳多由脾气进一步亏虚所致，脾虚及肾，温煦失司，则出现畏寒、纳差，腹痛喜按，得温则减，便溏，四肢不温，腰膝酸软，排尿无力感，排尿不畅、尿有余沥，舌淡、苔白，脉沉细弱。治疗以温补脾阳为主，药常选金樱子、芡实、干姜、肉桂、桂枝、补骨脂等。

3. 从心论治　易军等介绍了从心论治慢性前列腺炎的四则案例。

纵观古今医家，对慢性前列腺炎的治疗常责于肾，以补肾助阳而立法；或责于肝，以疏肝解郁而立法；或责于脾，以补中健脾而立法；或责于湿热，以清热利湿而立法；或责于气滞血瘀，以活血祛瘀、行气止痛而立法；或责于阴虚火旺，以滋阴降火而立法；虽不无道理，而从心论治，每多忽略。故将从心论治慢性前列腺炎的案例介绍如下。

(1)病例1：江某，男，36岁，2012年9月12日初诊。曾服用复方新诺明、呋喃坦丁，效果不佳。主诉：尿频、尿急1年余，同时伴有心烦失眠，腰膝酸软，梦遗，五心烦热，健忘，便结尿黄，舌红少苔，脉细数。前列腺液检查：卵磷脂小体(＋)，白细胞(＋＋＋)。辨证为心肾不变型前列腺炎，治以交心肾、济心神。处方：人参10g，茯苓15g，玄参15g，丹参15g，桔梗6g，远志6g，当归6g，五味子15g，麦冬15g，天冬15g，柏子仁15g，酸枣仁15g，生地黄20g，川连6g，肉桂2g。10剂，水煎服。二诊：患者心烦失眠，健忘，腰膝酸软等症明显缓解。患者又诉健忘仍有，遂守上方去桔梗、丹参、天冬，再加金樱子15g，煅牡蛎(先煎)20g，再服20剂，上症明显好转。1个月后肛指复查：卵磷脂小体(＋＋＋)，白细胞3～6个/HP。

按语：《素问·六微旨大论》云："相火之下，水气承之；君火之下，阴精承之。"《景岳全书·虚劳门》曰："淫欲邪思又与忧思不同，而损唯在肾。盖心耽欲念，肾必应之，凡君火动于上，则相火应于下……故其在肾，则为遗淋带浊。”心属阳，居上，性属火；肾属阴，居下，性属水。故心大必须下降于肾，以滋肾阳，共同温煦肾阴，使肾水不寒；肾水必须上济于心，以资心阴，共同濡养心阳，使心阳不亢。即“水火既济，心肾相交。”此患者火旺阴亏，阳亏于上，阴衰于下，遂水火不济而致前列腺炎。方中重用生地黄滋阴养血，壮水以制虚火；天冬、麦冬滋阴清热，酸枣仁、柏子仁养心安神，当归补血润燥，共助生地黄滋阴补血，并养心安神；玄参滋阴降火；茯苓、远志养心安神；人参补气以生血；五味子敛心气，安心神；丹参清心活血；桔梗载药上行以使药力缓留于上部心经，再配合交泰丸(川连 6g，肉桂 2g)交通心肾。遂诸症俱除，前列腺炎得愈。

(2)病例 2：龚某，男，59 岁，农民，2012 年 2 月 21 日初诊。自诉近 2 年来感小腹胀痛，尿不尽，尿后终末有滴白现象，会阴部隐痛且有下坠感，纳谷不馨，且伴有多梦、健忘、遗精、神疲、面色萎黄、便溏，舌淡脉细而软。细问其得知，此患者 2 年前其妻过世，忧伤过度，遂得此症。其辨证为劳神过度，心脾两虚。治拟健脾益气，养心安神。处方：白术 15g，当归 6g，茯苓 15g，炙黄芪 30g，远志 6g，龙眼肉 10g，配枣仁 12g，党参 12g，木香 6g，白芷 15g，白蒺藜 15g。14 剂，水煎服。2 周后复诊：小腹胀痛缓解，滴白消失，食欲好转，舌质淡，苔薄白，脉平，但仍有遗精，遂守上方，加煅龙骨、煅牡蛎各 20g，再进 10 剂。三诊：诸症皆除，半年后随访，未复发。按语：《素问·痿论篇》曰：“心主身之血脉。”喻嘉言云：“心为情欲之府”。《寿世保元》指出：“精之主宰在心，精之藏制在肾，凡人酒色无度，思虑过情，心肾气虚，不能管摄，往往小便频数，便浊之所由生也。”中气不足，气不固精，精浊不分，故见尿不尽、尿后终末有滴白现象；忧思伤脾，中气下陷，故见会阴部隐痛且有下坠感、纳谷不馨；脾气虚，气血生化不足，心失所养，故见多梦、健忘、神疲、面色萎黄；气虚无以生血、行血，故见舌淡、脉细而软。此患者因其妻过世，相思过度，劳伤心脾，致使气血生化乏源，阳明气血空虚，故发此型前列腺炎。故方中以参、芪、术、草甘温之品补脾益气生血，当归、龙眼肉补血养心，茯苓、酸枣仁、远志宁心安神，木香理气醒脾，白芷、白蒺藜疏肝解郁、宣畅气机。诸药配伍，共奏益气补血，健脾养心之功，切中病机，故能收效。

(3)病例 3：赵某，男，29 岁，工人，未婚，2012 年 6 月 15 日初诊。自诉尿频尿急、会阴坠胀伴心悸、腰痛 2 年余，且怕冷，下肢水肿，唇甲青紫，舌淡紫且有瘀斑，脉沉涩。前列腺液检查示：白细胞(＋＋)，卵磷脂小体(＋)；心电图大致正常。辨证为心肾阳虚型，治拟补肾温阳，化气利水。处方：附子 9g，桂枝 10g，茯苓 9g，芍药 9g，白术 6g，生姜 9g，桃仁 10g，红花 6g，炙甘草 6g。10 剂，水煎服。10 剂后尿频、尿急，心悸明显缓解，腰痛减轻。但患者又诉近日来有呕吐，辨证为水寒犯胃致呕，遂加吴茱萸 6g，半夏 9g 以助温胃止呕，再服 10 剂症状基本消失。查前列腺液常规：白细胞 0～2 个/HP，卵磷脂小体(＋＋)，随访 3 个月无复发。

按语：《中藏经》：“火来坎户，水到离启，阴阳相应，方乃和平。”《素问·六微旨大论》云：“相火之下，水气承之；君火之下，阴精承之。”此患者因心阳虚衰，不能下降以温肾阳，致肾水过寒，肾中的阴阳不能化合产生肾气，肾气匮乏，肾元亏虚，则膀胱气化不利，瘀血内生，小便不利。方中附子能上助心阳以通脉，中温脾阳以散寒，下补肾阳以益火，有补火助阳作用。桂枝有温通心阳、化气利水的作用。茯苓利水渗湿，白术健脾燥湿，两者合用共使水邪从小便去。白芍在此处用意有二：一者利小便以行水气，《本经》言其能“利小便”，《名医别录》亦云“去水气，利膀胱”；两者可防附子燥热伤阴，以利于久服缓治。生姜既助附子温阳散寒，又合参、术宣散水湿。桃仁、红花活血化瘀。甘草调和诸药。

(4)病例 4：周某，男，45 岁，2013 年 1 月 1 日初诊。自述有肺心病史 10 年余，现症见：喘促胸满，气短而咳，尿频，有时小便点滴而出，神疲乏力，周身水肿，便秘，舌质淡胖，苔白滑，脉弱。前列腺液检查示:卵磷脂小体(+),白细胞(+);彩超示前列腺包膜毛糙,质地不均匀,拟诊CP。其辨证为心肺气虚型,治拟补气行水。处方:人参10g,黄芪15g,桔梗10g,大枣10枚,台乌药6g,益智仁6g,炙甘草6g。10剂,水煎服。10日后复诊:喘促胸满缓解,小便较前通畅,水肿减轻,但仍诉便秘。遂守上方,再加生大黄10g,芒硝10g,再进10剂。三诊:诸症皆明显好转,随访半年,未见复发。

按语:《血证论》曰:"小便虽出于膀胱,而实则肺为水之上源,上源清,则下源自清。"中医治"癃闭",以通为用。肺主宣发肃降,为水之上源。《素问·灵兰秘典论》有:"膀胱者,州都之官,津液藏焉,气化则能出矣。"此患者因有肺心病史十多年,心肺同居上焦,心主血而肺主气,心主行血而肺主呼吸。心气不足,日久则心阳不振、血行不畅,继而影响肺的呼吸功能,导致咳喘、胸闷等症。反之,若肺气亏虚,行血无力或肺失宣降,肺气壅塞,则可影响心的行血功能,导致心血瘀阻。肺为上焦,膀胱为下焦,上焦闭则下焦塞。中医学认为,肺为"华盖",为水之上源,主通调水道,若肺气虚,肃降失职,则小便不利、周身水肿,故治疗宜补气行水,此乃"下病上取"之意。方中人参入心、肺经、大补元气、元气起于肾,上及于肺,为人体生化动力之源泉。肺为主气之脏,元气旺盛肺气才能旺盛,肺为水之上源,上源清则下源自清,气行则水行。黄芪能补气升阳、利水消肿。桔梗性平和且善上行,专走肺经,载药上行。乌药、益智仁同用以温肾缩尿。甘草调和诸药。

4. 从"六郁"论治　崔云从"六郁"论治慢性前列腺炎经验。

(1)六郁之说:朱丹溪首倡"六郁"之说。六郁即气郁、血郁、痰郁、湿郁、热郁、食郁。其认为各种疾病多起于郁,如《丹溪心法》中云:"气血冲和,万病不生,一有怫郁,诸病生焉。故人身诸病,多生于郁。"与此同时,朱丹溪亦创制了解诸郁之名方越鞠丸,一方统治六郁。其弟子及后世医家在此基础上有所发挥,使"六郁学说不断完善,拓宽了中医学对疾病的认识,临床指导意义亦十分重大。

(2)病机阐述:崔教授认为慢性前列腺炎可以六郁论治,气、血、痰、湿、食、热之阻滞贯穿于本病的始终。其中,气郁与本病的关系最为密切,肝郁气滞,气机不畅是本病发生发展的关键和基础。而诸郁相因为病,相兼相化,导致病情错综复杂,变化丛生。

1)肝郁气滞,气机不畅为本:慢性前列腺炎始于气郁。《杂病广要》曰:"郁之为病,气郁为最。"气郁为肝郁之先导,而不等同于肝郁。肝郁体现的是气机的失调,多由情志郁结引起。正如《张氏医通》中说:"郁证多缘于志虑不伸,而气先受病。"《丹溪心法》曰:"郁者结聚而不得发越也,当升者不得升,当降者不得降,当变化者不得变化也,此为传化失常,六郁之病见矣。"可见郁无不关乎气,气郁为肝郁的先导,因此肝郁气滞、气机不畅是本病发生发展的基础。气为血之帅,气行则血行,气郁则血瘀,不通则痛,在本病表现为会阴、外生殖器区、下腹部、耻骨区、腰骶及肛周等部位坠胀、疼痛不适。津液的运行离不开肝的疏泄功能。气为津之先,气行则津行,肝郁气滞,疏泄失常,气滞则津停,水液代谢无力,发于本病则表现为排尿等待、排尿无力、尿线变细、尿分叉、尿中断及排尿时间延长等下尿路症状。再者,小便的正常与否,还需膀胱的气化,而膀胱的气化功能需要充足的气血。气血郁滞,膀胱气化失司,发为小便不利。当今社会竞争日趋激烈,男性生活、工作压力剧增,或因患病日久,缠绵难愈,反复发作,身心备受煎熬,均可致肝失条达,疏泄失司,气机阻滞,无以调情志,而出现抑郁,焦虑等精神症状。反之,情志失常又可加重气机的阻滞,形成恶性循环,加重病情。气机不畅,气血阻滞,宗筋不能得到充盈,则血不养阴器,表现为阴茎疲软等性功能障碍。

2)诸郁相因,相兼相化为变:慢性前列腺炎变于六郁相因,相兼相化。《医学正传》中说:"气郁而湿滞,湿滞而成热,热郁而成痰,痰滞而血不行,血滞而食不消化,此六者皆相因而为病者也。"可见气、血、痰、湿、食、热之阻滞是相互联系的,可相因为病,相兼相化。郁之不同,其临床表现亦有不同。《丹溪心法》曰:"气郁者,胸胁痛,脉沉涩;湿郁者,周身走痛,或关节痛,遇寒则发,脉沉细;痰郁者,动则喘,寸口脉沉滑;热郁者,瞀闷,小便赤,脉沉数;血郁者,四肢乏力,能食便红,脉沉;食郁者,嗳酸,腹饱不能食,人迎脉平和,气口脉繁盛者是。"本病有其特有症状,气郁则血涩,而为血郁,气道涩滞,四肢百骸得不到气血充分濡养,故常自觉疲乏,四肢无力等。气之阻滞日久,气不布精,可聚津为湿,聚湿为痰,痰湿停滞则为痰郁、湿郁。痰湿之邪上蒙清窍,则发为头晕,主观感觉异常等。《临床指南医案》指出:"气郁久则必化热",热不外发,则内遏为热郁,可见口渴、尿道灼痛、小便赤黄等。丹溪认为"凡郁皆在中焦",中焦即脾胃,六郁阻滞于脾胃,脾胃升降失司,可见食欲不振、腹胀等症。

(3)辨郁论治:鉴于慢性前列腺炎始于气郁,肝气郁滞、气机不畅为本病的病理功能,崔教授提出了疏肝理气、调畅气机的治疗总则。本病变于诸郁相因,相兼相化,临证时应把握病机变化,落实病机关键,辅以活血化瘀、化痰祛湿、清热散火、消食化积之法,辨郁论治。

1)疏肝解郁,调畅气机为先:《四圣心源》中云:"凡病之起,无不因木气抑郁不生是以病也。"《格致余论》曰:"司疏泄者肝也。"气机的调畅需要肝主疏泄功能的正常发挥,故CP可从肝、从郁而治。本着治病求本的原则,治疗当以疏肝解郁、调畅气机为先。崔教授常用四逆散加减治疗本病。方中,柴胡味苦、性微寒,善调达肝气,疏肝解郁。柴胡又入肝经,前列腺位于肝经循行路线上,故柴胡又可引药而行直达病位。枳实苦、辛、微酸、微寒,入肝经,破气消积,破滞散痞,助柴胡理气,一升一降,起到舒畅气机之用。芍药性寒味苦,可敛肝养血,与柴胡一敛一散,使气机畅达有度。甘草,性平味甘,可调和诸药。全方共奏疏肝解郁、调畅气机之效。

2)辨郁论治,紧扣病机变化:血郁者,在疏肝解郁、调畅气机的基础上加以活血化瘀之品,以解气血之郁滞,方用自拟之解郁活血汤:柴胡6g,枳实10g,白芍15g,桃仁10g,红花5g,当归10g,川芎10g,秦皮10g,茯苓15g,生山楂30g,炙甘草6g。针对血郁之兼证、变证,崔教授亦有其独特用药经验。血郁日久,痛症明显,小便不利较甚,兼见食郁者,崔教授常添一味刘寄奴破瘀通经,止血消肿,消食化积,增上方活血化瘀止痛之效,又可通利小便。血郁日久热化,给予王不留行,既可活血通经,又有散热结之妙。

慢性前列腺炎患者中亦常见痰湿内阻者,即痰郁、湿郁。痰性黏腻,湿性重浊,两者皆为阴邪,阻气机,难速去。患者或因饮食不节,喜食肥甘厚味,脾胃受损,或因病情反复,忧思伤脾,脾不运化,不散精微,或因气郁日久,气不布精,聚津为湿,聚湿为痰可致。崔教授认为此时病机当为肝气不舒、脾失健运、痰湿内阻,方选四逆散合半夏厚朴汤加减以疏肝气、健脾胃、化痰湿。组方如下:柴胡6g,枳实10g,生白芍15g,生甘草6g,半夏10g,厚朴8g,茯苓15g,干姜6g,紫苏梗10g,黄芩15g,徐长卿10g。

热郁者多因气、血、痰、湿诸郁日久热化而致,崔教授临证之时少佐清热散结之品,达"火郁发之"之意,如栀子、连翘。热郁甚者,或由外感邪毒而致热郁者,可给予四逆散合当归贝母苦参丸或温清饮治之。食郁者多因病程过长,情志不舒,气机不畅,肝郁不能助脾运化所致,即"木不达土"。其症多见:情志忧郁,精神不振,胸胁胀闷,善太息,不思饮食,脘腹胀满,嗳腐吞酸,甚至手足冰凉等。方用四逆散合生二芽加减。四逆散解肝气郁结之源头。生二芽量各至60g,健脾消食化积,又可助柴胡疏肝解郁,加强调畅气机之功。酌情加生山楂、白术、大枣等品以健脾消食。

5. 从湿热论治　张琪从湿热论治慢性前列腺炎经验。

(1)急性发作期以治标为主，重在清热利湿解毒：前列腺炎急性发作时多有会阴、小腹部坠痛不适，小便色黄、浑浊，排尿不适，尿有余沥不尽，大便不爽，口苦口黏，心烦易怒，可有性功能减退的症状，舌质红，苔白腻或黄腻，脉弦滑或滑数。此时以下焦湿热为主，治疗重在清利湿热。

(2)迁延期以标本同治为主，治本当分阴阳：湿热为病有其特殊之处，既有阴邪重浊易伤阳气的一面，表现为"湿胜则阳微"；同时又有易于化火伤阴的一面，"其湿热之邪伤肾……上流泛滥必为火灾。一旦水退，干旱从之，亦能使人真阴不能生长，而耗阴液"(《宣明论方》)。因此，前列腺炎迁延期的本证可以表现为气阴两虚、肾阴亏虚、肾阳不足及阴阳两虚。肾乃阴阳水火之宅，常阴损及阳、阳损及阴，故很难见到单纯的肾阴亏虚或肾阳不足，多是在阴阳两虚的基础上表现为偏于阴虚或偏于阳虚的不同。

(3)体会：本病病位在膀胱，以下焦湿热，膀胱气化不利为其基本病机，湿热贯穿疾病的始终，同时本病不是一个局部的病变。随着病情的迁延，在疾病过程中多伴有乏力、心烦、口干、腰痛、畏寒及性功能障碍等阴阳两虚的症状，病变脏腑涉及肝、脾、心、肾。治疗时要抓住以上特点从湿热入手，根据疾病的标本缓急，在急性期应用清热利湿解毒法——急则治其标，在迁延期应用益气养阴、温补肾阳、平补阴阳基础上加用清热利湿法——缓则治其本，取得了较好的疗效。张琪教授习惯用瞿麦、萹蓄、石韦、车前子以利湿；金银花、连翘、蒲公英、白花蛇舌草、败酱草以解毒；薏苡附子败酱散以清热利湿；清心莲子饮以益气养阴；六味地黄汤以养肾阴；温阳不宜过于温燥，常用鹿角霜、巴戟天等平补之药。虽然本病的病机关键是湿热，但不可过于清热利湿，以防"水愈利而肾愈虚"(《医学三字经》)，故在利湿清热的基础上，注意合用补肾、健脾、疏肝之品。

6. 从寒疝论治　彭培初从寒疝诊治慢性前列腺炎经验。

(1)病因病机：关于寒疝的病因，《金匮要略·腹满寒疝宿食病脉证治》早有明训："腹痛，脉弦而紧，弦则卫气不行，即恶寒，紧则不欲食，邪正相搏，即为寒疝。"强调了寒疝的病机为寒邪侵袭，卫气受困，运行受阻，温煦失职而恶寒；邪正相争，不通则痛。精道气血瘀滞，故迁延难愈。《诸病源候论》进一步阐述其病机及症状："寒疝者，阳气积于内，则卫气不行，卫气不行则寒气盛也。故令恶寒、不欲食，手足厥冷，绕脐痛，自汗出，遇寒即发，故云寒疝也"。

彭教授认为，慢性前列腺炎患者多为寒湿客于厥阴肝经，经气不畅，阳气受损，其中寒湿是其主要病因，基本病机为阳虚寒凝，病变在下焦会阴部位，属厥阴肝经病变，表现为睾丸湿冷，会阴胀痛，遇冷加重，得热则减等症状。因湿性黏腻，常致缠绵难愈；湿性秽浊，故有尿道滴白等症状。如患者或感受湿热，或湿邪郁久化热，临床上常表现为寒热错杂的病机，其治疗仍遵"寒疝"之法；辨证加入清理湿热之品，寒热并用。

(2)治疗经验

1)治疗方法：针对慢性前列腺炎的病机特点，参仲景治疗寒疝之法，彭教授创制出一套有效方剂和调护法则。以经验方葫芦方为主治疗，主要药物有橘核、荔枝核、枸杞子、青皮、胡芦巴、附子、补骨脂、肉桂、苍术、白术等。方中胡芦巴、枸杞子、荔枝核、橘核、青皮等以疏肝理气通络为主，并配合附片、肉桂温经通络，以促进气机畅通为辅；因该病病程较长，多有脾肾虚，故佐以苍术、白术、补骨脂、菟丝子等健脾补肾之品，同时仿仲景治疗寒疝的乌头汤之意，可配合制川草乌、菝葜等以增强温经散寒通络止痛的功效。病程久者，可适当加用当归、川芎、桃仁、王不留行、三棱、莪术等活血化瘀通络之品。

2)加减法:如阴寒凝结较重,见小腹会阴胀痛较甚,或滴白者,加阳起石,或合用鹿角片,或仿王洪绪治阴疽之阳和汤之意伍用麻黄、白芥子等温经化痰通络。慢性前列腺炎常病程日久,湿邪郁久常易化热,形成寒热错杂的病机。如兼有湿热,表现为寒热错杂者,除小腹会阴胀痛不适,或滴白症状外,还可见到尿频尿急,或尿道灼热,舌苔黄腻等,可配合选用彭教授经验方紫安方(川连、一见喜、龙胆、山栀、苦参等),或白头翁、秦皮、半枝莲、蒲公英、车前子等清热利湿通淋之品,随症选用。

3)注意事项:彭教授指出,对于本病除守法治疗,坚持半年以上疗程外,患者密切配合是关键,需做到四点:不吃辣;不喝酒;不久坐;不骑车。做到以上"四不"要点是保证疗效的关键。临床上常见到患者治疗过程中因不能很好遵守此规则而导致加重或复发。

7. 从瘀论治　孙自学从瘀论治慢性前列腺炎经验。

(1)立论基础:慢性前列腺炎病因病机复杂错综,多由嗜食肥甘,酿生湿热,流注下焦,蕴结膀胱;或房事不洁,湿热邪毒由下窍上犯膀胱;或欲念不遂,忍精不射,败精阻滞精室,日久阻塞脉络,损伤肾气。肾虚下元不固,则不能固摄脂液;肾虚则膀胱气化无权,气不化水则湿热内生,气不行血则脉络闭阻而成瘀。湿热、瘀血乃该病变化过程中的病理产物,湿热、瘀血、肾虚互为因果,彼此影响。

1)因湿热致瘀:平素嗜食肥甘膏粱厚味,中焦湿热浊毒不解,下注膀胱;或感受湿热之邪,日久入里;或房事不洁,湿热毒邪从外而入,下注精室;湿热胶结,有形之邪阻碍气机,血运不畅,导致血瘀。《医宗必读·淋证》曰:"淋,湿与热两端也。"《景岳全书》曰:"有浊在精者,必由相火妄动,淫欲逆精,以致精离其位,不能闭藏,则源流相继,淫溢而下,移热膀胱,则溺孔涩痛,清浊并至,此皆白浊之因热证也。"《圣济总录》曰:"毒热内郁,则变为瘀血。"治疗应当因势利导,祛除病邪,使邪从窍出,正如清代林之翰所言:"诸窍乃人身之户牖也,邪自窍而入,未有不由窍而出"。

现代医学认为,前列腺导管与尿道、射精管所出之道不同,慢性前列腺炎并不一定会并有尿路感染。孙教授基于以上理论指出慢性前列腺炎病因不同于湿热下注膀胱,使用清热利尿通淋之品并不能使前列腺湿去热除;其病机应为湿热毒邪蕴结于前列腺,故治疗宜选用清热解毒活血之品,如黄柏、虎杖、蒲公英、红藤、苦参之类。

2)因气滞致瘀:长期久坐,情志不疏,所欲不遂,导致肝失疏泄,气机不畅。"气为血之帅,血为气之母"。肝性调达,主疏泄,"一有怫郁,诸病生也"。情志不畅,肝气郁结,气结则滞,气滞则血瘀,气郁化火,或耗伤阴血,产生瘀血,瘀血阻于精道,气滞与瘀血互为因果,使病情缠绵难愈。《不居集》曰:"血不自行,随气而行,气滞可中,血因停积,则血必瘀。"《证治要诀·白浊》曰:"白浊甚者……精浊室塞窍道而结。"《证治汇补》曰:"精浊者,因败精流于尿窍,滞而难出。"

随着现代检测手段的不断发展,中医学对慢性前列腺炎病因病机的认识亦不断深入。大量临床实践表明,慢性前列腺炎患者多有血流动力学异常,前列腺常变硬或有结节,会阴部常出现刺痛等瘀血症候。结合现代医学关于"慢性前列腺炎易出现纤维化病变的理论",孙教授指出,本病治疗应行气止痛,活血化瘀。

3)因虚致瘀:慢性前列腺炎日久,手淫无度,纵欲过度,先天禀赋不足,或身体素虚,均可造成肾虚,肾阴虚或肾阳虚,阴损及阳,阳损及阴。或所愿不遂,精未外泄,或同房、手淫忍精不泄,败精阻滞精道。《医林改错》曰:"元气既虚,必不能达于血管,血管无气必停留而为瘀。"肾阳不足，内寒由生，寒凝经脉，则血行不畅；肾阴亏耗，虚热由生，煎灼营阴，脉络瘀阻。《类证治裁·淋浊》曰："有过服金石，入房太甚，败精淤遂而成淋者。"《诸病源候论·虚劳尿精候》曰："肾藏精，其气通于阴，劳伤肾虚，不能藏于精，故因小便而精液去也。"肾为先天之本，脾为后天运化之源。孙教授认为治疗应以补肾健脾为主，注重利湿化浊，活血化瘀。孙教授临证时常用浙贝母、天花粉、石菖蒲、薏苡仁、冬瓜仁等利湿化浊、活血化瘀之品，促使秽浊的炎性分泌物排出，保证前列腺导管排浊通畅，加速慢性前列腺炎炎性病灶的愈合。

(2)从瘀辨治：孙教授认为瘀的病机贯穿慢性前列腺炎的始终，故治疗应以活血化瘀为根本大法，根据患者的不同病情和体质，采用辨证分型论治。

1)湿热蕴结，治宜清热解毒、活血通淋：此型多见于中青年。平素嗜食辛辣肥甘厚味，或过量饮酒，伤及脾胃，酿湿生热，蕴结下焦；或外感湿热火毒之邪下迫膀胱，膀胱气化失司；或房事忍精不射，败精阻滞，清浊不分，发为此病。临床表现为尿频、尿急，或伴尿道刺痒灼热，偶有尿痛，会阴及小腹胀痛，腰骶部酸痛不适，小便黄赤，舌红苔黄腻，脉弦滑或滑数。孙教授临证治疗此型以清热解毒、活血通淋为治则，方给予前列腺Ⅰ号方加减(金银花、蒲公英、败酱草、赤芍、丹参、车前子、薏苡仁、怀牛膝等)。

2)气滞血瘀，治宜行气活血，祛瘀止痛：此型病程长，多由情志不遂，调理不当；或失治误治，病久入络，脉络瘀阻，气滞血瘀，引发该病。临床表现多为尿频，尿有余沥或尿分叉，会阴、睾丸、小腹、腹股沟、腰骶等部位有不同程度的疼痛，多为刺痛或胀痛，或伴有情志抑郁、烦躁失眠、阳痿、早泄，舌质暗，或有瘀点，苔薄白，脉弦涩。孙教授认为治宜行气活血、祛瘀止痛，常选前列腺2号方加减(桃仁、红花、川芎、当归、赤芍、丹参、川牛膝、陈皮、延胡索、荔枝核、橘核仁等)。

3)肾虚血瘀。宜补肾健脾、活血祛浊：此型多见于久病体弱患者，日久不愈，病情复杂，虚实夹杂。临床多表现为尿频，尿急，尿后余沥不尽，夜尿多，腰膝酸软，手足不温，小腹、睾丸坠胀明显，纳差腹胀，神疲乏力，性欲减退，阳痿、遗精，舌淡胖、有齿痕，苔白，脉沉细。孙教授认为此型治宜补肾健脾活血，化湿排浊，药物常选菟丝子、枸杞子、车前子、党参、黄芪、熟地黄、山药、山茱萸、金樱子、泽泻、薏苡仁、王不留行、皂角刺等。

(3)内外兼治：孙教授针对慢性前列腺炎湿热瘀阻的病机，自创前列栓，经直肠给药，直接作用于前列腺。方中黄芩、白花蛇舌草为君药，清热解毒祛湿，活血消肿；赤芍、败酱草清热解毒，祛瘀止痛；黄柏清热燥湿，泻火解毒；红花、丹参、乳香等祛瘀活血止痛；大黄为佐药，清热解毒，燥湿祛瘀。诸药合用，共奏清热利湿、活血通络、解毒散结之效。该药经长期临床观察验证，疗效安全稳定，能明显缓解慢性前列腺炎之排尿不适及会阴、生殖区胀痛不适等症状。

8. 从疮疡论治　孙自学从疮疡论治慢性前列腺炎。

(1)理论基础

1)相似的病因病机是论治的基础。疮疡是由于外感或内伤，影响机体五脏六腑，致使气血凝滞、营卫失和，经络阻塞，邪毒聚结而成。其中，湿热、瘀滞是发病的关键。湿热之邪阻滞脉络瘀久不化酿生热毒，遂产生红、肿、热、痛等典型症状。主要病机可概括为湿热壅滞，血脉瘀阻，气血不通，郁而化热，热毒肉腐，肉腐化脓。治疗上根据不同的时期大致可分为"消、托、补"三法。根据不同的给药途径可分为内服和外用。而慢性前列腺炎属中区"精浊""劳淋"等范畴，其病因病机错综复杂，多由嗜食肥甘，酿湿生热，流注下焦，蕴结膀胱，或房事不洁，湿热邪毒由下窍而入，上犯膀胱；欲念不遂，忍精不泄，败精郁滞于精室，日久则瘀阻脉络，损伤肾气。

肾虚下元不固，不能摄约脂液；肾虚则膀胱气化无权，气不化水则滋生湿热，气不行血则脉络闭阻而成瘀。湿热、瘀血是该病变化过程中的病理产物，湿热、瘀血、肾虚彼此影响，互为因果。因此，湿热、瘀滞是慢性前列腺炎与疮疡相同的病理因素，是慢性前列腺炎从疮疡论治的基础。

2)相同的病理，为慢性前列腺炎从疮疡论治提供了理论依据。慢性前列腺炎是由急性前列腺炎久治不愈转化而来，或者前列腺炎的反复发作而形成的，主要包括两个方面。一是细菌性前列腺炎，是由于细菌感染导致，经治疗不彻底，其病理是以前列腺炎实质感染、充血、肿胀、炎症细胞浸润，腺上皮坏死，为主要病理改变。前列腺炎初期，腺体充血，腺泡周围炎性反应，伴单核细胞及淋巴细胞浸润，腺泡及腺管梗阻，分泌物郁积，引流不畅；后期病理状态表现为腺体大部分纤维化，腺体细胞变性，脉管破坏瘀阻。二是无菌性前列腺炎，是由炎性物质介异的前列腺体炎症反应，使炎症细胞对局部的腺体组织的破坏，从而导致前列腺液的瘀阻，或由此产生的恶性循环，因而产生相关的胀痛不适症状。总之，无论是慢性细菌性还是无菌性的前列腺炎，其相同的病理都是炎症反应造成局部腺管和腺体的破坏。

疮疡的形成亦是致病菌入侵在局部引起的急性反应。致病菌侵入组织并繁殖，产生多种酶与毒素，进而激活凝血、补体、激肽系统及血小板和巨噬细胞等，导致炎症介质的生成和相应的炎症反应；同时引发效应症状，局部出现红、肿、热、痛。此病理过程和前列腺炎基本相同。因此相同的病理反应为慢性前列腺炎从疮疡论治提供了现代医学理论依据。

从症状分析，体表疮疡最显著的症状就是机体局部的疼痛、肿疡及溃脓。而慢性前列腺炎患者一般都会有会阴部、少腹部、腰部或睾丸、尿道及阴茎等局部不同程度的隐痛、胀痛、酸痛、灼痛、坠痛、刺痛等症状存在。通过对慢性前列腺炎患者前列腺的指诊，多可发现前列腺体的肿胀及触痛，且由于炎症作用与局部腺体，在前列腺液的化验中也会有与溃脓病变相似的白细胞增多改变。

(2)临床治疗：疮疡的治疗有“消、托、补”三法，在慢性前列腺炎的治疗上，依据不同的发展阶段和证候特征，也可灵活使用三法。

1)消法应用：消法主要用于慢性前列腺炎的热毒蕴结证，或湿热蕴结证，其症状特点为：尿频、尿急、尿余沥不尽，小便后尿道根部隐痛不适，阴囊潮湿，会阴部或小腹部胀痛不适，舌质红，苔黄腻，脉滑数。前列腺指诊触痛明显，或前列腺肿大；前列腺液检查：白细胞升高。此期应同于疮疡的初期，整体辨证为热毒蕴结证，应用消法之清热利湿，解毒散结，活血化瘀，给予自拟前列腺 1 号方加减，常用药物有金银花、马鞭草、连翘、蒲公英、红藤、败酱草、野菊花、赤芍、牡丹皮、天花粉、玄参、知母、黄柏、萆薢、泽兰、益母草、三棱、莪术、穿山甲、地龙等。

2)托法应用：托法主要是应用补益药物，托毒外出，适用于慢性前列腺炎的虚实夹杂证，或湿热兼瘀证，或肾虚湿热证等。症状特点为：尿频、尿急、尿道滴白，小腹、会阴、肛门部坠胀疼痛，同时伴有乏力，头晕耳鸣，腰膝酸软等症状。前列腺指诊：前列腺肿大或触痛。治疗当消、托并用，攻补兼施，或以消法为主，或以补法为主。在清热解毒利湿的同时，加入补益气血或补益肝肾的药物。治疗以自拟前列腺 2 号方加减。常用药物有金银花、蒲公英、连翘、败酱草、红藤、野菊花、半枝莲、黄芪、炒穿山甲、川芎、皂角刺、生薏苡仁、丹参、赤芍、炙乳香、炙没药、熟地黄、菟丝子等药物。

3)补法应用：补法主要用于慢性前列腺炎的虚证，或气血亏虚或肾虚证。主要表现为尿频、尿余沥不尽，尿无力，夜尿多，乏力，腰膝酸软，性功能下降，舌淡，苔厚白，脉沉或弱无力。前列腺指诊：前列腺体积缩小，质地软，前列腺液少，质地较稀。治疗上当补益气血，健脾补肾，常用八珍汤或五子衍宗丸加减。常用药物如黄芪、白术、当归、鸡血藤、熟地黄、山茱萸、菟丝子、枸杞子、沙苑子、五味子、玄参、麦冬、丹参、赤芍等。

9. 从“热入精室”论治　刘健美等从“热入精室”论治慢性前列腺炎。

“热入精室”理论在《伤寒论》中体现在第392、393、394、395、396、397、398条。

《注解伤寒论·辨阴阳易差后劳复并病脉证并治法》云：“大病新差，血气未复，余热未尽，调和阴阳，得病者名曰易。男子病新差未平复，而妇人与之交，得病，名曰阳易。以阴阳相感动，其余毒相染著，如换易也。其人并身体重，少气者，损动真气也；少腹里急，引阴中拘挛，膝胫拘急，阴气极也；热上冲胸，头重不欲举，眼中生花者，感动之毒，所易之气，熏蒸于上也。与烧裩散以通阳气。”此条可知，病后余邪未尽，正气未复，男女性交，更伤精气而致疾病复发。因男病易传女，女病易传男，故又称为“阴阳易”，精气耗伤则身体沉重，倦怠无力。阴精内虚，筋脉失养，故少腹拘急疼痛，或牵引阴部拘急痉挛，或两膝胫部拘急抽掣，肝肾虚热，循经上冲，则头目昏重，视物模糊，治以烧裩散。烧裩散：妇人中裤，近阴处，取烧作灰。但临床条文中所述症状，非一味烧裩散能治。故本方存疑待考。

仲景在条文中列举了枳实栀子汤、小柴胡汤、牡蛎泽泻散、理中丸、竹叶石膏汤等多种治疗方药，真正体现了“观其脉证，知犯何逆，随证治之”的治疗思想。

参考仲景及叶天士治疗热入血室方法，小柴胡汤枢转少阳之邪，是退热补虚之方剂，最适用于瘥后劳复发热，而本处发热并非体温升高才可，以患者感觉烦热为准，而第394条亦用之。病程迁延日久，久病入络，久病入血，结合个人临床经验，化裁古方，灵活运用，形成自拟柴胡抵挡汤，退热补虚，活血通络，使精室功能得复。

由此可见，足厥阴肝经绕阴器，在精室外围，热入厥阴，扰乱足厥阴肝经，从足厥阴肝经着手可透达精室之邪热，又因肝胆互为表里，所以治厥阴必治少阳，从少阳治厥阴之邪热，一方面提透下陷之热，清透兼施，另一方面也要照顾正气使之能够鼓邪外出。

10. 情志疗法辨治　薛慈民情志疗法辨治慢性前列腺炎经验。

薛教授认为，情志疗法治疗慢性前列腺炎可分为中药治疗和情志相胜两个方面。临床治疗CP，特别是顽固复发者，灵活穿插运用这两种方法，往往可起到良效。

中药治疗应按照四诊合参及心理状态进行辨证论治。

《黄帝内经·灵枢》有云：“悲哀愁则心动，心动则五脏六腑动摇。”情志伤心，心主君火，心神被扰则君火妄动，临床表现为口舌生疮、小便色黄灼热、情绪烦躁易激惹，舌尖红，脉弦滑，方用黄连清心饮合导赤散加减。方中黄连配竹叶清心火，生地黄配酸枣仁养心阴，茯神配远志安心神，木通配草梢通淋浊，共奏清心安神、利水通淋之动，若心火耗伤心阴，累及肾水，心肾不交，致龙雷之火上奔，表现为心烦不寐、两颧潮红，耳鸣心悸、舌红苔光，脉细数，可用朱砂安神丸合天王补心丹加减。方中酸枣仁配麦冬养心血，生地黄配玄参补肾阴，朱砂配黄连镇心神，共奏滋阴降火、交通心肾之功。兼寐差易惊，加用重镇安神药，如龙骨、龙齿、磁石、珍珠母等，以期“重则能镇”“重可去怯”；兼口腔溃疡、心火极重者，加用栀子、莲心等；兼心气涣散、意识恍惚者，以养为上，可加用甘麦大枣汤，重用酸枣仁、柏子仁、远志、合欢皮、首乌藤等。

情志伤肝，肝主疏泄，肝魂被扰则气机不畅，表现为会阴部疼痛、情绪抑郁、尿等待等症状，情绪波动时加重，舌紫苔薄黄，脉弦，方用柴胡疏肝散加减。方中柴胡疏肝气，白芍敛肝阴，一散一收，相反相成；白芍配甘草一酸一甘，缓急止痛；川芎行气活血，香附疏肝行气，共奏疏肝理气、活血止痛之功；若肝气不舒，郁久化热，加之湿邪外袭，湿热郁结，表现为尿频尿急，灼热疼痛，口苦咽干，舌红苔黄腻，脉弦或滑，方用龙胆泻肝汤加减。方中龙胆配柴胡，同循肝经，一苦寒一辛热，相反相成；黄芩配栀子，去寒泻火；生地黄配当归，滋阴养血，固护肝阴，共奏泻火除湿之功；若病久阴损及阳，寒凝肝脉，气血瘀阻，表现为会阴、小腹坠胀冷痛，肢冷乏力，舌淡唇白，脉沉弦或迟涩，可用暖肝煎加减。方中当归、枸杞子温补肝脏，肉桂、茴香温经散寒，乌药、沉香温通理气，共奏温经散寒之功。

情志伤肾，肾主封藏。恐惧伤肾，致肾失封藏，精气外泄，表现为便后滴白，余沥不尽，甚者可致阳痿早泄。若肾阴亏虚，表现为五心烦热、腰膝酸软，舌红苔少，脉细数，方用六味地黄丸或左归丸加减。若肾阳不足，膀胱气化功能不足，表现为小便频数，余沥不尽，畏寒怕冷，四肢尤甚，腰膝冷痛如坠冰窖，精子活力下降，舌淡，脉沉细无力，方用金匮肾气丸或右归丸加减。肾之阴阳均来源于肾精，故常可见阴损及阳、阳损及阴或阴阳俱亏之症，临诊时应阴阳互补。

薛教授认为，除了中药治疗，情志相胜疗法也颇为有效。其从“五情配五脏”理论和“五行生克”理论衍生而来，应用五情的相互克制来达到治疗五脏病变的目的：喜伤心，恐胜喜；怒伤肝，悲胜恐；思伤脾，怒胜思；忧伤肺，喜胜忧；恐伤肾，思胜恐。临诊过程中，应准确判断患者的心理状态，利用相克原理适当引导。同时应避免过度的情绪波动，忧郁、焦虑、悲观等负面情绪固然不好，过度的欢喜、乐观对本病有一定的影响。

11. *从本虚标实的病机论治* 孙自学等基于本虚标实的病机论治慢性前列腺炎。

CP病变的核心在于本虚标实。初病多实，久病多虚。临证之际，可见虚实夹杂者居多，其中脾肾虚为发病之本，湿热为发病之标，瘀滞是本病发展的必然结果。

治疗本病常用补肾固本、清利湿热、行气化瘀之法。然临证之际，病症多虚实夹杂，单一证型者少，常数个证型相兼为病，应谨守病机之所在，明辨邪之所成，数证合参，多法联用，多方相合，虚实同治，补泻兼顾，共奏祛病防变之功。

(1)补肾固本：适用于论治肾虚证。主症：尿后滴白，小便余沥不尽，腰膝酸软，头晕耳鸣，神疲倦怠，或伴有阳痿早泄之症，舌淡，苔薄，脉沉。处方多选肾气丸、右归饮、菟丝子丸等治之。常用药物：熟地黄、菟丝子、巴戟天、炒山药、酒山萸肉、茯苓、炒白术、怀牛膝。若偏于肾阴虚者加生地黄、枸杞子、知母以滋肾养阴；若偏于肾阳虚者加锁阳、鹿角霜、仙茅以温肾壮阳；若兼有脾气虚者加炙黄芪、党参、炒白扁豆以健脾益气。

(2)清利湿热：适用于论治湿热证。主症：尿频，尿急，尿痛，会阴部、少腹部灼热不适，努责时尿道滴白，小便黄，大便干，口苦，舌苔黄腻，脉滑数。处方以茵陈蒿汤、龙胆泻肝汤、泻心汤治之。常用药物：茵陈、栀子、黄芩、黄连、败酱草、瞿麦、萹蓄。若湿邪重者加生薏苡仁、泽泻、滑石以清利湿热；若热邪重者加龙胆草、大黄、金银花以清热利毒；若日久伤阴者加黄柏、知母、玄参以清热滋阴。

(3)行气活血：适用于论治瘀滞证。主症：尿涩、尿痛，甚至有血尿、血精，会阴部、少腹刺痛不适，舌质紫暗或有瘀斑，苔白或黄，脉弦涩。处方多选少腹逐瘀汤、王不留行汤、桃红四物汤等治之。常用药物：炒桃仁、红花、王不留行、当归、川芎、芍药、丹参。若偏于气滞者，加柴胡、炒枳实、青皮以疏肝行气；若偏于血瘀者加制五灵脂、川牛膝、地龙以化瘀通络；若夹痰浊者，加苍术、制半夏、陈皮以化痰祛浊。

12. *以李东垣阴火理论为指导* 魏宗彬等探讨了李东垣阴火理论对慢性前列腺炎辨治的启示。

(1)阴火理论阐释：阴火理论是李东垣继承《黄帝内经》“夫邪之生也，或生于阴，或生于阳。

其生于阳者，得之风雨寒暑。其生于阴者，得之饮食居处，阴阳喜怒”“壮火之气衰，少火之气壮。壮火食气，气食少火。壮火散气，少火生气”等观点和“百病皆由脾胃衰而生也”等脾胃论而提出，并进一步演化而成的理论。但李东垣并未对“阴火”作专题论述，散见于《内外伤辨惑论》《脾胃论》《兰室秘藏》《医学发明》等医著中，并且阴火并非为特定“火”，因部位不同而不尽相同。李东垣认为，阴火的产生是“苟饮食失节，寒温不适，则脾胃乃伤；喜怒忧恐，劳役过度，而损耗元气。既脾胃虚衰，元气不足，而心火独盛。心火，阴火也，起于下焦，其系系于心，心不主令，相火代之。相火，下焦包络之火，元气之贼也。火与元气不能两立，一胜则一负”（《内外伤辨惑论·饮食劳倦论》）、“脾胃既虚，不能升浮，为阴火伤其生发之气，荣血大亏，荣气伏于地中，阴火炽盛日渐煎熬……是清气不升，浊气不降，清浊相干”（《脾胃论·长夏湿热胃困尤甚用清暑益气汤论》）。其病机为脾胃虚弱，元气不足，陷于下焦，郁而化火，正如《内外伤辨惑论·辨寒热》所言：“肾间受脾胃下流之湿气，闭塞其下，致阴火上冲。”其临床表现多而杂，归纳后主要为脾胃虚弱症候和内热表现两方面。治疗当以补脾胃、升阳气、泻阴火为法，即“惟当以辛甘温之剂，补其中而升其阳，甘寒以泻其火则愈矣”（《脾胃论·饮食劳倦所伤始为热中论》）。

（2）阴火理论贯穿慢性前列腺炎发生发展始终：慢性前列腺炎综合征具有阴火特点。慢性前列腺炎的发病与嗜食辛辣之品、饮酒、情志过极、频繁手淫、感染邪毒和久坐等诸多因素有关，导致脾胃气虚，气虚到不能行津布液，脾虚则湿盛，本已不足之脾胃清阳，随之归正化之津液下陷于肾，不得生发，则升清降浊失司，“湿能助火，火旺郁而不通，主大热”（《脾胃论·用药宜禁论》）。日久耗伤气血，则元气不足，阴血亏少，演变为脾肾不足，湿热郁结于下焦。而湿热、气陷与阴亏蕴结于下，易引动肾间相火与之狼狈为奸，火愈旺阴愈伤，则心肾无以交通，表现为心火上燎及阴虚内热等火热证候。所以，李东垣指出阴火起于下焦，心火阴火也，如果心火不旺则仅表现为下焦包络之火。湿热郁阻日久，炼液灼津为痰，痰凝则血瘀。所以阴火理论贯穿于慢性前列腺炎发生发展的始终，后期并兼夹痰瘀凝阻滞等证候。

（3）阴火证候与慢性前列腺炎临床表现一脉相承：慢性前列腺炎主要表现为下尿路症状、盆腔郁阻疼痛综合征、精神情志异常及生殖性功能障碍等四大症候群。《灵枢·口问》曰：“中气不足，则溲便为之变。”脾胃气虚，陷于下焦，膀胱开合失司，则出现疲乏，尿频、尿急、尿后余沥等症；阴火炽盛于下则尿道灼热、疼痛；脾虚清阳随湿浊下陷，则清阳不升，浊阴不降，不归正化之湿浊逼迫精微并随之旁流，出现“便后滴白”现象。则正如《张聿青医案》说：“精浊者，溲后每有牵腻之物渍于马口。”精微旁流，肾精耗伤，腰腹失养，不荣则痛，气机阻滞不通，不通则痛。故常表现为腰骶部、下腹部、会阴、腹股沟及睾丸等部位的酸软、坠胀、疼痛；心主神志，为五脏六腑之大主，心火燎旺于上，火盛耗伤阴血，则心无所主，出现精神紧张、焦虑、忧郁、失眠等精神情志异常。李东垣亦有相关阐释：“心包与心主血，血减则心无所养，致使心乱而烦，名曰挽。挽者，心感而烦闷不安”（《内外伤辨惑论·饮食劳倦论》）、“心脉者神之舍也，心君不宁，化而为火，火者七神之贼也。故曰阴火太盛，经营之气不能颐养于神”（脾胃论·安养心神调治脾胃论）。并且“心喜宁静，不喜过劳，过劳则心动，心动则火起而上炎，火上炎则水火相隔，心之气不能下交于肾，肾之关大开矣，盖肾之气必得心气相通，而始能藏精而不泄，今心不能摄肾而精焉能不走乎”（《辨证录》）。清代林佩琴在《类证治裁·淋浊》亦言：“浊出精窍，病在心肾。”肾藏精，主生殖及脏腑气化，肾精外泄，肾失濡养，则生殖及性功能随之受累，并发阳痿、早泄、不育等疾病。

13. *以络病学说为指导*　祝莉等基于络病学说对慢性前列腺炎的诊治进行了探讨。

(1)从络病学探讨慢性前列腺炎的病因病机:慢性前列腺炎的发生发展是一个涉及多脏腑、多系统的动态演变过程。本病病机核心当属本虚标实,脾肾亏虚为本,湿热、气滞为标。中医学认为瘀血既是病理产物,又是致病因素,前三者均可致血瘀,因此瘀在慢性前列腺炎发展过程中占有重要地位,贯穿疾病始终。

1)肾虚为本:前列腺归属精室范畴,《素问·六节藏象论》云:"肾者主蛰,封藏之本,精之处也。"说明精离其位,发为本病。《诸病源候论》云:"胞冷肾损,故小便白而浊也。"指出本病与肾相关。淫欲邪思,唯损在肾,所愿不随精未外泄或忍精不泄,郁而不散,日久化热,发为本病;若先天禀赋不足,肾中阳气虚损,失去温煦、推动、固摄等生理功能,脉道气血运行不畅,瘀血内停或精室不藏,发为本病;肾阴不足,虚热内生,相火妄动,发为本病,日久营阴耗伤,瘀血内停,发为血瘀。正如张介宾所言:"凡人之气血犹如源泉,盛则流畅,少则壅滞,故气血不虚则不滞,虚则无有不滞",故肾虚是慢性前列腺炎发病之本,血瘀是发展趋势,并且血瘀最终也将发展成为病理产物。

2)湿热、气滞为慢性前列腺炎发病之标:湿热之邪,或为外感,或为内生。房事不洁,秽浊之邪从外而入,郁结精室,水道不利发为本病,或嗜食肥甘厚味,湿热内生,下注精室,使精、浊不分,发为精浊。湿性缠绵,久则伤及中焦脾胃,脾失健运,水湿不化,湿热内生,郁结下焦为本病,正如《类证治裁》记载:"有浊在精者,久之则有脾气下陷,土不制水,而水道不清也。"《临证指南医案·淋证》曰:"精浊者,盖因损伤肝肾而致",说明肝脏在精浊病中起着重要作用。肝脏为调节全身气机的枢纽,情志不遂,肝气郁结,郁则气滞,久则生热,津液耗伤而不疏,阻于精道发为本病。因此,湿热、气滞均为慢性前列腺炎发病之标。

3)瘀阻是慢性前列腺炎发展必然趋势:肾阳虚,络中气血运行不畅,络脉瘀阻不通,相火失于疏泄、湿热不得清利,邪入营与血结,血为之郁结,乃至精道瘀滞不通。慢性前列腺炎病情反复缠绵难愈,正如清代叶天士所云:"久病必入路,气血不行……久发频发之恙,必伤及络,络入聚血之所,久病必瘀闭……络脉闭阻,不通则痛。"故瘀阻是慢性前列腺炎发展必然趋势。

(2)络病指导下慢性前列腺炎的治疗原则:络脉作为经脉细小分支,是全身气血运行的通道,逐层细化网布周身,为血流之末。络脉结构决定络脉为病,易滞易塞的特点。正气亏虚无以推动络中气血,运行缓慢终致络脉瘀滞;湿热病邪侵袭,由经及络伤及络脉,煎灼络中津血,日久血滞或瘀。气为血之帅,血行依赖其推动。肝为全身气机升降的枢纽,情志不遂,肝气不舒可致血行无力成瘀。各种病理因素最终形成络脉瘀阻的病理状态。

络脉瘀阻是慢性前列腺炎的病机关键,而络以通为用。然《医学真经》曰:"通络之法,各有不同。"慢性前列腺炎病属肾虚为本,湿热、气滞为标,既要补益通络为本,又要清热利湿、活血化瘀通络治标。慢性前列腺炎以排尿异常和前列腺周围疼痛为主要表现,患者临床表现各有偏重,通络之法可依据患者的临床表现辨证使用,以尿频、尿急等为主,当用清热利湿佐以通络之法;以前列腺周围疼痛为主要表现为主属肾虚者,当用补益佐以通络之法;属气滞者,当用疏肝理气佐以通络之法。慢性前列腺炎病程长久,缠绵难愈,严重影响患者生活质量,佐以疏肝理气之法,起到事半功倍的效果。

(三)综合论述精粹

1. 总结国医大师王世民教授论治慢性前列腺炎的临床经验,以资临床借鉴　张李博、王瑶、吴金鸿等于2020年发表《国医大师王世民论治慢性前列腺炎经验》一文。

(1)病因病机:慢性前列腺炎根据其临床表现可归属于中医学"精浊""劳淋""腰痛""白淫"

“淋浊”等范畴。《素问·痿论》云：“思想无穷，所愿不得，意淫于外，入房太甚，宗筋弛纵，发为筋痿，及为白淫。”由于本病病程长，易反复发作，持久不愈，容易给患者带来各种经济及精神压力，致使情志不畅，肝气不舒，日久则肝郁气滞。王教授认为肝郁气滞贯穿慢性前列腺炎的整个过程，在经脉络属上与足厥阴肝经联系最为密切。《灵枢·经脉》言：“肝足厥阴之脉……循股阴，入毛中，过阴器，抵小腹……属肝络胆，上贯膈，布胁肋。”《灵枢·经筋》曰：“足厥阴之筋……上循阴股，结于阴器，络诸筋……阴股痛转筋，阴器不用。”慢性前列腺炎患者因生活及工作压力大，烟酒无度，久则肝气疏泄失司；加之患者饮食不节，脾失健运，湿热内生，蕴于精室，日久气滞血瘀，导致本病的发生。正如《诸病源候论·蛊毒诸病下·饮酒后诸病候》言：“酒性有毒，而复大热，饮之过多，故毒热气渗溢经络，浸溢腑脏，而生诸病也。”

(2)辨证思路

1)基本思路：由于患者多数存在明显焦虑、紧张、抑郁等负面情绪，患者心理及精神压力较大；临床症状主要表现为尿等待、尿无力、尿线变细、尿痛、尿分叉等下尿路症状，阴囊潮湿，会阴部、睾丸、两侧少腹部、耻骨联合等部位的疼痛不适，病程日久可出现阳痿、早泄等性功能障碍症状。王教授认为缓解或消除焦躁、抑郁情绪是提高该病治疗效果的关键环节，治疗上应以疏肝理气、调畅气机为基本治法。王教授根据肝的经脉归属、生理功能及特性，同时注重除湿、热、瘀等继发性病理产物，临床上常法以清热利湿、活血化瘀法。自创三核汤治疗慢性前列腺炎，并强调方与证相合，多根据“症”和药物的四气五味及功能主治而选择药味。

2)三核汤的临床应用：基本方：山楂核 20g，橘核 20g，荔枝核 20g，川楝子 10g，木香 10g，鬼箭羽 20g，延胡索 10g，小茴香 10g，益智仁 10g，乌药 3g，蛇床子 10g，柴胡 10g，甘草 8g。方中山楂核、橘核、荔枝核共为君药，可行气散结止痛；川楝子、木香、鬼箭羽、延胡索、乌药温肾祛寒，缩尿止遗，患者病程较长，多出现阳痿、早泄等症状，故加蛇床子以温肾助阳，四药共为佐药；柴胡、甘草为使药，柴胡引诸药入肝经，甘草调和诸药。诸药合用，共奏疏肝理气、活血化瘀、温肾助阳之功效。三核汤中温、苦药物居多且主肝、肾经，中医理论认为温性药物能“温通散结，抑制增生”而“苦能燥湿，苦能清泄”，非常符合慢性前列腺炎患者的病因病机。

随症加减：若口苦、阴囊潮湿、舌苔黄腻、脉滑数等湿热症状者，在三核汤基础上适用秦皮 12g，盐黄柏 15g，知母 15g，车前子 10g，薏苡仁 10g 等清热燥湿，利尿通淋；若出现排尿困难、尿线细而分叉、小便余淋或尿道涩痛，舌质色暗、脉涩等气滞血瘀等症状者，在三核汤的基础上选用水红花子 15g，土鳖虫 10g，鸡血藤 15g，穿山龙 10g，丹参 10g 等活血通络止痛；疾病后期患者有勃起功能障碍偏肾阳虚者加鹿角胶（烊化）10g，鱼鳔胶（烊化）10g，肉苁蓉 10g 等；偏肾阴虚者多选用女贞子 15g，墨旱莲 10g，菟丝子 10g 等；排尿灼热疼痛较重者加海金沙 15g，萹蓄 10g，滑石 12g，生甘草 10g 等；睡眠不佳者加煅龙骨、煅牡蛎各 15g，酸枣仁 15g 等；服用苦寒清利药物后脾胃功能不佳者加党参 10g，山药 10g，白术 10g 等。

王教授临床上以三核汤为基础方，根据患者体质偏颇及临床证型、症状的不同，随症加减药物，体现个体化诊疗。

[引自：张李博，王瑶，吴金鸿，等，2020.国医大师王世民论治慢性前列腺炎经验.湖南中医药大学学报，40(12)：1441-1443.]

2. 国医大师王琦教授主病主方论治慢性前列腺炎/慢性盆腔疼痛综合征的经验总结　董阳、马金辰、王鑫等于 2019 年发表《王琦教授主病主方论治慢性前列腺炎/慢性盆腔疼痛综合征经验总结》一文。

(1)王琦教授主病主方理论:主病主方思想发轫于《兰台轨范》,其作者徐大椿认为:“一病必有一主方,一方必有一主药”“如一方所治之病甚多者,则为通治之方,先立通治方一卷以俟随症拣用。”岳美中先生临诊则常以辨证论治与专病专方相结合,提倡重视有确实疗效的专方专药。王琦教授据此将主病主方思想总结为:“高度针对贯穿整个疾病始终的主导病机,以一方为主,并可根据病情、证候、体质的多样性,据主方加味,体现病-体-证一统观。”王琦教授以主病主方思想为纲,辨病识病,因病处方,层层剖析慢性前列腺炎/慢性盆腔疼痛综合征的病理因素及各症候群组,归纳主导病机,创制了本病主方“前列止痛汤”,疗效理想。

(2)辨识本病病机:确立主方的前提在于辨识疾病的主导病机。辨识主导病机的关键则在于分析疾病症状群组,归纳其病理因素。

1)主病症状群组及病理因素:王琦教授常将慢性前列腺炎/慢性盆腔疼痛综合征的症状总结为三大症候群:会阴刺痛群,以会阴刺痛为主,甚则痛引睾丸、阴茎、腹股沟或腰骶部;排尿异常症候群:以尿频、尿急、尿等待,余沥不尽为主;精神心理症候群,如失眠、焦虑、抑郁、急躁等。病理因素则以“瘀浊”为祸。“瘀”不仅为血瘀,更蕴含有前列腺液排出不畅,瘀积闭塞之意。“浊”则为前列腺液瘀积日久,闭塞不出,秽浊腐坏的产物。

2)精窍瘀浊阻滞兼肝郁气滞为本病主导病机:综合症因,王琦教授归纳慢性前列腺炎/慢性盆腔疼痛综合征的主导病机为精窍瘀浊阻滞,兼肝郁气滞。前列腺属阴器,为肝经所过,由肝经所主,瘀浊阻滞精窍,则肝之经气不舒,疏泄不利,既能加重会阴刺痛症状,同时也可见失眠、焦虑、抑郁、急躁等肝郁扰神之情志症状。衷中参西,“瘀浊”阻滞日久,脉络、尿道不畅,触诊硬结而痛,镜检则可发现前列腺实质充血水肿,白细胞聚集,间质纤维化等病理变化。表现出会阴刺痛和尿路不畅等症状。由此观之,精窍瘀浊阻滞是本病的主导病机,瘀浊俱为阴邪,胶固不移,重浊难祛,则是其难于治疗的关键原因。

(3)创制本病主方

1)前列止痛汤:辨病识病,因机处方,王琦教授创制了本病主方——“前列止痛汤”,其组成为:柴胡 12g,熟大黄 10g,天花粉 20g,炮穿山甲 6g,当归 10g,桃仁 10g,红花 10g,炒川楝子 10g,延胡索 10g,乌药 10g,生甘草 6g。方取复元活血汤合金铃子散,具有化瘀排浊、疏肝通络、行气止痛的功效。复元活血汤出自《医学发明》,李杲谓:“血者皆肝之所主,恶血必归于肝,不问何经之伤……诸痛皆属于肝木,既败血凝泣,从其属,入于肝也。”其方功在疏肝气,散瘀血。《绛雪园古方选注》则谓:“金铃子散,一泄气分之热,一行血分之滞。”有清热理气活血之功。王琦教授参合古方精要,制前列止痛汤以柴胡舒达肝气,熟大黄化瘀活血 ,升降相因,攻散瘀滞,合为君药。当归、桃仁、红花活血化瘀止痛,川楝子、延胡索、乌药疏肝理气解郁,共为臣药。炮穿山甲破血走窜通络,合大黄、川楝子以清郁热,配桃仁、当归以润血燥,防气血久瘀化火化热之变,共为佐药。诸药相配,既有活血化瘀,通络止痛之功;又有疏肝解郁,清热润燥之意,针对本病精窍瘀浊阻滞,兼肝郁气滞之主导病机,丝丝入扣,恰到好处。

2)临证加减化裁:王琦教授认为,主病主方的目标是疾病,是针对决定疾病发生、发展走向的主导病机的高效干预。但随着疾病的进展,在患者体质等因素影响下,主导病机出现侧重,致某一症候群组表现较为突出,则当考虑宏观与微观诊疗结合,主病主方与对症处理并举,用药兼顾患者体质。

A. 主病主方与对症处理并举:会阴刺痛明显者,多为瘀血阻滞难开,或为血瘀体质。王琦教授喜用刘寄奴合苏木以疗久瘀入络,止顽固疼痛。《本草从新》谓:“刘寄奴,下气止心腹急痛，下血消肿……是走而不守可知。”其性峻猛破血通利，能行气散瘀，止痛力雄。《得配本草》曰：“苏木，甘、辛、咸，入足三阴经血分。达下焦，泄大便，破死血，散痈肿，排脓止痛。”本品既能化瘀止痛，又兼解毒排脓，尤善治下焦疼痛。如排尿异常症状明显者，体质多属湿热，临证可考虑合马鞭草20g，败酱草20g，虎杖10g，此三味是王琦教授治疗前列腺炎的特色药。马鞭草味苦性寒，入足厥阴肝经血分，《本草拾遗》谓之“主症癖血瘕，久疟，破血”。《证类本草》则言其能治“男子阴肿大如升，核痛”。王琦教授取其散瘀止痛，解毒消肿之功，疗瘀浊阻络，子痛难当；败酱草性辛凉，能解毒清热，祛瘀排浊止痛，擅长治疗下焦疼痛。正如《本草正义》云：“此草有陈腐气，故以败酱得名。能清热泄结，利水消肿，破瘀排脓。惟宜于实热之体。惟产后诸痛，当以瘀露作痛者为宜。”虎杖，叶天士用其通腐宣窍，止瘀浊阻络之疼痛，“思少壮情欲勉强，必致败精凝窍，精腐变瘀，理固有诸，用虎杖散法……宜通不宜涩”。明显的精神症状是本病难治的重要原因，如精神心理症候群明显者，多从肝郁气滞角度出发，合入白蒺藜10g，郁金12g，琥珀9g，以疏肝宁志；茯神30g健脾宁心，以防肝木克土，先安未受邪之地。患者宜长服疏肝解郁类中药，调畅情志，怡情移性。

B. 用药兼顾患者体质：朱丹溪《格致余论》认为“形色既殊，脏腑亦异，外证虽同，治法迥别”。指出体质是临证用药的重要参考因素。近年来学者从流行病学、因子分析、临床实际等不同角度出发，对本病的相关体质进行了深入研究，结论则总以湿热、血瘀、气滞体质为主。偏颇体质的形成常受患者生活习惯、日常饮食等影响，其改变非朝夕之功，故用药讲究平和缓图，攻邪扶正兼用。王琦教授临证用药辨识体质，湿热质多加用车前子、土茯苓、黄柏以清热利湿；血瘀质当考虑丹参、三七等养血祛瘀通络；气郁质则酌加郁金以疏肝理气，调节体质。

C. 宏观与微观诊疗结合：慢性前列腺炎患者指诊检查常有压痛、变硬、结节等宏观体征，前列腺液镜检则多见白细胞成堆、卵磷脂小体升高，前列腺小体外泌蛋白增多等微观现象，临证中王琦教授以“湿瘀浊阻，精窍不畅”解释本病的微观表现，临证每会用虎杖12g，马鞭草20g。

[引自：董阳，马金辰，王鑫，2019.王琦教授主病主方论治慢性前列腺炎/慢性盆腔疼痛综合征经验总结.环球中医药，12(7)：1115-1117.]

3. *薛慈民教授辨治前列腺炎的临床经验*　赵亮于2013年发表《薛慈民通补调理法辨治前列腺炎经验》一文。

(1)病机特点——肾虚为本，湿热为标，瘀阻为变：中医学将前列腺炎归于“精浊”范畴。薛教授认为，本病的发生以肾虚为本，湿热为标，瘀阻为变。患者或先天不足、肾气亏虚，或房室不节、过伐肾阴，致水不养龙，龙雷之火上奔；或所愿不遂、淫欲思念，心君之火妄动，引动下焦相火，热扰精室，发为白浊。肾主水司开阖，肾气不足，膀胱气化失常，则水液代谢障碍。开多阖少者，发为尿频尿急，夜尿频数；阖多开少者，发为排尿无力，尿不尽，小便滴沥。命门火衰，火不养土，脾不制湿，加之饮食不节，嗜食辛辣肥甘或长期饮酒，生湿生热，湿热流于下焦，发为淋浊。肝经绕阴器，主宗筋，肝藏血，主疏泄，调节男性生殖功能；肾为肝之母，精血同源互化，肾虚则肝血不足，加之病久情怀不畅，导致肝失疏泄，形成肝气郁结；肝气不舒，神气内郁，发为抑郁焦虑；气机不畅，经气不利，发为会阴睾丸胀痛；肝气郁结，疏泄不及，肝血不能抵达宗筋，宗筋弛缓发为阳事不举。气郁不能行血，宗筋络道瘀滞，气滞血瘀下焦，发为刺痛拒按，肿块硬结。

(2)体质学说的应用：先天禀赋不足可形成不同的体质类型，体质在一定程度上决定了个体对某种致病因素的易感性和疾病的从化性。薛教授认为,体质在前列腺炎的发病中有着重要的影响。在临诊中,只有充分把握体质,才能因人制宜,通过调理机体达到阴阳平衡。薛教授将患者分为湿热质和瘦燥质。湿热质患者往往体型肥胖,平素嗜食肥甘、喜好烟酒、湿热内蕴,表现多实证,如尿道灼热、小便涩痛、盆底区胀痛明显、口干口苦、苔厚腻、脉滑数。瘦燥质多为体型瘦弱,先天肾精亏虚,阴阳失调,表现多虚证,如尿不尽、尿后滴沥、腰骶两膝酸软、遗精、早泄、阳痿、易疲乏、精神差、口淡无味、苔薄、脉细弱。

(3)核心治则——通补调理:中医称前列腺为精室,能分泌贮藏前列腺液,如五脏之藏精功能,且可伴随射精排出前列腺液,又如六腑之排泄功能。故薛教授认为前列腺乃男子的奇恒之腑,具有易虚、易瘀的特点,结合前列腺炎肾虚湿热瘀阻的病机,提出了"通补调理"的治疗法则,通即"清热利湿,化瘀通络",补即"调节阴阳,益肾补虚"。在治疗过程中,既要解毒化瘀,避免湿热瘀阻脉络,又要固护肾气,避免过度消伐,通中有补,补中兼疏。

薛教授在"通补调理"的思路指导下,临床实践20余载,反复增删药味,自创经验方:黄芪30g,丹参15g,黄柏12g,白花蛇舌草15g,马鞭草15g,广郁金12g,川牛膝15g,延胡索9g,大腹皮9g,甘草6g。此方通补兼施,清湿热,通经络,益肾气,共奏益气化瘀、清利湿热之功。方中重用黄芪为君药,《本草纲目》记载黄芪甘温纯阳,功效补诸虚不足,益元气,壮脾胃,去肌热,排脓止痛,活血生血,内托阴疽。其可升可降,阳中之阳也,即可补肾气以安相火,又可健脾胃以化湿,且可活血生血以祛瘀生新。黄柏、蒲公英、丹参、川牛膝为臣,黄柏气寒性降,禀冬天寒水之气而入肾,专能退火解热,逐膀胱结热,泻肾中相火;蒲公英治五淋癃闭,利膀胱,专能清热解毒,利尿通淋;丹参善治血气,祛瘀生新,调经顺脉之药也,专能化瘀生新,又可清心安神;川牛膝散瘀血、补肝肾、强筋骨,引药下行,直达病所,更是通补兼备之妙品。白花蛇舌草、马鞭草、广郁金、延胡索、大腹皮为佐,既加强清热利湿,理气通络之功,又各有特点:白花蛇舌草、马鞭草清利下焦湿热;广郁金活血化瘀,兼能行气解郁;延胡索、大腹皮行气导滞,前者善止诸痛,后者且能利水。甘草为使,甘缓和中,调和诸药。

(4)灵活权变,倡导辨证与辨病相结合:本病发病之初,外邪入内为主要诱因,湿热蕴结下焦,临床症状较重且急,主要表现为会阴、小腹、睾丸或腰部疼痛加剧,小便频急,甚或溺痛,前列腺触诊饱满,EPS液体较多,白细胞升高,舌苔腻,脉滑或弦数。治疗重以清热利湿为先导,配合理气止痛。常加用土茯苓、虎杖、猪苓、车前子、萆薢等,甘淡渗湿,兼顾脾胃。若热邪较重,舌苔黄腻,前列腺液常规检查白细胞持续(++++)以上者,宜酌情选用苦寒清热、败火解毒之品,如穿心莲、败酱草、大红藤等。但此类苦寒之品不可妄投,且运用应掌握"衰其大半而止"的原则,中病即止,以防损伤脾肾,下焦虚寒。另外,如患者素体脾胃亏虚,纳差便溏,在清利湿热之剂中可加入健脾利湿之品,如茯苓、薏苡仁、白扁豆、炒白术等,佐以炒麦芽、山楂炭等清食化积药味。

若疾病反复发作,病邪深入,湿热积聚,久病入络,致使下焦局部气滞血瘀、湿瘀互结、脉络不畅,主要表现为局部刺痛,持续时间长,小便滴沥,前列腺触诊质地变硬,或不规则缩小,腺体边缘界线不清楚,按摩腺体有压痛,前列腺液黏稠不易取出,舌质紫暗或舌下脉络迂曲,脉沉涩。此期治疗时以活血化瘀为重点,兼顾清热利湿。活血化瘀可加用当归、赤芍、桃仁、泽兰、王不留行、三棱、莪术等。其中三棱调血中之气,莪术调气中之血,两者结合可气血兼顾。若瘀滞尤甚,非一般药物所能及者,可选用善搜剔走窜、通精化瘀之炮穿山甲、蜈蚣、全蝎、土鳖虫等虫类药物。

病久正气耗伤，无力驱邪外出，更使得病情难以向愈，此期疼痛不显，以乏力、腰骶酸痛为主，小便分叉、余沥不尽，腰膝酸软，下肢乏力，阳痿早泄，舌淡苔薄，脉细或弱；前列腺触诊腺体萎缩，前列腺液稀少。此期治疗应重视补气益肾，以便正气生化有源，易于驱邪外出。常用补肾填精药物有肉苁蓉、菟丝子、五味子、补骨脂、女贞子、熟地黄等。腰痛者，加狗脊、川续断、桑寄生；滴白者，加益智仁、萆薢；遗精者加金樱子、沙苑子、芡实；前列腺液见红细胞者，加白茅根、蒲黄炭；阳气偏虚者，加制附子、淫羊藿、乌药；痛甚者，加白芷、川楝子。

(5)衷中参西，重视微观与宏观相结合：薛教授提倡将前列腺局部病变作为辨证依据，在前列腺局部的治疗上要用整体的观点看待。以前列腺的局部解剖来看，前列腺位于盆腔深部中央，腺管为窦道样盲管，呈直角或斜行进入尿道，排出动力弱，细菌等病理产物易进难出，前列腺液容易淤积，且供应前列腺血液的动脉较回流之静脉粗大，易致微循环瘀滞。因此，治疗中应重视活血化瘀为代表的通法的应用。又如薛教授提出重视前列腺触诊，认为前列腺触诊可一定程度上提示患者的证型，如前列腺体积小提示与肾阳虚有关，前列腺饱满提示湿热下注，前列腺硬度增加提示气滞血瘀。

(6)通补调理的延伸——心身综合治疗：慢性前列腺炎是一种表现为盆腔及周围疼痛、排尿异常、性功能障碍及精神神经障碍的综合征，临床往往以一二方面为主，不必悉具。每位患者的病因、病情、精神心理因素，对治疗的反应性，对本病的认知程度等都不尽相同。因此，治疗上应重视心理疏导、局部放松、合理膳食、起居有常四位一体的心身综合措施。

“通”之心理疏导与局部放松：前列腺炎病程缠绵，反复难愈，可导致性功能障碍及不育。患者易产生焦虑及恐惧心理，常伴有失眠、多梦、健忘、耳鸣等。薛教授深知心理疏导的重要性，临诊尤甚重视调畅情志。经常教导我们应“换位思考”，并以身作则，常不厌其烦的倾听，并加以分析和耐心解释，告知患者慢性前列腺炎大部分是非细菌性的，是常见且可治愈的疾病，既不会危及生命也不会导致前列腺恶化，更不会导致夫妻间传染，不必过度紧张。局部放松可缓解盆腔肌肉紧张，改善前列腺炎症状。薛教授不主张热水坐浴治疗，认为高温、水压的持续刺激可加重盆腔肌肉紧张度；建议患者使用改良坐浴法，即用掌心托住温度适中的湿毛巾在会阴部进行按摩，每次10～15分钟；属患者行自我保健操，即双手搓热后在脐周、腰部腰俞穴及足底涌泉穴部位顺逆时针方向各按摩5分钟，以促进前列腺的功能恢复；必要时可在医师帮助下进行前列腺按摩，有助于排出郁积的前列腺液，减轻局部炎症，改善血液循环，促进新陈代谢。

“补”之合理善膳食与起居有常：前列腺炎的治疗是一个漫长的过程，日常生活中调摄失宜即可引起病情反复或加重。薛教授认为，自我调整是患者摆脱疾病的唯一办法，尤其强调增强体质的重要性。合理的饮食是增强体质的基本条件，进食宜清淡，避免暴饮暴食，忌饮酒及进食辛辣刺激之品。有节律的起居是增强体质的重重因素，避免熬夜、过劳、感冒；不可长期憋尿；久坐超过2小时应站立活动；避免剧烈活动，宜选择快走、慢跑、游泳等有氧运动；提倡有节制的夫妻生活，避免酒后入房，忍精不泄、频繁手淫。

[引自：赵亮，2013.薛慈民通补调理法辨治前列腺炎经验.上海中医药杂志，47(12)：22-23，30.]

4.彭培初教授辨治慢性前列腺炎的经验介绍 要全保、彭煜、顾伟等发表《彭培初“通法”辨治慢性前列腺炎经验》一文。

(1)气滞湿阻者，通气法行气化湿以通之：彭教授认为慢性前列腺炎发于下焦，缠绵难愈，饮酒久坐等助湿、碍气因素常诱发或加重慢性前列腺炎，湿邪下行，阻滞阳气，不通则痛。

若淋证日久，热邪渐减，湿邪不去，或素体湿盛脾虚，令湿邪停滞日久，气机不畅，可形成气滞湿阻之证，主要表现为小腹、会阴、睾丸、腰骶、肛门等下焦部位的胀满不适，疼痛常可达数年之久，伴有小便不畅、淋漓不尽等症。

彭教授主张通气法行气化湿以治之，认为行气化湿能调节自主神经功能，解除平滑肌痉挛，调节内脏神经功能，常用药物如茯苓、猪苓、苍术、白术、橘核、荔枝核、枸橘李、青皮等。

(2)寒湿凝滞者，温通法温阳散寒以通之：彭教授认为素体阳虚之人，或寒湿外侵，或过用寒凉，可引起寒湿凝滞型慢性前列腺炎。临床表现为小腹、会阴痛甚、睾丸重坠疼痛剧烈，面色青灰少华，小便清长等；治疗宜用温通法温阳散寒，湿邪之初阳气不足，使寒湿凝滞，难以祛除。况且湿为阴邪，易伤阳气，亦可导致阳虚寒凝。故在寒邪明显或行气燥湿、理气化湿、淡渗利湿无法疏通气滞湿阻的情况下，温肾阳大热之品可蒸腾水湿，通阳化气，解除寒湿凝滞。根据药理研究，温阳中药具有扩张血管、促进血液循环、增加血流量等作用。

常用方剂如暖肝煎或阳和汤，常用药物如淡附片、肉桂、麻黄、白芥子、胡芦巴、小茴香、乌药等。

(3)湿热阻滞者，通利法清利湿热以通之：慢性前列腺炎每由急性前列腺炎迁延发展而来，并且常因饮酒、食辛辣之物而诱发。湿热久留不去，下注精室，则为湿热下注、湿热阻滞之证。临床主要表现为口苦口干，早泄、勃起频繁，伴有尿频尿急、尿道灼热疼痛，为肝经湿热。彭教授常以通利法清利湿热为主治之，方用龙胆泻肝汤加减。主要药物有龙胆草、栀子、柴胡、知母、苦参、黄柏、车前子、金钱草、凤尾草等。症状严重者，予以安宫牛黄丸；若见有尿道疼痛较剧烈，并伴有尿道灼热、尿后淋漓不尽、焦虑不寐，则为心火下移精室之证，予以白头翁、秦皮、黄连、瞿麦等。

(4)瘀血阻滞者，通瘀法活血化瘀以通之：彭教授认为慢性前列腺炎经久不愈、久坐后加重者，为瘀血阻滞厥阴肝脉。其特点为疼痛较重，后尿道、会阴及肛周疼痛坠胀，里急后重感，排尿不适，常有刺痛，前列腺触摸质地变硬或有结节，大小正常或偏小，舌质偏暗或瘀血，苔白或黄，脉弦涩。彭教授常以通瘀法活血祛瘀以治之，方用桃仁四物汤等加减，药如桃仁、红花、三棱、莪术、当归、川芎、凌霄花等。

(5)病程日久者，补益肝肾以通之：肾藏精、司二便，腰为肾府；肝藏血，主疏泄，且与气血运行关系密切，足厥阴肝经循行绕阴器抵少腹。慢性前列腺炎患者多素体肝肾不足、阳虚寒凝，或气滞湿阻，伴湿热未尽，或兼肝肾亏虚，或瘀血停滞，表现为寒热夹杂，虚实并存之证，故治疗总原则寒温并用、攻补兼施。其中肝肾亏虚证可分为肝肾阴虚和肝肾虚寒之证。

1)肝肾阴虚：素体阴虚，久病不愈伤阴耗精，可致肝肾阴虚之证。临床表现为腰膝酸软、滴白、遗精、精液量少、液化延迟、心烦、不寐、焦虑、舌体瘦薄、苔薄、脉弦细等，治宜滋补肝肾，常用二至丸、知柏地黄丸加减，药如知母、黄柏、生地黄、熟地黄、女贞子。

2)肝肾虚寒：素体阳虚，或过用苦寒之药及抗生素等，可导致肝肾虚寒之证。临床表现为腰膝酸痛、阳痿、滴白、面色苍白、精神萎靡，当温补肝肾，常用右归丸加减，药如仙茅、淫羊藿、鹿角片、阳起石、胡芦巴等。

对彭培初教授既往治疗的300例慢性前列腺炎有效病例用药频次分析显示，用药频率最高的是理气化湿药。其中苍术235例次，茯苓、猪苓、白术、青皮、橘核、荔枝核、枸橘李等234例次；其次为生地黄、熟地黄193例次；清热利湿药龙胆草、黄连、黄柏、白头翁、秦皮等183～

185例次；补肝肾药仙茅、淫羊藿、女贞子、墨旱莲101例次；胡芦巴、补骨脂、附子、肉桂85例次；活血化瘀药当归、川芎、凌霄花、桃仁等25例次。

[引自：要全保，彭煜，顾伟，等，2015.彭培初“通法”辨治慢性前列腺炎经验.上海中医药杂志，49(2)：17-18.]

5. 李曰庆教授治疗慢性前列腺炎的用药经验介绍　李兰群、宣志华于2019年发表《李日庆治疗慢性前列腺炎用药经验》一文。

(1)黄芪、白芷：黄芪，味甘，性微温，归脾、肺经。《神农本草经》记载：“主痈疽，久败疮，排脓止痛。”《珍珠囊》指出：“诸痛用之”。白芷，味辛，性温，归肺、脾、胃经。《得配本草》谓其：“通窍发汗，除湿散风，退热止痛，排脓生肌。”李教授依据中医疮疡理论，认为前列腺炎为湿浊阻滞精室。化热成毒，精窍不通，不通则痛。症见会阴或少腹胀痛，指诊前列腺肿大伴压痛，甚或可扪及痛性结节，前列腺液白细胞增高，舌红苔白，脉沉弦。治宜利湿消肿，解毒止痛。二药均性温，湿为阴邪，得温则化；二药均入脾、肺经，脾主运化，土能胜湿，肺金为肾水之母，主通调水道。合用意在培土胜湿，理肺调气，使湿去窍通，通则不痛。黄芪生用，旨在祛湿排脓止痛，依据湿浊轻重选择用量20～50g。白芷散湿消肿，通窍止痛，用量10g。

(2)败酱草、薏苡仁：败酱草，味辛、苦，性微寒，归肺、大肠、肝经，《本草纲目》谓其“善排脓破血，故仲景治痈及古方妇人科皆用之。”薏苡仁，味甘、淡，性微寒，归脾、胃、肺经，《本草新编》载：“薏仁最善利水，不至损耗真阴之气，凡湿盛在下身者，最宜用之，视病之轻重，准用药之多寡，则阴阳不伤，而湿病易去。”薏苡仁生用清热利湿，排脓消痈；炒后药性平和，健脾利湿止泻。古今合用二药治疗肺痈、肠痈效验。李教授参内痈治法，对于前列腺炎湿蕴化热，湿热并重，症见排尿异常及局部胀痛、舌红苔黄腻者，共用二药，清热利湿，解毒排脓，祛瘀止痛。败酱草用量15～30g，薏苡仁用量25～60g。

(3)王不留行、川牛膝：王不留行，味苦、性平，归肝、胃经，入血分，走而不守，行血通经，利尿通淋，消肿敛疮。《本草正义》载：“王不留行，惟热结者为宜”，《神经本草经》言：“主金疮止血，逐痛出刺”；《名医别录》载：“止心烦鼻衄，痈疽恶疮，皆清火活血之用。”川牛膝，味甘、微苦，性平，归肝、肾经，“主手足血热痿痹，血燥拘挛，通膀胱涩秘，大肠干结”（《本草正文》），“治腰膝软怯冷弱，破癥结，排脓止痛”（《日华子本草》），“能引诸药下行”（《本草衍义补遗》），逐瘀通经，利尿通淋。李教授认为，湿浊流注下焦，阻滞精窍经脉，日久生热成瘀，湿热瘀血交互为患，导致排尿不利，腰腹及会阴胀痛。二药合用，走肝脉血分，通利下窍，活血祛瘀，清热止淋。用量均为15g。

(4)威灵仙、海金沙：威灵仙，味辛、咸、微苦，性温，归膀胱、肝经，“宣行五脏，通利经脉，其性好走”（《本草汇言》），祛风除湿，通络止痛。海金沙，味甘、淡，性寒，归膀胱、小肠、脾经，“主通利小肠”（《嘉祐本草》），清湿热，止疼痛。李教授认为湿浊化热，移热于小肠和膀胱，导致尿道灼热痒痛不适，于尿末或排尿时出现，舌尖红，苔薄白或薄黄，脉滑。辨证处方中合用威灵仙、海金沙，以加强祛湿清热、通淋止痛的作用。威灵仙用量10～15g，海金沙用量9～12g。

(5)皂角刺、鸡内金：皂角刺，味辛，性温，归肝、肺、胃经，其性锐利，直达病所，攻散力强，具有消肿排脓、拔毒散风、行气活血、温通经络、软坚散结等功效。《本草汇言》谓：“凡痈疽未成者，能引之以消散，将破者，能引之以出头，已溃者能引之以行脓。于疡毒药中为第一要剂。”鸡内金，味甘、涩，性平，归脾、胃、膀胱经。《医学衷中参西录》载其“不但能消脾胃之积，无论脏腑何处有积，鸡内金皆能消之，是以男子痃癖，女子癥瘕，久久服之，皆能治愈”。针对慢性前列腺炎反复难愈，前列腺质地不均匀或前列腺结节者，李教授认为乃湿热瘀滞凝结成块，治当消散。处方中二药合用，以消肿散结通淋。皂角刺用量10～15g，鸡内金用量9g。

(6)橘核、青皮：橘核，味苦，性平，归肝、肾经，“行肝气，消肿散毒”(《本草备药》)，“治小肠疝气及阴核肿痛”(《本草纲目》)。青皮，味苦、辛，性温，归肝、胆、胃经，“治胸膈气逆，胁痛，小腹疝气，消乳肿，疏肝胆，泻肺气”(《本草纲目》)。二药均入肝经，共奏疏肝理气、行滞止痛之效。李教授共用橘核、青皮治疗慢性前列腺炎肝气郁滞者，症见睾丸坠胀疼痛，可牵引腹股沟至侧腰腹部，阴囊收缩，情绪波动或生气时加重。橘核用量15g，青皮用量9g。

(7)乌药、吴茱萸：乌药，味辛，性温，其性走窜，温通三焦，上能理肺，中能暖脾，下能温肾，助膀胱气化，“理七情郁结，气血凝停”(《本草通玄》)，行气散寒止痛。吴茱萸，味辛、苦，性热，有小毒，中能温脾胃，散寒燥湿，降逆止呕；下能温肝肾，疏肝行气，散寒止痛。李教授认为二药合用，温通下焦力宏，散寒止痛，治疗脾肾阳虚，湿从寒化，气化无力，尿频数，尿等待，尿无力，尿淋漓，尿滴白，会阴胀痛，畏寒喜暖，大便稀溏。乌药用量10g，吴茱萸用量3～6g。

(8)生地黄、黄柏：生地黄，味甘、苦，性微寒，归心、肝、肾经，清热凉血，益阴生津，养血通脉，《本草经疏》谓：“补肾家之要药，益阴血之上品。”黄柏，味苦，性寒，归肾、膀胱、大肠经，清热燥湿，泻火解毒。李教授认为二药均入肾经，苦能坚阴，寒能清热，二药配伍，滋养肾阴，清透虚热之效。用于慢性前列腺炎阴虚火旺者，肾阴不足，虚热内扰，症见尿道涩痛，手足心热，口干，舌红苔少，脉细数。生地黄用量10～15g，黄柏用量9～12g。

[引自：李兰群，宣志华，2019.李日庆治疗慢性前列腺炎用药经验.中华中医药杂志，34(2)：652-653.]

(四)中医体质、证候相关研究

1. 慢性前列腺炎的中医体质特征初探　在2010年2月至2012年4月期间，邓平荟等在龙岩市第二医院中医男科通过随机法共调查初诊慢性前列腺炎患者490例，年龄20～50岁。研究参照北京中医药大学王琦教授等制定的9种体质类型及评价标准，将慢性前列腺炎患者体质分为平和质、阴虚质、阳虚质、痰湿质、湿热质、气虚质、瘀血质、气郁质、特禀质，通过填写的分值进而判断患者的体质特征。结果显示，490例慢性前列腺炎患者中，湿热质、气郁质及两者兼杂的偏颇体质的患者超过50%。因此，各种体质的人均能罹患慢性前列腺炎，但以湿热质、气郁质及两者兼杂的偏颇体质为主。

2. 慢性前列腺炎中医证型临床调查　李兰群等调查了慢性前列腺炎基本证型的分布频率，并制订调查表，在北京三家医院的中医男科收集慢性前列腺炎连续病例，采用Epidata 3.02建立数据库，SPSS 17.0软件统计分析。结果如下。

(1)中医证型分布情况：304例患者辨证得到的中医证型及证型组合40种，但每一种构成比均不足10%。其中湿热下注证＋气滞血瘀证30例(9.9%)，湿热下注证＋气滞血瘀证＋肝气郁结证28例(9.2%)，湿热下注证26例(8.6%)，湿热下注证＋肝气郁结证22例(7.2%)。统计6种基本证型的分布频率依次为湿热下注225例(74.0%)、气滞血瘀证132例(43.4%)、肝气郁结证115例(37.8%)、肾阳虚损证90例(29.6%)、中气不足证83例(27.3%)、阴虚火旺证43例(14.1%)。可见CP出现频率较多的是湿热下注证、气滞血瘀证、肝气郁结证，且多合并出现；出现频率较少是肾阳虚损证、中气不足证、阴虚火旺证，且多为兼夹证。

(2)基本证型分布频率分析：湿热下注证和气滞血瘀证在西医分类(Ⅱ型、ⅢA型、ⅢB型)中的差异均有统计学意义($P<0.05$)，湿热下注证在Ⅱ型中的分布频率较高，气滞血瘀证在

ⅢA型中较高。肝气郁结证和肾阳虚损证在病程中的差异均有统计学意义($P<0.05$),病程>12个月多于病程≤12个月。肾阳虚损证在3年龄段(18～29岁、30～39岁、40～50岁)中的差异有统计学意义($P<0.05$),年龄大多于年龄小。湿热下注证和气滞血瘀证在工种(脑力、体力、半体力)中的差异均有统计学意义($P<0.05$),湿热下注证在脑力工种中的分布频率较高,气滞血瘀证在脑力和体力工种中较高。肝气郁结证在居住环境舒适度中的差异有统计学意义($P<0.05$),不舒适组多于舒适组。肝气郁结证和肾阳虚损证在发病季节中的差异均有统计学意义($P<0.05$),在冬季发病者肝气郁结证和肾阳虚损证较多。基本证型在吸烟和饮酒中的差异均无统计学意义。

此次研究表明,慢性前列腺炎以邪实证为主,湿热、血瘀、肝郁多交互为患;虚证多为兼夹证,较少见。证型的衍变与分类诊断、病程、年龄、工种、居住舒适度和发病季节等因素有关。

3. 慢性前列腺炎临床常见中医证候类型和症状/体征的初步研究　姚飞翔等通过中国学术期刊全文数据库(CNKI)及万方数据库1979年至2011年5月所收录的有关慢性前列腺炎中医临床研究文献,对其中334篇含有慢性前列腺炎中医辨证分型和207篇有关证候症状/体征的文章进行分析,结合专家意见,确定常见证候及相关症状/体征。结果发现,慢性前列腺炎常见中医证候是湿热下注证、气滞血瘀证、肾阴虚证、肾阳虚证、湿热瘀阻证、肾气虚证、脾虚证、肝肾阴虚证和脾肾两虚证。其中频数最高的为湿热下注证和气滞血瘀证。实证因素为湿热、气滞、血瘀,虚证因素则主要是肾虚和脾虚。常见临床症状/体征包括盆腔局部不适(会阴/少腹/阴器/腰骶等部位的疼痛、坠胀和其他不适)、排尿症状(如尿频、尿急、尿痛、尿末滴白、尿后滴沥)和其他症状(阴部潮湿、口苦、口干、血精等)等。对湿热下注证和气滞血瘀证症状/体征的进一步分析表明,湿热下注证主要包括4个方面的14个主要症状/体征,气滞血瘀证主要包括3个方面的13个主要症状/体征。提示通过文献研究并结合专家意见,有助于慢性前列腺炎中医证候及其症状/体征的归纳和特征的抽提,可以作为进一步开展慢性前列腺炎中医证候诊断与评价指标体系构建的基础。

4. 慢性前列腺炎中医证候医生报告结局条目及其权重的初步研究　姚飞翔等研究慢性前列腺炎中医证候医生报告结局条目及其权重。其在前期文献分析结合专家意见的基础上,选择慢性前列腺炎湿热下注证及气滞血瘀证进行了两轮的层次分析法专家调查,最终确定慢性前列腺炎湿热下注证及气滞血瘀证中医证候医生报告结局条目及权重。研究结果:慢性前列腺炎湿热下注证及气滞血瘀证中医医生报告结局中,湿热下注证包括排尿症状,会阴、少腹、阴器及腰骶不适症状,其他症状,舌脉等4个域,14个症状/体征条目;气滞血瘀证包括少腹、会阴、阴器及腰骶不适症状,排尿症状,舌脉等3个域,13个症状/体征条目。该研究使慢性前列腺炎中医临床结局的报告得到了简化,其有较好的临床实用性。

5. 慢性前列腺炎中医证候临床疗效评价域体系构成的相关探讨　宋志君选取数据库所收录的300篇慢性前列腺炎中医辨证分型及200篇包含证候体征及症状的文章给予回顾性分析。结果显示:慢性前列腺炎的常见中医证候主要为气滞血瘀证、湿热下注证、湿热瘀阻证,以及肾阳虚证、肾阴虚证和脾气虚证。实证主要有气滞、湿热、血瘀,虚证主要有肾虚以及脾虚。比较多见的临床体征及症状有排尿症状,如尿频尿痛、尿后滴沥、尿急和尿末滴白等;盆腔局部不适,如会阴疼痛、阴器疼痛、腰骶部疼痛等;其他症状,如口苦、阴部潮湿、口干等。该研究有利于慢性前列腺炎中医证候特征的深入了解,作为慢性前列腺炎中医证候评价和诊断的基础。

6. 慢性前列腺炎中医论型与IL-1β、TNF-α的相关性研究　陈天波等从中西医结合研究的角度探索了慢性前列腺炎辨治分型与前列腺按摩液(EPS)中细胞因子白细胞介素1β(IL-1β)、肿瘤坏死因子α(TNF-α)的相关性。纳入研究对象共320例,其中慢性前列腺炎患者260例,健康男性60例。将西医诊断为慢性前列腺炎患者260例按中医证型分为湿热下注组(70例)、气滞血瘀组(70例)、肝肾阴虚组(62例)、肾阳不足组(58例)4组。健康男性60例作为对照组。采用双抗体夹心ELISA法测定所有受试者EPS中IL-1β、TNF-α含量,并分组比较其结果。

(1)各组患者EPS中IL-1β水平比较:70例湿热下注型慢性前列腺炎患者IL-1β水平高于对照组($P<0.05$)。气滞血瘀组、肝肾阴虚组、肾阳不足组与正常对照组IL-1β水平比较,无显著性差异($P>0.05$)。而湿热下注组与气滞血瘀组、肝肾阴虚组、肾阳不足组IL-1β水平含量比较,无显著性差异($P>0.05$)。

(2)各组患者EPS中TNF-α水平比较:70例湿热下注型慢性前列腺炎患者中TNF-α水平高于正常对照组($P<0.05$)。气滞血瘀组、肝肾阴虚组、肾阳不足组与正常对照组TNF-α水平比较,无显著性差异($P>0.05$)。而湿热下注组与气滞血瘀组、肝肾阴虚组、肾阳不足组TNF-α水平含量比较,无显著性差异($P>0.05$)。

该研究表明,慢性前列腺炎证型中湿热下注型与EPS中促炎细胞因子TNF-α、IL-1β含量水平明显相关,气滞血瘀型、肝肾阴虚型、肾阳不足型与TNF-α、IL-1β含量水平无相关性。EPS中促炎细胞因子TNF-α、IL-1β含量水平可以作为慢性前列腺炎湿热下注型临床辨证的客观指标。

7. 慢性前列腺炎中医证型与血清前列腺特异性抗原的相关性　陈天波等通过检测慢性前列腺炎患者的血清前列腺特异性抗原(PSA)值,探讨慢性前列腺炎与血清PSA的关系。其选取门诊符合慢性前列腺炎诊断标准患者149例,严格按中医辨证分为湿热下注、脾肾气虚、气滞血瘀、肾阴亏虚四组,用化学发光微粒子免疫法检测各组PSA水平。结果显示,湿热下注与气滞血瘀两组PSA水平有显著性差异($P<0.01$),脾肾气虚、肾阴亏虚2个证型与PSA水平无显著性差异($P>0.05$)。提示湿热下注与气滞血瘀证对PSA变化影响较大,而湿热下注证与气滞血瘀证均与PSA水平呈正相关,而脾肾气虚证、肾阴亏虚证与PSA水平相关性不大。

8. 慢性前列腺炎中医证型与前列腺触诊相关性的文献研究　黄晓军等通过文献研究探讨慢性前列腺炎中医证型与前列腺触诊的相关性。其将近30年慢性前列腺炎文献资料进行检索,遵循循证医学原则,应用EXCEL建立数据库,将文献进行二次录入核对。运用SPSS10.0软件对证候及前列腺触诊要素进行频次分析。

检索到符合纳入标准的文献55条。

(1)证型分布的统计分析:在所有纳入的文献中,经规范后共获得25个中医证型,165次。在此基础上,将主要病性或病理产物相同、相近的证型再进行归纳,划分为13个类型。湿热蕴结(包括湿热下注)55次,构成比为31.5%;气滞血瘀46次,构成比为27.9%;肾虚型(包括肾气虚、肾阳虚、肾阴虚)45次,构成比均为27.3%;中气下陷9次,构成比为5.5%;瘀浊阻滞、寒凝肝脉各4次,构成比均为2.4%;其他6个证型各1次,总构成比为3.6%。在13个证型中,出现频次最多的3种证型分别为湿热蕴结、气滞血瘀、肾虚证。

(2)前列腺触诊分布:55条符合纳入标准的文献中,前列腺触诊出现的频次是70次,描述术语包括肛门指检、前列腺指检、前列腺指诊、肛检、肛诊、指检、指诊、直肠指诊、直肠指检、前列腺触诊、前列腺肛诊、局部触诊、局部指诊、肛指检查、肛诊检查、前列腺检查、触诊、按诊、外科肛诊等共20种。

(3)前列腺触诊要素分布:前列腺触诊内容经规范之后共获得12个关键词,出现频次263次,包括正常、饱满、萎缩、结节、压痛、无压痛、腺液少、腺液多、直肠空虚、质硬、质软等。其中前列腺压痛占59次,构成比为22.43%;前列腺饱满55次,构成比为20.91%;结节占42次,构成比为15.97%;质硬占30次,构成比为11.41%;萎缩19次,构成比为7.22%;腺液少占18次,构成比为6.84%;质软占15次,构成比为5.7%;无压痛占9次,构成比为3.42%;腺液多占7次,构成比为2.66%;坠胀占6次,构成比为2.28%;空虚占3次,构成比为1.14%。出现频次最多的4个关键词是压痛、饱满、结节、质硬。

(4)前列腺触诊情况与中医证型之间的关系:统计分析发现,前列腺饱满的55次中,湿热蕴结占39次(39/55,70.91%),肾虚证占6次(6/55,10.91%),气滞血瘀占5次(5/55,9.10%),中气下陷4次(4/55,7.27%),瘀浊阻滞1次(1/55,1.82%)。

前列腺压痛的59次中,湿热蕴结占33次(33/59,55.93%),气滞血瘀占19次(19/59,32.20%),肾虚证占6次(6/59,10.17%),瘀浊阻滞1次(1/59,1.69%)。

前列腺结节的42次中,气滞血瘀占27次(27/42,64.29%),湿热蕴结占6次(6/42,14.29%),肾虚证占6次(6/42,14.29%),瘀浊阻滞3次(3/42,7.14%)。

前列腺质硬的30次,气滞血瘀占23次(23/30,76.67%),肾虚证4次(4/30,13.33%),湿热蕴结占2次(2/30,6.67%),瘀浊阻滞1次(1/59,3.33%)。

前列腺体积萎缩19次中,肾虚证占15次(15/19,78.95%),气滞血瘀占2次(2/19,10.53%),寒凝肝脉2次(2/19,10.53%)。

腺液少18次中,肾虚证占11次(11/18,61.11%),气滞血瘀占6次(6/18,33.33%),寒凝肝脉1次(1/18,5.56%)。

前列腺质软15次中,肾虚证占9次(9/15,60.00%),中气下陷4次(4/15,26.67%),湿热蕴结2次(2/15,13.33%)。

腺液多的7次中均为湿热蕴结证;直肠空虚的3次均为肾虚证。

结果表明,前列腺触诊与中医证型有一定的相关性,前列腺饱满和压痛在湿热蕴结证中比例较高,前列腺结节和质硬在气滞血瘀中较高,前列腺体积萎缩和腺液较少似乎预示着虚证,尤其是肾虚证。

(修订:潘 明　袁少英　邑荣梁　李其信　审定:冷方南　戚广崇)

男性疾病现代研究之四　生殖器官疾病

一、阴茎硬结症

阴茎硬结症由法国 Peyronie 于 1743 年首先描述，现代医学研究发现慢性尿道炎，阴茎损伤如阴茎手术、骑跨伤或频繁的性交、手淫等可能是本病的诱因。阴茎硬结症是以白膜内形成纤维样斑块为特征的疾病。现代病理学检查发现阴茎硬结系海绵体白膜与阴茎筋膜之间产生的纤维性结节，但其真正的病因仍未明确，可能与阴茎微循环障碍、微血管出血或血栓形成从而导致血栓机化形成硬结有关。

最近研究认为转化生长因子 B1（TGF-B1）在阴茎硬结症发病机制中起重要作用：TGF-B1 增加纤维细胞胶原、蛋白多糖、纤维蛋白的转录与合成，同时也增加组织胶原酶抑制药的合成，从而妨碍结缔组织的分解。也有研究认为，该病具有家族性，存在阴茎硬结症相关基因。阴茎硬结症患者通常存在以下表现：勃起疼痛、勃起时阴茎变形、阴茎体出现斑块或硬结、勃起功能障碍。该病通过上述表现即可确诊，再加上彩色多普勒超声检查一般足以估计阴茎硬结症斑块的位置及大小。

此病好发于中年人，目前尚无一致的特效疗法。非手术疗法有很多，如 X 线照射、镭照射、超声治疗及抗凝血药、细胞抑制药、甲状旁腺素、胶原酶等，均因严重的不良反应或后人不能共享最初报道的疗效，而难以推广使用。手术治疗早年以纤维结节切除加移植为主，需将深入到勃起组织内的纤维结节完整切除，且有较好的矫正弯曲的效果，但存在术后阳痿的危险因素。单纯缝扎和 Nesbit 法手术治疗阴茎弯曲，都将病变留在原位，病变的进一步发展导致复发或形成新的弯曲。阴茎假体置入仅适用于大面积纤维结节形成所致的高度阴茎弯曲、手术无法矫正、50 岁以上和出现阳痿的患者。

医学称本病症为“玉茎疽”或“阴茎痰核”，认为阴茎是足厥阴肝经的循行部位，由于肝经气滞，以致经络阻隔，则血瘀夹痰而凝结成硬结。《外科理例》中有此病的描述“——弱人茎根结核，如大豆许，劳则肿痛”。若阴器受伤，血瘀宗筋脉络不畅，聚而成结；或肝肾不足，感受寒湿，入于厥阴之络，或脾虚生痰，痰浊凝聚于宗筋，经络阻隔亦可成结。所以阴茎结块乃痰瘀互结成之。

(一)程绍恩《男科证治心法》

选用活血散瘀、软坚散结的中药辨证加减。常用血府逐瘀汤治疗，可收到好的效果。吴氏对阴茎硬结症，证属气滞痰凝者治以化痰软坚，通经活络。选用《千家妙方》中刘惠民的复方软坚药酒加味，缓缓图治。复方软坚药酒用橘红、半夏化痰，橘络、白酒通络，配合西药碘化钾以软化结缔组织，临床应用治疗本病，曾取得良好效果。加白芥子善于去皮里膜外之痰，穿山甲善于行血散结，通经窜络，与本病病机吻合，故用之疗效颇佳。

(二)内外合治阴茎硬结症

邵吉庆于 2009 年发表《内外合治阴茎硬结症 36 例》一文。

自 1999 年 4 月至 2008 年 10 月在临床中运用中药搜络逐痰汤配合外用消结外洗方治疗阴茎硬结症 36 例，报道如下。

1. 临床资料　本组36例均为门诊患者,年龄30～61岁,平均45岁;病程6个月至10年,平均3.5年。硬结最大直径1.5cm。其中3例有阴茎外伤史,8例阴茎有弯曲畸形。常规行B超及X线检查,其中7例B超示局部密度增强,2例X线片发现有钙化阴影。

2. 治疗方法

(1)内治法:搜络逐痰汤。药用:炙水蛭6g,炙蜈蚣2条,丹参、莪术各15g,红花、当归尾、白芥子、大贝母、制半夏、海藻、昆布各10g。随症加减:有阳痿早泄者加仙茅、淫羊藿、锁阳、金樱子;有便溏、畏寒者加炒白术、云茯苓、肉桂;有小腹会阴部胀痛,尿后余沥不尽者加益智、台乌药、木通;硬结疼痛明显选加延胡索、失笑散。每日1剂,水煎服,每日2次。1个月为1个疗程。

(2)外治法:消结外洗方。药用:三棱、莪术各30g,红花、桃仁、皂角刺各20g,夏枯草、白芥子各15g。以上中药加水2000ml浸泡45分钟。煎沸30分钟取600ml,倒入盆中,局部外洗浸泡或用药布浸汁缠渍阴茎30分钟,每日2次,药汁可反复加热使用。每剂用2周。

3. 疗效观察

(1)疗效标准。临床痊愈:阴茎硬结消失,勃起功能正常。显效:阴茎硬结变软缩小,勃起功能正常。有效:阴茎硬结变软略有缩小,勃起功能改善。无效:治疗前后症状及体征无变化。

(2)治疗结果。经过2个疗程后,36例中临床痊愈22例,显效5例,有效5例,无效4例,治愈率为61.1%,总有效率为88.9%。

4. 体会　从搜络逐痰入手治疗该病,采取整体与局部治疗相结合的方法治之。内服自拟搜络逐痰汤,方中以水蛭为君药要药,能搜络破血逐瘀散结,配以蜈蚣、莪术、红花加强搜络化瘀之功效,丹参、当归尾活血养血化瘀散结。白芥子祛经络及皮里膜外之痰,为祛痰之良药;制半夏、大贝母祛湿化痰,海藻、昆布软坚化痰散结,诸药合用共司搜络逐痰之功。局部使用的消结外洗方中三棱、莪术、桃仁、红花、皂角刺搜络散结,白芥子、夏枯草化痰散结。外用药的优势是它能直接作用于病变部位,有利于药物的渗透吸收,改善局部的微循环结构,促进病灶的软化与修复。

[引自:邵吉庆,2009.内外合治阴茎硬结症36例.山西中医,25(7):18.]

(三)桂枝汤治疗小儿阴茎硬结症

刘进虎于2001发表《桂枝汤治疗小儿阴茎硬结症》一文。

阴茎硬结症又称阴茎纤维性海绵体炎,是一种原因不明的阴茎纤维硬结性病变。多发于30～59岁的中老年人,小儿少见。笔者运用桂枝汤治疗小儿阴茎硬结症,效果较佳。现录2例报告如下。

例1:裴某,男,13岁,1996年8月12日初诊。患儿阴茎硬结6个月,伴尿频、尿急1个月余,曾经某医院按泌尿系感染治疗罔效。刻下:小便每小时13次,每次尿量约50ml、100ml,伴神疲乏力,动则自汗,易感冒。尿常规化验未见异常。查体:尿道口无红肿及渗液,阴茎背侧见0.3cm×0.6cm和0.3cm×0.4cm大小的条索状、斑块状硬结2枚,触之不痛不痒。舌质淡红,舌苔薄白,脉弱。诊为小儿神经性尿频伴阴茎硬结症。证属卫气虚弱,营卫不和。拟桂枝汤加味。药用:桂枝、甘草、防风各6g,白芍9g,生姜4g,大枣5枚,黄芪15g,白术10g。水煎服,每日1剂。7剂后尿频、尿急、乏力、自汗明显减轻,阴茎背侧条索状、斑块状硬结小者消失,大者缩小,舌脉同前。遂续上方加橘核10g,鸡血藤10g,以增强化痰散结、活血祛瘀之功。又服7剂,尿频、尿急、乏力、自汗,阴茎背侧硬结诸症消失。为巩固疗效,上方去橘核、鸡血藤续服5剂。追访1年,未见复发。

例 2:钟某,男,6 岁,1997 年 10 月 18 日初诊。3 个月前患儿阴茎背侧有大小不等的结节状硬结 5 枚,大如黄豆,小如米粒,按之不痛,未做任何治疗。近来硬结有发展趋势而诊。刻见患儿平素厌食、纳呆、自汗、面色萎黄、形体消瘦,舌质淡红,舌苔薄白,脉缓。诊为小儿阴茎硬结症。投以桂枝汤合消瘰丸加味:桂枝、玄参各 5g,白芍 9g,生姜 3g,甘草 4g,大枣 3 枚,浙贝母 6g,生牡蛎 20g(先煎),橘核、山药、鸡内金、丹参各 10g。水煎服,每日 1 剂。上方加减迭进 3 周,食欲渐增,自汗缓解,阴茎硬结消失。追访 6 个月未见复发。

按:阴茎硬结症中医称"玉茎结疽""阴茎痰核",认为多与脾肾两亏,或痰瘀互结有关。此乃成年人致病之理。然小儿脏腑娇嫩,形气未充,故以营卫不和为引起该病的重要原因。上述 2 例因卫气虚弱,致营卫不和。在外不能"温分肉、充肌肤,肥腠理"而见乏力、自汗;在下则膀胱开合失度而见尿频、尿急;营血涩滞,下聚宗筋而致阴茎硬结。桂枝汤乃调和营卫,解肌发汗之总方。柯韵伯称桂枝汤"惟以脉弱自汗为主耳",徐忠可谓"桂枝外证得之为解肌内证得之为化气和阴阳"。笔者以为,桂枝汤具有补益卫阳、健脾和胃、温经活血的作用,能化气和阴阳。所以用于治疗小儿阴茎硬结症,虽兼证有异,但病机相同,故用之皆效。

[引自:刘进虎,2001.桂枝汤治疗小儿阴茎硬结症.湖北中医杂志,23(1):31.]

(四)中西结合治疗阴茎硬结

陈祥于 2009 年发表《中西医结合治疗阴茎硬结症》一文。

阴茎硬结症又称阴茎纤维性海绵体炎,1743 年 Peyronie 首次报道,所以又称 Peyronie 病,是以白膜内形成纤维样斑块为特征的疾病。全球 0.4%~3.5%的成年男性患有阴茎硬结症,而尸检研究显示阴茎的亚临床斑块或纤维样损伤的发生率更高。我院 2001—2008 年共诊治阴茎硬结症患者 59 例。经中西医综合治疗,疗效较好。现报告如下。

1. 资料与方法

(1)一般资料:本组患者年龄最大 58 岁,最小 26 岁。病程 1 年以内 12 例,1~2 年 41 例,2 年以上 6 例。有明确外伤史者 2 例,6 例有炎症史,其余均无明显诱因。单发硬结者 38 例,多发硬结(2~4 枚)者 21 例。无自觉症状者 23 例,伴有勃起疼痛者 30 例,勃起后阴茎侧弯者 4 例,伴有阳痿者 2 例;本组无一例排尿障碍。有 24 例经 B 超检查示:阴茎白膜区见中等或强回声结节,边界清晰。其中 2 例有钙化灶。

(2)治疗方法:均口服维生素 E 100mg,每日 2 次;肠溶阿司匹林 25mg,每日 3 次。阴茎硬结内局部注射康宁克通 A 40mg,每周 1 次,连用 2 周,加以中药治疗(方药组成:穿山甲 12g,浙贝母 10g,赤芍 8g,当归尾 10g,皂角刺 10g,天花粉 10g,乳香 6g,没药 6g,青皮 7g,黄柏 10g,生北芪 12g,三棱 10g,莪术 10g)隔日 1 剂,水煎服,服用 15 剂,休息 1~2 周。

2. 结果

(1)疗效标准。痊愈:阴茎硬结消失或缩小,勃起功能正常;有效:阴茎硬结缩小,勃起功能较前改善;无效:阴茎硬结不缩小,阴茎勃起功能无改善。痊愈、显效和有效率的总和为总有效率。

(2)治疗结果。59 例患者经综合治疗 2~3 个月后观察,结果治愈 27 例(45.76%),有效 25 例(42.38%),无效 7 例(11.86%)。其中 1 例因有结节内钙化,药物治疗无效,行阴茎硬结切除 Nes-bit 阴茎弯曲矫形术,术后出现阳痿。

3. 讨论

中药处方中是以软坚散结为主,辅以活血祛瘀、理气益气、清热解毒之品而成,从而软化肿块；方中主以山甲软坚散结、消肿止痛，辅以当归尾、赤芍、乳香、没药活血、散瘀以止痛，青皮理气行滞以消肿，天花粉、浙贝母、皂角刺、黄柏清热解毒以散结，三棱、莪术活血散瘀滞、消癥，生北黄芪托毒而补气。与康宁克通A联合使用可协同抑制阴茎硬结症的纤维蛋白合成，提高胶原酶活性并减少胶原合成。

康宁克通A是一种长效的、消炎作用极强的肾上腺皮质激素，药物疗效可维持数周，作用机制与可的松相似。但作用比可的松大20～30倍，能抑制纤维结缔组织的增生并具有抗感染和免疫抑制双重作用，既可减轻炎症反应、抑制炎症细胞，又可防止或抑制细胞中介的免疫反应，降低免疫球蛋白与细胞表面抗体的结合能力，并抑制白细胞介素的合成与释放，从而降低T细胞向淋巴母细胞的转化，减轻原发免疫反应的扩展；维生素E能对抗生物膜磷脂中不饱和脂肪酸的过氧化反应，避免脂质过氧化物的产生，从而保护生物膜结构和功能。大剂量可促进毛细血管及小血管增生，改善周围血液循环，可能会加快局部炎症的软化与吸收，增强治疗效果。

阴茎硬结症的非手术治疗虽有许多方法，但各家报道疗效不一。本组采用中、西药综合治疗，使治愈率达45.76%(27/59)，总有效率为88.1%。因此，中西医结合综合治疗阴茎硬结症是一种较为有效的治疗方法。

[引自：陈祥.2009.中西医结合治疗阴茎硬结症.医药论坛杂志，30(9)：86，88.]

二、阴冷病、缩阳症

(一)阴冷病

此病名出自《张氏医通》，《金匮要略》称为阴寒，是指阴茎、阴囊冷而不湿。多因命门火衰或寒气凝滞于肾所致，也有因肝经湿热所致者。寒凝下元型：阴冷而阳痿不举，治宜温肾散寒，方用十补丸、加减内固丸；肝经湿热型：前阴冷而两髀枢阴汗，前阴痿弱，阴囊湿痒臊臭等，治宜清热化湿，方用柴胡胜湿汤等。

(二)缩阳症

此症又名“缩阴”或“阴缩”。寒证和热证均能出现，男性表现为阴茎和阴囊缩入腹内；女性指阴户引入小腹，却不能自行克制的一种疾病。起病急骤，多致惊恐万分。属西医学的“性神经官能症”范畴。

寒湿阴缩：阴囊发凉，出凉汗而不臭。治宜温补脾肾，散寒除湿，方取肾着汤，温补脾肾除湿，温经散寒，疏肝理气止痛。

肝郁湿阻阴缩：阴茎、阴囊寒冷潮湿，尤以阴茎凉甚，小便失禁。治宜疏肝理气，调阴阳，祛湿利小便。若阴茎、阴囊冷而不湿，多因命门火衰，或寒气凝滞于肾所致，多用温肾壮阳药治疗。

湿热下注阴缩：湿郁肝经，病久有化热之趋，治用柴胡疏肝汤。肝火盛，湿热下注，用龙胆泻肝汤清利肝胆之湿热。

寒中厥阴：症见小腹疼痛，痛引阴囊，呈阵发性发作，阴茎往内缩入(阴茎内缩，睾丸上提)。治宜温经散寒，理气止痛。针灸取穴。气海、关元、神阙(灸)，用补法施治。

1. 加减二陈汤治疗缩阳症　曹国志于2002年发表《加减二陈汤治疗缩阳症》一文。

欧某，男，27岁，曾在本院住院1次，诊断精神分裂症，临床治愈出院。近20余日出现缩阳症，到某医院服美国洋参丸等药治疗无效而来本院求治。

自述生殖器收缩，查体：阴茎只有 2cm 长，收缩状，舌苔薄白，脉浮濡。辨证为寒湿停滞阴茎。治以祛湿健脾，疏肝理气。药用：薏苡仁 15g，茯苓 12g，白术、枳壳各 10g，防己 12g，牛膝 10g，淮山药、黄芪各 15g，白芍 12g，郁金 10g，甘草 6g。服 3 剂后自觉症状好转，将原方加入柴胡、续断、升麻各 12g，连服 12 剂后症状消失。

缩阳症是一种心理性疾病，多发生在东南亚和广东等地，系与文化有联系的综合征。特征：生殖器收缩，患者恐惧缩入腹腔而致死亡。可能与手淫、遗精和过度性交的恐惧和精神紧张有关，症状发作突然，多在体力劳动和不适量的房事后，患者感到受到冲击或精神威胁后产生，表现为急性焦虑，紧张不安，手足冰冷，面色苍白，多汗，心率增加，头晕，发作严重时躯体僵硬。患者阴茎向内收缩，患者抓住阴茎呼救，焦虑，害怕独处，认为无人帮助必将致死，家属和治疗者要用绳子或带子缚住阴茎或用钳夹住以不使阴茎缩入腹中，直到患者停止发作为止，一般可持续 1 小时左右。

笔者对患者做心理治疗及中药治疗，10 余剂药后症状消失，病告痊愈。

[引自：曹国志，2002.加减二陈汤治疗缩阳症.辽宁中医杂志，29(9)：567.]

2. 耳穴治疗缩阳症

(1)处方：心、肝、肾、胃、神门、缘中、内生殖器、外生殖器。

(2)操作：①线香灸。取耳穴 4～5 个，每次取一侧耳穴，左右耳交替，将点燃的卫生香对准所选的耳穴，以患者感到温热而稍有灼痛为度，每穴施灸 2～3 分钟，隔日一次，10 次为一个疗程。②毫针法。取耳穴 3～4 个，每次取一侧耳穴，左右耳交替，采用卧位进针。每穴直刺 3～5mm，留针 20～30 分钟。亦可接电针，疏密波，小电流。③埋针法。取耳穴 3～4 个，每次取一侧耳穴，左右耳交替，每日自行按揉 3～5 次，留针 3～5 日。用于治疗和预防，每次性生活前 5 分钟开始按压，按压 1～2 分钟。④耳压法。取耳穴 4～5 个，王不留行子或磁珠贴压，以直压或点压手法按揉，每次取一侧耳穴，按压 1～2 分钟，每日按压 3～5 次，3～5 日换 1 次，左右耳交替，10 次为 1 个疗程。用于治疗和预防，每次性生活前 5 分钟开始按压，按压 1～2 分钟。⑤耳穴温熨法。选用附子、肉桂、肉苁蓉、巴戟天、杜仲、川楝子、小茴香各 10g，布包加热在耳郭处温熨。每次温熨耳部 5 分钟，也可用此方温熨关元、曲骨，每次 10 分钟。3～5 日 1 次，30 日为 1 个疗程。

(3)验案：叶某，男，40 岁，教师。患者性格内向，少言寡语，面色少华，皮肤白皙，少年时自慰频次多，婚后有阳痿、早泄、阳缩病史。此次发病前 1 小时患者自觉小腹部有寒冷及阵发性挛缩，继而感觉睾丸、阴茎上缩，精神恐惧，恶寒，不发热，四肢厥冷，有濒死感，苔薄白，脉沉细。证属肝肾亏虚，筋脉失养。取心、肝、肾、缘中、内生殖器、外生殖器，每次取一侧耳穴，左右耳交替，采用卧位进针，每穴直刺 3～5mm，留针 20～30 分钟。同时按摩下腹部，以关元为中心；以毛巾蘸温水，敷于阴茎和睾丸部位。30 分钟后，诸症缓解。耳穴针次治疗 3 次后，诸症消失。改以耳穴压豆治疗，5 日 1 次，继续治疗 10 次而愈。

[引自：张永臣，贾红玲，杨佃会，2014.耳穴疗法.北京：科学出版社.]

(三)阳缩与阴冷的鉴别与治疗

程宝艳、王克非、寇正杰于 2000 年发表《阳缩与阴冷的鉴别与中医治疗》一文。

阳缩是指突然阴茎、阴囊内缩，少腹拘急疼痛为特征的一组综合证候。阴冷是指自觉外阴寒冷不温，甚至腹内寒冷的一种病症。阳缩和阴冷在临床中比较少见，数年的门诊工作，仅见几例。

1. 临床资料

(1)阳缩5例,均为男性,平均年龄23岁,除1例有精子数量少,成活率低外,其他无器质性病变。临床表现:起病较急,阴茎及阴囊内缩,抽痛,少腹拘急疼痛,畏寒肢冷,小便清长,或有大便溏薄,或面色㿠白,口唇青紫,舌质淡,脉沉细或沉紧。

(2)阴冷3例,两男一女,平均年龄25岁。其中一位男患者阴茎及睾丸发育不良,外观似十三四岁男孩,无性功能;另一位发育正常,测睾酮偏低,阳事不举或举而不坚。女患者发育正常,体检无明显器质性改变。临床表现:起病缓慢,平素肢冷畏寒,腰膝无力,逐渐腹内不温,自觉外阴寒冷,精神疲惫,小便清长,大便溏薄,舌质淡,舌体胖润,苔白滑,脉沉细或沉迟。

2. 治疗方法及结果

(1)阳缩者,起病突然,乃感受寒邪,寒凝肝脉所致,其病程短,实邪为病。治疗之法当以祛寒暖肝、助阳行气为主。方剂用暖肝煎加味:小茴香、乌药、沉香、茯苓、肉桂、当归、枸杞子、生姜,加白芍、蜈蚣、炙甘草,寒重者加附子。每日1剂,疗程2～3个月。

治疗结果:3例治愈,2例缓解,其中1例缓解后转院治疗,结果不详。

(2)阴冷者,起病缓慢,平素肢冷畏寒,肾精不足,命门火衰,其病源在阳虚生寒、阴寒凝滞于肾所致虚寒之证。治疗以温肾壮阳滋阴,助命门之火为原则。方用扶命生火丹加味:鹿茸、附子、肉桂、巴戟天、肉苁蓉、杜仲、熟地黄、山茱萸、五味子、人参、黄芪、白术、甘草。阳痿者加淫羊藿、仙茅、蜈蚣。每日1剂。

(3)治疗结果:3例阴冷患者症状消失,均临床治愈。该病疗程均在5～6个月。

3. 讨论　关于阳缩的病因病机《灵枢经筋篇》有云:"肝者,筋之合也,筋者,聚于阴器……""足厥阴之筋,其病……阴器不用,伤于内则不起,伤于寒则阴缩入"。非常明确地指出足厥阴肝经受寒邪直中,寒凝肝脉而突发"阳缩证"。肝主筋,足厥阴肝经过阴器,抵少腹。久居寒湿之地,或冒雨涉水,或衣着失宜,寒邪入侵,寒凝肝脉,气血凝滞,经气不通致使阴器内缩疼痛;寒盛于内,阳微不能温煦机体,则畏寒肢冷,面色㿠白,小便清长,或大便溏薄;阳弱而寒盛,故口唇发绀,舌质淡,脉沉细或沉紧。治疗原则是祛寒暖肝,助阳行气。方用暖肝煎加味,方中小茴香、肉桂、生姜暖肝散寒,温暖下元,通阳止痛;乌药、沉香行肝气以止痛;茯苓健脾缓中;当归、枸杞子养肝血以和营;白芍、炙甘草缓急解缩;附子温经回阳;蜈蚣引群药入肝,通络止痛。

关于阴冷的论述较少。中医学认为,肾阳为诸阳之本,全身阳气之源。认为肾精不足,命门火衰是阴冷的根本所在。《诸病源候论》曰:"阴阳俱虚故也。肾主精髓,开窍于阴。今阴虚阳弱,血气不能相荣,故使阴冷也。""少腹弦急,阴头寒"。非常明确地指出了阴冷证的病因病机。肾之阴虚阳弱而气血不荣,温煦失职,阳不制阴,阴象偏盛,则阴寒内盛,形成虚寒证,故而外阴寒冷,腹内不温,畏寒肢冷,小便清长,大便溏薄;肾阳虚弱,气血不畅。

[引自:程宝艳,王克非,寇正杰,2000.阳缩和阴冷的鉴别与中医治疗.中医药学报,(1):51-52.]

三、阴囊湿疹

此症在中医学属于"湿疡"范畴,称为肾囊风,俗名绣球风。主要为肝脾二经湿热下注,或过食鱼腥、发物,造成胃强脾弱,湿热内生,下注肝脉,侵于阴囊所致。邹氏用"青蛤散"验方,外用治疗阴囊湿疹,疗效满意。本散剂是以青黛散为基础,加煅蛤壳、寒水石,虎杖、枯矾而组成,增强其清热解毒、燥湿止痒、敛疮生肌之功。徐氏在《阴囊湿疹熏洗方》一文中介绍，用鲜鱼腥草、苦参、地肤子、白鲜皮、蛇床子、川花椒、苍术、黄柏、龙胆草、白矾、食盐、硫黄，水煎，乘热先熏，待凉后再洗局部约 30 分钟，5～7 剂可治愈。吴氏用自拟虎刺汤治疗慢性阴囊湿疹。方用：虎杖全草、蛇床子、土荆皮、十大功劳。本方适用于慢性阴囊湿疹（肾囊风）糜烂型。症见阴囊颜色淡红或暗红，表面糜烂，有渗出，瘙痒剧烈，以入夜为甚者。

（一）专方治疗报告

1. *苦参汤合石黄粉*　陈勇于 2008 年发表《苦参汤合石黄粉治疗慢性阴囊湿疹》一文。

慢性阴囊湿疹是一种常见的局部神经功能障碍性皮肤病。一般仅限于阴囊周围，也可蔓延到肛门、大腿内侧。以 35～60 岁中老年多见。笔者自 2000 年以来在门诊单纯使用中医外治法治疗本病 136 例，现报告如下。

（1）临床资料

1）一般资料：36 例均为门诊患者，年龄最小 35 岁，最大 62 岁。病程最短 15 日，最长 20 年。

2）诊断标准：阴囊淡红或暗红，有红色丘疹，皮肤瘙痒，时轻时重，缠绵难愈。常伴针刺感和灼烧感，尤以夜间为甚。抓破后有黄水渗出，表面糜烂皲裂、有血痂、皮肤增厚粗糙。每遇温度变化或季节交替容易复发或病情加重并且非其他疾病造成。

（2）治疗方法

1）中药熏洗：苦参汤熏洗，方药：苦参 100g，两面针 50g，蛇床子 30g，大黄 15g，百部 30g，芒硝 20g，花椒 20g，苍术 10g，95%乙醇 50g，每日 1 剂煎汤坐浴熏洗，每日 2 次。

2）外扑药粉：以石黄粉外扑。方药：大黄 50g，滑石粉 50g，五倍子 50g，甘草 30g。每日3～4 次外扑患处。

嘱患者忌食辛辣之品，忌烟酒，保持规律作息，讲究卫生，多参加体育锻炼。乙醇过敏者忌用。

（3）治疗结果

1）疗效标准：症状消失，皮肤恢复正常者为治愈；症状及皮肤损害有改善者为好转；症状及体征无改善者为无效。

2）结果：136 例中治愈 116 例，好转 6 例，无效 4 例。其中治愈时间最短 14 日，最长 90 日。

（4）病案举例

张某，男，35 岁，因酗酒引起阴囊潮湿有红色丘疹，夜间奇痒，抓破后渗出黄水，痒减轻，继而糜烂，结痂，曾用多种中、西药治疗，但常复发。于 2001 年 5 月来笔者医院门诊治疗。初步诊断为慢性阴囊湿疹，给予苦参汤外部熏洗，配合石黄粉外扑，每日 2 次，连用 7 日，痒止，结痂。继用 7 日皮肤无丘疹，肤色正常。随访 6 年未复发。

刘某，男，56 岁，干部，体型肥胖，患阴囊湿疹 20 余年，初起自觉阴囊奇痒，少量丘疹，抓破后渗出黄水，继糜烂，表面结痂。曾用多种中、西药治疗，但疗效不佳，愈后经常复发。于 2003 年 6 月底来笔者医院门诊就诊。患者阴囊部及大腿两侧奇痒，有抓痕、皲裂、血痂，皮肤增厚粗糙，给予苦参汤合石黄粉治疗，2 个月余痒止，皮肤结痂，肤色渐红润。同时以薏苡仁 50g 煎水代茶饮，继用 1 个月症愈，随访 3 年未复发。

（5）小结：慢性阴囊湿疹多由急性湿疹反复发作转变而来。病程缠绵，多因病久耗血以至血虚生风生燥，风燥郁结，肌肤失养所致。苦参汤中，苦参、两面针、大黄清热解毒，蛇床子、土荆皮、百部、花椒杀虫止痒，苍术、芒硝燥湿软坚，乙醇杀菌止痒。石黄粉起到清热收湿护肤之功效。

[引自：陈勇，2008.苦参汤合石黄粉治疗慢性阴囊湿疹.吉林中医药，28(3)：196.]

2. *土茯苓汤加味* 冯桥于1999年发表《土茯苓汤加味治疗急性阴囊湿疹32例》一文。

用土茯苓汤加味治疗急性阴囊湿疹32例，疗效满意，现报告如下。

(1)临床资料：全部为门诊病例，已婚者21例，未婚者11例，年龄最大58岁，最小17岁，病程最长19日，最短4日。均符合《临床疾病诊断依据治愈好转标准》中急性湿疹的诊断标准，表现为患处剧痒，皮损呈多形性，可见密集点状红斑、丘疹、水疱、糜烂、渗出、结痂等，病变处轻度肿胀，边界不清，多呈对称分布。

(2)治疗方法：内服外洗土茯苓汤，方药组成：土茯苓20g，苦参15g，地肤子10g，薏苡仁20g，黄芩15g，白鲜皮10g，龙胆草15g，黄柏15g，丹参10g，牛膝10g。每日1剂，水煎分2次服，药渣煎水外洗患处。连续治疗1周为1个疗程，治疗1～2个疗程判断疗效。

(3)疗效观察

1)疗效标准：按照《临床疾病诊断依据治愈好转标准》中湿疹的疗效评定标准拟定。治愈：皮疹消退，可遗留色素沉着，不痒；好转：皮疹和炎症明显消退，痒减轻；未愈：症状无改变。

2)治疗结果：治愈25例，随访1年未见复发，好转5例，无效2例，总有效率为94%。治疗过程中未发现毒副作用。疗程最长为2个疗程，最短为1个疗程，平均为1.5个疗程。

(4)典型病例：患者，男，29岁，1997年12月8日来诊。4日前发现阴囊皮疹，剧痒难忍，皮疹范围逐渐扩大，遂来笔者医院诊治。查体可见阴囊皮肤密集点状红斑和丘疹点，基底潮红，病变部轻度肿胀，边缘不清，部分呈现糜烂、结痂。查体温36.7℃，尿常规正常，舌质红，苔黄腻，脉濡。证属湿热下注，用土茯苓汤加味治疗。上方每日1剂，连服4剂，并嘱用药渣煎水擦洗患处，4剂后诸症大减。原方继用5剂，皮疹消退，已不痒，有少量色素沉着，随访1年未见复发。

(5)讨论与体会

1)中医学认为，本病属"肾囊风""绣球风"范畴，正如《外科正宗・肾囊风》中所说："肾囊风乃肝经风湿所成。其患作痒，破流滋水。"其病因总由禀性不耐，风湿热之邪客于肌肤而成。湿为阴邪，其性黏滞、弥漫，重浊趋下，形成阴囊湿疹。湿袭腠理以致水湿蕴内，而起水疱、糜烂、渗液；风湿均易挟热蕴结，可致皮肤潮红、灼热、作痒、疼痛，是因"热微作痒，热甚则痛"之故。治宜以清热利湿，祛风止痒为原则。故选用土茯苓汤加龙胆草、黄芩、白鲜皮、地肤子等。方中，土茯苓味甘淡，性平，归肝、胃经，功专利湿解毒，为湿热疮毒之要药；龙胆草味苦性寒，苦寒沉降，功能清热燥湿，主治下焦湿热，与土茯苓合用功效尤著，共为方中君药。黄柏、黄芩、苦参为臣药，味苦性寒，有清热燥湿，解毒疗疮之效，苦参兼能祛风止痒，更佐薏苡仁、地肤子、白鲜皮、丹参以增强全方渗湿止痒、活血祛风之功。牛膝为使，引药下行，直达病所。君臣佐使，相互配伍，各得其用，共奏清热、祛风、利湿之功。

2)现代医学认为，湿疹是由于个体的过敏体质受到外因刺激的迟发变态反应，其发病机制与变态反应Ⅳ型、Ⅱ型可能有关，临床多采用脱敏疗法和对症治疗处理。

[引自：冯桥.1999.土茯苓汤加味治疗急性阴囊湿疹32例.广西中医学院学报，16(2)：63.]

3. *黄连茯苓汤*

(1)病案举例：陶某，男，生于1986年8月。2018年7月28日初诊。患阴囊湿疹2年，瘙痒难忍，查体阴囊皮肤增厚，伴有丘疹，皮肤潮红。伴有双手散在湿疹，局部有水疱，丘疹。大便黏滞，平时口腔溃疡反复发作。舌红苔黄腻，脉数。予以黄连茯苓汤加减：黄连 6g，黄芩 10g，半夏 6g，茯苓 10g，麦冬 10g，远志 6g，通草 6g，车前子 15g，甘草 9g，生姜 6g，大枣 10g。7 剂。2018 年 8 月 3 日二诊：阴囊湿疹明显好转，瘙痒减轻，双手湿疹也明显好转，口腔溃疡消失。既然效果明显，原方继续，7 剂。2018 年 8 月 10 日三诊：阴囊湿疹基本已经不明显，瘙痒消失，双手湿疹基本消失，大便成形，口腔溃疡消失，舌红苔薄黄。仍然以原方，7 剂。

(2)小结：黄连茯苓汤是陈无择在《三因司天方》中所立六丙年之运气方，主治心虚为寒冷所中，身热心躁，手足反寒，心腹肿病，喘咳自汗，甚则大肠便血。黄连茯苓汤方剂组成：黄连、茯苓各一钱二分半，麦冬、车前子、通草、远志各七分半，半夏、黄芩、甘草各五分，生姜七片，大枣 2 枚。方解：以黄连、黄芩平其上下之热，逐水湿清表里热者；茯苓、半夏通利阳明；通草性轻，专疗浮肿；车前通利水湿；甘草健脾，调和诸药；以远志安神宁心；以麦冬养液保金，且以麦冬合车前，可已湿痹，具见导水功能。患者出生于 1986 年，为丙寅年生人，2 年前发病，正好为丙申年；患者患湿疹，口腔溃疡，舌苔黄腻均为湿热之象；脉数也为湿热之象。故可以选用六丙年运气方，黄连茯苓汤，效果明显。

(3)讨论与体会：《三因司天方》在临床应用要点有以下几个方面：《三因司天方》在对应的运气时间点（如患者出生时，或发病时候）应重视应用；另外，要注意，“时有常位，气无必也”，“病如不是当年气，看于何年运气同，便向某年求活法，方知都在至真中，庶乎得运气之意矣”，就是临证也不必拘泥于当年运气；临证主张辨天、辨人、辨病证三辨合一，综合考虑患者全身情况与具体病情，然后再处方用药。总之，用五运六气理念作为指导，灵活运用《三因司天方》诊治男科疾病，给我们运用中医中药治疗男科疾病，提供了一种新的思路。

4. 冰肤散坐浴　金梦祝、吴云、殷文浩于 2016 年发表《冰肤散坐浴治疗湿热蕴结型阴囊湿疹 49 例临床观察》一文。

阴囊湿疹多表现慢性症状，长期搔抓和摩擦导致苔藓样变，奇痒无比，反复发作，迁延不愈，严重影响患者的生活质量。外用糖皮质激素有确切疗效，但容易复发，且有诸多副作用。近年来，笔者采用冰肤散坐浴治疗湿热蕴结型阴囊湿疹 49 例，疗效满意，现报告如下。

(1)临床资料

1)一般资料：收集我院 2013 年 1 月至 2013 年 12 月的门诊患者 98 例。采用随机对照法分为治疗组和对照组各 49 例。治疗组年龄 18～65 岁，平均年龄(40.20±9.8)岁，病程 2 个月至 5 年，平均病程(23.6±12.5)个月；对照组年龄 21～60 岁，平均(37.5±10.3)岁，病程 1 个月至 5 年，平均病程(22.5±11.9)个月。两组临床资料比较，差异无统计学意义($P>0.05$)，具有可比性。

2)诊断标准：所有患者均符合《中国临床皮肤病学》中的阴囊湿疹诊断标准，中医辨证标准参照《中医外科学》，入组患者均辨证为湿热蕴结证。

(2)治疗方法

对照组：患处薄涂糠酸莫米松乳膏（艾洛松），早、晚各 1 次。

治疗组：给予冰肤散坐浴，方药组成：千里光、百部、苦参、白鲜皮、地肤子、蛇床子、土茯苓、野菊花、蒲公英、薄荷各 10g，冰片 1g。上述中药除冰片外打粉混匀装入纱布袋中备用，冰片另装。用法：将药袋放入 2000ml 温热水中揉搓至药汁漫出后加入冰片，患处坐浴，并持纱布袋轻搽患处，每日 1 剂，早、晚各 1 次。

两组均嘱咐患者忌刺激性食物，禁过度搔抓、热水烫洗。7 日为 1 个疗程，均连续治疗 2 个疗程，每周随访 1 次，治疗结束后再随访 3 个月。

(3)治疗结果

1)疗效判定标准：包括自觉症状(瘙痒)和体征(红斑、丘疹、糜烂、浸润或苔藓化、角化脱屑等)。各项指标评估时根据轻重程度按 0～3 分评分。各症状及体征评分总和即总积分值。积分下降指数=[(治疗前总积分－治疗后总积分)/治疗前总积分]×100%。治愈：积分下降指数≥90%；显效：积分下降指数为 60%～89%；好转：积分下降指数为 20%～59%；无效：积分下降指数≤19%。治愈加显效计为有效。随访观察 3 个月，治愈患者综合症状体征积分≥2 分即为复发。

2)治疗结果：两组复发率比较：随访发现，治疗组治愈 34 例中复发 2 例，对照组治愈 28 例中复发 9 例，复发率分别为 5.88%和 32.14%，两组比较差异有统计学意义($P<0.05$)。不良反应比较：治疗过程中，治疗组出现 2 例烧灼感；对照组出现 5 例烧灼感，2 例瘙痒加重，3 例皮疹加重。不良反应发生率分别为 4.08%和 20.41%，两组比较差异有统计学意义($P<0.05$)。

(4)小结：从临床表现看，阴囊湿疹可归属中医“湿疮”范畴，湿热浸淫为其主要病机病机，故清热燥湿是治疗的大法。笔者自拟经验方冰肤散中，苦参、白鲜皮、地肤子、土茯苓四药相合，清热燥湿为先；辅以千里光、野菊花、蒲公英清热解毒；百部、蛇床子杀虫止痒；薄荷、冰片辛凉润肤，且能增强药物浸透作用。诸药相合，共奏清热燥湿、祛风解毒止痒之功。临床观察结果表明，治疗组疗效明显优于对照组，且复发率和不良反应发生率也低于对照组，疗效值得肯定。但在治疗过程中，冰敷散坐浴暴露出使用方法欠简便，患者接受度较差等问题，有待进一步改进。

[引自：金梦祝，吴云，殷文浩，2016.冰肤散坐浴治疗湿热蕴结型阴囊湿疹.浙江中西杂志，51(6)：436.]

(二)内外治结合治疗老年性阴囊湿疹

庞彦青、王树敬于 2008 年发表《中药内外合用治疗老年性阴囊湿疹 120 例》一文。

阴囊湿疹是一种常见的变态反应性、炎症性皮肤病，易反复发作和慢性化。病因较复杂，西医认为本病的发生多与气候、生活用品接触、饮食等有关，还与紧张、劳累、失眠、内分泌、消化功能障碍、代谢障碍等有关。我们采用内服中药配合外用熏洗治疗老年性阴囊湿疹 120 例，报告如下。

(1)资料与方法

1)一般资料：本组 120 例均为河北省保定市第一中心医院中西医结合科门诊患者。年龄 60～70 岁 58 例，>70 岁 62 例；病程 3 个月至 16 年，平均 8.15 年；急性期 30 例，亚急性期 65 例，慢性期 25 例。所有病例均经西医皮肤科诊断，并分别口服抗过敏药、外用激素类软膏及炉甘石洗剂等，治疗期间病情缓解，停药不久即复发。

2)诊断标准：参照《实用皮肤科学》诊断标准确诊。急性期：皮损呈多形性、弥漫性潮红、丘疹、小疱、糜烂、渗液、结痂，无明显界线，自觉烧灼及剧烈瘙痒；亚急性期：以丘疹、结痂、鳞屑为主，少量水疱及轻度糜烂；慢性期：皮肤肥厚、粗糙、呈苔藓样变、鳞屑、抓痕、血痂、色素沉着，反复呈急性、亚急性发作，就寝前及精神紧张时剧烈瘙痒。

3)治疗方法

A. 内治法。基本方：当归 15g，生地黄 20g，赤芍 30g，地肤子 30g，白鲜皮 30g，紫草 20g，牡丹皮 10g，蝉蜕 6g，苦参 10g，土茯苓 30g，怀牛膝 20g，何首乌 20g，蛇床子 10g，益母草 30g，鸡血藤 30g。湿热重加黄连 10g，炒栀子 15g，黄柏 10g；肝肾亏损加菟丝子 10g，淫羊藿 10g。每日 1 剂，水煎取汁 400ml，分 2 次温服。

B. 外治法。选用《千家妙方》中苦参汤加味。药物组成：苦参 60g，明矾 50g，芒硝 60g，花椒 15g，艾叶 15g，荆芥 15g，黄柏 15g，苍术 15g。上药水煎，先熏后洗患处。每日 1 剂，每日 2 次，每次 20 分钟。治疗期间，忌热水烫洗、肥皂等刺激物洗，避免搔抓，忌食辛辣及鸡鸭牛鱼虾等发物。

C. 疗程：10 日为 1 个疗程，治疗 2 个疗程后统计疗效。

4)疗效标准。治愈：皮损消退，无明显瘙痒，基本症状消失；显效：皮损消退 70%以上，瘙痒及其他症状明显减轻；好转：皮损消退 30%以上，症状有所减轻；无效：皮损消退不足 30%，症状无明显改善。

(2)结果：本组 120 例，治愈 80 例，占 66.7%；显效 28 例，占 23.3%；好转 12 例，占 10%；总有效率为 100%。其中 96 例随访 1 年未复发。

(3)讨论：阴囊湿疹属中医学湿疮、浸淫疮范畴。缠绵难愈，因发于阴囊，故称“肾囊风”。由于老年人禀赋不耐，肝肾亏损，或由于病情反复发作，迁延日久，耗血伤阴，化燥生风，而致血虚生风生燥，肌肤失养，复感风湿热毒之邪，阻于肌肤，内外合邪，气血运行失常，湿热蕴于下焦，充于阴囊，浸淫肌肤，发为本病。《诸病源候论》云“诸疮生身体，皆是体虚受风热，风热与血气相搏，故发疮”，经治疗，“当时虽瘥，其风毒气犹在经络者，后小劳热，或食毒物，则复更发”，说明本病发病及复发的病机所在。本病病位于阴囊，为厥阴肝经循行部位，故属肝，而肾开窍于二阴，故与肝肾关系密切。因此，治疗以扶正祛邪、标本同治为组方原则。治宜活血凉血解毒、清热祛风止痒、滋补肝肾。内服方中生地黄、牡丹皮、紫草、赤芍凉血活血，解毒医疮；地肤子、白鲜皮、土茯苓、苦参、蝉蜕清热燥湿，祛风止痒以治其标；何首乌、蛇床子、淫羊藿补肝益肾治其本；怀牛膝益肾活血，引血下行；当归、益母草、鸡血藤行血活血，化瘀通络。外用苦参汤清热，祛风除湿，杀虫止痒，直接作用于病变局部。二方内外合用，共奏凉血活血、清热解毒、燥湿祛风、杀虫止痒、标本同治之功效，值得临床推广应用。

[引自：庞彦青，王树敬，中药内外合用治疗老年性阴囊湿疹 120 例.河北中医，30(11)：1174.]

(三)中西药并用

1. *加减龙胆泻肝汤配合皮康霜*　叶季芳于 2007 年发表《加减龙胆泻肝汤配合皮康霜治疗阴囊湿疹》一文。

采用加减龙胆泻肝汤内服外洗联合皮康霜治疗阴囊湿疹 42 例，取得满意效果，现报告如下。

(1)临床资料：共观察治疗 56 例，均符合阴囊湿疹临床诊断标准。

随机分为治疗组和对照组。治疗组 42 例中，年龄 16～66 岁；病程 6 个月至 10 年；29 例初诊，13 例复诊(复诊病例有外用药膏治疗史)；急性和亚急性临床表现 18 例，慢性临床表现 24 例。对照组 14 例中，年龄 16～60 岁；病程 6 个月至 10 年；5 例为初诊，9 例复诊(复诊病例有外用药膏史)；急性和亚急性临床表现 6 例，慢性临床表现 8 例。

两组病例均在 3 周内未用过类固醇药物及抗组胺药物。

(2)治疗方法

治疗组：用加减龙胆泻肝汤：龙胆草、车前草、生地黄、柴胡、黄芩、栀子、苦参、泽泻、当归、木通、蛇床子各10g。每日1剂，煎药前浸泡15分钟，水煎后一部分内服，另用一部分药液洗泡患部20～30分钟，每日3次，清洗后揩干，用皮康霜（广东顺峰药业有限公司生产）涂抹皮损处，每日2次。

对照组：皮康霜外搽，每日2次。

两组均10日为1个疗程。

（3）治疗结果

1）疗效标准。痊愈：皮损全部消失，瘙痒消失；显效：皮损消退70%以上，瘙痒明显减轻；进步：皮损消退30%，瘙痒减轻；无效：皮损瘙痒均无改善。

2）结果。治疗组：1个疗程痊愈者14例，2个疗程痊愈者21例，3个疗程痊愈者5例，4个疗程痊愈者2例。临床治愈后随访6个月，复发者仅1例。

对照组：1个疗程痊愈者3例，2个疗程治愈者6例：3个疗程痊愈者3例，4个疗程痊愈者2例。临床痊愈后随访6个月，复发者5例。

（4）讨论：阴囊湿疹多因患者免疫功能失调，感染化脓性球菌、浅表真菌致病。临床治疗常用内服抗组胺药及外用皮质类固醇类软膏或霜剂，但易复发或加重感染，不良反应大，故不能长期使用。

中医学认为，阴囊湿疹为肝胆湿热下注所致。加减龙胆泻肝汤方中，龙胆草、生地黄、黄芩、栀子、苦参清热燥湿；蛇床子祛风止痒；泽泻、车前草、木通渗湿利水；柴胡引药入肝经。急性期加赤芍、牡丹皮可加强清热燥湿之力，慢性期加丹参、鸡血藤可活血化瘀。

皮康霜含有曲安奈德及硝酸咪康唑，曲安奈德为糖皮质激素，具有抗炎、止痒及抗过敏作用；咪康唑为广谱抗真菌药，还可抑制某些革兰阳性菌。

采用中西药联合治疗，可明显加强抗炎、抗过敏、抗菌作用。见效快，复发率低，无不良反应，可减少长期使用激素引起的不良反应。

[引自：叶季芳，2007.加减龙胆泻肝汤配合皮康霜治疗阴囊湿疹.湖北中医杂志，29(1)：36.]

2. 中西药并用治疗阴囊湿疹　邓翠荣、陈红路于2006年发表《中西医结合治疗慢性阴囊湿疹50例疗效观察》一文。

应用中西医结合的方法治疗慢性阴囊湿疹50例，取得了较好的疗效，现报告如下。

（1）临床资料

1）诊断标准：诊断标准参照《实用皮肤病性病治疗学》中慢性湿疹的诊断标准。

2）一般资料：所选病例共80例，均为我院皮肤科2001年6月至2003年11月的门诊患者，随机分为两组。治疗组50例，年龄42～75岁，平均(53.6±1.3)岁；病程6个月至5年，平均(2.2±0.5)年。对照组30例，年龄38～73岁，平均(48.7±1.2)岁；病程4个月至4年，平均(2±0.3)年。两组在年龄、病程等方面，无显著性差异($P>0.05$)，具有可比性。

（2）治疗方法

1）治疗组：50例患者均采用中西医结合治疗。内服中药，基本方：生地黄30g，苦参10g，丹参20g，牡丹皮9g，当归15g，赤芍10g，地肤子10g，蛇床子10g。每日1剂，水煎2次，分2次服。第3煎取汁500ml，待药汁凉后浸泡阴囊20分钟，每日1次。用醋酸去炎松-尿素软膏10mg、红霉素软膏10mg、炉甘石粉3g混合外搽，每日2次。瘙痒及皮疹消退后，维持用药15日。

2)对照组:30 例患者单纯采用西药治疗,药物及使用方法均同治疗组。治疗期间停用其他药物,并禁食辛辣食物及鱼虾海鲜等。

(3)疗效标准及治疗结果

1)疗效标准。治愈:阴囊皮损完全消失,无肥厚、渗液、结痂。显效:阴囊皮损消退 90%,无瘙痒、渗液。有效:阴囊皮肤略有缩小,有轻度瘙痒。无效:阴囊皮损及自觉症状无减轻。

2)治疗结果。两组疗效、复发率比较分别见表 52 和表 53。

表 52 两组疗效比较 [例(%)]

组别	例数	治愈	显效	有效	无效	总有效率
治疗组	50	36	12	2	0	(96)
对照组	30	17	10	3	0	(90)

表 53 两组治愈显效患者复发率比较 [例(%)]

组别	例数	复发	未复发	复发率
治疗组	48	8	40	(16.67)
对照组	27	15	12	(55.56)

(4)讨论:慢性阴囊湿疹多由急性、亚急性阴囊湿疹演变而来,皮损常增厚,瘙痒剧烈,因阴囊部位出汗较多,透气性差,致局部皮疹反复发作、迁延难愈。西医学认为,阴囊湿疹与变态反应有关,局部有渗出倾向,常合并有细菌感染。外用药中醋酸去炎松-尿素软膏具有抗炎和抗过敏的作用;红霉素软膏具有抗菌作用;炉甘石为天然的菱锌矿石,具有收湿敛汗、止痒的作用;三药混合,具有收湿敛汗、抗炎止痒的功效。但是外用药只能改善局部症状,不能从根本上达到治疗的目的。中医学认为,慢性湿疹多因患病日久,耗血伤气、而致气血瘀滞,风湿搏结。中药方中生地黄、丹参、当归、牡丹皮、赤芍养血活血,苦参、地肤子、蛇床子清热燥湿,祛风止痒。诸药合用,使气血调和、邪去痒止,中西药合用达到标本兼治之效。

[引自:邓翠荣,陈红路.2006.中西医结合治疗慢性阴囊湿疹 50 例疗效观察.北京中医,25(1):62.]

3. 外用中药熏洗、内用西药治疗阴囊湿疹　马宝佳、郭东于 2009 年发表《中西医结合治疗阴囊湿疹 98 例》一文。

采用中西医结合治疗阴囊湿疹 98 例,疗效满意,现报告如下。

(1)临床资料

1)一般情况:98 例均为新兵;年龄 18～22 岁。其中单纯阴囊丘疹 52 例,伴表面糜烂 34 例,破溃流水及奇痒 12 例。

2)治疗方法:①中药熏洗。药物组成:苦参 15g,蛇床子 15g,蝉蜕 20g,川花椒 10g,黄柏 10g,苍术 10g,地骨皮 10g,五倍子 10g,防风 10g,白矾 10g。加水熬沸 15 分钟后滤出药液熏蒸患处,温度下降后再坐浴浸洗,每日各洗 2 次,10 日为 1 个疗程;注意保持局部干燥。②西药治疗。5%葡萄糖注射液+维生素 C 2.5g+利巴韦林 0.4g,静脉滴注,每日 1 次,同时口服维生素 B_2 20mg,每日 3 次。10 日为 1 个疗程。

3)结果:本组病例全部治愈,其中用药 3 日治愈 33 例(33.7%),4～6 日 60 例(61.2%),7～10 日 5 例(5.1%)。

(2)讨论:阴囊湿疹古称"绣球风",亦名"肾囊风"。表现为阴囊表面赤色丘疹、痒痛、表面糜烂流水等,尤以夜间为甚。新兵入伍后,由于地域差异、天气变化、水土不服,以及饮食习惯和生活环境改变等,阴囊湿疹发病率显著增加。以往常单纯应用西药对症治疗,但往往疗效欠佳或容易反复,影响正常训练和生活。我们采用中药熏洗治疗,方中苦参能清利湿热、凉血解毒、祛风杀虫,配蛇床子治湿热蕴毒之疾患;地骨皮可祛气中之热、主治外阴痒肿;蝉蜕可散风清热;防风治诸多风邪,祛周身之风;苍术可治湿毒郁表、主治湿疹发痒;五倍子可止血解毒,敛溃疮;黄柏可泻实火、清湿热杀菌;川花椒配白矾可治风邪郁表、风疹瘙痒。诸药合用可杀菌祛风、止痒清热、凉血解毒、生肌止痛。配合西药静脉注射及口服更可提高疗效。本法不但简单、经济、实用,而且时间短、见效快,适合基层单位应用。

[引自:马宝佳,郭东,2009.中西医结合治疗阴囊湿疹98例.人民军医,52(5):286.]

四、睾　丸　痛

痰瘀凝滞在肝脉,致不通则痛;而成睾丸痛(睾丸炎、附睾炎)。睾丸疼痛的病因多为寒邪滞于阴器脉络,气血凝滞而痛;或因酒伤脾胃,运化失职,湿热下注,肝脉络阻而睾丸作痛。

睾丸痛治疗:湿热下注,痰瘀交集而成者,治以化痰消瘀、理气散结,以龙胆草泻肝经湿热,柴胡疏肝,其效甚速。如由痰瘀导致睾丸痛,采用理气化痰,活血祛瘀为治。青海省中医院外科泌尿组在治疗此病时分为3型。①寒滞肝脉型:附睾、睾丸肿大,下坠酸痛,小腹牵扯不适,治宜暖肝散寒,行气活血化瘀,方用暖肝煎加味。②肝脉湿热型:睾丸、附睾迅速肿大,灼痛或发热,或有肿胀形成,治宜清热利湿,疏肝理气,方用龙胆泻肝汤加味。③脓肿型:以附睾脓肿形成为主要病变。该型大部分先按肝脉湿热型用中药治疗,无效者改用手术切除病变为主。周氏用大补阴丸加味治疗附睾炎收到满意的疗效。治疗方法用大补阴丸为主:黄柏、熟地黄、知母、龟甲各12g,猪脊髓1匙(蒸熟兑服),金银花30g,荔枝核20g。若睾丸大或痛甚加玄参30g,海藻15g,牡丹皮5g;胀痛甚者,加橘核15g;微痛者,加赤芍12g,生甘草6g;痛沿输精管放射至腹股沟、背下部及下腹部者,加川楝子、延胡索各6g;肿痛而有硬结者加海藻15g,川楝子20g,伴全身发热者,加败酱草30g,治疗后症状消失,双侧睾丸大小正常。周氏运用桂枝汤加减治疗睾丸疼痛疗效较好。基本方为桂枝、白芍、生姜各10g,川楝子、大枣各15g,甘草5g,贯众30～60g,生黄芪10～30g。睾丸疼痛甚者,加橘核15g,延胡索10g;阴囊红肿,疼痛而热,皮肤紧张光亮者,重用贯众,加龙胆草15g,木通、苍术各10g;外伤引起或局部有瘀斑,或精索静脉曲张,舌质紫或有瘀斑点,加桃仁、红花、木香各10g;兼有乏力者,加党参10g。杨氏治疗睾丸痛(急性附睾睾丸炎),内治则按湿热型、瘀结型、肾虚型辨证处方,外治法:①水调散,黄柏、煅石膏,共研细面,凉开水调成膏状,外敷患处,见干更换,适用于湿热型。②熏洗散,透骨草、海桐皮、防风、荆芥、艾叶、地肤子,水煎熏洗患处,每日2次。他认为本病初期以湿热、热毒为其主要矛盾,治宜重用清热利湿,佐以活血化瘀,使湿热得利,气血疏通,肿痛消散;后期宜着重活血化瘀,温经通络。

(一)辨证治疗举例

杨晓玉、何映于2006年发表《慢性睾丸痛之辨证治疗》一文。

1.病因病机　慢性睾丸痛属中医学"子痛"范畴,早在《黄帝内经》就对其做了描述,《素问·缪刺论》曰:"邪客于足厥阴之络,令人卒疝暴痛。"元代张子和在《儒门事亲·疝本肝经且通勿塞状》中曰:"两丸寒痛,足阳明脉气之所发也。""邪气客于中厥阴之经,令人卒疝,故病阴丸痛也。"明代虞抟在《医学正传·疝气》中指出:"子和论七疝,病源至为详悉,但其处方一以攻下法为主治,不能使人无疑耳!……丹溪先生独断为湿热,此发为古人之所未发也。夫热郁于中而寒束于外,宜其非常之痛,故治法宜驱逐本经之湿热,消导下焦之瘀血。"现代医家多认为本病病机是肝郁气滞、寒滞肝脉、气滞血瘀或湿热等,治疗多以温经散寒,清利湿热,疏肝理气为主要原则，亦有以活血化瘀法治疗，也取得较好的疗效。

2. 辨证分型治疗

(1)肝郁气滞：睾丸、附睾又属“子器”，为肝经所络，而肝性条达，帅血而行，病则肝经郁滞，血脉瘀阻，不通则痛。症见睾丸隐隐胀痛，皮色不变，亦不灼热，而有下坠之感，附睾头部结节，轻微压痛，痛引同侧少腹及大腿根部，脉细而弦，舌苔薄白。伴见心烦易怒，胸闷胁胀，嗳气寐差等。用枸橘汤加减(王洪绪《外科全生集》)治疗本病疗效较佳，功效行气化湿，柔肝止痛。药物组成：枸橘、川楝子、柴胡、延胡索、青皮、陈皮、赤芍、白芍、泽泻、防风、防己、荔枝核、川牛膝、台乌药等。方中全枸橘、川楝子、延胡索，三药疏肝理气，行气分之郁滞；赤芍、牛膝活血通瘀，行血分之瘀邪；防风、防己祛风胜湿止痛；泽泻增强活血除湿功效；青皮、陈皮、荔枝核止痛消胀通络。肝火旺者合用牡丹皮、栀子；合附睾囊肿可用消瘰丸，或用牡蛎等软坚散结之药；合精索静脉曲张用丹参、红花。

(2)寒湿凝滞(寒凝厥阴)：睾丸肿胀不适，遇寒或疲劳后加重，得温或休息后减轻，以胀痛为主，或伴拘挛不适，舌淡苔薄白腻，脉细弦。当归四逆汤加减：当归、桂枝、乌药、细辛、小茴香、苍术、生黄芪、肉桂、川楝子、枸杞子、大枣。前阴由足少阴肾经和足厥阴肝经所主，肝肾不足，易受寒湿之邪侵袭，正所谓“邪之所凑，其气必虚”。寒湿之邪滞于肝肾二经，寒则凝滞，经脉不通，故睾丸疼痛，遇寒痛甚；寒湿之邪伤阳，肾阳虚损，封藏失司，故见遗精、腰酸等症。法当补益肝肾，健脾温阳，佐以理气之法调治，使寒湿去，脾肾健，诸症除。

(3)阴虚火旺：两睾丸交替疼痛不适，睾丸肿胀灼热，阴囊易潮湿多汗，全身症状多见盗汗，口干，易疲劳，腰酸，舌质多红或绛、苔少或有薄黄苔，脉多弦。用大补阴丸加味。药物组成：黄柏、熟地黄、知母、龟甲、猪脊髓、玄参、川楝子、橘核、野菊花、金银花、海藻、赤芍、牡丹皮等。方中大补阴丸滋阴，重用野菊花、玄参清热解毒，余用川楝子、橘核、海藻、赤芍、牡丹皮等凉血理气之品。

(4)血瘀脉络：可有可没有外伤史，症见睾丸肿痛，色见青紫，或伴尿血、血精，阴囊表面静脉曲张显现。舌质紫或有瘀点，脉弦。治当活血散瘀，少腹逐瘀汤加减：赤芍、当归、川芎、川牛膝、生蒲黄、五灵脂、延胡索、没药、三棱、莪术、小茴香、桂枝等。夹湿热不甚者加三妙丸，湿热甚者合龙胆泻肝丸口服。气虚者合补中益气丸。病程日久，气机不畅，则易生痰。此时治疗关键在于气化功能。气属阳，有推动、温煦气血津液功能。气行则血行，气畅则痰消。

3. 心得体会　本病在临床虚证不多见，而以实证为多。以气、血、痰、火、湿、热为辨证之要义，寒证不多见，阴虚证也较少。故补肾之药应用较少。

临床上以肝郁气滞最为多见，虽然有不少患者能在短期内显效，但存在病程迁延、难以根治等问题。很多患者病情不重，仅有睾丸、附睾酸胀不适，有的活动后减轻，有的活动后加重，有的房事后减轻，亦有房事后加重。且发现此病在夏冬季节发病较重较多。可能与夏季湿热重有关，冬季与寒主收引有关。相反在春秋发病轻而少，与春天生机蓬勃，阳气升发有关。而在秋燥，湿较轻，春秋均有利于病情向愈。文献报道，精索静脉曲张的睾丸坠胀疼痛发病率并不高，我们在临床发现在处理精索静脉曲张并发睾丸疼痛时，在亚临床和Ⅰ度、Ⅱ度时，如辨证确属肝郁气滞时，用枸橘汤加减亦有一定疗效。

[引自：杨晓玉，何映，2006.慢性睾丸痛之辨证治疗.江西中医药，37(3)：16.]

(二)内治外敷法治睾丸痛 38 例

姬云海于 1994 年发表《疏肝合剂加外敷法治疗睾丸疼痛 38 例》一文。

运用自拟疏肝合剂内服，外敷“大黄散”治疗睾丸疼痛38例，效果满意，报告如下。

1. 一般资料　本组38例中，年龄：最小者17岁，最大者39岁，其中20岁以下6例，21～30岁22例、31～39岁10例。病程：最短者2日，最长者1年，其中1个月以内者15例，1～6个月17例，6～12个月6例。

2. 辨证分型　肝胆湿热者以肿胀热痛，或阴痒、胁肋痛、口苦、小便浑浊，苔黄腻，脉弦数。寒滞肝脉者以胀痛、腹部坠胀、阴囊收缩，遇寒甚得热减，舌润滑，苔白。脉沉紧。肝气郁结者以胀痛、少腹胀、胁肋不舒、腹部聚瘕，脉沉紧。但是临床还可见肾阳虚或肾阴亏、外伤等型。

3. 方药　内服疏肝合剂：柴胡15g，川楝子10g，枳壳10g，白芍15g，香附15g，川芎10g，青皮15g，丝瓜络15g，龙胆草10g，乌药10g，黄柏10g，甘草10g。水煎服，每日1剂，每日服3次。若湿热甚加生地黄15g，木通10g，车前子10g，泽泻15g；寒滞肝脉甚加小茴香15g，肉桂10g；肝气郁结甚者加郁金15g，延胡索10g；肾阳虚甚加杜仲10g，菟丝子10g；肾阴虚甚加熟地黄、山茱萸各15g；外伤者加三棱、莪术、红花各10g，服药期间，禁食辛辣刺激之品及白酒、绿豆之物。

外敷：取生大黄100g（研细末），大枣30枚（去核），鲜生姜60g，鲜仙人掌100g，共捣如泥，敷贴于阴囊，布包，每日换1次。

4. 治疗结果　临床症状及体征消失，随访1年以上未见复发18例；临床症状及体征减轻，随访6个月以上未见复发15例；用药20日，临床症状及体征无任何改善4例。

5. 典型病例　成某，男，27岁，工人，1992年6月20日初诊。主诉婚后2个月突感阴囊肿胀1日，行动不便，少腹胀痛。诊见素体瘦弱，面色无华，走动困难，舌淡，苔黄腻，脉滑数。此乃房劳伤肾、情志不畅、肝失疏泄，感受湿热之邪所致。治拟疏肝理气、通络止痛、佐清泄肝胆湿热。内服疏肝合剂加木通10g，泽泻15g，外用“大黄散”，3日后，症状及体征大减，又用3剂后，诸证悉平，追访1年以上未见复发。

［引自：姬云海，1994.疏肝合剂加外敷法治疗睾丸疼痛38例.河南中医，14(3)：162.］

（修订：张龙梅　杜晓萍　审定：冷方南　黄海波）

男性疾病现代研究之五　男性乳房发育症

男子女性乳房发育症即男子的乳房形如女性乳房样的发育，有时也有乳汁分泌，但其组织结构却不同于女性乳房，因它没有乳房小叶存在，仅有乳管增生扩大，并有纤维组织及脂肪组织增生。

近年来，随着人们生活水平的提高以及饮食习惯的改变，男性乳房发育症的发病率有上升趋势。男性乳房发育症属中医“乳疬”范畴。中医学认为，男子乳头属肝，乳房属肾，若情志不调，肝气郁结；或年老体虚，肝肾亏虚；或先天禀赋不足，冲任失调；或外邪伤肝，肝失疏泄，皆可导致经络失养，气血不畅，从而出现血瘀、痰凝阻滞乳络而成本症。中医对“乳疬”的病因病机有较深刻的认识，在治疗上辨病辨证相结合，积累了丰富的临床经验。

(一)病因病机

杨新伟认为：“乳疬”的发病主要与肝、肾密切相关。肝经绕阴器，经乳下之期门穴而上贯膈、布胁肋，睾丸属肝又属肾，肾藏精，主生殖和发育，肝、肾的病变可引起男子乳房发育。《外证医案汇编·乳胁腋肋部》说：“男子之乳房属肾，何也？男以气为主，女以血为先，足少阴肾之脉经膀胱，其直者从肾上贯肝膈，入肺中，水中一点真阳，直透三阴之上。水不涵本，木气不舒，直阳不能上达……虽云肝病，其本在肾。”

对本病的病因病机，历代医家多有描述，各有侧重。近代医家以古代文献为依据，结合丰富的临床经验，多有发挥。男乳头属肝，乳房属肾，而冲任隶属于肝肾，冲任之本在肾，乳疬发病当首责肝肾不足，冲任失调。肾肝乙癸同源，精血互化，为母子之脏。肝藏血及主疏泄功能有赖于肾气的温煦资助。若先天禀赋不足，肾气不充；或年老体弱，肾虚精亏；或久病及肾，肾失濡养；或长期服用伐正伤肝之品，以致肝虚肝郁，肾虚精亏等均可使肾之阴阳失调，肾气不足，冲任失调，不能涵养肝木，肝失所养。以致疏泄失职，肝气郁结，气滞血瘀，进而郁久化火，炼液成痰，或横逆脾土，脾失健运，聚湿成痰，乃至气滞、血瘀、痰凝结于乳络，乳络不通而发为本病。故肾气不足，冲任失调，肝失所养为发病之本，肝气郁结、脾失健运，气滞夹痰瘀凝滞为发病之标。王氏总结25例临床病例，认为气结痰凝是乳疬的基本病机，发病者可因长期精神压抑，或有精神创伤，情志不畅，肝气郁结，化火炼液为痰，痰气火互结于乳络而致本病；或因男子肾之阴阳两虚，不能涵养肝木，肝木失养，木气不舒，疏泄失权，气滞痰凝，乳络失和而成乳疬；亦可因外感温热疫毒之邪，或因他病长期服用伐正伤肝之药，致使疏泄失职，乳络不通而发病。总不离痰、气二字。

(二)辨证治疗

1. *高曼琳在《中医药治疗男性乳房发育症的思路与方法》一文将本病分为4型论治*　根据临床见症及其成因，治疗上以肝肾为中心，补肾、疏肝、祛邪各有侧重。

(1)肝气郁结：男子乳房属肝，脾胃络脉布于两乳，若情志不遂或湿热疫毒伤肝，思虑过度，肝郁脾虚，气郁痰凝而发为本病，多见乳房胀痛结块，推之可移，伴嗳气胁痛，腰膝无力，或见遗精早泄、失眠多梦、情绪急躁或抑郁、大便溏泄或秘结，舌质红苔薄白或薄黄，脉弦或滑。治疗从疏肝理气着手，佐以化痰散瘀，方选逍遥散加减。选用药物柴胡、青陈皮、香附、橘叶、橘核、丝瓜络、蒲公英、茯苓、半夏、瓜蒌、贝母、海藻、昆布、夏枯草、白芥子、牡蛎、莪术、赤芍、牡丹皮、王不留行、乳香、没药、山楂等。

(2)肝肾阴虚:“乳中结块,虽云肝病,其本在肾。”房室不节,纵欲过度,肝肾失其互养,不能荣养乳络而发病。多见乳房结块隐痛、腰膝酸软、心烦头晕、耳鸣耳聋、两胁隐痛、双目干涩、手足心热、舌红少苔、脉细数。治疗从补益肝肾着手,佐以化痰散瘀,方选左归饮加减。选用药物熟地黄、山药、山茱萸、沙参、枸杞子、白芍、贝母、牡蛎、瓜蒌等。

(3)肾阳虚衰:乳病虽发于外而实根于内,肾为五脏之本,原气之根。久病及肾,年老体弱,正气日虚,阴损及阳,导致肾阳亏虚,命门火衰,不能温濡冲任,冲任虚衰不能滋养乳络而为本病。多见乳房结块、疼痛或不痛、伴有腰膝酸软、手足不温、大便不实、舌淡苔薄白,脉沉细。治疗从温补肾阳着手,佐以化痰散瘀,方选右归饮加减。选用药物仙茅、淫羊藿、锁阳、肉桂、巴戟天、菟丝子、鹿角霜、炙龟甲、橘核、丝瓜络、合欢皮、荔枝核、当归、白芍等。

(4)气滞血瘀:肝气郁结,肝木乘脾,脾失健运,痰浊内生,痰瘀内结,留阻于乳络而为病。多见乳房结块较硬,推之不移,病程较长,伴手足麻木,面色黧黑,舌质紫暗,舌边尖有瘀斑瘀点,舌下系带暗紫,脉弦细。治疗以活血化瘀,散结行气为主。方选逍遥散和桃红四物汤加减。选用药物桃仁、红花、当归、白芍、三棱、莪术、乳香、没药、穿山甲、蜈蚣、丹参、天冬、瓜蒌、鸡内金、海藻、贝母、牡蛎、白芥子、金银花等。

[引自:高曼琳,2009.中医药治疗男性乳房发育症的思路与方法.辽宁中医药大学学报,11(7):48-49.]

2. 游约章在《中医辨治男性乳房发育症72例》一文中将本病分为4型论治

(1)痰气郁结型:此型患者多形体偏胖,性情急躁易怒,乳房一侧或双侧肥大,患者两乳发胀,胸闷胁痛,嗳气不舒,口干不欲饮,纳差,舌质暗红,苔薄白或白腻,脉弦或弦滑。治以疏肝理气、解郁化痰、通络散结。予以自拟消增灵3号:柴胡12g,郁金15g,青皮15g,茯苓15g,当归15g,赤芍15g,天花粉15g,夏枯草15g,白芥子15g,全瓜蒌30g,丹参30g,川贝母10g,穿山甲6g。

(2)肝郁血虚型:患者表现为郁闷不舒,性情低沉,胸胁苦满或胁肋胀痛,一侧或双侧乳房肥大,肌肉消瘦,四肢无力,失眠多梦,心悸纳少,舌质淡,苔薄白,脉弦细。治以养血疏肝、活血通络。方用自拟消增灵2号:柴胡12g,郁金15g,陈皮15g,当归15g,赤芍15g,白芍15g,熟地黄15g,橘核15g,香附15g,何首乌30g,山楂30g,丹参30g。

(3)肝肾亏虚型:患者表现为一侧或双侧乳房肥大,面色晦暗,消瘦,腰膝酸软,五心烦热,头晕目眩,耳鸣健忘,舌红苔少,脉细数。治以六味地黄汤加减:熟地黄12g,山药12g,山茱萸12g,丹参12g,茯苓12g,当归12g,淫羊藿15g,巴戟天15g,泽泻10g,知母10g,黄柏10g,全瓜蒌9g,穿山甲6g。

(4)肾阳虚衰型:患者表现为一侧或双侧乳房肥大,表情淡漠,性欲减退,臀部变丰,甚则胡须落脱,声音变尖,伴腰膝冷痛,手足不温,舌质淡、苔薄或滑,脉沉迟。治以温肾壮阳、补益命门。方以右归丸加减:熟地黄12g,山药30g,山茱萸30g,丹参12g,茯苓12g,当归12g,淫羊藿15g,巴戟天15g,杜仲15g,菟丝子15g,炙附子10g,肉桂10g,甘草6g。

[引自:游约章,2006.中医辨治男性乳房发育症72例.甘肃中医学院学报,23(3):34-35.]

3. 郑春艳将本病分为3型论治

(1)肝气郁结型:多见于青少年男性,性情急躁,遇事易怒,乳房肿块胀痛、触痛明显,胸胁牵痛,舌质红、苔白,脉弦。治以疏肝解郁,化痰散结。药用柴胡10g,全瓜蒌16g,全当归15g,青皮12g,陈皮12g,赤芍12g,白芍12g,茯苓15g,白术15g,浙贝母15g,白芥子10g,川楝子

12g,郁金15g,薄荷6g,甘草10g。

(2)肝肾阴虚型:多见于中年男性,头目眩晕,遗精,五心烦热,眠少多梦,舌红苔少,脉细弱。治以滋阴化痰,软坚散结。药用熟地黄15g,山茱萸15g,山药15g,泽泻12g,茯苓15g,牡丹皮15g,浙贝母15g,全当归15g,白芍12g,甘草10g。

(3)肾阳虚衰型:多见于老年男性,乳房增大隆起,无明显疼痛,面色淡白,腰腿酸软,阳痿早泄,容易倦息,舌质淡苔白,脉沉弱。治以温补肾阳,化痰通络。药用淫羊藿15g,仙茅15g,威灵仙15g,白术15g,柴胡10g,白芍12g,熟地黄15g,鹿角霜15g,浙贝母15g,白芥子10g,枸杞子12g,甘草10g。

4. 侯俊明将本病分为2型论治

(1)肝气郁结证:此型患者平素多性情急躁,遇事易怒,乳房一侧或两侧乳晕周围可触及肿大乳房,乳房胀痛,触痛明显,胸胁牵痛,舌红,苔白,脉弦。治疗以疏肝散结为法。方用自拟平郁炻乳汤加减:制香附10g,柴胡10g,党参15g,黄芪15g,白花蛇舌草20g,山慈菇10g,瓜蒌20g,鸡血藤10g,甘草10g。

(2)脾肾亏虚证:此型多见于老年人,自诉幼年多患他病,平素营养不良,偏于阳虚者常自诉平时怕冷,面白无华,腰膝酸痛,倦怠乏力,气短,纳呆,大便不成形,舌淡苔白,脉象沉弱;偏于阴虚者则往往自诉头晕目眩,耳鸣,多汗,多食易饥,大便偏干,失眠多梦,五心烦热,舌红苔少,脉细弦。治疗健脾补肾。方用自拟健脾补肾汤加减:黄芪40g,刺五加25g,炒白术20g,菟丝子20g,补骨脂20g,茯苓15g,木香12g,炙甘草12g。偏于阳虚者加肉桂、干姜;偏于阴虚者加生地黄、知母。

5. 李廷冠将本病分为3型论治

(1)肝郁气滞型:一侧或双侧乳房增大,乳晕中央有扁圆形肿块,皮色不变,有压痛及胀痛感,常两侧先后发病,常伴有精神郁闷或性情急躁,胸胁胀闷,不思饮食,夜寐不宁等。质红,苔薄白,脉细或细弦。方用逍遥散(《局方》)、二陈汤(《局方》)、消疬丸(《外科真诠》)合方加减:柴胡9g,当归9g,白术10g,半夏10g,浙贝母15g,陈皮9g,白芍12g,海藻12g,昆布12g,茯苓15g,甘草6g。加减:乳房胀痛或胁痛明显者加郁金、香附、延胡索;夜寐不宁者加远志、酸枣仁、合欢皮、夜交藤。

(2)脾肾虚弱型:一侧或双侧乳房增大,乳晕中央有扁圆形肿块,有压痛及胀痛感,病情发展较慢,常伴有倦怠乏力,食欲不振,大便不实,小便清长等。舌质淡红,边有齿印,苔薄白、脉沉弱。本型多见于儿童及青年男性。治宜益肾健脾,化痰散结。方用菟丝子丸(《沈氏尊生书》)、六君子汤《外科发挥》合方加减:菟丝子12g,淫羊藿15g,党参15g,枸杞子10g,白术10g,半夏10g,陈皮9g,茯苓15g,山药18g,丹参12g,海藻12g,昆布12g,甘草6g。加减:血虚者加当归、鸡血藤、制何首乌;兼肝郁者加制香附、柴胡、郁金、延胡索、八月札等。

(3)肝肾阴虚型:一侧或双侧乳房增大,乳晕中央有扁圆形肿块,有压痛及胀痛感,病情发展较慢,常伴心烦多梦,口苦咽干,腰膝酸软,耳鸣等。舌质红,少苔,脉细数或弦数。本型常见于中老年男性。肝肾阴虚型:治宜滋补肝肾、化痰散结。方用自拟乳疬Ⅲ号方:生地黄15g,当归10g,沙参12g,麦冬12g,枸杞子12g,川楝子10g,生牡蛎30g(先煎),浙贝母10g,玄参15g,海藻12g,昆布12g,甘草6g。加减:血虚者加当归、鸡血藤、制何首乌;兼肝郁者加制香附、柴胡、郁金、延胡索、八月札等。失眠多梦者加酸枣仁、远志;胃纳不佳者加鸡内金、麦芽;肿块坚硬者加三棱、莪术等。

(三)专方、专法加减化裁

1. 自拟消疬汤加减化裁　王袭祚于1990年发表《中医治疗男子乳房发育症45例报告》一文。

(1)治疗方法:本组45例均以中药治疗为主。内服自拟“消疬汤”:橘叶、橘皮各9g,柴胡9g,瓜蒌24g,海藻30g,三棱12g,莪术12g,荔枝核15g,当归9g,赤芍9g,仙茅9g,鳖甲15g,菟丝子30g,川贝母12g。肿块稍硬加玄参、生牡蛎、夏枯草、山慈菇;压痛或胀痛明显者加郁金、川楝子、刺猬皮;偏阳虚者加淫羊藿、肉苁蓉;偏阴虚者加熟地黄、山茱萸、枸杞子;阴阳俱虚者加用血肉有情之品如鹿角片、紫河车、龟甲等。每日1剂,加水1000ml,煎取300ml,分2次服用。

外用药:白芷粉蜂蜜调糊外敷或阳和解凝膏外敷。1周换药1次。

(2)治疗效果:本组45例,治疗30日为1个疗程。疗程最短者为0.8个疗程,最长者为4.1个疗程,平均为2.2个疗程。治疗后,肿块消散,压痛或胀痛消失,经6个月观察未复发,评为痊愈者16例,占35.6%;症状和体征明显好转,评为有效者27例,占60%;症状和体征改善不稳定或无改善,评为无效者2例,占4.5%。总有效率为95.5%。

[引自:王袭祚,1990.中医治疗男子乳房发育症45例报告.中医杂志,31(8):2.]

2. 自拟乳安汤(陈延泽等,长治医学院附院)

(1)方药组成:生麦芽120g,瓜蒌20g,牛蒡子15g,大贝母15g,桔梗12g,柴胡12g,当归12g,杭白芍20g,薄荷6g(后下),炙甘草9g。

(2)服用方法:上方加水750ml,文火煎至250ml,倒出药汁后再加水600ml煎至200ml,再倒出药汁后煎第3次,煎药3次共取得药汁600ml许,混匀后分3次服用,每日早、晚各空服1次,至乳房肿块消失后,连续3个月以巩固疗效。

(3)治愈标准与结果

1)治愈标准:乳房肿块完全消失,伴发症状消失或减轻,巩固治疗停止后3个月肿块未见复发者为治愈。

2)治疗结果:41例全都治愈。

(4)本病因思虑伤脾,郁怒伤肝以致气滞痰凝而成。治当疏肝健脾、化痰消结,乳安汤中以生麦芽为君,既善疏肝气,又消除乳房胀痛,可以抑制和消除乳腺之增生;用瓜蒌、牛蒡子、大贝母、桔梗、柴胡、白芍既能疏解肝郁,又能化痰散结,瓜蒌、牛蒡子、大贝母又可清郁结之热;用薄荷疏肝散热,当归活血行血,甘草调和诸药。全方疏肝理气,化痰散结,药症合拍,故收效显著。男性乳房发育症一般认为与体内性激素失调有关,中医学认为其发病机制与女性乳房囊性增生病大致相同,属于肝气郁结而致阴阳失调,故用乳安汤亦收良效。

3. 自拟柴牡汤　周欣甫于1997年发表《自拟柴牡汤治疗男性乳房发育症74例》一文。

(1)自拟柴牡汤,药物组成为柴胡10g,青皮、陈皮各10g,夏枯草15g,白芥子10g,大贝母10g,牡蛎30g(先煎),黄药子20g,山慈菇15g,丝瓜络5g。水煎服,每日1剂,早、晚各1次。

(2)疗效标准。痊愈:乳房肿大全消。显效:乳房肿大明显消退。无效:乳房肿大无明显改善。

(3)治疗74例,痊愈57例,占77%;显效17例,占23%;无效未见,有效率达100%。其中疗程14~20日28例,占38.9%;20~30日37例,占50%;30~41例9例,占11.1%。

(4)宗“结者散之”之意,从肝脾着手,从“气”“痰”着眼,主要取治于肝,因肝属木,脾属土,木虽能克土,亦能疏土,克土则脾气伤,不能化浊,则痰浊生。疏土则湿行而不聚,痰浊不能内生，肝舒则脾和，气机得以舒畅，痰浊能以运行，肿块方能得以自消，故立疏肝和脾，化痰软坚为法，此乃守“久病从痰从瘀治”之意，故自拟柴牡汤。方中柴胡、青皮、陈皮、夏枯草疏肝理气，配以牡蛎而软坚，取山慈菇、黄药子消肿散结，正如《新编本草》评“山慈菇可治怪病，大约怪病多起于痰”。再以白芥子、贝母、丝瓜络化痰通络，且白芥子可祛皮里膜外之痰，配以丝瓜络能导诸药以通达表里，疏通脉络，共奏疏肝解郁、软坚散结、化痰通络之功。疏肝则气畅，痰化则络通，气行络通则结散肿消矣。

[引自：周欣甫，1997.自拟柴牡汤治疗男性乳房发育症74例.南京中医药大学学报，13(1)：54-55.]

4. 自拟平消汤（陈娟，荷泽市牡丹区中医院）

(1)平消汤药物组成：柴胡15g，香附12g，青皮12g，半夏9g，昆布12g，海藻12g，浙贝母9g，玄参12g，生牡蛎18g，栀子9g，淫羊藿12g。水煎服，每日1剂。1个月为1个疗程，可连用2个疗程。

(2)70例患者经上述治疗，痊愈（乳房肿块完全消失）67例，好转（乳房肿块缩小，压痛明显减轻）3例。其中，病程0～6个月者45例，服药20日痊愈者20例，服药30日痊愈25例；病程6～12个月者15例，服药45日痊愈者12例，服药2个疗程痊愈3例；病程1年以上者10例，服药2个疗程痊愈者7例，好转3例。提示病程越短，效果越好。

5. 逍遥散加减　赵京贤、徐致修、田宝俊于1992年发表《逍遥散加减治疗男性乳房发育症7例》一文。

(1)治疗方法。治则为疏肝理气解郁、活血散结通络。处方：柴胡10g，当归15g，白芍15g，茯苓12g，白术12g，夏枯草30g，牡蛎30g，丹参30g，王不留行15g，甘草6g。水煎500ml，分2次服，每日1剂。若局部红肿热明显者，加连翘、蒲公英、青皮、天花粉等清热解毒消肿；若乳房肿块坚硬及有分泌乳汁样液体者，加穿山甲、浙贝母、三棱、莪术等，以增强活血散结通络之功。

(2)疗效标准与结果。痊愈：乳房胀痛及肥大消失如常。好转：乳房胀痛减轻，肥大缩小。无效：乳房胀痛及肥大无变化。结果：共观察7例，治愈5例，疗程最短9日，最长26日，好转2例，服药26日以上症状消失，乳房肥大明显缩小，阴雨天乳房仍有不适感，其中1例一侧乳房肥大者，恐于恶变，病情好转后手术切除而愈。

(3)讨论。男性乳房发育症，现代医学认为是内分泌障碍引起的乳腺增生症，属中医学“乳疬”范畴。笔者认为本病的发生与肝的关系最为密切，乳房乃肝经循行部位，情志不畅，气机郁结，气血痰互结于乳络而发为本病。治疗以逍遥散为基础方疏肝解郁，加夏枯草、王不留行、牡蛎、丹参等，以散郁软坚、化瘀通络。夏枯草入肝胆经，具有清肝火、散郁结之功，用于治疗本病有其独到之处。以上诸药合用，共奏疏肝解郁理气、活血散结通络之效。由于方证相合，故疗效显著。

[引自：赵京贤，徐致修，田宝俊，1992.逍遥散加减治疗男性乳房发育症7例.山东中医杂志，11(2)：23.]

6. 自拟羊藿消瘰汤　周兴忠于2001年发表《羊藿消瘰汤治疗男性乳房发育症疗效观察》一文。

(1)给予羊藿消瘰汤治疗。基本方：淫羊藿10g，玄参20g，川贝母10g，牡蛎20g。随症加减：胀痛明显，酌加柴胡、橘叶、白芷、当归、赤芍、川芎；肿块较大较硬，酌加橘核、瓦楞子、海蛤壳、夏枯草。每日1剂，水煎服。

(2)治疗结果。16例均痊愈(肿块消失，胀痛消除，乳房恢复正常)。治疗时间最短10日，最长45日。

(3)讨论。男性乳房发育症属中医"乳疬""乳核"范畴。现代医学认为，其发生与体内雄激素、雌激素比例失调；雌激素受体增加；乳腺组织对雌激素敏感性增加等因素有关。本组病例均为青春期和中年后男性，发生在青春期患者主要与性激素失调和对乳腺的影响有关。中年以后的男性由于睾丸功能渐呈低下，雌激素相对增强为主要因素。中医认为肾藏精，精气的盛衰与人的生殖、生长发育和衰老有关。男子肾气的变化，《素问·上古天真论》说："二八，肾气盛……三八，肾气平均……五八，肾气衰……七八，天癸竭，精少，肾脏衰，形体皆极"正常情况下，肾阴和肾阳相对平衡，五脏精气充旺。肝肾同源：脾胃之火经命火的温蒸，才能发挥正常生理功能。肝肾二经与乳核的形成关系密切，肾阴阳失和，脾失健运，中州升降失司，湿聚成痰，痰凝气滞，肝络失宣，气滞血瘀，出现乳房肿大胀痛，乳中结核、触痛。

消瘰丸为《医学心悟》方，由玄参、牡蛎、贝母组成，玄参滋阴降火，软坚散结；贝母解郁散结，化痰消肿；牡蛎益阴潜阳，化痰软坚。诸药合用，共奏清热化痰、软坚散结之功。淫羊藿为助阳益精、强筋健骨之品，据现代研究具雄激素样作用。笔者用淫羊藿与消瘰丸组成汤剂，以淫羊藿、玄参调整肾阴阳的偏盛偏衰。患者舌质偏淡白者重用淫羊藿，最大用量可至30g。舌质偏红者，重用玄参。并随患者痰凝气滞血瘀的孰轻孰重，辨证加味用药，以达调补阴阳、化痰活血、软坚散结功效。

[引自：周兴忠，2001.羊藿消瘰汤治疗男性乳房发育症疗效观察.河北中医，23(19)：685.]

7. 自拟康乳散结汤　王晓静于2014年发表《[康乳散结汤]治疗男性乳房发育症30例临床观察》一文。

(1)给予康乳散结汤治疗。基本方：鹿角霜15g，柴胡6g，青皮10g，郁金15g，当归15g，白芍15g，橘核30g，白术10g，茯苓10g。法半夏10g，白芥子10g，生牡蛎30g(先煎)，枸杞子10g，淫羊藿10g，巴戟天20g，菟丝子20g。化裁法：乳房胀痛者，加延胡索、王不留行各10g；肿块坚硬或伴乳头溢血者，加炮穿山甲、莪术各10g；气虚者，加党参、黄芪各15g。用法：每日1剂，水煎至300ml，早、晚分次温服。

(2)治疗结果。30例中痊愈18例，好转9例，无效3例，痊愈率为60.0%，总有效率为90.0%。

(3)讨论。男性乳房发育症是指男性一侧或双侧乳房肥大，乳晕下触及盘形结节，有胀痛或触痛感，有时可伴有乳房胀痛，是临床较常见的男性乳房疾病。现代医学认为本病与内分泌激素有关，当乳腺上皮组织受到过多雌激素强而持久的刺激，同时雄激素的影响下降，可以导致本病的发生。另外，雄激素受体的缺陷或局部乳腺组织中雌激素受体含量增高，也可能在本病的形成中起重要作用。

依据该病的临床症状可将其归属于中医学"乳癖"范畴。历代医家对本病的病因病机有较丰富的论述。如薛立斋曰："乳房属足阳明胃经，乳头属足厥阴肝经，男子房劳，伤于肝肾，妇人思虑忧郁，损于肝脾皆能致病。"余听鸿说："乳中结核，虽去肝病，其本在肾。"《医学入门》亦云："盖同怒火房欲过度，以致肝虚血燥。肾虚精亏，不得上行，痰饮凝滞，亦能结核。"笔者基于先贤的论述及结合长期的临床实践认为，男子乳房属肾，乳头属肝，肾气不足，肝失所养，水不涵木，肝气不疏，气机不畅，痰凝血瘀是本病的主要病机，治疗当以疏肝补肾，行气活血，化痰散结为主。方中鹿角霜、淫羊藿、巴戟天、菟丝子滋肾阴、温肾阳以补先天之肾气;柴胡、青皮、郁金、当归、枸杞子、白芍、益母草疏肝理气,补血活血;橘核、白术、茯苓、法半夏、白芥子、生牡蛎健脾化痰,解郁散结。全方有机配伍,共奏益肾疏肝健脾、壮元气、行气机、化痰瘀、散结聚之功,达到标本兼治的效果。

[引自:王晓静,2014.[康乳散结汤]治疗男性乳房发育症30例临床观察.江苏中医药,46(1):48.]

8. *自制瘰疬膏* 林修森、林琪宣于2012年发表《瘰疬膏治疗男性乳房发育症》一文。

(1)瘰疬膏:主要由夏枯草、玄参、海藻、昆布、乌药、牡蛎、橘皮核等药物组成,每次15~20g,餐后温水冲服,每日3次。

(2)临床资料:本组31例中年龄最大者71岁,最小者19岁;单侧发病22例,双侧发病9例;发病时间最短者2周,最长者8个月;局部结块最大为(5×4)cm,最小为(2×1.8)cm;触诊质较硬,活动度欠佳,肤色无明显改变,压痛(+),乳头渗出微量液体者7例,均同行彩超探查确诊,其中12例局部穿刺,细胞学检查确诊,且都排除其他内分泌疾病或肿瘤病等其他疾病。

(3)治疗结果:临床治愈(结节块完全消散,无胀痛症状,彩超复查无异常)24例,显效(结节块基本消散,无疼痛症状,彩超复查,局部还略显纤维化增生状)7例,有效(结节块明显缩小,但没完全消散,疼痛现象间断时作)0例,无效(症状与治疗前无明显改善,彩超复查仍同前或增大)0例。31例患者中疗程最短者为3周,最长者为7周,总有效率为100%;临床治愈率为79%。

(4)讨论:男性乳腺增生症属于中医“乳疬”之范畴,亦有称之为“乳节”者,最早见于《疮疡经验全书》,明代后有关此症的记载渐增。历代医家均认为其发病机制大致可归纳为肝气郁结,痰热凝聚而成,如:明·陈实功《外科正宗乳痈论》所言:“男子乳节盖怒火房欲过度,以此肝虚血烁,肝经无以所养,遂结肿痛”。这一论述为后世大多医家所承袭;而清·林佩琴在《类证治载·乳证》中认为本证“类由凝聚”而成。故疏肝解郁,化痰散结,佐以行气止痛,应为治疗此症之大法。

瘰疬膏原为林正国教授治疗瘰疬病的家传验方。笔者在治疗男性乳腺增生症时,临症所悟,遂开展临床观察,疗效甚好。观其组方:夏枯草、玄参清肝养阴,解郁散结;海藻、昆布、牡蛎化痰软坚;乌药行气止痛;橘皮核理气和中,燥湿化痰。故可共奏疏肝解郁,化痰散结软坚,行气止痛之效。此膏用治乳疬可谓是中医辨证施治、异病同治之一大特点。

[引自:林修森,林琪宣,2012.瘰疬膏治疗男性乳房发育症.湖北中医杂志,34(6):38.]

9. *阳和汤* 张锐、夏明岐于2003年发表《阳和汤治疗男性乳房发育症28例》一文。

男性乳房发育症是指青春期或成年男子单侧或双侧乳房增大,甚至呈女性型乳房,以中老年发病为多见。笔者自1996—2002年共治疗28例,均取得较满意的效果。

28例中,年龄18~71岁,平均年龄44.6岁。病程最长7年,最短15个月,平均1.3年。一侧乳房肥大16例,双侧肥大12例。自觉肿痛者23例,有乳汁样分泌者3例,无明显症状者2例。28例体检均有不同程度压痛,乳房增大,有不规则硬结,活动度良好,硬结直径最大5.0cm,最小2.5cm。

(1)治疗方法。药物:熟地黄30g,生甘草、鹿角胶各15g,白芥子、炮姜、麻黄各10g,肉桂5g。肿痛明显者加郁金、延胡索各15g,丹参40g;硬结较大且质地较硬者加夏枯草30g,天花粉15g;有分泌物者加麦芽40g。以上药物水煎分2次服用,每日1剂,每次250ml。30剂为1

个疗程。

(2)经上述方法治疗1个疗程后,28例中4例痊愈(乳房回缩,肿块结节消失,观察1年病情稳定),8例显效(乳房回缩80%,肿块结节消失2/3),14例好转(乳房回缩60%以上,肿块结节消失1/2),2例无效(体征与症状无改善)。

(3)体会:男性乳房发育症,根据"乳头属肝经,乳房属胃经"的理论,认为与肝气郁滞、痰湿凝结有关。两乳乃肝经所主,肝气不舒,脾失健运,痰湿内生,痰核气结流注则变生此疾。阳和汤出自清代著名外科学家王洪绪的《外科证治全生集》,方中熟地黄温补营血;鹿角胶养血助阳,强筋壮骨;肉桂、炮姜破阴和阳,温经通脉;麻黄、白芥子通阳止痛;甘草调和诸药。熟地黄、麻黄同用,一走一守;白芥子、麻黄伍入温药中,宜通络隧而不烈。笔者根据阳和汤散寒凝,补而不滞、温而不燥、宣通散结的特点,用治本病,收到明显效果,尤其是对疏肝解郁无效者效果更佳。

[引自:张锐,夏明岐,2003.阳和汤治疗男性乳房发育症28例.山西中医,19(16):20.]

10. 软坚散结法　胡义根于1990年发表《软坚散结法治疗男性乳房发育症20例》一文。

男子乳房异常发育症属中医"乳疬""乳癖"范畴,临床以30~60岁多见,其发病原因以性激素紊乱为主。笔者以软坚散结法为主,治疗本病20例。

本组病例中,20~30岁者2例,30~40岁者2例,41~50岁者5例,50岁以上者11例。所有患者均一侧或两侧乳房肥大,伴胀痛感,乳晕部可扪及大小不等之扁平肿块,其中一侧者15例,两侧者4例,两侧先后发病者1例;肿块直径最小者1cm,最大为4cm;病程最短为10日,最长为15个月。

(1)基本方:生牡蛎30g(先煎),柴胡6g,丹参15g,莪术、象贝母、淫羊藿、香附、橘核、荔枝核各10g。每日1剂,水煎服。15日为1个疗程,每个疗程间隔3~5日。

加减法:肿块较硬者,加王不留行子、炮穿山甲;疼痛较著者,加延胡索、川楝子;痰瘀明显者,加白芥子、当归;肝肾阴虚者,加枸杞子、熟地黄;肾阳虚者,加仙茅、巴戟天。

(2)治疗结果:20例中,乳房肥大、肿块及临床症状消失者为临床治愈,计17例(占85%);乳房肥大、肿块缩小2/3以上,临床症状基本消失者为显效,计1例(占5%);虽有临床症状改善而乳房肥大、肿块未缩小者为无效,计2例(占10%)。治疗时间最短为1个疗程,最长为4个疗程。临床治愈病例经6个月至2年随访,除1例又出现乳房肥大及肿块外,余者均未再复发。

(3)体会:男性乳房异常发育症,中医学认为多由肝气郁结,痰瘀内蕴所致。因男子乳头属肝,乳房属肾,脾胃经脉布于两乳,故本病又与肾脾有着密切的关系。其治拟软坚散结为法,方中重用牡蛎软坚,贝母、牡丹皮、莪术化痰散瘀消坚;佐香附、橘核、荔枝核疏肝理气,解郁散结,并配柴胡引经入肝;取淫羊藿益肾壮阳。据药理研究,淫羊藿提取液具有雄性激素样作用,能增强性功能,其注射提取液20~40mg,相当于7.5μg睾丸素的效力,因此可调整患者性激素的紊乱,促进临床症状和体征的改善。对病程较长,肿块较坚硬,瘀血征象明显者,可加用炮穿山甲以软坚散结,则收效更佳。

[引自:胡义根,1990.软坚散结法治疗男性乳房发育症20例.江苏中医,11(7):14.]

11. 疏肝温肾法　陈英、楼丽华于1996年发表《疏肝温肾法治疗男性乳房发育症87例》一文。

男性乳房发育症是指男性乳房出现偏圆形肿块或呈女性化隆起的病症,属于中医学"乳疬”范畴。笔者近三年来采用疏肝温肾法治疗本病 87 例，取得良好效果。

87 例中，18～30 岁 12 例，30～45 岁 17 例，45～78 岁 58 例。症状和体征：①症状可见以单侧或双侧乳房自觉肥大、隆起、胀痛，有结块者 71 例，无结块者 16 例。②体征可见单侧或双侧乳房可见女性样隆起，局部尤以乳房上部可及圆盘状肿块，质地韧，光滑，活动，边界不甚清为多见。肿块直径以 1～3.5cm 为多。病史：有肝炎、肝硬化病史者 6 例；有高血压、心脏病病史者 6 例。有糖尿病病史者 3 例；每日大量饮酒者 3 例；血清雌激素(E2)、睾酮测定：雌激素水平偏高者 16 例，睾酮水平偏低者 31 例；B 超检查均证实上述患者乳房有腺体增生，诊为乳疬(男性乳房发育)。

(1)治疗方法。均采用疏肝温肾的药物为主，主要药物有柴胡 12g，炒白芍 15g，炒白术 12g，橘络 9g，肉苁蓉 12g，菟丝子 15g，仙茅 15g，淫羊藿 15g，鹿衔草 15g，制大黄 6g，枸杞子 15g，生地黄、熟地黄各 15g，杜仲 15g，炙甘草 6g。失眠、烦躁不安者加香附 6g，川楝子 9g；肿块较硬者加三棱 15g，莪术 15g；伴有肝炎肝硬化者复查肝功能，先治原发病；大量饮酒者劝其戒酒。

服法：以上药物 3 个月为 1 个疗程，每日 1 剂，1 剂 2 煎，早、晚分服。

(2)治疗结果。痊愈：服药 1 个疗程后，乳房肿痛及结块消失，复查血清雌激素、睾酮均正常，B 超检查未见腺体增生，属正常男性乳房者 21 例；显效：服药 1 个疗程后，乳房疼痛消失，肿块缩小 2/3 以上者 42 例，加服 1 个疗程有 8 例肿块及疼痛均消失；好转：服药 1 个疗程后，乳房疼痛减轻，肿块缩小 1/2 以上者共 19 例，加服 1 个疗程，疼痛消失，肿块较前缩小者 3 例；无效：服药 1 个疗程后，乳房胀痛及结块无明显变化者 5 例。

(3)体会。陈实功《外科正宗·乳痈论第二十六论》论乳疬的病机曰：“男子乳疾与妇人微异，女损肝胃，男损肝肾。盖怒火房欲过度，以至肝虚血燥，肾虚精亏，血脉不得上行，肝经无以荣养，遂结肿痛。”男子乳头属肝，乳房属肾，发生本病的基本原因是肝肾不足，阴阳乖戾，痰核留于乳。故治疗上以疏肝和肝、温肾壮阳为主，方中柴胡、炒白芍、炒白术、橘络疏肝理气；仙茅、淫羊藿、鹿衔草、制大黄、肉苁蓉、菟丝子温补肾阳益“天癸”。现代药理学证明，仙茅、淫羊藿提取液有雄性激素样作用，能增加性功能，调整激素紊乱，而鹿衔草、制大黄提取液具降低雌激素的功能。

现代医学认为此病与体内雌激素、雄激素的比例失调有关。有肝炎、肝硬化病史的患者，因肝功能损害，解毒功能低下，人体过多的雌激素不能在肝脏破坏，而作用于靶器官。高血压、心脏病、糖尿病患者因服用大量对症治疗药物如乙胺碘呋酮、地高辛、利血平、西咪替丁、甲硝唑等也可引起男性乳房发育。而中老年人随着睾丸生理性萎缩，可以发生激素代谢障碍，使雄激素向雌激素转化增加，使雌激素水平相对增加，直接刺激乳腺组织使之增生，故在治疗上要审清病因。去除某些药物原因，积极治疗原发病，再服上述中药，才能达到标本共治之目的。

[引自：陈英，楼丽华，1996.疏肝温肾法治疗男性乳房发育症 87 例.浙江中医学院学报，20(4)：17.]

12. *疏肝化痰法*　张宗建、童家祥、衣新红于 1999 年发表《疏肝化痰法治疗男性乳房发育症》一文。

男性乳房发育症是指男性一侧或两侧乳房出现扁圆形肿块或呈女性化隆起的疾病，多发于青年或老年，属中医学的“乳疬”范畴。笔者在近年临床工作中采用疏肝化痰法治疗 60 例收效满意。

60例,发病年龄30岁以下4例,占6%;30～35岁22例,占37%;55岁以上34例,占57%。病程最长4年,最短3个月。症状与体征:①单侧或双侧乳房肿块,胀痛或不痛;②乳房女性样隆起,可触及扁圆形肿块,质较韧,表面光滑,边界清楚,活动可,肿块直径一般不超过5.0cm。

(1)治疗方法:柴胡10g,香附10g,橘核10g,淫羊藿10g,鹿角霜10g,陈皮10g,半夏10g,海藻21g,昆布21g,浙贝母15g,生牡蛎20g,穿山甲10g,生山楂10g,生麦芽10g。上药加水300ml、煎30分钟,取汁约200ml,二煎加水200ml,煎取汁约100ml,两煎混合,每日1剂,早晚分服。15日为1个疗程。

(2)治疗结果:痊愈44例,占73%;显效15例,占25%;无效1例,占2%。总有效率98%。其中2个疗程痊愈20例,占33.3%;显效10例,占16.6%。4个疗程痊愈16例,占26.6%;显效4例,占6.7%。6个疗程以上痊愈8例,占13.3%;显效1例,占1.6%。

(3)体会:肝郁肾虚是主要病机,治疗以疏肝温肾、化痰散结为主要治法。方中柴胡、香附、橘核、陈皮以疏肝理气,淫羊藿、鹿角霜以温补肾阳,半夏、浙贝母、陈皮、海藻、昆布、生牡蛎、穿山甲、生山楂、生麦芽以化痰软坚散结。疼痛较重者加山慈菇10g,黄药子10g;乳头溢液者加炒薏苡仁10g;伴阴虚者加白芍20g。

现代医学认为,本病是由体内激素水平失调所致,而现代药理学研究证明,淫羊藿、鹿角霜、柴胡等具有调节内分泌的作用。因此,服用上药后可使体内雄性激素水平相对升高,肿块逐渐消失。

[引自:张宗建,童家祥,衣新红,1999.疏肝化痰法治疗男性乳房发育症.山东中医杂志,18(2):72.]

13. 温肾化痰法(许志萍,江苏金坛市中医院) 1999年5月至2004年5月,采用温肾化痰法治疗男性乳房发育症,取得较好的疗效,现报告如下。

(1)临床资料。本组病例38例均为本院1999年5月至2004年5月乳腺病专科门诊患者。均符合《中医病证诊断疗效标准》诊断依据。年龄16～68岁,其中20岁以下3例,20～30岁6例,30～50岁13例,大于50岁16例;单侧发育者28例,双侧发育者10例;临床发现均为单侧或双侧对称性或不对称性增大,呈圆盘形或弥漫性肿大,直径2～10cm,表面光滑,活动良好,质韧,轻触痛;病程1周至2年,患者肝功能正常。无生殖系统及内分泌疾病,无长期服药史,部分病例经B超检查排除恶性病变。

(2)治疗方法。采用自拟温肾化痰方治疗,药用:郁金、浙贝母、橘叶、橘核各10g,淫羊藿、肉苁蓉各12g,山慈菇、三棱、莪术各15g,生牡蛎(先煎)、海藻各30g。每日1剂,水煎早晚分2次服。10剂为1个疗程。

(3)疗效判定标准与结果。疗效标准:参照《中医病证诊断疗效标准》中乳疬的疗效标准拟定。治愈:乳房肿块消失;好转:乳房肿块缩小;未愈:乳房肿块无变化或增大。

结果:经服用中药2～6个疗程,38例中治愈21例,好转14例,未愈3例,总有效率为92.1%。

(4)讨论。男性乳房发育症好发于青春期前后及老年期,影响外观,给患者带来沉重的心理负担。西医手术治疗创伤大且局部瘢痕形成影响外观,不易被患者接受,中医治疗有独特疗效。本病属中医"乳疬"范畴,清代《疡科心得集·乳痈乳疽证》指出:"男子乳头属肝,乳房属肾,以肝肾血虚,肾虚精怯,故结肿瘤。"《外证医案汇编》中云:"乳中结核、虽云肝病,其病在肾。”强调了肝肾在乳房疾病发病中的重要地位，中医认为本病多因肝肾不足，痰瘀凝结而成，治以温肾化痰。方中郁金、橘叶、橘核疏肝理气、消核止痛；肉苁蓉、淫羊藿益肾壮阳；三棱、莪术活血逐瘀；浙贝母、山慈菇、牡蛎、海藻化痰软坚；诸药合用，共奏温肾化痰、散结消核之功。值得注意的是，当患者病程日久，乳房肿块巨大时中药治疗疗程较长且效果差，建议手术切除。

14. *决明子治疗男性慢性乙型肝炎乳房发育症*　池晓玲、萧焕明、胡余绍于2006年发表《决明子治疗男性乙型肝炎乳房发育症54例》一文。

男性乳房发育症是慢性乙型病毒性肝炎的常见并发症之一，1995年1月至2003年6月。笔者用单味决明子治疗男性慢性乙型病毒性肝炎乳房发育症54例，取得满意疗效，现报告如下。

(1)资料与方法

1)病例收集：54例均为我院住院及门诊已排除内分泌、恶性肿瘤及药源性病变后的男性慢性乙型病毒性肝炎乳房发育症患者(其中慢性乙型病毒性肝炎22例，慢性乙型肝炎肝硬化32例)，年龄28～61岁，平均47.8岁；病程1～12个月，平均3.6个月。主要临床表现是单侧或双乳房肿大伴胀痛，肿块表面光滑、质韧、活动、界线不清、有压痛、直径最小1.5cm，最大5.3cm，平均3.2cm。

2)治疗方法：决明子研极细末，每次25g，每日2次，开水冲服，疗程为15～30日。

3)观察项目：治疗前后记录乳房胀痛程度及肿块大小、质地、边界及有否压痛等。

4)疗效评价标准：①治愈，乳房肿块及胀痛完全消失，停药3个月无复发；②好转，乳房肿块缩小至原来的1/2或1/2以上，质地变软，胀痛不明显；③无效，治疗后乳房肿块无缩小或缩小未到原来的1/2，胀痛无明显减轻。

(2)结果：治愈42例，占77.8%；好转12例，占22.2%；总有效率100%。随访6个月，治愈患者中有3例复发，好转患者中有4例加重，再次用决明子治疗，4例治愈，3例好转。

(3)讨论：决明子能消肝、润肠通便、软坚散结，《神农本草经》把决明子列为上品，认为“久服益精，轻身”。《药性论》谓：决明子利五脏，除肝家热。许学士《本草方》曰：“肝主藏血，决明利肝气，不损元气也。”现代药理研究表明，决明子主要含大黄素、大黄酸、大黄酚、芦荟大黄素、大黄素葡萄苷、大黄素蒽酮、大黄素甲醚、决明子素及新月孢子菌玫瑰色素、决明松、决明内酯等，还有糖类、蛋白质、脂肪、氨基酸、β胡萝卜素和人体必需的微量元素铁、锌、锰、铜等。决明子中所含的大黄酚具有保肝作用，而萘并吡喃类成分有抗肝炎病毒作用。

男性乳房发育症与罹患慢性病毒性乙型肝炎后肝脏对雌激素灭活能力下降有关，属中医“乳疬”范畴，其病机为肝经郁热。使用决明子清肝热，和肝气，药专力宏，故郁舒块消。其作用机制有可能是决明子有拮抗雌激素的作用，或是通过提高雄激素水平，纠正雄雌激素比例来达到治疗效果。本品廉价，服用方便，可反复使用，且疗效确切，易为患者接受，值得临床推广。由于决明子能润肠通便，个别患者服用后可能会出现腹泻，但减量或停药后会自动恢复，无其他不良反应。

[引自：池晓玲，萧焕明，胡余绍，2006.决明子治疗男性慢性乙型肝炎乳房发育症54例.中西医结合肝病杂志，16(2)：119-120.]

15. *消疬散结汤加西药*　黄广培于2007年发表《消疬散结汤配合西药治疗男性乳房发育症34例》一文。

采用消疬散结汤配合西药治疗男性乳房发育症34例取得较好的疗效。

(1)临床资料

1)一般资料:本组62例均来自本院乳腺专科门诊,年龄12～72岁,平均年龄35岁;病程2个月至3年。随机分为治疗组34例和对照组28例,两组在年龄、病程上经统计学处理无显著性差异($P>0.05$),具有可比性。

2)诊断标准:参照《乳腺疾病的诊治》确定诊断。肿块多位于乳头乳晕下,边界清,质地坚韧,有一定的移动性,与皮肤无粘连。单侧或双侧乳腺肥大,伴有疼痛和触痛。B超检查乳房有低回声团,质地均匀,边界清,无包膜。性激素检查。雌二醇增高、睾酮下降、E2/T增大,有肿块者可针吸细胞学检查排除男性乳腺癌。男性青春期者,持续数月可自行消散,排除慢性肝炎、肝硬化、长期服用雌激素、异烟肼、洋地黄等引起的乳房异常发育。

(2)治疗方法

1)对照组:采用西药他莫昔芬片,每次10mg,每日2次;复合维生素B片,每次1～3片,每日3次;维生素C 100mg,每日3次。

2)治疗组:采用在对照组治疗的基础上,加用中药自拟消疬散结汤加减。基本方:柴胡、青皮、香附各10g,荔枝核15g,仙茅、淫羊藿各9g,菟丝子12g,海藻、昆布各15g,浙贝母12g,赤芍9g,丹参15g,三棱、莪术各9g。并结合临床随症加减。每日1剂,水煎成300ml分2次口服。

两组治疗时间均15日为1个疗程,2～3个疗程后统计疗效。

(3)结果与分析

1)疗效标准:按国家中医药管理局发布的《中医病证诊断疗效标准》中乳疬的评价疗效标准。治愈:乳房肿块及疼痛消失;好转:乳房肿块缩小,疼痛减轻;无效:乳房肿块无变化或增大。

2)治疗结果与分析:治疗组34例中治愈19例,好转11例,无效4例,总有效率88.2%;对照组28例中治愈7例,好转10例,无效11例,总有效率60.7%。经统计学Ridit分析$U=2.6785$,$P<0.01$。两组总有率比较,差异有显著性,说明治疗组疗效优于对照组。

(4)讨论:男性乳房异常发育症属中医“乳疬”之范畴,认为男子乳房属肾,乳头属肝,肾气不足,肝失所养,水不涵木,肝气不疏,气机不畅,痰凝血瘀为主要病机,治疗以疏肝补肾,行气活血,化痰散结。自拟消疬散结汤方中用柴胡、青皮、香附、荔枝核疏肝解郁,畅达气机;仙茅、淫羊藿、菟丝子温补肾阳、通气行血,海藻、昆布、浙贝母软坚散结消痰;赤芍、丹参、三棱、莪术养血活血、化瘀止痛能改善全身及局部(肝、乳房等)血液循环,有利于激素在体内的代谢和消除,并能消除乳腺组织充血水肿及纤维组织的增生。全方共奏疏肝补肾、行气活血、化痰散结之效。

现代医学认为本病与内分泌激素紊乱有关,当乳腺上皮组织受到过多雌激素强而持久的刺激,同时雄激素的影响下降,可以导致男性乳房异常发育症。另外,雄激素受体的缺陷或局部乳腺组织中雌激素受体含量增高,也可能在本病的形成中起重要作用。笔者在治疗中给予口服他莫昔芬以对抗雌激素作用;给予复合维生素B、维生素C有保肝作用,有利于雌激素在肝脏的分解,从而也有利于本病的缓解,达到保肝益肾,合理调节内分泌,使体内激素水平保持相对平衡。

治疗组与西药对照组的临床治疗结果进行比较观察,发现两组疗效比较有显著差异,由此说明,运用中西医结合治疗男性乳房异常发育症疗效明显优于单纯西医治疗,且无明显不良反应。

[引自：黄广培，2007.消疬散结汤配合西药治疗男性乳房发育症 34 例.四川中医，25(6)：71.]

16. 小金丹加外敷自制红消炎膏　周仕萍于 1997 年发表《内外合治男性乳房发育症 58 例》一文。

小金丹内服，自制红消炎膏外敷治疗 58 例，效果较好。

(1)一般资料：58 例中，年龄 8～19 岁 12 例，20～49 岁 23 例，50～70 岁 23 例；病程 1～11 个月，肿块大小 2～5cm^2，在单侧 52 例，双侧 6 例，已注射过丙睾有 18 例，有慢性肝炎史 12 例，诊断标准符合 1995 年国家中医药管理局的《中医病证诊断疗效标准》，排除恶性肿瘤及肋软骨炎。

(2)治疗方法：内服《外科全生集》小金丹，1 次服 0.6g，每日 2 次；外敷自制红消炎膏。该膏由月石、雄黄、银硝、梅花冰片、牛黄、朱砂、麝香、滑石粉加饴糖煎熬制成。敷药范围超过肿块 0.3～0.5cm，厚度为 0.1～0.2cm，每 3 日换 1 次。治疗以 2～4 周为 1 个疗程，不超过 6 周。

(3)治疗结果：治疗后，30 例痊愈(乳房肿块及症状消除)，12 例显效(乳房肿块缩小 1/2 以上，疼痛减轻)，11 例有效(乳房肿块缩小、疼痛减轻)，5 例无效(乳房肿块不缩小，疼痛未缓解)。

(4)体会：现代医学认为，男性乳房发育症与体内雌雄激素的比例失调有关。儿童青春发育期，可能与进食营养滋补品、饮食结构改变有关。营养品中多含有类性激素样物质；高热量饮食增加，则促进儿童生长发育，它们的直接或间接作用均刺激了尚未健全的内分泌系统。另外，肝病患者由于肝细胞损伤，使肝对雌激素的灭活能力降低。性功能减退，老年人睾丸生理性萎缩，均能使雄激素水平降低。由于雌激素对乳腺的优势作用导致乳腺过度增生而肥大。而中医学认为这是由肝肾亏损，气郁痰凝而致病。

小金丹出自王洪绪的《外科全生集》，方中所选药物具有软坚散结、破瘀通络、祛痰化湿、消肿解毒的功效。而红消炎膏系由笔者科室自行配制而成，其配方具有消肿止痛、清热解痛的作用，且直接作用于皮肤，使肿块及周围组织内毛细血管扩张，通透性增强，改善局部微循环。中医素有“不通则痛，通则不痛”之说，故能使肿痛减轻，肿块缩小，直至痊愈。

58 例病例中，从年龄组分析，儿童及中老年占多数，经过小金丹内服、红消炎膏外敷 2～4 周的治疗后，痊愈 30 例，占 51.72%；显效 12 例，占 20.69%；有效 11 例，占 18.97%。总有效率为 91.38%。说明小金丹与红消炎膏合用，疗效确切，应用方便，无毒副作用，易于被患者所接受。

[引自：周仕萍，1997.内外合治男性乳房发育症 58 例.浙江中医杂志，(1)：37.]

(四)针刺治疗男性乳房发育症

郭英民于 2000 年发表《针刺治疗男性乳房发育症 62 例》一文。

在门诊近 5 年来，采用针刺治疗男性乳房发育症 62 例，取得了较好的疗效。

1. 临床资料　21～30 岁 15 例，31～40 岁 18 例，40～50 岁 17 例，50 岁以上 12 例。病程 13 日至 1 个月 28 例，1～3 个月 21 例，3～6 个月 11 例，6 个月以上 2 例；双侧 43 例，单侧 19 例。

2. 诊断标准　两侧或单侧乳房隆起，或乳晕部皮下可触到扁平椭圆形或圆形结块，质软或韧，与皮肤及胸壁组织无粘连，边界清，可活动，按压微痛或不痛，乳晕乳头无异常，皮色不变。如肿块硬，活动度差，表面不光滑，呈进行性增大，乳头内陷，年龄在40岁以上者，警惕男性乳腺癌，应做进一步检查。

3. 治疗方法　在肿块四周上下左右各1寸处，选用28号1～1.5寸毫针，针尖向肿块方向平刺入约1寸但不刺入肿块中，足三里、三阴交穴均照常规刺法，用平补平泻手法，留针30分钟，留针期间行针2次，每日1次，8次为1个疗程，休息3日再进行第2个疗程。伴有烦躁易怒者加刺太冲穴。

4. 疗效标准　肿块、疼痛均消失者为痊愈；肿块变软缩小1/3者为有效；肿块与治疗前无变化者为无效。

5. 治疗结果　痊愈38例，占61%；有效21例，占33.8%；无效3例，占4.9%，总有效率95.1%。

6. 体会

(1)男性乳房发育症，中医谓之“乳疬”，男之乳房属肾，乳头属肝，乳房为足阳明胃经所及，明李梴《医学入门》云：“盖怒火房欲过度，以致肝虚血躁，肾虚精怯，不得上行，痰湿凝滞，亦能结核。”所以取肿块四周阿是穴，采用围刺法，可疏通局部经络气血，软坚散结，刺足三里谓之上病下取，以畅阳明经气，针三阴交穴可调补肝肾，诸穴合用，可达标本同治之功。

(2)肿块较软，病程短，能坚持治疗者，疗效显著，痊愈者大都属此类患者，所以本病应早治疗为好，并保持精神乐观，忌烟酒及辛辣刺激性食物，有助于本病的康复。

(3)针刺治疗本病，见效快，疗程短，且无副作用，可免于长期煎服药物及手术之痛苦，经济安全，故可推广使用。

(4)西医多认为本病是雌激素绝对或相对增高和乳腺组织对雌激素敏感有关，经我们对女性乳腺增生患者针刺机制研究，针刺可使患者高浓度的雌二醇下降，并提高了机体的细胞免疫功能，证明针刺对女性激素有明显的调整作用，有待今后对男性乳房发育症应做进一步的实验研究。

[引自：郭英民，2000.针刺治疗男性乳房发育症62例.陕西中医函授，(4)：14-15.]

(五)男性乳房发育症的中医证型与X线影像的对比研究

栾金红、冀旭、张晓琳于2003年发表《男性乳房发育症的中医证型与X线影像的对比研究》一文。

现将作者医院确诊的27例男性乳房发育症的中医证型与X线征象报告如下。

1. 临床资料　本组病例中，年龄最小11岁，最大71岁，11～16岁7例，50～71岁12例；单侧19例，双侧8例；以乳房内肿块就诊15例，以乳房增大就诊10例，以乳头溢液就诊2例；病程为3个月至2年。

2. 观察方法　本组27例患者均采用意大利高频钼靶X线机，摄取乳房轴位及斜位片。

3. 观察结果

(1)辨证分型：参照《实用中医乳房病学》(陆德铭主编)，辨证分型如下。

1)肝郁化火型：乳房增大，内有结块，质地较硬，按之肿块胀痛，表面不红不热，胸胁胀痛，急躁易怒，心烦，病后更加焦虑不安，口苦咽干，舌尖红，舌苔白或薄黄，脉弦。

2)肾虚阳凝型：起病缓慢，病程长，乳房肥大，疼痛不甚，乳中结核较大，但质地不甚硬，多伴有腰酸神疲，舌胖嫩或瘦薄，苔薄腻，脉弦细无力。

3)先天不足型:先天不足,精气不充,则可见发育迟顿,在下则睾丸小或内有结节或隐睾,小阴茎,尿道下裂等,在上则乳房发育,声如女性,苔薄,脉细弱。

4)外邪伤肝型:乳房发育多见双侧,乳房胀痛、可有结块触及,右胁时痛,口苦而黏,神疲乏力,食纳不佳,大便干溏不一,小便短黄,舌苔薄黄腻,舌质瘀紫,脉弦细。

(2)X线表现类型:参照《乳腺疾病影像诊断与治疗学》(徐开埜主编)男性乳房发育症X线表现类型如下。

1)纤维型:又称腺体型,表现为乳晕下区三角形或锥形致密阴影。

2)大结节型:又称肿块型,表现为圆形或卵圆形,密度大致均匀的致密块影。

3)脂肪型:表现为增多的脂肪组织,见不到乳腺管增生或乳腺密度增高区。

4)分泌型:乳头溢液。

27例男性乳房发育症中医证型与X线征象的比较结果见表54。

表54　27例男性乳房发育症中医证型与X线征象比较

	肝郁化火型	肾虚阳凝型	先天不足型	外邪伤肝型
纤维型	2	3	2	1
大结节型	8	4	1	2
分泌型		1		1
脂肪型	1	1		

4. 讨论　通过对本组资料的分析,笔者认为男性乳房发育症各种中医证型的X线表现为以下几点:①肝郁化火型:以大结节型X线表现为主;②肾虚阳凝型:主要表现为纤维型和大结节型;③先天不足型:以纤维型为主;④外邪伤肝型:可表现为各型(除脂肪型外)。男性乳房发育症的中医证型与X线影像的对比,笔者试图通过对本组病例的分析,使男性乳房发育症的X线诊断对中医临床治疗提供重要指导意义,提高男性乳房发育症的诊断率。

[引自:栾金红,冀旭,张晓琳,2003.男性乳房发育症的中医证型与X线影像的对比研究.中医药学报,31(3):37.]

(六)西医学关于男性乳房发育症的研究报告

1. *男子乳房发育症*　包美珍于1988年发表《男子乳房发育症》一文。

摘要　本文复习了性激素代谢,并将本病的病因及发病机制加以论述:生理性男子乳房发育可见于新生儿期及青春发育期;病理性男子乳房发育可见于Klinefelter综合征、Kallmann综合征、睾丸女性化、睾丸炎、睾丸肿瘤、下丘脑或垂体或松果体肿瘤、甲状腺功能亢进或甲状腺功能减低、肾上腺皮质增生或女性化肿瘤、肝疾病、药物引起及家族性男子乳房发育等。对本病的诊断步骤提出建议。治疗方法除针对病因,口服或肌内注射药物外,必要时可采取手术治疗。

男子乳房发育症是指男性乳腺组织有异常发育而言。正常男性乳腺仅有少数不发育的乳腺管及少量结缔组织,乳头小,乳晕色亦浅,外表平坦。在病态时,乳腺及结缔组织可增殖,乳头增大,乳晕色素加深,伴有胀痛与压痛。

性激素代谢

(1)雄激素

1)产生:睾丸:间质细胞(Leydig 细胞)产生雄激素,主要分泌睾酮,其次分泌雄烯二酮。肾上腺皮质:分泌 5 种雄激素,即雄烯二酮、去氢表雄酮、肾上腺三酮、11β-羟雄烯二酮及雄烷三 β-、11β-二醇-17 二酮。后三者作用较弱。卵巢:分泌少量雄激素,表现为青春期多毛、痤疮。女性血浆中睾酮的活性只有男子的 1/10,但肾上腺皮质产生的雄烯二酮、去氢表雄酮,则男女相同。

2)合成:有两条途径。即①$\triangle^4$ 途径:孕烯醇酮→孕酮→17α-羟孕酮→雄烯二酮→睾酮。②$\triangle^5$ 途径:孕烯醇酮→17α-羟孕烯醇酮→去氢表雄酮→雄烯二醇→睾酮。睾丸和肾上腺皮质虽然都能经$\triangle^4$ 合成雄激素,但由于肾上腺皮质内 11β-羟化酶活性强而 17β-羟甾体脱氢酶活性弱,故雄烯二酮主要形成活性弱的 11β-羟雄烯二酮,睾丸内则相反,脱氢酶活性强而无羟化酶,故形成活性强的睾酮。因此尽管肾上腺皮质能合成雄激素,但切除睾丸后,它不能代替睾丸发挥作用。睾丸的类固醇合成受 LH 调节,LH 和间质细胞膜上的受体结合后,通过增加细胞内 cAMP 含量,增加蛋白激酶的活性,从而促进胆固醇转化为 20α-羟胆固醇,并引起孕烯醇酮合成的增加,以促类固醇合成。

3)代谢:①大部分在肝内睾酮 A 环被还原,由尿中排出 17-酮类固醇(尿中 17-酮类固醇1/3 来自睾丸,2/3 来自肾上腺皮质)。②睾酮经 5α-还原酶的作用转变为双氢睾酮到靶组织中发挥作用。③外周组织中的睾酮经芳香化酶作用转化为雌激素。

4)分泌规律:胎儿 2 个月时睾丸可分泌少量睾酮,对阴茎、阴囊、前列腺生长起重要作用。儿童期基本上不分泌睾酮,11～13 岁又开始分泌,青春期至成年人分泌增多,40 岁后分泌量减少,至 80 岁时仅分泌原量之 1/5。

(2)雌激素

1)产生:妊娠时胎盘可产生雌激素。卵巢卵泡的内膜层细胞分泌雌激素,黄体也可产生。肾上腺皮质分泌少量雌激素。10%～20%循环中雌二醇由睾丸分泌而来,高 LH 可使睾丸分泌雌二醇增多。

2)类别:有雌二醇(E_2)、雌三醇(E_3)及雌酮(E)。E_2 活性最强,E 活性较弱,为中间代谢产物。E_3 是 E 经肝代谢后由尿排出物质,有一部分雌激素活性。

3)代谢:肝为雌激素灭活主要场所,E_2、E 氧化后成 E_3,活性大大减低,另一部分在肝内与硫酸、葡萄糖苷酸结合成硫酸盐和葡萄糖醛酯,易溶于水,自尿排出。

4)分泌规律:青春期前极少,月经来潮后呈周期性分泌,比儿童期多 20 倍,40 岁后减少,50 岁后停止分泌,也是绝经期来到。正常男子尿中排出的雌激素,80%来自睾丸,其中一部分由睾酮转变而来。男女尿中 E、E_2、E_3 的比例大致相同,量多少不一。雌激素对乳腺发育有强大的刺激作用:乳腺的基质发育、腺导管大量生长,脂肪沉积等,但对腺小叶与腺泡作用较小,它们的增生主要是孕激素和泌乳素的作用。

病因及发病机制

(1)生理性男子乳房发育

1)新生儿期:与母体胎盘分泌雌二醇有关,一般能自行消退。

2)青春发育期:发生率可高达 67%,多见于 11～14 岁儿童,乳房直径平均为 2～2.5cm,少数可>4cm,甚至局部似女孩。27.1%于 1 年后消退,7.7%于 2 年消退,少数可持续存在造成烦恼。其原因为:乳腺对雌激素敏感性增高;雄激素与雌激素比例失调;雄激素转化为雌激素增多或雌激素水平增高。Lee 发现青春期男孩伴有乳房发育者血泌乳素增高,或来自肾上腺皮质的雄激素减少，或雌激素分泌增多。

(2)病理性男子乳房发育

1)先天性睾丸发育不全(Klinefelter 综合征)：染色体 47XXY，口腔黏膜性染色质(＋)，小睾丸，可有智力低下，青春期出现乳房发育，血睾酮低，促性腺激素增高。

2)Kallmann 综合征：视丘下及部分垂体功能减低，促性腺激素减低，伴嗅觉减退，睾丸发育差，青春期乳房发育。

3)完全性睾丸女性化：由于雄激素受体量或质的异常，睾酮不能发挥作用，染色体为 46XY，外阴女性，睾丸在大阴唇内或腹股沟疝内或腹腔内，无子宫，阴道为盲端。血中睾酮正常或增高，雌二醇正常高限，促性腺激素增高，尿 17-酮类固醇正常，青春期乳房发育。不完全性睾丸女性化外阴可呈男性，或小阴茎，或呈假两性畸形，阴毛正常，亦可有青春期乳房发育。家族史阳性。

4)睾丸炎及睾丸肿瘤：30％睾丸间质细胞瘤、10％～20％睾丸绒毛膜瘤、4％睾丸畸胎瘤及 1％睾丸精原细胞瘤均可有乳房发育。睾丸间质细胞瘤合并乳房发育者产生 E_2 多，可使 T/E_2 值下降，尿 17-KS 正常，可无症状，甚至扪不到肿块，可以做超声波睾丸检查，或测定睾丸病侧精管静脉液中激素，尤其注射促性腺激素后，可见 T/E_2 值下降，孕酮/17-羟孕酮值上升，17-羟孕酮/雄烯二酮值上升。

5)垂体前叶功能减低：可使垂体-性腺轴受刺激，促性腺激素增多引起乳房发育。

6)下丘脑、垂体、松果体肿瘤：垂体肿瘤患者血 FSH 降低，E/T 值上升，泌乳素增高，如乳房发育伴有泌乳是为泌乳素瘤。

7)甲状腺功能亢进症：雄激素转化为雌激素增多，且性激素结合球蛋白增多，致乳房发育。

8)甲状腺功能减低症：促甲状腺激素释放因子可使泌乳素增多，引起乳房发育及泌乳。

9)肾上腺女性化肿瘤：尿 17KS 升高、血 E_2 升高，伴乳房发育。

10)先天性肾上腺皮质增生症：11-羟化酶缺陷型：曾见 1 岁黑种人男孩，5 个月病程合并乳房发育，经激素治疗后 2 个月消退，可能由于男性激素过多所致。

11)肝硬化：由于睾酮降解减少，转化为 E_2 增多，且性激素结合球蛋白增多，它与睾酮结合多于 E_2 结合，血中雄激素减少，游离 E_2 增多引起乳房发育。

12)慢性营养不良恢复期：营养不良时促性腺激素分泌减少，补充营养后，分泌增多，致乳房发育。

13)青春前期特发性男孩乳房发育症：是由于终末器官对正常浓度的 E 敏感度增加所致。

14)家族性男子乳房发育症：由于芳香化酶作用增强之故。一家两代人中曾有 5 人均在 10～11 岁时青春期提前到来并伴有乳房发育，均为 46XY，甲状腺、肝、泌乳素、LHRH，TRH 均正常，但是 E_2/T 值升高，雄烯二酮转化为雌酮较正常高 10 倍，T 转化为 E_2 亦多，疑为性连锁遗传或常染色体显性限性遗传。芳香化酶作用可在肝、脂肪细胞、毛囊、培养的皮肤成纤维细胞中进行。

15)药物：E_2、睾酮(在体内转化为 E_2)、促性腺激素、异烟肼、氯丙嗪、西咪替丁、甲基多巴、甲氧氯普胺、甲硝唑、毛地黄类、吩噻嗪类、灰黄霉素、螺内酯、苯妥英钠、乙胺碘呋酮、酮康唑、氯米芬及 Suli-ndac 等，均使 T/E 比例失调，引起乳房发育。螺内酯在受体处能代替双氢睾酮；甲硝唑抑制睾酮的产生；酮康唑能加强芳香化酶作用或使 E_2 分解减少；Sulindac 是非激素抗炎药，可使 T/E 值下降。

诊断步骤

(1)病史：家族史、服药史、肝炎接触史、性激素药物接触史，生长速度，有无头痛、呕吐、视力障碍以及吐泻、纳呆史。

(2)查体：身长，体重，指间距，第二性征出现与否，阴茎大小，睾丸有无肿块等。

(3)实验室检查：应有目的地进行。如疑有甲状腺疾病可查血 T_3、T_4、TSH；怀疑肾上腺疾病可查腹部 B 超、尿 17-KS，血清电解质等；怀疑脑瘤可查眼底及 X 线头颅相，必要时做 CT 检查；可疑性腺疾病可查口腔黏膜性染色质及染色体核型等；怀疑睾丸肿瘤可做睾丸超声波检查。每例均应行肝功能及性激素检查(FSH、LH、PRL、T、E_2，甚至 DHT)以免漏诊病理性男子乳房发育。

治疗

(1)针对病因：肿瘤应手术切除，药物引起应停服有关药物，肝脏有病应行保肝。Bercovici 报道 6 例睾丸间质细胞瘤，术后 4 例乳房消退，次日血 E_2 正常，10 日后 T 正常，原先缩小的对侧睾丸 1 个月后恢复正常。术后 4 个月睾丸激素分泌正常。

(2)外科手术治疗：除肿瘤外，青春期男子乳房直径＞4cm 且长期不消退者，亦应手术。

(3)药物治疗：睾酮通过芳香化酶转化为 E_2，故不应服用。有以下几种药物可试用。

1)双氢睾酮庚烷盐(dihydrotestos-terone heptanoate)：可不受芳香化酶作用，直接作用于靶细胞。用法：200mg 肌内注射，每 2～4 周 1 次，共 16 周。有 4 名 14～16 岁乳房≤4cm 的男孩，病程已 16 个月，经治疗后乳房缩小 67%～78%，治疗 6～15 个月后乳房不再增大。亦有笔者将此药用作皮下注射，则有 27%乳房无改变，可能与皮下注射吸收差有关。

2)他莫昔芬(tamoxifen)：为抗雌激素药，用法：日服 20mg 疗程 2～4 个月。曾治疗 16 例，14 例完全或部分乳房消退，2 例无改变。其中 10 例局部痛消失。另有 3 例先服用溴隐亭，2.5～5mg/d，使泌乳素正常后再用此药，结果部分乳房消退 2 例，全部消退 1 例。

3)氯米芬枸橼酸盐(clomiphene citrate)：亦为抗雌激素药。有学者治疗 12 例12～19 岁男孩，每日 50mg，疗程 1～3 个月，乳房有不同程度的消退。又有学者按日服 50～100mg，治疗 22 例，36%无效。结论：该药至少须日服 100mg，疗程应延长 1～6 个月。此药本身可导致乳房发育。

4)达那唑(danozol)：为抗绒促性素药，曾用于 14 例青春期男孩中，50%乳房消退，21%无效。

5)坎利酸钾(canrenoate potassium)：适用于因螺内酯引起的乳房发育。其化学结构似螺内酯，用量：日服 100mg。当原发性醛固酮增多症用螺内酯治疗低钾与高血压，但引起乳房发育者可改用此药治疗。

[引自：包美珍，1988.男子乳房发育症.国外医学(儿科学分册)，(4)：169-172.]

2. 青少年单纯性肥胖伴男子乳房发育症危险因素病例对照研究　唐宽晓、张丽、王德全等于 2002 年发表《青少年单纯性肥胖伴男子乳房发育症危险因素病例-对照研究》一文。

摘要　目的：了解青少年单纯性肥胖伴男子乳房发育症(SOGA)患病情况及危险因素。方法：采用整群抽样及病例-对照研究的方法，将流调得到的 102 例 SOGA 患者按同年龄、同身高标准与不伴乳房发育单纯性肥胖(SO)及正常体重者进行 1:1:1配比研究。结果：单纯性肥胖症患病率为 21.6%，SOGA 占 46.2%，高于正常体重伴乳房发育发生率(29.4%，$P<0.005$)。条件 Logistic 回归分析有意义的因素：活动量小、常喝饮料、爱吃零食、长期与祖辈同住、流行性腮腺炎和父亲对患者的关心程度，OR 分别为 8.78，4.14，3.30，1.44，1.60 和 0.04。结论：父亲的关心为 SOGA 保护性因素，其余有意义的因素为危险因素。提示，具备上述因素

的人群是社区干预的重点。

近年，青少年单纯性肥胖伴男子乳房发育症（simpie obesicy with gynecomastia in adoiescents，SOGA）患者明显增多，病因未明。为探讨SOGA发病情况及危险因素，我们对经流行病学调查（流调）所得到的102例SOGA患者进行病例-对照研究。

（1）资料与方法

1）研究对象：采用整群抽样的方法，随机选取济南市2所中学在校的1023名男生（13～15岁）为调查对象，按WHO推荐的身高标准体重法，应用“中国学生7～22岁身高标准体重值”判断，实际体重为同年龄、同身高标准体重的90％～110％和大于120％者分别判为正常体重和肥胖。SOGA患者纳入标准：实际体重大于同等年龄、身高标准体重的20％；乳房触诊：乳晕下触及圆盘状乳腺结节，纵径或横径大于等于2cm，边界清、质韧、活动度好；排除继发性肥胖。据上述标准筛检SOGA患者102例和不伴乳房发育单纯性肥胖（simple obesity，SO）患者119例，受试者均无其他慢性疾病史，并排除内分泌性疾病。按同年龄（上下相差小于等于4个月）、同身高（上下相差小于等于2cm）标准，从SO和正常体重者中各随机抽取102例，与SOGA患者进行1∶1∶1配比。组成1组（14.1±1.2）岁、2组（14.2±1.3）岁和3组（14.0±1.1）岁。

2）方法：受试者均接受自行设计的问卷调查，内容包括：出生喂养史、生活习惯、饮食行为、运动、既往病史及家庭情况等。填写问卷前由经过统一培训的专职医师讲解调查目的、填写方法，要求认真、独立、如实填写全部问题。

3）统计学处理：选择52个研究因素，分类变量数量化，用SAS6.11软件进行分析，分别进行χ^2检验、方差分析和多因素条件Logistic回归分析（后退法），对模型中保留变量的显著性检验采用似然比统计量，检验水准为$\alpha=0.05$。

（2）结果

1）SO及SOGA患病情况：见表55。共检出单纯性肥胖患者221例，患病率为21.6％，肥胖组乳房发育的患病率高于正常体重组（$\chi^2=8.10$，$P<0.005$）。

表55　肥胖组与正常体重组乳房发育患病情况比较（n，%）

分组	例数（n）	乳房发育	无乳房发育	P
肥胖组（1组＋2组）	221	102（46.2）	119（53.8）	
正常体重组	102	30（29.4）	72（70.6）	＜0.005

2）数值变量比较：每日主食量1、2组分别为（768.4±160.2）g和（729.9±151.8）g，＞3组（583.1±146.5）g，（P均＜0.05），父亲的体重指数（BMI，kg/m^2）1、2组（26.7±3.1）和（25.7±2.6），＞3组（23.4±2.4）（P均＜0.05）。

3）分类变量比较：见表56。由表56可见，长期与祖辈同住、父亲干部职业发生率1组（$P<0.001$）和2组（$P<0.01$）＞3组，进食快、爱吃零食、活动量少、流行性腮腺炎（流腮）、母亲干部职业、常喝饮料、父亲爱吃油炸食物和父母对患儿欠关心的发生率1组＞2组和3组（$P<0.05$～0.001）。

表 56　1、2、3 组分类变量的比较(*n*,%)

变量	组别 1	组别 2	组别 3	χ^2	*P*
长期与祖辈同住	57(55.9)	40(39.2)	23(22.5)***△△	23.87	<0.001
进食速度快	50(49.0)	33(32.4)**	22(21.6)***	17.1	<0.005
爱吃零食	32(31.4)	16(15.7)**	19(18.6)*	8.14	<0.025
常喝饮料	46(45.1)	15(14.7)***	6(5.9)***△	50.50	<0.001
主动活动少	47(46.1)	16(15.7)***	9(8.8)***	44.76	<0.001
流行性腮腺炎	50(49.0)	26(25.5)***	16(15.7)***	28.40	<0.001
父亲干部职业	40(39.2)	33(32.4)	13(12.7)***△△△	18.97	<0.005
母亲干部职业	29(28.4)	6(5.9)***	9(8.8)***	24.68	<0.001
父亲爱食甜或油炸食物	35(34.3)	7(6.9)***	20(19.6)**△△	23.92	<0.001
父亲缺乏对患者体重关心程度	20(19.6)	39(38.2)***	10(9.8)*△△△	24.68	<0.001
母亲缺乏对患者体重关心程度	16(15.7)	29(28.4)*	7(6.9)*△△△	16.94	<0.005

注：*. $P<0.05$，**. $P<0.025$，***. $P<0.001$　1 组 vs 2 组和 3 组

△. $P<0.05$，△△. $P<0.01$，△△△. $P<0.001$　2 组 vs 3 组

4)多因素条件 Logisitic 回归分析：见表 57。活动量少、常喝饮料、爱吃零食、流腮及长期与祖辈同住为 SOGA 的危险因素，父亲对患儿体重的关心程度为保护性因素。

表 57　OGMA 危险因素条件 Logistic 回归分析(α=0.160)

选入因素	回归系数估计值	估计标准误	标准化回归系数	*P*	相对危险度(OR)	95%CI
长期与祖辈同住	0.78	0.25	0.39	0.160	1.44	1.38～3.51
爱吃零食	1.20	0.07	0.56	0.070	3.30	2.75～3.81
常喝饮料	2.15	0.70	1.09	0.045	4.14	2.30～33.15
主动活动少	2.17	0.78	1.05	0.005	8.78	2.02～40.47
流行性腮腺炎	0.90	0.34	0.41	0.140	1.60	1.31～4.21
父亲缺乏对患者体重关心程度	−3.21	1.33	−1.74	0.014	0.04	0.002～0.57

(3)讨论：单纯性肥胖症的发生是遗传和环境因素共同作用的结果。肥胖症患者 BMI 及皮脂厚度、局部体脂分布、热量摄入和消耗、代谢率及体力劳动等均受遗传因素的影响。

本文结果显示，SOGA 患者父亲的 BMI 大于另两组父亲的 BMI，SO 发生率明显高于 1995 年山东省城市儿童青少年肥胖患病率，说明遗传因素的影响与 SOGA 的发生有关，但环境因素的作用正逐步加大。肥胖组乳房发育发生率明显大于正常体重组，提示 SO 易导致男

子乳房发育症，对其作用机制我们将进一步探讨。

肥胖与饮食行为异常密切相关。SOGA 患者主食量大、进食快、常喝饮料、爱吃零食和活动量少，与文献报道相符。Logistic 回归分析显示，常喝饮料、爱吃零食、活动量少为 SOGA 的危险因素，本研究在剔除了混杂因素后所得结果进一步验证了前期研究的结论。这些不良饮食行为和生活习惯明显增加每日热量摄入量，而热能消耗减少，促使肥胖发生，肥胖又与乳房发育发生率增高密切相关。

流行性腮腺炎以侵袭腮腺为主，亦可累及性腺和神经系统，对性发育的影响至青春期后才逐渐表现出来，推测可能与垂体-性腺轴受损有关。

儿童的饮食习惯、营养观念与父母亲密切相关，如父母亲爱吃零食、对饮食不加控制，容易使孩子养成同样的坏习惯，而且当孩子已超重或肥胖时，父母不以为然，甚至认为吃得多、长得胖是健康表现，这与双亲较低的文化水平和职业有关。长期与祖辈同住易发生肥胖，其危险度较核心家庭儿童高 9 倍。长辈对晚辈存在着隔代溺爱、常以食物表达关心，同时老年人活动能力下降、活动范围小，这种特殊的教养方式常容易引起孩子热能摄入过多、活动减少，从而促使肥胖发生。提示具备上述因素的人群是社区干预的重点，SOGA 的防治应从纠正上述不良饮食行为和生活习惯着手，进行综合防治。

[引自：唐宽晓，张丽，王德全，等，2002.青少年单纯性肥胖伴男子乳房发育症危险因素病例-对照研究.山东大学学报(医学报)，40(6)：506-508.]

3. 甲状腺功能亢进症性男性乳房发育症误诊分析　杨前勇、邹大进、高从容于 2007 年发表《^{131}I 治疗 Graves 病合并男子乳房发育症 2 例报告》一文。

甲状腺功能亢进症(以下简称甲亢)是由多种原因引起甲状腺激素分泌过多所致的临床综合征，其中 Graves 病(GD)引起甲亢最为多见。甲亢临床表现变化多样，男性甲亢偶可合并不同程度的乳腺发育增大，如对其认识不足，极易造成误诊误治。现报道 2 例甲亢性男性乳房发育症，并做简要临床分析。

(1)临床资料

病案一：男，43 岁。因怕热、多汗、心悸 1 年伴乳房肿胀 6 个月于 2003 年 6 月 14 日入院。2002 年 12 月因右乳房明显肿胀，在当地医院行手术切除右乳肿块，病理报告：乳腺管增生、囊性扩大，有纤维脂肪组织增生，未见癌细胞。诊断为乳腺增生。2003 年 5 月左乳房出现肿胀，再次在当地医院手术切除左乳肿块，病理报告及诊断同前。因体重减轻明显，遂于 2003 年 6 月来笔者医院。查体：体温(T)36.5℃，脉搏(P)每分钟 92 次，BP 120/65mmHg(1mmHg＝0.133 kPa)，消瘦貌，眼球无突出，甲状腺Ⅰ度弥漫性肿大，双侧乳晕处各见长约 3cm 术痕，双手平伸颤抖，睾丸未见异常。笔者医院门诊首次查甲状腺功能提示：$tT_3$4 18mmol/L(正常值 1.5～3.1mmol/L)；tT_4 286mmol/L(正常值 60～170mmol/L)；fT_3 18 11 pmol/L(正常值 2.8～7.1pmol/L)，fT_4 52.05pmol/L(正常值 13～23pmol/L)；促甲状腺激素(TSH) 0.02mU/L(正常值 2～10mU/L)；甲状腺球蛋白抗体(TGAb)33％(正常值＜30％)；甲状腺微粒体抗体(TMAb)20％(正常值＜15％)。查卵泡刺激素(FSH)12.28U/L(男性正常值 6～13U/L)；黄体生成素(LH)17U/L(男性正常值 6～23 U/L)；泌乳素(PRL)29.56U/L(男性正常值＜20U/L)，雌二醇(E_2)300.5pmol/L；睾酮(T)30.24mmol/L(男性正常值 12～27mmol/L)，T/E_2 为 100.6。入院后完善甲状腺摄碘率、彩超、ETC 等检查后，诊断为 GD、甲亢性男性乳房发育症。给予碘 240.5MBq(6.5mCi)口服，半年后随访，甲状腺功能正常，甲状腺肿恢复正常,双乳未见肿块复发。

病案二:男,51岁。因怕热多汗、体重减轻5个月,双侧乳房增大3个月于2005年2月14日入院。2004年11月洗浴时发现双乳房肿大,当地医院就诊后诊断为乳腺增生,给予丙酸睾酮(25mg肌内注射,每周2次)治疗2个月无效。查体:T 36.3℃,P每分钟87次,BP130/80mmHg,消瘦貌,双眼无突出,甲状腺Ⅰ度弥漫性肿大。双侧可触及直径约2cm的圆盘状乳腺组织,边界清,无粘连,有压痛。心肺腹体检未见明显异常。双手平展细颤,外生殖器未见异常。入院查 tT_3 6.76mmol/L,tT_4 267mmol/L,fT_3 16.99 pmol/L,fT_4 40.51mol/L,TSH 0.011mU/L,TGAb 47%,TMAb 24%。查FSH 13.99U/L,LH 21U/L,PRL 27.64U/L,E_2 288pmol/L,T 44.44mmol/L,T/E_2 为154.3。完善甲状腺摄碘率、彩超、ECT和双乳B超等检查后,诊断为GD、甲状腺功能亢进症性男性乳房发育症。给予碘610.5MBq(16.5mCi)口服,6个月后随访,甲状腺功能正常,甲状腺及乳房肿大均恢复正常。

(2)讨论:男性乳房发育症分为生理性、病理性和特发性3类。生理性多见于新生儿和青春期男孩,病理性有明确病因可寻,约58%的患者找不到明确的原因为特发性。成年期男性乳房增大,病因较复杂,多为病理性。病理性常见病因有以下几种。①睾丸疾病:睾酮合成和分泌不足,雌激素水平相对增高,诱发乳房增大。②肾上腺疾病:男性肾上腺产生雌激素,肾上腺疾病可引起体内雌激素异常增多,促使乳房发育。③肝疾病:雌激素经肝灭活,肝病致肝功能低下,影响雌激素的灭活,体内雌激素蓄积过多,使乳房增大。④药源性:己烯雌酚、洋地黄、异烟肼、利血平、螺内酯可使雌激素/雄激素比值增加而发病。血管紧张素转化酶抑制药(ACEI)美沙西酮亦可引起男性乳房发育,其作用机制不明。⑤非生殖器肿瘤:如支气管肺癌、纵隔肿瘤、胃肠道恶性肿瘤产生异位人绒促性素(HCG),刺激睾丸分泌雌激素,导致乳腺发育。⑥甲状腺疾病:由甲亢引起的乳房增大为甲亢性男性乳房发育症。GD占全部甲亢的80%~90%,属器官特异性自身免疫性疾病,同时具备甲亢诊断成立、甲状腺肿大呈弥漫性2项者即可诊断为GD,如伴有浸润性突眼、甲状腺自身抗体阳性和胫前黏液性水肿等则进一步支持GD诊断。临床上对男性乳腺增大者,尤其是成年人,除考虑生理性和特发性原因外,要特别注意病理性的可能。以上报道的2例在乳房增大前已有较为典型的甲亢的高代谢症候群(怕热多汗、心慌等)、体征(消瘦、甲状腺弥漫性肿大、双手平举细震颤阳性等),甲状腺功能检查异常,经治疗后均缓解,病案一双乳未见肿块复发,病案二双乳肿大恢复如常,综合分析可明确诊断为GD、甲亢性男性乳房发育症。甲亢性男性乳腺发育症误诊的主要原因:①对甲亢合并男性乳腺发育症的认识不足。②临床医师满足已有的诊断,忽略对病史及甲亢全面表现的收集。③40岁以上的男性患者症状常隐匿,常以不典型症状就诊,甲状腺肿大、突眼常不明显。个别男性甲亢以乳房女性化作为首发症状,故临床上遇男性乳房增大,应常规做甲状腺功能检查助诊。

甲亢性男性乳房发育症发病机制未明,可能与以下因素有关:甲亢时雄烯二酮增加,通过外周芳香化酶转化为雌激素增加;另外甲亢时甲状腺激素升高,使血浆中性激素结合球蛋白(SHBG)浓度增高,结合的雄激素也增高,从而使未结合的雌激素与睾酮的比例升高;或雌激素受体增加,乳腺组织对雌激素敏感性增加所致,但目前关于男性甲亢患者血清生殖激素水平测定的研究报道较少且结果不一。杜忠芳等报道男性甲亢患者E_2,T,FSH的水平较正常对照组明显升高;而郑铁生等报道T及E_2与甲状腺激素增高呈负相关;李幼阳等观察男性甲亢患者生殖激素主要以T和LH降低、PRL升高为特征,与治疗后比较具有统计学意义。本文报道病案一患者 PRL 及 T 升高，FSH，LH 及 E_2 正常；病案二患者 FSH，PRL 及 T 升高，LH 及 E_2 正常。甲亢包括 GD 的病因复杂且多不明确，不同病因引起的男性甲亢对下丘脑-垂体-性腺轴的影响可能不尽相同，另外性激素受周期性、精神因素、环境和年龄等影响较大，这可能是上述男性甲亢患者性激素水平测定结果不一的原因，故有学者建议将性激素水平作为甲亢病情监测指标的提议仍有待于进一步探讨，对男性甲亢患者的性激素水平进行治疗前后的动态观察并结合甲状腺功能检查结果可能更有助于对病情的判断。

甲亢性男性乳房发育着重治疗原发病，抗甲状腺药、碘和手术均能有效控制甲亢，应根据患者的具体情况和意愿进行综合分析，选择个体化的最合适的治疗方案。因男性甲亢口服抗甲状腺药物治疗易复发，只要无放射性核素治疗禁忌证，可首选碘治疗，本文报道 2 例经碘治疗后均获满意疗效。及时控制甲亢可缓解乳房发育增大，对内科治疗一定时间后仍无效，或是乳房已增生多年而成为患者精神负担时，则可通过外科手术切除增生肥大的乳房腺体组织。

［引自：杨前勇，邹大进，高从容，2007. ^{131}I 治疗 Graves 病合并男子乳房发育症 2 例报告. 第二军医大学学报，28(4)：封 3.］

4. *药源性男子乳房发育症* 范亚平、蒋季杰于 1992 年发表《药源性男子乳房发育症》一文。

男子乳房发育症(gynaecomastia)又称良性乳腺增生，是临床常见的内分泌紊乱。可为生理性的，如新生儿、青春发育期及部分中年人；亦见于某些病理状态，如肝功能障碍、甲状腺功能紊乱、睾丸肿瘤、肾上腺皮质肿瘤及多种慢性疾病的恢复期。而药物所致者临床也不少见，但常因忽视或误为其他原因，使病程迁延，增加患者痛苦，值得注意。常见可致药源性男子乳房发育症的药物见表 58。

表 58 常见可致药源性男子乳房

不育症的药物	不伴溢乳	可伴溢乳
螺内酯	吩噻嗪类	氯丙嗪
洋地黄		甲哌氯丙嗪
异烟肼		三氟拉嗪
乙硫异烟胺		奋乃静
灰黄霉素		丙嗪
己烯雌酚	苯二氮草类	氯氮草
睾酮	丁酰苯类	氟哌啶醇
	萝芙木类	利舍平
	三环类化合物	丙米嗪
		阿米替林
	部分止吐药	甲氧氯普胺(胃复安)
		澳必利
		舒必利(止呕灵)
	右旋苯丙胺	
	甲基多巴	
	雌激素类及口服避孕药	
	西咪替丁(甲氰咪胍)	

药源性男子乳房发育症的发生机制因药物而异。通常认为,可致男子乳房发育症不伴溢乳的药物,多数在化学结构及外周效应方面与雌激素类似,血泌乳素水平不高。其中最常见者为具甾体母核的螺内酯,发生率与剂量和疗程有关。常规量口服(每日 100mg)即可发生,并伴乳房疼痛、睾丸萎缩、阳痿及性欲减退,每日服 400mg,所有男性受试者均发生。其原因除结构类似雌激素外,在小剂量(每日 50mg)时即可抑制甾类 C17-C20 裂解酶而阻碍睾酮的生物合成,较大剂量时还能与组织中雄激素受体结合:阻滞雄激素的作用而留下雌激素的作用。亦有发现服用螺内酯后,血浆安替比林半衰期缩短,提示内分泌失衡可能系诱导了肝对性激素的代谢。洋地黄所致者多见于长期治疗时,发生率约 10%,尤其是体内性激素水平低下的老年人,除洋地黄毒苷或其代谢物配糖体与雌激素结构相似外,还可能与心力衰竭时雌激素在肝代谢紊乱有关。睾酮用于治疗性腺功能低下的早期,也常出现男子乳房发育,可能由于其在外周组织转变为雌激素样代谢物。某些细胞毒药物如白消安、卡氮芥、MOPP 化疗方案(氮芥、长春新碱、甲基苄肼和泼尼松)等可抑制睾酮的生物合成,亦常引起男子乳房发育症。曾报道 19 例 11 岁以上乌干达男童接受 MOPP 方案后,9 例发生乳房发育,卵泡刺激素水平也明显增高。抗结核药如异烟肼、异烟腙、乙硫异烟胺、乙胺丁醇及氨硫脲等致男子乳房发育症已有较多报道。

引起男子乳房发育症伴溢乳的药物多有高泌乳素血症,较少见,常有阳痿、性欲缺失,部分还可出现睾丸肿胀。这类药物主要有两种:①镇静药或精神运动兴奋药,可作用于下丘脑,通过耗竭儿茶酚胺的储存和(或)直接阻滞多巴胺受体,抑制多巴胺的作用,从而促使血清泌乳素水平升高;②雌激素类药物,可能通过刺激垂体前叶泌乳素细胞增生并促进分泌。近年发现常用的组胺 H_2 受体阻滞药——西咪替丁,不论口服或静脉给药,均可提高血泌乳素浓度;有报道用药前泌乳素水平正常者,予每日 1.0g 持续 2 个月后,增高 52%～112%,而睾酮及雌二醇无影响。但其同类物雷尼替丁却甚少发生。其他可致男子乳房发育症的药物尚有孕激素类药物,人绒毛膜促性腺激素(HCG)、地西泮、甲丙氨酯、美沙酮、利他林和一些降血压药如胍氰定,可乐定(一组报道 32 例中发生 3 例)。文献报道的药物还有环丙氯地孕酮,氟硝丁酰胺(为两种合成雄激素拮抗药)、酮康唑、青霉胺、甲巯丙脯酸、卡马西平、脑益嗪、美西律、双氯苯二氯乙烷(O、P′－DDD)、α-二乙氨基苯丙酮(一种食欲抑制药)及大麻、海洛因等。

药源性男子乳房发育症的诊断主要依据有关药物服用史,临床特点多为双侧乳房肿大,但可不对称,乳晕色素加深,局部有胀痛或触痛,乳晕下可扪及腺体样组织,少数有溢乳。停用相应药物后,一般不须特殊治疗即可渐消退。少数严重者必要时可试用氯米芬;有高泌乳素血症者可口服溴隐亭,有助恢复性欲,缓解乳房肿胀,效果较好。

[引自:范亚平,蒋季杰,1992.药源性男子乳房发育症.中级医刊,27(1):46-47.]

5. 白血病与男子乳房发育症　张兆嶙、余莲于 1994 年发表《白血病与男子乳房发育症(附 21 例分析)》一文。

恶性肿瘤可以引起男子乳房发育症,而以白血病为病因并发男子乳房发育症的病例,国内尚未见有类似报道,本文收集笔者医院于 1973 年以来的 21 例患者,加以分析,现报告如下。

临床资料

(1)诊断:经确诊为白血病男性患者,在住院及随访期间询问及检查乳房增大、乳晕下隆起、结节。并测量其大小。但除外白血病浸润的乳房软组织肿块、生理性青春发育期特发性男性乳房发育症及肥胖男性脂肪沉着,以确定诊断。确诊 21 例。

(2)性别与年龄:21 例均为男性,年龄 27～76 岁,中位数 55 岁。其中 20～30 岁 1 例,31～40 岁 2 例,41～50 岁 4 例,51～60 岁 5 例,61～70 岁 6 例,71 岁以上者 3 例。

(3)原发白血病类型:21 例白血病并发男子乳房发育症源于急性淋巴细胞白血病 9 例,其中 $L_1$2 例,$L_2$7 例;急性非淋巴细胞白血病 8 例,其中 $M_1$1 例,$M_2$2 例,$M_3$2 例,$M_4$1 例,$M_5$2 例;慢性粒细胞白血病 3 例;慢性淋巴细胞白血病 1 例。

(4)症状与体征

1)原发白血病的症状与体征:发热 9 例,其中低热 7 例,中热 1 例,高热 1 例。出血 9 例,见于皮肤、黏膜及消化道。皮疹 4 例,出现红斑及丘疹。四肢关节酸痛 3 例,胸骨压痛 7 例。周身淋巴结肿大 5 例。肝大 15 例,脾大 13 例。

2)并发男子乳房发育症的症状与体征:乳房增大表现为乳晕隆起 21 例,乳晕下结节 19 例,直径 2～3cm,乳晕色素加深 5 例。乳房增大在单侧者 5 例,占 23.8%,其中左侧 4 例,右侧 1 例,以左侧居多;在双侧者 16 例,占 76.2%,触痛 2 例。

乳房发育症发现于白血病发病前 5 例,占 23.8%。白血病发病后 16 例,占 76.2%,其中发病后 1～3 个月发现的 1 例,4～6 个月 4 例,7～12 个月 6 例,1～2 年 4 例,3 年后发现的 1 例。

乳房发育症病期持续 1～6 个月 2 例,7 个月至 1 年 1 例,病期持续直至死亡未见消退者 18 例,占 85.7%。

(5)血象:Hb2.5～120g/L,平均 64g/L。WBC$(1.10～280)\times10^9$/L,其中$<4\times10^9$/L 者 3 例,$>50\times10^6$/L 者 6 例。Pit$(15～480)\times 10^9$/L,其中$<90\times10^3$/L 者 17 例。

(6)骨髓象:增生减低～活跃者 2 例,明显活跃者 4 例,极度活跃者 15 例。骨髓片分类原始和早幼或幼稚细胞 7%～94%,其中>30%者 6 例,>60%者 11 例。红细胞系统<2%者 8 例。>20%者 3 例。巨核细胞 0～118 个/片,其中<7 个/片者 15 例,>35 个/片者 3 例。

结果和讨论

(1)白血病男子乳房发育症的并发率:统计笔者医院 1973 年以来收住白血病男性 425 例,并发男子乳房发育症 21 例,并发率为 4.9%。检查一组健康成年人男子 406 例,年龄 28～73 岁,中位数 53 岁,发现乳房发育症 5 例,发病率为 1.2%。本组并发率显著,多于正常人($P<0.01$)。

(2)年龄:本组病例中,并发男子乳房发育症在 50 岁以上就有 14 例之多,占 66.7%。可见白血病并发男子乳房发育症以老年为多见。文献报道凡中年以后男子发现乳房发育症,除和雄激素分泌减少有关外、需警惕其他病因尤其是恶性肿瘤特别是白血病的可能。本组年龄较大的 14 例中,有 4 例于白血病发病前就发现有乳房增大。其中有 1 例乳房增大 20 日后发现皮下出血,经检查诊断为 ALL。

(3)原发白血病类型:本组病例中,男子乳房发育症见于 L_2 者 7 例,占 33.3%,多于急淋及急非淋中的任何一亚型($P<0.05$)。L_2 以老年患者为多见,与并发男子乳房发育症多见于老年者一致。

(4)白血病并发男子乳房发育症的临床所见

1)发热:本组病例中,有 3 例在白血病病期中发现不明原因低热,经检查同时发现乳房增大,乳晕下隆起、结节。未经处理,5～11 日后热退,但乳晕下结节仍存在。白血病并发乳房发育症发病初期。可伴有反应性低热。

2)周身疼痛:有2例白血病并发乳房发育症初发期间,伴有周身关节肌肉酸痛,以肋间肌、下腹及股内侧为甚,腹胀。持续2周后上述症状逐渐缓解。

3)精神状态:有3例白血病在乳房发育症发病前出现失眠,焦虑,烦躁不安,出冷汗。继后发现乳房增大,患者疑为转移,经解释不是由于转移引起的,精神症状随之消除。

4)脑膜白血病:1例ALL,乳房增大出现在脑膜白血病之前,患者发现乳晕肿大后,出现头痛,呕吐。经脑脊液检查,发现并发脑膜白血病。

5)带状疱疹:1例ANLL发病极期出现左胸带状疱疹,随之发现两侧乳房增大。带状疱疹经局部处理后消退,但乳房增大仍存在。

6)生殖器官:1例ALL。乳房发育症伴发左侧睾丸萎缩。1例慢淋在乳房发育症病期间,出现尿潴留,经检查伴发前列腺肥大。可能与雌性素相对增多有关。

7)肝大:本组病例中,肝大15例,占71.4%,统计无并发男子乳房发育症404例,肝大207例。白血病并发乳房发育症肝大多于无并发者($P<0.05$)。文献报道肝疾病引起男子乳房发育与雌激素在肝中与葡萄糖醛酸及硫酸结合而排出的代谢紊乱有关,本组病例肝大增多,可能为其原因之一。

[引自:张兆嶙,余莲,1994.白血病与男子乳房发育症(附21例分析).山西白血病,3(4):234-236.]

(修订:孙自学　审定:冷方南)

男性疾病现代研究之六　男性不育症

一、男性不育证治进展

李彪、潘晓明于1989年发表《8506例男性不育症证治分析》一文。

最近一个时期，随着男科学的崛起，中医药治疗男性不育症取得了重要的进展。为探索男性不育的证治规律，我们复习了我国近10年间的有关文献资料，累计163篇(期刊论文155篇、专著8本)，从1万余例男性不育病症中筛选出资料较为完整者8506例，并将其病因、分型、处方、用药等，进行了初步的分析、归纳显示了男性不育症的目前治疗状况，现将其结果报告如下。

(一)关于病因分类

男性不育症的病因比较复杂，除性功能障碍引起者外，患者的自觉症状并不显著，甚或无症状，因此要从宏观上探索其病因分类不是一件易事。在这一方面，先贤进行过种种尝试，从中医理论方面做过种种分析，联系8506例男性不育症病历，其病因大致上包括7个方面：一是肾虚，二是脾虚，三是肝郁，四是精病，五是痰湿，六是气血双虚，七是形损。本组病因分类统计，详见表59。

表59　男性不育症病因分类表

病　因	例数(n)	百分比(%)
精液不液化	778	9.15
无精子症	258	3.03
少精子症	1245	14.6
精子活力低下	2643	31.07
不射精症	494	5.81
血精	38	0.46
阳痿	1351	15.88
前列腺炎	1312	15.43
精索静脉曲张	228	2.68
睾丸病变	28	0.34
其他	131	1.55

注：精子活力低下包括死精、精子畸形、精子活力与活率减低

分析表明，在本组病例中，精液质量异常比例最高，达58.27%，而其中又以精子活力降低的比例最高，其次为精液不液化症，再次为少精子症。由此说明，精子的异常改变是男性不育症的主要原因，按中医学理论主要责之于肾虚，次为脾虚，再次为气血虚，亦有由精室蕴热等引起者。由阳痿与前列腺炎引起的比例也不算低，居第二位，最低者是睾丸病变，属中医形损的范围。比照江鱼对1117例男性不育症的病因分析结果，两者基本是接近的。但江氏的报告中，属于精液质量异常者高达40.36%，不射精症高达39%，与本组差异较大(本组仅为5.81%)。

(二)关于辨证分型

男性不育症如何辨证分型，是正在探索与研究中的一个问题。由于男性不育症的病因复杂，而每种原因中断生育的环节又不相同，这无疑给分型带来了困难，况且还有一部分患者无症状可辨，而只能凭借现代各项微观检查结果，按照宏观的辨证纲领进行分析，从而更增加了此项工作的难度。当我们对8506例男性不育症证型分析统计后发现，其中仍具有一定的倾向性，见表60。

以上统计表明，男性不育症的分型大致情况是：属于虚证者占50%以上，而虚证中又以肾虚为主，高达40%；且肾虚证中又偏重于肾阳不足，特别是在精液质量异常的分型中，这种趋

势表现得尤为突出(表61)。当然,实证、虚实夹杂证,亦不在少数,且主要分布在湿热与血热两个方面,前者与脾相连,后者和肝相关。足见男性不育症病位在肾,累及肝、脾、肾虚为本,血瘀、湿热为标,这是否为一般规律,有待更多的实际资料与理论研究。

表60　8506例男性不育症分型统计表

	证　型	频　数(次)	百分比(%)	总计(%)
虚证	肾阳不足	92	21.85	50.59
	肾阴不足	66	15.68	
	脾肾两虚	29	6.89	
	阴阳两虚	26	6.17	
实证	气滞血瘀	40	9.49	24.94
	湿热下注	29	6.89	
	痰湿内阻	14	3.33	
	湿热瘀滞	22	5.23	
虚实夹杂	阴虚血瘀	37	8.79	24.47
	阳虚血瘀	37	8.79	
	肾虚湿热	19	4.51	
	肾虚血热	10	2.38	

表61　男性不育症精液质量异常分型表

分　类	证　型	频　数(次)	百分比(%)
精液不液化症	肾虚型	30	75.00
	湿热型	7	17.50
	瘀滞型	3	7.50
无精症	虚　证	21	55.26
	实　证	10	26.32
	虚实夹杂	7	18.42
少精症和精子活力低下	肾虚及脾肾两虚	9	20.00
	湿热瘀阻	2	4.40
	虚　证	31	68.90
	下焦湿热	3	6.70

(三)关于处方、用药

与病因、辨证分型比较,在8506例男性不育症的诊治中,处方、用药具有较大的离散性。由于所选资料中,经验方占相当比重,这给统计分析带来了困难,特别是处方应用呈现怎样的趋势更难说准。因此,我们对经验方进行了一些技术上的处理,凡其主药与某一成方(包括经方、古方、时方、名验方等)相近者,均不按原方统计,而将其归属于相类的成方中。至于药物的使用,仅以药味出现的频数为准,即出现1次,记1分(包括加减药物),见表62和表63。

表 62　8506 例男性不育症用方统计表

方　名	频　数(次)	百分比(%)
金匮肾气丸	10	5.78
五子衍宗丸	42	24.28
六味地黄丸	28	16.18
知柏地黄丸	46	26.59
四君子汤	7	4.05
归脾汤	4	2.31
少腹逐瘀汤	5	2.89
桃红四物汤	6	3.47
逍遥散	5	2.89
龙胆泻肝汤	6	3.47
四逆散	5	2.89
萆薢分清饮	9	5.20

表 63　8506 例男性不育症常用药物统计表

药　名	频数(次)	药　名	频数(次)
鹿角胶	38	金樱子	11
仙　茅	29	墨旱莲	10
淫羊藿	63	龟　甲	10
巴戟天	21	熟地黄	137
韭菜子	15	生地黄	33
肉苁蓉	29	何首乌	18
锁　阳	18	当　归	71
菟丝子	104	白　芍	23
补骨脂	18	党　参	47
杜　仲	17	黄　芪	26
续　断	18	白　术	26
甘　草	55	肉　桂	30
木　通	16	小茴香	16
山　药	111	山茱萸	111
牡丹皮	111	石菖蒲	16
赤　芍	22	覆盆子	57
金银花	11	五味子	69
蒲公英	14	紫河车	10
知　母	65	萆　薢	10
栀　子	10	丹　参	22
龙胆草	12	川　芎	13
茯　苓	129	桃　仁	21
薏苡仁	11	红　花	24
泽　泻	9	王不留行	18
车前子	6	穿山甲	11
路路通	23		

以上统计分析表明，无论是方或药的应用，都明显体现出集中的趋势，成方的使用主要显示出六味地黄丸类(包括金匮肾气丸、知柏地黄丸等)，总出现频数高达84；其次是五子衍宗丸，频数为42。动物实验证明，五子衍宗丸，或类五子衍宗丸方确有提高精子质量的作用，为进一步的研究开拓了新的路子，其他方剂则有明显减少的趋势。众所周知，六味地黄丸功能滋阴补肾，主治肾阴不足，虚火上炎之证。《医方论》说："此方非但滋肝肾不足，实三阴并治之剂，有熟地黄之腻补肾水，即有泽泻之宣泄肾浊以济之；有山茱萸之温涩肝经，即有牡丹皮之清泻肝火以佐之；有山药之收摄脾经，即有茯苓之淡渗脾湿以和之，药只六味，而有开有合，三阴并治，洵补方之中鹄也。"朱丹溪五子衍宗丸有补肾填精之功，主治精亏之证，补益之中寓淡渗之法，使补而不腻，涩而不滞。推而言之，临证时还可以此两方为基础，变通种种方来，例如六五延宗汤即是上两方的合方，或仿右归法，或似左归法，或类赞育丹法等。从药物的使用趋势而言，倘以出现的频数达10次以上为基准，则常用药物不超出55种。按高低频数顺序，补阳药物中依次是淫羊藿、菟丝子、鹿角胶、肉苁蓉、仙茅、肉桂、巴戟天、锁阳等；补阴类药物依次是熟地黄、山茱萸、五味子、覆盆子、生地黄等；补脾益气养血类药物依次是茯苓、山药、当归、党参、黄芪、白术、白芍等；活血祛瘀类药物依次是牡丹皮、红花、路路通、丹参、赤芍、桃仁等；淡渗利尿药物依次是木通、薏苡仁、泽泻、车前子等；清利下焦湿热药物依次是知母、龙胆草、栀子等。以上是8506例男性不育症治疗中的处方与药物运用的大致情况，虽然不能说是规律，但可认定是基本经验。毫无疑问，这对于探讨男性不育症的处方用药规律，从而进一步提高治疗效果，是具有实际意义的。

(四)关于疗效分析

鉴于男性不育症的原因涉及很多方面，且由每一种原因引起的不育症在疗效判断上又无统一的标准，因此，各组资料中不可避免地存在着差异。为了避免这种差异性，我们仅以无效与有效两级进行统计，结果详见表64。

表64　8506例男性不育症疗效统计表

分　类	例数(n)	疗程(日)	有效例数(n)	有效率(%)
不液化症 (包括前列腺炎)	2090	30～120	1998	95.60
无精子症	258	60～120	150	58.14
少精症	1245	15～120	1093	87.79
精子活力低下	2643	60～120	2276	86.11
不射精症	494	60～120	358	72.47
阳　痿	1351	60～120	1275	94.37
血　精	38	60～120	35	92.11
精索静脉曲张	228		194	85.09
睾丸病变	28		24	85.71
其　他	131		110	83.97
总　计	8506		7513	

以上分析尽管有某些差异，但一个基本的事实是不容否认的，即中医药治疗男性不育症的效果是肯定的。从表中可以看出阳痿的治疗效果最好，而无精症的疗效最差，精液质量异常的效果也是令人满意的。这完全符合临床实际情况。在育龄夫妇中，由阳痿、不射精症所致不育者不在少数，江氏报道后者高达39%，除少数存在器质性损害外，多数是功能性的（包括心理因素），因而治疗的效果令人满意。无精子症完全是另外一回事了，不是睾丸的生精作用发生障碍，便是输精管的阻塞，以器质性的损害为主，因而效果较差。虽然目前中医药治疗无精症方面已出现可喜的苗头，个案报道有完全治愈者，然问题还远远没有解决，需要继续探索研究。

［引自：李彪，潘晓明，1989. 8506例男性不育症证治分析.湖南中医学院学报，9(2)：77-79.］

（撰稿：李　彪　刘明汉　审定：冷方南）

二、男性不育症中西医结合研究

（一）中西医结合治疗女性抗精子抗体阳性不孕症

欧阳紫婷于2003年发表《中西医结合治疗女性抗精子抗体阳性不孕症35例临床观察》一文。

摘要　作者以口服泼尼松为对照组（25例），在对照组用药基础上加中药为治疗组（35例）治疗女性抗精子抗体阳性不孕症进行对比观察，结果，治疗组痊愈15例，占42.9%，总有效率为91.5%；对照组痊愈6例，占24%，总有效率为64%，两组比较，有非常显著性差异（$P<0.01$）。

临床接诊女性不孕症中，有相当部分患者是由于抗精子抗体阳性而致不孕者。在用西药低剂量免疫抑制药治疗的基础上，加用中药治疗本病35例，并与单纯用西药治疗的25例做对比观察，获得了较好的疗效，报道如下。

1. 临床资料

（1）一般资料：60例随机分为治疗组35例，对照组25例。两组年龄为22～38岁，平均为27.5岁；婚龄为2～12年，平均为4.5年。60例中45例为原发性不孕，15例为继发性不孕。

（2）诊断标准：所有病例均采用EL ISA法检测，P/N＞2.1（N孔OD值不足0.10，则以0.10计算），即血清抗精子抗体呈阳性者。结婚2年以上，能过正常性生活，未采取避孕措施而未孕者为原发性不孕；曾妊娠过，以后2年以上能过正常性生活而未孕者为继发性不孕。

通过各种检查测定，排除幼稚子宫、子宫内膜异位症、其他内分泌疾病及绝对不孕者。

2. 治疗方法

（1）对照组：口服泼尼松，每次15mg，每日3次，饭后服，1个月为1个疗程。

（2）治疗组：采取中西医结合治疗，西医治疗同对照组。中医治疗基本方：黄芪30g，当归10g，山茱萸10g，菟丝子15g，女贞子15g，墨旱莲12g，枸杞子12g，黄柏12g，知母12g，青皮10g，水蛭6g，丹参15g，赤芍10g。肾阳虚者加鹿角胶（烊兑）10g，淫羊藿12g；肝气郁结者加柴胡、乌药各10g；湿热下注者加蒲公英、金银花各15g；卵泡期加党参、淮山药、熟地黄各15g，白芍、茯苓各12g；排卵前期加川续断，茺蔚子各10g，丹参15g；黄体期加仙茅、淫羊藿、鹿角胶各10g。每日1剂，水煎服，1个月为1个疗程。感冒及经期暂停药。观察3～6个疗程。

两组在治疗期间性生活采取避孕套避孕，如有其他妇科炎症需同时积极治疗。

3. 临床观察

（1）疗效标准：每1个疗程结束后，检查血清AsAb-LgG及AsAb-LgM是否阴转，观察期为1年。有孕者为痊愈；AsAb-LgG及AsAb-LgM阴转，但未怀孕者为好转；治疗6个疗程未阴转者为无效。

(2)治疗结果:治疗组痊愈(妊娠)15例,治愈率为42.9%,总有效率为91.5%;对照组痊愈6例,治愈率为24%,总有效为64%,经统计学处理,两组治愈率与总有效率均$P<0.01$,有非常显著差异(表65)。

表65 两组疗效比较

组别	例数(*n*)	痊愈(%)	好转(%)	无效(%)	总有效率(%)
治疗组	35	15(42.9)	17(48.6)	3(8.5)	91.5
对照组	25	6(24.0)	10(40.0)	9(36.0)	64.0

(3)不良反应:对照组超过3个疗程部分患者有发胖、面潮红,呈满月脸,或面部生痤疮;治疗组中个别患者加服温阳药后有身热,难寐症状外(除去温阳药即消失)别无其他不良反应。

4. 讨论　在不孕症的临床研究中,发现男女任何一方存在抗精子抗体,都可以导致不育,这也是不孕症的病因之一。目前,对本病的治疗尚无特效疗法,西医多用低剂量免疫抑制药治疗,但由于疗程长,常出现不良反应。中医对本病亦只能根据辨证论治的原则,采用相应的治疗。据临床观察,本病患者大多有虚实夹杂,本虚标实表现,病位主要在肝肾,虚中夹实,虚象多为肝肾阴虚或肝肾亏损,实则多为气郁、湿阻、痰凝、血瘀,且可互为因果、导致气血不足,精虚血亏;或气滞血瘀,痰湿胶结,阻于胞宫不能孕育。故此,中医据证多采用滋补肝肾、通经活络、活血化瘀、清热利湿,行气导滞之品治疗。治疗本病的基本方中,黄柏、知母清热,泻肾中相火;青皮行气解郁;黄芪、当归、白芍益气养血补血;墨旱莲、女贞子、山茱萸、枸杞子滋补肝肾;水蛭、赤芍、丹参活血通络,全方共奏补益肝肾、滋阴泻火、活血化瘀、益气养血、通络散结之功。冲为血海,任主胞宫,故在治疗期间应注意调理冲任,卵泡期因气血耗伤,宜加党参、熟地黄以调和气血,促进卵泡的形成与发育;排卵前期加茺蔚子、续断以补肾活血,促进卵子成熟和排出;黄体期加鹿角胶、淫羊藿、仙茅以温阳补肾,促黄体形成,促其受孕。在临证中,如伴见湿热下注可加蒲公英、金银花,以清热解毒利湿;肝气郁结者加柴胡、乌药以疏肝理气解郁。在以上中医治疗基础上,配合西药免疫抑制药治疗,故收到较好的疗效。以中西医结合为治疗组的疗效明显优于单纯西药对照组。

[引自:欧阳紫婷,2003.中西医结合治疗女性抗精子抗体阳性不孕症35例临床观察.湖南中医药导报,9(3):25-26.]

(二)黄精饮治疗电磁辐射性男性不育症临床研究

毕焕洲于2008年发表《黄精饮治疗电磁辐射性男性不育症临床研究》一文。

摘要　目的:观察黄精饮对电磁辐射性男性不育症的疗效及安全性。方法:选择肾精亏虚型电磁辐射性男性不育症患者120例,随机分成对照组40例,口服五子衍宗丸;治疗组80例,口服黄精饮,疗程3个月。观察两组治疗前后及组间的精液量、精子密度,精子活率及精于活力等参数的改善情况及安全性。结果:两组都能改善患者的精液质量,总有效率分别为67.5%和88.75%,但两组比较差异显著($P<0.05$),黄精饮优于五子衍宗丸。结论:黄精饮能治疗电磁辐射性生精功能障碍,提高精液及精子质量,未见毒副作用。

电磁辐射已经成为重要的环境污染,影响着男性的生殖健康并可以导致男性不育症。但是对于电磁辐射引起的男性不育症的治疗目前尚缺乏系统的研究。作者自2006年12月至2008年5月采用黄精饮治疗肾精亏虚型电磁辐射性男性不育症患者,对其临床疗效、安全性进行了研究，现报告如下。

1. 临床资料

(1)病例选择。诊断标准：西医诊断标准依据世界卫生组织(WHO)制订的《精液和精液-宫颈黏液接触试验手册》，夫妇同居1年以上，性生活正常，未避孕而不育。精液异常检查：精子密度<20×10^{9}/L；精子活力a级<25%或者a+b级<50%；精子活率<60%。具备以上3项中的一项即可确诊。中医辨证标准参考《中医病症诊断治疗标准》和《中药新药临床研究指导原则》拟定。肾精不足证：主症不育，精液稀少，精子活动率低下，精子活力低下；次症腰膝酸软，足软无力，耳鸣，脱发，记忆力下降，齿松早脱，舌质淡苔薄白，脉沉细弱。以上主症"不育"必须具备，兼具其余各项中的1项和次症中的2项即可诊断。纳入标准：符合本症西医诊断和中医辨证标准，配偶曾怀孕过，睾丸接受过短波或微波照射，年龄在24～50岁的患者。排除标准：配偶有为不孕症；阴茎勃起功能障碍；不射精或逆行射精；服用抗癫痫病、抗肿瘤等有碍于生精及精子活力的药物；精索静脉曲张；先天畸形；对本药物过敏；合并心血管、肝、肾、造血系统等严重原发性疾病及精神病者；就诊6个月内使用性激素等西药及补肾中药；未按规定用药；无法判断疗效或临床资料不全等影响疗效及安全性判断者。

(2)一般资料。120例患者均为我院男科门诊患者，随机分成两组，其中治疗组80例，年龄在24～45岁，平均(34.03±5.43)岁；病程1～12年，平均(4.50±2.62)年；对照组40例，年龄在25～48岁，平均(33.88±5.97)岁；病程1.5～14年，平均(5.16±3.71)年。两组年龄无显著性差异，具有可比性($P>0.05$)；两组病程无显著性差异，具有可比性($P>0.05$)。

2. 方法　治疗组应用黄精饮(由黄精一味中药组成，由大连大学附属中山医院制剂室煎制)，每日1剂(300ml)，分2次早、晚分服。对照组服用五子衍宗丸(由洛阳君山制药有限公司生产，批准文号：国药准字Z41020225)；每日2次，每次6g，口服。两组均3个月为1个疗程。1个疗程后复查，统计学方法：量反应资料用t检验，质反应资料应用χ^2检验。

3. 治疗结果

(1)疗效标准：根据WHO《不育夫妇标准检查与诊断手册》并参照《中药新药临床研究指导原则》中有关疗效标准进行评定。治愈：精子密度>20×10^{9}/L；精子活力a级>25%或者a+b级>50%；精子活率>60%。有效：精子密度、精子活力、精子活率有明显提高(提高>30%)；无效：治疗后精子密度、精子活力、精子活率没有明显提高(提高<30%)。

(2)总疗效：两组疗效比较见表66。

表66　两组总疗效比较(例，%)

组别	例数	治愈	有效	无效	总有效率
治疗组	80	33	38	9	88.75
对照组	40	10	17	13	67.50

注：$P<0.05$

(3)精液参数疗效：两组精液参数的变化情况见表67。

(4)不良反应：治疗组中120例患者治疗前后进行肝肾功能及三大常规检查，未发现有不良反应。

表 67 两组精液参数比较

组别	例数	精液量(ml)	精子密度(×10⁹/L)	精子活率(%)	精子活力(%)	
					a级	a+b级
治疗组疗前	80	2.68±1.53	13.64±7.48	24.58±12.46	9.64±5.44	17.85±10.53
治疗组疗后	80	3.64±1.54⊙	53.80±38.44⊙	69.80±9.87⊙	29.55±11.45⊙	37.31±17.85⊙
对照组疗前	40	2.43±3.53	13.75±8.43	25.20±13.38	8.63±5.44	14.55±10.29
对照组疗后	40	2.79±1.40◈⊙	20.83±19.93*⊡	41.65±27.33⊙⊡	17.68±12.17⊙⊡	21.38±18.98*⊡

注:与治疗前比较,◈. $P>0.05$,*. $P<0.01$,⊙. $P<0.05$;与对照组比较⊡. $P<0.01$

4. 讨论 文献研究表明,近半个世纪以来,男性精子数量已经下降了四五成,精子密度较以前也明显降低,不育症的发病率从7%~8.5%(1950—1970)上升到现今的20%~35%。目前,全球至少有8000万对不孕不育者,并以每年200万对的速度递增。目前我国不育症患者至少有3500万人,男性因素占到了不育症的40%~55%。男性不育症的病因十分复杂,而环境污染,尤其是电磁辐射的污染越来越受到人们的重视。闫素文等研究证实了电磁辐射可以导致男性不育症的发生,黄金林等研究表明电磁辐射可以使人的血清睾酮降低,而周文等通过动物实验证实了这种影响与照射后睾丸组织中的类固醇合成急性调节蛋白(StAR)、细胞色素P450胆固醇侧链裂解酶(P450scc)变化相关。本研究发现,电磁辐射性男性不育症往往表现为中医的肾精不足证,因此应用补肾益精方剂黄精饮进行治疗。黄精饮由黄精一味中药组成,具有治疗肾虚精亏的功效。治疗结果表明,黄精对因电磁辐射而引起的少弱精子症有明显的治疗作用,除对精液的量没有明显改善之外,对精子密度、精子活率及精子活力等都有明显的改善。现代药理研究表明,黄精的主要成分为黄精多糖,具有延缓衰老、调节免疫功能、改善学习和记忆、抗疲劳及抗肿瘤等作用,尤其具有抗辐射的作用,因此,黄精饮具有治疗肾精亏虚型电磁辐射性男性不育症的作用,可使损伤的男性生殖功能得以恢复。

[引自:毕焕洲,2008.黄精饮治疗电磁辐射性男性不育症临床研究.中医药学报,36(15):55-56.]

(三)黄氏嗣育丸治疗男性不育症

黄震洲、白玉兰、马玉珍等于2012年发表《黄氏嗣育丸治疗男性不育症128例临床疗效观察》一文。

摘要 目的:探讨黄氏嗣育丸治疗男性不育症的临床疗效。方法:符合纳入标准的男性不育症患者128例,随机分治疗组64例、对照组64例。治疗组口服黄氏嗣育丸,对照组口服六味地黄丸,3个月为1个疗程。疗程结束后禁欲3~7日复查精液参数。结果:2个疗程后,治疗组总有效率为95%,对照组总有效率为42%,两组比较有显著性差异($P<0.01$)。结论:黄氏嗣育丸对治疗少、弱精症、精液不液化等男性不育症疗效显著。

近年来,男性不育症发病率呈上升趋势,精液异常是导致男性不育症的主要原因,"黄氏嗣育丸"是著名中医男科专家黄海波教授根据现代男性不育症患者"阳常有余,阴常不足"体质,提出现代男性不育症治疗应以滋阴清热,益肾生精为主、佐以健脾利湿、活血化瘀。"黄氏嗣育丸"由补肾养阴生精,清热祛湿健脾的中草药组成,在40余载临证中随症加减,异病同治,对治疗少、弱精症、精液不液化症等男性不育症方面有显著效果。现将运用黄氏嗣育丸治疗男性不育症128例临床疗效观察报告如下。

(1)一般资料:2006 年 12 月至 2009 年 10 月呼和浩特市中蒙医院男科门诊不育症患者 128 例,其中原发性不育 87 例,继发不育 41 例,均为婚后同居 1 年以上,性生活正常,未采取避孕措施而未育者。患者年龄 22～36 岁,平均 26.5(26.5±6.9)岁,病程 1～10 年,平均 3.1(3.1±1.7)年。

(2)纳入标准:根据 WHO《不育夫妇标准检查诊断手册》的诊断标准,患者结婚 1 年以上性生活正常,同居未避孕而不育者,女方检查正常。精液检查:精子密度$<20\times10^6$/ml;精子活力 a 级<25%;b 级:a+b<50%;液化时间:超过 60 分钟不液化,纳入观察病例。

(3)排除标准:年龄 22 岁以下或 40 岁以上;配偶有不孕疾病或经治疗不能治愈的;患者有性生活障碍、逆行射精或不射精;服抗癫痫病、抗肿瘤药等有碍生精或精子活力的药物;患有重度特发性少精症患者;绝对不育患者或先天性生殖器官畸形和萎缩、输精管梗阻、严重精索静脉曲张;合并心血管、肝、肾和造血系统等严重原发性疾病者;有明确的性激素紊乱、生殖系统感染等原因未矫正者;不符合纳入标准、未按规定用药、无法判断疗效或资料不全影响疗效者。

(4)治疗方法:治疗组以"黄氏嗣育丸"1 次 6g/袋,每日 3 次空腹口服,连服 3 个月为 1 个疗程。1 个疗程后禁欲 3～7 日复查精液参数,随访半年。治疗期间禁烟酒、芹菜、肥甘厚腻辛辣刺激之品。阳性对照组给予六味地黄丸,1 次 6g,3 次/日空服温水送服,3 个月为 1 个疗程。治疗 1 个疗程后禁欲 3～7 日复查。

(5)药物组成及制法:黄氏嗣育丸主要由雄蚕蛾、龟甲、生地黄、山茱萸、牡丹皮、黄柏、鹿茸、肉苁蓉、淫羊藿、茯苓、穿山甲、沉香等中草药组成,共研细末,制成水丸,梧桐子大小。

(6)疗效判定标准:妊娠及精液参数为主要指标,次要指标为综合疗效,参照卫生部《中药新药治疗男性不育的临床研究指导原则》和 WHO(1992 年)标准,治愈:配偶妊娠或精液常规参数恢复正常。有效:精液常规参数部分恢复正常。无效:治疗前后精液参数无变化。

(7)结果:见表 68。

表 68　两组患者治疗后临床疗效比较(例数,%)

组别	治愈	有效	无效	合计	总有效率(%)
对照组	25(39.1)	2(3.13)	37(57.8)	64	42
治疗组	51(79.7)	10(15.6)	3(4.69)	64	95

表 67 中率的比较选用卡方检验,对照组与治疗组比较,$\chi^2=42.036$,$P<0.01$,具有显著性差异,治疗组有效率显著高于对照组。

(8)讨论:中医学认为,肾藏精,主生殖。肾精不足,可致精液异常而影响生育,其理论延续至今。现代医学研究表明,男性不育症与生殖道感染、精索静脉曲张、内分泌疾病等有关。主要治疗措施包括激素治疗、抗感染及辅助生殖技术等。

黄海波教授认为,男性不育症并非一种独立性疾病,而是多种疾病导致的结果,临床中以精浆或精子质量异常较为多见。2010 年我国不孕不育发病率上升 10%左右,其中男性因素造成的不孕不育呈明显上升趋势,人类生殖健康因环境改变、生活节奏加快和压力增大而面临巨大考验,人类的生殖健康不断恶化。这些因素导致多数不育者出现质的改变,呈现"阳常有余,阴常不足”的体质。临床表现为阴虚火旺的证候，造成正虚邪恋，虚热内扰，虚实夹杂。故黄海波教授诊疗现代男性不育症，提出滋阴清热，益肾生精，佐以健脾利湿、活血化瘀的学术思想，以达到“扶正祛邪、生精助育”目的。

《内经》云：“精不足者，补之以味。”雄蚕蛾味咸，入肝肾经，《别录》曰：“主益精气。”嗣育丸中重用雄蚕蛾补肝益肾为君（30～90g，用量渐进），且宜选用蚕蛾科昆虫家蚕蛾，去翅足雄性成虫，饱满带籽有油性干燥雄蛾入药为上品；生地黄甘苦寒清热凉血，养阴填精；龟甲滋阴潜阳，配伍少量淫羊藿、肉苁蓉、鹿茸温肾助阳，可谓是“善补阴者必须阳中求阴，则阴得阳升而泉源不竭”；山茱萸酸微温质润，性温而不燥，补而不峻，即补肾益精，又温肾助阳，为补益肝肾之要药；牡丹皮归肝肾经清热凉血，且活血行瘀。炮穿山甲通经达络，活血散瘀；黄柏味苦性寒，《内经》云：“肾欲坚，急食苦以坚之，用苦补之”；沉香温肾纳气益精，调中；茯苓健脾化湿，培后天养先天，古云：补肾而不补脾，则肾之精何以遂生也”。嗣育丸中补肾生精与活血养血药物相配伍，可改善睾丸和附属性腺的内环境，促进精子生成。诸药合用，滋阴清热益肾、健脾活血，以达生精助育之效。

[引自：黄震洲，白玉兰，马玉珍，等，2012.黄氏嗣育丸治疗男性不育症128例临床疗效观察.中医药信息，29(5)：68-69.]

（四）聚精汤加味联合山海丹颗粒治疗精子DNA碎片率异常男性不育症

卞廷松、卢桂林、彭玉霞等于2020年发表《聚精汤加味联合山海丹颗粒治疗精子DNA碎片率异常男性不育症临床研究》一文。

摘要 目的：观察聚精汤加味联合山海丹颗粒治疗男性精子DNA碎片率（全文简称DFI）异常不育症的临床疗效。方法：选取72例DFI异常患者作为研究对象，将其随机分为实验组与对照组各36例。对照组口服聚精汤加味（1剂/日，早晚饭后各温服120～150ml）12周，实验组口服聚精汤加味（服用方法及剂量同对照组）联合山海丹颗粒（10g/次，2次/日）12周，观察实验组与对照组服药前后精子活力、密度、DFI改善情况及临床有效率。结果：对照组治疗前后精子浓度为(46.93±3.02)$\times10^6$/ml，vs (53.73±1.69)$\times10^6$/ml，PR为(27.16±1.36) % vs (32.63±2.82)%，PR+NP为(39.01±1.07) % vs (42.69±1.16)%，DFI为(35.89±2.53) % vs (29.35±1.28)%；实验组治疗前后精子浓度为(47.81±2.19)$\times10^6$/ml vs (62.54±2.90)$\times10^6$/ml，PR为(28.58±0.95) % vs (38.85±1.57)%，PR+NP为(38.69±1.59) % vs (46.49±1.50)%，DFI为(36.31±2.03) % vs (22.48±1.90)%。同治疗前相比两组患者精子活力、密度、DFI均有不同程度改善，但实验组治疗后精液参数显著优于对照组($P<0.01$)。对照组治疗后5对夫妇怀孕，9例显效，13例有效，9例无效，总有效率为75.0%；实验组治疗后6对夫妇怀孕，10例显效，14例有效，6例无效，总有效率为83.33%；实验组疗效显著高于对照组($P<0.05$)，且两组均未见毒副作用。结论：聚精汤加味联合山海丹颗粒治疗男性DFI异常不育症临床效果显著，安全性高，值得临床推广。

男性不育症是21世纪影响人类健康的主要问题之一，相关研究表明世界范围内因各种原因所致不育症夫妻达6000万～8000万对，其中男方原因所致不育占30%～40%，而男性不育中精子异常占75.4%。我国男性精液质量近年来亦不断下降，已婚育龄夫妇中无法生育者占10%～15%，因男方因素所致不育约占55%。精子质量为影响男性生育的直接因素，研究表明，精子染色质结构的完整性是判断精子质量的有效依据，是影响男性生育能力与子代基因安全性的关键因素，男性精子DNA碎片率的增加与胚胎质量呈负相关，其不利影响包括降低受精率及胚胎质量、降低着床率和妊娠率、增加胎停的风险等。因此有效提高精子DNA的完整性为治疗的关键所在，目前关于精子DNA损伤的机制尚未明确，临床医学尚无特效治疗方法，本研究采用聚精汤加味联合山海丹颗粒治疗DFI异常不育症患者，临床效果显著，现报告如下。

(1)一般资料:选取 2019 年 1 月至 2019 年 11 月于常州市中医医院男科门诊就诊的 72 例 DFI 异常患者作为研究对象,将其随机分为实验组与对照组各 36 例。实验组年龄(25±3.1)岁,平均年龄 26.05 岁;对照组年龄(26±1.8)岁,平均年龄 25.58 岁。纳入标准:①已婚性生活正常夫妻;②未采用避孕措施 1 年以上未能受孕者;③少、弱、死、畸精等导致的不育;④每次射精量 1.5~6ml 者;⑤各种免疫性不育者;⑥DFI>15%者。患者符合上述情况。属中医"肾虚血瘀证"范畴,有婚后不育,并见睾丸偏小,或大小正常而质地偏软,腰膝酸软,或耳鸣、眩晕神疲,小腹、阴囊及会阴部不适,睾丸抽痛、有射精痛,面部发暗或面色黧黑。皮肤色素沉着,舌质暗伴瘀斑瘀点,脉沉细涩。

排除标准:①先后天无精者,包括先天无精者及后天因生殖系统疾病如梗阻等因素所致无精者;②隐睾症及睾丸发育欠佳、生殖系统畸形者;③染色体异常者;④生殖道感染者;⑤抗精子抗体阳性者;⑥长期服用降血压、抗肿瘤、精神类等可能对生精及精液质量产生影响的药物者;⑦存在心脑血管、肝肾功能、造血凝血系统等异常的基础性疾病者;⑧因女方所致不孕者;⑨依从性较差者;⑩因各种原因所致无法接受或完成治疗者。

(2)研究方法:采用开放性随机药物对照临床研究,对两组治疗前后精子活力、密度、DFI 进行分析,统计临床有效率。①精液常规分析:治疗前后(3 个月)分别检查精液常规,禁欲 3~5 日后采用手淫取精法,将精液放置 37℃恒温箱中液化,选用北昂医疗器械(上海)有限公司全自动精液分析系统分析精液参数;②DFI 检测:精子 DNA 碎片指数检测试剂均从浙江星博生物科技股份有限公司采购,按照 DFI 检测标准操作流程 SOP 进行精子染色质结构分析试验(SCSA)检测,参考值为 0~15%(DFI≤15%提示精子 DNA 完整性好)。

(3)治疗方法:对照组患者口服聚精汤加味治疗(方药组成:生熟地黄各 15g,太子参 10g,续断 10g,益母草 10g,制黄精 15g,沙苑子 15g,何首乌 10g,茯苓 10g,枸杞子 15g,炒白术 15g,菟丝子 15g。中药均由常州市中医院中药房提供),每日 1 剂,早晚各煎煮 1 次,饭后温服,每次服用 120~150ml。实验组给予口服聚精汤加味(剂量及服用方法同对照组)联合山海丹颗粒(浙江施强制药有限公司,国药准字 Z20153023),1 次 1 袋(10g),早晚饭后冲服,均治疗 3 个月。

(4)统计学方法:采用 SPSS 25.0 统计学软件进行数据分析,计量资料用($\bar{x} \pm s$)表示,均数比较采用 t 检验,计数资料采用 χ^2 检验。以 $P<0.05$ 为差异有统计学意义。

(5)结果

1)评判标准

A. 精液参数:治疗前后精子活力、密度、DFI 改善情况。

B. 临床有效率:治愈:治疗期间配偶受孕;显效:患者妻子虽未受孕,但患者在治疗后 3 个月精液常规、DFI 常规检查已正常:有效:患者妻子未受孕,精液检测虽仍不正常但较前改善;无效:治疗前后精液检测无改善。总有效率(%)=治愈率(%)+显效率(%)+有效率(%)。

C. 安全指标:检测治疗前后患者肝肾功能,血、尿常规。

2)治疗结果

A. 精液参数对比:治疗前两组患者的精子活力(PR%、PR+NP%)、密度、DFI 均无统计学差异($P>0.05$),治疗后同治疗前相比两组患者精子活力、密度、DFI 均有不同程度的改善,但实验组治疗后精液参数显著优于对照组($P<0.01$),见表 69。

表 69　两组治疗前后精液参数比较($\bar{X}\pm s$)

组别	时间	精子 DNA 碎片率(%)	精子浓度 ($\times10^6$/ml)	向前运动精子(PR)(%)	总活力 (PR+NP)(%)
治疗前	治疗前	(36.31±2.03)	(47.81±2.19)	(28.58±0.95)	(38.69±1.59)
	治疗后	(22.48±1.90*#)	(62.54±2.90*#)	(38.85±1.57*#)	(46.49±1.50*#)
对照组	治疗前	(35.89±2.53)	(46.93±3.02)	(27.16±1.36)	(39.01±1.07)
	治疗后	(29.35±1.28*)	(53.73±1.69*)	(32.63±2.82*)	(42.69±1.16*)

注:与本组治疗前比较,* $P<0.01$;与对照组治疗后比较,# $P<0.01$

B. 临床有效率对比:对照组治疗后 5 对夫妇怀孕,9 例显效,13 例有效,9 例无效,总有效率为 75.0%;实验组治疗后 6 对夫妇怀孕,10 例显效,14 例有效,6 例无效,总有效率为 83.33%,经治疗后临床有效率实验组显著高于对照组($P<0.05$),见表 70。

C. 安全性评价:治疗过程中所有患者均无明显不适,治疗前后患者肝肾功能,血、尿常规均正常,表明治疗无毒副作用,安全性高。

表 70　两组患者治疗后临床有效率比较 (n ,%)

组别	例数(n)	怀孕	显效	有效	无效	总有效率(%)
实验组	36	6(16.67)**	10(27.78)**	14(38.89)**	6(16.67)**	83.33**
对照组	36	5(13.89)	9(25)	13(36.11)	9(25)	75.00

注:与对照组比较,**. $P<0.05$

(6)讨论:关于精子 DNA 损伤所致精子 DFI 升高的病理机制尚无明确结论,其原因大致包括:①精子产生过程中,受到微量元素、化学毒性物质、放射、年龄等因素影响导致细胞凋亡,大量 DNA 受损的精子未被及时清除致使 DFI 升高;②细胞内氧自由基生成量增加或对氧自由基的清除能力减弱,致使细胞进入氧化应激状态,细胞核与线粒体 DNA 受损,细胞结构遭到破坏致 DFI 升高;③精子生成、生长过程中鱼精蛋白替代细胞核内组蛋白时发生转化障碍,染色体组装异常致 DFI 升高。

精子 DFI 异常在中医学中无对应病名,因其结果为引起不育,故属“不育”或“无子”范畴,中医认为肾为先天之本,主藏精与生殖,以“肾阳-肾阴-精室-肾子-精窍”为生殖轴,《素问》中提及“丈夫二八,肾气盛,天癸至……阴阳和,故能有子”。中医治疗男性不育症重点在于调肾之阴阳,补肾填精益气。由于生活节奏的加快,生存压力的增大,使多数男子因郁致病、气血不畅,气滞则血瘀,或饮食所伤,湿热内蕴,客于宗筋,精窍闭阻致精瘀,易形成“本虚标实,肾虚血瘀”之证,临床可表现为睾丸坠胀而痛、精索静脉曲张、睾丸或附睾结节、精子异常等。治疗中以补肾填精为本,佐以活血化瘀之法,可改善精液质量,提高治愈率,临床疗效显著。

下丘脑-垂体-性腺轴功能对男性生育起主要调节作用,轴功能紊乱可引起男性不育。药理研究显示补肾填精类中药的作用机制为:①调控下丘脑-垂体-性腺轴功能,改善体内激素水平,干预精子产生、生长、储备过程,改善精液质量;②通过改善人体免疫力,提升抗氧化酶活性,从而增强抗氧化、抗氧自由基作用,保障生物膜的完整性,使精子免受氧化应激损伤,同时类激素样作用可促进睾丸生长发育及增强附属性腺分泌功能。活血化瘀药物既可改善前列腺、精索静脉等局部血液循环，减轻局部缺氧、缺血、水肿及炎症等情况，有效抑制纤维化进程；还可改善睾丸、附睾功能，增强机体抗氧化酶活性及抑制活性氧，使精子免受氧化损伤，重新调节生精细胞功能，从而促进生精，改善精子质量。

聚精汤是徐福松教授根据“阳化气，阴成形”理论，结合多年经验，研制成的治疗男性不育症的经验方。徐老依据“先天生后天，后天养先天”之说，采用“脾肾双补”法，补肾填精，健脾助运，滋阴重于补阳。聚精汤加味由聚精汤化裁而来，药物组成：生熟地黄各15g；太子参10g，续断10g，益母草10g，制黄精15g，沙苑子15g，何首乌10g，茯苓10g，枸杞子15g，炒白术15g，菟丝子15g。方中生熟地黄、续断、沙苑子、何首乌、菟丝子、枸杞子等益肾填精，补肾中之阴精不足；枸杞子在补肾填精的同时，有调节免疫，促进睾酮分泌等作用；炒白术、制黄精、茯苓健脾填精，脾胃为后天之本，精血同源，化血生精。山海丹颗粒为中成药，由三七、丹参、何首乌等组成，三七为活血止血之名药，三七总皂苷可抗炎、抗氧化及改善血管平滑肌；何首乌所含羟基蒽醌与各种微量元素，可调节血脂，共奏活血通络之功。诸药共用，以补肾填精为本，佐以活血化瘀之法，临床效果显著。

既往研究发现聚精汤联合活血药物可促进核蛋白组型转换半定量值（以下简称为核蛋白）改善，其机制为帮助鱼精蛋白替代体细胞类型组蛋白反应的正常发生。人类精子是高度分化的一种生殖细胞，在精子生产、生长、储备过程中，鱼精蛋白逐渐取代体细胞类型组蛋白且与二硫键结合，压缩精子染色体，这种特殊的结构可保障成熟的精子DNA免受伤害，同时鱼精蛋白可抑制DNA转录与基因表达，维持精子遗传物质的稳定性，但是在精子成熟过程中，开始减速分裂后的精原细胞易受致病因素损伤，导致部分携带受损DNA的精子躲避人体内精子筛选机制发育成熟且将缺陷遗传给子代。相关研究表明，核蛋白值与精子DFI值呈显著正相关，随着核蛋白值升高，DFI值同步升高，核蛋白异常时会降低精子稳定性，造成精子DNA损伤，损伤累积超过一定阈值，会破坏精子遗传物质，从而影响精子质量。本研究中实验组与对照组经治疗后均能明显改善精子活力、密度，降低DNA碎片率，其中实验组聚精汤加味联合山海丹颗粒采用补肾活血之法效果更甚，具有确切的安全性及有效性，其机制可能为使鱼精蛋白发生正常取代反应，同精子DNA结合形成被高度压缩的精子特异性染色质，维持精子DNA双链的稳定，保障DNA免于损害的同时起到修复作用，从而降低DFI，具体机制有待进一步探究。

目前关于精子DNA损伤原因与机制的研究较多，但关于精子DNA损伤的预防与修复的研究较少，且临床医学对此尚无特效疗法，本研究表明聚精汤加味联合山海丹颗粒可改善DFI异常所致男性不育症患者的DFI值，且安全有效，提示部分中药可保护与修复精子DNA，因此需要我们加大对中医药保护与修复精子DNA相关机制的研究。

［引自：卞廷松，卢桂林，彭玉霞，2020.聚精汤加味联合山海丹颗粒治疗精子DNA碎片率异常男性不育症临床研究.亚太传统医药，16(9)：155-158.］

（修订：荣宝山　审定：冷方南　黄海波）

附录A 求嗣专论

中医药有关求嗣的内容十分丰富，是治疗不孕症的宝库。早在夏商周时代《山海经》中就有“鹓食之宜子孙”“鹿蜀佩之宜子孙”等，说明当时已有了治疗不孕症的药物。当时的人们还意识到了婚配择偶对下一代健康的影响，《左传·熹公二十三年》载：“男女同姓，其生不蕃”，《公羊传·哀公八年》载：“讳同姓之灭也”，反映了当时已经对近亲结婚会造成不良后果有了较明确的认知。战国初年成书的《黄帝内经》也论述了有关生育的内容。南齐褚澄的《褚氏遗书》内设“求嗣”一门，论述了精血化生的道理，并提出了晚婚与节育。隋代巢元方的《诸病源候论》不仅论述了无子病源，并强调了胎教的重要性。唐代孙思邈的《备急千金要方》卷二第一篇就是“求子”。宋代陈自明的《妇人大全良方》卷九为“求嗣门”，有论有方，内容丰富。《妇人大全良方》之后，妇科专著多得不计其数，记载不孕症的内容就更丰富了。古人治疗不孕症，多以女子为主，故在妇科书中，常附录治疗男子无子的内容（如《女科准绳》《妇科玉尺》等）。在许多求嗣专书中，对男子无子及求嗣之理法方药记载甚为丰富。求嗣古书有万全的《广嗣纪要》、俞桥的《广嗣要语》、徐春甫的《螽斯广育》、蔡龙阳的《螽斯集》（百家名书所刻，改名为《广嗣须知》）、李盛春的《胤嗣全书》、钱大义的《求嗣秘书》、岳甫嘉的《妙一斋医学正印种子编》、袁黄的《祈嗣真诠》、胡孝的《种子类纂》、程云鹏的《种嗣玄机》、包诚的《广生篇》、叶天士的《秘本种子金丹》等，还有现已佚失无从查阅的《衍嗣宝训》《广嗣秘旨》《集验广嗣珍奇》等。本部分就求嗣内容分门别类的摘录如下，供医家参考。

一、求嗣概说

《易·系辞下》：“天地絪缊，万物化醇，男女媾精，万物化生。男女胥悦，阴阳交通，而胚胎结矣。”

《灵枢·天年》：“人之始生，以母为基，以父为楯。”

《灵枢·决气》：“两神相搏，合而成形。”

《素问·上古天真论》：“丈夫……二八肾气盛，天癸至，精气溢泻，阴阳和，故能有子。”

《妇人良方大全·求嗣门》：“有夫妇，必有父子。婚姻之后，必求嗣续……凡欲求子，当先察夫妇有无劳伤痼疾，而依方调治，使内外和平，则有子矣。”

《证治准绳·女科·求子》：“胡氏孝曰（著有《种子类纂》——编者注）：男女交媾，其所以凝结而成胎者，虽不离乎精血，尤为后天滓质之物，而一点先天真一之灵，气萌于情欲之感者，妙合于其间，朱子所谓禀于有生之初，悟真篇所谓生身受气初者是也。医之上工，因人无子，语男则主于精，语女则主于血，著论立方，男以补肾为要，女以调经为先，而又参之于补气行气之说，察其脉络，究其亏盈，审而治之，夫然后一举可孕。”

《广嗣纪要》：“一曰修德，以积其庆；二曰寡欲，以全其真；三曰择配，以昌其后；四曰调元，以却其疾；五曰协期，以合其神。遵而行之有子之道也。”

《秘本种子金丹》：“男主乎施，女主乎受，一施一受，胎孕乃成。”又曰：“人生之道，始于求子，而求子之法，不越乎男养精、女养血两大关键。盖阳精溢泻而不竭，阴血时下而无愆，阴阳交畅，精血合凝，胚胎结而生育滋矣。若阳虚不能下施于阴，阴亏不能上乘夫阳，阴阳牴牾，精血乖离，是以无子。主治之法，男当益其精，而节其欲，使阳道之常健。女当养其血，而平其气，使月事以时下，交相培养，有子之道也。”《妙一斋医学正印种子编》，书中详记男性求嗣证治。岳氏认为“人为万物之灵”，“人之中，又有灵与蠢之不同”，根源在于“先天真一之灵气”。求子之道在于“葆和先天之灵气”，而“葆和之道”在于“存仁”，“仁者，生生之理，万善之元，广嗣之本”。

二、无子之由

《诸病源候论·虚劳无子候》：“丈夫无子者，其精清如水，冷如冰铁，皆为无子之候。又泄精，精不射出，但聚于阴头亦无子。无此之候，皆有子……男子脉得微弱而涩，为无子，精气清冷也。”

《诸病源候论·虚劳精少候》：“肾主骨髓而藏于精，虚劳肾气虚弱，故精液少也。”

《金丹节要》：“男子亦有五种病：一曰生，原身细小，曾不举发；二曰纵，外肾只有一子，或全无者；三曰变，未至十六其精自行，或中年多有白浊；四曰半，二窍俱有，俗称二仪子也；五曰妒，妒者忌也，阴毒不良。男有此五种病，不能配合太阴，乏其后嗣也。”

《证治准绳·女科·求子》：“男子脉浮弱而涩为无子，精气清冷。”

《广嗣纪要》：“纵欲无度则精竭，精竭则少而不多，精竭于内则阳衰于外，痿而不举，举而不坚，坚而不久，隐曲不得，况欲轮其精乎？是则肾肝俱损，不惟无子，而且有难状之疾矣。”

《秘本种子金丹》：“今人无子者，往往勤于色欲。岂知色欲无度，阳精必薄，纵欲适情，真气乃伤，妄欲得子，其能孕乎？”

《石室秘录·子嗣论》：“男子不生子，有六病……六病如何？一精冷也，一气衰也，一痰多也，一相火盛也，一精少也，一气郁也。”

《广生篇》：“男子无子，其病有六，精寒，精薄，气弱，肝郁，相火过旺，痰气。六者有一，皆不能举子。”

《秘本种子金丹》：“子嗣有无之责全归男子，而世俗专主妇人，此不通之论也。”又曰：“疾病之关于胎孕者，男子则在精，女子则在血，无非不足而然。男子之不足，则有精滑、精清、精冷，或临事不坚，或流而不射，或梦遗频频，或小便淋涩，或好女色以致阴虚，阴虚腰肾痛惫，或好男风以致阳极，阳极则亢而亡阴，或过于强固，强固则胜败不治，或素患阴疝，阴疝则脾肾乖离。此外，或以阳衰，阳衰则多寒，或以阴虚则多热，皆男子之病，不得尽诿之妇人也。倘得其源而医之，则事无不济也。”

三、种子有法

《万病回春·结胎交合妙诀》：“美子要摘金丹，先要点穴动情。结胎若要都成，须明交合之道。要兴阳，要动情，要耐战，要采药，要顿挫，要斟酌，要谨慎，要用功，然后胎可成。”

《医宗金鉴·妇科心法要诀》：“男子聚精在寡欲，交接乘时不可失，须待细缊时候至，乐育难忍是真机。”

《秘本种子金丹·男女情兴》：“男女和悦，彼此情动，而后行之，则阳施阴受，而胚胎成，是以有子。若男情已至，而女心未动，则玉体才交，琼浆先吐，阳精虽施，而阴不受矣。若女已至，而男志或异，则桃浪徒翻，玉露未滴，阴血虽开，阳无入矣，阴阳乖离，成天地不交之否，如之何能生万物哉。”

《证治准绳·女科》：“袁了凡先生云，聚精之道，一曰寡欲，二曰节劳，三曰息怒，四曰戒酒，五曰慎味。”

四、养精有道

《祈嗣真诠》中袁黄认为“养精”“聚气”“存神”是求嗣之基。

《秘本种子金丹》:“养精须寡欲……寡欲则不妄交合,聚精合神待时而动,亦何求而不得欤?然寡欲必先清心,心主血而藏神,心有所动,神即外驰,外虽未泄,精已离宫,即臀气已随之而乱,轻则梦遗淋浊,重则杨梅结毒,即幸而获免,其与交会之际毫无静一清宁之真气,所泄之物尽是腐浊而已,安能化育成胎哉?心为一身之主,诚能扫尽邪思,兼用静工存养,无令火动,俟阳精充实,依时而合,一举而成,是以寡欲则神完,不惟多子,抑亦多寿。”

《秘本种子金丹》:“夫精成于血,不独房劳损吾之精,凡日用事物之间其伤吾精者甚多,如目劳于视则血以视耗耳,劳于听则血以听耗心,劳于思则血以思耗。吾随时而节之,而血得其养而与日俱积也。”

《秘本种子金丹》:“肾主闭藏,肝主疏泄,二脏皆有相火,而其系上属于心,心君火也,怒则伤肝,而相火动,动则疏泄者用事,而闭藏者不得其职,虽不交合亦暗流而潜耗矣。”

《秘本种子金丹》:“饮食之类,人之脏腑各有所宜,仍不必过于拘执,惟酒为不宜。盖胎种先天之气,极宜清楚,极宜充实,而酒性淫热,非为乱性亦且乱精,精为酒乱,则湿热其半,真精其半耳。精不充实,胎元不固。精多湿热,则他日痘疹惊风,脾败之患率已基于此矣。故求嗣者,必严戒之。与其多饮不如少饮,与其少饮,犹不如不饮。此胎元之大机也。若醉后入房,精荡而随薄矣。”

《秘本种子金丹》:“经曰精不足者,补之以味。然肥浓之味不能生精,惟淡薄之味乃能补精耳。夫万物皆有真味,调和胜则真味失,不论荤素,蒸煮得法自有一种冲和恬淡之气,食之自能养精。盖食物甚多,惟五谷为得五味之正,故煮粥饭熟后上面有厚汁融成一团者,皆米之精液所聚也。食之骤能生精,试之有效,人能是行数者,非特为求嗣之良方,亦可为摄生之妙术也。”

《妙一斋医学正印种子编》指出“外肾阳气至子时而兴”,“有丑而生者,次则寅而生者,又次则卯而生者”,此为天人相应之理。服药岳氏认为“在男则用中和之剂,收固真阴,以为持久之计”,“治男子而专用热药,徒取亢阳用事,快一时之乐,久之而精血耗散,祸乃叵测”,列举了当时的缙绅惑于专用热药以致有“尿血数升,不旬日而毙”,有“发肾痈囊毒而毙”,有“发肺痈及翻肾隔噎而毙”的例子,故“特著经验良方,并斟酌温凉补泻之剂,对症之寒热虚实而考订之”,服药要领:主张“保养元精,借资药力”,对“恃药力而浪费元精”的不正确行为苦心劝诫。主张用药“贵精不贵多”,“修制虔服,自获神效”。

五、晚婚优育

《妇人大全良方·求嗣门》:“问曰:求男有道乎?澄对曰:合男女必当其年。男虽十六而精通,女虽十四而天癸至,必二十而嫁。皆欲阴阳完实。然后交合,则交而孕,孕而育,育而为子,坚壮强寿。”

《医宗金鉴·妇科心法要诀》:“精通必待三十娶,天癸二十始适人,皆欲阴阳完实后,育子坚壮寿偏增。”

六、种子方药

五子衍宗丸(《丹溪心法》) 治男人精虚无子、阳事不举。

菟丝子八两,枸杞子、覆盆子各四两,五味子、车前子各三两。

炼蜜为丸,如梧桐子大,每早米汤送下三钱。

赵氏加味六子丸(《证治准绳·女科》)

菟丝子、川牛膝、麦冬、山茱萸、原蚕蛾、五味子各一两三钱,蛇床子一两六钱,车前子一两七钱,炙甘草一两,沙苑子二两二钱,覆盆子各二两二钱,补骨脂二两三钱,肉苁蓉二两五钱。

前药俱焙干剉碎为末,炼蜜丸如桐子大,每服三十丸或四十丸,清盐汤送下,早、晚皆服。

治男子无子者,用熟艾一团,用盐填脐满,却于盐上随盐大小作艾丸灸之,如痛即换盐,直灸至艾尽为度,如一日灸不尽,二日三日灸之,增效。

七子散(《备急千金要方》) 治丈夫风虚目暗,精气衰少无子。补不足方。

五味子、牡荆子、菟丝子、车前子、菥蓂子、石斛、薯蓣、干地黄、杜仲、鹿茸、远志各八铢,附子、蛇床子、川芎各六铢,山茱萸、天雄、人参、茯苓、黄芪、牛膝各三铢,桂心十铢,巴戟天十二铢,苁蓉十铢,钟乳粉八铢。

上二十四味,治下筛,酒服方寸匕,日二。不知增至二匕。以知为度。禁如药法,不能酒者,蜜和丸服亦得。一方加复盆子八铢。

十子丸(《证治准绳·女科》) 四明沈嘉则无子,七十外服之连举子。

槐角子、覆盆子、枸杞子、桑椹子、冬青子各四两,菟丝子、柏子仁、没石子、蛇床子、北五味子各二两。

上为末,炼蜜丸,如梧子大,每服五六十丸,淡盐汤下。干点心压之。

庆云散(《备急千金要方》) 主丈夫阳气不足,不能施化,施化无成。

覆盆子、五味子各一升,天雄一两,石斛、白术各三两,桑寄生四两,天冬九两,菟丝子一升,紫石英二两。

上九味治下筛,酒服方寸匕,先食,日三服。素不耐冷者,去桑寄生加细辛四两。阳气不少而无子者,去石斛加槟榔十五枚。

阳起石丸(《世医得效方》) 治丈夫真精气不浓,不能施化,是以无子。

阳起石火煅红研极细,鹿茸燎去毛酒煮焙,菟丝子水洗净酒浸蒸焙别研,天雄炮去皮,韭菜子炒,肉苁蓉酒浸,以上各一两,覆盆子酒浸,石斛去根,桑寄生、沉香别研,原蚕蛾酒炙,五味子,以上半两。

上为末,酒煮糯米糊丸,梧桐子大。每服七十丸。空心,盐汤或盐酒下。

赞育丹(《景岳全书》) 治阳痿精衰,虚寒无子等证。

熟地黄八两蒸捣,白术用冬术八两,当归、枸杞子各六两,杜仲酒炒、仙茅酒蒸一日,巴戟肉甘草汤炒,山茱萸、淫羊藿羊脂拌炒,肉苁蓉酒洗去甲,韭菜子炒黄各四两,蛇床子微炒,附子制、肉桂各二两。

炼蜜为丸,或加人参、鹿茸亦炒。

葆真丸(《证治准绳·女科》) 专治九丑之疾。言茎弱而不振,振而不丰,丰而不循,循而不实,实而不坚,坚而不久,久而无精,精而无子。此药补十二经络,起阴发阳,能令阳气入胸安魂定魄,开三焦积聚,消五谷进食,强阴益子,精安五脏,除心中伏热,强筋骨轻身,明目去冷除风,无所不治。此药平补,多服常服最妙。七十岁老人尚能育予,非常之力,及治五劳七伤无子嗣者。

鹿角胶半斤,炒杜仲三两,干山药、白茯苓、熟地黄、菟丝子、山茱萸各一两半,北五味子,川牛膝、益智、远志、小茴香、川楝子、川巴戟各一两,补骨脂、胡芦巴各一两,柏子仁半两,穿山甲、沉香各三钱,全蝎一钱半。

上为极细末,蜜丸如桐子大,每服五十丸。

千金种子丹 此方服之令人多子,并治虚损梦遗白浊脱卸。

沙苑子四两,莲须四两,山茱萸三两,覆盆子二两,鸡头实四两,龙骨五钱。

研细末,用优蜜一斤为丸,如豌豆大,每服三十丸。空心盐汤送下。

聚精丸(《大生要旨·种子》) 治精薄无子。

黄鱼鳔胶一斤 沙苑子八两

上为末,炼蜜丸,如梧子大,每服八十丸,空心温酒白汤任下。忌食鱼及牛肉。

续嗣丹(《妇科玉尺》) 丈夫无子宜服。

山茱萸、天冬、麦冬各二两半,补骨脂四两,菟丝子、枸杞子、覆盆子、蛇床子、韭菜子、熟地黄各二两半,龙骨、牡蛎、黄芪、当归、锁阳、山药各一两,人参、杜仲各七钱半,陈皮、白术各五钱。

黄狗外肾酥炙二对为末,用紫河车一具蒸制,同天冬、地黄捣为丸,每百丸,早、晚各以盐汤酒任下。

温肾丸(《妇科玉尺》) 无子宜服。

熟地黄、山茱萸各三两,巴戟二两,当归、菟丝子、鹿茸、益智、生地黄、杜仲、茯神、山药、远志、续断、蛇床子各一两。

蜜丸酒下。精不固倍鹿茸,加龙骨、牡蛎。

玉霜丸(《奇效良方》) 治男子元阳虚损,五脏气衰,阳事不举,久无子息。

大川乌用蚌粉半斤同炒,候裂,去蚌粉不用,川楝子取肉麸炒,各八两,补骨脂炒,巴戟去心,各四两,茴香焙,六两。

上为细末,酒煮麦糊和丸,如梧桐子大,每服三五十丸,空心用温酒或盐汤送下。

心肾丸(《奇效良方》) 治心肾不足,精少血燥。

菟丝子淘,酒蒸、麦冬去心,各二两。

上为细末,炼蜜为丸,如梧桐子大,每服七十丸,空心食前用盐汤送下。

七宝美髯丹(《医方集解》引邵应节方) 治气血不足,羸弱,肾虚无子。

何首乌大者赤白各一斤去皮切片黑豆拌九蒸九晒,白茯苓乳拌,牛膝酒浸同首乌第七次蒸至第九次,当归酒洗,枸杞子酒浸,菟丝子酒浸蒸各半斤,补骨脂黑芝麻拌炒四两净。

蜜丸,盐汤或酒下,并忌铁器。

螽斯丸(《广嗣纪要》) 主治因肝肾不足而精少、精冷、阳事不举等所致的不孕。

当归、牛膝、续断、巴戟天、苁蓉、杜仲、柏子仁、山药、熟地黄、菟丝子、枸杞子、山茱萸、芡实、益智、补骨脂、五味子。

壮阳丹(《广嗣纪要》) 主治因命门火衰而无子者。

熟地黄、巴戟、补骨脂、淫羊藿、桑螵蛸、阳起石。

养精种子方(《广嗣纪要》) 主治肾虚无子。

枸杞子、菟丝子、熟地黄、干山药、白茯苓、当归、川芎、苍术、肉苁蓉、小茴香、何首乌、川花椒、甘草。

血余固本九阳丹(《广嗣纪要》)　主治肾虚精亏不孕。

血余炭、何首乌、怀山药、黑豆、赤茯苓、白茯苓、补骨脂、菟丝子、枸杞子、生地黄、熟地黄、当归、牛膝。

乌发种子方(《广嗣纪要》)　主治一切虚损。男子壮筋骨,生心血,乌须发,明目固精。

白茯苓、黄芪、肉苁蓉、人参、枸杞子、补骨脂、何首乌。

补阴丸(《广嗣纪要》)　主治命门火旺,纵欲无度,真水渐涸,而无子者。

黄柏、知母、熟地黄、天冬。

生精种子奇方(《妙一斋医学正印种子编》)　凡梦遗滑泄,真精亏损者,服之神效。有火者相宜。

沙苑子八两微焙,四两为末入药,四两为膏入蜜;川续断酒蒸二两,菟丝子三两,酒煮见丝、山茱萸、芡实粉、莲须各四两,覆盆子、枸杞子各二两。

上末以蒺藜膏同炼蜜和丸,如梧桐大,每服四五钱,空腹淡盐汤下。

十精丸(《妙一斋医学正印种子编》)　精寒阳痿无子者,服此药效。

枸杞子、甘菊花、菟丝子酒煮,捣成饼,各二两;山茱萸去核。天冬、白茯苓各三两,淮生地黄酒蒸九次,四两,肉苁蓉酒洗去鳞膜,浸一宿,两半、肉桂、汉花椒去目各一两。

上为末,红铅丸桐子大。每服三十丸,空心盐酒下。

九品扶阳散(《妙一斋医学正印种子编》)　治男子阳痿,每逢不举,不能得子。

黑附子、蛇床子、紫梢花、远志、菖蒲、海螵蛸、木鳖子、丁香各二钱,潮脑一钱五分。

上为末用五钱,水三碗煎至一碗半,温洗阴囊阴茎,日洗二三次,留水温洗更好。

柏鹿种子仙方(《妙一斋医学正印种子编》)　凡心肾不交,阳虚精薄者,服之神验。

柏子仁去油,好酒浸一宿,砂锅上蒸,捣烂如泥。鲜鹿茸火燎去毛,净酥炙透,如带血者,须慢火防其皮破血走也,切片为末。

等份,和柏子仁泥捣极匀,加炼蜜丸如梧桐子大。每服空心三钱,淡盐汤下,服至一月后,敛虚汗,兴阳道,宁神益髓,功难尽述,真仙方也。

宝精丸(《妙一斋医学正印种子编》)　专能种子,添精补髓,滋阴壮阳。

白亮鱼胶、牡蛎各八两,熟地黄四两,山药三两,人参二两,沙苑子八两,白茯苓四两,牛膝三两,枸杞子四两,鹿胶二两,菟丝子三两,山茱萸四两,当归二两。

以上十三味药共为末,炼蜜为丸,如梧桐子大。每服三钱,早晚淡盐汤送下。

滋阴种子丸(《妙一斋医学正印种子编》)　男子有精亏无子者,非此药不能填补,服至百日,大有奇效。阴虚有火者宜此。

知母、天冬、麦冬、黄柏、熟地黄、桑椹、菟丝子、生地黄、何首乌、牛膝、黄精各二两,枸杞子一两五钱,干山药一两,辽五味五钱,白茯苓,柏子仁各一两。

以上十六味为细末,炼蜜丸桐子大。每早七八十丸淡盐汤下。

金锁思仙丹(《妙一斋医学正印种子编》)　治男子色欲过多,精气不固,梦遗滑脱无子。

莲花蕊、石莲子、鸡头实各十两。

上以金樱子三斤,取霜后半黄者木臼中杵却刺,擘为片,去子,水淘净捣烂。入砂锅水煎不绝火,约水耗半,取出滤过,重煎如稀汤。入前药末,和丸桐子大。每服五十丸,空心盐汤下。1

个月不走泄，候女人月信住，取车前子一合水煎，空心服之，一交感即孕，平时忌荠菜、车前子。

固本丸(《秘本种子金丹》) 治男子精少艰嗣。

菟丝子、熟地黄、干地黄、天冬、麦冬、五味子、茯神、怀山药、莲肉、人参、枸杞子。

无比山药丸(《秘本种子金丹)》 治男子瘦弱艰嗣。

山药、菟丝子、五味子、肉苁蓉、杜仲、牛膝、熟地黄、泽泻、山茱萸、茯苓、巴戟天、赤石脂。

梦熊丸(《秘本种子金丹》) 治男子精薄艰嗣。

黄芪、黄鱼螵胶、沙苑蒺藜。

种子丹(《秘本种子金丹》) 治男子精滑艰嗣。

莲须、山茱萸、覆盆子、龙骨、芡实米、沙苑蒺藜。

固本健阳丹(《秘本种子金丹》) 治男子精清艰嗣。

熟地黄、山茱萸、巴戟肉、菟丝子、川续断、远志肉、蛇床子、茯神、山药、牛膝、杜仲、当归身、肉苁蓉、五味子、益智、鹿茸、枸杞子、人参。

毓麟珠(《秘本种子金丹》) 治男子精寒艰嗣。

熟地黄、当归、菟丝子、淮山药、枸杞子、胡桃肉、巴戟肉、鹿角胶、鹿角霜、杜仲、山茱萸、川花椒、人参、白术、茯苓、白芍、川芎、炙甘草。

还少丹(《秘本种子金丹》) 治男子虚寒艰嗣。

熟地黄、山药、山茱萸、杜仲、枸杞子、牛膝、远志、肉苁蓉、北五味、川续断、楮实子、小茴香、菟丝子、巴戟肉。

补阴丸(《秘本种子金丹》) 治男子火盛艰嗣。

黄柏、知母、熟地黄、龟甲。

壮阳丹 (《秘本种子金丹》) 治男子鸡精艰嗣。

蛇床子、地骨皮各等份，煎汤熏洗，并用手擦，但洗时必合其举方妙，一日洗数次。

菟丝子丸(《沈氏尊生书》) 治肾虚精少。

菟丝子、山药、莲肉、茯苓、枸杞子。

上为细末，水泛为丸。如梧桐子大，每服三四钱。用热汤送下。

菟丝子丸(《鲍相璈验方新编》) 治肾气虚损，阳物不兴，久无子嗣。

菟丝子、肉苁蓉、鹿茸各二两，香附(制)、五味子各一两，桑螵蛸、鸡内金各五钱。

共为细末，酒糊为丸，如梧桐子大，每服四钱，盐汤送下。

滋肾丸(《东垣十书》) 治下焦伏火，阴虚无力，阴痿无子。

黄柏酒洗焙，知母酒洗焙各一两，肉桂二钱。

上为末，水丸，如梧桐子大，每服七八十丸至百丸，食前白沸汤下。

(撰稿：李广文 孟庆洪 黄海波 修订：张龙梅 杜晓萍 审定：冷方南)

附录B 男子美容保健术

美容，是指通过一定的保健方法，使容颜更加健美、漂亮。随着时代的进步，原来仅仅被年轻女性所独占的美容，已渐渐走进男人的生活领域。美容不是神秘不可莫测，不可能做到的事，只要掌握一定的方法，无论男性、女性和不同年龄组的人们，都可以根据自己的条件，实施做到。

美容，在我国有悠久的历史。数千年来，我国各族人民创造的灿烂文化中，美容方法也包括在其中。现将这些经过反复实践，去粗取精，行之有效的方法，兹加以整理，分按摩、食疗、气功、精神调摄等5个方面加以论述，同时指出一些有害于美容的不良生活习惯，劝君力戒之。

一、按摩美容

面部按摩是获得美容的重要方法，通过按摩，会使皮肤增强弹性，不出现皱纹或使得已经出现的皱纹变浅甚至于消失，容光焕发，精神振奋，年轻漂亮。

(一)全面部按摩

全面部按摩对整个脸面进行按摩。方法是以两手掌摩擦令发热，将两手自然放在左右脸颊，手指略分，从下颌和腮部开始(脸的下部开始)，向上摩擦至前额，再从前额中部向两边分开(连同眉部一起按摩)，摩擦至颞部，由颞部向下经耳前回到下颌及腮部。这就完成了一次按摩。如此反复多次，至脸部出现发热感为止。按摩时，动作要轻柔而连贯，压力适中，太轻则效果不佳，太重易损伤皮肤。要使整个面部包括口、鼻、眼、眉、耳，处处都要按摩到，不留空白。

“摩手(掌)令热以摩面”的方法，早在我国南北朝时期陶弘景《养性延命录》和唐代孙思邈《千金翼方》中就有记载，认为这样按摩后，可以“令人面上有光彩”，但按摩的方向，与今不同，古代主张“从上至(向)下”。当代，根据面部血流的方向是从下向上，提出按摩从下部开始，有助于改善面部的血液循环和血液的供应。按摩前，应洗净脸，如能涂以美容霜或防皱霜，能使药物深入皮肤深部，更可增加美容的效果。

(二)局部按摩

1. 前额防皱消皱按摩法　介绍以下5种方法，可根据自己感到容易掌握、便于操作的原则，从下述5种方法中任选其一，也可以轮换使用。

(1)用左手掌大鱼际固定左侧前额，以右手掌大鱼际紧贴前额做轻轻地上下移动按摩动作；然后再以右手掌固定右侧前额，用左手掌大鱼际紧贴前额做上下移动按摩动作。接着做一只手掌向上、另一只手掌向下的动作，按摩时要紧贴前额，压力适中(达到运动皮下肌肉的目的即可)，上下移动幅度不可过大，使皮肤拉扯尽量减小。

然后移动双掌(鱼际始终紧贴前额)，分别从前额的中部，通过眉的上方向太阳穴移动，然后横过来到另一边。如此，手掌在前额往返各3次。

这种练习，每日坚持做几次，持续数周，会看到前额皱纹变浅或消失，然后可减少每日操作的次数，达到保养的效果。

(2)两手合掌，指尖朝上，双手掌大鱼际紧贴前额。一只手掌鱼际固定一侧前额肌肤，另一只手掌鱼际，做圆周式(向上、回转、返回，再向上)按摩。圆周式按摩从额中开始，逐渐向太阳穴方向操作。然后换手，再做对侧。做3次。

(3)将两手掌伸平放稳，用力紧压前额皮肤，后猛一松，给皮肤造成暂时负压，使额部肌肉中血液流向皮肤表面，达到改善额部血液循环，增加皮肤营养之目的。坚持做下去，可使额部皮肤光泽、红润，皱纹变浅。每日做2次，每次2～3分钟。

(4)将两手四指轻轻合拢，用手指和手掌在前额部轻轻拍打，先轻后重，使额部皮肤受到轻微震动，弹性增加，光洁红润，皱纹变浅。

2. *眼角防皱消皱按摩法*　可任选以下几种方法中的一种来做。

(1)分别把两手的4个指尖紧靠在一起，压在面部两侧的颞颥上，然后将牙齿咬紧，则额与颞颥肌变硬，这时分别用两手的四指强制颞颥肌做圆周运动(向上、向后、向下、回转)，注意不使皮肤滑动，一定要使肌肉随指尖一起动，做3圈。每日练习3次，持续数周。

(2)闭上眼睛，用意念的方法，想象着有一种拉力，向上、向后地拉扯眼睛、耳朵、颞颥周围所有的肌肉及皮肤。意念时，要全神贯注，直至能真实地感觉到这些颞颥肌受拉为止。此训练可利用白天和晚上的片刻时间进行，坚持练下去。

(3)将两手的示指按在耳后大骨上，两掌牢固抱住两颊，小手指放在两眼边，朝发际向上向后推动小指下的肌肉，使全脸部肌肉向太阳穴、耳朵、头顶部拉紧，使肌肉绷紧，眼睛用力睁大。向前推挤嘴唇，稍微缩拢，仿佛发出“噢”声。保持口唇成圆形，把嘴尽可能地拉向右边，力图将嘴指向右耳垂。张开嘴并吸气，接着闭嘴片刻。迫使吸入的空气进入脸颊右边(使右面颊微微鼓起)，同时集中注意力确保眼睛睁大，嘴唇紧闭，这时外眼角的肌肉及上部面颊的肌肉，会承受很强的拉力。呼气，将面颊内空气放出，注意保持两手相对，嘴向右。重复2次以上的吸气动作。让嘴恢复自然位置，放下两手，放松，休息，心中数数5下。

重复上述练习，只是将嘴拉向左边，将吸气、张嘴、闭嘴等动作重复3次。放松，休息、并数数5下。

重复整个练习项目3次，直到张嘴、吸气、闭嘴，在每一侧操作达9次为止。

此项练习，持之以恒，可增强眼周肌肉的弹性，有助于消除鸡爪纹，抹平眼睛下面的皱纹。

(4)示指、中指、环指并拢，从两眉间顺着眼眉向外按摩，一直按摩到太阳穴，横向按摩，反复进行10次。接着，从鼻梁顺下眼皮向外按摩，直按摩到耳前，横向按摩10次，转圈按摩。

(5)面对照镜子，用4个手指并拢，顺着脸上的皱纹掐，自左至右，自上而下，一条皱纹一条皱纹地做，使指掐力量达皱纹深部，达到增强皱纹深部肌肉弹力的目的，使已经凹陷形成皱纹的肌肤逐渐鼓起来，皱纹亦随之变浅乃至消失。每日操作1次，每次只做1遍。或用右手的中指和示指摊开皱纹的皮肤，摊开后向下轻压，停两三秒再放开，然后顺皱纹用一个手指按摩一下，可使皱纹变浅，每日做一二次。

3. *眉间防皱消皱按摩法*　两眉之间有一小块肌肉，称为“皱眉肌”，它有细长的纤维，横过眉部，扩展到太阳穴，当弹性变弱时，能在太阳穴附近产生细小的线条，在外眼角处产生鸡爪状皱纹。为了防止和消除鼻子上方、两眉之间的皱纹，可选择以下两种按摩法。

(1)用两手的中指、示指的指尖按在眉间区域上，稳稳地压靠皮肤，向上向下按摩30秒；然后横向地朝太阳穴方向来回按摩。按着两手分开，分别从两侧太阳穴上方开始，四面八方地按摩，边按摩边向耳垂方向移动，就是让手指像轮辐那样向各个方向运动，在每个方向上按摩一二下。然后，以同样的按摩方法从耳垂方向移向太阳穴上方。接着，再顺原来的方向按摩一个来回。最后，再将两手中指、示指指头压靠在皱眉肌的皱纹上，稳稳实实地按摩，使肌肉做一次又一次的圆周运动。

(2)把左手中指放在眉间皮肤上,指尖指向右边。右手中指放在鼻梁上方,紧压左眼内角,将手轻轻钩在鼻梁上,作为支撑点。向左拉左手指头下的皮肤和肌肉;向右拉左眼内角的皮肤和肌肉(右中指指头从左眼内角向上跨越鼻梁向右移动)。放松并重复这种反向运动5次。

将手换个位置,使右手的中指放在眉间指向左边,左手的中指放在鼻梁上方,紧靠右眼内角,重复反向运动5次。

(3)双手示指直接横放在眉间的皱纹区上方,紧密按压皮肤。环指在眉间皱纹区下推,这就使示指的按压,为环指的下移拉曳造成了阻力。运用双手的中指,在示指和环指之间以紧密而柔和的向上抚摩方式,平滑地按压眉间皱纹。当眉间皱纹较深时,要用力紧密按压;对轻微的皱纹,只需做柔和的表面抚摩,但必须达到皮肤与肌肉整体动作,不能只拖动皮肤滑动而肌肉不动,如果只皮动而肌肉不动,不仅达不到锻炼肌肉恢复肌肉皮肤弹性目的,反而会加深眉间皱纹。

4. 减少眼周围的肿眼泡　介绍几种方法,可任选其中之一来练习,均可强化眼区肌肉和面部肌肉。但下述练习,实地操作时如感到眩晕或感到不适时,应停止操作。

(1)闭眼,使两只眼球按顺时针方向完整的转动一周,重复6次。再逆时针方向转动,重复6次。

(2)保持面部朝前的自然位置,头部不动,眼睛尽可能地向上看、向右看、向前看,向左看,每个方向保持的时间都以数6下为度。重复3次。

再做眼睛向下不向上,然后向右、向前、向左看,重复3次。

(3)睁大眼睛,将目光集中到远处的一个物体上,持续时间为数数5下,每日重复3～4次。

二、美 容 饮 食

1. 美容食品

银耳:经常食用,能增强皮肤弹性,使皮下组织丰满,皮肤显得细嫩光滑,皱纹变浅甚或消失。

核桃:食之能防止皮下组织过早衰老,增强皮肤韧性、弹性,最好生吃。

花粉:为雄性花蕊中的精细胞,经常吃含花粉的食品,使皮肤细腻,皱纹变浅,老年斑脱落或消失。

人参:常吃含人参成分的饮料或食品,对皮肤有滋润和营养作用,使用含人参成分的外用化妆品,能防止皮肤脱水、硬化、起皱,增强皮肤弹性,防止早衰,起到美容作用。

蜂蜜:对身体有滋补作用,能滋养皮肤,刺激皮肤的血液循环,促进细胞生长,增强皮肤的弹性和韧性,治疗皮肤干涩、起皱。将蜂蜜与蜂乳混合外用,配以内服,既可使皮肤丰满红润,又可防止皮肤衰老。

柠檬:为理想的美容果品,既可食用,又可外用。能使皮肤变红光滑、细腻、白嫩、丰满。

猪蹄:含极丰富的大分子胶原蛋白质,能促进皮肤细胞吸收和贮存水分,防止皮肤干瘪、起皱,使面部皮肤显得饱满,丰润、光泽。猪蹄肉中含极丰富的弹性蛋白,可增加皮肤弹性、韧性,使皮肤变得娇嫩、细致,皱纹变浅。国外美容学家发现:常吃猪蹄,可使面部长得匀称,老年人常吃可防止“猴尖脸”的产生。

醋:对人的皮肤有一种柔和的刺激作用,使皮肤血管扩张,营养供应充足,皮肤丰润。皮肤粗糙的人,常吃醋,并用淡淡的醋水(一盆清水加一小勺醋)洗脸,或用醋与甘油(5:1)每日搽一次脸，可使皮肤光洁细嫩，皱纹减少。

黄豆、花生、芝麻、葵花子、瓜子：均含丰富的优质蛋白质，大量亚油酸（俗称美容酸）和维生素E（俗称抗老素），具有润肌、嫩肤、防皱、舒展的作用。还可使头发乌亮油亮健美。

2. 美容食忌

膏粱厚味：鱼、肉、蛋类中含化学元素硫、磷、氯较多，进入人体经新陈代谢后转化为酸性物质，由皮肤排出时对皮肤产生刺激，使皮肤变得粗糙而油腻。在进食鱼、肉、蛋等膏粱厚味食品时，必须搭配蔬菜水果，含金属元素钾、钠、钙，经新陈代谢后变成碱性物质，经皮肤排泄时，便和皮肤上的酸性物质中和，使皮肤变得光滑、丰润。

刺激食品：生葱、生蒜、辣椒、芥末、干姜等刺激性食品，能刺激人体皮脂腺分泌过盛，皮肤变得粗糙油腻。尤其是油性皮肤的人，更应注意少吃。

烹调不当：烹调方法不合理，如淘米时搓洗次数太多，又不吃米汤；或切好的菜水煮或在水中浸泡时间过久，挤出青菜汁后再食用等，均能使维生素 B_1 大量流失。烹调时加碱，亦使维生素 B_2 大量破坏。由于维生素 B_2 缺乏，可使皮肤变得干燥，缺乏滋润。

三、针灸、激光美容

针灸美容：针刺特定的穴位，可以使面部的皮肤血管扩张，血流加快，改善面部的营养供给状况，使皮肤长得更加健美。通过针刺，可以调节面部皮肤皮脂腺分泌，使面部皮肤保持光泽，富有弹性和青春美。

耳针疗法，亦具较好的美容作用，可在耳朵的"心"穴上，埋上耳针，1周后取下，具有充实血脉，增强面部血管壁弹性，使皮肤红润光泽，防皱消皱。埋针于"内分泌"穴上，可调整新陈代谢，亦可达到美容目的。

我国科学工作者，根据针灸美容的原理，设计并制造了一些美容器材。

针灸美容已受到了国际上的重视，在英国、美国、法国、意大利等国的一些大城市，已建立了针灸美容所和针灸美容专科。

激光美容：激光美容是美国的一位按摩医生意外中发现的，他在运用激光治疗一位面神经炎患者，发现患者的面部皱纹减少了，变得年轻了，于是开始用激光为老年妇女消平额部的皱纹，开创了激光美容的新方法。用激光消平皱纹可隔日进行1次，10次为1个疗程，3～4个疗程即可使面部皱纹消失，且能维持较长时间不出现新的皱纹。激光美容基本上是安全的，只要保护好眼睛，就不会有任何危险。我国运用激光美容已开展多年，还能治疗面部雀斑、黑痣、扁平疣、瘢痕疙瘩等。治疗时，如在脸上涂些美容药膏，然后再用激光机照射，则效果更好。通过激光照射，可使面部细胞生长加快，皮肤细润光滑，富有弹性，皱纹消失，防衰疗疾。

四、气功导引美容

准备：挑选2枚大小一样、容易握持的新鲜鸡蛋。取一砂锅，注入开水，放入鸡蛋，并加入半汤匙食盐。锅放旺火上，煮熟后，将鸡蛋取出，用自来水将鸡蛋快速冲泡，降温至能用手握持即可。两手抓推鸡蛋，身体端坐或仰卧床椅上。

第一步功法：摩面功。用手握持鸡蛋在面部徐徐滚动，吸气时意念鸡蛋内营养物质被面部皮肤吸收，同时想象面部肤色同鸡蛋一样洁白光润。呼气时，意念面部皮肤的污垢、排泄物被鸡蛋所清除。照此重复49次，即可进入第二步功法练习。该式对于中老年人的面部皱纹可起减缓作用，对于青少年常患的面部粉刺、痤疮有明显的消除效果，对于面部黄褐斑、雀斑有消除作用。

第二步功法：五官擦摩功。接上式，将鸡蛋的一头在眉际、眼眶周围擦摩，意念眉毛变得修长、清润，呼吸同前。然后将鸡蛋置于睛明穴、承浆穴处进行按摩，紧接轻闭双眼，使鸡蛋在眼球做旋转运动。吸气时，意念鸡蛋内之气冲激至两眼球中，冲击部位自我感觉胀麻，并想象自己视力大为改观，视物明晰，吐气时，意念眼内之病气被鸡蛋吸出体外。

鼻部：接上式。将鸡蛋置于鼻两侧迎香穴处进行旋转摩动，意念口鼻内之浊秽气体被旋扯出体外，另将鸡蛋置于睛明穴鼻窦部位，呼吸同前，照逆、顺时针方向各旋转49次。

耳部：接上式。将鸡蛋置于耳郭处，对耳垂、耳轮进行摩动，呼吸意念同前，另在耳背部也要进行擦摩，末了，在鸡蛋与耳垂相接触的一分钟，意念大脑一片宁静，四周不闻声响。

口部：用鸡蛋在口角处挤动，同时舌头搅动，满口生津，此时，要将津液咽入腹内，另叩齿49次。

第三步功法：小周天擦摩功。做完第二部功，稍事休息后，将鸡蛋在太阳穴、风池穴和肾俞穴处擦摩3分钟，以通血脉，身体端坐，将蛋从丹田起始，下行沿任督，二脉返还，即经过会阴→尾闾→命门→大椎→玉枕→百会→印堂→人中→天突→膻中→肚脐→丹田。吸气时，意念鸡蛋在经脉中，从会阴升至百会，吐气时，从百会降至会阴，如此行动49次。该功法能使习者轻快地打通小周天，实乃基本筑基之法。

第四步功法：病灶擦摩功。将鸡蛋在病灶部摩动，意念病气被鸡蛋吸出体外，同时，蛋内营养物质进入病灶部，滋润病体，照此在各病灶进行擦摩，次数由习者自定。

收功：第四步功法完后，将鸡蛋置于涌泉穴处进行擦摩，意念蛋体内气从涌泉穴进入，弥满全身至头顶百会，全身三百六十五窍均被开，通体舒坦，空明一片，同时极力放松会阴、印堂二穴，照此意念九九八十一次，全功完毕。

附注事项：

1. 煮鸡蛋时一定要用砂锅，不得用其他容器代替，降温时鸡蛋不可过凉。

2. 面部皮肤病患者应稍加擦摩功时间，禁忌辛辣食品。

3. 练功时间以早、晚各1次为宜，且各步功法先开始时可以单独练，熟后可一起练，但是对于收功却一定要练。

4. 该功不出偏，徒手功法加以鸡蛋辅之，其热气浸润身体，吐故纳新，对人体产生良性刺激，利于血脉流通，习练百日之后，容颜大为改观，对于中老年人也有保健功效(据应雄关文章摘编)。

五、精神调摄与健美

轻松愉快：健美是青春的标志，青春是人生的黄金时代，人人都希望能青春常在。富于青春活力的灵活性和风度，能增加容貌的朝气蓬勃。欢笑、乐观、愉快、积极的生活态度，是保持容貌青春的重要条件。相反，过度紧张、烦恼和低沉的情绪却可以加速容貌的衰老。要心胸宽广，性格开朗，学会巧妙地摆脱不良情绪。

充足睡眠：保持7小时睡眠，足可以消除由于一日工作带来的疲乏感，换来的是充沛旺盛的精力，而充沛旺盛的精力是美丽而健康的标志。另外，午夜以前入睡的美容效果，优于午夜以后入睡者，因此提倡早睡早起，切忌熬夜。

六、戒除有害美容的不良习惯

1. 不要用一侧牙咀嚼食物；不要眯眼；不要面对强光；不要躺在床上看书。

2. 切勿用手纸擦脸和皮肤。即使是细腻的面巾纸亦不宜用来擦面部皮肤，因这种纸含有的木质浆会引起皮肤发炎。

3. 改变洗脸方法。洗脸最好不用香皂，以减少面部皮肤的刺激。用冷水和热水交替洗脸，使面部皮肤血管先收缩后扩张，供应面部更多的养料。洗脸时，从外往里洗、从下往上洗，因为面部动脉血流是自下而上的，这样洗脸有助于改善面部血液循环，防止出现皱纹和皮肤松弛现象。

4. 晒太阳不能过度。长期过量接受日光、紫外线照射，会加速皮肤老化。

5. 洗脸不要使用质量差的香皂，最好选用高档香皂。

（撰稿：冷　冰　尤艳枫　审定：冷方南）

附录C　男性强壮保健中成药选粹

一、海马多鞭丸

【药物组成】 海马、蛤蚧、韭菜子、锁阳、鹿茸(去毛)、补骨脂(制)、小茴香(制)、菟丝子(制)、沙苑子(制)、山茱萸(制),白术(炒)、杜仲(盐制)、红参、母丁香、牛膝、茯苓、山药、黄芪、当归、龙骨(煅)、甘草(制)、肉桂、雀脑、五味子、枸杞子、狗鞭、驴鞭、牛鞭、貂鞭、熟地黄、附子(制)、肉苁蓉,巴戟天、淫羊藿。

【方义分析】 本方为补肾壮阳,添精增髓之剂。方中海马、蛤蚧、枸杞子、菟丝子、杜仲、牛膝补肾气;鹿茸、韭菜子、附子、肉桂、补骨脂、巴戟天、淫羊藿补肾阳、振兴命门之火;熟地黄、山茱萸、沙苑子、山药、五味子、龙骨添精增髓;红参、黄芪、白术、茯苓、甘草补元气;当归补血。驴鞭滋肾壮阳,治阳痿不举;牛鞭即雄性黄牛或水牛的阴茎和睾丸,温肾壮阳,治肾阳不足所致腰痛、阳痿、早泄;狗鞭补肾滋阴壮阳,治肾虚腰痛、阳痿、女性宫寒不孕、可增强男女性欲、改善性生活;貂鞭即水貂的阴茎及睾丸,温肾壮阳,治肾虚精冷,阳痿不举;狗、牛、驴、貂四鞭共用,有起勃振痿之功。母丁香温中散寒,治妇人阴冷宫寒;小茴香温肾散寒,暖丹田,补命门火不足。雀脑兴阳泄精(《滇南本草》)。以上,34味合用,对梦遗滑精、早泄、阳痿不举或举而不坚;肾虚精冷、精液稀薄、男女性欲淡漠;女性宫寒不孕或阴道寒,男子阴头寒,肾虚腰痛,以及气血亏虚、面黄肌瘦之虚损病,皆有良好疗效。

【临床运用】 本方适用于肾阳不足、阴精亏损、气血两虚之面黄肌瘦、腰膝酸软、阳痿不举、遗精滑精、妇女宫寒不孕、男子阴头寒、性欲淡漠等症。

1. 阳痿不举,举而不坚　多由色欲过度伤肾,精损及阳,致命门火衰;或先天秉弱,肾阳式微,物有阳则动,无阳则静,阳气不至则不动,故阴茎萎而软,或举而不硬。伴见头晕耳鸣,腰膝酸软、肢体畏寒,夜尿频多,小便清长,舌质淡,脉沉细。

2. 早泄　肾藏精为封藏之本,若房室不节,色欲过度,或少年频犯手淫恶习。斫伤肾气,肾气亏损,可致早泄。治当补肾强阳为主,佐以固涩清心之品。《景岳全书》主张温补。临床伴见性欲减退,面色晦暗,小便频数,甚则不禁。舌质淡、苔薄白、脉细弱。此为命门火衰,固摄无力所致早泄。

3. 梦遗、滑精　历代医书记载,有梦而遗为梦遗,阴虚火旺者居多;无梦而遗为滑精,小便后流精称漏精,多属肾虚。实际上,梦遗、滑精均有肾阳虚证。亦有夙为肾阳虚之体,病发于因事有所大惊,梦寐不宁,登高涉险,神不守舍,病发梦遗、滑精者。惊恐则气陷,气陷则不能摄精,故梦遗、滑精由之而生。此外,惊恐可致气乱、气下,出现阴阳不和,《黄帝内经·灵枢》曰:"阴阳不和,则使流溢而下流于阴",产生梦遗、滑精。治疗既当治肾阳,又当宁神定志、固摄精气。

4. 男子肾虚精冷,精液稀薄,不育　本病,中医称"精少""精清""精冷""精少无子"。检查方法:患者禁欲时间应在5日以上,采集3次精液,取平均值,精子计数在2000万/ml以下者,称为"精子减少症"(其他项目,如精子成活率、活动力、畸形率,或精液黏稠度和液化时间等,可正常,亦可异常。临证时须全面考虑,前后互参,做出正确判断)。本病之"肾阳虚证"多系房室过度,久病体弱,在肾气虚弱基础上,进一步发展而致命门火衰,不能温经生髓,故"精冷""精少”，导致“不育”。临床常伴见腰膝酸软，畏冷肢冷，小便清长，夜间多尿，四肢清冷，脉沉细或沉迟，舌质淡胖。

5. 男子阴寒（阴头寒） “阴寒”又称“阴冷”（即前阴冷），是指自觉前阴（阴茎特别是龟头）寒冷为主症的疾病，《金匮要略》名“阴头寒”。“阴冷”的主要病因是肾阳虚衰（也有因外感寒邪而生者，寒象更重，常伴有阴缩）。肾主二阴（前阴和后阴），督脉隶属于肾，因肾阳虚而“阴冷”者，其冷较轻，而多伴有阳痿不举；起于少腹，以下骨中央，男子循茎下至篡。若先天禀赋素弱肾气不足，或早婚，房事不节，或手淫过度，斫伤肾精，使肾阳虚衰（或阴阳俱虚），肾阳不足，则寒自内生，气血不相荣，故使“阴冷”（肾阳不足，卫气失固，更易感寒邪，或坐卧当风，或冒雨涉水，或久坐寒湿之地，冷乘于阴部则“阴冷”。尤其房事不慎乘风取凉，冷水坐浴，过食生冷，均可致病）。因肾阳虚而“阴冷”者，其冷较轻，而多伴有阳痿不举；因感受寒邪而“阴冷”者，往往寒象更重。甚或伴有阴缩。伴见症状常见性欲冷淡，精冷不育，精神萎靡，小便清长，夜尿多，舌质淡、舌体胖，脉沉细弱。

6. 女性宫寒不孕、阴道寒、阴道松弛 参见第5项男子阴寒（阴头寒）。

7. 男（女）性欲淡漠 性欲淡漠又称性欲冷淡，是指婚后缺乏性欲所表现出的一种病态。属于“肾阳虚衰，不能温养下焦”证者，临床表现：性欲淡漠，四肢畏寒。腰膝酸软，小便清长，夜尿多，精神萎靡，舌质淡、舌体胖，苔薄白，脉沉细。《黄帝内经·灵枢》曰：“男不过尽八八，女不过尽七七，而天地之精气皆竭矣。”若男子未过八八，女子未过七七天癸未竭之数，均应有性欲要求。若因禀赋不足，劳倦内伤，或房劳过度，精损及阳，致命门火衰，可出现性欲冷淡，物有阳则动，无阳则静。非峻补真元不可。阳气既伤，真阴必损，纯乎刚热燥涩之补，必有偏胜之害。可在海马多鞭丸补肾阳基础上，佐以补阴之品，如麦味地黄丸、归芍地黄丸之属，合之奏效。

8. 肾虚腰痛 特点是腰部酸软无力，呈绵绵隐隐而痛，多逐渐形成，常兼脊骨腿足酸软无力，不耐站立过久，遇劳加重，休息后减轻。本证多由劳倦淫欲过度，或久病失养，耗伤精气，或老年精气衰弱等，致肾气虚衰，不能充实腰肾所致。兼阳虚者，肾为阳气之根，肾之阳气虚弱，肾气不固，阳气不能温煦肌肤，故见神疲、气息短促，或全身畏寒；阳虚不能温煦四肢，故手足不温；阳气虚，血不能上荣于面，故面色㿠白，肾阳虚，水液失却命门之火蒸化，故小便频数清长；此外，可见舌苔薄白或薄少，舌质淡，脉象沉细。

9. 虚损 虚损又称虚劳，是由脏腑亏损、元气虚弱所引起的多种慢性疾病的总称。《金匮要略》中有虚劳专篇。虚损病肾阳虚衰证之临床表现：腰膝酸痛，畏寒肢冷，五更泄泻，下利清谷，遗精阳痿，小便清长或多尿不禁，舌质淡，苔白，或舌体胖有齿痕，脉大而无力或脉沉迟。

10. 抗衰老 辽宁省中医研究院王春林观察具有明显肾虚衰老的老年前期及老年期受试者30例，以维生素E为对照组（10例），受试者均具有疲倦、耳鸣、目不明、头晕、心悸、不眠、记忆力减退、肢软、阳痿、尿不畅中的六项或上述症状中五项并兼有健忘、脱发、齿摇面枯等参考症状两项以上为临床观察对象，年龄50～64岁，平均年龄57岁。计算各项衰老症状积分总和，作为每例观察对象之衰老见证积分值。若受试者治疗前后衰老见证积分值≥10分者列为显效，在5～9分列为有效。在0～4分列为无效，负分者列为恶化。30日为1个疗程。结果：海马多鞭丸组显效53.4%，有效36.6%，无效10%；维生素E组显效20%，有效40%，无效40%，海马多鞭丸组总有效率90%，维生素E组总有效率60%，$P<0.01$。

症状中观察发现对于阳痿、心悸、耳鸣、尿流不畅、头晕、肢软效果明显，效果优于对照组。

智能变化：治疗组治疗前后之瞬时记忆力、记忆广度，计算力、定向力均有显著改善，效果优于对照组。

海马多鞭丸用于临床，作为抗衰老用药有广阔前途。

【临床用药指导】

1. 海马多鞭丸为补肾壮阳之剂，不同体质状态的人服用，须配以滋肾补阴之品，达到“阴中求阳”之效，药效发挥会更好。①若服后自觉口干或咽燥者，可配以麦味地黄丸 9g 同服，症状即可消除；②服后自觉有燥热感者，可先配服六味地黄丸 9g 同服，燥热感即可消除；如仍有燥热感，可改为配服知柏地黄丸 9g，即可消除燥热感；③若服后有头晕感者，可配服杞菊地黄丸 9g，头晕感可消除。

2. 若祈求有种子需求者，或伴见精子畸形，或死精子症者，可配服归芍地黄丸 9g，或五子衍宗丸 9g。

3. 若肾阳虚衰势重，伴见精液不液化症，或精子凝集症，或鸡精症，或精液量多，质稀，不育症者，可配服桂附地黄丸 9g。

【制剂与规格】 水丸剂，每丸重 0.2g。

【用法与用量】 口服，每次 10 粒，每日 2 次，用黄酒或淡盐水送服。

【注意争项】 外感发热者勿服。服药期间节制房事。高血压、孕妇慎服。

【配方来源】 本溪市中药厂(现辽宁东方人药业有限公司)原创产品。这宁省药品标准(1982 年)。部颁 13 册 181 页。国家中药保护品种。

☆辽宁东方人药业有限公司

二、六味地黄丸(水丸、浓缩丸、软胶囊、片、口服液、颗粒、胶囊、合剂、膏)

【药物组成】 熟地黄、山茱萸、山药、茯苓、牡丹皮、泽泻。

【方义分析】 本方为滋阴清虚热之代表方剂，常用于肝肾阴亏所致之各种疾病。方中重用熟地黄滋补肾阴、填精益髓而生血，为君药；山茱萸补益肝肾、涩精、敛汗，山药补脾阴而固精，两药为臣；牡丹皮清泄肝火，为佐药；茯苓、泽泻清热利尿、泻火利湿，为使药。全方补而不滞，甘淡平补，对肝肾阴虚证，用之极为合适。

【临床运用】 本方系滋阴补肾之通补开合剂，多用于治疗眩晕、潮热、腰痛、消渴等病。运用本丸的基本指征是：头晕目眩，耳鸣耳聋，腰膝酸软，盗汗遗精，骨蒸潮热，手足心热，舌红少苔，脉细数。这些指征体现了肝肾阴亏、虚火上炎之病机，所以临床运用甚广。

1. 性交阴茎疼痛症　多因肝肾阴虚，宗筋失养，交媾时阴茎疼痛，伴见五心烦热，腰膝酸软，潮热盗汗，脉细数，舌质红少苔。

2. 遗精　表现为午后身热，甚则五心烦热，发热盗汗，梦遗周身乏力，出现上述表现者可用此方。

3. 腰痛　症见腰酸腿软，劳则加剧，手足心热，晨起眼睑浮肿，小便略频或少。西医之慢性肾炎、肾结核等，见上述表现者，属此范围。

4. 消渴　咽干口渴，夜间为甚，自觉身热，小便频数。糖尿病等，出现上述表现，亦可运用。

5. 小儿发育不良　症见行迟齿迟，鸡胸龟背等表现者，亦有强壮作用。

【制剂与规格】 水丸：每袋 5g。蜜丸：每丸重 9g。浓缩丸：每 8 丸相当于原药材 3g。软胶囊：每粒 3.38g。口服液：每支 10ml。无糖颗粒：每袋 5g。胶囊剂：每粒装 0.3g。合剂：每瓶 10ml。

【用法与用量】 口服。蜜丸：成年人每次6～9g，每日2次，温开水送下；小儿酌减。水丸：每次5g。浓缩丸：每次8丸。软胶囊：每次3粒。片剂：每次8片。口服液：每次10ml。颗粒或无糖型颗粒：每次5g。胶囊：每次8粒。合剂：每次10ml。膏滋剂：每次10～15g。

【注意事项】 忌辛辣。

【配方来源】《小儿药证直诀》。《中华人民共和国药典》1977版。部颁13册42页、11册36页、20册44页、8册48页、8册49页、13册44页。转正11册34页、37页；转正14册43页。中国药典1995年版97增28页。中国药典2000年版416页；2010年版597～601页。WS-064(Z-22)-91。WS-189(Z-61)-91。

【参考】

1. 实验研究：①补肾阴方药的药理研究，证明其增强内分泌和免疫功能，强壮和抗肿瘤以及调整血压、血糖和强心扩冠等作用，均利于抗老延寿。无论补肾阳，补肾阴药或复方（如六味地黄丸），都对免疫功能有良好的作用。②对实验肾性高血压有明显降血压、改善肾功能、降低病死率的作用。认为其作用很可能是直接或间接地改善肾血流，和可能通过肾代谢而促进肾小管的分泌（中华内科杂志，1964年第1期）。

2. 临床报道：六味地黄丸用来治疗属阴虚之尿崩症、泌尿系结石、肾上腺皮质功能亢进、食管上皮细胞重度增生，以及神经衰弱、结核病、慢性肝炎、妇女更年期综合征、无排卵性功能性子宫出血、甲状腺功能亢进等，属于肝肾阴虚者，均可用地黄丸加减治疗（新中医，1983年第1期）。

3. 广西中医学院颈椎病小组治疗颈椎综合征133例，初步分析：以中药分型治疗的脊髓型，用六味丸而收效……六味丸合丹溪萆薢分清饮治疗前列腺炎收效。另外，对慢性肾炎尿蛋白也有一定效果（黑龙江中医药，1981年第4期）。

☆辽宁东方人药业有限公司

三、杞菊地黄丸（片、口服液、胶囊、浓缩丸）

【药物组成】 熟地黄、枸杞子、山药、山茱萸、茯苓、牡丹皮、泽泻、菊花。

【方义分析】 本方是治疗肝肾精血不足的名方。是方以熟地黄甘微温滋肾填精，枸杞子甘平滋补肝肾精血，共为主药；山药甘平补益脾阴而固精，山茱萸酸温养肝肾精血，共为辅药；茯苓甘淡平、淡渗脾湿，牡丹皮辛甘凉、清泄肝火，泽泻甘寒泄肾湿浊，菊花甘苦微寒清肝明目，四药共为佐使。全方有滋补，有清泄，共奏滋肾养肝、清头明目之功。

【临床运用】 本方常用于治疗因肝肾阴虚而致的头目眩晕，视物模糊，或枯涩眼痛，或迎风流泪，畏光或耳鸣耳聋，潮热盗汗等疾病。遗精、隐睾、耳鸣耳聋等，辨证属肝肾阴虚、精血不足者，均有较好的疗效。

1. 遗精　表现为头晕目眩，视力减退，健忘，腰膝酸软，遗精盗汗，口咽发干，舌红少苔，脉细数。

2. 隐睾　肝肾阴虚，致睾丸在下降过程中停留在某一部位，不能达于阴囊，称隐睾，兼见耳鸣耳聋，腰膝酸软，舌红少苔，脉细数。

3. 耳鸣耳聋　表现为耳鸣耳聋，或突发性耳聋，伴有潮热盗汗，心烦不寐，舌红苔少，脉细弦数。

【制剂与规格】 水蜜丸：大蜜丸每丸9g。口服液：每支10ml。胶囊：每粒0.3g。浓缩丸：

每8丸相当于原药材3g。片剂:片芯0.3g。

【用法与用量】 口服。水蜜丸、大蜜丸,成年人每次服9g,每日2次,空腹温开水送下。片剂:每次4片。口服液:每次10ml。胶囊:每次5～6粒。浓缩丸:每次8丸。

【注意事项】 忌酸冷食物。

【配方来源】 《医级·杂病类方》卷八方。《中华人民共和国药典》1977年版;2010年版747～749页。部颁8册77页、5册76页、11册84页、4册78页。

【参考】

1. 临床报道,对住院的109例确诊为子宫颈晚期癌症进行中医辨证,属肝肾阴虚者26例,用杞菊地黄丸可缓解症状(武汉医学院学报,1983年第2期)。

2. 寇宗琇提出视神经盘炎的分期治疗,后期可选用杞菊地黄丸治疗,有较好的疗效(陕西中医学院学报,1983年第2期)。

☆辽宁东方人药业有限公司

四、金匮肾气

【药物组成】 肉桂、附子(制)、熟地黄、山药、牡丹皮、山茱萸、茯苓、泽泻。

【方义分析】 本方主治肾阳虚衰,命火不足等病证。以肉桂、附子加入六味丸方中,温养阴中之阳,此即王冰所谓"益火之源,以消阴翳"也。是方以熟地黄滋阴补血,填精补髓,山茱萸、山药滋肝补脾,增强补益肾阴的作用为主;肉桂、附子温补肾阳为辅;泽泻、茯苓利水渗湿,牡丹皮清热为佐使,意在补而不滞,补中寓泻。亦如景岳谓"善补阳者,必于阴中求阳,则阳得阴助而生化无穷"。

【临床运用】 本方常用于肾阳不足而致的腰膝酸软,四肢逆冷,少腹拘急冷痛,小便不利或夜尿清长等。阳痿、精液异常、阴汗、不射精症、鸡精症、腰肌劳损等,只要有肾阳虚的见症,皆可使用。

1. 阳痿　腰腿疼痛,不能久立远行,遇劳增剧,形寒畏冷,面色㿠白,神倦气短,阳痿小便频数,舌淡脉沉。

2. 精液量多、质稀、不育　多由肾阳不足,命门火衰,精液量增多、质稀、不育,伴见畏寒肢冷,头晕耳鸣,小便清长,大便溏薄,舌淡胖嫩,脉沉细弱或微细。

3. 阴汗　由肾经虚寒而致,其证外生殖器周围汗多,阴囊湿冷,畏寒肢冷,小便清长,舌淡苔白滑,脉沉细。本方投用有温肾散寒之效。

4. 不射精症　肾阳虚衰,作强无力,无力射精,性欲低下,阴茎勃起不坚,小便频,甚则不禁,滑精,舌质淡有齿痕,脉沉细无力,辨证属肾阳虚衰证者。

5. 精液不液化症　肾阳虚弱,精宫寒冷,气化失常致精液黏稠不液化,多伴有阳痿早泄,腰膝酸软,畏寒肢冷,夜间多尿,小便清长,眩晕耳鸣,舌质淡,脉沉细迟。辨证属肾阳不足证者。

6. 精子凝集症　精子凝集试验和性交后试验均见精子凝集者,可诊断为精子凝集症,多伴畏寒肢冷,小便清长,腰膝酸软,舌淡苔白,脉沉细。多为命门火衰,精气虚寒,精子得冷则凝集,精冷不育。治当补肾壮阳,温精化凝。

7. 鸡精症　性交时玉茎包皮柔嫩,与女性外阴接触即痒不可当,称"鸡精症",多因先天禀赋不足,肾阳亏虚,交媾时心烦急躁,四肢骚动不安,阴茎奇痒,伴见腰膝酸软,畏寒肢冷,舌淡苔薄白,脉细弱。辨证属肾阳亏虚证。冲任脉主玉茎,包皮属阳,玉茎包皮柔嫩为肾阳不足所致。治当温补肾阳，调补冲任。

【制剂与规格】 蜜丸。每丸重6g。桂附地黄浓缩丸、片、口服液、胶囊。

【用法与用量】 口服。成人每次服1丸，每日2次，温开水或淡盐水送下。

【注意事项】 如遇舌红苔少，咽干口燥属肾阴不足，虚火上炎者，忌用。孕妇忌服。

【配方来源】 《金匮要略》方，又名崔氏八味丸。辽宁省药品标准(1980年)。部颁20册191页、8册135页、7册145页。转正3册40页、13册19页。《中国药典》2000年版546页。

【参考】 临床报道，用金匮肾气丸治疗肾脏性水肿12例，每次服9g，每日服2次，结果痊愈10例，疗程最长90日，最短21日，一般服药2周后症状减轻，排尿增加，水肿渐次消退(中医杂志)。

☆辽宁东方人药业有限公司

五、知柏地黄丸(浓缩丸、片)

【药物组成】 知母、黄柏、熟地黄、山茱萸、牡丹皮、山药、茯苓、泽泻。

【方义分析】 本方为肝肾阴虚火旺者而设，治疗真水不足、相火炎炽等证。"阴虚于内，阳动于中"，方以熟地黄滋阴补肾，山茱萸肉养肝阴，山药健脾补肺为君，共奏补肾阴，益肝血之功。古人用补，必兼泻邪，邪去则补乃得力，故以泽泻分导肾与膀胱之邪浊，牡丹皮清泄相火，茯苓淡渗脾湿为臣，更入黄柏、知母治疗阴虚发热，各药配用，滋阴降火是其专功，亦即王冰所谓的"壮水之主，以制阳光"也。

【临床运用】 本方常用于治疗因肝肾阴虚，虚火上炎所致的腰膝酸软，头目昏晕，耳鸣耳聋，牙痛，遗精，血淋，盗汗，或骨蒸潮热，颧红喉躁等。举凡遗精、早泄、血精、血淋、精液不液化症、不射精症、阳强、性欲亢进症等辨证属于肝肾阴虚，兼有内热者，均可使用。

1. 遗精　多梦，梦中遗精，夜卧不宁，头晕心烦，五心烦热，小便黄少而热，舌质红，脉细数。

2. 早泄　多由房劳过度，手淫恶习，或久病及肾，致肾阴亏损，相火亢盛；或欲念妄动，君火摇于上，相火亢于下，致精关受灼，封藏失固，产生早泄。伴见腰膝酸软，五心烦热，或面部烘热，舌质红少苔，脉细数。辨证属相火亢盛者。

3. 血精　多因房劳过度伤肾，肾阴不足，虚火自炎，性交时欲火更旺，精室被扰乃成血精，伴见潮热盗汗，心烦口干，舌红少苔，或舌苔龟裂，治宜滋阴降火，知柏地黄丸主之。

4. 血淋　尿血日久，色暗红，小便灼热淋涩，腰痛，或潮热，或遗精，或虚烦，舌瘦干红，脉沉细数。

5. 精液不液化症　婚后不育，精液黏稠不液化，伴见耳鸣，腰膝酸软，五心烦热，盗汗，口咽干燥，性欲旺盛，舌红少苔或无苔，脉细数。辨证属肾阴亏损，阴虚火旺证，治当滋阴降火者。

6. 不射精症　肾阴亏损，精血不足，精室空虚，源泉枯耗，无精排出，表现为阴茎易勃起，性交时不能射精，伴见五心烦热，颧红，盗汗，头晕耳鸣，夜寐不宁，舌质红少苔，脉细数，辨证属肾阴不足证，治当滋阴降火，填精通关。可用蜈蚣、全虫煎水送服知柏地黄丸。

7. 阳强　多因恣情纵欲，贪色如命，或久服丹石之品，伤及真阴，阴不敛阳，阳亢无制，令宗筋振起，坚硬不衰，流精不止。伴见耳鸣，腰酸，五心烦热，盗汗，舌红苔薄黄，脉细数，辨证属肾阴虚阳亢证，治当滋阴清热，潜阳软坚，宜昆布、海藻煎水送服知柏地黄丸。

8. 性欲亢进症　性欲要求强烈，性交过于频繁，多由肾阴亏损，相火失却肾阴滋养而妄动，强禁房事则梦交遗精，伴见五心烦热，头晕耳鸣，腰背足跟酸痛，舌质红少苔，脉细数。辨证属肾阴亏虚、相火妄动证。治当滋肾阴，泻肾火。

【制剂与规格】 蜜丸：每丸重9g。浓缩丸：每8丸相当于原药材3g。

【用法与用量】 口服。蜜丸：成人每日服2次，早、晚各服1丸，空腹温开水下。浓缩丸：每次8丸。片剂：每次6片。

【注意事项】 若脾虚便溏，消化不良者不宜使用。

【配方来源】 《医宗金鉴》。陕西省药品标准(1982年)。《中国药典》2000年版496页、2010年版820～821页。部颁7册93页、5册87页。

☆辽宁东方人药业有限公司

(撰稿：张大丰 审定：冷方南)

附录D 方剂汇编

一 画

一贯煎(《柳州医话》)

沙参 麦冬 当归 生地黄 枸杞子 川楝子

二 画

二至丸(《证治准绳》)

冬青子 墨旱莲

二一散(《陆银华治伤经验》)

西琥珀 参三七

二至地黄汤(《中医男科临床治疗学》)

即二至丸合六味地黄丸,变丸为汤

二妙丸(《中华人民共和国药典》1977 年版)

苍术 黄柏

二妙散加味(《丹溪心法》)

黄柏 炒苍术 薏苡仁 通草 滑石

二香丸(《丹溪心法》)

木香 香附 山楂 三棱(酢煮) 蓬莪术(酢煮) 神曲 姜黄 天南星 黄连(与吴茱萸同炒) 莱菔子 桃仁 栀子仁 炒橘核 姜汁

二陈汤(《太平惠民和剂局方》)

陈皮(醋炒) 半夏 茯苓 甘草 生姜

二陈橘核丸加减汤(黄海波经验方)

陈皮 法半夏 茯苓 炒橘核 姜厚朴 川楝子 延胡索 桃仁 广木香 黄芩 黄柏 瓦楞子 穿山甲 甘草

十枣汤(《伤寒论》)

大戟 芫花 甘遂 大枣

十全大补丸(《太平惠民和剂局方》)

人参 茯苓 白术 甘草 熟地黄 白芍 当归 川芎 黄芪 肉桂

十全大补膏(《理瀹骈文》)

十全大补汤加陈皮

十补丸(《济生方》)

生地黄 山茱萸 淮山药 泽泻 牡丹皮 茯苓 桂枝 附子 鹿茸

十宝散(《种福堂公选良方》)

冰片 麝香 朱砂 乳香 红花 雄黄 血竭 儿茶 当归尾 没药

七三丹(《中医男科临床治疗学》)

熟石膏 升丹

七厘散(《良方集腋》)

血竭 麝香 冰片 乳香 没药 红花 朱砂 儿茶

七味胎元丸(《验方新编》)

男孩脐带 陈棕 犀牛黄 槐角子 刺猬皮 象皮 地榆

七宝美髯丹(《中国基本中成药》)

何首乌 补骨脂 白茯苓 牛膝 当归 枸杞子 菟丝子

七神散(《外科证治全书》)

黄柏 僵蚕 儿茶 制乳香 制没药 冰片 人中白

七福饮(《景岳全书》)

人参 白术 当归 酸枣仁 炙甘草 远志 熟地黄

八正散(《太平惠民和剂局方》)

车前子 瞿麦 萹蓄 滑石 栀子仁 炙甘草 川木通 大黄

八味肾气丸(《金匮要略》)

干地黄 山茱萸 山药 泽泻 茯苓 牡丹皮 桂枝 附子

八珍汤(《正体类要》)

当归 川芎 白芍 熟地黄 人参 白术 白茯苓 炙甘草 生姜 大枣

八将丹(《药籢启秘》)

飞腰黄 冰片 蝉蜕(去翅足) 蜈蚣(炙) 全蝎(炙) 五倍子(炙) 穿山甲(炙) 麝香

人参卫生丸(国药准字)

人参 芡实 狗脊 续断 枸杞子 菟丝子 胡芦巴 锁阳 巴戟天 肉苁蓉 淫羊藿 山药 白术 楮实子 茯苓 党参 黄芪 甘草 当归 熟地黄 白芍 何首乌 酸枣仁 石菖蒲 泽泻 白豆蔻

人参注射液(《中国基本中成药》)

红参(去芦) 葡萄糖

人参归脾丸(《校注妇人良方》)

炒白术 茯苓 人参 炒黄芪 当归 龙眼肉 远志 炒酸枣仁 木香 炙甘草

人参鹿茸丸(《中国基本中成药》)

人参 鹿茸粉 补骨脂 牛膝 冬虫夏草 杜仲 龙眼肉 菟丝子 黄芪 当归 五味子 巴戟 茯苓 黄柏 香附

人参养荣丸(《中华人民共和国药典》1963 年版)

人参 白术 茯苓 炙甘草 当归 熟地黄 白芍 炙黄芪 肉桂心 陈皮 远志 五味子 生姜 大枣

人参养营汤(《太平惠民和剂局方》)

熟地黄 当归 白芍 白术 茯苓 党参 炙甘草 五味子 远志 陈皮 生姜 大枣

九一丹(散)(《中国基本中成药》)

红粉(升丹) 熟石膏

九转黄精丸(《中国基本中成药》)

黄精 当归 黄酒

三 画

三仁汤(《温病条辨》)

杏仁 豆蔻仁 薏苡仁 厚朴 半夏 川木通 滑石 竹叶 甘草

三仙散(《寿世保元》)

附子 肉桂 炒干姜

三妙丸(《医学正传》)

黄柏 苍术 牛膝

三肾丸(《全国中药成药处方集》)

熟地黄 牡丹皮 广砂仁 锁阳 肉苁蓉 车前子 茯苓 补骨脂 枸杞子 川续断 白术 附子 川芎 山茱萸 牛膝 炙甘草 山药 杜仲 泽泻 当归 淫羊藿 丝瓜 白芍 肉桂 广木香 何首乌 黑驴肾 黄狗肾

下消丸(《实用中成药手册》)

莲子 茯苓 山药 芡实 何首乌 莲须 地骨皮 菟丝子 龙骨 酸枣仁 金樱子 诃子 远志 泽泻

下疳散(《实用中医泌尿生殖病学》)

青黛 轻粉 黄柏

土茯苓合剂(《中医男科临床治疗学》)

土茯苓 金银花 威灵仙 白鲜皮 甘草 苍耳子

大豆甘草汤(《医宗金鉴》)

黑豆 生甘草 青皮葱 槐条

大黄䗪虫丸(《金匮要略》)

大黄(蒸) 土鳖虫 水蛭(砂烫) 虻虫 蛴螬 干漆(煅) 桃仁 杏仁 黄芩 生地黄 白芍 甘草

大固阳汤(《杂病源流犀烛·身形门》)

附子(切片) 白术 炮姜 木香

大小茴香丸(《万病回春》)

大茴香 小茴香 吴茱萸 川楝子(去核) 川花椒 连须葱

大补元煎(《景岳全书》)

人参 山药 杜仲 甘草(炙) 熟地黄 枸杞子 山茱萸 当归

大补阴丸(《丹溪心法》)

黄柏 知母 熟地黄 龟甲 猪脊髓

大菟丝子丸(《太平惠民和剂局方》)

菟丝子 鹿茸 肉桂 附子 泽泻 石龙芮 熟地黄 肉苁蓉 巴戟天 山茱萸 杜仲 续断 补骨脂 怀牛膝 荜澄茄 茯苓 防风 川石斛 沉香 小茴香 川芎 五味子 桑螵蛸 覆盆子

大菟丝子丸(《不居集》)

菟丝子(酒制) 鹿茸(酥炙) 肉桂 石龙芮 附子 泽泻 熟地黄 牛膝(酒浸、焙) 山茱萸 杜仲 茯苓 肉苁蓉(酒浸、焙) 续断 石斛 防风 补骨脂(酒炒) 川芎 五味

子 桑螵蛸 覆盆子

大造丸(《扶寿精方》)

紫河车 龟甲 黄柏 杜仲 牛膝 麦冬 天冬 生地黄 人参

大分清饮(《景岳全书》)

茯苓 泽泻 川木通 猪苓 车前子 栀子 枳壳

大防风汤(《外科正宗》)

人参 防风 白术 附子 当归 川芎 杜仲 黄芪 羌活 牛膝 甘草 熟地黄 生姜

川柏散(《冰玉堂验方》)

川黄柏 柴胡 枳实 白芍 生甘草 川楝子 黄芩 栀子 通草 荔枝核 山楂核 橘核

川楝丸(《证治准绳》)

三棱 莪术 木香 槟榔 青皮 陈皮 芫花 肉桂 牵牛 巴豆

小蓟饮子(《济生方》)

生地黄 小蓟根 滑石 川木通 蒲黄(炒) 淡竹叶 藕节 当归 栀子 炙甘草

小柴胡汤(《伤寒论》)

柴胡 黄芩 人参 半夏 甘草(炙) 生姜 大枣

小金丹(《外科全生集》)

白胶香 草乌头 五灵脂 地龙 制马钱子 乳香(去油) 没药(去油) 当归身 麝香 墨炭

小金片(丹)(《中华人民共和国药典》1977 年版)

白胶香 地龙 马钱子 五灵脂 草乌 当归 制乳香 制没药 香墨

小半夏加茯苓汤(《金匮要略》)

半夏 生姜 茯苓

小温中丸(《丹溪心法》)

茯苓 半夏 针砂 陈皮 六神曲 黄连 白术 香附 苦参 甘草

卫生培元丸(《新编中成药》)

白术 当归 白芍 杜仲 枸杞子 茯苓 黄芪 山药 人参 党参 熟地黄 酸枣仁 砂仁 丹参 炙甘草 川芎 远志 陈皮 肉桂 鹿茸

四 画

王氏前列腺方(《中医男科临床治疗学》)

猪牙皂 白术 茯苓 大黄 滑石 荔枝核 生麦芽

开胸顺气丸(《中国基本中成药》)

柴胡 青皮 槲片 香附 木香 枳壳 酒芍 栀子 黄芩 姜半夏 川芎 神曲 紫油厚朴 砂仁 广陈皮 苍术 乌药 茯苓 盔沉香 当归 甘草 桔梗 莱菔子

开郁除凝散(《中医男科临床治疗学》)

醋柴胡 制香附 白芍 甘草

开郁种玉汤(《傅青主女科》)

香附　天花粉　当归　牡丹皮　茯苓　炒白芍

天王补心丹(《摄生秘剖》)

人参　玄参　丹参　白茯苓　五味子　远志　桔梗　当归身　天冬　麦冬　柏子仁　酸枣仁　生地黄

天台乌药散(《医学发明》)

天台乌药　木香　茴香　青皮　良姜　槟榔　川楝子　巴豆

无比山药丸(《太平惠民和剂局方》)

干山药　干地黄　赤石脂　巴戟天　茯苓　牛膝　山茱萸　泽泻　五味子　肉苁蓉　菟丝子　杜仲

木香导气丸(《景岳全书》)

木香　丁香　乳香　香附　川楝子肉　大茴香　补骨脂　炒胡芦巴　炙甘草　三棱　炒杜仲

太乙膏(《外科正宗》)

玄参　白芷　当归身　肉桂　赤芍　大黄　生地黄　土木鳖　阿魏　轻粉　柳槐枝　血余炭　铅丹　乳香　没药　麻油

五五丹(《中医外伤科学》)

熟石膏　升丹

五苓散(《伤寒论》)

猪苓(去皮)　茯苓　白术　泽泻　桂枝

五味消毒饮(《医宗金鉴》)

金银花　紫花地丁　蒲公英　野菊花　天葵子(紫背天葵)

五虎丹(《中医外伤科学》)

水银　白矾　青矾　牙硝　食盐

五虎丹糊剂(《中医男科临床治疗学》)

五虎丹结晶　蟾酥　红娘　斑蝥(去头足)　洋金花粉

五虎丹酊剂(《中医男科临床治疗学》)

组成同五虎丹

五神汤(《洞天奥旨》)

金银花　紫花地丁　车前子　牛膝　赤茯苓

五淋散(《太平惠民和剂局方》)

赤茯苓　当归　生甘草　赤芍　栀子

五海瘿瘤丸《中国基本中成药》

海带　海藻　海螵蛸　海蛤壳　煅海螺　木香　川芎　白芷　夏枯草　昆布

五积散(《太平惠民和剂局方》)

制苍术　苦桔梗　陈皮　麻黄　枳壳　炮干姜　厚朴　白芷　半夏　茯苓　当归　芍药　川芎　肉桂　炙甘草

五加参冲剂(《中国基本中成药》)

刺五加浸膏　砂糖适量

五子衍宗丸(《丹溪心法》)

枸杞子 菟丝子 覆盆子 车前子 五味子

不液化Ⅱ号(《中医男科临床治疗学》)

知母 黄柏 熟地黄 生地黄 赤芍 白芍 牡丹皮 丹参 淫羊藿 车前子 金银花 生甘草

瓦楞子丸(《血吸虫病防治手册》)

瓦楞子 鳖甲 穿山甲 雷丸 水蛭 鹤虱 阿魏 三棱 莪术 桃仁 当归 黄芪 白芍 白术 柴胡 枳壳 海藻

中满分消丸(《中国基本中成药》)

党参 白术(麸炒) 猪苓 甘草(蜜制) 片姜黄 茯苓 砂仁 干姜 泽泻 陈皮 知母 黄芩(炒) 半夏(制) 枳实(麸炒) 黄连(姜制) 厚朴

贝母瓜蒌散《医学心悟》

贝母 瓜蒌 天花粉 茯苓 橘红 桔梗

少腹逐瘀汤(《医林改错》)

当归 赤芍 生蒲黄 炒灵脂 延胡索 川芎 没药 炒小茴香 肉桂(炒) 干姜

牛膝膏(《证治准绳》)

牛膝适量,熬膏

牛膝膏(《证治准绳》)

桃仁(去皮炒) 当归尾(酒洗) 牛膝(酒洗) 赤芍 生地黄(酒洗) 川芎

牛膝散(《证治准绳》)

牛膝 当归 桂心 赤芍 桃仁 延胡索 牡丹皮 木香

化阴煎(《景岳全书》)

生地黄 熟地黄 黄柏 生知母 龙胆草 绿豆 牛膝 猪苓 泽泻 车前子 食盐

化癥回生丹(《温病条辨》)

人参 鳖甲胶 大黄 益母草 熟地黄 白芍 当归 苏木 桃仁 公丁香 杏仁 麝香 水蛭 虻虫 阿魏 干漆 川芎 两头尖 三棱 乳香 没药 姜黄 肉桂 川花椒 藏红花 五灵脂 降香 香附 吴茱萸 延胡索 小茴香 良姜 艾叶炭 苏子霜 蒲黄

分清五淋丸(《中华人民共和国药典》1985 年版)

川木通 车前子 黄芩 茯苓 黄柏 大黄 萹蓄 瞿麦 知母 泽泻 栀子 甘草 滑石

分清止淋丸(《太平惠民和剂局方》)

栀子 川木通 车前子 瞿麦 萹蓄 猪苓 茯苓 泽泻 滑石 大黄 知母 甘草

升陷汤(《医学衷中参西录》)

生黄芪 知母 柴胡 桔梗 升麻

升清降浊汤(《中医男科临床治疗学》)

柴胡 升麻 桔梗 猪苓 茯苓 泽泻 车前子 川木通 苍术 黄柏 金银花

气血双补多子嗣育汤(黄海波经验方)

当归 川芎 白芍 地黄 人参 白术 茯苓 甘草 黄精 覆盆子 五味子 菟丝子 枸杞子 女贞子 桑椹子

凤衣散(《医宗金鉴》)

凤凰衣　轻粉　冰片　黄丹

丹栀逍遥散(《医统》)

牡丹皮　栀子　柴胡　白术　当归　茯苓　白芍　炙甘草　薄荷　生姜

丹参散结汤(《中医男科临床治疗学》)

紫丹参　黑玄参　白芥子　全当归　山药　丝瓜络　广橘核　生地黄　熟地黄　蓬莪术　肉桂　金银藤　鸡血藤

丹溪肾气丸(《景岳全书》)

炒小茴香　炒补骨脂　吴茱萸(盐炒)　胡芦巴　木香　萝卜汁

六味地黄丸(《小儿药证直诀》)

熟地黄　山茱萸　山药　泽泻　茯苓　牡丹皮

六味地黄汤加减方(《中医男科临床治疗学》)

熟地黄　山茱萸　山药　牡丹皮　黄精　女贞子　制何首乌　知母　黄柏

六合定中丸(《太平惠民和剂局方》)

广藿香　香薷　紫苏叶　白扁豆(炒)　厚朴(姜制)　木瓜　枳壳(炒)　甘草　茯苓　陈皮　山楂(炒)　桔梗　檀香　木香　谷芽(炒)　六神曲(炒)　麦芽(炒)

心肾同源方(《大小诸证方论》)

熟地黄　山茱萸　山药　白术　人参　芡实　茯神　石菖蒲　炒酸枣仁　远志　五味子　麦冬　柏子仁

巴戟丸(《圣济总录》)

巴戟天　桑螵蛸　肉苁蓉　山茱萸　炮附子　续断　干地黄　鹿茸　龙骨　菟丝子　五味子　远志　杜仲　石斛　山茱萸　桂枝

巴戟二仙汤(《中医男科临床治疗学》)

巴戟肉　仙茅　淫羊藿　熟地黄　桂枝　王不留行　蜈蚣

五　画

玉泉丸(《叶天士医案选》)

葛根　天花粉　生地黄　麦冬　五味子　甘草　粳米

玉露散(《药籢户秘》)

芙蓉叶

玉露膏(《中医男科临床治疗学》)

凡士林　玉露散

右庵心肾膏(《理瀹骈文》)

生地黄　熟地黄　山药　茯神　当归　泽泻　黄柏　山茱萸　枸杞子　牛膝　牡丹皮　黄连　生甘草　龟甲　鹿角　麻油　黄丹　朱砂

打老儿丸(朱丹溪方)

熟地黄　山药　牛膝　枸杞子　山茱萸　茯神　杜仲　远志　五味子　楮实子　小茴香　巴戟天　肉苁蓉　石菖蒲　大枣

左金丸(《丹溪心法》)

黄连(姜汁炒) 吴茱萸

左归丸(《景岳全书》)

大怀熟地黄 山药(炒) 枸杞子 山茱萸 川牛膝(酒洗蒸熟) 菟丝子 鹿角胶(敲碎、炒珠) 龟甲胶(切碎、炒珠)

左归饮(《景岳全书》)

熟地黄 山药 枸杞子 炙甘草 茯苓 山茱萸

左右合归丸(《目经大成》)

地黄 山药 枸杞子 山茱萸 菟丝子 当归 鹿茸(膏炙) 龟甲胶 杜仲(炒去丝) 牛膝 附子 肉桂

右归丸(《景岳全书》)

熟地黄 山药 山茱萸 枸杞子 杜仲 菟丝子 附子 肉桂 当归 鹿角胶

右归饮(《景岳全书》)

熟地黄 山茱萸 炒山药 枸杞子 杜仲 炙甘草 肉桂 制附子

龙胆泻肝丸(《太平惠民和剂局方》)

龙胆草 生地黄 当归 柴胡 泽泻 车前子 川木通 甘草 黄芩 栀子(酒炒)

东垣正元汤(李东垣方)

龙胆草 黄柏 泽泻 升麻 羌活 柴胡 知母 炙甘草

石英温肾汤(《实用中医妇科学》)

紫石英 熟地黄 炒白芍 淫羊藿 女贞子 菟丝子 巴戟肉 当归 艾叶 熟附子 肉桂

石刻安肾丸(《不居集》)

鹿茸 附子 肉桂 川乌 川花椒 菟丝子 巴戟天 补骨脂 赤石脂 远志 茯神 茯苓 苍术 山茱萸 杜仲 石斛 柏子仁 韭菜子 小茴 川楝子 胡芦巴 山药 肉苁蓉 青盐

甘麦大枣汤(《金匮要略》)

甘草 小麦 大枣

甘草泻心汤(《伤寒论》)

炙甘草 黄连 干姜 黄芩 大枣 半夏 人参

甘露消毒丹(《温热经纬》)

滑石 茵陈 黄芩 石菖蒲 川木通 川贝母 藿香 薄荷 连翘 射干 白豆蔻

平补镇心丹(《太平惠民和剂局方》)

炒酸枣仁 五味子 天冬 麦冬 熟地黄 远志 人参 淮山药 肉桂 龙齿 朱砂 茯神 车前子

归脾汤(《济生方》)

白术 茯神 黄芪 龙眼肉 酸枣仁 人参 木香 炙甘草 当归 远志 生姜 大枣

归肾丸(《成方切用》)

熟地黄 菟丝子 杜仲 枸杞子 茯苓 山茱萸 山药 当归

四苓散(《温疫论》)

茯苓　泽泻　猪苓　陈皮

四苓散(《丹溪心法》)

茯苓　猪苓　泽泻　白术

四神丸(《内科摘要》)

补骨脂　五味子　肉豆蔻　吴茱萸　生姜　大枣

四逆汤(《伤寒论》)

附子　干姜　甘草

四逆散(《伤寒论》)

柴胡　炙甘草　枳实　芍药

四逆散加味(《伤寒论》)

柴胡　白芍　枳壳　制香附　广木香　陈皮　甘草

四妙丸(《成方便读》)

苍术　黄柏　牛膝　薏苡仁

四妙汤(即《太平惠民和剂局方》神效托里散)

金银藤　生黄芪　当归　生甘草

四君子汤(《太平惠民和剂局方》)

人参(去芦)　白术　茯苓　甘草(炙)

生脉注射液(《实用中成药手册》)

人参　麦冬　北五味子

生肌散(《外科学》)

制炉甘石　滑石　滴乳石　血琥珀　朱砂　冰片

生肌玉红膏(《外科正宗》)

当归　白芷　白蜡　轻粉　甘草　紫草　血竭　麻油　炙甘草　生姜　大枣

生精种子汤(《中医男科临床治疗学》)

黄芪　淫羊藿　川续断　何首乌　当归　桑椹子　枸杞子　菟丝子　五味子　覆盆子　车前子

生精赞育丹(《景岳全书》)

熟地黄　当归　杜仲　巴戟天　肉苁蓉　淫羊藿　蛇床子　枸杞子　山茱萸　白术　肉桂　仙茅　韭菜子　附子　或加人参　鹿茸

生髓育麟丹(《辨证录》)

人参　麦冬　肉苁蓉　炒山茱萸　山药　熟地黄　桑椹子　鹿茸　龟甲胶　枸杞子　鱼鳔　菟丝子　当归　北五味子　紫河车　柏子仁

白茵汤(《中医男科临床治疗学》)

白头翁　茵陈　车前草　竹茹　生地黄　茅根　鸡血藤

白头翁汤(《伤寒论》)

白头翁　秦皮　黄柏　黄连

代抵当丸(《证治准绳》)

大黄　当归尾　生地黄　穿山甲　芒硝　桃仁　肉桂

代参膏(《中医男科临床治疗学》)

党参 黄芪 白术 龙眼肉

仙遗粮方(《外科正宗》)

仙遗粮(土茯苓) 防风 荆芥 川芎 当归 天花粉 金银花 白蒺藜 薏苡仁 威灵仙 栀子 黄连 连翘 干葛 白芷 甘草 黄芩 牛膝

外科蟾酥丸(《外科正宗》)

雄黄 蟾酥 朱砂 乳香 麝香 寒水石 没药 枯矾 轻粉 蜗牛

失笑散(《太平惠民和剂局方》)

五灵脂 蒲黄 醋

仙方活命饮(《校注妇人良方》)

白芷 贝母 防风 赤芍 当归尾 甘草节 皂角刺(炒) 穿山甲(炙) 天花粉 乳香 没药 金银花 陈皮 酒

宁神汤(《简明医彀方》)

人参 枳壳 五味子 肉桂 柏子仁 熟地黄 茯神 枸杞子 甘菊花 山茱萸

宁神定志丸(《中国基本中成药》)

党参 茯苓 远志 石菖蒲

半夏泻心汤(《伤寒论》)

半夏 人参 黄连 黄芩 甘草 大枣

加味二陈汤(《珍本医书集成》)

净白术 制半夏 小茴 陈皮 盐水炒泽泻 猪苓 白茯苓 川木通 去皮肉桂 金铃子 炙甘草

加味地黄汤(《许履和外科医案医话集》)

地黄 山茱萸 茯苓 怀山药 牡丹皮 泽泻 当归 白芍 牡蛎 川贝母

加味桂枝茯苓丸(《中医男科临床治疗学》)

桂枝 茯苓 车前子 泽泻 茅根 桃仁 赤芍 牛膝 党参 黄芪 大黄 牡丹皮

加味四妙丸(《中医男科临床治疗学》)

苍术 黄柏 薏苡仁 怀牛膝 土茯苓 车前草 荔枝草 连翘 板蓝根 小蓟 土牛膝 牡丹皮 青黛

加味逍遥散(《薛己医案》)

牡丹皮 黑山栀 柴胡 薄荷 当归 白芍 茯苓 白术 煨姜 甘草

加味滋阴丸(《妙一斋医学正印种子编》)

熟地黄 山茱萸 干山药 白茯苓 牡丹皮 泽泻 黄柏 知母 麦冬 五味子

加味乳疬汤(《许履和外科医案医话集》)

香附 青皮 橘叶 夏枯草 牡丹皮 黑山栀 海藻 昆布 海浮石 生牡蛎

加当杞菊地黄汤(《中医男科临床治疗学》)

当归 枸杞子 菊花 熟地黄 山茱萸 干山药 泽泻 茯苓(去皮) 牡丹皮

加减二妙散(《中医入门指要》)

苍术 黄柏 萆薢 栀子 怀牛膝 龙胆草 石菖蒲 木通 地龙 琥珀 甘草

加减葳蕤汤(《重订通俗伤寒论》)

生葳蕤　生葱白　桔梗　白薇　淡豆豉　苏薄荷　炙甘草　大枣

加减当归补血汤(《中医男科临床治疗学》)

黄芪　当归　白术　阿胶　陈皮　大枣

加减白蛇六味丸(《肿瘤临证备要》)

龙葵　蛇莓　白英　葎草　草河车　土茯苓　丹参　当归　半枝莲　山豆根　萆薢　莪术　仙鹤草　知母　黄柏

加减羊睾丸汤(《实用中医妇科学》)

阳起石　黄芪　淫羊藿　川牛膝　川续断　巴戟天　胡芦巴　仙茅　菟丝子　枸杞子　鹿角霜　泽泻　当归　羊睾丸

加减鹿茸益精丸(《中医男科临床治疗学》)

鹿茸　山茱萸　菟丝子　桑螵蛸　补骨脂　茯苓

加减驻景丸(《银海精微》)

车前子　枸杞子　五味子　当归身　熟地黄　川花椒　楮实子　菟丝子

圣愈汤(《兰室秘藏》)

地黄　芍药　当归　川芎　人参　黄芪

乌鸡白凤丸(《寿世保元》)

乌骨鸡　鹿角胶　制鳖甲　煅牡蛎　桑螵蛸　黄芪　人参　当归　生地黄　熟地黄　香附子

六　画

百选十补丸(《景岳全书》)

制附子　胡芦巴　木香　巴戟天　川楝子　延胡索　肉桂　荜澄茄　大茴香　炒补骨脂

百选胡芦巴丸(《景岳全书》)

炒胡芦巴　炒大巴戟　炮去皮川乌　炒川楝子　茴香(汤浸7次)　炒吴茱萸

耳聋左慈丸(《中国基本中成药》)

磁石(煅醋淬)　牡丹皮　南柴胡　山药　熟地黄　山茱萸(酒炙)　泽泻　生地黄　五味子　杭菊花　通草

死精Ⅰ号方(《中医男科临床治疗学》)

金银花　丹参　蒲公英　生地黄　川续断　当归　知母　黄柏　赤芍　白芍　生甘草

芎术丸(《丹溪心法》)

香附　川芎　苍术　神曲　栀子

芎归二术汤(《外科正宗》)

白术　苍术　川芎　当归　人参　茯苓　薏苡仁　皂角刺　厚朴　防风　木瓜　木通　穿山甲(炒)　独活　金银花　甘草　精猪肉　土茯苓

老人癃闭汤(《中医男科临床治疗学》)

淫羊藿　肉桂　吴茱萸　党参　黄芪　莲子　黄精　萆薢　车前子　王不留行　甘草

夹色伤寒一方(符霁光《新增经验良方》)

生海金沙　生老虎脷　鬼箭羽　老簕薳

夹色伤寒二方(符霁光《新增经验良方》)

蚝豉 武夷茶 鬼箭羽 淡豆豉

夹色伤寒三方(符霁光《新增经验良方》)

白茅根 生扁柏 老簕蕻 木芋头 榕树吊须

地黄饮子(刘河间方)

熟地黄 巴戟天 山茱萸 肉苁蓉 附子 肉桂 石斛 茯苓 石菖蒲 远志 麦冬 五味子 薄荷 姜 大枣

地黄膏子丸(《济阳纲目》)

血竭 沉香 木香 延胡索 蛤蚧 人参 当归 川芎 川楝子 川续断 白术 全蝎 茴香 柴胡 吴茱萸 没药 地黄膏子为丸

地仙膏(《理瀹骈文》)

地骨皮 麻油 黄丹 或地骨皮同牡丹皮四物汤熬

托里透脓汤(《医宗金鉴》)

人参 炒白术 穿山甲 白芷 升麻 甘草节 当归 生黄芪 皂角刺 青皮

托里消毒散(《外科正宗》)

人参 白芍 川芎 黄芪 当归 白术 茯苓 白芷 皂角刺 桔梗 金银花 甘草

达郁汤(《杂病源流犀烛》)

升麻 川芎 柴胡 香附子 白蒺藜 桑白皮

当归龙荟丸(《宣明论方》)

当归 龙胆草 栀子 黄连 黄柏 黄芩 芦荟 大黄 青黛 木香 麝香

当归龙荟丸(《医学六书》)

龙胆草 黄连 黄芩 黄柏 栀子 大黄 芦荟 青黛 木香 当归

当归龙荟丸(《丹溪心法》)

全当归 龙胆草 栀子仁 川黄连 黄柏(炒) 淡黄芩(炒) 大黄(酒浸,炒) 芦荟 木香 麝香

当归四逆汤(《伤寒论》)

当归 甘草 通草 大枣

当归四逆加吴茱萸生姜汤(《伤寒论》)

桂枝 细辛 当归 芍药 甘草 大枣 通草 吴茱萸 生姜

肉苁蓉丸(《圣惠方》)

肉苁蓉 远志 蛇床子 五味子 巴戟天 菟丝子 杜仲 附子 防风

朱砂安神丸(《医学发明》)

朱砂 黄连 炙甘草 生地黄 当归

朱雀丸(《杂病源流犀烛》)

沉香 茯神 人参

全鹿丸(《景岳全书》)

全鹿干 锁阳(酒炒) 党参 生地黄 炒牛膝 熟地黄 楮实子 菟丝子 山药 补骨脂(盐水炒) 枸杞子(盐水炒) 川芎(酒炒) 肉苁蓉 当归(酒炒) 巴戟 炙甘草 天冬 五味子(蒸) 麦冬 炒白术 覆盆子 杜仲(盐水炒) 芡实 花椒 茯苓 陈皮 黄芪 小

茴香(酒炒)　续断(盐水炒)　青盐　秋石　胡芦巴(酒炒)　沉香

血郁汤(《证治汇补》)

香附　牡丹皮　苏木　山楂　桃仁　赤芍　穿山甲　降香　通草　麦芽　红花　酒　姜

血府逐瘀汤(《医林改错》)

当归　生地黄　红花　川牛膝　桃仁　川芎　赤芍　枳壳　桔梗　甘草　柴胡

血竭散(《杂病源流犀烛·自形门》)

血竭　大黄　自然铜　姜汁

色盲主方(《眼科探骊》方,原名"内障症主方和四物汤加减方")

黄芪　蒸何首乌　熟地黄　川芎　香附　桂枝　桃仁　柴胡　炙甘草

竹皮汤(《类证活人书》)

刮青竹皮

竹皮大丸方(《伤寒论》)

竹茹　石膏　白薇　桂枝　甘草　大枣

竹叶石膏汤(《伤寒论》)

竹叶　石膏

舟车丸(刘河间方)

甘遂　大戟　芫花　牵牛子　青皮　陈皮　木香　槟榔　轻粉

壮阳汤(叶氏《女科证治·求嗣》)

地骨皮　蛇床子

壮阳丹(《广嗣纪要》)

熟地黄　巴戟天　补骨脂　淫羊藿　桑螵蛸　阳起石

壮腰健肾丸(《新编中成药》)

狗脊(去毛)　金樱子　黑老虎　桑寄生　鸡血藤　千斤拔　牛大力　菟丝子　女贞子

冲和膏(《外科正宗》)

紫荆皮(炒)　独活　赤芍　白芷　石菖蒲　葱汁　陈酒

庆云散(《备急千金要方》)

覆盆子　五味子　菟丝子　炒白术　石斛　麦冬　天雄　紫石英　桑寄生　酒

安肾丸(《太平惠民和剂局方》)

肉桂　炮附子　淮山药　茯苓　肉苁蓉(酒浸,炙)　炙石斛　巴戟天　白术　补骨脂　萆薢　桃仁(麸炒)　白蒺藜(炒去刺)

安神定志丸(《医学心悟》)

茯苓　茯神　人参　远志　石菖蒲　龙齿　朱砂

安神定志丸(甘肃省药品标准)

酒地黄　桂圆肉　当归　白术　川芎　石菖蒲　茯神　炙远志　酸枣仁　黄芪　杭白芍　党参　炙甘草　蜜蜡

如意金黄散(《医宗金鉴》)

大黄　黄柏　姜黄　白芷　胆南星　陈皮　苍术　厚朴　甘草　天花粉

红升丹(《医宗金鉴》)

朱砂　雄黄　水银　火硝　白矾　皂矾

红白皂龙汤(《中医男科临床治疗学》)

红花 白毛夏枯草 皂角刺 地龙 车前子 泽泻

导赤散(《小儿药证直诀》)

生地黄 川木通 甘草梢 竹叶

导赤散(《银海精微》卷上方)

川木通 栀子 甘草 黄柏 生地黄 知母 竹叶 灯心草

导气汤(《太平惠民和剂局方》)

川楝子 木香 茴香 吴茱萸

阳和汤(《外科全生集》)

熟地黄 白芥子 鹿角胶 姜炭 麻黄 肉桂 生甘草

阳和解凝膏(《外科正宗》)

鲜牛蒡子根、叶、梗 鲜白凤仙梗 川芎 川附子 桂枝 大黄 当归 川乌 官桂 肉桂 草乌 地龙 僵蚕 赤芍 白芷 白蔹 白及 乳香 没药 续断 防风 荆芥 五灵脂 木香 香橼 陈皮 苏合油 麝香 菜油 白凤仙 黄丹

阴茎癌药粉(《肿瘤临证备要》)

生马钱子 枯矾 鸭胆子 生附子 硇砂 雄黄 密陀僧 青黛 轻粉

阴茎硬结症经验方(《中医男科临床治疗学》)

柴胡 川楝子 香附 丹参 泽兰 赤芍 炮穿山甲 夏枯草 海藻 炙鳖甲 牛膝 莪术

防风通圣散(《宣明论》)

防风 荆芥 连翘 麻黄 川芎 当归 白芍(炒) 白术 黑山栀 大黄(酒熏) 芒硝 石膏 黄芩 桔梗 甘草 滑石 生姜

七 画

杏仁滑石汤(《温病条辨》)

杏仁 滑石 黄芩 橘红 黄连 郁金 通草 厚朴 半夏

麦味地黄汤(《寿世保元》)

生地黄(酒蒸) 山茱萸 山药 茯苓 牡丹皮 泽泻 五味子 麦冬 蜜

更衣丸(《先醒斋医学广笔记》)

芦荟 朱砂

芩连理中丸(《皮科便览》)

黄芩 黄连 人参 干姜 白术 炙甘草

花蕊石散(《十药神书》)

煅花蕊石

苁蓉补肾丸(《沈氏尊生书》)

肉苁蓉 山茱萸 石菖蒲 巴戟天 磁石 鹿茸 菟丝子 茯苓 沉香 川花椒

苍附导痰丸(《叶天士女科》)

苍术 香附 枳壳 半夏 陈皮 胆南星 生姜

杞菊地黄汤(《医级》)

熟地黄　山茱萸　山药　泽泻　茯苓　牡丹皮　枸杞子　菊花

杞菊巴蓉丸(《目科捷径》)

枸杞子　菊花　巴戟天　肉苁蓉　炒补骨脂　肉桂　附子　姜

还少丹(《普济方》)

山药　远志　石菖蒲　巴戟天　肉苁蓉　枸杞子　熟地黄　怀牛膝　山茱萸　杜仲　茯苓　楮实子　五味子　大枣

还少饮子(《中医男科临床治疗学》)

当归　桃仁　红花　虻虫　丹参　坤草　苍术　橘红　淫羊藿　怀牛膝　黄精　制何首乌

还原固精丸(《实用中成药手册》)

熟地黄　山茱萸　山药　牡丹皮　牡蛎　茯苓　莲须　龙骨　远志　芡实　知母　黄柏　锁阳　金樱子

连翘败毒丸(《中华人民共和国药典》1963 年版)

连翘　金银花　大黄　栀子　黄芩　木通　蒲公英　地丁　天花粉　玄参　浙贝母　赤芍　桔梗　防风　白芷　蝉蜕　白鲜皮　甘草

吴萸内消散(《杂病源流犀烛》)

吴茱萸　山茱萸　肉桂　小茴香　木香　青皮　马兰花　山药

龟龄集散(《集验良方》)

石燕　盐补骨脂　大青盐　川附子　海马　枸杞子　炒莱菔子　麻雀脑　炒槐角　急性子　黑芝麻　红参(去节)　墨旱莲　当归　牛膝　肉苁蓉　锁阳　穿山甲　炒莲子肉　生地黄　熟地黄　鹿茸(去毛)　巴戟天　天冬　丁香　地骨皮　蜜炙甘草　蜻蜓(去足翅)　朱砂

龟鹿补肾片(《中国基本中成药》)

龟甲胶(炒)　鹿角胶(炒)　生地黄　熟地黄　山药　泽泻　茯苓　何首乌　黄精　玉竹　天冬　当归　川芎　龙眼肉　鹿角　肉苁蓉　锁阳　巴戟天　狗脊　牛膝　续断　大青盐　芡实　菟丝子　覆盆子　沉香　五味子　党参　白术　木香　陈皮　炙甘草

肝脾消肿丸(《血吸虫病防治手册》)

当归　川芎　桃仁　红花　鸡巨子　五灵脂　柴胡　金铃子　青皮　牡丹皮　郁金　荜茇　荜澄茄

延龄保肾丸(《北京市中成药规范》)

淫羊藿　巴戟肉　远志肉　胡芦巴　覆盆子　茯苓　蛇床子　阳起石　韭菜子　沙苑子　补骨脂　肉苁蓉　五味子　小茴香　肉桂

启阳娱心丹(《辨证录》)

人参　菟丝子　山药　酸枣仁　茯神　远志　石菖蒲　当归　白芍　白术　砂仁　炙甘草　神曲　橘红　佛手　柴胡

沉香散(《金匮翼》)

沉香　石韦　滑石　当归　陈皮　白芍　冬葵子　甘草　王不留行

补中益气汤(《脾胃论》)

党参　黄芪　炙甘草　白术　当归　升麻　柴胡　陈皮

补肾强身片(《中医男科临床治疗学》)

淫羊藿 制狗脊 菟丝子 金樱子 女贞子

补肾丸(《新编中成药》)

黄柏 锁阳 知母 天冬 龟甲(醋制) 白芍 熟地黄 枸杞子 肉桂 五味子 蜜

补肾医痿汤(《中医男科临床治疗学》)

阳起石 淫羊藿 肉苁蓉 何首乌 巴戟天 胡芦巴 菟丝子 枸杞子 五味子 山茱萸 仙茅 山羊睾丸

补肾益脑丸(《中国基本中成药》)

鹿茸 人参 茯苓 山药 熟地黄 当归 盐制补骨脂 川芎 怀牛膝 枸杞子 玄参 麦冬 五味子 炒酸枣仁 远志 朱砂

补肺汤(《永类钤方》)

人参 黄芪 五味子 紫菀 桑白皮 熟地黄

补气养血丸(《新编中成药》)

熟地黄 当归 黄芪 白芍 茯苓 炒白术 陈皮 远志 炙甘草 肉桂 五味子 大枣 干姜 蜜

补气生血助精汤(黄海波经验方)

黄芪 当归 陈皮 枸杞子 菟丝子 覆盆子 熟地黄 紫河车 鱼鳔胶 雄蚕蛾 甘草水煎服

补精消凝汤(《中医男科临床治疗学》)

胎盘粉 枸杞子 羊脑 肉苁蓉 熟地黄

补阳还五汤(《医林改错》)

黄芪 桃仁 红花 当归 川芎 赤芍 地龙

补阳涩精膏(《理瀹骈文》)

菟丝子 白茯苓 韭菜子 龙骨 麻油 黄丹

补虚祛凝复育汤(黄海波经验方)

黄芪 人参 茯苓 土白术 当归尾 酒白芍 川芎 菟丝子 雄蚕蛾 怀山药 党参 熟地黄 甘草

补阴丸(《广嗣纪要》)

黄柏(盐水炒) 知母(酒炒) 熟地黄(黄酒蒸焙) 天冬(焙) 蜜

附子理中汤(《太平惠民和剂局方》)

附子 人参 干姜 白术 甘草

理中丸(汤)(《伤寒论》)

干姜 人参 白术 甘草

陈夏六君子汤(《医学正传》)

人参 甘草 茯苓 白术 半夏 陈皮 姜 大枣

男宝(部颁标准 19 册 85 页)

人参 鹿茸 海马 驴肾 狗肾 阿胶 巴戟天 白术 补骨脂 川续断 当归 杜仲 茯苓 附子 覆盆子 甘草 枸杞子 胡芦巴 黄芪 麦冬 牡丹皮 牛膝 肉苁蓉 肉桂 山茱萸 熟地黄 锁阳 菟丝子 仙茅 玄参 淫羊藿

局方子效丸(《景岳全书》)

苍术　胆南星　白芷　川芎　山楂　半夏　枳实(一云橘核)　姜汁

驱寒止痛砂(《中医男科临床治疗学》)

马钱子　乳香　没药　麻黄　肉桂　川乌　草乌　小茴香　丁香　铁砂　醋

八　画

青木香丸(《医宗金鉴》)

青木香　炒酒醋浸吴茱萸　醋炒香附　荜澄茄　乌药　小茴香　巴豆仁(研碎)　炒川楝子　葱

青娥丸(《太平惠民和剂局方》)

胡桃肉　补骨脂(酒浸炒)　杜仲(姜汁炒)　大蒜(熬膏)

青麟丸(《邵氏经验良方》)

大黄(侧柏叶、绿豆、麦芽、黑豆、槐枝、桑叶、桃仁、柳叶、车前子、茴香、陈皮、荷叶、金银花、苏叶、白术、艾叶、半夏、川厚朴、黄芩、香附、砂仁、甘草、泽泻、猪苓煎汤蒸制研末,牛乳、梨汁、姜汁、童便和丸)

青敷膏(马培之方)

大黄　姜黄　黄柏　白及　白芷　赤芍　天花粉　青黛　甘草

青蒿鳖甲汤(《温病条辨》)

青蒿　鳖甲　细生地黄　知母　牡丹皮

厚朴七物汤(《金匮要略》)

厚朴　甘草　大黄　大枣　枳实　桂枝　生姜

苓桂逐阴汤(《医门奇验》)

茯苓　桂枝　附片　苍术　藿梗　胡芦巴　白芍　甘草

抽薪饮(《景岳全书》)

黄芩　石斛　木通　炒栀子　黄柏　枳壳　泽泻　甘草

抵当汤(《伤寒论》)

水蛭(炒)　虻虫(去翅足,炒)　桃仁　大黄(酒洗)

抵当丸(《证治准绳》)

大黄　当归尾　生地黄　穿山甲　芒硝　桃仁　肉桂

林氏经验方(《中医男科临床治疗学》)

附子　肉桂　淫羊藿　党参　黄芪　山药　茯苓　泽泻　乌药　白术

松石猪肚丸(《实用中成药手册》)

白术　牡蛎　苦参　猪肚

固真汤(《证治准绳》)

人参　白术　茯苓　甘草　黄芪　附子　肉桂　山药

固精丸(《济生方》)

肉苁蓉　阳起石　鹿茸　赤石脂　巴戟天　炒韭菜子　茯苓　鹿角霜　生龙骨　制附子

固阳汤(《寿世保元》)

附子　干姜　白姜　高良姜　姜厚朴　人参　黄芪　白术　茯苓

虎潜丸(《丹溪心法》)

黄柏 龟甲 知母 熟地黄 陈皮 白芍 锁阳 虎骨 干姜

肾气丸(《金匮要略》)

熟地黄 山药 山茱萸 泽泻 茯苓 牡丹皮 肉桂 炮附子

败酱草合剂(《中医男科临床治疗学》)

败酱草 马齿苋 马鞭草 生黄芪 川萆薢 炒延胡索 川牛膝 牡丹皮 枳壳 蜂房

复方槟榔丸(《血吸虫病防治手册》)

枣儿槟榔 雄黄 榧子 茜草 红藤

金黄散(《医宗金鉴》)

大黄 黄柏 姜黄 白芷 南星 陈皮 苍术 厚朴 甘草 天花粉

金黄膏(《中医男科临床治疗学》)

金黄散 凡士林

金匮肾气丸(《金匮要略》)

干地黄 山药 山茱萸 泽泻 牡丹皮 桂枝 炮附子

金锁丹(《中医内科临床治疗学》)

羊石子 补骨脂 胡芦巴 炒茴香 胡桃肉 白龙骨 木香

金锁固精丸(《医学大辞典》)

熟地黄 山茱萸 山药 牡丹皮 泽泻 茯苓 菟丝子 沙苑子 龟甲胶 补骨脂 巴戟天 杜仲炭 莲子肉 芡实 人参 鹿茸 煅龙骨 煅牡蛎

金锁固精丸(《医方集解》)

芡实 潼蒺藜 莲肉 莲须 煅龙骨 煅牡蛎

金铃子散(《圣惠方》)

金铃子 延胡索

金铃黄柏散(《顾松园医镜》)

去核金铃子 黄柏 车前子 茯苓 泽泻 川萆薢 延胡索 山楂 青皮 炒研橘核

桂枝茯苓丸(《金匮要略》)

桂枝 茯苓 牡丹皮 桃仁 芍药

炙甘草汤(《伤寒论》)

炙甘草 人参 干地黄 桂枝 阿胶 麦冬 麻仁 生姜 大枣

鱼脑石散(《中医男科临床治疗学》)

石首鱼脑石 滑石 瞿麦 冬葵子 蒲黄炭

知柏地黄汤(丸)(《景岳全书》)

熟地黄 山药 山茱萸 牡丹皮 茯苓 泽泻 黄柏 知母

知柏四物膏(《理瀹骈文》)

生地黄 白芍 川芎 当归 麦冬 酒炒黄柏 蜜炒知母 姜汁炒黄连 栀子 炮姜 山茱萸 煅牡蛎 麻油熬 黄丹收

宜男化育丹(《辨证录》)

人参 山药 白术 芡实 熟地黄 薏苡仁 白芥子 半夏 肉桂 诃子 益智 肉豆蔻 茯苓

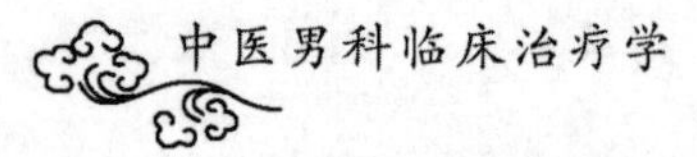

实脾饮(《济生方》)

白术　茯苓　大腹皮　木瓜　厚朴　草豆蔻　木香　炮附子　干姜　甘草　生姜　大枣

京红粉(《医宗金鉴》)

朱砂　雄黄　水银　白矾　皂矾　火硝

京红粉纱条(《中医男科临床治疗学》)

京红粉　生肌玉红膏

河车大造丸(《景岳全书》)

熟地黄　紫河车　天冬　麦冬　龟甲　黄柏　杜仲　牛膝

河车种子丸(《妙一斋医学正印种子编》)

当归　山茱萸　补骨脂　天冬　麦冬　生地黄　人参　枸杞子　菟丝子　熟地黄　山药　覆盆子　五味子　巴戟天　川牛膝　川黄柏　白茯苓　锁阳　白术　陈皮　杜仲　肉桂　紫河车

泻青丸(《小儿药证直诀》)

当归　冰片　川芎　栀子　大黄　羌活　防风

治死精方(《中医男科临床治疗学》)

柴狗肾　韭菜子　蛇床子　五味子　菟丝子　补骨脂　桑螵蛸　覆盆子　生山药　车前子　盐知母　盐黄柏　全当归

治男性女性化方(《朱锡祺医案》)

附片　淫羊藿　胡芦巴　熟地黄　仙茅　巴戟天　阳起石　党参　白术　怀山药　鹿角霜　肉桂　甘草

治疝痛药酒(《新编经验方》顾靖远重订广笔记方)

熟地黄　山药　牡丹皮　茯苓　泽泻　枸杞子　巴戟　牛膝　茴香　沉香

治浊固本丸(《医学正传》)

莲须　黄连(炒)　砂仁　黄柏　益智　半夏(姜制)　茯苓　猪苓　炙甘草

养阴清肺丸(《重楼玉钥》)

生地黄　玄参　麦冬　浙贝母　白芍　牡丹皮　薄荷　甘草

参芪膏(《中国基本中成药》)

党参　黄芪　冰糖

参苓香连散加减(《男科纲目》)

人参　白术　茯苓　黄芪　山药　广木香　砂仁　芡实　菟丝子　鸡内金　薏苡仁　益元散

参苓白术散(《太平惠民和剂局方》)

党参　白术　茯苓　甘草　陈皮　山药　砂仁　桔梗　莲子　薏苡仁　白扁豆　大枣

参术膏(《杂病源流犀烛·色欲伤源流》)

人参　白术

参茸鹿茸丸(《全国中药成药处方集》)

人参　杜仲　山茱萸　茯苓　鹿茸　龙眼肉　锁阳　枸杞子　熟地黄　何首乌　牡蛎　白术　牛膝　鹿尾　黄芪　琥珀　肉苁蓉　莲子　沉香　牛乳　猪腰　乳香　白酒　黄酒

参桂鹿茸丸(《中国基本中成药》)

全当归 杜仲炭 枸杞子 补骨脂 建泽泻 川牛膝 巴戟天 山药 牡丹皮 远志 山茱萸 茯苓 熟地黄 川续断 肉苁蓉 锁阳 茯神 酸枣仁 木瓜 陈皮 肉桂 鹿茸 党参 绵黄芪 附子

参附汤(《校注妇人良方》)

人参 附子 姜 大枣

参附再造丸(《重订通俗伤寒论》)

高丽参 淡附子 川桂枝 羌活 绵黄芪皮 北细辛 清炙甘草 防风

参茸卫生丸(《中国基本中成药》)

龙眼肉 茯苓 鹿角 鹿茸 人参 党参 白术 甘草 大枣 鹿尾 当归 白芍 川芎 地黄 何首乌 紫河车 猪腰子 猪脊髓 肉苁蓉 杜仲 山茱萸 牛膝 锁阳 枸杞子 狗脊 桑寄生 续断 木瓜 苍术 补骨脂 秋石 莲子 麦冬 龙骨 牡蛎 琥珀 酸枣仁 远志 陈皮 半夏 木香 砂仁 沉香 肉豆蔻 香附 乳香 没药 红花 黄芪 熟地黄

九 画

封髓丹(《医宗金鉴》)

黄柏(盐炒) 砂仁 甘草(蜜炙)

珍珠散(《医宗金鉴》)

珍珠 黄连 黄柏 定粉 轻粉 象牙 五倍子 儿茶 没药 乳香

珍珠散(《经验良方汇编》)

青缸花(或头刀靛花 轻虚色翠者代) 珍珠(入豆腐内煮数滚后研极细末) 正轻粉

茯菟丹(《太平惠民和剂局方》)

菟丝子 五味子 山药 石莲肉 茯苓

茵陈蒿汤(《伤寒论》)

茵陈蒿 栀子 大黄

茵陈五苓丸(《新编中成药》)

茵陈 泽泻 茯苓 猪苓 白术 肉桂

荔核散(《景岳全书》)

炒大茴香 沉香 木香 青盐 食盐 川楝肉 小茴香 荔枝核

荔香散(《景岳全书》)

荔枝核(炮) 炒大茴香

荔枝橘核汤(《沈氏尊生书》)

荔枝核 橘核 桃仁 茯苓 山楂 延胡索 白术 枳壳 甘草

茴楝五苓散(《医宗金鉴》)

茯苓 猪苓 白术 泽泻 桂枝 小茴香 川楝子 葱白 食盐

茴香橘核丸(《中国基本中成药》)

盐茴香 盐橘核 肉桂 荜茇 吴茱萸 乌药 荔枝核 木香 川楝子 延胡索 枳壳 厚朴 桃仁 海藻 昆布 木通

茴香乌药汤(《顾松园医镜》)

炒研茴香　乌药　汤泡吴茱萸　炒研补骨脂　川萆薢　木瓜　木香　砂仁　炒研荔枝核　炙研猪胞

荆防败毒散(《外科理例》)

荆芥　防风　人参　羌活　独活　前胡　桔梗　枳壳　茯苓　川芎　甘草

荆防败毒散(《摄生众妙方》)

荆芥　防风　独活　柴胡　前胡　桔梗　川芎　枳壳　茯苓　甘草　生姜　薄荷

柏子养心丸(《中华人民共和国药典》1977 年)

炙黄芪　党参　当归　柏子仁　酸枣仁　五味子　川芎　远志　茯苓　半夏曲　肉桂　朱砂　炙甘草　蜜

柏子养心丸(《体仁汇编》)

柏子仁　枸杞子　麦冬　当归　石菖蒲　茯神　玄参　熟地黄　甘草

柏椿膏(《实用中医泌尿生殖病学》)

侧柏叶　椿树叶

栀子金花丸(《中华人民共和国药典》1985 年版)

栀子　黄芩　大黄　黄柏　天花粉　知母　黄连

枸橘汤(《外科证治全生集》)

枸橘　川楝子　秦艽　陈皮　防风　泽泻　赤芍　甘草

威喜丸(《太平惠民和剂局方》)

黄精　白茯苓　猪苓

胃苓汤(《丹溪心法》)

甘草　茯苓　苍术　陈皮　白术　肉桂　泽泻　猪苓　厚朴

胃苓丸(《中华人民共和国药典》1963 年版)

苍术(米泔浸)　厚朴　陈皮　猪苓　泽泻　白术　茯苓　甘草　肉桂　草果仁

独圣活血片(部颁 19 册 124 页)

三七　当归　香附　甘草　大黄　鸡血藤　延胡索

保元汤(《景岳全书》)

人参　黄芪　炙甘草　肉桂

保金丸(《中医男科临床治疗学》)

姜半夏　白术　川贝母　茯苓　麻黄　生梨汁　鲜荸荠　鲜白萝卜汁　鲜生姜汁　鲜韭菜汁　米醋

香茸丸(《证治准绳》)

麝香　鹿茸　附子　熟地黄　补骨脂　沉香　当归

香砂胃苓丸(《新编中成药》)

木香　砂仁　肉桂　厚朴　苍术　炒白术　陈皮　茯苓　泽泻　猪苓　甘草

香楝酒(《万病回春》)

南木香　小茴香　大茴香　川楝肉　葱白

香棱丸(《济生方》)

木香　丁香　京三棱　枳壳　青皮　川楝子　茴香　蓬莪术　醋

香连化滞丸(《妇科玉尺》)

黄芩 黄连 木香 陈皮 青皮 枳实 槟榔 厚朴 当归 白芍 滑石 甘草

香砂散(《医方集解》)

人参 黄芪 山药 炙远志 茯苓 茯神 甘草 麝香

复明汤(《审视瑶函》)

黄芪 当归身 柴胡 连翘 甘草 生地黄 黄柏 川芎 广陈皮

复元活血汤(《医学发明》)

柴胡 当归 天花粉 桃仁 红花 炮穿山甲 酒大黄 甘草

复精子汤(黄海波经验方)

柴胡 炒橘核 荔枝核 穿山甲 路路通 炒桃仁 红花 大赤芍 生黄芪 陈皮 菟丝子 牛膝

禹功散(《儒门事亲》)

黑牵牛 茴香

神圣代针散(《医学正传》)

乳香 没药 当归 白芷 川芎 芫蜻(去翅足,炒)(芫蜻又名青娘虫、相思虫、青娘子)

疮毒丸(《外科全生集》)

珍珠 麝香 朱砂 牛黄 蟾酥 冰片 熊胆 血竭 乳香 没药 葶苈子 硼砂 雄黄 沉香

举元煎(《景岳全书》)

黄芪 人参 白术 炙甘草 升麻

前列腺汤(《中医男科临床治疗学》)

丹参 泽兰 赤芍 桃仁 红花 王不留行 青皮 白芷 川楝子 小茴香 败酱草 制乳香 制没药 蒲公英

前列腺Ⅲ号方(《中医男科临床治疗学》)

小茴香 炙乳香 炙没药 当归 败酱草 苦参 红花 龙胆草 黄柏

活血散瘀汤(《外科正宗》)

当归尾 赤芍 桃仁 大黄 川芎 苏木 牡丹皮 枳壳 瓜蒌仁 槟榔

活血止痛散(《中华人民共和国药典》)

当归 冰片 三七 土鳖虫 乳香 自然铜(煅)

活血四物丸(《医学入门》)

桃仁 红花 地黄 当归 赤芍 川芎 苏木 黄连 连翘 防风

活血解毒丸(《中医男科临床治疗学》)

即醒消丸去麝香改菖蒲膏(干)加蜈蚣

活血舒筋汤(《中医男科临床治疗学》)

当归 赤芍 川芎 红花 没药 乳香 土鳖虫 落得打 橘叶核 小茴香 荔枝核 青陈皮 乌药

活血消炎丸(《中医男科临床治疗学》)

即犀黄丸去麝香改菖蒲膏(干)

活血通精汤(《中医男科临床治疗学》)

当归　何首乌　鸡血藤　川牛膝　益母草　黄酒

活血化瘀消凝汤(黄海波经验方)

穿山甲　赤芍　丹参　牡丹皮　川牛膝　郁金　黄芪　陈皮　甘草

活络效灵丹(《医学衷中参西录》)

当归　丹参　乳香　没药

济生橘核丸(《济生方》)

橘核　海藻　海带　昆布　川楝子　桃仁　枳实　厚朴　木香　延胡索　木通　肉桂

济生肾气丸(《济生方》)

附子(炮)　白茯苓　泽泻　山茱萸　山药(炒)　车前子(酒蒸)　牡丹皮　肉桂　川牛膝(酒浸)　熟地黄

荡疝丸(《古今医鉴》)

蓬术　木香　黑丑　炒补骨脂　炒茴香　炒川楝子　青皮　陈皮　酒

首乌丸、片(《中华人民共和国药典》1985年版)

何首乌　生地黄　桑椹　女贞子　墨旱莲　黑芝麻　菟丝子　牛膝　桑叶　金银花　豨莶草　补骨脂　金樱子

首乌片(《新中成药便览》)

主要成分为何首乌

既济汤(《中医男科临床治疗学》)

制何首乌　熟地黄　枸杞子　女贞子　五味子　炒酸枣仁　柏子仁　磁石　合欢花　首乌藤

除湿止痒汤(《中医男科临床治疗学》)

白术　泽泻　黄芩　栀子　竹叶　茵陈蒿　生甘草　赤苓皮　枳壳　灯心草

除湿化瘀获子汤(黄海波经验方)

炒苍术　薏苡仁　泽泻　车前子　法半夏　橘皮　全瓜蒌　炒黄柏　龙胆草　昆布　海藻　甘草

十　画

夏枯草膏(《证治准绳》)

夏枯草

真武汤(《伤寒论》)

附子　茯苓　白术　芍药　生姜　桂枝　甘草　龙骨

牡蛎汤(《伤寒论》)

桂枝　甘草　牡蛎　龙骨

桂枝合剂(《新编中成药》)

桂枝　白芍　甘草　生姜

桂枝加龙骨牡蛎汤(《金匮要略》)

桂枝　炙甘草　大枣　生姜　龙骨　牡蛎

桂枝茯苓丸(《金匮要略》)

桂枝 茯苓 芍药 牡丹皮 桃仁

桂附八味丸(即金匮肾气丸《金匮要略》)

干地黄 山茱萸 山药 泽泻 牡丹皮 茯苓 桂枝 附子

桂附理中汤(《三因方》)

党参 白术 干姜 炙甘草 附子 肉桂

桃红四物汤(《医宗金鉴》)

当归 熟地黄 芍药 川芎 桃仁 红花

桃仁承气汤(《伤寒论》)

桃仁 大黄 桂枝 甘草 芒硝

逍遥丸、散(《太平惠民和剂局方》)

柴胡 白术 白芍 当归 茯苓 炙甘草 薄荷 煨姜

逍遥汤(《伤寒绪论》)

人参 知母 甘草 滑石 生地黄 柴胡 犀角 竹茹 韭根 生姜 大枣 烧裈裆末

柴胡疏肝散(《景岳全书》)

柴胡 枳壳 香附 白芍 川芎 炙甘草

柴胡桂枝汤(《伤寒论》)

柴胡 黄芩 白芍 半夏 人参 甘草 生姜 大枣

柴胡桂枝龙骨牡蛎汤(《中医入门指要》)

柴胡 黄芩 半夏 大黄 茯苓 党参 龙骨 牡蛎 远志 甘草

柴胡胜湿汤(《类证治裁》)

柴胡 龙胆草 甘草 黄柏 茯苓 羌活 泽泻 防己 麻黄根 五味子 当归 升麻

柴麻解毒丸(《实用中成药手册》)

细辛 柴胡 麻黄 陈皮 白芷 羌活 桂枝 葛根 生地黄 黄芩 乌梅肉 荆芥 薄荷 防风 紫苏 苦杏仁 川芎

党参养营丸(《太平惠民和剂局方》)

熟地黄 当归 黄芪 党参 白术 白芍 茯苓 甘草 肉桂 陈皮 远志 五味子 生姜 大枣

鬼箭羽岗梅细叶榕汤(张柏林、叶邓二嫂、罗卓球《夹色伤寒证治》)

鬼箭羽 岗梅根 细叶榕树 熊胆草 路兜簕 木槵根 蛇泡簕

透脓散(《外科正宗》)

黄芪 穿山甲(炒) 当归 皂角刺

透脓散(《医学心悟》)

穿山甲 皂角刺 生黄芪 当归 川芎 白芷 牛蒡子 金银花 黄酒

透顶神功散(田间来是庵辑《灵验良方汇编·续编》)

鹿茸(蜜炙) 穿山甲(蛤粉炒成珠) 贝母 白芷 僵蚕 大黄 乳香 没药 麝香

秘元煎(《景岳全书》)

远志 山药 芡实 酸枣仁 炒白术 茯苓 炙甘草 人参 五味子 金樱子 有热者加苦参,气大虚者加黄芪

秘真丹(《中医男科临床治疗学》)

鹿角胶　菟丝子　补骨脂　韭菜子　巴戟肉　枸杞子　杜仲　山茱萸　赤石脂　覆盆子　金樱子　芡实　山药　龙骨　牡蛎　干姜　黄柏　柏子仁　远志

秘精丸(《济生方》)

菟丝子　牡蛎(煅)　韭菜子(炒)　龙骨(煅)　五味子　白茯苓　桑螵蛸　白石脂等

健脾化痰液化汤(黄海波经验方)

茯苓　桂枝　白术　甘草　山药　泽泻　菟丝子　炮附子　仙茅

健脾除湿丸(《新编中成药》)

泽泻　白术　土茯苓　胡桃仁　茯苓皮　蜜

健身宁片(《中医男科临床治疗学》)

何首乌　黄精　熟地黄　桑椹子　党参　当归　鹿茸　墨旱莲　女贞子　乌梅

家韭子丸(《证治准绳》)

家韭子　鹿茸　肉苁蓉　牛膝　熟地黄　当归　菟丝子　巴戟天　杜仲　石斛　桂心　干姜

调经活血散(山西省药品标准)

香附　川芎　生地黄　当归　炒白术　茯苓　真阿胶　陈皮　山药　小茴香　延胡索　山茱萸

调胃承气汤(《伤寒论》)

甘草　芒硝　大黄(清酒洗)

烧裈散(《伤寒论》)

妇人中裤近隐处　取烧作灰

益肾补精散(《中医男科临床治疗学》)

鹿茸　淫羊藿　菟丝子　鹿角胶　黄精　五味子　女贞子　紫河车　人参

益气聪明汤(《脾胃论》)

蔓荆子　黄芪　人参　黄柏　白芍　炙甘草　升麻　葛根

益精壮阳汤(《郑侨医案选》)

熟地黄　山茱萸　山药　枸杞子　茯苓　肉苁蓉　锁阳　巴戟天　白人参　炒酸枣仁　菟丝子　天冬　甘草

涌泉膏(《理瀹骈文》)

海龙或海马　附子　零陵香　穿山甲　锁阳　油　黄丹　槐枝　阳起石　冬虫夏草末　红参　川花椒　丁香

粉子膏(《中医男科临床治疗学》)

黄蜡　川续断　冰片

消栓再造丸(北京市药品标准)

丹参　三七　血竭　川芎　天麻　白花蛇　人参　安息香　沉香　苏合香等

消核丸(《类证治裁》)

橘核　赤茯苓　熟大黄　连翘　黄芩　栀子　半夏　玄参　牡蛎　花粉　桔梗　瓜蒌　僵蚕

消水丹(《中医男科临床治疗学》)

甘遂　黑丑　沉香　琥珀

消瘤丸(《新编中成药》)

桂枝　莪术　海藻　红花　茯苓　桃仁　昆布　蒲公英　牡丹皮　香附　鳖甲(醋制)　夏枯草　蜜

消瘰丸(《医学心悟》)

牡蛎　川贝母　玄参

海藻玉壶汤(《医宗金鉴》)

海藻　陈皮　贝母　连翘　昆布　半夏　青皮　独活　川芎　当归　甘草　海带

海藻溃坚丸(《赤水玄珠》)

海藻　昆布　川楝子　汤泡吴茱萸　木香　青皮　小茴　炒荔枝核　炒延胡索　肉桂　海带　橘核　麸炒桃仁(去皮尖)　川木通

海底方(《陆银华治伤经验》)

参三七　桃仁　赤芍　郁金　延胡索　川楝子　车前子　海金沙　猪苓　川木通

海马补肾丸(《新中成药便览》)

海马　人参花　龙骨　枸杞子　黑驴肾　鹿筋　补骨脂　茯苓　黄芪　核桃仁　鹿茸　蛤蚧尾　海狗肾　鲜对虾　山茱萸　当归　母丁香　虎骨　花鹿肾　熟地黄

海参丸(《医学大辞典》)

海参　胡桃肉　羊腰子　猪脊髓　鹿角胶　龟甲　杜仲　牛膝　巴戟天　菟丝子　补骨脂　枸杞子　当归

通关丸(《兰室秘藏》)

黄柏　知母　肉桂

通关瞿麦丸(《圣济总录》)

瞿麦穗　芍药　炒大黄　当归　冬葵子　炙甘草　榆白皮　栀子仁　木通　石韦　大麻仁

通精煎加减(《实用中医男科手册》)

丹参　莪术　川芎　当归　三棱　生牡蛎(先煎)　川牛膝　甘草

桑螵蛸散(《本草衍义》)

桑螵蛸　远志　石菖蒲　龙骨　人参　茯神　当归　龟甲(醋炙)

十一　画

理中化痰丸(《明医杂著》)

人参　白术　干姜　甘草　制半夏　茯苓

理疝葫芦巴丸(《中医男科临床治疗学》)

胡芦巴(炒)　川楝子(炒)　小茴香(炒)　吴茱萸(炒)　巴戟天(炒)　麦粉　川乌(制)　黄酒

黄土汤(《金匮要略》)

灶心土　白术　附子　阿胶　生地黄　黄芩　甘草

黄芪建中汤(《金匮要略》)

黄芪　桂枝　甘草　白芍　生姜　大枣　饴糖

黄芩泻白散(《伤寒大白》)

黄芩　地骨皮(炒)　桑白皮(炒)　甘草　粳米

黄芩滑石汤(《温病条辨》)

黄芩　滑石　猪苓　茯苓　大腹皮　通草　白蔻仁

黄连水(《实用中医泌尿生殖病学》)

黄连(或黄柏　黄芩)

黄连膏(《医宗金鉴》)

黄连　当归　黄柏　生地黄　姜黄　麻油　黄蜡

黄连解毒汤(《外台秘要》)

黄连　黄芩　黄柏　栀子

黄连清心饮(《医学入门》)

黄连　生地黄　当归　甘草　茯神　酸枣仁　远志　川楝子　莲子肉

黄连阿胶鸡子黄汤(《伤寒论》)

黄连　黄芩　阿胶　芍药　鸡子黄

黄精丸(《清内廷法制丸散膏丹各药配本》)

黄精　当归

黄氏增精丸加味(黄海波经验方)

雄蚕蛾　鹿茸　淫羊藿　鹿角胶　炮附子　菟丝子　沉香　石斛　干地黄　人参　白术　茯苓　山药　甘草。共研细末,炼蜜为丸。每丸重9g,早、中、晚各1丸,黄酒或淡盐汤送下

黄氏嗣育丸加味(黄海波科研方)

生地黄　茯苓　龟甲　牡丹皮　炒黄柏　雄蚕蛾　淫羊藿　肉苁蓉　鹿茸　山茱萸　炮甲珠　沉香等药组成。共研细末,制成梧桐子大小水丸。服用方法:口服,一次6g/袋,每日3次。3个月为1个疗程

菟丝子丸(《济生方》)

菟丝子　五味子　煅牡蛎　肉苁蓉　制附子　鸡内金　鹿茸　桑螵蛸　益智　乌药　山药

菟丝子丸(《鸡峰普济方》)

菟丝子　桑螵蛸　泽泻

菟丝子丸(《沈氏尊生书》)

菟丝子　茯苓　山药　莲肉　枸杞子

菊藻丸(《中医外伤科学》)

菊花　海藻　三棱　莪术　党参　黄芪　金银花　山豆根　山慈菇　漏芦　紫草　黄连　制马钱子　制蜈蚣　马蔺　熟大黄

萆薢分清丸(《丹溪心法》)

萆薢　石菖蒲　乌药　益智　茯苓　甘草

理中丸(《伤寒论》)

人参　干姜　甘草(炙)　白术

野菊花栓(北京市药品标准)

野菊花

银黄注射液(《中国基本中成药》)

金银花　黄芩

银花解毒汤(《疡科心得集》)

金银花　紫花地丁　赤芍　连翘　夏枯草　牡丹皮　黄连　犀角(或用水牛角代)

猪肚丸(《验方新编》)

白术(蒸炒)　煅牡蛎　苦参(酒浸)　雄猪肚

猪腰六合散(《古今医鉴》)

肉苁蓉　巴戟天　杜仲炭　补骨脂　小茴香　猪腰子　鹿茸　炮附子　肉桂　大青盐

鱼鳔丸(《清内廷法制丸散膏丹各药配本》)

鱼鳔　鹿角霜　生地黄　山茱萸　麦冬　石斛　当归　炒蒺藜　覆盆子　牛膝　肉苁蓉　酸枣仁　九节菖蒲　木香　泽泻　车前子　地骨皮　鹿角胶　熟地黄　山药　枸杞子　天冬　五味子　菟丝子　莲须　巴戟天　杜仲　柏子仁　远志　白术　花椒　茯苓　赤石脂

鹅黄散(《外科正宗》)

石膏(煅)　黄柏(炒)　轻粉

麻黄附子细辛汤(《伤寒论》)

麻黄　细辛　附子(炮去皮)

鹿茸片(上海市药品标准)

鹿茸

鹿茸补涩丸(《沈氏尊生书》)

鹿茸　人参　黄芪　菟丝子　桑螵蛸　莲肉　茯苓　肉桂　山药　附子　桑白皮　龙骨　补骨脂　五味子

鹿角胶丸(《医学正传》)

鹿角胶　鹿角霜　牛膝　菟丝子　白术　熟地黄　杜仲　当归　龟甲　人参　虎骨(豹骨代)

鹿胎丸(《沈氏尊生书》)

鹿胎　熟地黄(人乳　粉山药拌蒸)　菟丝子(酒蒸)　枸杞子(乳浸)　制何首乌(乳浸晒)　人参　金石斛(酒炒)　黄芪(酥炙)　黄蒿膏丸

淋浊康饮(《中医男科临床治疗学》)

金银花　连翘　黄芩　白花蛇舌草　石韦　川木通　冬葵子　白茅根　土茯苓　瞿麦　萹蓄　栀子

添精嗣续丹(《辨证录》)

人参　鹿角胶　龟甲胶　山药　枸杞子　山茱萸　麦冬　菟丝子　肉苁蓉　熟地黄　炒鱼鳔　巴戟天　五味子　肉桂　柏子仁

液化汤(《中医男科临床治疗学》)

知母　黄柏　生地黄　熟地黄　赤芍　白芍　牡丹皮　天冬　天花粉　茯苓　车前子　连翘　丹参　淫羊藿　生甘草

液化生精汤(《中医男科临床治疗学》)

牡丹皮　地骨皮　赤芍　白芍　生地黄　麦冬　玄参　生牡蛎　枸杞子　丹参　山茱萸　金银花　连翘　夏枯草　柴胡

清宫汤(《至孤方》)

生地黄　黄柏　败酱草　滑石　地龙　车前子(包煎)　莲子心　马齿苋　黑木耳　雄蚕蛾　猫爪草

清营汤(《温病条辨》)

犀角(代)　生地黄　玄参　竹叶心　麦冬　丹参　黄连　金银花　连翘

清热安宫丸(《实用中成药手册》)

胆膏粉　黄连　栀子　黄芩　朱砂　石决明　郁金　大黄　雄黄　木香　冰片　黄柏

清热利湿生精汤(黄海波经验方)

金银花　连翘　蒲公英　贝母　鸡血藤　白术　山药　泽泻　车前子　黄柏　龙胆草　穿山甲　紫河车(冲服)　生甘草

清热化湿汤(金维新经验方)

土茯苓　蚤休　黄芩　黄连　黄柏　车前草　生地黄　牡丹皮　淫羊藿　巴戟天　菟丝子　陈皮　生甘草

清肝利湿汤(《中医男科临床治疗学》)

金银花　连翘　板蓝根　紫花地丁　赤芍　牡丹皮　车前子　黄柏　牛膝　泽泻

清肝渗湿汤(《外科正宗》)

黄芩　栀子(生研)　当归　生地黄　白芍(酒炒)　川芎　柴胡　天花粉　龙胆草(酒炒)　生甘草　泽泻　川木通　灯心草

清肝导滞汤(《医宗金鉴》)

萹蓄　滑石　大黄　甘草　瞿麦　灯心草

清热除湿消凝丸(《中医男科临床治疗学》)

龙胆草　苦参　炒黄柏　淡竹叶　泽泻　牡丹皮　汉防己　苍术　赤茯苓

清肝导湿汤(《外科正宗》)

萹蓄　瞿麦　滑石　甘草　大黄

清肺饮(《证治汇补》)

黄芩　茯苓　桑白皮　麦冬　车前子　栀子　川木通

清脾饮(《妇人良方》)

青皮　厚朴　白术　草果仁　柴胡　茯苓　半夏　黄芩　炙甘草

清宫八仙羔(《清太医院方》)

人参　茯苓　莲子　薏苡仁　山药等8种药

清离滋坎丸(《类证治裁・劳瘵》)

六味丸料加天冬　麦冬　生地黄　当归　白芍　知母　黄柏　白术　甘草

清瘟败毒饮(《疫疹一得》)

生石膏　生地黄　犀角(代)　黄连　栀子　桔梗　黄芩　知母　玄参　连翘　甘草　鲜竹叶　牡丹皮

清心莲子饮(《太平惠民和剂局方》)

黄芩　麦冬(去心)　地骨皮　车前子　甘草(炙)　石莲肉(去心)　白茯苓　黄芪　人参

清燥救肺汤(《医门法律》)

沙参　枇杷叶　生石膏　阿胶　杏仁　麦冬　麻仁　桑叶　甘草

羚羊解毒丸(《新编中成药》)

金银花　连翘　桔梗　牛蒡子(炒)　薄荷　淡竹叶　荆芥穗　芦根　淡豆豉　甘草　羚羊角

十二　画

斑龙丸(《景岳全书》青囊仙传斑龙丸)

鹿角霜　鹿角胶　菟丝子　茯苓　补骨脂　柏子仁

斑龙丸(《医统》)

鹿角胶　菟丝子　熟地黄　茯苓　补骨脂　柏子仁

琥珀散(《证治准绳》)

琥珀　海金沙　没药　炒蒲黄

琥珀茯苓丸(《杂病证治类方》)

琥珀　赤茯苓　黄柏　海金沙　泽泻　甘草　乌药　牡丹皮　半夏　土茯苓　车前子　大黄　滑石　川木通

散结片(《实用中医外科学》)

柴胡　生牡蛎　猫爪草　玄参　香附　白芍　郁金　橘红　红花　川芎　黄芩　当归　昆布　海藻　丹参　夏枯草　土贝母　山慈菇

散结灵片(《北京市中成药规范》)

石菖蒲　当归　木鳖子　草乌　地龙　白胶香　五灵脂　乳香　没药　香墨

散肿溃坚汤(《薛氏医案》)

柴胡　龙胆草　黄芩　甘草　桔梗　昆布　当归尾　白芍　黄柏　葛根　黄连　三棱　广木香　瓜蒌根

雄蚕蛾双补生精汤(黄海波经验方)

雄蚕蛾　鹿角胶(冲服)　紫河车(冲服)　公鸡头(去毛带脑)1个　人参　土白术　甘草　茯苓　熟地黄　白芍　当归　川芎　黄芪　山药　淫羊藿叶　菟丝子　女贞子　枸杞子

葵子汤(《济生方》)

赤茯苓　猪苓　葵子　枳实　瞿麦　车前子　川木通　黄芩　滑石　甘草

葱白七味饮(《外台秘要》)

葱白(连根切)　干葛(切)　新豉　生姜(切)　生麦冬(去心)　干地黄

葛根芩连汤(《伤寒论》)

葛根　黄芩　黄连

萆薢饮(《医学心悟》)

萆薢　文蛤粉　石韦　车前子　茯苓　灯心草　莲子心　石菖蒲　黄柏

萆薢汤(《外科正宗》)

川萆薢　苦参　防风　何首乌　威灵仙　当归　白芷　苍术　胡麻　石菖蒲　黄柏　羌

活　川花椒　龟甲　红花　甘草

萆薢渗湿汤(《疡科心得集》)

萆薢　薏苡仁　黄柏　茯苓　牡丹皮　泽泻　滑石　川木通

萆薢分清饮(《丹溪心法》)

益智　川萆薢　石菖蒲　乌药

程氏萆薢分清饮(《医学心悟》)

川萆薢　黄柏　石菖蒲　茯苓　白术　莲子心　丹参　车前子

搜风解毒汤(《医宗金鉴》)

土茯苓　白鲜皮　金银花　薏苡仁　防风　川木通　木瓜　皂角刺

椒桂汤(《温病条辨》)

炒黑川椒　桂枝　良姜　柴胡　小茴香　广陈皮　泡淡吴茱萸　青皮

跌打丸(《中华人民共和国药典》)

血竭　自然铜　乳香　没药

跌打活血散(《新编中成药》)

红花　当归　血竭　三七　骨碎补　续断　乳香　没药　儿茶　大黄　冰片　土鳖虫

黑锡丹(《太平惠民和剂局方》)

黑锡(即铅去渣净称)　硫黄　沉香　小茴香　木香　阳起石(研水飞)　胡芦巴(酒浸炒)　补骨脂(酒精炒)　肉豆蔻(煨)　金铃子(蒸去皮核)　炮附子　肉桂

黑退消(《中医外科临床手册》)

生川乌　生草乌　生南星　生半夏　生磁石　公丁香　肉桂　制乳香　制没药　甘松　硇砂　冰片　麝香

舒肝止痛丸(《中国基本中成药》)

柴胡　赤芍　郁金　木香　白术(炒)　陈皮　川楝子　半夏(制)　莱菔子(炒)　甘草　生姜　延胡索　川芎　薄荷　黄芩　白芍　香附(醋制)　当归

舒肝丸(《中国基本中成药》)

白芍(酒炒)　川楝子　枳壳(炒)　木香　延胡索(醋制)　厚朴(姜制)　陈皮　沉香　片姜黄　白蔻仁　茯苓　朱砂

锁阳固精丸(《中国制剂手册》)

鹿角霜　菟丝子　锁阳　莲须　山茱萸　山药　知母　黄柏

温肾补脾散结汤(《中医男科临床治疗学》)

熟地黄　韭菜子　淫羊藿　山茱萸　山药　白术　夏枯草　莪术　鸡血藤　地龙

温补二天汤(《中医男科临床治疗学》)

仙茅　淫羊藿　附子　肉桂　党参　白术　陈皮炭　干姜炭　炙甘草　五味子　制何首乌

温经汤(《金匮要略》)

吴茱萸　桂枝　川芎　炙甘草　当归　阿胶　芍药　麦冬　党参　牡丹皮　姜半夏

湿热痹颗粒(《中国基本中成药》)

防风　防己　地龙　萆薢　苍术　黄柏　生薏苡仁　川牛膝　威灵仙　连翘　金银藤　桑枝

滋阴百补丸(《医方集成》)

熟地黄　山茱萸　炒山药　牡丹皮　泽泻　茯苓　枸杞子　怀牛膝　炒杜仲　肉苁蓉　补骨脂　巴戟天　莲须

滋阴甘露丸(《太平惠民和剂局方》)

生地黄　熟地黄　天冬　麦冬　玄参　枇杷叶　石斛　茵陈　黄芩　枳壳　甘草

滋阴扶正汤(《中医男科临床治疗学》)

黄芪　山茱萸　山药　白术　沙参　生地黄　肉苁蓉　陈皮

滋阴种子丸(《妙一斋医学正印种子编》)

知母　天冬　麦冬　黄柏　熟地黄　桑椹子　菟丝子　生地黄　牛膝　黄精　何首乌　枸杞子　白茯苓　柏子仁　干山药　五味子

滋阴地黄汤(《眼科百问》)

六味地黄丸加知母　黄柏　楮实子　枸杞子

滋阴生精复育汤(黄海波经验方)

熟地黄　山茱萸　怀山药　牡丹皮　泽泻　茯苓　炒黄柏　菟丝子　肉苁蓉　枸杞子　女贞子　何首乌

滋阴降火汤(《杂病源流犀烛》)

白芍　当归　熟地黄　生地黄　麦冬　白术　陈皮　知母　黄柏　生姜　大枣

滋阴降火汤(《皮科便览》)

生地黄　熟地黄　天冬　麦冬　白芍　知母　当归　黄柏　沙参　玄参　山药　天花粉

滋阴除湿汤(《外科正宗》)

川芎　当归　白芍　熟地黄　柴胡　黄芩　陈皮　知母　贝母　泽泻　地骨皮　甘草

滋肾丸(又名通关丸)(《兰室秘藏》)

知母　黄柏　肉桂

滋补肝肾丸(《中国基本中成药》)

熟地黄　女贞子　墨旱莲　川续断　五味子　北沙参　麦冬　当归　何首乌(炙)　陈皮　浮小麦

疏肝散结方(《中医男科临床治疗学》)

当归　赤芍　丹参　柴胡　牡蛎　海藻　昆布　海浮石　玄参　贝母(冲)　夏枯草　牛膝　肾精子(按:为黄牛、水牛或猪的膀胱结石,有利尿、通淋之功,对前列腺炎有一定疗效)

犀黄丸(《外科全生集》)

牛黄　麝香　乳香　没药　黄米饭

十三　画

暖肝煎(《景岳全书》)

当归　枸杞子　茯苓　肉桂　小茴香　乌药　沉香　姜

暖脐膏(《中国基本中成药》)

当归　白芷　乌药　木香　大茴香　小茴香　香附　乳香　丁香　没药　肉桂　沉香　麝香

腰子散(《仁斋直指方》)

黑丑　白丑　川花椒　茴香　猪肾

脾肾双补丸(《新编中成药》)

党参　菟丝子　巴戟天　车前子　补骨脂　莲子　砂仁　肉豆蔻　山茱萸　五味子　炒山药　陈皮

脾肾双补丸《中国基本中成药》

党参　熟地黄　山茱萸　泽泻　茯苓　牡丹皮　山药　黄芪　甘草　当归　川芎　炒白芍　莲子　牛膝　炒白术　肉桂　枸杞子　薏苡仁　芡实　麦冬　陈皮　白扁豆　五味子

脾肾两助丸(《山西省中药成方选辑》)

党参　炒白术　炙鸡内金　土鳖虫　山茱萸　熟地黄　锁阳　黑杜仲　枸杞子　炒补骨脂　石菖蒲　郁金　炙甘草　当归

解毒汤(《血证论》)

大黄　黄连　黄芩　黄柏　栀子　赤芍　枳壳　连翘　防风　甘草

解毒凉血汤(《简明中医皮肤病学》)

犀角镑　生地黄炭　金银花炭　莲子心　白茅根　天花粉　紫花地丁　生栀子　蚤休　生甘草　川黄连　生石膏

解毒清营汤(《简明中医皮肤病学》)

金银花　连翘　蒲公英　干地黄　白茅根　生玳瑁　牡丹皮　赤芍　川黄连　绿豆衣　茜草根　生栀子

解毒养阴汤(《中医男科临床治疗学》)

山茱萸　枸杞子　玄参　石斛　菟丝子　南北沙参　生地黄　牡丹皮　泽泻　黄柏　苦参

解毒除湿汤(《皮科便览》)

六一散　黄柏　萆薢　生薏苡仁　川木通　紫花地丁　连翘　冬瓜皮　瞿麦　茯苓皮

解毒驱邪汤(《中西医结合外科》)

土茯苓　半枝莲　白僵蚕　蜈蚣　金银花　薏苡仁　当归　赤芍　甘草

解郁和肝丸(明·《古今医统正脉全书》,沉香保灵丸加减)

香附　柴胡　青皮　枳壳　厚朴　木香　砂仁　陈皮　法半夏　川芎　郁金　苍术　茯苓　白芍　山楂　神曲　栀子　黄芩　当归　甘草

新六味地黄片(《中医男科临床治疗学》)

生地黄　怀山药　女贞子　茯苓　赤芍　泽泻

十四　画

酸枣仁汤(《金匮要略》)

酸枣仁　川芎　茯苓　甘草　知母

聚香饮子(《济生方》)

檀香　木香　乳香　沉香　丁香　藿香　姜黄　延胡索　川乌　桔梗　桂心　甘草　生姜　大枣

聚精汤(《中医男科临床治疗学》)

沙苑子　黄鱼鳔　坎气(即婴儿脐带)　熟地黄　人参　人乳汁　枸杞子　酒酿　白蜜

蜘蛛散(《金匮要略》)

蜘蛛　桂枝

膈下逐瘀汤(《医林改错》)

五灵脂　当归　川芎　桃仁　赤芍　红花　牡丹皮　延胡索　香附　枳壳　甘草

毓麟珠(《秘本种子金丹》)

熟地黄　当归　菟丝子　怀山药　枸杞子　胡桃肉　巴戟天　鹿角胶　鹿角霜　炒杜仲　山茱萸　川花椒　人参　白术　茯苓　白芍　川芎　炙甘草

福幼理中丸(《新编中成药》)

人参　熟地黄　干姜　炒酸枣仁　枸杞子　黄芪　炒白术　补骨脂　白芍　当归　核桃仁　山茱萸　肉桂

精脉逐瘀汤(《中医男科临床治疗学》)

红花　桃仁　穿山甲　川牛膝　制没药　香附

精脉疏通汤(《中医男科临床治疗学》)

急性子　路路通　川牛膝　延胡索　丹参　穿山甲　桃仁　红花　荔枝核　菟丝子　锁阳

精子增多复育汤(黄海波经验方)

柴胡　炒黄芩　炒郁金　生白芍　生地黄　金铃子　丹参　菟丝子

十五　画

增光片(《湖南省药品标准》)

党参　茯苓　远志　石菖蒲　牡丹皮　泽泻　当归　枸杞子　北五味子

增精丸(《中医男科临床治疗学》)

炮附子　肉桂　韭菜子　淫羊藿　菟丝子　鹿茸　鹿角胶　雄蚕蛾　炒白芍　人参

增液承气汤(《温病条辨》)

玄参　麦冬　细生地　大黄　芒硝

十六　画

醒消丸(《外科全生集》)

雄黄　麝香　乳香　没药

醒脾升陷汤(《医学衷中参西录》)

生黄芪　白术　桑寄生　川续断　山茱萸　龙骨　牡蛎　川萆薢　甘草

薯蓣丸(《金匮要略》)

薯蓣　当归　桂枝　神曲　干地黄　豆黄卷　甘草　人参　川芎　白芍　白术　麦冬　杏仁　柴胡　桔梗　茯苓　阿胶　干姜　白敛　防风　大枣

橘核丸(《济生方》)

橘核(炒)　海藻(洗)　昆布(洗)　海带(洗)　川楝子(打,炒)　桃仁(麸炒)　厚朴　木香　枳实　延胡索(炒)　肉桂　川木通

橘核荔枝汤(《伤科验方》)

广橘核　川楝子　赤苓　荔枝核　广木香　乳、没炭　大小茴　杭白芍　全当归　桂圆核

赞育丹(《景岳全书》)

当归　枸杞子　杜仲　仙茅　巴戟天　山茱萸　淫羊藿　肉苁蓉　韭菜子　蛇床子　制附子　肉桂

赞育丹加味(《景岳全书》)

熟地黄　白术　全当归　枸杞子　杜仲　仙茅　巴戟天　山茱萸　淫羊藿　肉苁蓉　韭菜子　蛇床子　制附子　肉桂　人参　鹿茸

十七～十九　画

螽斯丸(《广嗣纪要》)

当归　牛膝　续断　巴戟天　肉苁蓉　炒杜仲　菟丝子　枸杞子　山茱萸　山药　柏子仁　芡实　熟地黄　益智　补骨脂　五味子

藿朴夏苓汤(《医原》)

厚朴　半夏　蔻仁　薏苡仁　猪苓　赤茯苓　泽泻

鳖甲煎丸(《金匮要略》)

鳖甲胶　大黄　凌霄花　鼠妇虫　桂枝　黄芩　干姜　厚朴　射干　石韦　阿胶　土鳖虫　白芍　牡丹皮　蜂房　党参　葶苈子　姜半夏　硝石